完全版

脳血管内治療学

病態・治療法の本質的理解と臨床・研究発展のために

監 修

滝 和郎

編 集

宮地 茂
松丸 祐司
田中 美千裕

Neuroendovascular Therapeutics

MC メディカ出版

Foreword

Foreword for "Neuroendovascular Therapeutics"
by Luc Picard

Before all else, I would like to express how honored I felt when Shigeru MIYACHI, Yuji MATSUMARU, Michihiro TANAKA and Waro TAKI asked me to provide a foreword for their textbook, "Neuroendovascular Therapeutics". Since 1980, the world's first international workgroup for interventional neuroradiology has gathered annually for the Working Group in Interventional Neuroradiology (WIN) and now ABC WIN seminars, held in the French mountainside town of Val d'Isère. It is there that today's veritable friendship shared between French and Japanese neuroradiologists took root and grew. Val d'Isère is also the birthplace of the World Federation of Therapeutic and Interventional Neuroradiology (WFITN), which, since its founding in 1990, has been the essential structure for a worldwide dialog on neuroradiological interventions. These institutions and events explain the strong and affectionate bonds between Japanese and French neurointerventionalists.

Interventional neuroradiology, sometimes called endovascular neurosurgery and more recently neurointervention, is an excellent example of the evolution of today's medicine toward novel specialties and the relative inadequacy of classic medical training and practice structures for them.

Indeed, our specialty first emerged in the 1960s and thereafter spent 10 or so years finding its way, before taking the name of interventional neuroradiology in the 1970s and truly starting its development. History shows that this latter was largely impulsed by the complementary kinetics of a number of pioneers in the fields of neurosurgery, neurology and radiology, inarguably the "mother specialties" of interventional neuroradiology. And this history is important because it illustrates why neuroradiologists, neurosurgeons and neurologists still often claim for themselves the development, past and present, of interventional neuroradiology. Thus, although it is an obvious treasure for the domain, this variety in the origins of the current battalion of neurointerventionalists is also the source of unquestionable organizational difficulties, since the mother specialties often continue to seek the exclusive control of the exercise for their students.

A close look at the current world state of neurointervention makes it clear that the level of practice is far from being homogenous across countries and continents. In Japan, the concerned specialists have, in their history, shown great intelligence by working together to rapidly create an admirable unity. Several decades ago, the majority of nervous system specialists in Japan were grouped under the generic term of neurosurgeons; there were

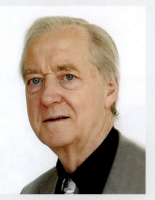

Luc Picard

roughly 4,000 of them, but few performed open-skull neurosurgery, a technique in common practice elsewhere. This explains why neurointervention in Japan was largely developed by neurosurgeons, with proportionally much less input from radiologists and neurologists. Nonetheless, thanks to their willingness and ability to work together, the Japanese neuroscience specialists succeeded in progressively uniting their knowledge and energy into a unique scientific society, which indisputably contributed to the formidable know-how of the neurointerventionalists working in Japan today.

In Western culture, the Japanese have the reputation of being hard workers, precise and inventive. Those qualities are clearly seen in the neurointervention practiced currently in Japan.

Neuroendovascular Therapeutics is an excellent example of that collective approach practiced in Japan. It was produced by a team of authors, comprising a majority of the nation's leading specialists in interventional neuroradiology, with the goal of providing young trainees with the multi-specialty fundamentals they must know to become neurointerventionalists. The textbook thus provides a remarkable synthesis of current gold-standard knowledge for this hyper-specialty.

But, like the world around it, neurointervention is evolving at dizzying speeds.

This constantly changing framework of our specialty comprises rapid technological and informational progress that inevitably moves horizons for indications and non-indications. In parallel, our future neurointerventionalists will have to tackle extremely complex and intractable ethical issues for which current teaching methods provide little intellectual or moral guidance.

The efficacy of thrombectomy for the treatment of stroke illustrates well how progress can disrupt practice. Recently, several large randomized studies demonstrating the efficacy of thrombectomy in the acute phase of ischemic stroke were published in the international medical literature on the same day

that they were first presented orally at an international conference. In the following days, the organization of neurointervention was taken back to the drawing board the world over to find the means of responding as competently and efficaciously as possible to this evolution in knowledge, and the resulting demand for interventions. That reaction was indeed germane, because this new indication necessitates, among other things, the provision of information to patients and general practitioners so that they can detect early stroke symptoms immediately, the demographically appropriate deployment of pertinent hospital structures comprising neurovascular units and neuroangiography rooms, and the constitution of neurointervention teams sufficiently numerous to ensure these emergency interventions 24 hours a day, seven days a week. Scientific structures from across the globe and the spectrum of concerned specialties united their reflections to find answers to these challenges, particularly the need for a sufficiently large pool of competent neurointerventionalists capable of responding to this new demand.

This example shows why training programs for future neurointerventionalists must show great open-mindedness to the clinical conception of neurointervention and how it will interrelate with the plethora of progress expected in neurosciences.

As for ethical issues, and notwithstanding the impossibility of predicting the future, I would like to discuss three that tomorrow's neurointerventionalists will inevitably have to face: the definition of "normal", transhumanism, and the use of big data.

All physicians specialized in the treatment of the nervous system must know and accept that their therapeutic role cannot be limited to the simple anatomic suppression of lesions. Repairing an intracerebral arteriovenous lesion in a patient who is functionally normal under the premise that the bleeding risk is estimated to be great, but in reality unknown, would be a grievous error if that patient ends up severely handicapped with his or her now "anatomically normal" brain. Within this question of where normality sits, our societal neuroscientific responsibility is growing from day to day. With increasing frequency, employers, banks, insurance companies, administrations and other entities are requesting what amounts to a "normalness certificate" before signing contracts. And, with the same increasing frequency, patients who have had a vascular malformation successfully repaired are being rejected for jobs or loans despite the fact that they are functionally intact. Therefore, all of us must be aware of the importance of how society defines a normal brain, or a brain returned to normal, definitions for which we have an immense and daily responsibility.

This idea of normality will be pushed even further by the questions surrounding transhumanism and/or posthumanism. Already, technology is at a place where it can physically or intellectually "improve" human beings, and this trend will only accelerate in the future, under the euphemistic designation of "human augmentation". Grasping the impact to come for our societies does not require a Doctor of Philosophy. Considering the probable costs, becoming stronger, nimbler, faster or smarter, or having immediate access to immense knowledge, will surely be reserved initially for the most wealthy and the resulting societal issues will be vertiginous. It is tomorrow's neurointerventionalists who will be called upon to perform the brain implants and/or endovascular procedures necessary for these augmentations. They thus will find themselves on the front line of the resulting ethical issues, which will be much more difficult to resolve than the technical aspects of the interventions. We must prepare our students and ourselves for this coming revolution.

We cannot allow ourselves to dismiss human augmentation as utopic thinking and thus fall into the trap of inaction. The GAFA (Google, Amazon, Facebook and Apple) in the West and the BATX (Baidu, Alibaba, Tencent and Xiaomi) in Asia are already investing billions of dollars in the sector and will continue to do so.

The same is true for "Big Data". The central tenant of this phenomenon is the accumulation of hundreds of billions of bits of data, with, initially, no particular objective in mind.

Thereafter however, those data are subjected to multiple, powerful, cutting-edge algorithms capable of extracting surprisingly precise insights that can furnish great benefits to society, but, in some cases, could also have fearsome consequences for individuals. This concerns us because neuroscience specialists currently detain a wealth of information on patients, potentially making these latter, whether they like it or not, furnishers of a good part of Big Data. We must therefore spent time deepening our professional and personal reflection and exchanging with our colleagues in other specialties to construct acceptable responses to these potentialities.

Before concluding, it is also vital to underscore, for all those who target our fascinating specialty, the risk of conflicts of interest. This risk is multifaceted and can arise from numerous sources, such as industry, research, religion, public information, and even from medical ego, just to name a few. It is our duty to make students keenly aware of conflicts of interest, as they can have a real, and disastrous, effect on the quality of patient care.

I hope that these thoughts, which only scratch the surface, will illustrate what an opportunity it is to be a part of this marvelous specialty. Despite today's bountiful technological progress, I am convinced that we mere humans will never intimately understand how the human brain works. Nonetheless, every day, research extends its ambit a little more. Within this magnificent work, you will find not only the technical bases of neurointervention, but also the full breadth of current knowledge indispensable to its practice. Let us take this opportunity to congratulate the authors of Neuroendovascular Therapeutics, admire the quality of their work, and especially thank them for it.

Professor **Luc PICARD**

Emeritus Professor of Neuroradiology
Former Head of the Department of Diagnostic and Therapeutic Neuroradiology - Neurology
Academic Hospital, Nancy, France
Honorary President of the World Federation of Therapeutic and Interventional Neuroradiology (WFITN)
Past President of the World Federation of Neuroradiological Societies (WFNRS)

Foreword

Foreword for "Neuroendovascular Therapeutics"
by Georges Rodesch

There is no doubt that Neuro-Interventional Procedures (NIP), also named Surgical Neuro-Angiography (SNA) or Interventional Neuroradiology (INR) are currently at their peak of popularity as they are recognized as fundamental and inescapable partners in the understanding and management of many neurovascular or tumoral diseases of the Central Nervous System. Thanks to the pioneers of this speciality, we have grown from "trial and error methods" to nowadays precise protocols that help us to take in charge in a better way the patients referred to us by application of improved knowledge.

To whom does INR belong? Is it a subspecialty of Radiology? Is it a clinical discipline?

The example of Japan answers properly to these questions. One cannot consider indeed that INR only belongs to Radiology because the environment in which INR is performed is the angiographic suite often located in the Radiology department. On the contrary, NIP have gained respect from the clinicians throughout the world because they spoke the same language: the one of Neurosciences. The originality of this neuro-interventional language is that it uses an alphabet created with the help of radiological tools. Neurosciences and INR have mutually participated to the progresses in the understandings of the vascular diseases of the CNS and Head and Neck. This has been successful because of their close collaborations. The future of whatever we will call NIP, SNA or INR as a speciality relies in these ongoing collaborations, and is strength relies in its opening to other clinical neuroscientific disciplines.

An interventional "neurotherapist" should furthermore without doubt be fully responsible for his patient, from the first consultation and the management performed to the long term follow up. He should not be considered simply as a technician performing a procedure requested by another physician. Such a consideration would not only be totally unacceptable, but would lead to the end of INR as a respected specialty in the eyes of the Neuroscience community.

Old civilizations have often, after having reached their acme, faced a degradation and a fall. They have then become part of history, leaving a static legacy admired in museums. We must avoid that INR follows the same pathway: INR must stay alive, must continue to grow, must enlarge its territories of influence and its fields of application. By doing that it cannot hide itself behind materials and devices: it would be the best way to dry off and to disappear. Devices change indeed regularly, are ongoingly modified, and those that are praised today will be banished from

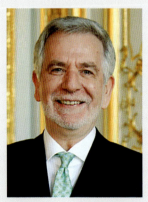

Georges Rodesch

the shelves of INR in some years from now. They remain of course fundamental tools in the management of patients, but this management cannot be related exclusively to pure technical challenges. Coming from Neurosciences, the core of INR must ongoingly be inspired by neuroscientific knowledge and there is no doubt that basic sciences will remain the crucible towards which we will have to regularly return to approach proper understanding of the diseases we will have to face. The recognition of embryological developments, the phylogenetic evolution of the central nervous system, the microvascular anatomical dispositions, the genetic influence on the development of both the brain and its vessels, the morphological, biological, genetical interactions between the nervous tissue and the arteries and veins are only few of the important data to be remembered or considered when one looks at a vascular disorder of the brain, in order to approach its evidence, if not its truth.

Thanks to scientific studies , we do realize nowadays that all aneurysms do not have to be treated, because hemorrhage does not belong to the natural history of many of them. How many complications have occurred before we had access to that information, in patients who retrospectively did not needed to be coiled?

In the same way, we suspect nowadays that all brain arterio-venous malformations do not have to be treated, because the risks involved in their treatment is far above the risk of the natural history of these lesions. Before having our attention drawn towards this point, how many patients have been neurologically impaired in the past because we wanted to erase a disturbing picture from an angiographic run often at any price and whatever the patient's clinical symptoms, trying desperately to have a post treatment angiogram look similar to a normal angiogram?

These two examples show us the way to follow. Not from a technical point of view, but from a scientific reflection one. We should face our history and our past in order to build a strong future. We should furthermore not forget that these concerned studies that have allowed us to recognize these data, may also not represent an absolute truth that has to be carved in stone once and for all. Additional improvements in the knowledge, better understandings will occur in a more or less near future, with more precise therapeutic indications. The current advantages of these studies are that they should force us to stop the often dazzling spiral driven by technical possibilities in which we sometimes take pleasure in. The technique has to be adapted to the disease. The disease cannot be adapted to an available technique.

It is for me a great pleasure and a tremendous honour to participate with this foreword to this important book. If my attachment to Japan as a country, a civilization, a culture, is well known, I want to also use the opportunity that is given to me here to express my interest, gratefulness and admiration for the important contributions that the Japanese literature has brought to our speciality thanks to its original view on the understanding of the diseases we face in our daily practice.

We must use this knowledge often insufficiently recognized because hidden behind angiographic pictures. We must continue the advances started by our pioneers who have shown us the way to follow. It is the best tribute to pay to their works and efforts, but, more importantly, it will lead to the best service provided to the patients who trust us.

Georges RODESCH, MD, PhD

Head, Department of Diagnostic and Therapeutic Neuroradiology, Hôpital Foch, Suresnes, France National Reference Center for Rare Diseases (Constitutive Center-Network for Pediatric and Adult Central Nervous System Vascular Malformations)
In charge of the Pediatric Interventional Neuroradiology Unit Fondation Rothschild, Paris, France

Preface

監修のことば

　脳血管内治療は，約40年前，使う道具もほとんどが手作りであった時代から始まり，瞬く間に脳血管内治療に関する大量かつ精細，精密な知識，技術，機器，設備が備わり，「脳血管内治療学」という学問体系が提唱されるほどに発展してきた．そのスピードならびに全世界的な広がりに，今さらながら感心している．またその間に，海外ではフランスの片田舎で開かれていたワーキンググループを中心にして作られたWFITNという国際学会が大きく発展してきたこと，また本邦では日本脳神経血管内治療学会が会員数3,584名（2018年現在）に達するほど大きくなり，またその学会に，素晴らしい専門医制度が発足，発展してきたことも，この分野が脳血管障害の医療にとって，いかに重要であるかを示している．

　このたび本書が出版されるにあたって，日本全国の脳神経血管内治療に携わる高名な先生方，ほぼ全員の分担執筆があり，また執筆された内容に，血管内治療に関連する，解剖，病態，診断法，治療法，治療技術，機器の開発など，脳血管内治療学全体が含まれたことは，個人的にもたいへんうれしいことである．

　新進の若手の先生には学問体系の学習，ならびに専門医に求められる知識の獲得に，またベテランの先生には，現時点での脳血管内治療学の概観，知識の整理にたいへん役に立つものと考えている．

　脳血管内治療学は今後も発展していく分野であり，多くの問題点の提起，研究，創造が行われ，さらに高い学問体系となっていくものと考えている．今後の発展についても，この本がその原動力の一つになることを願っている．

2018年 7 月

康生会武田病院 理事・脳卒中センター長　三重大学名誉教授　**滝 和郎**

Preface

「脳血管内治療学」の刊行にあたって
Neuroendovascular Therapeutics

脳血管内治療は40年以上前に他分野のカテーテル治療の適用に始まり，独自の進化を遂げてきました．当初の非常にごつくて使いにくかったカテーテルやガイドワイヤーが，径，強度，コーティングなどが著しく改良され，現在は極めて安全なものとして広く普及しております．また新しいコンセプトに基づく治療技術やアプローチ，周術期の管理法，新しい塞栓物質などの治療デバイスなどが次々に生み出され，その発展はまさに日進月歩の勢いであります．一方，撮影装置の進化による，解像度，3D，4D技術の開発などにより，病変の詳しい血管構築や血流動態も把握できるようになってきました．これらの進歩は低侵襲治療としてのメリット以外に，実際に安全で効果の高い治療法として，観血的治療に匹敵するほどの信頼し得る治療オプションとして確立されるに至りました．好評価に後押しされて患者側からのニーズが急増し，それに呼応するように，医療者側もこの治療法の将来性について極めて大きな希望と期待を抱き，習得希望者が増えてきました．

しかし，一方で臨床における成果が喧伝されすぎるあまり，治療原理や基礎知識よりも，数を多くこなし，良い治療成績を上げることこそが治療医としてのミッションのような風潮が生まれてきました．また，最新のデバイスをより早く取り入れて競争の先頭に立つことが，専門医としてのステータスのように思われています．このような現場至上主義の考え方は，企業の宣伝または受け売りによる扇動にのっているだけと見なされ，多くの場合，そこにはサイエンスの裏付けが乏しいため，ただの「技術屋」や「職人」との批判がされてきました．

しかしながら，わが国の脳神経血管内治療医は，病態解明のための実験モデルの作成やシミュレーション，独自の治療技術の開発，血管解剖の追求，医工連携に基づく新しい塞栓物質やアプローチの開発など，科学的なリサーチマインドを失わずに，臨床ばかりでなく地道な

基礎研究を積み重ねてきています．また，治療道具に対する日本人らしい細やかな配慮や，治療ストラテジーにおける深い考察と綿密な計画，また治療結果に対する徹底した分析などは，多くの論文となって世に出ています．これらの成果は，デバイスラグによるビハインドやランダム化比較試験の行いにくいわが国の特殊性のために，インパクトに乏しくあまり目立たないかもしれませんが，世界に誇れる財産と思います．上述のように，臨床医が日常診療にとりあえず直結する治療技術を習得することに執着し，病態や治療法の本質や仕組みにあまり目を向けなくなっている昨今，これまでのわが国の歩んできた世界とは異なる道のりをまとめておくことは，再度この治療法の原点に帰り見直すとともに，後世に残すべき貴重な知識財産となると考え，本書の刊行に至りました．

　一方，脳血管内治療の領域は，さまざまな知識や技術がフュージョンしてでき上がっている，ある意味裾野の広いテリトリーでもあります．例えば発生学，解剖学，生理学，薬理学，病理学などは，当該ジャンルに深く切り込んだ基礎研究分野であり，もちろん脳血管内治療のフィールドに関係するものを含みますが，われわれの分野はその一部を共有するのみであります．また臨床学として脳卒中学，脳神経外科学，放射線診断学，内科治療学なども，同様に密接に関係しますが，脳血管内治療では解決できないパートも多く含んでいます．そこで，これらの他領域では包括できないわれわれの研究分野を「脳血管内治療学（Neuroendovascular Therapeutics）」と呼ぶことにいたしました．脳血管内治療はすでに30年以上の歴史はあるものの，他の医学分野に比べればまったく新参者の領域です．しかし，100名を超えるわが国のエキスパートにより書き上げられたこの珠玉の集大成は，わが国の培ってきた努力の結晶に他なりません．したがって，本書の表紙をご覧いただけばおわかりのように，そのデザインはわが国を象徴する日の丸をモチーフとしております．

　内容的には，脳血管内治療に関するテキストで多く見られる，治療手技のコツやトラブルシューティングの紹介，珍しい症例のケースレポートなどはサイエンスと言えないので取り上げられておりません．一方，紙面の都合上，さまざまな報告やエビデンスを簡潔にまとめることは困難であるため，世界的にもコンセンサスの得られた知見を平等に紹介，説明するというポリシーは守りつつ，表などを用いてなるべく簡潔に表現するようにいたしました．また黎明期より現在までの

変遷を伝えることは本書の意義の一つでありますので，否定されたり廃れたりした過去の考え方や治療法も紹介しております．これはめまぐるしく変化，進歩してきた30年以上に及ぶわが国の脳血管内治療の歴史の中で，なぜここに至ったかを，後方視的に見直し，修正履歴の中からさらに今後予想される展開や残された課題にも言及することで，より理解と納得をしやすくすることを目的の一つとするからです．

　しかしながら，やはり「脳血管内治療学」は極めて臨床的な学問であります．したがって，研究内容は必ず治療に生かされなければならないと考えられるため，すべての章の項目には「治療に必要な……」「治療上……」「治療を補助する」など，「治療」という言葉の足かせがはめられています．これがどのように臨床に生かされているかを知り，さらに次のアイデアやさらに進めた研究に展開し，またそれが治療に還元されることを橋渡しすることこそが本書の目的であり，期待でもあるからです．読者の皆様が百科事典のようなテキストとして日常臨床に役立てていただくことは最も切望するところでありますが，本書がわが国の脳血管内治療の今後のさらなる発展のためのマイルストーンとなり，ひいては海外の国へもメッセージを送ることができればこのうえない喜びであります．

　最後になりましたが，貴重な玉稿をご執筆いただいた先生方にはこの場をお借りして，改めて心より感謝申し上げます．

2018年7月

愛知医科大学 脳血管内治療センター　**宮地 茂** (編者代表)
筑波大学 脳神経外科 脳卒中予防治療学講座　**松丸 祐司**
亀田総合病院 脳神経外科　**田中 美千裕**

完全版

脳血管内治療学

病態・治療法の本質的理解と臨床・研究発展のために

Neuroendovascular Therapeutics

監修 滝 和郎

編集 宮地 茂
　　 松丸 祐司
　　 田中 美千裕

CONTENTS

Foreword
- ●Luc Picard 1
- ●Georges Rodesch 4

Preface
- ●監修のことば 6
- ●「脳血管内治療学」(Neuroendovascular Therapeutics) の刊行にあたって 7

執筆者一覧 16

本書の使い方 19

I 解剖学

1 発生学：血管の発生

治療上問題となるaccess血管の奇形，variant

- A. 大動脈転位，abberant 22
- B. 頚部頚動脈の走行異常，無形成
  - ①Abberant type 26
- C. 内頚動脈系のvariant
  - ①眼動脈の起始 30
  - ②前・中大脳動脈の走行異常 33
  - ③Azygos anterior cerebral artery (azygos ACA) 36
- D. 椎骨脳底動脈のvariant
  - ①窓形成 38
  - ②脳幹穿通枝のdominancyについて 42
- E. 脊髄動脈系のvariant
  - ①脊髄・脊椎血管の解剖とvariation 46
- F. 静脈系のvariation
  - ①上矢状静脈洞・横静脈洞・S状静脈洞と静脈洞交会 50
  - ②CSの流入・流出路 (sphenoparietal sinus) 54
  - ③ACCの流出・流入路 57
  - ④Emissary veins 60
  - Special Topics①魚類や爬虫類からの進歩 63

2 血管解剖学：血管の起始，分布

治療上問題となる吻合

- A. 外頚―内頚動脈吻合
  - ①中硬膜動脈，副硬膜動脈，上行咽頭動脈 66
  - ②眼動脈，ILT，MHT，Vidian artery 71
- B. 外頚―椎骨動脈吻合
  - ①OA，PAA，PMA 75
- C. 内頚動脈内吻合
  - ①Acom 78
  - ②Leptomeningeal anastomosis (ACA-MCA/PCA-MCA) 80
- D. 椎骨動脈内吻合
  - ①PMA-PICA 84
- E. 前方―後方循環吻合
  - ①Pcom，primitive persistent arteries 87
  - ②ACA-PCA (pericallosal) 91
  - Historical Review①神経血管解剖学の発展 (Pierre Lasjauniasの功績) 94

3 病態発生学：血管奇形の発生
治療上知っておくべき遺伝子異常と病態
- A. 脳動静脈奇形
  - ①HHT（Osler-Weber-Rendu病），Metameric症候群 ---------- 96
- B. Cerebral proliferative angiopathy ---------- 100
- C. 血管性病変，血管腫
  - ①もやもや病 ---------- 103
  - ②von Hippel-Lindau，NF1，FMD，PKD ---------- 106
- D. 結合組織疾患
  - ①Marfan症候群，Ehlers-Danlos症候群 ---------- 109
  - Special Topics②HHTの横断的研究：HHTのpathogenesis ---------- 113

4 病態解剖学
治療上問題となる器官，神経栄養
- A. 網膜
  - ①網膜動脈とethmoidal artery ---------- 115
- B. 内包
  - ①AChAとchoroidal point ---------- 118
- C. 脳幹
  - ①SCA，AICA，PICA（と穿通枝） ---------- 122
- D. 動眼神経
  - ①ILT，MHT，MMA ---------- 125
- E. 顔面神経
  - ①中硬膜動脈（MMA），上行咽頭動脈（APhA） ---------- 128
- F. Lower cranial nerves
  - ①APhA，odontoid A，PMA ---------- 131
- G. 脊髄
  - ①前脊髄動脈 ---------- 134
  - Special Topics③誘発テスト法 ---------- 138

Ⅱ 画像診断学
1 放射線診断学：撮像法
治療上有用な特殊撮影法
- A. MRI
  - ①Plaque imaging ---------- 142
  - ②BPAS ---------- 145
  - ③Susceptibility vessel sign ---------- 148
  - ④虚血イメージ（DWI，DTI，ASLなど） ---------- 150
  - ⑤静脈洞の評価 ---------- 155
- B. Perfusion image
  - ①Perfusion CT，MRI，SPECT（diamox負荷） ---------- 159
- C. Cone beam CT ---------- 165
- D. 3D image
  - ①3D-DSA ---------- 169
  - Historical Review②血管撮影装置開発の経緯 ---------- 173
- E. Roadmap ---------- 176
- F. 解像度向上のための工夫
  - ①High resolution cone beam CT ---------- 179
- G. 画像のfusion，angioと他画像 ---------- 181
- H. 放射線被曝低減の工夫 ---------- 186

Ⅲ 生理学
1 循環生理学：脳循環
治療上必要な脳循環生理学
- A. 脳虚血の限界（細胞レベル）
  - ①急性脳虚血 ---------- 190

②慢性脳虚血 -- 193
B. 境界領域
　①Misery, luxury perfusion, penumbra, hemodynamic compromise ------------------------ 197
C. 過灌流
　①過灌流現象と過灌流症候群 -- 200
D. 虚血による脳代謝の変化
　①グルタミン酸, 酸化ストレス, アポトーシス -- 203
E. バルーン閉塞試験（BOT）と側副血行路 -- 206
F. 動静脈シャント疾患のhemodynamics
　①steal, venous hypertension, NPPB, 静脈壁肥厚 -- 208
G. 簡易的脳内血流評価
　①近赤外線 --- 213
　②経頭蓋ドプラ検査（TCD）-- 215

2 流動学

治療に応用できる流体力学
A. CFD
　①数理的原理（particle流体モデルからCFDへ）：脳動脈瘤を中心に ------------------ 217
　②脳動脈瘤治療におけるステントの流体的影響：臨床応用の観点から ------------- 221
　③血管狭窄のバイオメカニクス --- 224
　④MRIによる再構成：磁気共鳴流体力学（MRFD）--------------------------------------- 227

治療上知っておくべき血液粘性
A. 血液粘性
　①脂質, 血小板凝集 --- 231

治療上知っておくべき血栓形成
A. 血栓塞栓の発生
　①血栓の種類と発生（動脈内, 静脈内）-- 236

Ⅳ 薬理学

1 血液薬理学

治療に必要な凝固薬理学
A. 抗血小板薬
　①基本薬理と検査法 -- 240
B. 抗凝固薬
　①基本薬理と合併症 -- 244
C. その他の薬剤
　①アルガトロバン, オザグレルナトリウム -- 250
D. 凝固異常
　①HIT, protein C欠損症 -- 254

治療に有用な神経保護
A. 脳虚血予防
　①エダラボン, その他 -- 258
B. 炎症予防
　①ステロイドなど --- 261

Ⅴ 病理学

1 血管病理学

治療上知っておくべき血管病理学
A. 動脈硬化
　①プラークの病理（炎症・感染）, イメージ -- 264
B. 塞栓
　①血栓の病理 --- 268
C. 血管攣縮
　①メカニズムと病態 -- 273

D. 解離
　　①解離のメカニズム（瘤，狭窄） ················· 277
　　②部分血栓化巨大本幹動脈瘤の病理所見と増大機序 ················· 283
E. 血管炎
　　①感染性動脈瘤，血管炎 ················· 289
F. 静脈閉塞
　　①Sinus血栓 ················· 292
　　Special Topics④特発性頭蓋内圧亢進症に対する血管内治療 ················· 297
G. 硬膜動静脈瘻
　　①硬膜における生理的動静脈吻合／dAVFの病理と静脈洞の発生 ················· 300
　　Historical Review③脳血管内治療病理学の進歩 ················· 303

2　実験病理学：病態モデル
治療上知っておくべき病態のシミュレーション
A. 動脈瘤
　　①脳動脈瘤新生モデル（橋本モデル） ················· 305
　　②動脈瘤疑似形態モデル ················· 308
　　③その他のモデル（北大モデル） ················· 312
　　④動脈解離の実験的モデル ················· 314
B. 硬膜動静脈瘻
　　①成因：臨床例，組織所見，動物モデルからの検討 ················· 318
C. 頚動脈狭窄
　　①動脈硬化狭窄モデル ················· 321
D. 脳塞栓
　　①MCA塞栓モデル，塞栓子モデル ················· 325
E. 治療後の病理
　　①脳動脈瘤塞栓術 ················· 329

VI　治療学
1　治療材料学
治療に必要なデバイスの特性
A. ガイディング，ワイヤー
　　①広内径，支持性など，DAC ················· 334
B. マイクロカテーテル
　　①細径化，抗血栓，滑り（hydrocoating），追従性，flow-guide，hybrid ················· 342
C. マイクロガイドワイヤー
　　①操作性，支持性，安全性 ················· 345
D. バルーンカテーテル
　　①inflation/deflation法，滑り，支持性など ················· 349
E. 血管内測定装置
　　①IVUS，OCT，血管内視鏡 ················· 352
　　Historical Review④離脱式バルーンの歴史と展望 ················· 355

治療に必要な材料の特性
A. コイル
　　①各コイルの特性（やわらかさ，太さを決めるコンセプト，離脱方法） ················· 357
　　②コイルの挙動，壁への圧負荷 ················· 363
　　③Surface modified coil ················· 365
　　Historical Review⑤コイル開発の歴史と展望 ················· 368
B. ステント（PTA）
　　①頚動脈ステント，頭蓋内ステント，stent retrieverのデザイン ················· 370
C. ステント（動脈瘤）
　　①Enterprise VRD，Neuroform，LVIS，Pipeline ················· 373
D. 固体塞栓物質
　　①マイクロスフィア ················· 377
E. 液体塞栓物質
　　①NBCA，Onyx，その他 ················· 379
　　Historical Review⑥塞栓物質開発の歴史 ················· 383

F. その他の材料
　①吸収性ポリマーなど --- 387

2　治療技術学

治療に必要な技術革新と新知見：embolization

A. 動脈瘤
　①Assist technique, FD --- 390
　Historical Review⑦ダブルカテーテル法の開発 ------------------------------------ 394
B. 動静脈奇形
　①AVM塞栓術 --- 397
　Special Topics⑤新生児脳血管内治療の進歩 --------------------------------------- 402
C. 硬膜動静脈瘻
　①Onyx, TVE -- 405
D. 血管外傷 --- 409
E. 脳腫瘍, 頭頚部腫瘍
　①栄養動脈塞栓, 動注療法 -- 413
F. 頚動脈狭窄
　①Protection --- 416
　Historical Review⑧脳腫瘍動注療法の歴史と展望 ------------------------------- 421

治療に必要な技術革新と新知見：reconstruction

A. 頭蓋内動脈狭窄
　①Wingspan --- 422
　Special Topics⑥頭蓋内動脈狭窄の血管造影形態分類 ----------------------------- 426
B. 脳血管攣縮
　①パパベリン, ファスジル, PTA --- 428
C. 脳塞栓
　①ADAPT, stent retriever --- 431
　Historical Review⑨血管内救急の歴史 -- 436
D. 止血
　①Angioseal, その他 -- 438
E. 医原性血管損傷
　①断裂, 穿孔, 穿通, 解離, 攣縮 --- 441
F. 観血的治療とのcollaboration
　①ハイブリッド手術室の意義と適用 -- 447

治療を有効にするための診断治療システム

A. 虚血急性期治療体制
　①搬送システム, 地域連携, 集中管理（SCU）-------------------------------------- 451

Ⅶ　予測診断学

1　予測診断

治療転帰に関連したその他の研究

A. 未破裂瘤の増大破裂予測
　①CFD --- 456
　②脳動脈瘤におけるエストロゲンの影響 -- 460
　Special Topics⑦PHASES score --- 464
B. 再狭窄の病理 --- 466
C. 血管硬度と動脈硬化の進展 -- 469

2　付随系統診断学

治療が影響する認知・精神機能

A. 高次脳機能検査
　①治療後の変化：無症候性頚動脈狭窄症における軽度認知機能障害の
　　検出方法とステント留置術前後の認知機能の変化 -------------------------- 472
B. 精神的要素
　①不安 --- 475

Ⅷ 工学

1 操作制御学

治療を補助する工学技術

A. 非接触による操作環境
①操作パネルのコントロール，バーチャルリアリティ ---------------------------------- 478

B. 自動制御
①自動挿入装置，ロボット -- 482

C. 画像伝送
①脳卒中領域におけるTelemedicine（遠隔医療） ---------------------------------- 486

D. 擬似体験
①トレーニングマシン -- 490

Historical Review⑩脳血管内治療における超音波，レーザーの応用：血栓破砕を中心に ----------- 493

Ⅸ 経済学

1 医療経済・レギュラトリーサイエンス

治療に関連する医療行政

A. 医療経済・医療機器審査の問題 -- 496

Historical Review⑪わが国のデバイス認可の変遷 -------------------------------------- 499

Ⅹ 倫理学

1 医療倫理学

治療に際して必要な倫理学

A. インフォームド・コンセント --- 502

索引 --- 505

監修・編者紹介 --- 511

執筆者一覧

監修
滝 和郎 　Waro TAKI 　康生会武田病院理事・脳卒中センター長／三重大学名誉教授

編集
宮地 茂 　Shigeru MIYACHI 　愛知医科大学脳血管内治療センター教授

松丸 祐司 　Yuji MATSUMARU 　筑波大学脳神経外科脳卒中予防治療学講座教授

田中 美千裕 　Michihiro TANAKA 　亀田総合病院脳神経外科部長

執筆者（50音順）

青木 友浩 　Tomohiro AOKI 　国立循環器病研究センター研究所分子薬理部創薬基盤研究室室長

青木 吏絵 　Rie AOKI 　東海大学医学部外科学系脳神経外科助教

浅野 剛 　Takeshi ASANO 　千葉メディカルセンター脳神経血管内治療科部長

足立 明彦 　Akihiko ADACHI 　千葉大学医学部脳神経外科助教／包括的脳卒中センタースタッフ

足立 秀光 　Hidemitsu ADACHI 　神戸市立医療センター中央市民病院脳神経外科医長

安陪 等思 　Toshi ABE 　久留米大学放射線科教授

阿部 博史 　Hiroshi ABE 　立川綜合病院副院長／脳神経外科主任医長

阿部 由希子 　Yukiko ABE 　東京慈恵会医科大学附属病院放射線部

天野 達雄 　Tatsuo AMANO 　杏林大学医学部脳卒中医学教室助教

飯塚 有応 　Yuo IIZUKA 　千葉西総合病院神経放射線科／脳脊髄血管内治療センター長

石井 暁 　Akira ISHII 　京都大学大学院医学研究科脳神経外科講師

石黒 友也 　Tomoya ISHIGURO 　大阪市立総合医療センター脳血管内治療科副部長

石田 藤麿 　Fujimaro ISHIDA 　三重中央医療センター脳神経外科

石橋 敏寛 　Toshihiro ISHIBASHI 　東京慈恵会医科大学脳神経外科准教授

泉 孝嗣 　Takashi IZUMI 　名古屋大学大学院医学系研究科脳神経病態制御学脳神経外科准教授

礒田 治夫 　Haruo ISODA 　名古屋大学脳とこころの研究センター教授

今井 啓輔 　Keisuke IMAI 　京都第一赤十字病院脳神経・脳卒中科部長

今村 博敏 　Hirotoshi IMAMURA 　神戸市立医療センター中央市民病院脳神経外科医長

植田 敏浩 　Toshihiro UEDA 　聖マリアンナ医科大学東横病院副院長／脳卒中センター長／脳卒中科教授

上之原 広司 　Koji UENOHARA 　仙台医療センター副院長／脳神経外科

内山 尚之 　Naoyuki UCHIYAMA 　金沢大学附属病院脳神経外科臨床准教授

江面 正幸 　Masayuki EZURA 　仙台医療センター臨床研究部長／脳卒中センター長

榎本 由貴子 　Yukiko ENOMOTO 　岐阜大学医学部脳神経外科講師

大石 英則 　Hidenori OISHI 　順天堂大学医学部脳神経外科・脳神経血管内治療学講座教授

大川 将和 　Masakazu OKAWA 　京都大学大学院医学研究科脳神経外科助教

大島 共貴 　Tomotaka OHSHIMA 　愛知医科大学脳血管内治療センター准教授

大西 宏之 　Hiroyuki OHNISHI 　大西脳神経外科病院脳神経外科部長／脳血管内治療科主任部長

岡内 正信 　Masanobu OKAUCHI 　香川大学医学部脳神経外科助教

岡本 剛 　Takeshi OKAMOTO 　名古屋第一赤十字病院脳卒中科副部長

奥村 浩隆 　Hirotaka OKUMURA 　昭和大学医学部脳神経外科学講座助教

長内 俊也 　Toshiya OSANAI 　北海道大学大学院医学研究院脳神経外科診療講師

尾原 信行 　Nobuyuki OHARA 　神戸市立医療センター中央市民病院神経内科医長

面髙 俊介 　Shunsuke OMODAKA 　東北大学大学院医学系研究科神経外科学分野

織田 祥至 　Yoji ORITA 　JA尾道総合病院脳神経外科部長

風川 清 　Kiyoshi KAZEKAWA 　福岡脳神経外科病院理事長

片岡 丈人 　Taketo KATAOKA 　北海道大野記念病院脳神経外科主任診療部長

片山 正輝 　Masateru KATAYAMA 　東京歯科大学市川総合病院脳神経外科講師

川西 正彦 　Masahiko KAWANISHI 　香川大学医学部脳神経外科病院准教授

北里 慶子 　Keiko KITAZATO 　徳島大学大学院医歯薬学研究部脳神経外科学分野

清末 一路 　Hiro KIYOSUE 　大分大学医学部附属病院放射線部准教授

久保 道也	Michiya KUBO	済生会富山病院脳神経外科脳卒中センター部長／脳神経外科主任部長
桑山 直也	Naoya KUWAYAMA	富山大学脳神経外科准教授／脳血管内治療科診療教授
源甲斐 信行	Nobuyuki GENKAI	立川綜合病院脳神経外科医長
河野 健一	Kenichi KONO	彩の国東大宮メディカルセンター脳神経外科
神山 信也	Shinya KOHYAMA	埼玉医科大学国際医療センター脳血管内治療科診療部長／教授
石澤 錠二	Jouji KOKUZAWA	朝日大学病院脳神経外科教授
小関 宏和	Hirokazu KOSEKI	東京女子医科大学東医療センター脳神経外科助教
児玉 智信	Tomonobu KODAMA	東京慈恵会医科大学附属病院脳血管内治療部
後藤 信哉	Shinya GOTO	東海大学医学部内科学系（循環器内科）教授
小林 英一	Eiichi KOBAYASHI	千葉大学医学部脳神経外科診療教授／包括的脳卒中センターセンター長
小林 繁樹	Shigeki KOBAYASHI	自動車事故対策機構千葉療護センターセンター長
小宮山 雅樹	Masaki KOMIYAMA	大阪市立総合医療センター脳血管内治療科主任部長
近藤 竜史	Ryushi KONDO	埼玉石心会病院脳神経外科副部長
斉藤 延人	Nobuhito SAITO	東京大学医学部脳神経外科教授
坂井 千秋	Chiaki SAKAI	兵庫医科大学病院脳神経外科臨床准教授
坂井 信幸	Nobuyuki SAKAI	神戸市立医療センター中央市民病院副院長／脳神経外科部長
酒井 秀樹	Hideki SAKAI	豊橋医療センター脳神経外科臨床研究部長
定藤 章代	Akiyo SADATO	藤田医科大学医学部脳神経外科教授
佐藤 浩一	Koichi SATO	徳島赤十字病院脳神経血管内治療科部長
佐藤 慎祐	Shinsuke SATO	聖路加国際病院脳神経外科医長
佐藤 徹	Tetsu SATOW	国立循環器病研究センター脳神経外科医長
佐藤 允之	Masayuki SATO	筑波大学附属病院脳神経外科病院講師
島田 隆一	Ryuichi SHIMADA	大分大学医学部附属病院放射線部助教
下田 祐介	Yusuke SHIMODA	北海道大学大学院医学研究院脳神経外科副医長
庄島 正明	Masaaki SHOJIMA	埼玉医科大学総合医療センター脳神経外科教授
キッティポン スィーワッタ ナクン	Kittipong SRIVATANAKUL	東海大学医学部外科学系脳神経外科講師
杉生 憲志	Kenji SUGIU	岡山大学大学院脳神経外科准教授
鈴木 謙介	Kensuke SUZUKI	獨協医科大学埼玉医療センター脳神経外科主任教授
鈴木 秀謙	Hidenori SUZUKI	三重大学大学院医学系研究科脳神経外科学教授
髙岩 亜輝子	Akiko TAKAIWA	富山大学脳神経外科（現：十文字学園女子大学人間生活学部児童教育学科准教授）
髙尾 洋之	Hiroyuki TAKAO	東京慈恵会医科大学脳神経外科学講座／総合医科学研究センター先端医療情報技術研究部准教授
滝 和郎	Waro TAKI	康生会武田病院理事・脳卒中センター長／三重大学名誉教授
滝川 知司	Tomoji TAKIGAWA	獨協医科大学埼玉医療センター脳神経外科准教授
竹内 昌孝	Masataka TAKEUCHI	西湘病院脳神経外科部長
多田 恵曜	Yoshiteru TADA	徳島大学大学院医歯薬学研究部脳神経外科学分野特任講師
田中 美千裕	Michihiro TANAKA	亀田総合病院脳神経外科部長
田上 秀一	Shuichi TANOUE	久留米大学放射線科講師
堤 正則	Masanori TSUTSUMI	福岡大学筑紫病院脳神経外科診察部長
津本 智幸	Tomoyuki TSUMOTO	九州医療センター脳血管内治療科科長
鶴田 和太郎	Wataro TSURUTA	虎の門病院脳神経血管内治療科部長
寺田 愛子	Aiko TERADA	大阪市立総合医療センター脳神経外科医長
寺田 友昭	Tomoaki TERADA	昭和大学藤が丘病院脳神経外科教授
寺西 功輔	Kosuke TERANISHI	順天堂大学医学部脳神経外科助教
当麻 直樹	Naoki TOMA	三重大学大学院医学系研究科脳神経外科講師
豊田 真吾	Shingo TOYOTA	関西労災病院第三脳神経外科部長

中居 康展	Yasunobu NAKAI	筑波メディカルセンター病院脳神経外科診療科長
長島 久	Hisashi NAGASHIMA	富山大学附属病院医療安全管理室特命教授
長畑 守雄	Morio NAGAHATA	医療法人社団こまくさ会庄南クリニック理事長
中原 一郎	Ichiro NAKAHARA	藤田医科大学医学部脳卒中科教授
永廣 信治	Shinji NAGAHIRO	徳島大学病院病院長
中村 元	Hajime NAKAMURA	大阪大学大学院医学系研究科脳神経外科助教
中山 若樹	Naoki NAKAYAMA	北海道大学大学院医学研究院脳神経外科講師
難波 克成	Katsunari NAMBA	自治医科大学脳神経外科教授／血管内治療センター脳血管内治療部教授
新見 康成	Yasunari NIIMI	聖路加国際病院神経血管内治療科部長
西野 和彦	Kazuhiko NISHINO	竹田綜合病院脳神経外科科長
西廣 真吾	Shingo NISHIHIRO	岡山大学大学院脳神経外科
根来 眞	Makoto NEGORO	一宮西病院血管内治療センターセンター長
根本 繁	Shigeru NEMOTO	東京医科歯科大学血管内治療科教授
橋本 友紀	Yuki HASHIMOTO	カリフォルニア大学サンフランシスコ校（UCSF）麻酔科橋本研究室教授
長谷川 仁	Hitoshi HASEGAWA	新潟大学脳研究所脳神経外科講師
花岡 真実	Mami HANAOKA	徳島赤十字病院脳神経血管内治療科副部長
濱中 正嗣	Masashi HAMANAKA	京都第一赤十字病院脳神経・脳卒中科副部長
早川 幹人	Mikito HAYAKAWA	筑波大学医学医療系脳卒中予防治療学講座講師
林 直樹	Naoki HAYASHI	おさか脳神経外科病院脳神経外科部長
東 登志夫	Toshio HIGASHI	福岡大学医学部脳神経外科診療教授
菱川 朋人	Tomohito HISHIKAWA	岡山大学大学院脳神経外科講師
兵頭 明夫	Akio HYODO	獨協医科大学埼玉医療センター血管内治療センターセンター長／特任教授
平野 孝幸	Takayuki HIRANO	医療法人社団みやぎ清耀会緑の里クリニック脳神経外科
平松 亮	Ryo HIRAMATSU	大阪医科大学附属病院脳神経外科・脳血管内治療科講師（准）
廣常 信之	Nobuyuki HIROTSUNE	広島市立広島市民病院脳神経外科脳血管内治療科主任部長
廣畑 優	Masaru HIROHATA	久留米大学脳神経外科教授
細尾 久幸	Hisayuki HOSOO	虎の門病院脳神経血管内治療科
前川 秀継	Hidetsugu MAEKAWA	奈良県総合医療センター脳神経外科医長
増尾 修	Osamu MASUO	横浜市立市民病院脳血管内治療科科長
松原 俊二	Shunji MATSUBARA	川崎医科大学脳神経外科准教授
松原 功明	Noriaki MATSUBARA	大阪医科大学脳神経外科・脳血管内治療科講師
松丸 祐司	Yuji MATSUMARU	筑波大学脳神経外科脳卒中予防治療学講座教授
松本 康史	Yasushi MATSUMOTO	一財）広南病院血管内脳神経外科部長
三浦 正智	Masatomo MIURA	熊本赤十字病院神経内科
水谷 徹	Tohru MIZUTANI	昭和大学医学部脳神経外科学講座主任教授
三橋 豊	Yutaka MITSUHASHI	石切生喜病院脳神経外科脳血管内治療部部長
宮田 悠	Haruka MIYATA	滋賀医科大学医学部脳神経外科
宮地 茂	Shigeru MIYACHI	愛知医科大学脳血管内治療センター教授
宮脇 哲	Satoru MIYAWAKI	東京大学医学部脳神経外科助教
村尾 健一	Kenichi MURAO	春秋会城山病院脳・脊髄・神経センター顧問
村山 雄一	Yuichi MURAYAMA	東京慈恵会医科大学脳神経外科教授
森 貴久	Takahisa MORI	沖縄徳洲会湘南鎌倉総合病院脳卒中センター長／脳卒中診療科科長
盛岡 潤	Jun MORIOKA	春秋会城山病院脳・脊髄・神経センター副センター長
結城 一郎	Ichiro YUKI	東京慈恵会医科大学脳神経外科准教授（現：UC Irvine）
由谷 親夫	Chikao YUTANI	尼崎中央病院病理診断科部長
吉野 義一	Yoshikazu YOSHINO	自治医科大学附属さいたま医療センター脳神経外科・脳血管内治療部教授
吉村 紳一	Shinichi YOSHIMURA	兵庫医科大学脳神経外科主任教授

本書の使い方

○用　語

　各項目に使用する英略語およびフルスペルについては，該当項目の最初のページ下部に，<abbreviations>として，まとめて記載しています．50音順に並んでいます．

○製品表記

　本書における各製品の表記は欧文を原則とします．製品名の表記は原則としてメーカーの基準に準じています．文中では製品に「®」「TM」などは付していません．

　各製品については，本文中，各項目の初出時に，原則として，製品名（販売元）として記載します．ただし，本邦において保険収載されていない製品につきましては，製造・販売元の国名を含めて掲載する場合があります．

- 一部の製品について，記載を省略したり，広く用いられている通称を使用している場合があります（例：LVIS Blue）．
- 一部の販売元について，一般的に用いられる略称を使用している場合があります（例：Johnson & Johnson社→J & J）．

○製品画像について

　本書掲載のデバイス画像については，特に記載がない限り，原著者より提供を受けたものを使用しています．メーカーより直接提供を受けた場合は，（画像提供：○○）と記載しています．

＊本書に掲載の内容は2018年7月現在の情報です（特に記載がある場合を除く）．製品・薬剤の仕様，適応等は変更される場合がありますので，実際の使用にあたっては，添付文書等を確認のうえ，適切に行ってください．

I 解剖学

1 発生学：血管の発生

治療上問題となるaccess血管の奇形，variant

2 血管解剖学：血管の起始，分布

治療上問題となる吻合

3 病態発生学：血管奇形の発生

治療上知っておくべき遺伝子異常と病態

4 病態解剖学

治療上問題となる器官，神経栄養

1 発生学：血管の発生
治療上問題となるaccess血管の奇形, variant

A. 大動脈転位, abberant

田中 美千裕

はじめに

　胎生期の大動脈弓は左右6対あり，それの退縮過程の異常が右側大動脈弓などの正常異型や奇形を惹起する．胎生期初期の大動脈弓の発生過程において，必要な血管の退縮や離断が起こらない場合に発生する気管，食道を取り巻く異常は総括して血管輪（vascular ring）と称され，これら退縮した部分の断端にあたる部分は動脈瘤の非常にできやすい部位となる．正常でも変異でもこれらの部位には注意を払って画像診断する必要がある．

異所性右鎖骨下動脈

　異所性右鎖骨下動脈（aberrant right subclavian artery：ARSA）は右鎖骨下動脈が左大動脈弓の第4分枝として右総頚動脈，左総頚動脈，左鎖骨下動脈より遠位部の下行大動脈から起始し，通常食道の後面を左下から右上方に斜めに走行する大動脈弓の形成異常である（**Fig. 1**）．
　腕頭動脈の代わりに右総頚動脈が大動脈の第1分枝として独立して分岐し，右鎖骨下動脈は左鎖骨下動脈より遠位で後方に単独で分岐する[1-3]．
　その走行から，retroesophageal right subclavian arteryと呼ばれることもある．健常人の0.5〜2％にみられる．大動脈弓の先天奇形としては最もよくみられるものであり，成人の

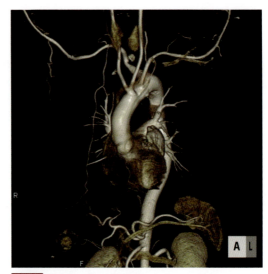

Fig.1 異所性右鎖骨下動脈の 3D-CT画像
心臓側より順番に右総頚動脈，左総頚動脈，左鎖骨下動脈，右鎖骨下動脈が起始する．本症例でも見られるように，右総頚動脈と左総頚動脈はしばしば共通管として起始する．

症例では通常は症状を呈することなく，偶然の機会に発見されることが多い．臨床的には種々の先天性心疾患と合併することが報告されており，小児期にはARSAが食道を後面より圧迫することで嚥下障害（dysphagia luciria）を呈することがあり，気管を圧迫して気道狭窄をきたす場合には外科的治療が必要となる[4-6]．
　左胸部で分岐した右鎖骨下動脈は80％が食道

Side Memo　Kommerell

　Burckhard F. Kommerell（1901-1990）はストラスブール（当時はドイツ領）に生まれ，9歳から19歳までシラー音楽院で学び，ピアニスト兼作曲家として活動していた．しかし第一次世界大戦で敗北したドイツの経済は破綻し，ピアニストとして生計を立てるのが難しくなり，チュービンゲン大学医学部に入学し，医師となる．ボストンのタフツ医科大学で甲状腺ホルモンについて研究し，ドイツに帰国．ドルトムントで放射線科医として働く．有名なKommerell diverticulumはこのときに発表した論文である．第二次世界大戦後はハイデルベルクで開業．62歳で引退後はピアニストおよび作家として活動した異色の放射線科医であった．

Ⅰ 解剖学

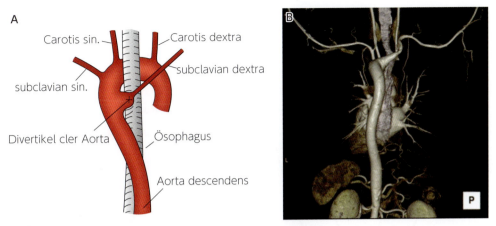

Fig.2 背側から見たaberrant right subclavian artery (ARSA)
A：Kommerellの原著にあるARSA，（文献1を改変），B：3D-CT画像．
右鎖骨下動脈が食道の後面を走行している．

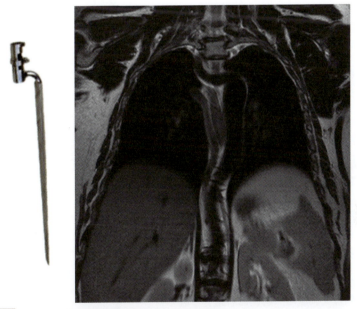

Fig.3 異所性右鎖骨下動脈（ARSA）のMRI 画像
ARSAではしばしば下降大動脈の走行異常を伴う．この特徴的な走行を特にbayonet deformity of aberrant right subclavian arteryと呼ぶ．

の後面を（**Fig. 2**），15％が気管と食道の裂隙を，5％が気管の前面を通過して右の胸郭に向かい，そのまま傍椎体部を上行する．そのため，左鎖骨下動脈と気管支の間に挟まれた食道は食物通過障害が起こり，嚥下障害や食道の慢性的な炎症の原因となる．

MRIや造影CTの正面像では大動脈の特徴的な走行が認められ，これをbayonet deformity of aberrant right subclavian arteryと呼ぶことがある（**Fig. 3**）．Bayonetとは銃剣のことで，銃に剣を装着するためのデバイスのことを指し，銃身に平行に剣が装着されるようにデザインされた形がARSAの屈曲した形に似ていることから名付けられた．この場合，迷走神経の分枝である右反回神経の走行は反回せずに直接喉頭に至る．ARSAの起始部ではしばしば動脈瘤様の拡張があり，これを特にKommerell diverticulum（憩室）と呼ぶ．

23

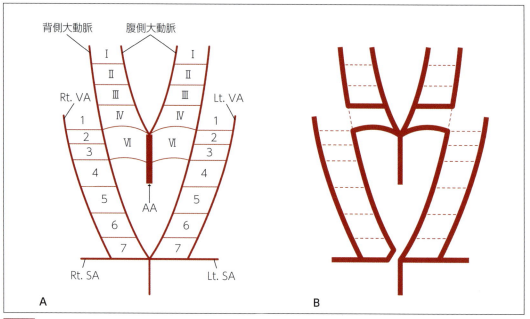

Fig.4 Pattern diagram of human's arterial system at the level of aorta

A：胎生期に存在する潜在的なチャンネル．腹側大動脈と背側大動脈を鰓弓動脈が結び，さらに外側には節間動脈が発達し，それを長軸方向に結ぶ椎骨動脈が発生する．
B：正常大動脈弓のダイアグラム．左右の鎖骨下動脈起始部は第Ⅳ鰓弓動脈と両側の背側原始大動脈および第7節間動脈の癒合で形成される．

発生学的考察

　Barryらは大動脈弓をいくつかの分節に分け，各分節の癒合と退縮から大動脈弓部およびその分枝動脈系の発生を考察した．胎生3〜6週目に左右の腹側大動脈と背側大動脈，この両者を結ぶ左右6対の鰓弓動脈が出現し，消退することでaortic arch systemを形成する．鰓弓動脈の中で，第1，第2は発生の初期に出現した後に消失し，第3のarchが左右の頸動脈に，第4のarchの左側は大動脈弓，右側は右鎖骨下動脈起始に，第5のarchは消失し，第6のarchの腹側部は肺動脈中枢部になり，背側部の左側は動脈管となる．第6のarchの背側部右側は完全に消失する(**Fig. 4**)．このように，通常の左大動脈弓は第4大動脈弓と左背側大動脈から形成されるが，左第4大動脈弓と左背側大動脈が消退あるいは完全閉塞した場合，右第4動脈弓と右背側大動脈が残存することとなり，右側大動脈弓が形成される．
　つまり，正常の右鎖骨下動脈は右第4鰓弓動脈→右背側大動脈→右第6節間動脈の経路が発達したものであるのに対し，ARSAは胎生期の左背側大動脈（成人における下降大動脈）より起始する右第7節間動脈（7th intersegmental ar-

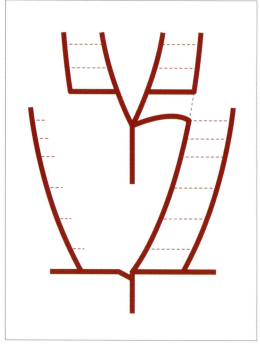

Fig.5 左大動脈弓異所性左鎖骨下動脈のダイアグラム

右第Ⅳ鰓弓動脈は退縮し，右鎖骨下動脈は右第7節間動脈から形成されるようになる．結果として，心臓側より一番遠位から右鎖骨下動脈が起始する形となる．

Ⅰ 解剖学

Side Memo 大動脈転位にかかわる最近の研究

　近年，Notchシグナルの心血管系における転写調節因子Hrt1/Hrt2/Hrt3（Hey1/Hey2/HeyLとも呼ばれる）の生理的意義が解明されるようになり，Hrt1/Hey1ノックアウトマウスが大動脈弓離断症等のヒト大血管奇形と酷似する異常を示すことが報告された．また，Hrt1/Hey1ノックアウト胎仔は第4咽頭弓動脈の欠損を示し，内皮・平滑筋・神経堤細胞の協調による大血管形成の異常が生じていることが示唆され，この領域の遺伝子レベルでの解明が進みつつある[7]．

tery）が遺残してそのまま右上肢領域と右椎骨動脈に血流を送る動脈として機能している状態である（**Fig. 5**）．

まとめ

　Vascular ringではARSAが最も高頻度に認められると報告されているが，われわれ脳血管内治療医が日々の臨床でこのvariationに遭遇するチャンスは意外に少ない．低侵襲医療が求められる現在，脳血管撮影も上腕動脈経由で行われることが多くなり，安全な脳血管撮影および脳血管内治療を遂行するためにもこうしたvariationについての知識は必須と言える．

文　献

1) Kommerell B. Fortschr Geb Roentgenstrahlen 54: 590-5, 1936
2) Whitman G, et al. J Thorac Cardiovasc Surg 83: 311-5, 1982
3) Klinkhamer AC, et al. Am J Roentgenol Radium Ther Nucl Med 97: 438-46, 1966
4) Donnelly LF, et al. AJR Am J Roentgenol 178: 1269-74, 2002
5) Layton KF, et al. J Vasc Interv Radiol 17: 1065-7, 2006
6) Keerthana N, et al. J NeuroIntervent Surg 5: e34, 2013
7) Fujita M, et al. Mech Dev 139: 65-73, 2016

1 発生学：血管の発生
治療上問題となるaccess血管の奇形, variant

B. 頚部頚動脈の走行異常，無形成
①Abberant type

島田 隆一／清末 一路

頚部頚動脈の発生

大動脈弓部とその分枝は胎生期における大動脈鰓と背側大動脈を結ぶ6対の鰓弓動脈および背側大動脈より分岐する分節動脈が系統的に形成・退縮することで形成されるが，このうち，頚部内・外頚動脈，総頚動脈の発生には第1～3鰓弓動脈と背側大動脈が関与する (**Fig. 1**)[1]．胎生期における頚部頚動脈の発生過程の詳細は成書に譲るが，走行異常や無形成はこれらの動脈の退縮異常や欠損が原因となっている．

頚部頚動脈の走行異常

Intratympanic ICA
基礎知識

Intratympanic ICAは頚部内頚動脈が外側へ大きく偏位して中耳腔内を走行する破格である．正確な頻度は不明であるが，比較的稀な破格とされている．しかし，中耳腔内のred massとして認められるため，誤って生検が施行された場合や中耳腔内の処置（鼓膜切開など）で大量の動脈性出血を引き起こす危険性があり，耳鼻咽喉科領域では比較的よく知られている．内頚動脈が中耳内の耳小骨と接することで拍動性耳鳴りや聴力低下が生じることがある[2, 3]．

解剖の詳細

内頚動脈は総頚動脈より分岐した後に上行して，茎状突起の内側で側頭骨錐体部の頚動脈管内に入り，前内側に向かって水平に走行し，破裂孔を通り，中頭蓋窩に達する．頚動脈管と鼓室内は通常5mm程度の薄い骨で境界されている．Intratympanic ICAでは頚動脈管内を走行する錐体部が後外側に偏位し，中耳腔内を走行する．頚動脈管の骨壁は欠損しており，内頚動

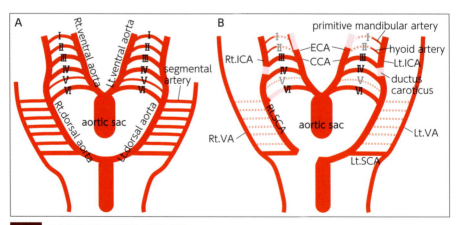

Fig.1 胎生期の頚動脈発生の模式図
総頚動脈から内頚動脈近位部までは両側の第3鰓弓動脈から形成される．左第7分節動脈は左鎖骨下動脈となる．6対の鰓弓動脈は同時期に存在することはなく，順次退縮していく．

〈abbreviations〉

Ⅰ-Ⅵ: Ⅰ-Ⅵ pharyngeal arch artery, CAS: carotid artery stenting, CCA: common carotid artery, CEA: carotid endarterectomy, ECA: external carotid artery, FA: facial artery, ICA: internal carotid artery, LA: lingual artery, MaxA: maxillary artery, MRA: magnetic resonance angiography, OA: occipital artery, SCA: subclavian artery, STA: superficial temporal artery, SThyA: superior thyroid artery, VA: vertebral artery

I 解剖学

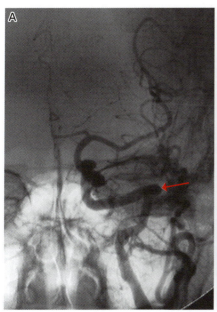
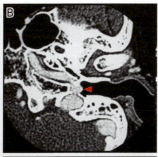
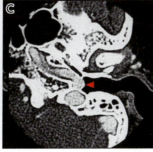

Fig.2 Aberrant ICA (intratympanic ICA)

左総頸動脈造影正面像（A）にて左内頸動脈錐体部が外側に偏位して走行している（矢印）．頸部造影CT（B，C）では錐体部の内頸動脈は鼓室内を走行しており，頸動脈管の骨は欠損している（矢頭）．

脈は中耳腔内に露出する（**Fig. 2**）．通常の発生過程では内頸動脈近位部は第3鰓弓動脈から形成され，第2鰓弓動脈は退縮の過程で腹側大動脈側がventral pharyngeal artery，背側大動脈側がhyoid arteryとなり，hyoid arteryからstapedial arteryとinferior tympanic arteryが分岐する．この過程で第3鰓弓動脈遠位部と背側大動脈の接合部の形成不全（または退縮）が起きると，内頸動脈近位部が正常に形成されず，代わりにventral pharyngeal arteryから第2鰓弓動脈（hyoid artery）への側副路が発達することで内頸動脈が形成されるためにこの破格が生じると考えられている[3]．この場合，内頸動脈はhyoid arteryの分枝であるinferior tympanic arteryを介して形成されるため，鼓室内を走行するルートとなる（**Fig. 3**）．また，本来であれば退縮して中硬膜動脈となるstapedial arteryの遺残が見られることがある[4]．

脳血管内治療における重要性

水平部に移行する屈曲部位が中耳腔内に露出しているため，同部を通過する際はガイドワイヤーやマイクロカテーテルでの粗雑な操作は慎むべきである．また，中耳炎からの炎症波及で仮性動脈瘤を形成し，大量出血をきたし，親動脈塞栓を施行したとの報告がある[5]．

Retropharyngeal ICA
基礎知識

Retropharyngeal ICAはlateral pharyngeal ICAと呼ばれることもあり，頸部内頸動脈が内側へ偏位して走行し，咽頭正中近傍まで達する

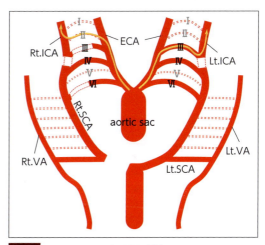

Fig.3 Intratympanic ICA（右）

第3鰓弓動脈の異常退縮が起きた場合，右内頸動脈近位部は第2鰓弓動脈より形成される．その場合，hyoid arteryを介して形成されるため，内頸動脈の走行はhyoid arteryの分枝であるinferior tympanic arteryを介したルートとなるため，鼓室内を通るルートとなる．左内頸動脈は正常に形成されている．

破格である（**Fig. 4**）．無症状のことが多いが，嚥下障害や咽頭違和感，咽頭痛などの症状が出ることもある[6,7]．喉頭ファイバースコープでは中咽頭後壁の拍動性腫瘤として観察される．

解剖の詳細

Retropharyngeal ICAは前述のように頸部内頸動脈が咽頭後壁を走行する破格であり，しばしば両側性にみられる．成因についてははっき

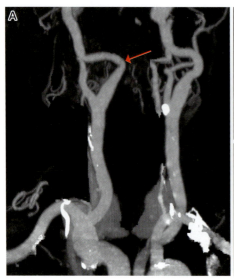
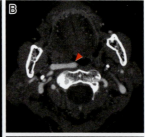
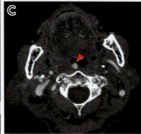

Fig.4 Aberrant ICA (retropharyngeal type)

頸部頸動脈のMIP像正面（A）では右頸部内頸動脈は内側へ大きく偏位している（矢印）．頸部造影CT（B，C）では偏位した右頸部内頸動脈は中咽頭後壁の正中よりまで達し，咽頭内腔に突出している（矢頭）．

りとはわかっていないが，発生過程における先天的な要因や動脈硬化性変化，体重の変化，放射線治療後などさまざまな要因が推察されている．

脳血管内治療における重要性

咽頭の処置や気管内挿管時に誤って咽頭壁を傷つければ，大出血を引き起こす危険性があり，intratympanic ICAと同様に耳鼻咽喉科領域では比較的よく知られているが，脳血管内治療では大きな問題となることはないと考えられる．

Non-bifurcating ICA
基礎知識

通常は第4頸椎の高さで総頸動脈は内頸動脈と外頸動脈に分岐するが，non-bifurcating ICAとは頸動脈分岐部が存在しない破格である．頻度は0.21％と報告されている[8]．

解剖の詳細

頸動脈分岐部が存在しないため，外頸動脈分枝はすべて総頸動脈から内頸動脈近位部の位置より分岐している（**Fig. 5**）．通常内頸動脈起始部にみられる膨大部も存在しない．発生要因として外頸動脈本幹の無形成あるいは内頸動脈近位部の無形成の2つが考えられているが，近年は内頸動脈近位部の無形成が要因との説が優勢である[8-12]．その理由として，外頸動脈本幹が無形成であれば，本来の外頸動脈本幹とその分枝は第2鰓弓動脈のhyoid-stapedial arteryのsystemから発達せざるを得なくなり，顎動脈の分岐は上行咽頭動脈や後頭動脈の分岐よりも遠位となる．しかし，non-bifurcating ICAの症例では顎動脈の分岐は通常の高さであり，外頸動脈本幹の無形成では顎動脈分岐部が近位部であることを説明できず，内頸動脈近位の無形成

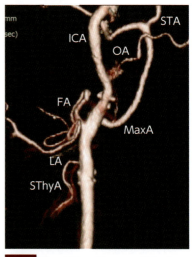

Fig.5 Non-bifurcating carotid artery

頸動脈CTAのVR像にて内頸動脈と外頸動脈の分岐部は存在せず，1本の頸動脈から外頸動脈分枝が独立分岐している．総頸動脈はそのまま内頸動脈へ連続する．

と考えられている（**Fig. 6**）．

脳血管内治療における重要性

Non-bifurcating ICAは他の血管病変を合併することが知られており，そのなかでも一番多く報告されているのが動脈硬化による狭窄病変である[10-15]．過去の報告では狭窄部位はC2〜4レベルであり，通常の内頸動脈起始部にみられる狭窄部位と高さに差はみられない．また，狭窄部は外頸動脈分枝の分岐部でもなく，プラークの病理学的性状も通常のものと差がないことが報告されている．このことから頸動脈狭窄

Ⅰ 解剖学

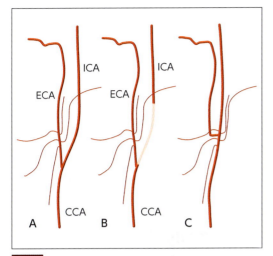

Fig.6 Non-bifurcating carotid artery

A：正常．B，C：発生過程で内頚動脈近位部の短縮が起こると外頚動脈分枝が1本の頚動脈より分岐すると考えられている．

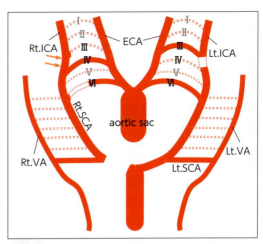

Fig.7 Absence of common carotid artery

右側では頚動脈管(ductus caroticus：第3鰓弓動脈と第4鰓弓動脈の間の背側大動脈，矢印)の遺残と第3鰓弓動脈の退縮が起きており，左側では第4鰓弓動脈の消失と第3鰓弓動脈(cervical aortic arch)の遺残が認められ，いずれも総頚動脈の欠損となる．

に関与する因子は動脈分岐部や血流のhemodynamicsではなく，圧受容体や動脈局所の因子が頚動脈狭窄に関与していると推察されている[10]．

過去の症例の多くはCEAが施行されているが，CASを施行した症例も報告されている[10]．狭窄部位は顎動脈や顔面/舌動脈の近位部であるため，CASを行う際には，プラーク破砕によるdebrisの外頚動脈分枝への迷入を予防するため，distal protectionに加え，総頚動脈でのballoon protectionも行う必要がある．

Absence of common carotid artery
基礎知識

総頚動脈が認められない破格であり，非常にまれである．頻度についての報告は見られないが，2014年の時点で過去に33例の報告があるとされている[16]．無症状であり，超音波検査やMRAなどで偶発的に発見される．

解剖の詳細

左右差はないとされており，右側の場合は内頚動脈が鎖骨下動脈より，外頚動脈が腕頭動脈より分岐し，左側の場合は大動脈弓より外頚動脈，内頚動脈の順に分岐する．成因には2つの発生学的な機序が考えられており，1つは頚動脈管(ductus caroticus：第3鰓弓動脈と第4鰓弓動脈の間の背側大動脈)の遺残と第3鰓弓動脈の退縮の場合ともう1つは第4鰓弓動脈の消失と第3鰓弓動脈(cervical aortic arch)の遺残の場合である[17] (**Fig. 7**)．

脳血管内治療における重要性

日常診療で遭遇する機会はほとんどないと思われるが，右総頚動脈無形成の症例で独立分岐している右内頚動脈の症候性狭窄病変に対してCASを施行した例が報告されている[16]．

文献

1) Paget DH. Contrib Embryol 32: 205-61, 1948
2) Tugrul S, et al. Am J Otolaryngol 34: 608-10, 2013
3) Sauvaget E, et al. Arch Otolaryngol Head Neck Surg 132: 86-91, 2006
4) Lasjaunias P, et al. Neuroradiology 13: 267-72, 1977
5) Hirono S, et al. JNET 7: 312-6, 2013
6) Mousa AY, et al. Ann Vasc Surg 27: 1189.e1-4, 2013
7) Iwasaki S, et al. Ann Otol Rhinol Laryngol 111: 193-5, 2002
8) Uchino A, et al. AJNR 32: 1119-22, 2011
9) Kiyosue H, et al. Neuroradiology 51: 697-8, 2009
10) Sasaki T, et al. Neurol Med Chir (Tokyo) 53: 228-32, 2013
11) Yoshida S, et al. NMC Case Rep J 3: 59-62, 2016
12) Lourenco P, et al. Neuroradiology J 27: 393-6, 2014
13) Flanklin PD, et al. Can Assoc Radiol J 39: 293-4, 1988
14) Lambiase RE, et al. AJNR 12: 187-9, 1991
15) Rodriguez HE, et al. J Vasc Surg 35: 573-5, 2002
16) Berczi V, et al. J Vasc Surg 59: 1418-21, 2014
17) Maybody M, et al. AJNR 24: 711-3, 2003

1 発生学：血管の発生
治療上問題となるaccess血管の奇形，variant

C. 内頚動脈系のvariant
①眼動脈の起始

当麻 直樹

基礎知識

　眼動脈(OphA)は通常，distal dural ringの直上で内頚動脈(ICA)から分岐し，視神経管内を通り視神経の下外側を走行する．OphAは眼窩内で3つのsegmentに分けられる．1st segmentではOphAは視神経の下外側を前方に走行し，視神経の内側へと方向を変えて2nd segmentとなる．2nd segmentの視神経の内側への走行は，83％がcross overで17％がcross underである．3rd segmentでは，OphAは視神経の内側を前方へと走行したのち，眼窩内側壁に沿って走行し眼窩の上内側に向かう[1]．
　OphAはいくつかの原始動脈の吻合，退縮により形成され，その起始部や周囲の動脈との吻合には多くのvariationが存在する[1]．OphAは視神経や網膜を栄養するocular branchと，眼窩内の外眼筋や涙腺や眼瞼などを栄養するorbital branchからなる．発生学的には原始背側眼動脈(PDOA)と原始腹側眼動脈(PVOA)がocular branchを，アブミ骨動脈(SA)のsupraorbital divisionがorbital branchを形成する[2]．Ocular branchとorbital branchの吻合によって形成されるOphAは，結果としてICA系と外頚動脈(ECA)系を連絡し，塞栓術において危険な吻合路になり得る[3]．

発生・解剖
発生・解剖の詳細

　胚子形成期の初期(頭殿長4〜5mm)に出現する眼胞(optic vesicle)は，primitive ICAとその分枝である原始顎動脈(PMA)からのplexiform capillary networkを介して供血される(**Fig. 1**)．PMAは将来のICAのcavernous segmentから分岐する．
　眼杯(optic cup)と眼茎(optic stalk)が形成される時期(5〜6mm)に後交通動脈(Pcom)のレベル(primitive ICAのcranial divisionとcaudal divisionのjunction)から分岐するPDOAと，anterior choroidal arteryのレベルから分岐するPVOAが出現しocular branchを出す．12〜14mmの時期には，PDOAはcommon temporal ciliary artery(将来のlateral posterior ciliary artery)とhyaloid artery(将来のcentral retinal artery)に，PVOAはcommon nasal ciliary artery(将来のmedial posterior ciliary ar-

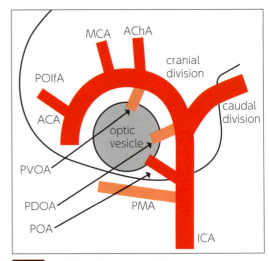

Fig.1 胎生期の前脳周囲の動脈

〈abbreviations〉
ACA: anterior cerebral artery, AChA: anterior choroidal artery, AFR: artery of foramen rotundum, AMA: accessory meningeal artery, CRA: central retinal artery, ECA: external carotid artery, FO: foramen ovale, FR: foramen rotundum, FS: foramen spinosum, ICA: internal carotid artery, ILT: inferolateral trunk, LA: lacrimal artery, LPCA: lateral posterior ciliary artery, MA: maxillary artery, MCA: middle cerebral artery, MMA: middle meningeal artery, MPCA: medial posterior ciliary artery, MTA: marginal tentorial artery, OC: optic canal, OphA: ophthalmic artery, Pcom: posterior communicating artery, PDOA: primitive dorsal ophthalmic artery, PMA: primitive maxillary artery, POA: permanent stem of ophthalmic artery, POlfA: primitive olfactory artery, PVOA: primitive ventral ophthalmic artery, SA: stapedial artery, SOF: superior orbital fissure

I 解剖学

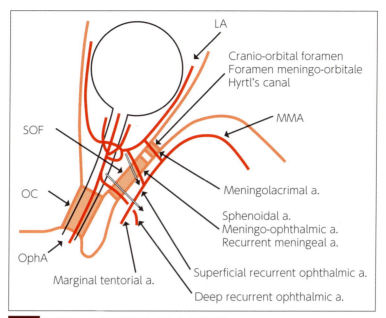

Fig.2 眼動脈と中大脳動脈との吻合と反回枝

蝶形骨大翼の小孔や上眼窩裂を通る分枝にはさまざまな名称が付けられている.

tery)に供血するようになる．16～18 mmの時期には，OphAの起始は将来の部位に確認されるようになり，PDOAとPVOAはその分枝となる．同じ頃，将来のICAのpetrous segmentから分岐し三叉神経のophthalmic divisionと併走するアブミ骨動脈(SA)のsupraorbital divisionは，上眼窩裂を通ってocular branchとともに視神経を取り囲むarterial ringを形成し，adult OphAの形態になっていく[2]．

眼動脈の起始

文献上これまでに多くのOphA起始のvariantが報告されている．中硬膜動脈(MMA)起始が最も多く，上眼窩裂あるいは蝶形骨大翼の小孔を通って眼窩内に入る．このvariantはICAから通常の小さいOphAとともに存在して，ECA系からとICA系からのdouble originにもなり得る．次に多いvariantはICAのcavernous segmentからのもので，上眼窩裂を通って眼窩内に入る[1]．MRAによる眼動脈のvariationの評価では，1.45%にMMA origin OphA，0.42%にcavernous origin OphAが認められている[4]．

OphAのdouble originの多くはICAとMMAからであるが，稀にICAのcavernous segmentとsupraclinoid segmentからのdouble originも報告されている．その他にも稀なvariantとして，anterior cerebral artery (ACA)，Pcom，ICA bifurcation，basilar artery，marginal tentorial arteryからの起始が報告されている．

中硬膜動脈起始眼動脈

MMAとOphAあるいはlacrimal arteryとの吻合はSAのsupraorbital divisionに由来する．MMAからの吻合枝は，上眼窩裂あるいは蝶形骨大翼の小孔(foramen meningo-orbitale, Hyrtl's canal, cranio-orbital foramenなどと呼ばれる)を通って眼窩内に入る(**Fig. 2**)．この小孔を通る吻合枝はmeningolacrimal arteryと呼ばれる．

Meningolacrimal variantでは，上眼窩裂を通るMMAとOphAの吻合はmeningo-ophthalmic arteryと呼ばれる．OphAからlacrimal arteryが分岐するlacrimal variantでは，上眼窩裂を通る分枝はrecurrent meningeal arteryあるいはsphenoidal arteryと呼ばれる[5,6]．蝶形骨大翼の小孔は約半数に認められる[7]．

海綿静脈洞部起始眼動脈

過去の多くの文献では，ICAのcavernous segmentから分岐し上眼窩裂を通って眼窩内に入るcavernous origin OphAは，persistent PDOAと解釈されている[5,8]．しかし，PDOAはcavernous segmentではなくsupraclinoid segmentから起始し，orbital branchではなく視神経，網膜に供血するocular branchである[2]．したがって，cavernous origin OphAは起始部がPMA，上眼窩裂を通過するのがPMAと吻合したSAのsupraorbital divisionに由来すると考えられる(**Fig. 3**)[9,10]．

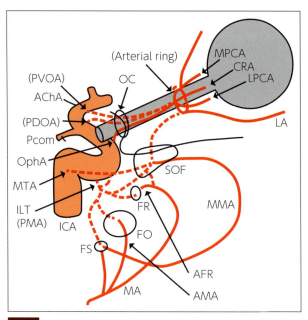

Fig.3 眼動脈と顎動脈との潜在的な吻合

　胎生5～9カ月には，ICAのcavernous segmentから分岐するPMAに小さい内側枝と大きい外側枝が認められ，内側枝は将来のinferior hypophyseal arteryに相当し，外側枝は近傍の硬膜や眼窩内に供血して，将来のILTに相当すると考えられている[11]．胚子形成期にはSAとPMAとの間に豊富な吻合があり，cavernous origin OphAはその吻合の部分的な遺残と考えられるため，その起始部はPMAに由来すると考えるべきであろう．

脳血管内治療における重要性

　MMA origin OphAの場合，腫瘍や動静脈シャント疾患に対して塞栓術を行う際に，液体塞栓物質が眼動脈に迷入し視機能障害をきたす危険性がある．しかし，これはMMA起始例に限らず，眼動脈が通常の部位から起始している場合でも，潜在的な吻合によって同様の合併症が起こり得ることを忘れてはいけない．

　Flow diverterによりOphAがカバーされた動脈瘤症例の解析では，86％でOphAは開存していたが，39％で視機能障害を生じ，OphAが動脈瘤から分岐している場合は網膜動脈の塞栓，OphAがcarotid siphonの内側から分岐している場合は視神経萎縮の危険性が高いと報告されている[12]．Flow diverterで動脈瘤を治療する際にもOphAの起始に注意を払うことが必要である．

文　献

1) Hayreh SS. Eye 20: 1130-44, 2006
2) Padget DH. Contrib Embryol 32: 205-61, 1948
3) Geibprasert S, et al. Am J Neuroradiol 30: 1459-68, 2009
4) Uchino A, et al. Surg Radiol Anat 35: 775-82, 2013
5) Lasjaunias P, et al. Surgical Neuroangiography. Springer, 2001
6) Gailloud P, et al. Neuroimaging Clin N Am 19: 169-79, 2009
7) Georgiou C, et al. J Anat 180: 119-25, 1992
8) Lasjaunias P, et al. Neuroradiology 13: 215-20, 1977
9) Gregg L, et al. Operative Neurosurgery: 141-52, 2016
10) Toma N. Neurol Med Chir (Tokyo) 56: 585-91, 2016
11) De La Torre E, et al. Am J Anat 106: 185-95, 1960
12) Rouchaud, et al. AJNR Am J Neuroradiol 36: 330-6, 2015

I 解剖学

1 発生学：血管の発生
治療上問題となるaccess血管の奇形，variant

C. 内頚動脈系のvariant
②前・中大脳動脈の走行異常

片岡 丈人

基礎知識

一側 A1 segmentの低形成（直径1.5 mm以下）は10%，高度の低形成（直径1.0 mm未満）あるいは欠損が1%と過去の報告のまとめで示されているが[1]，最近の報告では欠損は2.2%と報告されている[2]．一側欠損の異常は，前交通動脈（Acom）動脈瘤の症例で多く認められる．A1 segmentの非対称性は，Acom動脈瘤の発生に重要な要素である．太いA1 segmentの流れはAcomの前壁に血流のストレスを加えると考えられ，このため，Acom動脈瘤の80%に有為なA1の左右差が認められる．また，Acom動脈瘤の70%が血流のストレスがかかる，前方向きに形成される．左右のAcomが平行に走行するわけではないため，両者をつなぐAcomは斜走する[3]．Acom complexは単純な正側の2D撮影では，描出が困難で，3D-DSAや斜位の撮影が有用である．Acomが2本あるいは3本存在するのは40%にのぼると報告されている[3]．

非常に稀な異常は，carotid-anterior cerebral anastomosisと呼ばれる異常で，ICAの眼動脈起始部近傍から分岐した血管が，上行し視神経の下を通過してA1-A2 junctionに達する血管である．正常なA1がなく存在する場合と，正常なA1も認められる場合があり，この場合，duplicated origin of the ACAとも呼ばれる．多数報告されているが，Acom動脈瘤の合併頻度が高い[4]．

A1 の走行異常の詳細

A1 segmentの起始部が正常で，その後の走行異常にduplicationとfenestrationがある．Duplicationは2つの異なる血管であり，fenestra-tionは2つの腔を有する1つの血管と考えると理解しやすい．

The artery of Heubnerは例外的には一側が欠損している場合がある．A1が低形成の場合，the artery of Heubnerが非常に太く，A1と間違える場合がある．

A1動脈瘤では，21%に血管の異常を伴い，fenestrationやA1 hypoplasiaが多く報告されている．その他に，AMCA，MCA aplasia，azygous ACA，A1 elongation，A1 excessive tortuosity，Acom fenestrationに伴う報告が見られる．

A1の長さは7.2〜18 mm，平均12.7 mmと報告され，穿通枝が2〜15本存在する．A1動脈瘤の部位を，proximal（group I），medial（group II），distal（group III）に分類した場合，group I はICA動脈瘤に近く，すべての動脈瘤で穿通枝が分岐していた．Group II はしばしば紡錘状である．Group III はAcom動脈瘤に近く，常にrecurrent artery of Heubnerに留意する必要がある．Recurrent artery of Heubnerの95%はA1，Acom，A2の4mmの範囲から分岐している[5]．

脳血管内治療における重要性

A1 segmentの動脈瘤に関する38例の報告では，全脳動脈瘤の0.88%を占める．動脈瘤の形成される部位は，A1と穿通枝の分岐部が21例，A1から直接分岐が8例，fenestrationのproximal endが6例，2例がA1と皮質枝の分岐部，1例が紡錘状と報告されている[6]．血管径の細い母血管を有する動脈瘤で，半数以上が穿通枝に関係している点は，開頭手術においても，脳血管内治療においても，穿通枝梗塞を起こし得る点で注意を要する．

〈abbreviations〉

ACA: anterior cerebral artery, Acom: anterior communicating artery, AMCA: accessory middle cerebral artery, DMCA: dupulication of the MCA, ICA: internal carotid artery, MCA: middle cerebral artery

ACA fenestrationはきわめて稀で, 0.1〜7.2%と報告されている. ところが, Acom部を含めると, 40％まで上昇する[7]. このことは, fenestrationは正中部血管に多いという特徴に合致する. ACA-Acom complexは動脈瘤の38.5%がfenestrationに形成されており, A1部動脈瘤の27.6%がA1 fenestrationに形成されているという報告[8]と同等の頻度である. A1 fenestrationでは, 基底核や視交叉を栄養する血管が分岐していることを念頭に置く必要がある. A1 perforatorは遠位半分よりも近位半分からより多く分岐する. 動脈瘤はfenestrationのproximal endに形成されるものがほとんどである[9]. したがって, A1 fenestrationに形成された動脈瘤では穿通枝の分岐に注意を払う必要がある. A1 fenestrationの動脈瘤の発生部位を, typeⅠ：proximal end, typeⅡ：trunk, typeⅢ：at both end, に分類すると, typeⅠの頻度が高い[9].

MCA走行異常の基礎知識

MCA M1 segmentは, 平均的な長さは16mmである[10]. M1 segmentが非常に短い場合もあり, ICA分岐部近傍に, bi-trifurcationが存在する場合もある. レンズ核線条体動脈は, 1〜21本存在しM1後上面から分岐するが, 多くはbifurcationの手前から分岐し, bifurcationの後から分岐するのは稀である. レンズ核線条体動脈はmedial, intermediate, lateralの3グループに分けられるが, medial groupは最も普遍性が低く, the artery of Heubnerから分岐する可能性があり, ACA, 特にthe artery of Heubnerからの分岐が26％に認められると報告され, 発達が強い場合にはMCAからのレンズ核線条体動脈の数が少ない可能性が高い. Medial branchは直線的な走行で, intermediateではやや屈曲し, lateralではS字の形状を取る. M1が短いearly bifurcationの場合, 多くの穿通枝がbifurcation近傍から分岐する. 穿通枝がcommon trunkを形成する場合もある. これらの, 穿通枝のvariationを注意深く観察することが, 脳血管内治療や開頭術では重要になる.

MCAの分岐パターンはbifurcation patterns 64〜90％で, superior, inferior divisionと呼ぶことが多く, 臨床上使用されることが多い. 支配領域がevenの場合, superior divisionはorbitofrontalからposterior parietalまで, inferior division優位の場合, superior divisionはfrontalのみで, parietalからtemporalをinferior divi-

sionがカバーするsuperior divisionが優位の場合には, angularやtemporo-occipitalまでカバーする[11]. M1閉塞に対して血栓回収療法を行い, 血栓がM2に移動した際に, 閉塞しているM2の支配領域を把握し, 梗塞出現範囲と比較を行って, さらにリスクを冒して, 血栓回収を追加するべきかを判断する必要がある.

DMCAとAMCA

AMCAは現在は, ACAから分岐する場合に使用され, DMCAはICAから分岐する場合に使用される. AMCAは過去にはlarge artery of Heubnerという意見があったが, 現在は異なるとする意見が主流で, AMCAは必ず穿通枝と皮質枝を分岐するが, Heubnerは必ず穿通枝で終わる[12].

DMCAは稀な異常で, 剖検では0.2〜2.9%に認められ[13, 14], 血管造影での出現率はさらに低い. Type A DMCAは ICA先端部から分岐し, type B DMCAはICA bifurcationと anterior choroidal arteryの間から分岐するという分類法がある[15].

MCAの網目状血管

Aplastic or twiglike MCA[16] あるいは, unfused or twiglike MCA[17] という表現で, MCAの網目状血管が報告されている.

放射線学的特徴は網状の異常血管は, M1あるいはM1-M2移行部の限局した範囲にとどまり, びまん性ではない. ICA, ACAなど周囲の血管には狭小化は認めない点が, もやもや病の血管とは明らかに異なっている. また, 以下のような特徴も報告されている. MCAが完全に閉塞して途絶する症例がなく, ICAから連続するMCAの分枝ないしtrunkの1本が屈曲蛇行して網状血管に移行する場合や, Heubner arteryや, ICAから連続する微細な血管が網状血管を形成する場合もある. 網状血管は比較的太く, 血管造影で, 追跡可能な太さがあり, もやもや病で認められる, もやもや血管とは明らかに異なっている. M2よりも末梢のMCAは狭小化しているものの構造は正常. EC-IC anastomosis は認めない. 安静時脳血流量はおおむね保たれている[18]. 成因は不明である. Embryonic stageにおける原始MCAの小血管枝が, ネットワーク状の血管となり, 集簇しM2以降に連続するという仮説もある. しかし, 脳の形状が正常である点から, いったん形成されたMCAが

何らかの原因で退縮し，網目状の血管が代償性に形成された可能性がある．動脈瘤の合併例もあり，くも膜下出血の原因ともなり得る[17]．

症例提示（Fig. 1）

35歳女性．頭痛精査で発見された．左ICA撮影．Short M1が3本に分かれ，それぞれが網目状の構造に連続し再び収斂しM2に移行していた．合併する血管異常は認めなかった．IMP SPECTでは安静時脳血流量は正常，脳血管反応性はわずかに障害されていた．

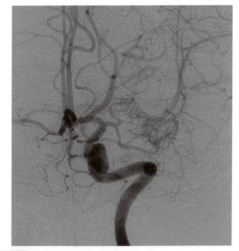

Fig.1 MCA網目状血管の1例

文献

1) Perlmutter D, et al. J Neurosurg 45: 259-72, 1976
2) Tao X, et al. Surg Neurol 65: 155-61, 2006
3) VanderArk GD, et al. J Neurosurg 32: 300-3, 1970
4) Bradac GB. Cerebral angiogramphy. Springer-Verlag Berlin Heiderberg, 57-60, 2014
5) Maiti TK, et al. World Neurosurg 85: 85-95, 2016
6) Suzuki M, et al. J Neurosurg 76: 455-8, 1992
7) Cooke DL, et al. Interv Neuroradiol 20: 261-74, 2014
8) Friedlander RM, et al. J neurosurg 84: 681-4, 1996
9) Yoshida M, et al. Neurol Med Chir (Tokyo) 52: 924-7, 2012
10) Umansky F, et al. J Neurosurg 62: 261-8, 1985
11) Pearse M, et al. Practical Neuroangiography. Williams & Wilkins, 183-91, 1997
12) Bradac GB, et al. Cerebral angiogramphy, Springer-Verlag Berlin Heiderberg, 67-77, 2014
13) Crompton MR, et al. Lancet 2: 421-5, 1962
14) Tanriover N, et al. J Neurosurg 98: 1277-90, 2003
15) Elsharkawy A, et al. World Neurosurg 80: e313-8, 2013
16) Seo BS, et al. Neurosurgery 70: 1472-80, 2012
17) Akkan K, et al. Eur J Radiol 84: 2013-8, 2015
18) 片岡丈人，他，174-80（小宮山雅樹編：脳脊髄血管－正常から変異，異常まで：ニッチ脳神経脈管カンファレンス精選集．メディカ出版，2014）

1 発生学：血管の発生
治療上問題となるaccess血管の奇形，variant

C. 内頚動脈系のvariant
③Azygos anterior cerebral artery (azygos ACA)

片岡 丈人

Distal ACAの基礎知識

Distal anterior cerebral artery（ACA）の典型的な分岐パターンは左右それぞれのA 2 がpericallosal artery，callosomarginal arteryに分かれる場合で，左右の血管がおおむね対称となる．しかし，実際の分岐パターンはバリエーションに富んでいる．大きく 3 つのパターンに分けることができる．

Bihemispheric supply

一般的なvariationである．古いmacroscopicな報告では12%と報告されていたが，microsurgical techniqueを用いた検索では64%に認められると報告[1]されていて，一側のpericallosal branchが両側大脳半球に分布することが多い．この場合も，対側の大脳半球を栄養する分枝の数が，少数である場合と多数の場合がある．また，この両側を栄養する前大脳動脈が近位部から分岐する"bihemispheric ACA proximal type"と遠位部で分岐する"bihemispheric ACA distal type"に分ける場合もある[2]．

Arteria pericallosal triplex

正中部に 3 本目の血管が明瞭に認められる場合があり，"arteria mediana corporis callosi"とも呼ばれる[3]．Accessory ACA，third ACAと呼ばれる場合もある．Pericallosal arteryが単独の場合もあり，azygos pericallosal arteryと呼ばれることもある．

Unpaired ACA

1 本のACAが両側半球を栄養する場合である．ACAの全体を通して 1 本のトランクの場合に，"azygos artery"と呼ばれる（0.3%）．1 本のトランクが，ACAの全体ではない場合には，unpaired ACA；conventional type（ 3 ～ 5 %）と呼び，このトランクが長いか短いかでさらにshort or long common trunkと呼ぶのが正しいという意見がある[2]．しかし，このunpaired ACAに動脈瘤を合併した多くの報告を見ると，上記conventional typeをazygos ACAとして呼称しているのが一般的である．

Azygosの意味は不対の，単独性の，unpairedという意味で，azygos ACAをA 2 segmentが 1 本のACAと定義することが多く[4]，A 2 segmentが 1 本であればazygosと称する現在の一般的な使用は間違いではないと考える．

Distal ACAの分岐パターンを，usual，type I variation，type II variation，type III variationと分類する場合もある[5]．Usual patternは左右均等の分布，Type I variationはazygosで，上記unpaired ACAを含んでいる．Type II variationは bihemispheric ACA，Type IIIはaccessory ACA（third ACA）を持つものである．

Azygos ACAと動脈瘤の合併

Distal ACA動脈瘤の35%は何らかのACAの異常を合併し，最も高頻度の異常はtype I variationでdistal ACA動脈瘤の10%を占める[6]．Azygos ACA に動脈瘤が合併する原因に関して，A 2 segmentが 1 本になり，血流量が倍に増加するためではないかという推論[7]があったが，カラードプラを用いたflow velocityの研究[8]では，usual type ACAとazygos ACAではA 2 /A1，azygos/A1，のflow velocity ratioに差がないことが示され，A 2 segmentが 1 本化し血流量が増加するために動脈瘤が形成されやすいわけではなく，azygos ACAが 2 本に分岐する際の形態的な変化自体がhemodynamic stressとなって，動脈瘤が形成されると推測されている．

脳血管内治療における重要性

Distal ACA動脈瘤は，脳動脈瘤全体の 1 ～ 9 %と報告され，ISAT[9]でも4.4%を占めるに過ぎない，稀な動脈瘤である．Azygos ACAに限定した場合症例数が限られるため，distal ACAに関する文献を記載する．30編の文献1,329

Table 1 Outcomes by type of treatment and rupture status

	Surgical treatment	Endovascular treatment
Complete occlusion	94%	62%
Technical success	98%	90%
Aneurysm recurrence	3%	18%
Re-bleeding	2%	4%
Procedure-related morbidity	11%	14%
Procedure-related mortality	2%	4%
Long-term neurologic morbidity	16%	19%
Long-term neurologic mortality	8%	8%
Long-term favorable clinical outcome	78%	79%

（文献10より抜粋）

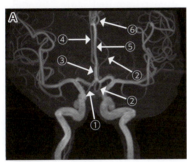 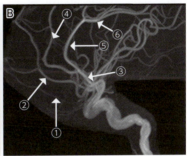

Fig.1 症例（MRA）
A：正面像，B：側面像．

例をレビューした報告[10]が，開頭手術と脳血管内治療の効果と安全性を検討している．破裂動脈瘤に関する結果を **Table 1** に示す．血管撮影上の結果は外科手術が優れている．動脈瘤の再発率も外科手術が優れている．しかし，再出血率には有意な差がなく，長期予後にも有意な差が認められない．これらの結果を踏まえて，個々の症例に対して治療手段を選択する必要がある．

症例提示（Fig. 1）

16歳男性．頭蓋骨縫合早期癒合症の精査で発見された．右orbitofrontal artery（①），左frontopolar，anterior-internal frontal artery common trunk（②）はA1 distalから分岐する．A2 segment（③）は1本のcommon trunkで，右internal frontal artery（④）を分岐する．その末梢部のA3 segment（⑤）も1本のcommon trunkで，A4 segment（⑥）で左右に分岐する．Azygos ACAであるが，"unpaired ACA conventional type, long common trunk type"と称することもできる．しかし，文献検索を行った範囲では，提示症例はazygos ACAと通常は呼称されている．

文　献

1) Perlmutter D, et al. J Neurosurg 49: 204-28, 1978
2) Lasjaunias P, et al. Surgical Neuroangiography. Springer, 1990, pp127-37
3) Bradac GB. Cerebral angiography: 60-1, 2014
4) Baptista AG. Neurology 13: 825-35, 1963
5) Ellis JA, 3326-32（Winn HR. Youmans and Winn Neurological surgery 7th ed. Elsevier, 2017）
6) Lehecka M, et al. Surg Neurol 70: 135-51, 2008
7) Niizuma H, et al. Surg Neurol 15: 225-8, 1981
8) Wojciech K, et al. Clin Neurol Neurosurg 111: 63-8, 2009
9) Molyneux AJ, et al. Lancet 366: 809-17, 2005
10) Petr O, et al. World Neurosurg 100: 557-66, 2017

❶ 発生学：血管の発生
治療上問題となるaccess血管の奇形，variant

D. 椎骨脳底動脈のvariant
①窓形成

石黒 友也

はじめに

　椎骨脳底動脈（VBA）のvariantにはduplicationやfenestrationがある．Duplicationが発生学的に異なる2本の血管が遺残しているのに対して，fenestrationは発生学的に同一の血管が走行の途中で2つの管腔を形成しているものである[1,2]．これらを理解するためには，まずVBAの発生を知る必要がある．

VBAの発生

　中枢神経系の原基である神経管は胎生4週に形成され，その周囲は神経堤に由来する結合組織である原始髄膜（meninx primitiva）に取り囲まれ，発生の初期段階では脳・脊髄への栄養は原始髄膜からの拡散によって行われている[3,4]．胎生5週前後には原始髄膜内で脈管形成（vasculogenesis）が始まり，原始血管叢（primitive vascular network）が形成される．その後，血管新生（angiogenesis），血管成熟（vascular maturation）という過程を経て動脈，静脈，毛細血管が形成されていく[4]．脳幹および脊髄の腹側では原始髄膜内で左右1対の腹側縦走神経動脈（ventral longitudinal neural artery）が形成され，胎生5週の間に原始内頚動脈や背側大動脈とつながりを認めるようになる．すなわち脊髄レベルでは背側大動脈から各体節（somite）に向かう分節動脈（segmental artery）の枝で神経根に沿って走行する神経根動脈（radicular artery）を介して，脳幹レベルでは原始内頚動脈から原始内頚動脈－椎骨脳底動脈吻合（primitive carotid-basilar anastomosis）を介して血流を受けるようになる（**Fig. 1A**）．
　原始内頚動脈－椎骨脳底動脈吻合は頭側からprimitive trigeminal，otic，hypoglossal，pro-

atlantal artery（type 1，type 2）がある．Primitive proatlantal artery type 1およびtype 2はC1，C2レベルの分節動脈に相当し，primitive trigeminal，otic，hypoglossal arteryは，それぞれ三叉神経，顔面・聴神経，舌下神経に沿って走行しており，presegmental arteryと呼ばれることもある．原始内頚動脈－椎骨脳底動脈吻合は胎生4週の終わり頃に頭側から順に形成され，胎生6週前後に原始内頚動脈からの後交通動脈が腹側縦走神経動脈の頭側とつながり，これが発達するとともに退縮していく[3-5]．腹側縦走神経動脈は原始内頚動脈や背側大動脈とのつながりを認めていくとともに，脳幹および脊髄の腹側正中で左右が融合していき，1本の動脈になる．これは脊髄レベルでは前脊髄動脈（anterior spinal artery）で，胎生8週の終わり頃までに形成される[6]．
　一方，脳幹レベルでは頭側から尾側に向かって融合していき，胎生6週の終わり頃までに脳底動脈（BA）が形成される[3-5]．BAの血流は形成初期では頭尾方向であるが，BAの近位部が椎骨動脈（VA）とつながると尾頭方向となる．VAは胎生5〜6週にかけてC1からC7レベルの分節動脈が椎体の外側で縦方向に吻合していくことで形成される．それとともにC1からC6レベルでは背側大動脈からVAまでの間の分節動脈は退縮していき，C7レベルの分節動脈は鎖骨下動脈となる[4,5,7]．したがって通常のVAは鎖骨下動脈から分岐して，C6の横突孔に下から入って上行する．C1レベルの分節動脈はprimitive proatlantal artery type 1で，C1の横突孔を出たところから硬膜貫通部までのVA（V3 portion）はこれを利用して形成される[4,5]．頭蓋内の椎骨動脈およびそこから分岐する前脊髄動脈はC1レベルの分節動脈から分岐する神経根髄質動脈（radiculomedullary ar-

〈abbreviations〉
BA: basilar artery, VA: vertebral artery, VBA: vertebrobasilar artery

Ⅰ 解剖学

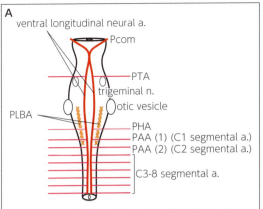 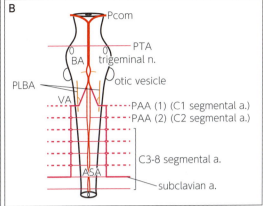

Fig.1 VBAの発生

A：胎生5週始め頃（頭殿長5〜6mm）．脳幹および脊髄の腹側には左右1対の腹側縦走神経動脈が形成され，脳幹レベルでは内頚動脈からの原始内頚動脈－椎骨脳底動脈吻合を介して，脊髄レベルでは背側大動脈からの分節動脈を介して血流を受ける．

B：胎生5週終わり頃（頭殿長7〜9mm）．腹側縦走神経動脈は左右が融合していき，脳幹レベルではBAに，脊髄レベルでは前脊髄動脈となる．またC1-C7レベルの分節動脈は縦方向に吻合していきVAが形成される．

ASA: anterior spinal artery, BA: basilar artery, PAA (1) : primitive proatlantal artery type 1, PAA (2) : primitive proatlantal artery type 2, Pcom: posterior communicating artery, PHA: primitive hypoglossal artery, PLBA: primitive lateral basilovertebral anastomosis, PTA: primitive trigeminal artery, VA: vertebral artery

tery）と相同で，BAとつながる部分が神経根髄質動脈の上行枝に，頭蓋内のVAから分岐する前脊髄動脈が下行枝に相当する[6,7]（**Fig. 1B**）．頭蓋内のVAの形成には他にprimitive lateral basilovertebral anastomosisも関与する．これは胎生5週頃より腹側縦走神経動脈の外側に認められる動脈叢で，耳胞からC1レベルにかけて腹側縦走神経動脈と平行に走行している．頭蓋頚椎移行部の脊髄や延髄外側面の動脈叢となり，胎生7週頃にはBAや頭蓋内のVAとの間に前下小脳動脈，後下小脳動脈の起始部を形成する[5]．

VA起始部のvariant

VA起始部のvariantには大動脈起始とdual（duplicated）originがあり，いずれもVAと背側大動脈との間で発生の過程において本来は退縮する分節動脈が遺残している．大動脈起始の頻度は2.4〜6.1%で，左側に多く認められる．多くの場合はC7より高位の分節動脈の近位部が遺残して背側大動脈と交通しており，さらに縦方向の吻合がそのレベルで留まることによって生じる．したがって，C6より高位の横突孔（多くはC5）に入る．VAの分岐の位置は左側では左総頚動脈と左鎖骨下動脈との間の大動脈が多い．稀に左鎖骨下動脈の分岐部より遠位の大動脈から分岐することもあるが，これはVAの縦方向の吻合がC8レベルまで認めたもので，C7の横突孔に入る（**Fig. 2A〜C**）．一方，右側では大動脈起始とはならずに右鎖骨下動脈のより近位部から分岐することが多く，これは発生学的に右鎖骨下動脈の近位部が右第4大動脈弓と右背側大動脈から形成されるためである．また，より高位の分節動脈が遺残した場合には右総頚動脈起始となることがある[8,9]．Dual originはVA起始部が通常のものと大動脈起始のもの両方が認められている状態と考えると理解しやすい．すなわちVAの縦方向の吻合はC7レベルまで認めているが，C7と異なるレベルの分節動脈も遺残している状態である．頻度は0.1〜0.7%と大動脈起始よりも低くなる．Dual originのVAのmedial legは右側では鎖骨下動脈の近位部から，左側では大動脈から分岐することが多く，lateral legよりも高位の横突起に入る[1,8,9]．血管撮影ではlaminar flowによって動脈解離と誤認する可能性があるため注意が必要である[10]．VA起始部のvariantの臨床的意義はあまりないが，動脈解離の危険因子の可能性が示唆されている[11]．

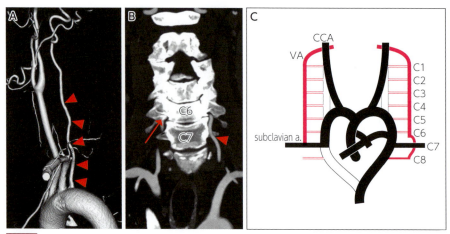

Fig.2 VAの大動脈起始

A：3D-CT angiographyの側面像．左VA（▶）は左鎖骨下動脈分岐部より遠位の大動脈から分岐している．
B：Slab MIPの正面像．左VAはC7の横突孔に，右VAはC6の横突孔（→）に入っている．
C：本症例の発生のシェーマ．VAの縦方向の吻合がC8レベルの分節動脈まで認められる．
CCA: common carotid artery, VA: vertebral artery

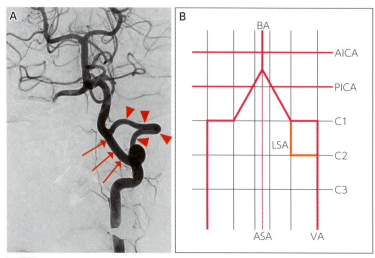

Fig.3 VAのduplication

A：左VA撮影（正面像）．VAはC1-2レベルでduplicationを認めている．Lateral leg（▶）は硬膜外を，medial leg（→）は硬膜内を走行している．
B：本症例のシェーマ．Duplicationのmedial legはC2レベルの神経根軟膜動脈（lateral spinal artery：LSA）に由来するものである．

頭蓋頚椎移行部のVAのvariant

頭蓋頚椎移行部でのVAのvariantにはduplication, intradural course, fenestrationがある．前2者は脊髄外側面のvasa coronaや後下小脳動脈の起始部を形成するprimitive lateral basilovertebral anastomosisの一部が遺残したもので，すなわちvasa coronaの縦方向の吻合（外側および後脊髄動脈〔lateral/posterior spinal artery〕）を利用している．また後下小脳動脈の起始部のvariant（C1, C2 origin, dual originなど）も同様である．Intradural courseのVAはC2レベルの神経根軟膜動脈（radiculopial artery）から脊髄表面のvasa coronaの縦方向の吻合を介して頭蓋内の椎骨動脈とつながったもので，duplicationはこれに本来のVAが加わっ

I 解剖学

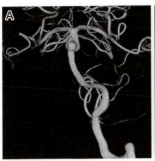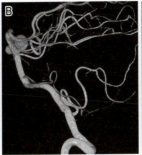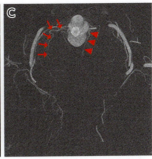

Fig.4 BAのfenestration

A，B：3D rotational angiographyの正面像（A）と側面像（B）．BAの遠位部にfenestrationを認め，動脈瘤を合併している．

C：Rotational angiographyのMPR横断像．左右のlegからはいずれも中脳へのparamedian artery（▶）が分岐しており，右側からはさらにshort circumferential artery（─→）も認められる．

たものである．すなわちduplicationではlateral legが硬膜外を走行する本来のVAで，medial legは硬膜内を走行する（**Fig. 3A, B**）．後下小脳動脈が頭蓋内とC1レベルのdual originの場合は頭蓋内のVAがduplicationを認めるかたちとなり，この場合はmedial legが本来のVAで，後下小脳動脈はlateral legから分岐する[1, 2, 7]．VAのfenestrationは頭蓋外，頭蓋内ともに認められるが，発生学的背景の違いからBAよりも稀であり，過去の報告例の多くは実際にはduplicationである[1, 12-14]．

BAのvariant

BAのvariantはfenestrationが代表的で，発生過程での腹側縦走神経動脈の部分的な融合不全により起こる．頻度は調査の手法によって異なるが，おおむね0.3～5％程度である．FenestrationはBAの近位部に，長さが5mm以下で，1カ所のことが多いが，複数のfenestrationを認めることもある[15, 16]．またBAが全長性に2本に分離している場合はextreme fenestrationとも呼ばれる[17]．頻度は不明であるが動脈瘤を合併することがあり，その多くはfenestrationの近位端に認められる[15, 16]．Fenestrationのlegは発生学的に腹側縦走神経動脈であるため，左右いずれのlegも脳幹への枝を分岐している可能性がある（**Fig. 4A～C**）．したがって動脈瘤の治療の際には小脳への分枝を認めないからといって，片側のlegを安易に閉塞してはならない．

最後に

VBAのvariantにはさまざまなパターンがあるが，いずれも発生学的背景を考えれば，その理解は難しくはない．血管撮影ではlaminar flowによって全体像が描出しづらいことがあり，その場合はMR/CT angiographyも併用して読影を行う必要がある．

文 献

1) Polguj M, et al. Clin Anat 26: 933-43, 2013
2) Lasjaunias P, et al. Surgical Neuroangiography. 2nd ed. 1. Springer-Verlag, 2001, pp165-260
3) Raybaud C. Neurosurg Clin N Am 21: 399-426, 2010
4) George B, et al. Pathology and surgery around the vertebral artery. Springer, 2011, pp5-24
5) Padget DH. Contrib Embryol 32: 205-61, 1948
6) Thron AK. Vascular anatomy of the spinal cord. second edition. Springer-Verlag, 2016, pp9-83
7) Siclari F, et al. AJNR Am J Neuroradiol 28: 1185-90, 2007
8) Uchino A, et al. Neuroradiology 55: 585-94, 2013
9) Yuan SM. Braz J Cardiovasc Surg 31: 52-9, 2016
10) Nogueira TE, et al. AJNR Am J Neuroradiol 18: 382-4, 1997
11) Dudich K, et al. Eur J Neurol 12: 571-2, 2005
12) Sim E, et al. Spine (Phila Pa 1976) 26: E139-42, 2001
13) Tseng YC, et al. Eur J Rad Extra 49: 37-40, 2004
14) Komiyama M, et al. Acta Neurochir（Wien）141: 1125-7, 1999
15) Sogawa K, et al. Intervent Neuroradiol 19: 461-5, 2013
16) Vasović L, et al. World Neurosurg 79: 593.e15-23, 2013
17) Goldstein JH, et al. AJNR Am J Neuroradiol 20: 149-50, 1999

1 発生学：血管の発生
治療上問題となるaccess血管の奇形，variant

D. 椎骨脳底動脈のvariant
②脳幹穿通枝のdominancyについて

内山 尚之

はじめに

椎骨脳底動脈系の穿通枝は，部位によってdominancyが存在する．例えば，後下小脳動脈（PICA）の有無，または起始部の高さの違いによる延髄への穿通枝のdominancy，P1の形状や脳底動脈癒合typeの違いによる視床穿通枝のdominancyがある．脳幹の各部位における穿通枝について，dominancyに着目して述べる．

延髄近傍

延髄への血流は，椎骨動脈（VA），PICA，前下小脳動脈（AICA）および脳底動脈（BA）からの分枝が関与する．VAは，C1からC7までの分節動脈が縦方向に吻合して形成されるが，硬膜内VA（V4 portion）は，C1レベルの分節動脈から分岐する神経根髄質動脈（radiculo-medullary artery）と相同であり，BAとつながる部分がradiculomedullary arteryの上行枝に，union手前のVAから分岐する前脊髄動脈（ASA）が下行枝に相当する[1]．ASAは通常，左右それぞれ1本が分岐し，その後1本に癒合する．しかし，片側からのみの下行枝だけが存在するものが3～9％あり，癒合せずに脊髄まで下行する場合もある．このASAからは延髄正中のmedullary perforating zoneに入る穿通枝が分岐する[2]．これは脊髄におけるsulcal arteryと相同であり，通常，片側のみを灌流する[3]．

延髄の正中部位に位置する構造物（錐体，錐体交叉，内側毛帯，舌下神経核および神経，内側縦束，オリーブの一部）は，この穿通枝より血流を受ける．また正中の橋延髄移行部（pont-omedullary junction）には，盲孔（foramen cae-cum）が存在し，この孔にも正中の穿通枝が入る[4]．盲孔に入る穿通枝の48％はAICA起始部

より中枢側のBAより起始し，16％はAICA分岐部より末梢側のBAより起始する．また右側VAからは18％，左側VAからは12％，左右のASAの根部からは2％，そしてAICAから起始するものも3％存在する（**Fig. 1**）．盲孔に入る穿通枝はBAから起始するものが優位である．

延髄の外側および背側に関しては，PICAの存在の有無，発達程度，その起始の高さ，そしてPICAから分岐する穿通枝により状況が異なる[5]．脊髄を考えると，ASAから分岐するsul-cal arteryが主に前方部を灌流し，外側後方に関しては，posterior spinal arteryとvasa coro-naからの穿通枝が血流を担う．PICA起始部は通常lateral neural longitudinal anastomosisより形成されるが，延髄におけるPICAは，本質的には脊髄におけるradiculopial arteryと相同であると考えると理解しやすい．つまり，VAから分岐後，延髄の背側に回り込んで血流を送る．これはradiculopial arteryが脊髄後方のpos-terior spinal arteryに達し，vasa coronaを介して脊髄に血流を送る形態と似ている．実際，延髄におけるlateralもしくはposterior spinal ar-teryはPICAより分岐する．PICAからの穿通枝の本数をsegmentごとにまとめた（**Table 1**）[6]．

穿通枝は，direct type，short circumflex type，long circumflex typeに分類される．Di-rect typeはPICAから分岐後，直接延髄に穿通する血管であり，short circumflex typeとは，延髄上の走行が90°未満のもの，long cir-cumflex typeは90°以上のものを指す．Anteri-or medullary segmentからは平均1本，lateral medullary segmentからも平均1.8本と少なく，いずれもshort circumflex typeであり，direct typeの穿通枝はほとんどない．つまり，延髄の前側面に対してPICAから直接穿通する枝は少なく，あるとしても後方に回り込んでから延髄

⟨abbreviations⟩

AICA: anterior inferior cerebellar artery, ASA: anterior spinal artery, BA: basilar artery, PICA: posterior inferior cerebellar artery, PPS: posterior perforated substance, SCA: superior cerebellar artery, VA: vertebral artery

I 解剖学

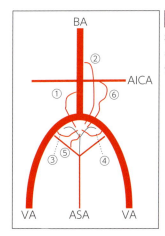

Fig.1 盲孔への穿通枝

橋延髄移行部には，盲孔が存在する．①AICA起始部より中枢側のBAから起始 48％，②AICA起始部より末梢側のBAから起始 16％，③右側VAより 18％，④左側VAより 12％，⑤左右のASA根部より 2％，⑥AICAより起始 3％．

Table 1 PICAから延髄の穿通枝

segment	穿通枝の数	平均	穿通枝の種類
anterior medullary	0-2	1.0	short
lateral medullary	0-5	1.8	short
tonsillomedullary	0-11	3.3	direct > short

(文献5より作成)　direct: direct perforator, short: short circumflex artery

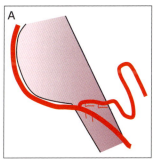 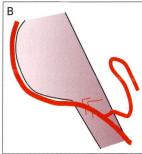

Fig.2 延髄外側部への穿通枝

A：PICA起始部がより末梢側の場合，延髄外側にはPICAのanterior medullaryおよびlateral medullary segmentより穿通枝が出ることがある．
B：PICA起始部がより中枢側の場合，延髄外側にはVAから穿通枝が出る．

に入る．Caudal loopを形成するtonsil medullary segmentからは平均3.3本の穿通枝が出て，それはdirect typeが多い．すなわち延髄の外側後方への血流は，通常のPICAが存在する場合には，このtonsil medullary segmentからの穿通枝より供給される場合が多い．

PICAの欠損例は4〜16％ある[7-9]．その場合，延髄への血流は主にVAからの穿通枝が担うか，AICAが下行して一部血流を供給する．また，PICAがVAのより中枢側（頭蓋外など）から起始する場合は，PICAから延髄への穿通枝は減少し，そのほとんどはVAより起始することになる（**Fig.2**）．このように，延髄外側部の血流支配のdominancyはPICAの形態により異なるが，実際には，31％がVAより，22％がPICAより，20％がAICAより，16％がBAより，そして11％が4動脈すべてから血流を受けている[5]．つまり延髄外側部の血流には，PICAが関与しているのは約30％であることは認識しておくべきである．

橋（BA）

BAは，左右の腹側縦走神経動脈が融合し形成される．つまりBAは延髄・脊髄の前面に形成されるASAと同様の発生様式をもつ．よっ

て正中のpontine perforation zoneにsulcal arteryと相同の穿通枝を出す（**Fig.3**）[10]．また橋表面を外側に走行し，橋に穿通枝を出すcircumflex branchも存在する．BAに窓形成をみることがあるが，それは元来は左右の腹側縦走

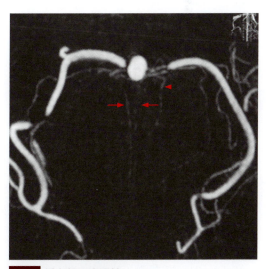

Fig.3 橋上部の穿通枝

BAより正中のpontine perforation zoneに左右独立して1本ずつ穿通枝が入る（→）．BAから外側に出て，橋表面を回旋したのち穿通するshort circumflex arteryがある（▶）．

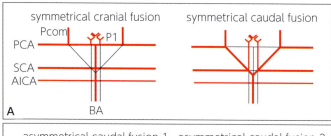
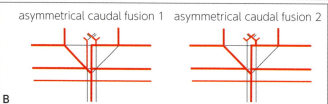

Fig.4 Cranial, caudal fusion of basilar artery

A：対称性のcranialおよびcaudal fusionを示す．
B：非対称性のcaudal fusionを示す．1：視床穿通枝は左右のP1からそれぞれ起始している．2：caudal fusion側のP1からは視床穿通枝は出ず，cranial fusion側のP1から両側を灌流する視床穿通枝が起始している．この形態が多い．

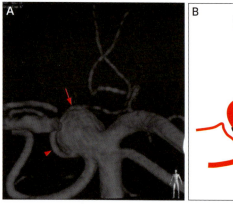
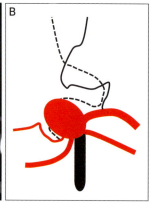

Fig.5 asymmetrical caudal fusionの脳動脈瘤例

A：3D-RA像．動脈瘤はcaudal fusion側に生じている（→）．P1は瘤から立ち上がるように見える（▶）．Asymmetrical caudal fusion側のP1からも視床穿通枝が存在する．
B：模式図．破線：asymmetrical caudal fusion側のP1からも視床穿通枝，実線：cranial fusion側のP1からも視床穿通枝が存在する．両者間に吻合はない．

神経動脈であり，それぞれから正中への穿通枝，外側への穿通枝を有すると考えるべきであり，AICAなどの太い動脈の分岐がないといっても，閉塞した場合は脳幹梗塞をきたす可能性がある．BAから盲孔へ向かう穿通枝についてはすでに述べた．

中脳（BA先端部）

BA先端部近傍からは，間脳および中脳に向かう穿通枝が分岐する．これらの穿通枝は，発生学的には内頚動脈のcaudal divisionより派生したものである．代表的なものは，後交通動脈より分岐するanterior thalamoperforating artery，P1から分岐するposterior thalamoperforating artery，そして，BA先端部近傍から分岐するsuperior/inferior paramedian mesencephalic arteryである．Anterior thalamoperforating arteryは，乳頭体の前方外側のlateral perforated substanceを貫通する．

一方，posterior thalamoperforating arteryは，乳頭体後方のPPSの前半部に入る．Superior paramedian mesencephalic arteryはPPSの後半部に入り，inferior paramedian mesencephalic arteryはpontomesencephalic junctionの直上に入る[11]．発生時の腹側縦走神経動脈の癒合は頭側から尾側に向かって起こるが，その時期が早ければ癒合はより高位，すなわちcranial fusionとなり，遅ければ低位，caudal fusionとなる．左右のfusion typeが同じであればsymmetrical typeであるが，片側がcranial fusion，対側がcaudal fusionというasymmetrical typeも存在する（**Fig. 4**）．その頻度は，cranial symmetrical type 30.4％，caudal symmetrical type 26.1％，caudal asymmetrical type 43.5％との報告がある[12]．動脈瘤を有するBA先端部のfusion typeは，caudal symmetrical type 51％，caudal asymmetrical type 39.8％と，caudal fusionが多い．Posterior thalamoperforating arteryは，symmetrical fusion typeでは左右のP1から対称性に起始することが多い．通常この穿通枝は片側支配であるが，対側への血流を有するものも22％存在する[11]．またP1は存在するにもかかわらず，そのP1から

Ⅰ 解剖学

は穿通枝が起始しない例が4％ある[13]．その場合，対側のP1から太い穿通枝が出て，欠損側も灌流する．BAのfusion typeとposterior thalamoperforating arteryとの関係には特徴がある．BA fusionがasymmetrical fusionの場合，cranial typeのP1から出るposterior thalamoperforating arteryが両側を栄養することが多い（**Fig. 4**）．またP1の太さに左右差がある場合，より細いP1から両側を灌流する穿通枝が出る場合も17％にみられたとの報告がある[14]．その報告にはBAのfusion typeの記載はないが，その穿通枝はcranial fusion typeの細いP1から出て，両側を灌流するものである可能性がある．近年，3D-RA技術が発展し，再構成画像をみると，この穿通枝の分岐を読み取ることが可能である（**Fig. 5**）．BAのfusion type，およびP1の太さによって穿通枝の出方に違いがあることを理解したうえで実際の画像を読影することで，同部位の動脈瘤治療時の穿通枝温存が可能となる．

BA先端部近傍からはsuperior/inferior paramedian mesencephalic arteryが分岐する．Superior paramedian mesencephalic arteryは，P1より起始し，PPSの後半部に入り，中脳正中部（黒質，赤核，内側毛帯，動眼神経繊維，大脳脚の一部など）に血流を送る．Inferior paramedian mesencephalic arteryは，P1から32％，上小脳動脈（SCA）（起始部7mm以内）から45％，BA-SCA分岐部のBAから23％が起始し，pontomesencephalic junctionの直上に入り，中脳正中部下方を灌流する[11]．

Paramedian mesencephalic arteryは，VA撮影の側面像で，BA先端部近傍から後方へ水平に出ることでみることができる．BA先端部近傍から出て，中脳を回り込むshortおよびlong circumflex arteryがある．Short typeは主に膝状体に血流を送り，long typeは四丘体に血流を送るcollicular arteryである[11]．両者はP1から起始することが多いが，collicular arteryはSCAから分岐する場合もある[15]．

文　献

1) Padget DH. Contrib Embryol 212: 205-61, 1948
2) Yasargil MG. Microneurosurgery. 1. Thieme, 1984, pp128-43
3) Lasjaunias P, et al. Surgical Neuroangiography. 1. 2 nd ed. Springer, 2001, pp116-46
4) Mahmood A, et al. J Neurosurg 75: 299-304, 1991
5) 前掲書3），pp246-52
6) Lister JR, et al. Neurosurgery 10: 170-99, 1982
7) Fujii K, et al. J Neurosurg 52: 165-88, 1980
8) Margolis MT, et al. Radiology of the skull and brain. JAMA, 1974, pp1710-74
9) Scialfa G, et al. Advances in cerebral angiography. Springer, 1975, pp55-61
10) 前掲書2），pp144-64
11) Pedroza A, et al. J Neurosurg 64: 484-93, 1986
12) Campos C, et al. Intervent Neuroradiol 4: 121-5, 1998
13) Zeal AA, et al. J Neurosurg 48: 534-59, 1978
14) Grand W, et al. Neurosurgery 1: 128-31, 1977
15) Rhoton AL, et al. Cranial Anatomy and Surgical Approach. Lippincott Williams & Wilkins, 2003, pp461-76

1 発生学：血管の発生
治療上問題となるaccess血管の奇形，variant

E. 脊髄動脈系のvariant
①脊髄・脊椎血管の解剖とvariation

浅野 剛

脊髄・脊椎動脈系の解剖

硬膜外・脊柱管外の供血路

脊椎・脊髄を栄養する動脈は，それぞれ対応する分節動脈から分枝している．前脊髄動脈の項（p.134参照）に記述したとおり，前脊髄動脈に至るものを神経根髄質動脈（radiculomedullary artery）と，vasa coronaに至るものを神経根軟膜動脈（radiculopial artery）と呼ぶが，これら分節動脈は大別して，a. 椎骨動脈・鎖骨下動脈分枝，b. 胸腹部大動脈，c. 内腸骨動脈から起始し，主に頚椎，胸腰椎，仙椎レベルの脊髄にそれぞれ供血する（**Fig. 1**）．

鎖骨下動脈からの分枝

鎖骨下動脈からの脊髄への供血路としては，椎骨動脈，上行頚動脈，深頚動脈がある．椎骨動脈はsegmental arteryが縦方向に吻合することで形成される．上行頚動脈，深頚動脈は，いずれも退縮していくsegmental arteryが縦方向に吻合し形成され，椎骨動脈と同様にextra-dural paramedian longitudinal axisであり，潜在的にはすべての椎間レベルで椎骨動脈と吻合を有する可能性を持つ．通常，上行頚動脈は鎖骨下動脈の分枝である甲状頚動脈幹から，深頚動脈は肋頚動脈からそれぞれ分岐しているが，起始に関しては共通幹などの変異も多い．肋頚動脈からは深頚動脈とともに最上肋間動脈が起始する．上行頚動脈は椎骨動脈の腹側を，深頚動脈は背側をそれぞれ走行しており，血管撮影での鑑別には側面像が有用である．上行頚動脈はC3＋4 segmental arteryと，深頚動脈はC5＋6 segmental arteryとの関連が深く，椎骨動脈近位部はC7 segmental artery由来と考えられている．Radiculomedullary arteryは椎骨動脈，上行頚動脈，深頚動脈のいずれからも起始し得るが，下位頚髄（C5-7）の発達したradiculomedullary arteryであるartery of the cervical enlargementは，椎骨動脈より，上行頚動脈および深頚動脈から分岐する頻度が高いとされている．

大動脈および内腸骨動脈からの分枝

最上位の胸椎については，大動脈からの分枝ではなく鎖骨下動脈の肋頚動脈から分枝する最上肋間動脈から栄養されることが多い．中下位胸椎から腰椎では，分節動脈（肋間動脈および腰動脈）は下降大動脈背側より直接起始する．第5腰動脈は大動脈下端から起始する正中仙骨動脈や，内腸骨動脈から分岐する腸腰動脈より分枝することが多い．

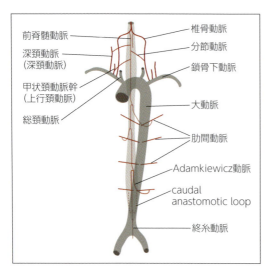

Fig.1 脊髄動脈への血行路

（ラベル：前脊髄動脈，深頚動脈（深頚動脈），甲状頚動脈幹（上行頚動脈），総頚動脈，椎骨動脈，分節動脈，鎖骨下動脈，大動脈，肋間動脈，Adamkiewicz動脈，caudal anastomotic loop，終糸動脈）

Side Memo **lateral spinal artery**

C1-4椎体レベルにおけるposterior spinal arteryはlateral spinal arteryとも呼ばれ，歯状靱帯と後根（C1－C4）の間を走行し，延髄外側でPICAもしくはV4から起始（吻合），側方では硬膜外の椎骨動脈や後頭動脈と交通する．これより尾側では，胸・腰髄と同様に通常のradiculopial arteryがposterior spinal arteryを形成する．

I 解剖学

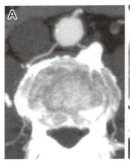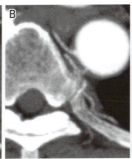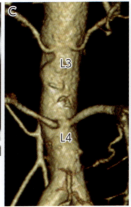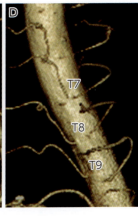

Fig.2 CT angiography
A：第3腰椎15mm厚再構成，B：第6腰椎7mm厚再構成，C，D：VR再構成．
腰椎レベルおよび胸椎レベル，いずれも背側から観察．腰椎レベルでは左右分節動脈は正中付近から分岐．胸椎レベルでは左右とも大動脈右側から分岐している．また胸椎レベルでは分節動脈の分岐角は急峻である．

以上，典型的には第3肋間動脈から第4腰動脈までが大動脈から起始することとなる．仙椎レベルでは，内腸骨動脈から分岐する外側仙骨動脈と正中仙骨動脈が仙骨前面で動脈ネットワークを形成し，分節動脈はhemodynamic balanceに応じて，外側仙骨動脈と正中仙骨動脈のいずれかから描出される．

分節動脈の起始位置，起始角，走行

分節動脈は，腰椎レベルでは水平からやや下向きに走行するが，頭側に向かうに従い，上向きの走行に変化する．上位胸椎での起始角は急峻となり，対応する椎体と分節動脈の起始位置の「ずれ」も大きくなる．また，大動脈は頭側に向かうにつれ，椎体から左右へ離れていくため，尾側から頭側へ上行するに従い，分節動脈の起始位置は反時計回りに移動していき，上位胸椎では大動脈のほぼ側面から分節動脈が起始することとなる（Fig. 2）．

分節動脈の解剖

分節動脈は椎体前面を走行し前脊椎枝を分枝した後，腹側枝（ventral branch）と背側枝（dorsal branch）に分かれる．腹側枝は肋骨および肋骨周囲の筋を栄養する．椎間孔近傍で脊柱管枝（spinal branch）が分岐する．背側枝は後方に走行し棘突起に到達し椎弓外面および周囲筋群を栄養する．脊柱管枝は脊柱管腹側の硬膜を栄養する前脊柱管枝（anterior dural branch），神経根，椎間孔付近の硬膜，および脊髄への血流支配に関与する中間枝，脊柱管背側の硬膜，椎弓前面を栄養する後脊柱管枝（posterior dural branch）から成る．前脊柱管枝は上下椎体背面で血管吻合を有し，結果，上下椎体中央部

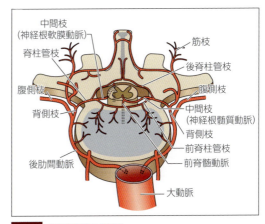

Fig.3 分節動脈の解剖

と両側椎間孔を頂点とした菱型の形態を呈する（Fig. 3）．

中間枝からは前後神経根に沿った神経根動脈（radicular artery）がそれぞれ起始するが，このうちvasa coronaに到達するものを神経根軟膜動脈（radiculopial artery），前脊髄動脈に到達しこれに供血するものを神経根髄質動脈（radiculomedullary artery）と呼ぶ．最近，神経根軟膜動脈も後角など灰白質を栄養することや，神経根軟膜動脈および神経根髄質動脈も神経根を栄養することなどから，神経根・硬膜のみを栄養するものをradicular artery，前根上を走行し前脊髄動脈に至るものをanterior radiculomedullary artery，後根上を走行し軟膜静脈叢に至るものをposterior radiculomedullary arteryとする，よりclear cutな分類が提唱されている．

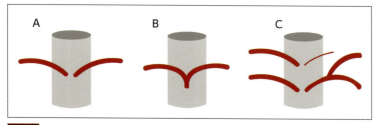

Fig.4 胸腰椎の分節動脈共通幹
A：通常の形態，B：左右共通幹，C：上下共通幹．
時により，腹側枝のみが共通幹となり，背側枝が独立起始となる場合がある．このような際には背側枝は通常より細径である．血管撮影を実施する際に注意が必要である．

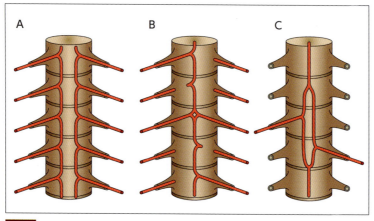

Fig.5
A：腹側縦走神経動脈，B：窓形成，C：重複前脊髄動脈．
脊髄動脈の発生については，前脊髄動脈の項(p.134)参照．

主なvariation

分節動脈起始のvariation

　上下左右の隣接する分節動脈間での共通幹はしばしば認められる．左右共通幹は腰椎レベルなど尾側に多い．上下方向での共通幹では，2椎体(またはそれ以上)の椎体濃染像が1レベルの分節動脈から描出される．胸椎では約15％で上下方向の共通幹を持つとされるが，このような場合，脊柱管枝を含む通常より細径の背側枝が大動脈から独立して起始する場合があり，注意が必要である．上下方向の共通幹で背側枝1本のみが描出される場合には，背側枝の独立起始を念頭に置き，検査を進める必要がある(**Fig. 4**)．
　また，脊髄動脈が気管支動脈，甲状腺動脈，横隔動脈から起始することもある．それぞれbronchiosegmental trunk, thyrosegmental trunk, phrenosegmental trunkなどと呼ばれる．右気管支動脈と肋間動脈が共通幹となる場合もある．特に気管支動脈からの起始，共通幹については，気管支動脈からの塞栓術の際に脊髄梗塞を合併する例の報告もあり注意が必要である．最上位の肋間動脈については，最上肋間動脈からの分枝パターンは，第1-2肋間動脈が分枝するものが約60％と最多であるが，第1肋間動脈のみが分岐する例が約30％，1-3肋間動脈が分岐する例が数％，大動脈から第一肋間動脈以下がすべて分岐する例が数％程度とされている．

硬膜内動脈のvariation
前脊髄動脈の「重複」と「窓形成」
　別項(p.134参照)に記したとおり，前脊髄動脈は左右一対の腹側縦走神経動脈が癒合し形成される．この癒合が不完全であった場合，いわゆる前脊髄動脈の「窓形成」となる．前脊髄動脈の癒合不全は尾側より頭側の脊髄で発生する頻度が高いとされ，頚髄に認められることが多い．

Ⅰ 解剖学

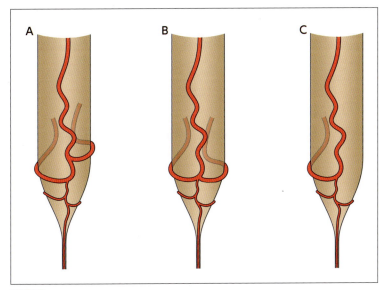

Fig.6 Arterial basketの前脊髄動脈と後脊髄動脈の合流パターン
A：2箇所で合流（最多），B：同一部位で合流，C：片側のみ発達．
他部位と同様に，脊髄円錐部にはarterial basket以外にも細径のvasa coronaが存在している．Arterial basketより下方では前脊髄動脈の径は減少する．

癒合不全は時により複数レベルにわたり，前脊髄動脈の「重複」と表現されることもある．癒合しなかった腹側縦走神経動脈は，それぞれ対応する側の中心溝動脈を分岐し，脊髄片側を栄養する（**Fig. 5**）．

Arterial basketのvariation

脊髄円錐下端からわずかに頭側の位置に，前脊髄動脈と左右2本の後脊髄動脈とを結ぶ，通常のvasa coronaより著明に発達したarterial basketと呼ばれる経路が認められる．Arterial basketは脊髄下端での重要な側副路で，一般的にW字型の形態をとるとされるが，2本の後脊髄動脈からの吻合路が前脊髄動脈の同一部で合流し左右対称のW字型となるものは全体の約15%にすぎない．大多数の例では前脊髄動脈との合流ポイントは高さの異なる2箇所であり，また，6～18%では，発達した吻合路は片側のみに認められ，W字型の形態をとらない．Arterial basketより尾側で前脊髄動脈の径は著明に縮小し，その後，終糸に連続する（**Fig. 6**）．

今後の課題と展望

近年の高性能flat panel detectorを装備したDSA装置と再構成ソフトウエアの発達により，高解像度のCT like imaging（cone beam CT）が実施可能となり，多くの臨床機にこの機能が実装されている．これと前脊髄動脈の選択造影を組み合わせることにより，生体における中心溝動脈をはじめとする脊髄実質内動脈の断層像が撮像可能となった．髄内動脈の分布や数，吻合の形態などの情報が増加することにより，脊髄動脈系の機能解剖や，微細構造についての理解の深化が期待される．

文献

1) Thron AK, et al. Vascular Anatomy of the Spinal Cord. 2nd ed. Springer-Verlag, 2016, pp193
2) Lasjaunias P, et al. Surgical neuroangiography. vol 1. clinical vascular anatomy and variations. 2nd ed. Springer, 2001, pp 73-164
3) Bosmia AN, et al. Clin Anat 28: 52-64, 2015
4) Brown AC, et al. Semin Intervent Radiol 29: 241-4, 2012
5) Maramattom BV, et al. Ann Indian Acad Neurol 19: 156-7, 2016
6) Rojas S, et al. Clin Anat; 2018 May 17 [Epub ahead of print]
7) Martirosyan NL, et al. J Neurosurg Spine 22: 672-6, 2015
8) Rojas S, et al. Clin Anat 31: 441-8, 2018
9) Crock HV, et al. The Conus Medullaris and Cauda Equina in Man: An Atlas of the Arteries and Veins: An Atlas of the Arteries and Veins. Springer-Verlag, 1986
10) Namba K. Neurol Med Chir (Tokyo) 56: 310-6, 2016
11) Walker F, et al. Arterial Variations in Humans: Key Reference for Radiologists and Surgeons: Classifications and Frequency. Thieme Medical Pub, 2017
12) 小宮山雅樹. 詳細版 脳脊髄血管の機能解剖. メディカ出版, 2011, pp508-41

❶ 発生学：血管の発生
治療上問題となるaccess血管の奇形，variant

F. 静脈系のvariation
①上矢状静脈洞・横静脈洞・S状静脈洞と静脈洞交会

久保 道也

はじめに

上矢状静脈洞(SSS)，横静脈洞(TS)，S状静脈洞(SS)，静脈洞交会を扱う臨床医は発生学的基盤の上に立った血管解剖の理解が重要である．硬膜動静脈瘻治療のstrategyを決定する際にはもちろんであるが，脳血管内治療中にうまくいかなかった場合にどう方向転換するかといった実践的側面からも，必ず役に立つ有用な知識であると思われる．

本項では，SSS，TS，SS，静脈洞交会の発生と血管解剖を中心に取り上げる．

TSとSS

発生学的基盤と静脈洞交会の形成

現在も臨床研究においてTSとSSは「横・S状静脈洞」として一括して扱われる場合が多いが，両者の発生学的背景は異なっている．

TSは頭蓋冠における縫合部の膜性骨化(intramembranous ossification/ membranous bone)部位に形成される静脈洞である．一方，SSは神経組織の腹側であり骨組織の背側である頭蓋底部において内軟骨性骨化(endochondral ossification/ cartilaginous bone)部位に形成される静脈洞である．近年の硬膜動静脈瘻(dAVF)の分類においても，両者を異なるグループに分類している場合が多い．Geibprasertらによる分類[1]では，TSはdorsal epidural venous group，SSはventral epidural venous groupにそれぞれ属しており，Tanakaらの分類[2]でも，TSはDorsal group on the surface of membranous bone(DM group)，SSはVentral group on the surface of endochondral bone(VE group)にそれぞれ属している．

TSの発生を要約すると以下のようになる．

胎生4カ月において終脳(telencephalon)が外側および後方に向かって急速に発達する．それ以前のTSはまだ両側のlateral border(すなわち後のtransverse-sigmoid junction近傍)に位置し，左右の吻合を有していない．この時期に，TSはballooningと呼ばれる膨化を呈しながら徐々に両側端から内側へ向かって成長していき，最終的にtorcular herophiliに到達する(**Fig. 1**)．この時期にはSSへの吻合はまだほとんど発達していない．Torcular herophiliというのは，本来は同部の頭蓋冠の骨陥凹部の呼称であったものが，慣用化して静脈洞交会に対して用いられるようになった．Torcularというのはギリシャ語で凹部を表す言葉であり(ぶどう圧搾機という説は誤り)[3]，英語ではgrooveに相当する．

一方，SSの発達は，TSに比べてかなり遅れることになる．胎生3カ月においては小脳テントがまだ高位にあり，SSは極細くnetwork形状すら残っている．したがって，この時期すでにballooningが進んでいるTSからの静脈還流を，SSが受けるのは困難である．頚静脈球自体もこの時期には，球状(bulbous)に膨らんでおらず，primitive jugular bulbの状態である．この時期に，その静脈還流を受ける役割を担っているのが後頭静脈洞(OS)である．OSは，同時期から急速に発達し，primitive torcular plexusが収束してvascular channelとなって大後頭孔辺縁のmarginal sinusに合流する[4]．

SSは生誕後にその血管径を5～7mmまで増し，1歳頃にはjugular sinusの径も1cm程度となるため，起立や二足歩行生活に適した血行動態が完成することになり，頚静脈球が完成すると同時にOSは退縮していく．

退縮したOSは通常の脳血管撮影の静脈相で描出されることはないが，見えていない潜在的なアプローチ経路として活用できる場合がある

〈abbreviations〉

dAVF: dural arteriovenous fistula, OS: occipital sinus, SS: sigmoid sinus, SSS: superior sagittal sinus, TS: transverse sinus

I 解剖学

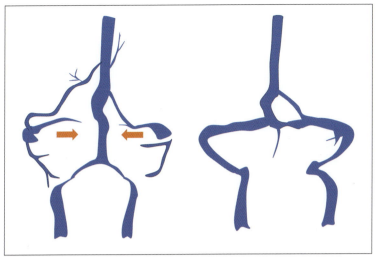

Fig.1 Schematic outline regarding development of TS, SS, OS, and venous confluence

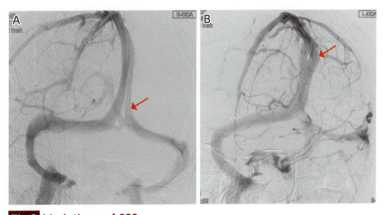

Fig.2 Variations of SSS
A：Duplication of SSS，B：Fenestration of SSS.

ため，念頭に置いておくべきである．

SSSの発生学的基盤と静脈洞交会形成

　終脳の著しい発達に伴って，anterior dural plexusから前方に向けてsagittal dural plexusが形成されるが，その左右一対のdural plexusからSSSが形成される．その形成過程は，左右一対が融合してSSSを形成するという考え方と片側がもう片方に取り込まれていくという考え方がある[5]が，前者が主流のようである．脳血管撮影の際に，SSSにfenestration（**Fig. 2B**）を認めたり，静脈洞交会側でduplication（**Fig. 2A**）を認めたりする症例を時折見るが，まさにその発生過程を示唆するものと思われる．特に，Unilateral hypoplasia of SSS[6]の

ような症例を見ると前者の考え方の強い裏付けになると思われる（**Fig. 3**）．

　その一方で，SSSの還流のdominancyは右にある．これは，心臓の発達とも関与している．SSSを介した表在性脳静脈は右のTSへ還流するものが約3倍多く，straight sinusを介した深部脳静脈還流は左のTSへ還流するものが約3倍多いことがよく知られており[7]，この点ではむしろ後者の考え方も無視することはできない．

　SSSに直静脈洞がさらに合流すると，そのdorsal endの降下が徐々に起こっていってtorcular herophiliに到達して静脈洞交会が形成される．同部から両側TSにかけての形成過程は，plexiform network→ballooning→血管腔の狭小化→血管腔の再拡大と複雑である[8]．このことが，静脈洞交会の多彩な形態，TSの低形成・高さ

51

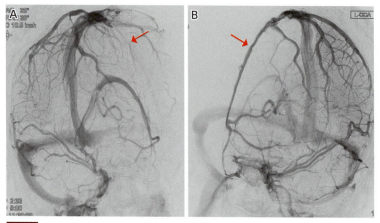

Fig.3 Unilateral hypoplasia of SSS
A : Rt. CCA injection [venous phase, RAO view].
B : Lt. CCA injection [venous phase, LAO view].

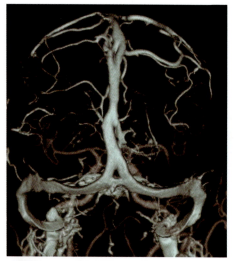

Fig.4 3D-CTA venous phase
Fenestrated venous confluence and SSS [posterior view].

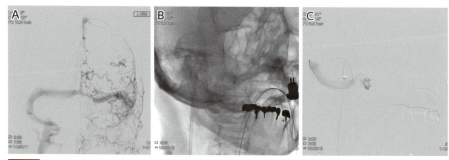

Fig.5 Lt. SS dural AVF
A : Contralateral transvenous approach was planned.
B, C : Failure of introduction through venous confluence because of its complicated venous structure.

Ⅰ 解剖学

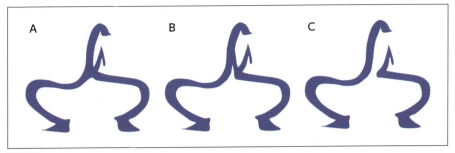

Fig.6 Classification of venous confluence
A：True confluence (38%)，B：Partial confluence (60%)，C：Non-confluence (2.5%).
（文献 12 を参考に作成）

の左右差・複雑な不整形状・血流の優位性等を生み出す原因になったと考えられる[9]（**Fig. 4**）.

静脈洞交会の形状は，単純なT字形状を呈することは滅多になく，通常の脳血管撮影で一見単純そうな構造に見えても実際には複雑であり，経静脈的アプローチの際にmicrocatheterの誘導が困難な場合すらある（**Fig. 5**）. 以前は静脈洞交会の形状を形態学的な視点のみからパターン化してその割合がよく調べられた[10, 11]が，その微細血管構造はあまりにも複雑な場合があるため，脳血管内治療を行う側の「静脈洞交会を越えられるか否か」という視点からのvariation分類はとしては，むしろ**Fig. 6**のように簡便なもののほうが適していると思われる[12].

文 献

1) Geibprasert S, et al. Stroke 39: 2783-94, 2008
2) Tanaka M. Neurol Med Chir (Tokyo) 56: 544-51, 2016
3) Tubbs RS, et al. Neuroanatomy 1: 14, 2002
4) Okudera T, et al. AJNR Am J Neuroradiol 15. 1871-83, 1994
5) 小宮山雅樹. 詳細版 脳脊髄血管の機能解剖. メディカ出版, 2011, pp486-96
6) San Millan Ruiz D, et al. AJNR Am J Neuroradiol 33: 286-91, 2012
7) Huber P. Dural sinuses. Krayenbuhl/ Yasargil Cerebral Angiography 2nd Edition. Georg Thieme Verlag, 1982, pp221-35
8) Streeter GL. Am J Anat 18: 145-78, 1915
9) 久保道也，177-99（波出石 弘 他編. 脳静脈エッセンス：脳静脈の歩き方. 中外医学社, 2016）
10) 石坂博昭. Neurol Med Chir (Tokyo) 25: 873-80, 1985
11) Browning H. Am J Anat 93: 307-29, 1953
12) Gocke E, et al. Surg Radiol Anat 36: 527-36, 2014

1 発生学：血管の発生
治療上問題となるaccess血管の奇形，variant

F. 静脈系のvariation
②CSの流入・流出路（sphenoparietal sinus）

青木 吏絵／キッティポン スィーワッタナクン

海綿静脈洞の発生と意義

海綿静脈洞（CS）とは周囲の構造物，主に眼窩や鼻咽頭，骨，硬膜，そして脳の静脈還流にかかわる一見複雑な構造物である．発生初期の段階では，骨髄から赤血球を集めるのがその主な役割とされている．しかし胎生後期あるいは出生後に，将来脳の還流にかかわるprimitive tentorial sinusがCSの外側に融合することでCSの最終形を形成する．これによりCSは脳の還流の役割を担うことになるが，この融合の仕方にはvariationがあるため，融合が不完全であればCSが脳の還流とかかわりを持たない場合もある[1-3]．

CSの流入静脈
SOV

眼窩内の静脈の流出路でありcentral retinal veinからの還流を受け[4]，上眼窩裂を通りCSの前方外側へ流入する（**Fig. 1**）．CS dAVFの治療で直接穿刺でのアプローチルートとして利用されることもある[5]．またfacial veinなど顔面の静脈とも吻合をもつためfacial vein経由でのTVEのルートとしても用いられることがある[6]．

IOV

SOVと上眼窩裂で合流する．眼窩内ではSOVとの間にcollateralとしてapsidal veinが存在する[4]（**Fig. 1**）．

SMCV

脳の還流を担い，20％の症例ではCSの外側に流入する．発生の段階で胎生後期あるいは出生後にprimitive tentorial sinusがCSに癒合する際のCSへの癒合の程度によってさまざまなvariationが存在する[7]．

CSとは境界をもつCS外側のlaterocavernous sinusに流入するもの（22％）や，CSから離れ中頭蓋窩を走行するparacavernous sinusと呼ばれるもの（39％）などがある[7]．

UV

Basal vein of RosenthalやDMCVに連絡を持ち，CSへ流入する．さまざまなvariationをもち，CSに直接流入するもの（35％），SMCVに流入するもの（49％），laterocavernous sinusに流入するもの（13％），paracavernous sinusに流入するもの（3％）がある[3]．深部の静脈系との連絡路になることからも注意が必要な血管である（**Fig. 1**）．

Sphenoparietal sinus

蝶形骨の小翼を走行し，骨や硬膜の静脈還流に関与しCSに流入する．SMCVとは独立した別の静脈である[8]（**Fig. 2**）．

CSの流出静脈
SPS

CSの後方外側に位置し，時にCS内へのアプローチルートとして用いられる．またSPSよりpetrosal veinを介して脳幹や小脳の静脈に合流することから，頭蓋内逆流のルートとして注意が必要な静脈の一つである．流入路となることもある[4]．

IPS

CSの後方，内側下方から流出し，petroclival fissureを通り，内頚静脈に合流する．内頚静脈との合流の位置にはバリエーションがあることが知られている[9]．CS dAVFの経静脈的塞栓術の際のアプローチルートとして第一選択になることが多いため重要である[10]．

〈abbreviations〉

BP: basilar plexus, CS: cavernous sinus, dAVF: dural arteriovenous fistula, DMCV: deep middle cerebrel vein, IOV: inferior ophthalmic vein, IPCV: inferior petroclival vein, IPS: inferior petrosal sinus, PP: pterygoid plexus, SMCV: superficial middle cerebral vein, SOV: superior ophthalmic vein, SPS: superior petrosal sinus, TVE: transvenous embolization, UV: uncal vein

Ⅰ 解剖学

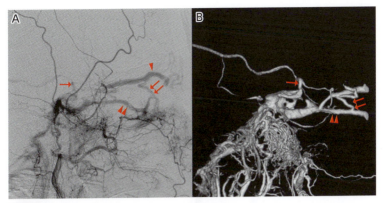

Fig.1 右外転神経麻痺で発症した 68 歳女性

Basilar plexusにshuntをもち，SOV, IOVへ逆流し，またuncal veinを経由しbasal vein of Rosenthalへと頭蓋内逆流を認めた．右外頚動脈撮影（A：側面2D，B：側面3D）．
▶：SOV，▶：IOV，→：uncal vein，⇒：apsidal vein

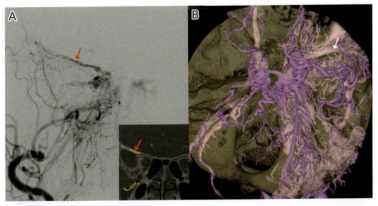

Fig.2 眼球突出，充血，複視で発症した 79 歳女性

CS部の硬膜動静脈瘻で複数箇所shunt pointをもっており，またCS以外にも中硬膜動脈からsphenoparietal sinus上にもshuntを認めていた．この症例では選択的にsphenoparietal sinusを塞栓する必要があった．右外頚動脈撮影（A：正面像2Dとcoronal MIP，B：右後方斜位 3D）．
→：sphenoparietal sinus

IPCV

IPSと近い位置で平行に走行するが薄い骨で境界されており，頭蓋外のpetroclival fissure内を走行する．Inferior petrooccipital veinと呼ぶこともある．IPSの代わりにTVEのルートとして用いた報告がある[11]．

PP

CSから卵円孔やVesalius孔，正円孔を通って頭蓋外に流出しているemissary veinから形成される．CSから流出せずにSMCVから直接流出することがある．

BP

斜台背側に硬膜との間にあり，左右のCS，SPS, IPSやmarginal sinus, vertebral venous plexusと交通することがある[12]．

Intercavernous sinus

左右のCSをつないでおり，前方，後方に存在する．左右を交通するため，対側からのアプローチルートとして用いることができる．CS dAVFでここにシャントが発生することもある[13]．

Internal carotid artery venous plexus of Rektorzik

CSより流出し，内頚動脈を取り囲み頚動脈管内を走行し内頚静脈へ合流する．

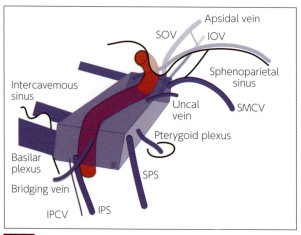

Fig.3 CSと流入・流出静脈のシェーマ
右後方斜位から見た図

❖ Bridging vein to the brain stem

　CS後方からtransverse pontine veinやanterior pontomesencephalic veinへ流入し脳幹，小脳の還流にかかわるルートとなる．シャント血流がこのルートを利用し後頭蓋窩へ逆流することがあるため，非常に注意が必要な血管である[14, 15]．上記の流入・流出路の理解を助けるためにシェーマを図示した(**Fig. 3**).

脳血管内治療における重要性

　CSの解剖の理解は，特にCS dAVFの治療の際には非常に重要となる．なぜならシャントと頭蓋内への逆流のみが孤立してしまうことだけはまず避けなくてはならず，そのため実際の治療では，回転撮影やcone-beam CTで得た３D画像やMIP画像からシャントの位置や静脈との連絡路を正確に把握し，塞栓の部位や順番を考える必要があるからである．構造が複雑であることからも通常の撮影だけでは把握困難な場合もあるため，マイクロカテーテルからの撮影が有用であることも少なくない．

　頭蓋内の逆流のルートとして重要なのは，SMCV, uncal vein, SPS, bridging veinである．血管撮影の静脈相で正常脳の静脈流出のパターンを確認するとともに，細くて視認性が悪い場合があるが，これらを見逃さないことが重要である．

文　献

1) Padget DH. Am J Anat 98: 307-55, 1956
2) Tanoue S, et al. AJNR Am J Neuroradiol 27: 1083-9, 2006
3) Ide S, et al. Neuroradiology 56: 661-8, 2014
4) Benndorf. Dural Cavernous Sinus Fistulas, 2010, pp31-46
5) Quiñones D, et al. AJNR Am J Neuroradiol 18: 921-8, 1997
6) Agid R, et al. Neuroradiology 46: 156-60, 2004
7) Gailloud P, et al. AJNR Am J Neuroradiol 21: 1923-9, 2000
8) San Millán Ruiz D, et al. AJNR Am J Neuroradiol 25: 112-20, 2004
9) Mitsuhashi Y, et al. AJNR Am J Neuroradiol 28: 1179-84, 2007
10) Srivatanakul K, et al. Interv Neuroradiol 21: 362-5, 2015
11) Kurata A, et al. J Neurosurg 116: 581-7, 2012
12) Tubbs RS, et al. Clin Anat 20: 755-9, 2007
13) Loumiotis I, et al. Interv Neuroradiol 17: 208-11, 2011
14) Kiyosue H, et al. Neuroradiology 50: 1013-23, 2008
15) Kobkitsuksakul C, et al. World Neurosurg 84: 1112-26, 2015

1 発生学：血管の発生
治療上問題となるaccess血管の奇形，variant

F. 静脈系のvariation
③ACCの流出・流入路

田上 秀一

基礎知識

ACCはjugular bulbの内下方に位置する1～2cm長の短い静脈構造である．頭蓋内の静脈環流とCCJおよび上位頚椎の静脈環流を担うとともに，周囲の静脈と多数の連続を有し，側副路としての大きな役割を持っている．海綿静脈洞からpetroclival fissureに沿って頭蓋内を走行するIPSがjugular foramenを介してACCに合流する．さらにfissureの頭蓋内に沿って走行するinferior petroclival (petrooccipital) veinもACCに流入する．頭蓋内には舌下神経管を貫通するACVを介して頭蓋内のmarginal sinusや第1頚椎レベルのvertebral venous plexusと連続する．後頭顆外側ではLCVを介してSCSと連続する[1,2] (Fig. 1)．

PCVは，多くはsigmoid sinusから起始してSCSに連続するが，時にACCから起始する場合もある．SCSは後頭骨と第1頚椎の間で椎骨動脈水平部を取り囲むように存在する静脈構造であり，上記のcondylar veinsやinternal vertebral venous plexusとの連続により，頭蓋内からinternal jugular veinへの静脈環流が不良の際に側副血行路として機能する[3,4]．また，ACVやSCSはbridging veinを介した脳幹，上位頚髄からの静脈環流を担うことも重要である[5]．

解剖の詳細
ACCのバリエーション (Fig. 2)

ACCと連続するIPSやACV，LCV，時に連続するPCVには，その連続形態にvariationが存在する．ACVはACCから舌下神経管を介してCCJに至る，恒常的に存在する静脈構造であるが，CCJにおいて連続する静脈にvariationが存在し，marginal sinusに連続する場合とSCSに連続する場合がある．LCVはACCより起始して後頭顆の外側に沿って後方へ走行し，SCS

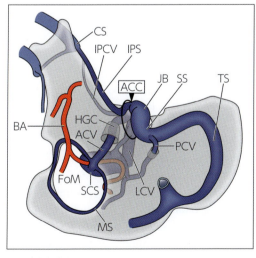

Fig.1 ACCと周囲の静脈との関係を示すシェーマ（後頭蓋窩を左上方から見た図）

CSからはIPS，IPCVがpetroclival fissureに沿って走行し，ACCに流入する．またACCからはACVがhypoglossal canalを介してMSやSCSの内側面に連続している．頭蓋外ではLCVがSCSの外側に連続する．PCVは通常SSから起始し，posterior condylar canalを介してSCSやvertebral venous plexusに連続する．

CS: cavernous sinus, IPS: inferior petrosal vein, IPCV: inferior petroclival vein, ACC: anterior condylar confluence, JB: jugular bulb, SS: sigmoid sinus, ACV: anterior condylar vein, LCV: lateral condylar vein, PCV: posterior condylar vein, TS: transverse sinus, SCS: suboccipital cavernous sinus, MS: marginal sinus, FoM: oramen magna, BA: basilar artery.

⟨abbreviations⟩
ACC: anterior condylar confluence, ACV: anterior condylar vein, APA: ascending pharyngeal artery, CCJ: craniocervical junction, CRL: crown rump length, dAVF: dural arteriovenous fistula, IPS: inferior petrosal sinus, LCV: lateral condylar vein, PCV: posterior condylar vein, SCS: suboccipital cavernous sinus

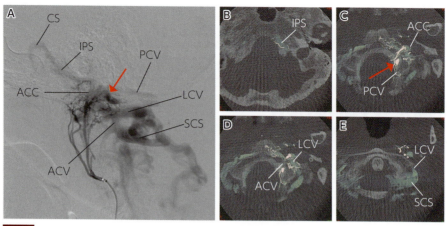

Fig.2 ACC部dAVFにおけるACCと周囲の静脈の画像解剖

A：左上行咽頭動脈造影（側面像）にてACC部にdAVFを認める．Neuromeningeal branchおよびpharyngeal branchからACCに連続するshunted venous pouchを形成し（矢印），ACCからIPS，またPCV，LCV，ACVを介してSCSへと環流している．

B～E：3D-DSAと3D-DAとのfusion imageにて，dAVFから環流するACCおよび関連する周囲静脈，骨との関係が明瞭に描出されている．

の外側に連続する．走行・連続にはvariationは少ないが，低形成や欠損はしばしば見られる[2]．またinternal jugular veinからの起始も報告されている[6]．PCVはcondylar veinのなかで分岐・合流形態に最もバリエーションの豊富な静脈である．多くはsigmoid sinusより起始し，posterior condylar canalを介して後頭骨を貫通後にSCSに連続するが，ACCやACVより起始する場合，あるいはsigmoid sinusからの起始も含めてそれらが併存する場合もある．頭蓋外ではSCSへの連続以外にもLCVやdeep cervical veinに連続する場合も見られ，またPCV自体の欠損もあり得る．LCVとは一方が欠損すると一方が発達している傾向があり，相補的な関係とも言える[2]．

ACCの発生学 (Fig. 3)

胎生期の初期（〜CRL 5 mm）には中枢神経の静脈還流を担うprimary head sinusは第5脳神経および下位脳神経（第10-12脳神経）の内側を走行してprimitive internal jugular vein（anterior cardinal vein）に流入する[7]．その後，脳の発達に伴ってprimary dural plexus間にsecondary anastomosisが形成されて主還流路に発達し，それらの脳神経の外側を通るルートを形成，anastomosisを形成する領域のprimary head sinusは退縮する．第10-12脳神経内側のprimary head sinusにはventral myelencephalic veinが流入しており，そのstem部からprimary head sinus・primitive internal jugular veinの第9-10脳神経間の遺残部とともにIPSを形成

する．C1以下のradiculoemissary veinと同様に第12脳神経周囲のvein（venous plexus）もprimitive internal jugular vein内側に流入しており，最終的にACCに合流する．PCVはmastoid emissary veinと同様に，sigmoid sinusの分枝がexternal jugular veinおよびchondrocranium（emissary foramen）の形成とともにsigmoid sinusの頭蓋外への側副路として機能するようになる[7]．それら発生過程の静脈の退縮，合流によってバリエーションが形成される．

脳血管内治療における重要性

ACCは頭蓋内，CCJおよび上位頚椎の静脈環流を担う静脈構造であるとともに，dAVFの好発部位の一つであるという点で，臨床的に非常に重要である[8-12]．ACC領域に分布する主な動脈はAPAであり，したがってAPAはほぼ全例でACC部dAVFのfeederとなる．APAは，そのneuromeningeal branchからのhypoglossal branchがACVとともに舌下神経管を貫通し，舌下神経へのvasa nervorumとなるとともに，頭蓋内でinternal carotid arteryのmeningohypophyseal trunkより分岐するmedial clivus artery，vertebral arteryから分岐するodontoid artery（anterior meningeal artery），occipital arteryからのmastoid branch，その他の硬膜枝との潜在的吻合を有する．そのため脳血管内治療においては経動脈的塞栓は合併症のriskを有し，経静脈的塞栓が主体となる．ACCへのア

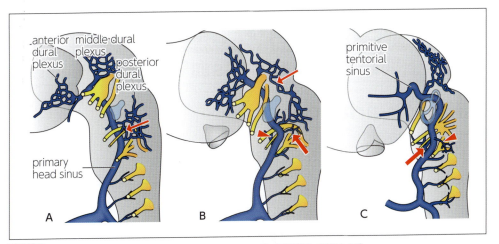

Fig.3 ACC部の発生過程を示すシェーマ（Embryoを上外側から見た図）

CRL 5〜18mm期（A：5mm期，B：10mm期，C：18mm期）．第5脳神経および下位脳神経（第10-12脳神経）の内側を走行するprimary head sinusにprimitive dural plexus (anterior, middle, posterior)間にsecondary anastomosisが形成される（A・B，矢印）．それらが主灌流路に発達し，脳神経の外側を通るルートを形成，anastomosisを形成する領域のprimary head sinusは退縮する．10mm期以降に第10-12脳神経内側のprimary head sinusの遺残部にはventral myelencephalic veinが流入しており（B，矢頭），そのstem部からprimary head sinus・primitive internal jugular veinの第9-10脳神経間の遺残部とともにIPSを形成する．C1以下のradiculoemissary veinと同様に第12脳神経周囲のvein (venous plexus)もprimitive internal jugular veinに流入しており（B，太矢印），最終的にACCに合流する（C，太矢印）．PCVはmastoid emissary veinと同様に，sigmoid sinusの分枝がexternal jugular veinおよびchondrocranium (emissary foramen)の形成とともにsigmoid sinusの頭蓋外への側副路として機能するようになる（C，矢頭）．それら発生過程の静脈の退縮，合流によってバリエーションが形成される．

クセスルートを検討する際に，前述のACCとその分枝との連続性とバリエーションの存在を知ることは重要である．またIPSやACVへの脳幹のpia-arachnoid veinからのbringing veinが流入し得ることも，それらを静脈環流路とするシャント疾患の血行動態，脳血管内治療を検討する際に重要となる．

文 献

1) San Millán Ruíz D, et al. AJNR Am J Neuroradiol 23: 1500-8, 2002
2) Tanoue S, et al. Br J Radiol 83: 831-40, 2010
3) Caruso RD, et al. AJNR Am J Neuroradiol 20: 1127-31, 1999
4) Arnautović KI, et al. J Neurosurg 86: 252-62, 1997
5) Kiyosue H, et al. Neuroradiology 50: 1013-23, 2008
6) Matsushima K, et al. Neurosurgery 11: 135-46, 2015
7) Padget DH, et al. Am J Anat 98: 307-55, 1956
8) Cyril C, et al. J Neuroimaging 23: 425-8, 2013
9) Miyachi S, et al. Interv Neuroradiol 14: 303-11, 2008
10) Ernst R, et al. AJNR Am J Neuroradiol 20: 2016-20, 1999
11) Okahara M, et al. Interv Neuroradiol 13: 59-66, 2007
12) Manabe S, et al. Neuroradiology 50: 715-21, 2008

1 発生学：血管の発生
治療上問題となるaccess血管の奇形，variant

F. 静脈系のvariation
④Emissary veins

三橋 豊

EV

　導出静脈（EV）は頭蓋骨の間隙や骨孔を通り硬膜静脈洞と頭蓋外静脈を交通する静脈である[1]．代表的なEVを**Fig. 1**に示す．

　胎生初期に頭部の静脈血はprimary head sinus（PHS）と呼ばれる原始脳の腹外側に位置する一対の静脈を経て還流される．PHSの背側の分枝（anterior, middle, posterior dural plexus, ventral myelencephalic vein, primitive hypoglossal emissary vein）は原始脳，頭蓋骨の還流を担う．腹側の分枝（primitive maxillary vein, dorsal pharyngeal vein）は咽頭などvisceral structureの還流を担う．これらのPHSの分枝が頭蓋骨の間隙を経てventral pharyngeal vein, cervical segmental veinsから発達した外頸静脈（EJV），椎骨静脈叢（VVP）と吻合し頭蓋内外を交通することによってEVが形成される[2]（**Fig. 2**）．

　頭蓋骨は由来の異なる骨の複合体である．蝶形骨大翼はPHSの腹側にある第1鰓弓軟骨由来で，この部分ではPHSは頭蓋内に取り込まれて海綿静脈洞（CS）の一部となる．錐体骨はPHSの背側にある耳骨と腹側にある第1鰓弓囊由来の鼓室骨から形成される．この部分のPHSはこの2つの骨に挟まれて胎生期に消退する[1, 3]．さらに尾側では頭蓋に内臓骨の関与がないためPHSは内頸静脈（IJV）として頭蓋外を走行する．EVの原基であるPHSの分枝と頭蓋骨の関係も吻側と尾側で変わることになる．

　上記，発生学的な起源から，EVは以下の3つに分類できる．

①PHS背側の分枝が起源のもので頭蓋骨との関係によってさらに2分される．
- Embryonic dural plexusの末梢がEJV，VVP

と吻合したもので頭蓋背外側の骨孔を通る．Mastoid emissary veinはS状静脈洞（SgS）とposterior auricular vein, occipital veinなどをmastoid foramenを通って交通する[1, 4, 5]．Posterior condylar emissary veinは，superior jugular bulbまたはSgSの尾側から起始し，condylar canalを通ってsuboccipital venous plexusと交通する[1, 4, 6]．

　Parietal emissary veinは，上矢状静脈洞（SSS）からparietal foramenを通って頭皮の表在静脈と交通する[1, 7]．Occipital emissary veinはtorcular herophiliから後頭骨を貫通し，occipital veinと交通する[8]．Petrosquamosal sinusはtransverse sinusの背外側から起始し，側頭骨のsquamous partとpetromastoid partの境界を走行し，postglenoid foramenを通ってretromandibular veinに還流する．通常は胎生期に消退するが，成人で認められることも少なくない[2, 7, 9, 10]．

- PHS尾側の背側の分枝が起源で，頭蓋腹側の骨孔を通る．下垂体静脈洞（IPS）の尾側はventral myelencephalic veinが起源で，頸静脈孔（JF）のpars nervosaを通ってanterior condylar confluence（ACC）を経由，または直接IJVと交通する[2, 11]．Anterior condylar veinはprimitive hypoglossal emissary veinが起源でhypoglossal canalを介して marginal sinusとACCまたはIJVを交通する[4, 6]．この2者はACCを経由してVVPとも交通する[11]．

②PHS腹側の分枝が起源のもので中頭蓋窩のEVやophthalmic veinがこれに分類される．

　中頭蓋窩の骨孔（foramen rotundum, Vesalius, ovale）を通るEVは，dorsal pharyngeal veinが起源で，CSとpterygoid plexusを交通する．また，ophthalmic veinはprimitive maxillary

〈abbreviations〉

ACC: anterior condylar confluence, CS: cavernous sinus, EJV: external jugular vein, EV: emissary vein, IJV: internal jugular vein, IPS: Inferior petrosal sinus, JF: jugular foramen, PHS: primary head sinus, SgS: sigmoid sinus, SSS: superior sagittal sinus, VVP: vertebral venous plexus

Ⅰ 解剖学

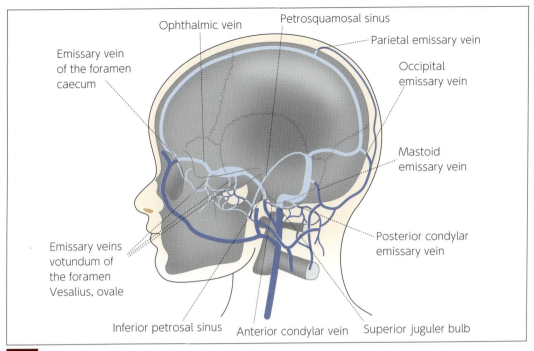

Fig.1

EVは頭蓋骨骨孔を通じて硬膜静脈洞と頭蓋外静脈を交通する.

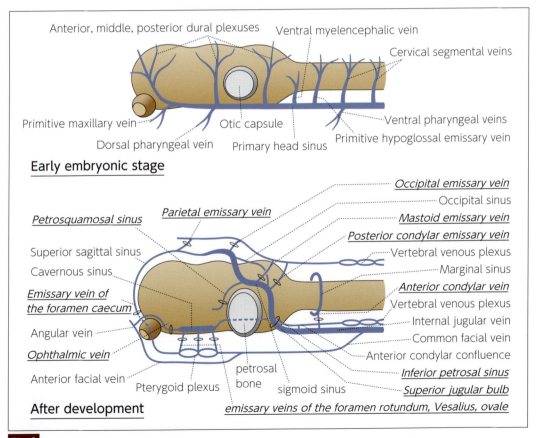

Fig.2

*Emissary vein*は，胎生期のprimary head sinusの分枝が起源でその末梢が頭蓋外静脈と吻合することで形成される.

veinが起源でorbit，superior orbital fissureを通ってCSとangular veinを交通する[12]．Emissary vein of the foramen caecumは，foramen caecumを通ってSSSの吻側，またはfrontal cortical veinとnasal veinを交通する[1,13]．

③Superior jugular bulbもEVであり，SgSとIJVをJFを通じて交通する．PHSそのものが起源である[2,14]．

上記にあてはまらないEVとして，carotid canalを通ってCSとIJVを交通するsinus of Rektorzik（internal carotid artery venous plexus）[1,7]や，petroclival fissureの骨を貫通し，IPSとinferior petro-occipital veinを交通する

venous channel[15]が知られている．

EVはvalvelessで血流は双方向的である．IJVを介した静脈還流がなんらかの要因で制限された場合には側副路として機能する[5,16]．またEVは，硬膜動静脈瘻に対する経静脈的塞栓術の到達路として重要である[11,17]．Hypoglossal canalの硬膜動静脈瘻において，intraosseous componentを持つことが多いことが知られているが[18]，EVが発生学的に頭蓋骨の還流も担うことを考えるとうなずける．Miyachiらは，硬膜動静脈瘻の発生初期段階でのEVの関与を考察しており興味深い[19]．

文　献

1) Williams PL, et al. Gray's anatomy. 38 th ed. Churchill Livingstone, 1995, pp1588-9
2) Padget DH. Contrib Embryol: 81-151, 1957
3) Schoenwolf GC, et al. Larsen's human embryology. 4 Th ed. Churchill Livingstone, 2009, pp543-50
4) San Millán Ruiz D, et al. AJNR Am J Neuroradiol 23: 1500-8, 2002
5) Louis RG, et al. Surg Radiol Anat 31: 139-44, 2009
6) Matsushima K, et al. Neurosurg Rev 37: 115-26, 2014
7) Henderson WR. J Anat 100: 905-8, 1966
8) Okudera T, et al. AJNR Am J Neuroradiol 15: 1871-83, 1994
9) Marsot-Dupuch K, et al. AJNR Am J Neuroradiol 22: 1186-93, 2001
10) San Millán Ruiz D, et al. J Anat 209: 711-20, 2006
11) Mitsuhashi Y, et al. AJNR Am J Neuroradiol 28: 1179-84, 2007
12) Spector S, et al. Neurosurgery 40: 532-9, 1997
13) Tsutsumi S, et al. Surg Radiol Anat 38: 911-6, 2016
14) Baltsavias G, et al. Neurosurg Rev 38: 253-64, 2015
15) Kurata A, et al. J Neurosurg 116: 581-7, 2012
16) Mueller SM, et al. Neurology 30: 769-72, 1980
17) Rivet DJ, et al. J Neurosurg 105: 636-9, 2006
18) Curé JK, et al. Semin Ultrasound CT MR 15: 499-519, 1994
19) Miyachi S, et al. Interv Neuroradiol 17: 195-202, 2011

Ⅰ 解剖学

Special Topics ❶
魚類や爬虫類からの進歩

田中 美千裕

はじめに

ヒトの解剖ではしばしばanomalousやvariationが見つかるが，そうした破格が生じる理由や仕組みは，われわれの先祖にあたる魚類や両生類，爬虫類といった別の脊椎動物の血管解剖や構造を知ることで理解しやすくなる．

魚類には鰓弓動脈の基本骨格がすでに完成されていて，両生類，爬虫類，鳥類，哺乳類の血管系は魚類時代に完成された基本フレームの上に必要な物を残し，不要になったものを退縮させながら発生してきたと解釈する考え方が系統発生学には重要となる．そして，大血管系の変異や脳血管でたまに観察される稀な吻合や窓形成の機序は，系統発生学の見地から説明できる．

Your Inner Fish（ヒトのなかのサカナ）

頭部，頸部の発生において，発生第4～5週に鰓弓(咽頭弓)が神経堤由来で形成される．これは鰓の支持装置で，第1から第6鰓弓まで形成され，途中で第5鰓弓は消失し，第6鰓弓も退縮して痕跡が残るのみなので計4対の鰓弓が形成される[1]．

各鰓弓には1軟骨要素・1神経・1動脈(大動脈弓)・1筋肉要素が含まれる．魚類から両生類，爬虫類，鳥類，哺乳類が派生してくる過程で，それぞれの種が発達させた臓器に適合するように大血管系は退縮と癒合を経て形成される．すべての脊椎動物の初期発生においては，魚類時代の鰓弓動脈の構造が発現してくるため，哺乳類であっても胎生初期の形態は魚類のそれに類似する(Fig. 1～4)．

発生初期にいったん左右対称に作られた鰓弓動脈において，やがて右側の鰓弓動脈が消失し，最後に左側へアーチする大動脈弓ができる．左右性を決める遺伝子(Pitx2)の働きにより，心臓から出る大血管が頭尾軸に沿って回転し，その回転の結果，左右対称に存在した第6鰓弓動脈の右側部分が細くなり，やがて退縮していく[2]．

つまり完成した出生時の大動脈弓，鎖骨下動脈，総頸動脈，内頸動脈，外頸動脈，椎骨動脈は，それぞれ原始腹側動脈，背側動脈，鰓弓動脈，節間動脈を起原とする単位から構成されるので各セグメントには属性があり，1本のチューブから形成されたものではない[3,4](Fig. 5)．

興味深いことにアテローム血栓症は頸部内頸動脈の起始部と，大動脈弓部，冠状動脈に好発し，外頸動脈や総頸動脈の本幹部は基本的に罹患しない．内頸動脈起始部はちょうど第3鰓弓動脈と背側大動脈の移行部であり，大動脈弓部はaortic sacと第4鰓弓動脈の移行部に一致する．このように特定の部位だけにアテローム血栓症が分布する背景には，胎生期の動脈起原の単位が関与していることを示唆しており，動脈の局所的脆弱性(感受性)＝segmental vulnerability (susceptibility)を説明するうえで系統発生学は有用なツールとなる．

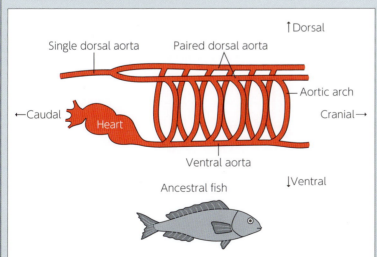

Fig.1 魚類の大動脈系
6対の鰓弓動脈がボディープランとして構築される．この後の脊椎動物の進化の基本骨格をなす．

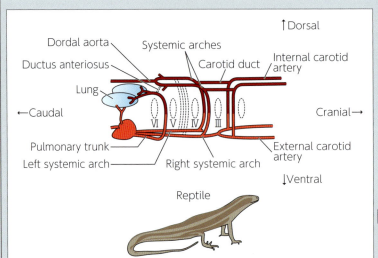

Fig.2 爬虫類の大動脈系

第1, 2, 5鰓弓動脈が退縮し, 頚部内頚動脈の起始部は第3鰓弓動脈から形成される.

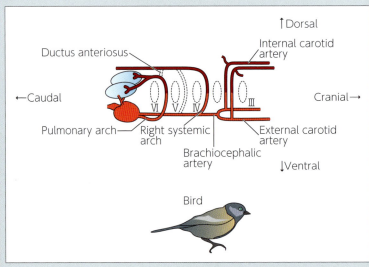

Fig.3 鳥類の大動脈系

左右の心室が完全に独立した鳥類では, 効率の良い酸素化された動脈血が肺より供給され, carotid ductは退縮し, 動脈血はbrachiocephalic arteryから総頚動脈, 内頚動脈を経て頭蓋に至る.

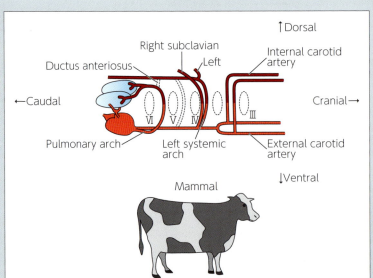

Fig.4 哺乳類の大動脈系

個体の大型化に伴い肺での酸素化はさらに効率良くなった. 循環器システムにおいても鳥類との類似点は多い.

I 解剖学

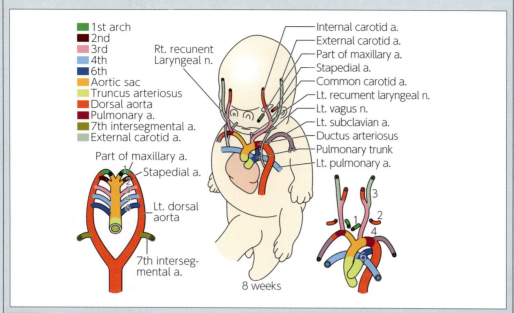

Fig.5 ヒトの大動脈系
大動脈弓とその分枝動脈は各鰓弓動脈の退縮と癒合から形成される.

文 献

1) Padget DH. Contrib Embryol 32: 205-61, 1948
2) Sugimoto T, et al. Anat Rec (Hoboken) 298: 1824-35, 2015
3) Lasjaunias PL, et al. Interv Neuroradiol 6: 113-24, 2000
4) Schoenwolf GC, et al. Larsen's Human Embryology. 4th ed. Churchill Livingstone, 2009, pp405

2 血管解剖学：血管の起始，分布
治療上問題となる吻合

A. 外頚—内頚動脈吻合
① 中硬膜動脈，副硬膜動脈，上行咽頭動脈

松丸 祐司

はじめに

内頚動脈は頚動脈管より頭蓋内に到達し，主に中枢神経を灌流するが，わずかに硬膜枝が硬膜と脳神経を栄養する．一方外頚動脈は頭蓋外にとどまり，顔面・頭部の皮膚，筋肉，粘膜，腺などの軟部組織を栄養するとともに，頭蓋底部の孔より硬膜に到達しそれを栄養する．そのため内頚動脈と外頚動脈は硬膜上で吻合する．また眼窩は神経頭蓋と顔面頭蓋の中間に位置し，中枢神経そのものである視神経・網膜と外眼筋・腺組織が混在し，そのおのおのを栄養する内頚動脈と外頚動脈はここでも吻合する．本稿では中硬膜動脈(MMA)，副硬膜動脈(AMA)，上行咽頭動脈(APA)と内頚動脈の吻合に関し概説する．

中硬膜動脈(MMA)の内頚動脈との吻合枝

MMAは棘孔より硬膜に到達し前外側に方向を変えるが，後外側への錐体鱗状枝(petro-squamous branch)，後方への錐体枝(petro-sal branch)を分枝する(**Fig. 1**)．錐体枝は錐体の短軸方向に走行し顔面神経を栄養し，中耳へ向かう上鼓室動脈(superior tympanic artery)，AMAの分枝と吻合する海綿静脈洞枝(cavernous branch)を分布しテントに至る(**Fig. 2**)．またMMAは蝶形骨縁を乗り越える前に内側に向かう蝶形骨枝(sphenoid branch)を分枝する(**Fig. 3, 4**)．これは蝶形骨小翼に沿って内側に向かうが，cranio-orbital foramenより眼窩に入る髄膜涙腺動脈(meningo-lacrimal artery)(**Fig. 3**)，上眼窩裂より眼窩に入る反回髄膜動脈(recurrent meningeal artery)

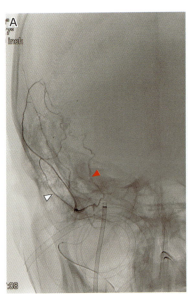 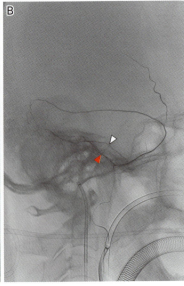

Fig.1 左中硬膜動脈選択的造影
A：正面像，B：側面像．
棘孔通過後，錐体骨の中央を後方に向かう錐体枝(▶)と後外側へ向かう錐体鱗状枝(▷)．

⟨abbreviations⟩
AMA: accessory meningeal artery, APA: ascending pharyngeal artery, ILT: inferolateral trunk, MHT: meningohypophyseal trunk, MMA: middle meningeal artery

Ⅰ 解剖学

を分枝し，海綿静脈洞に至る(**Fig. 4**)．

AMAの内頚動脈との吻合枝

AMAは卵円孔または蝶形骨のemissary foramenであるforamen of Vesaliusを通って頭蓋内へ到達し，海綿静脈洞枝(**Fig. 2**)や辺縁テント動脈(marginal tentorial artery)を分枝する．

APAの内頚動脈との吻合枝

APAの神経髄膜枝は，頚静脈孔を通過する頚静脈孔枝(jugular branch)と舌下神経管を通過する舌下神経管枝(hypoglossal branch)があり，頚静脈孔枝は下錐体静脈洞に沿って，舌下神経管枝はその内側を，ともに斜台を後床突起に向かい上行する(**Fig. 5**)．APAの咽頭枝は主に咽頭・翼口蓋窩に分布するが，頚動脈枝は頚動脈管から硬膜に到達し栄養する．

局所における外頚−内頚動脈吻合

眼窩

MMAの反回髄膜動脈は眼動脈と視神経周囲で吻合する(**Fig. 4**)．髄膜涙腺動脈も眼動脈の分枝である涙腺動脈と吻合することがある(**Fig. 3**)．またKiyosueらは顎動脈のpterygopalatine segmentから上眼窩裂近傍で眼動脈と吻合するartery of superior orbital fissureを報告している．この血管は従来注目されていなかったが，検討した54例中20例に認められ，ILTとの吻合についても記述している[1](**Fig. 6**)．

傍トルコ鞍部

ILTは海綿静脈洞内の内頚動脈の外側下方への分枝であるが，通常内頚動脈造影では視認できない．前方で正円孔動脈(artery of foramen rotundum)と，MMAやAMAの海綿静脈洞枝と吻合する(**Fig. 7**)．

斜台

MHTは海綿静脈洞内で内頚動脈が前方へ屈曲する部位の大弯側からの後方への分枝であり，

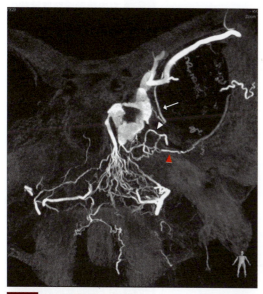

Fig.2 左外頚動脈回転撮影partial MIP像(左海綿静脈洞硬膜動静脈瘻)

中硬膜動脈錐体枝(▶)と蝶形骨枝の遠位(⇒)，副硬膜動脈海綿静脈洞枝(▷)が左海綿静脈洞硬膜動静脈瘻に流入している．

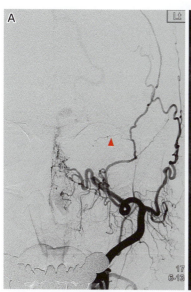 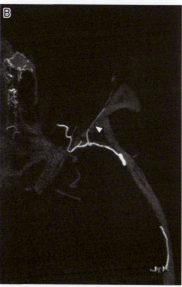

Fig.3 左外頚動脈造影

A：正面像．
B：回転撮影partial MIP像．
中硬膜動脈蝶形骨枝(▶)から髄膜涙腺動脈(▷)が分枝しcranio-orbital foramenより眼窩に入る．

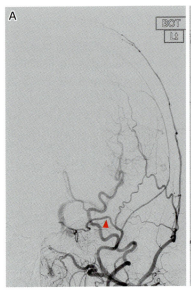 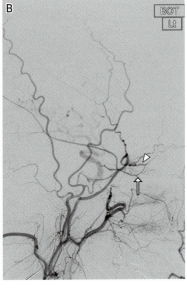

Fig. 4 左内頸動脈閉塞試験中の左外頸動脈造影

A：正面像，B：側面像．
中硬膜動脈蝶形骨枝(▶)から反回髄膜動脈(▷)が分枝し，眼動脈のsecond portionに吻合する(⇒)．

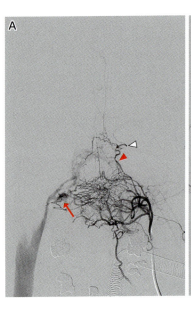 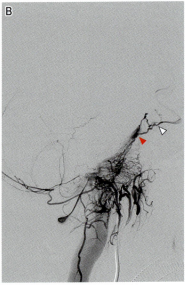

Fig. 5 左上咽頭動脈造影

A：正面像，B：側面像．
右anterior condylar confluence硬膜動静脈瘻が造影される(→)．また左舌下神経管枝は，内側斜台動脈(▶)，MHTを介し，左内頸動脈(▷)と吻合している．

通常，内頸動脈造影では視認できない．その分枝である斜台を下降する内側および外側斜台動脈は，それぞれAPAの頸静脈孔枝と舌下神経管枝と吻合する(**Fig. 5**)．またAPAの頸動脈枝や，辺縁テント枝もMHTと吻合する．

中耳および錐体骨

内頸動脈の翼突管枝(artery of the pterygoid canal, Vidian artery)は翼口蓋窩でAPAの上咽頭枝と吻合する(**Fig. 8**)．また錐体骨内で内頸動脈から分枝する内頸鼓室動脈(caroticotympanic artery)は，MMAの錐体枝やAPAの下鼓室枝と吻合することがあるが，通常血管造影で視認できない(**Fig. 9**)．

I 解剖学

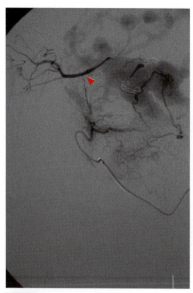

Fig.6 顎動脈造影側面像

顎動脈遠位部からの分枝であるartery of superior orbital fissureが眼動脈first portionと吻合する.

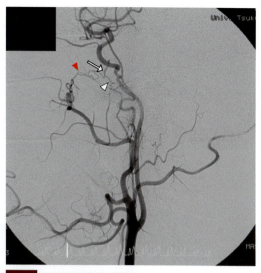

Fig.7 総頚動脈造影側面像

総頚動脈造影側面像で, 正円孔動脈 (▶) とAMA (▷) が, 内頚動脈海綿静脈洞部のILT (⇒) と吻合している.

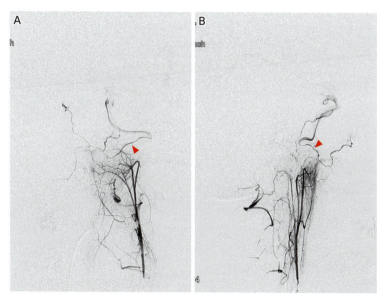

Fig.8 左上咽頭動脈造影

A：正面像, B：側面像.
翼突管枝 (▶) を介し内頚動脈と吻合する.

まとめ

　外頚動脈と頭蓋内血管の吻合をTable 1にまとめた. これらの吻合は術前の血管造影では視認できない場合も多いが, 潜在的には必ず存在すると考えたほうがよい. 液体塞栓物質を血流を停止した状態で圧入した場合, この潜在的な吻合を介し迷入することがあり, 十分な注意が必要である.

69

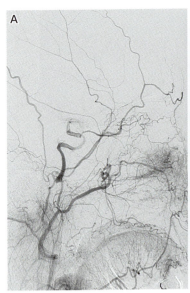
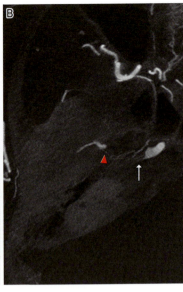

Fig.9 内頚動脈閉塞
A：外頚動脈造影側面像，
B：回転撮影のpartial MIP画像．
内頚動脈は錐体骨部から順向性に造影され（A），外頚動脈と眼動脈の吻合も認められる．MMAの錐体枝（▶）は，内頚動脈の内頚鼓室動脈（⇒）と吻合する．

Table 1　頭蓋内外吻合のまとめ

吻合部位	頭蓋内血管	外頚動脈分枝
眼窩	反回髄膜動脈（眼動脈）	中硬膜動脈蝶形骨枝
傍トルコ鞍部	ILT	深反回眼動脈
		中硬膜動脈蝶形骨枝
		正円孔動脈
		AMA
		MMA
斜台	MHT	内側斜台動脈（APA）
		外側斜台動脈（APA）
		反回破裂孔動脈（APA）
		辺縁テント動脈
中耳・錐体骨	内頚鼓室動脈	中硬膜動脈錐体骨枝
		下鼓室動脈（APA）
	翼突管動脈（Vidian a.）	APA
頭蓋頚椎移行部	椎骨動脈	後頭動脈
		上行頚動脈
		深頚動脈
		APA
テント切痕	後大脳動脈（Davidoff-Schecher a.）	辺縁テント動脈
	上小脳動脈	

文　献

1) Kiyosue H, et al. Am J Neuroradiol 36: 1741-7, 2015

2 血管解剖学：血管の起始，分布
治療上問題となる吻合

A. 外頚-内頚動脈吻合
②眼動脈，ILT，MHT，Vidian artery

キッティポン スィーワッタナクン

基礎知識

内頚動脈は一見，1本の血管に見えるが，異なる分節から成り立っており[1]，その発生過程をFig. 1で解説する．これらの分節の部位に発生学的にそれぞれの役割を終えた血管が残っており，われわれが内頚動脈の分枝として認識するようになる．しかし，その発生過程を確認すると，それぞれの血管の本来の役割は他の血管との連絡である．発生の過程ではこれらの連絡（吻合）が消退するケースがあるが，遺残して内頚動脈の血流の代わりをすることもある．これらの分枝をFig. 2に示す．

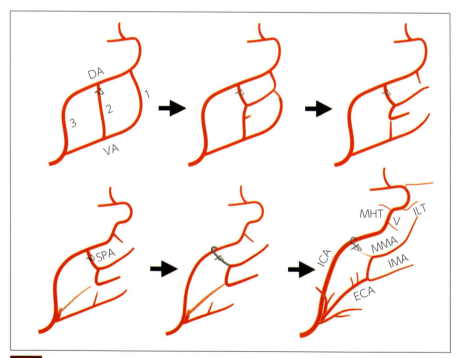

Fig.1 鰓弓動脈から内頚動脈と外頚動脈が形成される過程の模式図

内頚動脈は第3鰓弓動脈(3)と背側大動脈(DA)から形成されるが，第1，2鰓弓動脈では将来の外頚動脈と吻合を持っており，これらが各部位で吻合を新たに持ち，一部の血管が消退することによって，成人でみられるような内頚動脈が形成される（右下）．
ICA：内頚動脈，ECA：外頚動脈，ILT：inferolateral trunk，IMA：内顎動脈，MMA：中硬膜動脈，MHT：meningohypophyseal trunk，SPA：stapedial artery，V：vidian artery，VA：腹側大動脈

〈abbreviations〉
AFR: artery of foramen rotundum, AMA: accessory meningeal artery, APhA: ascending pharyngeal artery, ILT: inferolateral trunk, MHT: meningohypophyseal trunk, MMA: middle meningeal artery, OA: occipital artery

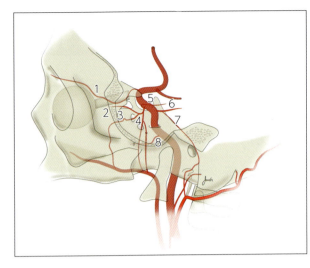

Fig.2 内頚動脈の分枝

1：眼動脈, 2：inferolateral trunk (ILT)の前内側枝, 3：artery of foramen rotundum, 4：ILTの後枝（副硬膜動脈や中硬膜動脈と吻合）, 5：ILTの上枝, 6：meningohypophyseal trunk〔clival artery (7)を介し，上行咽頭動脈，後頭動脈と吻合〕, 8：vidian artery

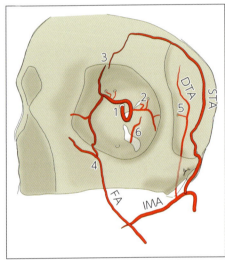

Fig.3 眼窩の血管と眼窩外の代表的な吻合

眼動脈(1)は視神経管から眼窩内に入り，眼窩のさまざまな場所で眼窩外との吻合を持つ．前方では浅側頭動脈や顔面動脈との吻合(3, 4)，外側では深側頭動脈との吻合(5)，頭蓋内空間とは上眼窩裂やmeningolacrimal foramenで中硬膜動脈との吻合(2)，下方では蝶口蓋動脈の分枝との吻合(6)を有する．
FA：顔面動脈, IMA：内顎動脈, STA：浅側頭動脈, DTA：深側頭動脈

眼動脈

解剖の詳細

通常，眼動脈は硬膜内通過直後の眼動脈から起始するが，4〜8％[2, 3]で海綿静脈洞内から起始することがある．眼動脈の起始部はこれの他にいくつかのvariationがある．硬膜内の起始部としては前大脳動脈から起始するものが非常に稀にあり，ventral ophthalmic arteryと呼ばれる[1, 4]．外頚動脈からは中硬膜動脈を起始部とする眼動脈がある．眼動脈が上述の部位から複数の起始部を同時に持つことがあり，その場合は硬膜内からの血管は網膜中心動脈を分枝している．

眼窩内では眼動脈と連絡を持っている頭蓋外の動脈もあり，代表的なものとしては浅側頭動脈や深側頭動脈や蝶口蓋動脈の分枝[3, 5]，対側の篩骨動脈との吻合もみられることがある(**Fig. 3**)．

脳血管内治療における重要性

眼動脈は眼窩内で豊富な吻合を持っているため，近位での閉塞は視機能障害を起こしにくい[6]．しかし，蝶口蓋動脈やMMAでの塞栓を行う場合，これらの吻合を介し，塞栓物質が視機能に関係する血管に迷入する可能性は常にある．多くの吻合は潜在的に存在し，塞栓前の撮影で確認されないことがあるということを認識する必要がある．血管吻合は不規則にあるのではなく，一定の法則に従って，決まった部位で眼動脈と連絡しているため，治療計画の際には十分な解剖の知識を持つことが必要である(**Fig. 3**)．

ILT

解剖の詳細

ILTはartery of inferior cavernous sinusとも呼ばれ，海綿静脈洞内の内頚動脈の重要な

Ⅰ 解剖学

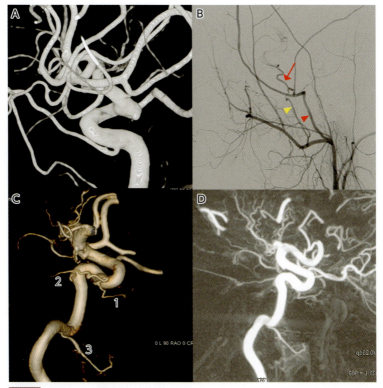

Fig.4 ILTのvariations
A：眼窩内に入り，眼動脈として機能する．
B：外頚動脈撮影で比較的太いILT（矢印）を有する症例．この部位には病変はなく，正常な症例でもILTの発達が良い症例がある．黄矢頭・赤矢頭はそれぞれAMA，MMAを示す．
C：ILT（1）のsuperior trunk（2）が発達している症例．このsuperior trunkは小脳天幕の自由縁を灌流し，meningohypophyseal trunkと吻合を持つ．この症例ではvidian arteryはよく発達している（3）．
D：Cと同じ症例のMIP画像．

分枝の一つである[7]．脳血管撮影では11%，肉眼解剖では90%認められる[8]．その発達具合はAMAなどと相補的な関係にある．ILTは前枝，後枝および上枝に分かれ，MMA，AMA，AFRとつながり，外頚動脈や眼窩内の血管と吻合を持つ．上枝は小脳天幕に硬膜枝を出す．ILTそのものが上眼窩裂を通り，眼動脈として機能することもあり，この場合はdorsal ophthalmic artery[4]やcavernous sinus origin of ophthalmic arteryと呼ばれる．脳血管撮影では，側面で海綿静脈洞部の内頚動脈の水平部の中央付近より下方に出て，前方に向かう血管として確認される．正面像では内頚動脈と重なり認識されにくいが，やや内頚動脈より外側に存在する（**Fig. 4**）．

脳血管内治療における重要性

ILTは海綿静脈洞における重要な外頚-内頚動脈吻合であると同時にⅢ，Ⅳ，Ⅴ，Ⅵ脳神経の栄養血管でもある．外頚動脈からの塞栓の場合，内頚動脈からの塞栓物質がこれらの吻合を介し，内頚動脈循環に迷入する危険性がある[9]．内頚動脈閉塞や高度狭窄の症例では眼動脈と同様，外頚動脈からの側副血行となることがあるが，通常はそれほど血流を供給することができない．このような場合では脳血管内治療中に外頚動脈から眼動脈を経由し，塞栓子が内頚動脈の硬膜内循環に入る危険性がある（**Fig. 3**）．

MHT

解剖の詳細

MHTは（primitive）trigeminal arteryの一部と考えられる[1]．この動脈は海綿静脈洞部の内頚動脈の後方から出ており，主に3つの分枝を

73

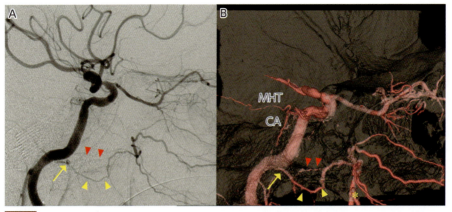

Fig.5 Vidian artery
頭蓋内内頸動脈狭窄の症例で，内頸動脈撮影でvidian artery（黄矢印）がよく発達しており，本来のvidian canalを通過するもの（赤矢頭）と粘膜内で吻合を形成する分枝（黄矢頭）に分かれ，鼻粘膜を灌流する．逆行性に蝶口蓋動脈が描出される（黄＊）．

出す．硬膜への分枝はテントへ向かうものと斜台の硬膜を栄養するclival artery（またはdorsal meningeal artery）と小脳天幕に向かうもので2分枝あり，3つ目の分枝は下垂体後葉を灌流するinferior hypophyseal arteryがある[7]．Clival arteryはAPhAやOAのclival branchと吻合があり，APhAやOAからの塞栓物質が内頸動脈に迷入するルートになり得る．小脳天幕への分枝はILTの上枝と相補的な関係にある（**Fig. 2, 4**）．脳血管撮影では海綿静脈洞部の内頸動脈の後方から細いbranchとして確認され，時にMHTの起始部より前上方に下垂体後方の陰影が確認されることがある．

脳血管内治療における重要性

MHTは内頸動脈の分枝でありながら，小脳天幕，斜台の硬膜などを灌流し，同時に外頸動脈と連絡し得る血管である．小脳天幕にある腫瘍やシャントはこの分枝から供血される．APhAやOAからの塞栓ではこの血管との連絡に注意することが必要である．

Vidian artery
解剖の詳細

Vidian arteryは第一鰓弓動脈の遺残であり，内頸動脈の錐体骨部から分岐する．この血管は内頸動脈の錐体骨内からvidian canalを通り，頭蓋外でAPhAや蝶口蓋動脈の分枝と吻合を有する．さらに副硬膜動脈や上行咽頭動脈とも吻合を有する[10]．脳血管撮影では内頸動脈の錐体骨部から内側前方に向かう細い分枝として確認される（**Fig. 5**）．

脳血管内治療における重要性

上述の内頸動脈の分枝血管と同様に外頸動脈との吻合と持つ血管として認識するべきものである．若年性血管線維腫など鼻腔後部や上咽頭に発生する頭頸部腫瘍の塞栓では注意が必要である[11]．

文献

1) Lasjaunias P, et al. Surgical Neuro-angiography 1. Springer-Verlag, 2001, pp 10-23
2) Bertelli E, et al. Surg Radiol Anat 39: 485-96, 2017
3) Hayreh SS. Eye 20: 1130-44, 2006
4) Gregg L. Operative Neurosurgery 12: 141-52, 2006
5) Kiyosue H, et al. AJNR Am J Neuroradiol 36: 1741-7, 2015
6) Saatci I, et al. AJNR Am J Neuroradiol 25: 1742-9, 2004
7) Rhoton AL Jr. Neurosurgery 51: S375-410, 2002
8) Lasjaunias P, et al. Neuroradiology 13: 215-20, 1977
9) Mames R, et al. Ophthalmology 98: 527-31, 1991
10) Osborn AG. Radiology 136: 373-8, 1980
11) Lasjaunias P. Radiology 136: 119-23, 1980

Ⅰ 解剖学

② 血管解剖学：血管の起始，分布
治療上問題となる吻合

B. 外頚−椎骨動脈吻合
①OA，PAA，PMA

吉野 義一

基礎知識

外頚動脈と椎骨動脈間の治療上問題となる吻合の基本は，後頭−咽頭動脈系（pharyngo-occipital system）と椎骨動脈間である[1]．吻合の背景には原始遺残動脈をはじめとする頭蓋頚椎移行部の分節構造がある．分節内および隣り合う分節間には多くの血管吻合が存在するが，通常の血管撮影で描出されるとは限らない．脳血管内治療に際してこれら潜在的な吻合を知っておかなければならないが，体節を意識して血管解剖を考えれば理解しやすい．

後頭動脈（OA）
解剖の詳細

OAは主に後頚部と後頭部の筋肉と皮膚を灌流する血管である．APAのneuromeningeal branchとOAは上下に並ぶsegmental arteryと見なすことができる．発生学的なつながりが深く共通幹を形成することも少なくない．なおAPAの詳細は他項に譲る（p.66参照）．OAは主にC1 segmental arteryおよびC2 segmental arteryより発生し，まずVAに栄養され，次にICAに，そして最終的にECAに栄養される．したがってこれらの血管には多くの吻合がある．特にVAとはC1およびC2レベルで筋肉枝を介した吻合が豊富だが，これらはtype 1およびtype 2 proatlantal arteryの遺残と考えることができる[2]．

発達体におけるOAは外頚動脈から分岐して上方へ向かう1st portion（digastric segment），後頭骨とC1頚椎の間のレベルでmastoidの内側を水平に走行する2nd portion（horizontal

segment），これより末梢の3rd portion（distal segment）に分けられる．1st portionはAPAやSMAを分岐する（SMAについては後述）．2nd portionでは，mastoid branchがmastoid foramen（foramen of the emissary vein）を通って頭蓋内に入り，posterior meningeal arteryやartery of tentorium cerebelliを分岐する．OAはこれらの血管を介してもVA（V3）と吻合する（**Fig. 1**）．

脳血管内治療における重要性

OAを介した塞栓術としては，TS dAVF，後頭蓋窩の髄膜腫などがある．流入血管はtrans osseousに頭蓋内へ流入するが，頭蓋骨貫通部の屈曲が強いことが多く，カテーテルの挿入が困難な場合が多い．Balloon catheterを用いた液体塞栓物質の圧入法は有効だが，潜在的な吻合血管への迷入が起こりやすい．SMAを介した側頭骨内の吻合（後述），trans-mastoid branchを介したPMAやPICAの吻合（**Fig. 1**）（後述），深部筋肉枝を介したC1-C3分節でのVAとの吻合に留意する[3]（**Fig. 2**）．

後耳介動脈（PAA）と茎乳突動脈（SMA）
解剖の詳細

耳介，耳介後部の皮膚，耳下腺などを灌流する．外頚動脈本幹から分岐する場合とOAより分岐する場合がある．前方でSTAと，後方でOAと吻合し，発達の具合によってはこれらの領域を広く灌流する場合がある．

PAAからSMAが分岐する（SMAはOAから分岐する場合もある）．茎乳突孔に入り，顔面神経と並走して鼓室，乳突蜂巣，三半規管を灌流する．側頭骨内の鼓室近傍で顎動脈の分枝

〈abbreviations〉

AICA: anterior inferior cerebellar artery, APA: ascending pharyngeal artery, ATA: anterior tympanic artery, CTA: caroticotympanic artery, dAVF: dural arteriovenous fistula, ECA: external carotid artery, ICA: internal carotid artery, LSA: lateral spinal artery, MMA: middle meningeal artery, OA: occipital artery, PAA: posterior auricular artery, PICA: posterior inferior cerebellar artery, SA: subarcurate artery, SMA: stylomastoid artery, STA: superficial temporal artery, TAE: transcatheter arterial embolization, TS dAVF: transverse-sigmoid dural arteriovenous fistula, VA: vertebral artery

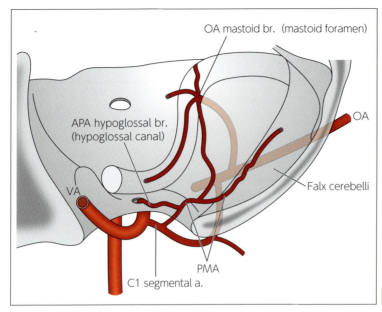

Fig.1 OA

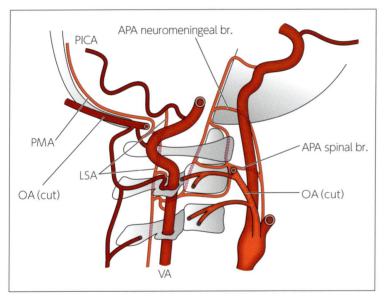

Fig.2 VAとの吻合

ATAとの吻合（tympanic arcade）や，MMAの錐体枝superior tympanic arteryとの吻合（facial arcade）があり得る．したがってSAを介したAICAとの吻合や，CTAを介したICAとの吻合があり得る（**Fig. 3**）．発生学的にこれらの血管は鰓弓構造をもつ内臓頭蓋に分類され，神経頭蓋に分類されるVA系との直接的な吻合はない．

治療上問題となる状況

PAAおよびSMAは豊富な潜在的吻合と脳神経（vaso-neruvorum）や側頭骨内の重要構造物を栄養するため，積極的な塞栓術の対象とはなりにくいが[4]，paragangliomaなどの側頭骨内腫瘍では塞栓術が行われることがある．Paragangliomaの腫瘍内血管径は200μm程度とされている．ICAやAICAとの吻合血管や，vasa neruvorumの血管径は60〜75μmとされているので，塞栓術を行う場合は150〜300μm以上の塞栓物質を使う．しかし，強く圧入すると吻合血管が拡張してチャンネルが開き，思わぬ合併症を生じることがある．液体塞栓物質は用いるべきでない[5, 6]．また顔面神経管内でコイルを用いると圧迫による顔面神経麻痺が生じる可能性がある．

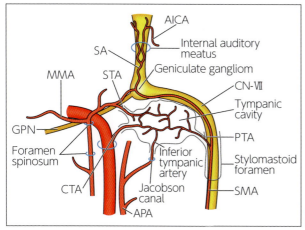

Fig.3 PAAとSMA

後硬膜動脈（PMA）

解剖の詳細

　頭蓋外VA（V3）から分岐する細い硬膜動脈で，後頭蓋窩の後頭部の硬膜やテント，falxを栄養する（**Fig. 1, 2**）．左右どちらか一側のVAから分岐することが多い．OAやAPAから分岐する場合や，まれにPICAから分岐することもある[7]．大後頭孔の側方より頭蓋内に入り正中に向かう．頭蓋外は蛇行し，頭蓋内では後頭蓋窩硬膜や小脳鎌（falx cerebelli）の中を上方へまっすぐに走行する．起始部のVA（V3）はC1 segmental arteryで，type 1 proatlantal arteryのremnantでもある．したがって同じ分節間の豊富な吻合により，PMAはLSAと吻合し，またこれを介してPICAと吻合する可能性がある（**Fig. 2**）．

　VAやPICA中枢側に閉塞性病変がある場合はPICA遠位部への側副路としてPMAを介する場合がある[8]．またPMAはAPAのneuromeningeal branchと吻合することもある（**Fig. 1**）．

治療上問題となる状況

　静脈洞交会部dAVFやtentorial dAVFにおいて主要な流入血管となることが多い．これらのdAVFではTAEとなることが多いが，頭蓋外の蛇行部はマイクロカテーテルの通過が難しく，遠位まで到達しない場合が多い．したがって液体塞栓物質を用いた有効なTAEを行えることは多くない[9]．塞栓物質を注入する場合は，OAや深部筋肉枝を介するVAへの吻合，LSAやPICAへの吻合，対側C1 segmental arteryを介した対側VAへの吻合に留意する[10]（**Fig. 2**）．

文　献

1) Geibprasert S, et al. Am J Neuroradiol 30: 1459-68, 2009
2) Lasjaunias P, et al. Neuroradiology 15: 31-7, 1978
3) Clarençon F, et al. Acta Neurochir (Wien) 158: 1917-23, 1931
4) Moret J, et al. J Neuroradiol 9: 209-60, 1982
5) Marangos N, et al. J Laryngol Otol 113: 267-70, 1999
6) Paramasivam S, et al. Elsevier 27: 7-14, 2016
7) Tanohata K, et al. Neuroradiology 29: 89-92, 1987
8) Tsutsumi M, et al. Neurol Med Chir (Tokyo) 47: 503-5, 2007
9) Long XA, et al. Br J Radiol 85: e395-403, 2012
10) van Rooij WJ, et al. AJNR Am J Neuroradiol 31: 1516-20, 2010

2 血管解剖学：血管の起始，分布
治療上問題となる吻合

C. 内頚動脈内吻合
①Acom

廣常 信之

基礎知識

前交通動脈（Acom）は，Willis動脈輪の重要な一部をなし，長さ1.5～8.8mm（平均4mm），太さ0.2～2.5mm（平均1.7mm）と計測されている[1]．Acomより分枝するbranchとしては，subcallosal群，hypothalamic群，chiasmatic群の3群に分類され，通常，subcallosal群のbranchが最も太く，それぞれ脳梁，帯状回，透明中隔，前交連，視床下部，視交叉，視神経等の領域に分布している[1]．

解剖の詳細

Acomは，さまざまなvariationの形態をとるが，38～62%にvariationを認める．Absence, hypoplastic (string), oblique, dimple, fenestration, duplication, plexiform, fusion, MACC, azygosなど（**Fig. 1**）である[1, 2]．Variationに関しては，男性のほうが女性よりもtypical patternをとることが多いという報告[3]もある．

脳血管内治療における重要性

脳血管内治療において，Acomのvariationが重要な意味をもつのは，
①Acom動脈瘤の治療時
②側副血行の血液供給経路になる場合
③Distal ACA（前大脳動脈）動脈瘤の治療時やその他の血管内治療の際のaccess routeとなる場合

などである．

Acom動脈瘤の治療時

術前の血管構築の把握は必須である．Balloon assistやneck bridge stentを行う際にも，Acomの血管径や形態が問題となる．

側副血行の血液供給経路になる場合

巨大内頚動脈（ICA）動脈瘤の治療としてICA系の母血管閉塞を行う場合，CASの際のballoon protectionを行う場合，動脈瘤治療の際

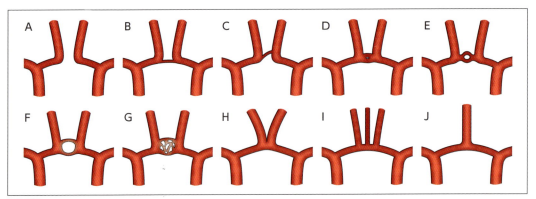

Fig.1

A：absence, B：hypoplastic (string), C：oblique, D：dimple, E：fenestration, F：duplication, G：plexiform, H：fusion, I：median artery of corpus callosum, J：azygos

〈abbreviations〉
ACA: anterior cerebral artery, Acom: anterior communicating artery, ICA: internal carotid artery, MACC: median artery of corpus callosum, MCA: middle cerebral artery, Pcom: posterior communcating artery

Ⅰ 解剖学

にballoon assisted techniqueを用いる場合などが考えられる. 虚血toleranceに, 後交通動脈（Pcom）の径と併せ持って影響を及ぼす. Acomのpatencyと対側のICA severe stenosisが最も脳虚血に影響するとする報告もある[4]. 両側のA1の流量のバランスにも依存するが, より太く, より短いAcomほど, より多くのcross flowを形成する[5]. また, 一方のICA狭窄が徐々に進行した場合, cross flowの流量も徐々に増加するとされている[5, 6].

❖ Distal ACA（前大脳動脈）動脈瘤の治療時やその他の血管内治療の際のaccess routeとなる場合

古くはICA先端部動脈瘤の治療として, Acomを介してACAから中大脳動脈（MCA）にかけてhorizontalにstentを置いたもの[7]や, 最近のものとしては, ICAとMCAのtandem occlusionに対して, 対側からAcomを経由してPenumbra microcatheter systemを挿入し, 血栓回収した報告[8]や, 開かなかったPipeline Flexに対して対側からHyperForm balloonをAcom経由で持っていって拡張した報告[9]もある. ただし, cadaver studyにおいて30％の症例のAcomの血管径が1mm以下であったとの報告[10]があるように, カテーテル類を安全に通せる症例は限られると言える.

また, Acom自体が紡錘状に動脈瘤化した5症例の報告[11]もあるが, これらにはいずれも穿通枝を考慮し, 開頭手術がなされている.

文 献

1) Serizawa T, et al. Neurosurgery 40: 1211-6, 1997
2) Kardile PB, et al. J Clin Diagn Res 7: 2661-4, 2013
3) Krzyzewski RM, et al. Surg Radiol Anat 37: 81-6, 2015
4) Lownie SP, et al. Can J Neurol Sci 43: 533-7, 2016
5) Jou LD, et al. J Biomech 43: 2189-95, 2010
6) Zhu G, et al. Biomed Eng Online 14: 107, 2015
7) Benndorf G, et al. Neurosurgery 58: ONS-E172, 2006
8) Padalino DJ, et al. J Neurosurg 116: 665-71, 2012
9) Navarro R, et al. J Neurointerv Surg 7: e7, 2015
10) Krupa B, et al. Folia Morphol (Warsz) 57: 233-40, 1998
11) Sampath R, et al. Neurosurgery 67: 407-15, 2010

2 血管解剖学：血管の起始，分布
治療上問題となる吻合

C. 内頚動脈内吻合
② Leptomeningeal anastomosis (ACA-MCA/PCA-MCA)

東 登志夫

はじめに

脳軟髄膜血管吻合(LMA)とは，異なる皮質領域を栄養する大脳動脈皮質枝の末梢におけるpial arteryによる吻合で，pial collateralと呼ばれることもある[1]．脳主幹動脈の中枢側に閉塞機転が生じると，逆行性に閉塞血管の末梢側分枝を栄養する側副血行路として機能し，虚血性脳血管障害の臨床においては，特に"penumbra"領域[2]の生存に大きくかかわっていると考えられている．

前大脳動脈(ACA)と中大脳動脈(MCA)には，Fig. 1に示すようなLMAを認める(Fig. 1, 2)．また後大脳動脈(PCA)と中大脳動脈には，Fig. 3に示すようなLMAを認める(Fig. 3, 4)．

LMAの機能解明
LMAの存在

LMAについては，古くから解剖学的および

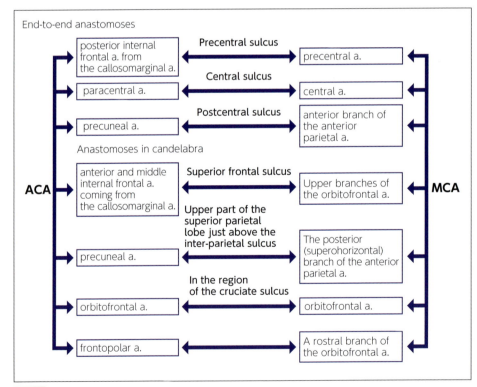

Fig.1 Anastomoses between ACA and MCA
(文献1より一部改変)

〈abbreviations〉
ACA: anterior cerebral artery, LMA: leptomeningeal anastomosis, MCA: middle cerebral artery, PCA: posterior cerebral artery

I 解剖学

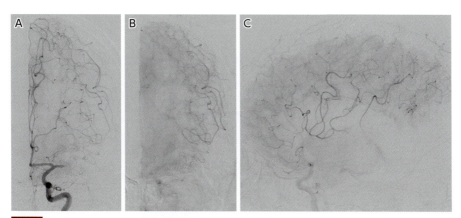

Fig.2 70歳男性，左中大脳動脈閉塞症

左内頚動脈撮影（A・B：正面像，C：側面像．A：動脈相，B・C：毛細血管相）．前大脳動脈からのLMAを介して，中大脳動脈末梢が逆行性に灌流されている．

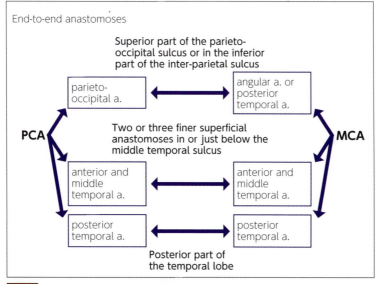

Fig.3 Anastomeses between PCA and MCA

（文献1より一部改変）

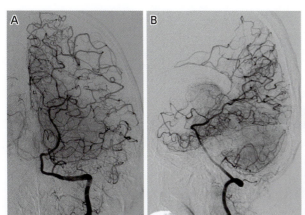

Fig.4 50歳男性：もやもや病

左中大脳動脈M1部には高度閉塞性変化を認めている．左椎骨動脈撮影（A：正面像，B：側面像）．後大脳動脈からLMAを介して，中大脳動脈灌流域への側副血行を認める．Posterior pericallosal artery（splenial artery）から，pericallosal arteryへの側副血行も認める．

81

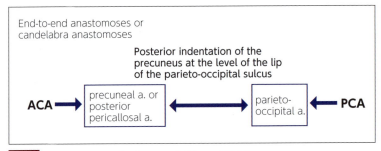

Fig.5 Anastomoses between ACA and PCA

（文献1より一部改変）

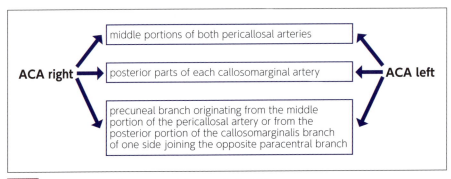

Fig.6 Anastomoses between right ang left ACA

（文献1より一部改変）

機能的側面から多くの議論がある．Thomas Willisの"Cerebri Anatome（1684）"に記載があるとされるが，最初の明確な記載はHuebnerによる[3]．かつて大脳皮質枝はそれぞれが終末動脈（end artery）と考えられていた．Huebnerは，前大脳動脈，中大脳動脈，後大脳動脈の各々の灌流域を同定する目的で，各血管に色素を注入した．すると予想に反して，全脳の血管に色素がゆき渡った．この実験からLMAの存在とその代償機能を確信したとされる．しかしながら，当時の解剖学者たちはLMAには生理的機能があるとは考えなかった．その後，mercuryを用いたFayらの実験でも同様の結果が証明された（Cobbにより引用）[4]（**Fig. 5, 6**）．

LMAの生理的機能

Vander EeckenらはSchlesinger lead solutionを20例のhuman cadaver脳に注入し，ルーペによる詳細な検討で最大1mm径の吻合を観察した．これがLMAの最初の包括的な解剖学的報告となった[5]．これらの研究の結果，当初は否定的であったLMAの生理学的な代償機能が考えられるようになった．1980年代以降，新しい画像診断技術によってLMAの機能が検討された．Fukuyamaらは頚動脈閉塞患者におけるSPECTと脳血管撮影所見を比較検討し，LMAの不十分な発達と皮質梗塞の関連を示した[6]．その後もLMAによるvascular hemodynamicsを示す報告がなされた[7-9]．

動物実験や臨床研究において，LMAの血流代償機能に影響する因子が検討された．
1．LMAを担うpial arteryの直径と数[10]
2．体血圧[11]
3．血行力学的状態[6, 12]
4．患者の年齢[13]

等が挙げられる．さらに，動物実験や臨床例において，LMAを介した逆行性血流によって，border zoneのshiftが起こることが報告されている[14, 15]．

脳血管疾患とLMA

急性期虚血性脳卒中におけるLMAの機能

かつては疑問視されていた，急性期虚血性脳卒中の病態生理におけるLMAの機能は2000年以降，再度注目される．PROAT II trialに

I 解剖学

おいて，脳血管撮影上のpial collateralを半定量的にカテゴリー分けし，良好な側副血行は初診時のNIHSS scoreおよび24時間後のCTでの梗塞範囲に影響することを示した．またLMAの存在は，良好な結果，小さい梗塞サイズ，迅速な再開通と関連していた[16]．さらに，CT angiographyで観察されるLMA（pial collateral）の存在も，迅速な再開通，梗塞サイズの減少あるいは臨床結果と関連していることが報告された[17, 18]．Qureshiらは，選択的血栓溶解前後の脳血管撮影評価のために，解剖学的な閉塞部位とLMAの経路をもとにしたgrading systemを提案した[19]．良好な側副血行により，良好な再開通率および臨床結果が得られるとする考えであるが，この概念はその後いくつかの臨床研究においても，高い信頼性をもって検証された[20-22]．

その他の疾患とLMA

その他の脳血管疾患と関連して，LMAの存在や機能が示されている．AVMの流入動脈（feeder）を塞栓した際に，フォローアップ脳血管撮影においてLMAを介したnidusの再造影所見[23]，巨大動脈瘤（giant aneurysms）症例における主幹動脈閉塞時の血流代償機能[12, 24]が報告されている．もやもや病におけるLMAの診断や役割については多くの報告がある[25-27]．Ohtaらは小児もやもや病患者において，造影MRIにおけるdiffuse leptomeningeal enhancementを，"ivy sign"と名付け，pial collateralによる側副血行の可能性を示した[28]．これは後にFLAIR像でも報告された[29]．

おわりに

LMAの解剖学的な存在は，脳血管撮影や各種灌流画像上から証明されている．また急性期脳主幹動脈閉塞症例やもやもや病等の慢性閉塞性疾患における，その血流代償機能は臨床的に無視することはできない．個々の症例における血流代償機能の予測や，代償機能を高める薬物や生理的パラメータの検討など，今後も総括的な研究が期待される．

文献

1) Brozici M, et al. Stroke 34: 2750-62, 2003
2) Astrup J, et al. Stroke 12: 723-5, 1981
3) Huebner O. Die luetischen Erkrankungen der Hirnarterien. FC Vogel, 1874, pp174-214 [in German]
4) Cobb S. Arch Neurol Psychiat 25: 273-80, 1931
5) Vander Eecken HM, et al. J Neuropathol Exp Neurol 12: 132-57, 1953
6) Fukuyama H, et al. J Neurol 230: 7-17, 1983
7) Adams HP Jr., et al. Stroke 14: 948-52, 1983
8) Naritomi H, et al. Stroke 16: 214-19, 1985
9) Hasegawa Y, et al. Neuroradiology 34: 15-21, 1992
10) Fields WS. In Handbook of clinical neurology 11: 168-82, 1972
11) Symon L, et al. Neurology 13: 237-50, 1963
12) Choksey MS, et al. Br J Neurosurg 7: 673-6, 1993
13) Lascelles RG, et al. Brain 88: 85-96, 1965
14) Symon L. J Physiol 159: 68-86, 1961
15) Hinton RC, et al. Ann Neurol 5: 152-7, 1979
16) Roberts HC, et al. Stroke 33: 1557-65, 2002
17) van Seeters T, et al. Neuroradiology 58: 969-77, 2016
18) Ringelstein EB, et al. Neurology 42: 289-98, 1992
19) Qureshi AI. Neurosurgery 50: 1405-14, 2002
20) Mohammad Y, et al. J Neuroimaging 14: 235-41, 2004
21) Mohammad YM, et al. J Neuroimaging 18: 262-7, 2008
22) Qureshi AI. Med Sci Monit 13: RA181-7, 2007
23) Viñuela F, et al. AJNR Am J Neuroradiol 7: 919-25, 1986
24) Drake CG, et al. J Neurosurg 81: 656-65, 1994
25) Iwama T, et al. Neurosurgery 40: 53-9, 1997
26) Takahashi M, et al. Radiology 134: 671-6, 1980
27) Takahashi M. Radiology 136: 379-86, 1980
28) Ohta T, et al. Neurosurgery 37: 1009-12, 1995
29) Kawashima M, et al. AJNR Am J Neuroradiol 31: 1713-8, 2010

② 血管解剖学：血管の起始，分布
治療上問題となる吻合

D. 椎骨動脈内吻合
①PMA-PICA

大川 将和

基礎知識

後硬膜動脈（PMA）は通常椎骨動脈のthird（V3）segmentから分岐する．時には上行咽頭動脈（APhA）のneruomeningeal branchのhypoglossalまたはjugular branchから分岐する．PMAは起始してから大孔の後外側縁に沿って後上方に走る．頭蓋内に入った後，PMA硬膜に入り正中近くを後上方に走っていく．頭蓋外の部分はtortuousであるが，頭蓋内は比較的直線状である．S状静脈洞（sigmoid sinus）に向かう枝はsinusの壁を走っている．PMAが栄養するのは，後頭の硬膜，大脳鎌，小脳テント，小脳鎌である．このためartery of falx cerebelliと呼ばれることもある[1]．通常，後下小脳動脈（PICA）とPMAに交通はない．この部位は中硬膜動脈（MMA）のpetrosquamosal branchと相補的である．

PMAはMMA，APhAと吻合しており，それらから描出されることもある．APhAから描出される場合は，neuromeningeal branchのjugular branchからつながることが多い[2]．

解剖の詳細

脳の原始血管は12〜20mm embryoの時期に3種類（頭蓋外，硬膜，脳）の層に分化していく[3]．その分化に先んじてその3層にはお互いの吻合が存在し，PMAとPICAの間にも，この時期にはそうした吻合が存在する．18mm embryoのとき，AICAとPICAはhindbrainの後方部分を無数の枝で栄養し，20mm embryoの時期には，PICAの本幹が形成される[4]．40mm embryoになる前に，それらの枝は収束し長軸方向のremnantとつながりを持つようになる．この時期に

PMAの起始部の退縮と発達のバランスによってPMAとPICAの吻合が形成されると考えられている[5]（**Fig. 1**）．

上記の発達メカニズムから予想されるように，PMAは起始部のvariationが複数報告されている．PICAからPMAが分岐した報告[5-7]や逆にPMAからPICAが分岐したとの報告もある[8]．またPMAがAPhAのhypoglossal arteryやAPhAのhypoglossal branch[2]から分岐した報告や，内頚動脈（ICA）から分岐した[9, 10]との報告もある．Tadiliらの症例はICAから分岐したPMAに動脈瘤が形成されている[10]が，これはPICA領域に向かう遺残性原始三叉神経動脈（PPTA）variant，もしくは原始舌下神経動脈（primitive hypoglossal artery）の一部を用いてPMAの吻合によって形成されたものと考えられる．

PICAとPMAの吻合部はPICAのlateral medullary segmentである．しかしPadgetの考察を考えるとPICAとPMAには無数の吻合があってしかるべきであり，より末梢で分岐している症例もあると想定されている[5]．

治療における重要性

PMAは髄膜腫（meningioma），dAVFなどのときにFeederとなる．またPMA前述のとおり，PMAはAPhA，椎骨動脈（VA），PICAから分岐し，血管撮影上吻合が明らかでなくてもこれらと潜在的な吻合があることに留意すべきである．すなわちAPhAではjugular branch，hypoglossal branchとの吻合があるため，これらの栄養する下位脳神経麻痺が出現する可能性がある．これらの神経栄養枝は各々のforamen近傍であることが予想されるため，foramen近傍

〈abbreviations〉

APhA: ascending pharyngeal artery, CBCT: cone beam CT, dAVF: dural arteriovenous fistula, ICA: internal carotid artery, MMA: middle meningeal artery, PICA: posterior inferior cerebellar artery, PMA: posterior meningeal artery, PPTA: persistent primitive trigeminal artery, VA: vertebral artery

I 解剖学

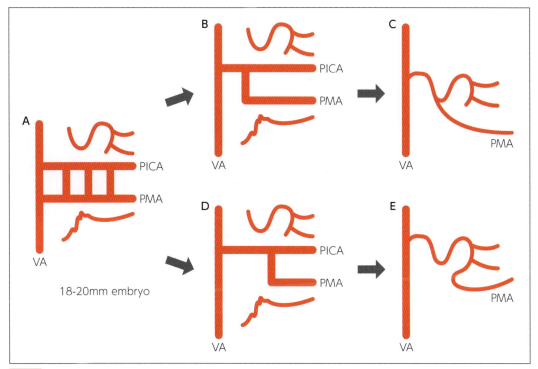

Fig.1 PMA-PICA

A：18〜20 mmの時期にPMAとPICAは多数の吻合を持っている．
B，C：それら吻合が収束しPMAの近位部も退縮した場合，PMAがPICAから起始するようになる．多くの場合，近位の吻合が遺残し，lateral medullary segmentから起始する．
D，E：遠位の吻合が残存した場合には，hemisphericでの吻合が起こり得ると思われる．
(文献5より改変)

に液体塞栓物質や低サイズの粒子が到達しなければ問題ないと思われる．VA，PICAは迷入自体が重篤な脳梗塞を引き起こす可能性がある．それぞれのPMAとの吻合部は上述のようにV3，lateral medullary segmentが多いため，その近傍への逆流を注意深く観察する必要がある．PICAはより末梢での吻合の可能性もあるため，PICA末梢枝のanatomyとその灌流域を把握しておく必要がある．

また，PICAとPMAが吻合を持つ場合，開頭術において後頭蓋窩硬膜を不用意に翻転するとPICAを損傷する可能性があるため注意が必要である．

症例提示(Fig. 2)

46歳女性．頭痛の精査で発見された髄膜腫．テント下面が付着部．
脳血管造影を施行したところPMAがmain feederであり，PICAのlateral medullary segmentから分岐している．CBCTでは起始部が大孔外側部に存在している．

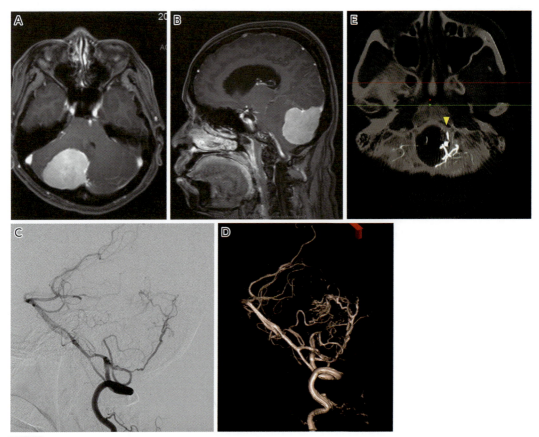

Fig.2 46歳女性，後頭蓋窩のテント髄膜腫

A，B：造影MR，C：左椎骨動脈造影側面像，D：左椎骨動脈撮影3D，E：CBCT.
Main feederはPMAだが，PICAのlateral medullary segmentより分岐している(D)．CBCTでは延髄の外側からPMAが起始している(黄矢頭)．

文 献

1) Hawkins TD, et al. Clin Radiol 17: 377-83, 1966
2) Lasjaunias P, et al. Neuroradiology 15: 31-7,1978
3) Streeter GL. Contrib Embryol 8: 5-38, 1918
4) Padget DH. Contrib Embryol 32: 207-62, 1948
5) Tanohata K, et al. Neuroradiology 29: 89-92, 1987
6) Newton TH, et al. Radiology of the Skull and Brain. St Louis, CV Mosby, 1974, pp1673-6
7) Okuno S, et al. Acta Neurochir (Wien) 140: 629-30,1998
8) Ogawa T, et al. AJNR Am J Neuroradiol 12: 186, 1991
9) Kwak S, et al. Neuroradiology 19: 103-4,1980
10) Tadili J, et al. OJCD 6: 36-41, 2016

Ⅰ 解剖学

2 血管解剖学：血管の起始，分布
治療上問題となる吻合

E. 前方－後方循環吻合
①Pcom, primitive persistent arteries

田上 秀一

基礎知識

原始血管吻合は胎生早期に発生過程の内頸動脈（ICA）とhindbrain上に1対存在するlongitudinal neural arterial plexus（後の脳底動脈〔basilar artery〕）間に形成され，後交通動脈（Pcom）と椎骨動脈（VA）が形成された後に退縮する一時的な吻合血管である．PcomはICA末梢に形成されるcaudal divisionとlongitudinal neural arteryとの間の吻側から形成される．原始血管吻合には，頭側から原始三叉神経動脈（PTA），原始耳神経動脈（POA），原始舌下神経動脈（PHA），原始前環椎動脈（PPA）の4血管が含まれる．Pcom，VA形成後の原始血管吻合の退縮はPOAより始まり，PHA，PTA，PPAの順に退縮するとされる[1]．

解剖の詳細

🔹遺残原始三叉神経動脈（PPTA）

原始血管吻合のなかで最も高頻度に観察されるものであり，脳血管造影での観察頻度は0.1〜1％との報告がある[2-4]．内頸動脈の海綿静脈洞部または髄膜下垂体動脈幹（meningohypophyseal trunk）のすぐ近位部の後壁から起始し，三叉神経（trigeminal nerve）に沿ってトルコ鞍の外側を背走して上小脳動脈（SCA）と前下小脳動脈（AICA）の起始の間のレベルで脳底動脈に合流するlateral typeと，トルコ鞍を通過して正中より斜台の硬膜を貫通し，同じくSCAとAICAの起始部の間のレベルから脳底動脈に合流するmedial typeがある（**Fig. 1, 2**）[5]．またPPTAが小脳動脈と直接交通するvariantも存在する．

臨床的にはPTAに動脈瘤を合併することがまれに見られ，その頻度は1％から最大14％までの報告がある[6]．また，もやもや病に合併した報告も見られる[7]．

🔹遺残原始耳神経動脈（PPOA）

原始血管吻合のなかでは最も報告症例数が少なく，これまで数例の報告を認めるのみである[8-10]．報告されている走行は，頸動脈管内の内頸動脈より起始して内耳道から頭蓋内に入り，中枢側の脳底動脈に合流するとされている（**Fig. 1**）．その一方で，報告された症例の血管造影所見は1方向のみで骨との関係も不明であり，またPTA，PHA，PPAのように明確に対応する分節構造を有さない（otic systemはotic placodeから発達する）こと，低位から分岐するPTAと認識される可能性があるなどの理由から，その存在を疑問視する意見もある[11]．

🔹遺残原始舌下神経動脈（PPHA）

原始血管吻合の中で2番目に高頻度に観察され，その頻度は0.03〜0.09％とされる[12, 13]．第1〜3頸椎のレベルの頸部内頸動脈より起始し，舌下神経（hypoglossal nerve）とともに舌下神経管（HGC）を通過して後頭蓋窩に入り，脳底動脈となる（**Fig. 1, 3**）．本動脈が存在する際は，VAやPcomは低形成となるか，欠損する傾向にある[14]．したがって，PHAを損傷した場合は虚血性卒中（ischemic stroke）を併発する危険性が高い．また，PTAと同様に動脈瘤やもやもや病などの血管病変合併の報告がある[7, 15]．

🔹遺残前環椎動脈（PPPA）

POAに次いで同定頻度の少ない原始血管吻合である．内頸動脈の近位側（第2〜4頸椎のレベル）から起始し，後頭骨と第1頸椎との間

〈abbreviations〉

AICA: anterior inferior cerebellar artery, HGC: hypoglossal canal, IAC: internal auditory canal, ICA: internal carotid artery, PCA: posterior cerebral artery, Pcom: posterior communicating artery, PHA: primitive hypoglossal artery, POA: primitive otic artery, PPA: primitive proatlantal artery, PPHA: persistent primitive hypoglossal artery, PPOA: persistent primitive otic artery, PPPA: persistent primitive proatlantal artery, PPTA: persistent primitive trigeminal artery, PTA: primitive trigeminal artery, SCA: superior cerebellar artery, VA: vertebral artery

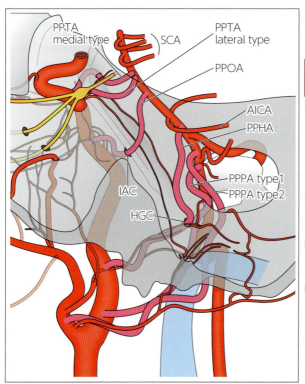

Fig.1 各原始血管吻合の分岐部と走行，合流部を示したシェーマ（後頭蓋窩を左上方より見た図）

PPTA：内頸動脈のmeningohypophyseal trunk起始部近傍から起始し，三叉神経に沿って外側を背走して脳底動脈に合流するlateral typeと，トルコ鞍を通過して正中より斜台の硬膜を貫通するmedial typeがある．

PPOA：頸動脈管内の内頸動脈より起始して内耳道から頭蓋内に入り，中枢側の脳底動脈に合流する．

PPHA：頸部内頸動脈より起始し，hypoglossal nerveとともにHGCを通過して脳底動脈に合流する．

PPPA：内頸動脈の近位側(第2〜4頸椎のレベル)から起始し，後頭骨と第1頸椎との間を通過し，VAのV4 segmentに合流するtype 1と，ECAから起始し，第1・2頸椎間を通過し，VAに合流するtype 2がある．

（文献6をもとに作成）

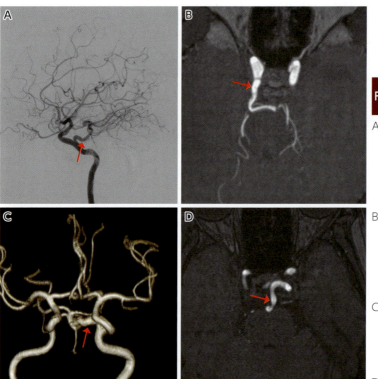

Fig.2 PPTA症例（A/B：lateral type, C/D：medial type）

A：右内頸動脈造影側面像．内頸動脈のmeningohypophyseal trunk分岐レベルの後壁より起始し，脳底動脈に合流するPPTAが描出される（矢印）．

B：MRA元画像からのpartial MIP横断像．PPTAは右Meckel腔から三叉神経に沿って背走し（矢印），橋前面に沿って走行して脳底動脈に合流するlateral typeである．

C：MRAからのvolume rendering正面像．PPTAは左内頸動脈から分岐して横走し，脳底動脈に前方から合流する（矢印）．

D：MRA元画像．PPTAは斜台を貫通して走行する（矢印）．

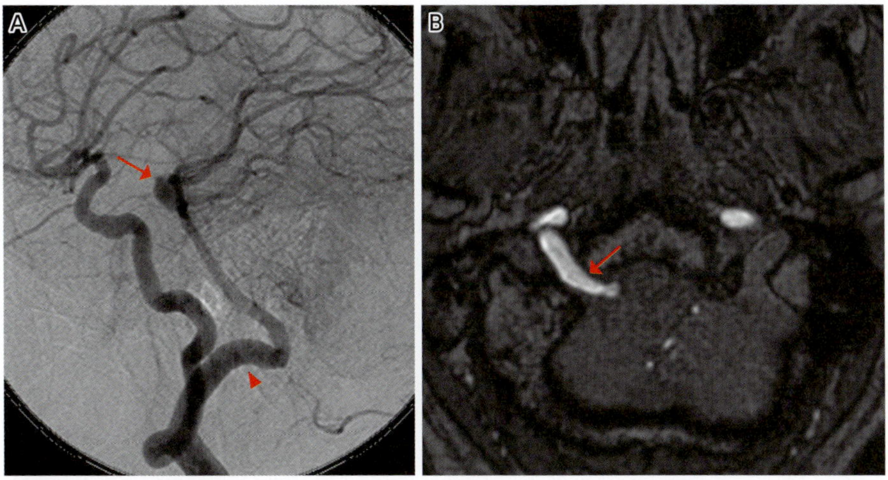

I 解剖学

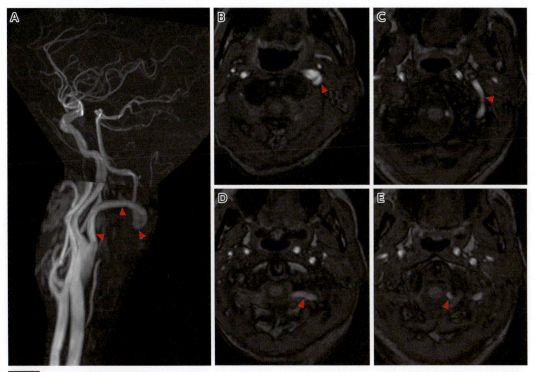

Fig.3 脳底動脈頂部動脈瘤を合併したPPHA 症例

本症例では動脈瘤に対してPPHAを介してカテーテルを挿入し，コイル塞栓術を施行した．
A：右内頸動脈造影側面像にて，内頸動脈cervical segmentより分岐し，脳底動脈近位部に合流する原始血管吻合が描出されている(矢頭)．脳底動脈頂部には未破裂動脈瘤を合併している(矢印)．
B：TOF-MRAでは原始血管吻合は舌下神経を通過して脳底動脈に合流する(矢印)．

Fig.4 PPPA 症例のMRA像

A：TOF-MRA MIP側面像(頚部MRA，頭部MRAを並べて提示)．左内頸動脈近位部より起始し左椎骨動脈に合流する原始血管吻合が描出される(矢頭)．
B-E：原始血管吻合は，内頸動脈近位部より起始し，後頭骨・C1間を通過して頭蓋内に入り，左椎骨動脈に合流している．PPPA type 1である．

89

を通過し，VAのV4 segmentに合流するtype 1と，ECAから起始し，第1・2頚椎間を通過し，VAに合流するtype 2がある(**Fig. 1, 4**)．報告によると，type 1が38％，type 2が57％で，type 2の同定頻度が高い[16]．PPAが合流する側のVAは，しばしば低形成か無形成となる．後頭動脈(occipital artery)とVA間に存在する潜在的吻合はPOAのremnantと考えられている[17]．

Pcom

内頚動脈槽(carotid cistern)でICAの後外側壁より起始し，くも膜(arachnoid membrane〔Liliequist membrane〕)を貫通して背走し，動眼神経の内側を走行して後大脳動脈(PCA)と連続する．Pcomが太くPCAのP1 segmentが低形成となる場合を"fetal type"と称するが，fetal typeは成人より小児で高頻度に見られ，加齢に伴っても径の退縮が続くとも考えられている[18]．Pcomからは穿通枝が分岐することが重要である．通常は起始部より2～3mmの位置から視交差下面や視索，乳頭体，視床下部，視床前部などを栄養する2～10本の穿通枝が分岐し，前視床穿孔性動脈(anterior thalamo-perforating artery)と称されている[19]．

原始血管吻合の関与する脳動脈の発生学

原始血管吻合の関連した脳動脈の発生は，Padgetによる報告に詳細に記載され，以後多くの文献に引用されている[20]．胎生期のCRL 4mmまでのstageでは，forebrainは両側のcarotid systemにより栄養されている．その段階ではhindbrainには1対のlongitudinal neural arteryが灌流し(後に融合してbasilar arteryを形成)，原始吻合血管により頚動脈(carotid artery)と吻合している．この時期のcarotid artery末梢にはcranial division，caudal divisionが同定される．caudal divisionはmidbrain上を背走してhindbrain上のlongitudinal neural arteryとの吻合を形成してPcomとなり，その吻合の発達とともに原子血管吻合の退縮が始まる．はじめに退縮するのは耳神経動脈(otic artery)とされ，舌下神経動脈(hypoglossal artery)，三叉神経動脈(trigeminal artery)と続き，最後の原子血管吻合であるproatlantal intersegmental arteryはVAが形成される前のCRL 7～12mm期まで同定される．

脳血管内治療における重要性

原始血管吻合に合併する病変として脳動脈瘤がよく知られており，成因には非生理的な血行動態による血行力学的負荷(hemodynamic stress)や先天的な動脈壁の脆弱性が考えられているが，明快な結論は得られていない．脳血管内治療の対象となる場合もあり，その治療戦略は通常の動脈瘤塞栓術と同様であるが，動脈瘤が存在する椎骨脳底動脈には原始血管吻合を介したアプローチが必要となることも多く，システムやworking angleなど考慮が必要である．また稀に，原始血管吻合を有する症例に頚動脈狭窄を合併することもあり，頚動脈ステント留置術を行う際にはprotectionの方法にも考慮が必要となる．

文 献

1) Caldemeyer KS, et al. AJR Am J Roentgenol 170: 197-203, 1998
2) Fields WS, et al. Radiology 91: 1095-101, 1968
3) Freitas PE, et al. Surg Neurol 26: 373-4, 1986
4) Yilmaz E, et al. Clin Anat 8: 36-43, 1995
5) Luh GY, et al. AJR Am J Roentgenol 172: 1427-32, 1999
6) Tubbs RS, et al. J Neurosurg 114: 1127-34, 2011
7) Komiyama M, et al. Neurol Med Chir (Tokyo) 39: 416-22, 1999
8) Patel AB, et al. AJNR Am J Neuroradiol 24: 124-6, 2003
9) Tubbs RS, et al. Surg Radiol Anat 34: 191-3, 2012
10) Reynolds AF, et al. Surg Neurol 13: 115-7, 1980
11) Bhattacharya JJ, et al. AJNR Am J Neuroradiol 25: 160-2, 2004
12) Osborne AG. Osborne's Brain. 1st ed. Canada:Amirsys publishing Inc, 2013, pp172-4
13) Fujita N, et al. AJNR 16: 990-2, 1995
14) Lie TA. Congenital Anomalies of the Carotid Arteries. Excerpta Medica,1968, pp35-51
15) Bapuraj JR, et al. Australas Radiol 51: B340-43, 2007
16) Kolbinger R, et al. J Neurol Sci 117: 232-9, 1993
17) Lasjaunias P, et al. Surgical Neuroangiography. 2nd ed Berlin: Springer-Verlag, 2001
18) Padget DH. In Dandy WE, ed. Intracranial Arterial Aneurisms. Comstock, Ithaca/N.Y. 1944
19) Baskaya MK. Neuroanatomy 3: 38-42, 2004.
20) Padget DH. Contrib Embryol 212: 207-61, 1948

Ⅰ 解剖学

2 血管解剖学：血管の起始，分布
治療上問題となる吻合

E. 前方－後方循環吻合
②ACA-PCA (pericallosal)

片山 正輝

基礎知識

内頚動脈（ICA）と後大脳動脈（PCA）の間には4通りの吻合が存在する[1]．①後交通動脈によるICAとPCAの直接吻合，②前大脳動脈（ACA）の分枝である脳梁周囲動脈（pericallosal artery，前脳梁周囲動脈〔APAとも呼ばれる〕）と，PCA分枝である後脳梁周囲動脈（PPA）との吻合[2-4]，③脈絡叢を介した前脈絡叢動脈や後脈絡叢動脈による吻合[4, 5]，④leptomeningeal anastomosisによるPCAとACA，PCAとMCA皮質枝の吻合[6]である．

ACAとPCAの吻合としては，前記の②〜④つまり，②APAとPPAの吻合，③choroidal systemを介した吻合，④leptomeningeal anastomosis（LMA）によるACAとPCAの吻合である．

ACA，中大脳動脈（MCA），PCAの皮質支配領域には多様性がある[7, 8]．50側の大脳半球皮質のうち，ACAに26通り，MCAに17通り，PCAに22通りの皮質支配領域パターンがある[8]．ACAとPCAの境界は，74％ではsuperior surfaceに認めるが，26％ではMCAがinterhemispheric fissureまで進展してACAとPCAの間に介在している．ACAとPCAの境界は，medial surfaceでは48％でprecuneusに，34％でparieto-occipital sulcusに，12％でcentral sulcusに，4％でoccipital lobeの前半部，2％でmedial frontal sulcusにと多様である[8]．また，ACA，MCA，PCAの灌流域は全例でasymmetricalであった．

解剖の詳細

❖ APAとPPAの吻合

APAは，ACAの前交通動脈接合部より遠位側の本幹で終板槽の前方を上行した後，脳梁に沿って脳梁周囲槽内を脳梁膨大部へ走行する．終板槽前面を走る部位を脳梁下部A2 infracallosal segment，脳梁前部をA3 precallosal segment，脳梁に沿って脳梁周囲槽内を後方へ進み脳梁膨大部に至るまでの部位を脳梁上部A4 supracallosal segment，さらに後方を脳梁後部A5 postcallosal segmentと呼ぶ．

PPA（splenial artery，dorsal callosal arteryとも呼ばれる）[9, 10]は，PCAの分枝である頭頂後頭動脈（parieto-occipital artery〔medial parietal arteryとも呼ばれる[7]〕）から分岐することが多い（52〜68％）が，calcarine artery（7〜17％）や内側後脈絡叢動脈（medial posterior choroidal artery，3〜8％），外側後脈絡叢動脈（lateral posterior choroidal artery，0〜9％），さらに近位のP3から（7〜23％）分岐することもある．頭頂後頭動脈は80％に存在し，その78％はP3から分岐し，parieto-occipital fissureを通り楔状葉（cuneus），楔前部（precuneus），上後頭回（superior occipital gyrus）の一部へ分布する[10]．PPAは，脳梁膨大部（splenium）に沿って後方へ凸の弧を描きながら上行した後，脳梁に沿って前方へ走り，ACAの末梢であるAPAと吻合する[4, 10, 11]．APAとPPAの吻合は40〜60％で確認される[4, 12]．

Kakouらは，60％でAPAとPPAの吻合を確認している[12]．APAの33％はprecuneusにてinferomedial parietal arteryとして終止し，残りの67％はspleniumの周囲を細く蛇行走行しPPAへ連続する．67％のうち7％はposterosuperior choroidal arteryとして第三脳室上壁のtela choroideaに終止，60％はsplenium周囲に動脈輪（preslpenial arterial circle[12]，pericallosal pial plexus[4, 13]）を形成する．60％のうち，53％はoccipital medial arteryに，7％は頭頂

〈abbreviations〉

ACA: anterior cerebral artery , APA: anterior pericallosal artery, ICA: internal carotid artery, LMA: leptomeningeal anastomosis, MCA: middle cerebral artery, PCA: posterior cerebral artery, PPA: posterior pericallosal artery

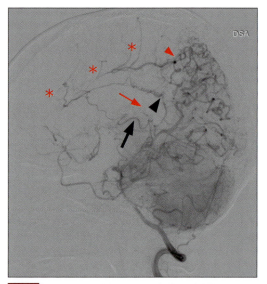 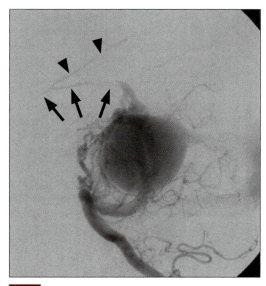

Fig.1 もやもや病（自験例）．左椎骨動脈撮影・側面像	Fig.2 ガレン大静脈瘤（choroidal type）

Fig.1: Superior parietal arteryからLMAを介してcallosomarginal arteryが逆行性に描出されている（▶）． ＊はDorsal fin sign． Parieto-occipital arteryからPPAを介して(anterior) pericallosal arteryが逆行性に描出される（▶）． Lateral posterior choroidal artery（➡）． Medial posterior choroidal arteryからmidline septal transcallosal arterial branchesを経由して(anterior) pericallosal arteryが描出される（➡）． ➡：medial posterior choroidal artery, transseptal artery経由でAPAが抽出される． ➡：lateral posterior choroidal artery，▶：LMAにてcallosomarginal artery，▶：parieto-occipital a．からPPA→APA．

Fig.2: 左椎骨動脈撮影・側面像．ACAの末梢がPPA（➡）から逆行性に描出されている．▶はDorsal fin sign．

（文献9より認可を得て転載）

後頭動脈に連続する[12]．

血管撮影でPPAから逆行性にAPAが描出される場合，internal parietal arteryなどのAPAの分枝が，横から見た魚の背びれのように急峻に前から後上方へ向かうように描出され，dorsal fin signと称される[9]．

ACAとPCAのLMA

LMAは，①ACAとMCA，②MCAとPCA，③ACAとPCA，④左右のACAの吻合に分類される[14]．ACAとPCAの吻合は，ACAのprecuneal branchあるいはposterior callosal branchとPCAのparieto-occipital branch間のend-to end anastomosis[14]（sulcus parieto-occipitalisのanterior lipの高さで，precuneusのposterior indentation部において吻合する[15]）と，candelabra anastomosisからなる[4, 16]．

Choroidal systemを介した吻合

発生初期の原始ICAは，cranial divisionとcaudal divisionに分かれる．Cranial divisionの medial olfactory arteryからACAが，lateral olfactory arteryから前脈絡叢動脈が分岐する． ACAと前脈絡叢動脈のchoroidal branchは末梢でchoroidal arcadeを作り，choroid plexusを栄養してMonro孔で吻合する．前脈絡叢動脈からの皮質枝は，P2遠位部へ移行し（distal annexation），近位遺残部が前脈絡叢動脈となる． Caudal divisionから後脈絡叢動脈は分岐し脳室内で両者のchoroidal branchは吻合する[9]．

Limbic arterial arch

原始ICAのcranial divisionの枝であるACAのtelencephalic branchと，前脈絡叢動脈のtelencephalic branchとの間に形成される吻合で，limbic systemに沿って走行する動脈輪である． Primary limbic archは前脈絡叢動脈がlimbic systemに沿ってACAの末梢と吻合する場合で，secondary limbic archは後脈絡叢動脈やPPAのtelencephalic branchがACAの末梢と吻合する場合である[9]．小児もやもや病の患児のsuperselective angiographyにて，medial posterior choroidal arteryの末梢枝がMonro孔のレベルでmidline septal transcallosal arterial branchesを経由してAPAへ吻合することが確認された[17]（Fig. 1）．

脳血管撮影上，1.8～2.3％において前脈絡叢動脈がPCAのparieto-occipital branchやinferior temporal branchなど皮質領域を栄養することがある[18]．

脳血管内治療における重要性

　もやもや病やガレン大静脈瘤では，ACA末梢部がPPAなどPCAのtelencephalic branchを介して描出されることがある（**Fig. 1, 2**）．ガレン大静脈瘤はくも膜下腔にある脈絡叢の動静脈瘻であるため，必ずchoroidal arteryが栄養動脈になっている．Primary limbic archや，secondary limbic archがガレン大静脈瘤の栄養動脈になっていることが多い[19]．LMAの存在は，もやもや病などの慢性閉塞性疾患における血流対償機能として臨床的に重要である．

　急性閉塞性脳血管障害時のLMAの機能や，個々の症例における血流代償機能の予測は明らかになっていない[6]．

　急性期脳塞栓症において前脈絡叢動脈がPCAの一部を栄養している場合，ICA撮影，椎骨動脈撮影両者から虚血領域を観察する必要がある．MRAは両動脈の関係の理解に有用である[9]．

文　献

1) 坂田修治, 他. 第9回微小脳神経外科解剖セミナー講演集. 1996, pp41-9
2) Marinkovic SV, et al. 第6回微小脳神経外科解剖セミナー講演集. 1993, pp77-85
3) Zeal AA, et al. J Neurosurg 48: 534-59, 1978
4) Türe U, et al. Neurosurgery 39: 1075-85, 1996
5) Fujii K, et al. J Neurosurg 52: 165-88, 1980
6) 東登志夫. Leptomeningeal Anastomosis. Niche Neuro-Angiology conference 2013
7) Lasjaunias P, et al. Surgical Neuroangiography. 2nd ed.1. 2001, pp549-62, pp578-80, pp596-629
8) Van der Zwan A, et al. J Neurosurg 77: 927-40, 1992
9) 小宮山雅樹. 詳細版 脳脊髄血管の機能解剖. メディカ出版, 2011, pp226-41, pp320-2
10) 山本勇夫, 他. 第5回微小脳神経外科解剖セミナー講演集. 1992, pp139-51
11) Kahilogullari G, et al. Clinical Anat 26: 675-81, 2013
12) Kakou M, et al. J Neurosurg 93: 667-75, 2000
13) Malobabic S, et al. Anat Anz 169: 125-30, 1989
14) Vander Eeecken HM, et al. J Neuropathol Exp Neurol 12: 132-57, 1953
15) Van den Bergh, et al. Progress in brain research. vol. 30. 1968, pp1-26
16) Brozici M, et al. Stroke 34: 2750-62, 2003
17) Baltsavias G, et al. Interv Neuroradiol 20: 403-12, 2014
18) Komiyama M, et al. Interv Neuroradiol 30: 313-16, 2002
19) 小宮山雅樹. 神経脈管学. メディカ出版, 2012, pp159-79

Historical Review ❶
神経血管解剖学の発展（Pierre Lasjauniasの功績）

飯塚 有応

経 歴

Pierre Louis Lasjaunias先生（**Fig.1**）は，1948年7月15日パリ生まれである．パリ大学を卒業され，研修後に解剖学を専攻された．Jacqueline Viguard教授の元で神経放射線学を勉強された後，ビセットル病院の神経放射線科Dominic Doyon教授の元で，血管造影による神経放射線診断と血管内治療部門を開設された．

1989年には解剖学の位でパリ大学の教授になられている．発生学と微小機能解剖に基づく血管内治療で，血管腫や血管奇形，外頚動脈領域および頭蓋内脳血管病変，脊髄血管病変，そして新生児小児の先天性血管奇形にまで幅広く非侵襲的血管内治療を展開された．血管内治療が登場する前の外科的治療と異なり，血管内より病変を治療する手法は画期的であった．非侵襲性と高い治癒率はその地位を不動のものとし，現在に至っている．その業績は膨大でありすべてを記すことは不可能であるが，代表的な事項を紹介する．

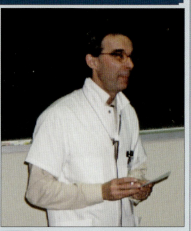

Fig.1 Pierre Lasjaunias先生

主な業績

ガレン大静脈瘤や先天性硬膜動静脈瘻に代表される小児血管奇形を発生学的解析と独自の観点から診断，治療した．胎生期に脈絡動脈短絡が生じ，ガレン静脈の発生を遅延し，ガレン静脈の前駆体である間脳正中静脈が遺残拡張した奇形と，軟膜動静脈短絡の導出路であるガレン静脈が2次的拡張をきたした病態を区別した．新生児科や麻酔科医などとの協力医療体制を構築したことも素晴らしく，各部門の医師を統括し，困難な疾患の治療を次々と遂行していった．

その治療成績は驚愕に値し，わずか300gに満たない小さな患児を救命，正常の発育を得ることを可能とした．その治療成績は周知となり，ビセットル病院は欧州での中心的治療施設となった．その仕事は今でも多くの論文を介して知ることができる．Lasjaunias先生が生涯で治療に関与したガレン大静脈瘤患児は500症例に及んだ[1, 2]．

脳動静脈奇形の医療においては，選択的血管造影所見の解析を基に，主病変である動静脈短絡部の閉塞を優先し，血行動態的負荷により2次的に生じた血流依存発生動脈瘤や静脈瘤の治療を見送ることを解き，出血症例の出血源である偽動脈瘤の閉塞を強調した．軟膜動静脈奇形の選択的局所塞栓治療，部分的塞栓治療の概念はそれまでの外科的治療と大きく異なる治療概念であった．硬膜動静脈瘻でさえ，経静脈的ではなく経動脈的塞栓術を重視したことも強調される[3, 4]．

脊髄動静脈奇形の治療においても病態の解明に基づき治療終点を定め，数多くの症例を治療した．ビセットル病院には常時大量の脊髄専用のマイクロカテーテルとガイドワイヤーが準備されていた．1980年代は今と比べて血管内治療用の器具が乏しい時代であった．オリジナルの治療器具を開発され，多くの治療を接着性液体塞栓物質（N-butyl cyanoacrylate）を主に用いて恒久性治療効果を得たことも特異的である[5, 6]．

おわりに

Lasjaunias先生は，神経放射線領域血管内治療のパイオニアとしてご活躍されている最中，突然2008年7月1日に心不全のため，59歳で逝去された．パリ第11大学Kremlin-Bicetre病院の神経放射線主任教授であり，World Federation of Interventional and Therapeutic Neuroradiologyの会長であった．

没後10年が過ぎた．血管内治療はこの間，放射線診断機器の発達や血管内治療器具の開発，遺伝子診断学の進歩などに後押しされ，驚くべき発展を遂げている．いま振り返れば，中枢神経系領域の血管内治療においてLasjaunias先生の功績は不動の本幹を築いたと評価して間違いではないであろう．弟子の1人として，Lasjaunias先生に教えを得る機会を持てた幸運に感謝し，心底よりご冥福をお祈り申し上げる．

文 献

1) Lasjaunias P, et al. Surgical Neuroangiography. 2nd ed. 3. Springer, 2004
2) Lasjaunias P, et al. Vascular Diseases in Neonates, Infants and Children. Springer, 1997
3) Lasjaunias P, et al. Surgical Neuroangiography. 2nd ed. 2.1, 2.2. Springer, 2004
4) Lasjaunias P, et al: Surgical Neuroangiography. 4. Springer, 1992
5) Lasjaunias P, et al: Surgical Neuroangiography. 3. Springer, 1990
6) Lasjaunias P, et al: Surgical Neuroangiography. 5. Springer, 1992

③ 病態発生学：血管奇形の発生
治療上知っておくべき遺伝子異常と病態

A. 脳動静脈奇形
①HHT（Osler-Weber-Rendu病），Metameric症候群

片山 正輝

基礎知識

脳の血管奇形は，McCormickが病理学的に①毛細血管拡張症（telangiectasia），②海綿状血管奇形（cavernous malformation, cavernous angioma），③静脈奇形（DVA, venous malformation, venous angioma），④脳動静脈奇形（AVM），⑤Varixの5分類を提唱しているが，現在は"Varix"の代わりに⑤硬膜動静脈瘻（dAVF）を加えた5分類が一般的である（**Table 1**）[1, 2]．複数分類の併存や移行型と考えられる症例も存在する[3]．臨床的には，血行力学的要素（flowとAV shunt）を加味した評価が必要である．

血管の発生は，遺伝的にプログラムされた脈管形成（vasculogenesis），血管新生（angiogenesis），remodeling, apoptosisと進行する．血管病変は，ある時期に一次要因（primary or causative trigger）により病変を形成し，次の二次要因（secondary or revealing trigger）までの間（latent period），形態は正常の状態を保つ（dormant defect）．一次要因と二次要因までの期間は疾患や個体によって異なる[4, 5]．

体表・軟部の血管腫・血管奇形 vascular anomalyでは，ISSVA分類により，vascular tumors（血管原性腫瘍）とvascular anomalies（血管奇形）に分類されている[6, 7]．血管原性腫瘍は細胞（主に内皮）の過形成によって発育するが，血管奇形は血管内皮の細胞増殖に乏しく，形態形成の局所的異常で，脈管形成を制御する経路の機能障害により引き起こされたと考えられる．血管奇形は腫瘍性病変のように増殖はせず，身体の成長に比例して増大するのみである．稀に経験する増大する脳血管奇形は，顕在化していない遺伝子異常（dormant defect）の顕在化，虚血や血栓化への反応であるhigh-flow angiopathyやsecondary angiogenesisなど周辺部の変化が原因である[4, 5]．

AVMは，胎生4-8週の胚発生（embryogenesis）障害に起因するとされている．出生前あるいは出生時に診断されるとは限らず，成長してから診断されることもあり[8, 9]，血行動態はstaticではなくdynamicに変化すると考えられる[3]．したがって出生時に病変形成が完成しているわけではなく，出生後に病変が形成されることもある[5, 10]．

脳血管奇形の遺伝子
遺伝性出血性毛細血管拡張症（HHT）

指定難病で，遺伝性出血性末梢血管拡張症，Osler-Weber-Rendu disease，オスラー病とも

Table 1 脳の血管奇形分類

①毛細血管拡張症（telangiectasia）
②海綿状血管奇形（cavernous malformation, cavernous angioma）
③静脈奇形（developmental venous anomaly, venous malformation, venous angioma）
④脳動静脈奇形（AVM）
⑤硬膜動静脈瘻（dAVF）

〈abbreviations〉

ALK 1 : activin receptor-like kinase 1，AV shunt: arteriovenous shunt, AVM: arteriovenous malformation, BMP: bone morphogenetic protein, CAMS: cerebrofacial arteriovenous metameric syndrome, CM: capillary malformation, CVM: capillary vascular malformation, CVMS: cerebrofacial venous metameric syndrome, dAVF: dural arteriovenous fistula, DVA: developmental venous anomaly, ENG: endoglin, HHT: hereditary hemorrhagic telangiectasia, ISSVA: The International Society for Study of Vascular Anomalies, JP: juvenile polyposis, SAMS: spinal arteriovenous metameric syndorome, TGF-β: Transforming growth factor β

Ⅰ 解剖学

Table 2	オスラー病(遺伝性出血性末梢血管拡張症)の診断基準(The Curaçao Criteria)

①鼻出血:自然かつ反復性
②末梢血管拡張症:口唇,口腔,手指,鼻の複数部位
③内臓病変:胃腸末梢血管拡張(出血の有無を問わない),肺・脳・肝・脊髄の動静脈奇形
④家族歴:HHTと診断されている一親等の血縁者

確診(Definite):3項目以上あり,疑診(Possible or suspected):2項目あり,可能性が低い(Unlikely):1項目あるいは該当項目なし.
(文献12をもとに作成)

呼ばれる.本邦では,5,000〜8,000人に1人の有病率である[11].

診断基準

HHTの古典的な三徴は,鼻出血,毛細血管拡張病変,家族歴である.HHTの臨床的診断基準はThe Curaçao criteriaと呼ばれ,以下の4項目,①繰り返す鼻出血,②粘膜・皮膚の毛細血管拡張病変,③肺,脳・脊髄,肝臓,消化管などの動静脈奇形,④一親等内の近親者がHHTである.これら4項目のうち,3項目以上あると確診,2項目で疑診,1項目以下では可能性は低いとされる[12].症状を呈するのはある程度の年齢に達してからであり,小児や若年ではHHTの遺伝子のcarrierであっても無症状ということが多い.消化管の血管奇形は,毛細血管拡張であるが,項目②ではなく項目③に入れる[12-14](Table 2).

遺伝子変異

常染色体優性遺伝で,ENG(endoglin)遺伝子の変異による場合をHHT1,ALK1遺伝子の変異による場合をHHT2と分類する.ENG遺伝子は第9染色体(9q33-34)に[15],ALK1遺伝子は第12染色体(12q11-14)にある[16].ENGとALK1はTGF-β/BMPシグナルカスケードに属し,主に血管内皮細胞に発現,TGF-β1と結合し血管新生やremodelingに影響する.ENG,ALK1もしくは,TGF-β receptorのいずれかを欠いたマウスでは,血管新生が障害されて胎生期に心血管形成不全のため死亡する[17].ヘテロ接合体マウスは生存し,出血,AVM発生,毛細血管・細動脈の形態異常,血管内皮細胞の配列異常が確認される[17-19].ENGの不完全発現が,細動脈から毛細血管,細静脈に及ぶ血管拡張をきたした結果,動静脈短絡,脳血管奇形が発生すると考えられる[20].HHTの約90%がHHT1またはHHT2であるが,遺伝子変異が未知の患者もいる.HHT1,HHT2いずれの遺伝子変異においても,多様な変異の種類(deletion, insertion, missense mutation, splice site change)が認められている.HHT1とHHT2の浸透率(遺伝子の異常を持っている場合に実際に発病する率)は40歳までに100%近くなる.肺動静脈奇形と脳動静脈奇形はHHT1に多く,肝動静脈奇形はHHT2に多い.消化管の毛細血管拡張病変は,HHT1とHHT2の間で差がない.臨床的には,HHT1のほうがHHT2よりも鼻出血や毛細血管拡張がより早期に顕在化し重症である[21].肺動静脈瘻は20〜40%に認められ,右→左シャントが脳膿瘍や脳梗塞の原因となる[5, 13].若年性ポリポーシスjuvenile polyposis(JP)/HHT複合症候群(JPHT)は第18染色体(18q)のSMAD4遺伝子の変異による[22].また遺伝子変異は分かっていないが,第5染色体(5q)にlocusがあり肺病変の多いHHT3,第7染色体(7p)の異常とされ鼻血や毛細血管拡張の症状があまりないHHT4も報告されている.肺高血圧症とHHTの両者の臨床症状を呈する第2染色体(2q33)のBMPRIIの遺伝子変異も知られている.

脳血管奇形

HHTにおける脳血管奇形は以下の3つの型に分類できる.①動静脈瘻arteriovenous fistula(fistulous type AVM)12%,②ナイダスを伴う動静脈奇形(nidus type AVM)43%,③動静脈シャントを伴わない毛細血管奇形(CVM)61%[23].44%において多発脳血管奇形を認めたが,遺伝型との関連はない[23].

脳動静脈奇形

脳動静脈奇形はHHTの約10%に認められる.HHTに合併した脳AVMの年間出血率は0.36〜0.56%で孤発性の脳AVMに比し出血率は低い[24].通常の孤発性AVMと比較して多発性AVMが50%と多く,孤発性の0.7〜3%と比べると非常に頻度が高い[25].サイズは1cm以下のmicro AVMか1〜3cmのsmall AVMがほとんどで3cm以上のものは少ない.脳表に多く,流出静脈も表在性であることが多い.Micro AVMにはnidusを有するタイプと毛細血管塊のようなcapillary vascular typeがあり,後者は出血することは稀と考えられている.HHTの

97

1％に脊髄血管奇形が合併し，静脈瘤を伴った傍髄質動静脈奇形（瘻）が多い[14]．

CM-AVM

皮膚の多発性CMの約30％で，頭蓋内，脊髄，顔面，四肢のAVM，AVFを合併し[3, 26, 27]，CM-AVMと呼ぶ．CM-AVMは，常染色体優性遺伝でRASA 1遺伝子（5 q13-22），EPHB 4の変異が認められる[5, 26-28]．RASA1遺伝子の変異には，Parkes Weber syndromeやガレン大静脈瘤の合併も報告されている[29]．Parkes Weber syndromeは，患肢の骨軟部組織肥大とその部位の皮膚のCM，皮下および筋肉内のmultiple micro-AVFを特徴とする[29]．Parkes Weber syndromeには，RASA1 mutationが関与する遺伝性と孤発性がある．

140例のCM-AVM中，Parkes Weber syndrome 12%，AVM 19%（頭蓋内AVM 7%）という報告もある．CM-AVMに伴う頭蓋内AVM／AVFはmacrofistulousで生後1年以内に症状を呈することが多い[26, 27]．

Metameric症候群

発生過程で，脳，脊髄・硬膜・椎体骨・筋肉・皮膚は発生学的に体軸方向のunitである体節（somite，metamere）ごとに形成され，それぞれが体軸方向につながって完成する．

脊髄・椎体の各metamereへの血流は，それぞれのsegmental dorsal arteryから供給される．脊髄と椎体の成長には差があるため，体節のレベルは一見，脊髄のほうが高く見える[3]．脊髄神経とそれが分布する体節という観点から，脊髄の単位である31個のmyelomere（脊髄分節）

Side Memo

皮膚病変：毛細血管拡張症（telangiectasia）と毛細血管奇形（CM）

- 毛細血管拡張症は，平滑筋の肥厚を伴ったpost-capillaryの細静脈（venule）の局所拡張である．HHTで認められる．圧迫しても退色しない．
- 毛細血管奇形はport-wine stainとも呼ばれ，拡張した毛細血管に似た血管構造を呈する．円形・楕円形，ピンク，赤，褐色で，通常は1 cmより小さく，全身に多数，ランダムな位置に認められる．圧迫すると退色し，圧迫を解除するとすぐにもとの色に戻る．暗い場所では観察が難しく，明るい場所で観察するのがよい．入浴後の血流増加で明瞭になる．新生児期から認められ，数は年齢とともに増加する．

が組織発生単位（histogenic unit）となると考えられているが，分子生物学的に脊髄を6つの分節に分類する報告もある[30]．

脳はneuromereを組織発生単位として形成されており，例えばAVMの部位もneuromereを単位としている．その境界はHox遺伝子など転写因子の発現境界である．脳の動脈・静脈の基本構築には，脊椎動物に共通な神経管の分節性が関与している．

第4の胚葉と呼ばれる神経堤（neural crest）は，神経管が閉鎖する胎生4週頃に皮膚と神経管に挟まれた領域から目的とする領域に定まったルートを移動する過程で経路にある組織とのinteraction（cross talk）によって将来の運命が決定され，末梢神経系や頭部の間葉組織となる[5, 31]．血管中膜の構築にも神経堤細胞は寄与している．発生初期に同じ神経分節レベル（metamere）にあった中胚葉細胞と神経堤細胞がmigrationの前にsomatic mutationをきたし，同じ分節の異なった部位に複数の血管奇形を形成した場合，metameric症候群と呼ばれる[32]．Metameric syndromeは，頭部と脊髄，動脈性病変（動静脈シャント）と静脈性病変（動静脈シャントのない毛細血管性・静脈性病変）によって分類する．頭部の動脈性病変をCAMS[32]，頭部の静脈性病変をCVMS，脊髄の動脈性病変をSAMSと呼ぶ[3]（**Table 3**）．

CAMSは，脳の部位によってCAMS-1，CAMS-2，CAMS-3に分類される．CAMS-1は，内側前脳に関係し，鼻部・視床下部に病変があり（medial prosencephalic group: hypothalamus and nose），CAMS-2は外側前脳に関与し，上顎・視床・後頭葉に病変があり（lateral prosencephalic group：occipital lobe，thalamus，maxilla），CAMS-3は外側菱脳が関与し，下顎・錐体骨・小脳・橋に病変があるとされる（rhombencephalic group: cerebellum，pons，mandibule）[3]．

SAMSは，脊髄が31分節を持つため理論的には31に細分される．つまりSAMS-1からSAMS-31となる[3, 32]．

Wyburn-Mason症候群

CAMS-2である．Wyburn-Mason症候群は，同じ分節の顔面と脳に動静脈奇形が認められる

Table 3 Metameric syndromeの分類

	動脈性	静脈性
頭部	CAMS	CVMS
脊髄	SAMS	—

Ⅰ 解剖学

症候群で，病変が中脳，網膜，眼窩，視神経，視交叉，視床，視放線，側頭葉，後頭葉など視覚路に沿って存在するのが典型的で，肺，骨の血管奇形を合併する[5, 33-35]．1937年にBonnet-Dechaume-Blanc症候群，1943年にWyburn-Mason症候群として報告された．先天的，非遺伝性，孤発性疾患で，性差，人種差はない．胎生初期の脈管形成不全に起因すると考えられている．頻度は不明であるが，これまで100例ほどの症例報告があるのみである[35]．神経症状は，痙攣発作，頭痛，片麻痺，視力障害，脳神経障害，水頭症と多彩で，中枢神経障害以外の症状は，血尿，喀血，鼻出血である．眼症状は若年で発症することが多く視力障害は重度である．通常，母斑など皮膚症状は伴わない．

✚ Cobb症候群

SAMSである．Cobb症候群は，同じ体節または近接する体節に脊髄動静脈奇形と椎体・傍椎体・硬膜・筋肉・皮膚に血管奇形が認められる．皮膚病変はわずかな色調の変化のみの場合や毛細血管や細静脈奇形（port-wine stain）の場合がある．皮膚・筋肉など軟部組織の病変は血管腫ではなく血管奇形である．1915年にHarvey Williams CushingのレジデントであったStanley Cobbが，対麻痺で発症した8歳男児の背中第9～12肋骨範囲に母斑（naevus）があることから脊髄病変を診断，報告した[36]．脊髄の病変レベル（myelomere）は，該当するsegmental artery（radiculomedullary arteryやradiculopial artery）が発生過程で消失した場合，栄養動脈の高位からだけでは判断できず，脊髄病変や導出静脈から総合的に判断する．

✚ Sturge-Weber症候群

CAMS-3である[37]．Sturge-Weber症候群は，①顔面のCM（port-wine stain），特に三叉神経第1枝領域，体幹，四肢にも認められる，②眼血管症状（choroidal vascular anomaly，牛眼〔buphthalmos〕，半盲，緑内障），③脳血管病変（leptomeningeal angiomatosis）を3徴とする孤発性，先天的な神経皮膚症候群である[38, 39]．Leptomeningeal angiomatosisは顔面のCMの同側頭頂葉，後頭葉に多く，脳表の毛細血管・静脈の閉塞性変化である．脳の毛細血管・静脈性疾患，CVMSとされる．痙攣，stroke-like episode，精神発達遅延を合併する．痙攣は，75～90％の患者に認められ難治性で生後6ヵ月頃から始まる．性差，人種，遺伝的要因はなく，有病率は，20,000～50,000人に1人である[38]．皮膚や脳病変からGNAQ遺伝子のsomatic，mosaic変異が検出されている[40]．GNAQ遺伝子変異が発生過程の比較的遅くに内皮細胞に起これば非症候群性のport-wine stainになり，より早期に種々の細胞や組織になる前駆細胞に起こればSturge-Weber症候群になると考えられる[3]．患側頭部の骨肥厚，顎骨，口腔内軟部組織の肥厚，diploic veinの拡張，患側脳の萎縮，石灰化，脈絡叢の拡大，leptomeningeal angiomatosisによりくも膜下腔が閉塞，深部への蛇行した髄質静脈を認める[3]．

新生児の顔面に"アザ"があるとSturge-Weber症候群と診断がされることが多いが，CM-AVMやPHACE症候群と鑑別する必要がある[5]．

文献

1) McCormick WF. J Neurosurg 24: 807-16, 1966
2) Newton TH. Neuroradiology 1: 71-81, 1970
3) 小宮山雅樹. 神経脈管学. メディカ出版, 2012, pp25-30, 36-41, 327, 330-40, 452-6, 465, 473-82
4) Lasjaunias P. Interv Neuroradiol 3: 275-81, 1997
5) 小宮山雅樹. No Shinkei Geka 45: 103-15, 2017
6) http://www.issva.org/UserFiles/file/Classifications-2014-Final.pdf（2018年5月30日閲覧）
7) http://www.marianna-u.ac.jp/va/files/vascular%20anomalies%20practice%20guideline%202017.pdf#view=FitV（2018年5月30日閲覧）
8) Leblanc GG, et al. Stroke 40: e694-e702, 2009
9) Garretson H. Intracranial arteriovenous malformations (Pabaney AH, et al (eds). Neurosurgery. New York, NY, McGraw-Hill, 1996)
10) 小宮山雅樹. 脳外誌 20: 4-11, 2011
11) Andrejecsk JW, et al. Angiogenesis, 2017 DOI 10.1007/s10456-017-9585-2（HHT2017 executive summary）
12) Shovlin CL, et al. Am J Med Genet 91: 66-67, 2000
13) 小宮山雅樹. 遺伝性出血性毛細血管拡張症. 脳卒中の外科 43: 193-200, 2015
14) 小宮山雅樹. 日本臨床 75: 824-9, 2016
15) Shovlin CL, et al. Nature Genet 6: 205-9, 1994
16) Johnson DW, et al. Genome Res 5: 21-8, 1995
17) Srinivasan S, et al. Hum Mol Genet 12: 473-82, 2003
18) Bourdeau A, et al. J Clin Invest 104: 1343-51, 1999
19) Satomi J, et al. Stroke 34: 783-9, 2003
20) Guttmacher AE, et al. N Engl J Med 333: 918-24, 1995
21) Komiyama M, et al. J Hum Genet 59: 37-41, 2014
22) Gallione CJ, et al. Lancet 363: 852-9, 2004
23) Krings, et al. AJNR Am J Neuroraiolol 36: 863-70, 2015
24) Willemse RB, et al. J Neurosurg 92: 779-84, 2000
25) Matsubara S, et al. AJNR Am J Neuroraiolol 21: 1016-20, 2000
26) Thiex R, et al. AJNR 31: 775-9, 2010
27) Eerola I, et al. Am J Hum Genet 73: 1240-9, 2003
28) Amyere M, et al. Circulation 136: 1037-48, 2017
29) Revencu N, et al. Hum Mutat 29: 959-65, 2008
30) Michelle A, et al. J Anat 229: 394-405, 2016
31) Komiyama, Interv Neuroradiol 23: 572-6, 2017
32) Bhattacharya JJ, et al. Interv Neuroradiol 7: 5-17, 2001
33) Wyburn MR. Brain 66: 163-203, 1943
34) Dayani PN, et al. Neuroradiology 49: 445-56, 2007
35) So JM, StatPearls [Internet]. Treasure Island (FL) : StatPearls Publishing; 2018
36) Cobb S. Ann Surg 65: 641-9, 1915
37) Ramli N. Neuroradiology 45: 687-90, 2003
38) Comi AM. Lymphat Res Biol 5: 257-64, 2007
39) Higueros E, Actas Dermosifiliogr 108: 407-17, 2017
40) Shirley MD, et al. New Eng J Med 368: 1971-9, 2013

③ 病態発生学：血管奇形の発生
治療上知っておくべき遺伝子異常と病態

B. Cerebral proliferative angiopathy

前川 秀継

疾患概念

Cerebral proliferative angiopathy (CPA) は脳動静脈奇形 (AVM) とは異なる画像的・臨床的特徴を示す病変として，Lasjauniasらにより提唱された[1,2]．

AVMと似た画像所見を呈するが，CPAに特徴的な所見として活発な血管新生（毛細血管の増生，硬膜動脈からの病変・脳への血流供給，feederの狭窄），広範囲に及ぶ毛細血管拡張，動静脈シャント量は少ない，病変内の脳組織の介在，が挙げられた．彼らが報告したcase seriesでは1,434例のAVMのうち49例（3.4％）がCPAに再分類された[1]．その病態は慢性的な虚血に対する反応性の血管新生で，動静脈シャントを主体とするAVMとは異なると考えられている．脳血管内治療の適応となることは稀であるが，AVMとは異なった治療を要するとされる．

臨床像

前述のcase seriesによると，若年女性に多く（67％が女性，平均22歳），痙攣（45％）や耐え難い頭痛（41％），神経脱落症状（脳卒中様症状・一過性脳虚血発作〔TIA〕・その他：16％）で発症することが多い．出血は少ないが（12％），出血すれば繰り返すことが多い（67％）[1]．経時的に病変は拡大・進行し，神経症状は徐々に悪化する[3-5]．これらの点が典型的なAVMとは異なる．病変拡大に伴う虚血症状の悪化，出血の合併により神経症状も悪化し長期的予後は不良であるとされている．出血による死亡例の報告もある[1,6]．

画像所見

MRI

初期には脳表および脳実質内に細かいflow voidの増生が見られるが，dominant feederや高度に拡張した流出静脈（draining vein）は見られない．病変内に介在する脳組織が認められる（**Fig. 1A**）．経時的に増生したflow voidの範囲は拡大し，増生した血管およびその領域の静脈も拡張する[3,5]．

一般的に急性期虚血性変化は見られないとされるが[1]，脳梗塞により死亡した症例も報告されている[2]．病変内の脳組織は「正常」とされているが，多くの症例でT2高信号を呈し，進行例では脳萎縮も見られ，虚血性変化を示しているものと考えられる．病変側の脳腫脹が見られる症例もあり，これはhyperemiaを示唆しているかもしれない．造影MRIでは病変の血管が造影されることが多く，病変内の血流が遅いことを反映している．病変内の脳実質が造影されることもあり，新生血管における血液脳関門の異常を示唆するとされる[1]．

脳血管撮影

Dominant feederはなく，病変の領域の複数のfeederが同程度に拡張し病変に関与している．feederの拡張は軽度で血流依存性動脈瘤（flow-related aneurysm）は見られない．広範囲にわたる拡張した毛細血管の増生により，毛細血管の通過時間が短縮し，機能的なslow flowの動静脈シャントとなる．病変の大きさに比べdrainerの拡張は軽度で流出静脈の早期描出は認められないことが多いとされるが[1]，過去にCPAとして報告された症例の大部分で静脈早期描出が見られる[1,3,5]．その一方で病変内の造影剤の停滞も認められる（**Fig. 1B**）．

経時的な病変の進行に伴って病変全体の動静脈シャント量は増加し，静脈の拡張が目立つ

〈abbreviations〉

AVM: arteriovenous malformation, DVA: developmental venous anomaly, EDAS: encephalo-duro-arterio-synangiosis, TIA: transient ischemic attacks, VEGF: vascular endothelial growth factor

I 解剖学

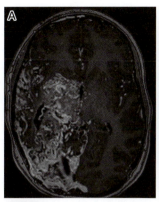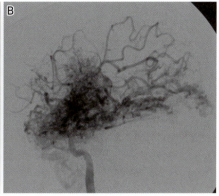

Fig.1 CPA
A：造影MRI，B：脳血管撮影．

ようになる．また，feeder近位部(ICA, M1, A1)の狭窄が見られるようになり(40%)，硬膜動脈からの病変または正常脳への側副血行が発達する(60%)[1]．

脳灌流画像

MR灌流画像では病変部のピーク到達時間はわずかに短縮し，脳血流量は増加しているが，平均通過時間は延長し，脳血液量は病変部で増加している．これは病変のslow flowの動静脈シャントの側面と同時に血流が停滞していることを示唆する．病変から離れた部位の皮質あるいは皮質下でも脳血液量は減少，ピーク到達時間は延長し，脳血管反応性の低下も見られ低灌流による脳虚血が広範囲に及んでいると考えられる[1, 7]．PETでは中等度〜重度の低代謝が見られる[8]．これらの所見は，平均通過時間が短縮し，病変周囲でもそれほど重度の低灌流を示さないAVMとは異なる．

鑑別診断

鑑別すべき疾患はAVM，もやもや病，発達静脈異常(DVA)などが挙げられる．AVMとCPAの差異は有意な動静脈シャントの有無である．脳血管撮影の項で述べたとおり，病変の大きさに比較しシャント量が少ないことがCPAの特徴であるとされる．また，CPAでは病変内に脳組織が介在するが[1]，むしろAVMに見られるような典型的なナイダスが存在しないことがAVMとの鑑別では重要かもしれない．もやもや病との鑑別はその特徴的な画像所見と明らかな動静脈シャントを伴わないことによる．DVAでも早期に描出され動静脈シャントを伴うものもあり，これらは周囲に拡張した血管を伴い脳組織が病変内に介在する．DVAに特徴的なcaput medusaの所見を伴う拡張した静脈と，拡張した血管の見られる領域が局所的でDVA周囲に限られていることが鑑別のポイントとなる．

治療

発症様式と脳灌流画像からはCPAでみられる症状は脳虚血によるものと考えられる．したがって出血予防が目的となるAVMとは異なり，CPAでは虚血の改善を目的とした治療が必要となる．脳虚血によるとされる頭痛や痙攣，神経脱落症状に対しては血行再建術(burr hole surgeryやEDAS)を行い，症状の改善が見られ，頭蓋内動脈の狭小化が抑制された[1, 2]．

一方で，血管内治療(塞栓術)でも頭痛，痙攣の改善がみられた．その適応は制御不能な痙攣・耐え難い頭痛のみられる症例に限られる．脳組織が病変内に存在するため，noneloquent areaのみtargetとなるとされる．出血例では病変内に動脈瘤がみられる場合があり，脳血管内治療(targeted embolization)の適応となる．ガンマナイフ治療を行った報告もあるが，効果は限定的であった[4]．抗血管内皮細胞増殖因子(VEGF)抗体ベバシズマブを用いられた1例では有意な効果はみられなかった．

課題と展望

これまでに80例あまりがCPAとして報告されているが，まとまったcase seriesは前述のものに限られる．長期的に追跡された症例の報告はほとんどない．組織学的所見の報告は1例のみである[1]．したがって，CPAについては病態・病理・長期的な予後などまだ不明な点が多く，

101

治療法が確立しているとは言えない.

CPAの診断は画像所見に基づいてなされるが, CPAに特徴的とされた硬膜からの血流供給, feederの狭窄・閉塞はAVMでも見られる[9,10]. Diffuse AVMでは定義上病変内に脳組織が存在するとされる[11]. その他の診断の基準となり得る所見[1]も主観的で曖昧な点があり, CPAとAVMとの鑑別は必ずしも容易ではない.

CPAの病態は慢性的な脳虚血に伴う血管新生であると考えられている[1]. 脳脊髄液中のVEGFなどの血管新生に関与する因子の増加が報告されている[3]. CPAの脳灌流画像は広範囲の脳虚血を示唆するものであり, 病変の進行については脳虚血で説明できるかもしれない. しかし, MRIで異常のみられなかった部位にCPAが発生した報告もあり[3], 脳虚血がCPAの発生に関与するのか, そうであれば先行する脳虚血の原因が何なのかは不明である.

CPAにおける出血は血管形成(angiogenesis)により形成された脆弱な新生血管からの出血と考えられており[1], もやもや病における出血の機序と類似している. もやもや病での出血は小児で少なく成人で多い[12]のと同様に, CPAでも出血が見られるまでに時間がかかる可能性がある. 過去の報告では観察期間が短いことでCPAの出血の頻度が過小評価されているのかもしれない. もやもや病に対する血行再建術は再出血を抑制する[12]. CPAに対する血行再建術も同様に病変の進行を抑制することで出血の予防にも効果がある可能性がある. さらなる研究, 症例の蓄積によりCPAの病態の解明が進み, 治療が確立されることが望まれる.

文 献

1) Lasjaunias PL, et al. Stroke 39: 878-85, 2008
2) Lasjaunias P, et al. Surgical Neuroangiography (Berlin) 3: Springer verlag, 2006
3) Marks MP, et al. J Neurointerv Surg 4: e25, 2012
4) Hong KS, et al. J Neurol Neurosurg Psychiatry 81: 36-7, 2010
5) Kono K, et al. J Neurosurg 121: 1411-5, 2014
6) Maekawa H, et al. Interv Neuroradiol 18: 309-13, 2012
7) Fierstra J, et al. J Neurosurg Pediatr 8: 310-5, 2011
8) Kolderman SE, et al. Eur J Nucl Med Mol Imaging 41: 810, 2014
9) Soderman M, et al. AJNR Am J Neuroradiol 23: 1295-300, 2002
10) Enam SA, et al. Neurosurgery 45: 1105-11, 1999
11) Chin LS, et al. Neurosurgery 31: 863-8, 1992
12) Miyamoto S, et al. Stroke 45: 1415-21, 2014

Ⅰ 解剖学

3 病態発生学：血管奇形の発生
治療上知っておくべき遺伝子異常と病態

C. 血管性病変，血管腫
①もやもや病

宮脇 哲／斉藤 延人

基礎知識

もやもや病の主たる病態は，両側の内頚動脈終末部の慢性進行性狭窄であり，側副路として脳底部に発達・形成される異常血管網（もやもや血管）を特徴とする疾患である[1]．もやもや病は本邦よりその概念が成立した．診断基準として明文化されたものはこれまで本邦より報告されてきた[2]．また2015年に，厚生労働科学研究費補助金難治性疾患克服事業もやもや病（ウィリス動脈輪閉塞症）における病態・治療に関する研究班により診断基準が若干修正された（**Table 1**）[3]．
もやもや病の診断基準を簡潔にまとめると以下のとおりとなる．
1．内頚動脈の終末部の進行性の狭窄病変と側副血行路としての大脳基底核におけるもやもや血管の発達を認めること．
2．動脈狭窄をきたす基礎疾患（①動脈硬化，②自己免疫疾患，③髄膜炎，④脳腫瘍，⑤ダウン症候群，⑥フォンレックリングハウゼン病，⑦頭部外傷，⑧頭部放射線照射後の脳血管病変，⑨その他）が存在しないこと．

片側にのみ狭窄所見が見られるものはこれまでの診断基準においては，もやもや病確実例とは区別されてきた．しかしながら2015年の診断基準の改訂において，「片側病変の場合，特に成人例では，動脈硬化性病変等との鑑別を目的に診断基準では脳血管造影を要するとした」という記載になり，脳血管造影にてもやもや血管が証明されることを条件に「片側もやもや病」も，もやもや病確実例に含まれることとなった．また，自己免疫疾患や頭部放射線治療後などの基礎疾患を有する場合は「類もやもや病」という診断となる．

もやもや病は日本，韓国および中国など東アジア系集団において頻度が高いという発症の集団差や家族性発症の多さ（日本人の約15％）から，遺伝要因の関与が疑われてきた．そして近年，もやもや病の感受性遺伝子として17q25.3に存在する*RNF213*が同定された[4, 5]．*RNF213*の変異の中でも，ただ1つのミスセンス変異が日本をはじめとした東アジアの人種において，もやもや病（家族性，孤発性の両方）に強い関連があることが明らかとなった．

その変異は，c.14576G > A，p.R4859K（rs112735431）である．この変異は*RNF213*の4859番目のアルギニンがリシンに変わるミスセンス変異である．日本人のもやもや病発症者の約80％がこの変異を有していることが報告されている．

ほとんどの発症者がheterozygousの変異を有しており，一部はhomozygousの変異を有している．Homozygousの変異が重症化や低年齢での発症に関連しているという報告がある[6]．この変異は日本人の健常者においても2％程度存在する一方で，ヨーロッパ系集団においてはこの変異はほとんど認められないという地域差が報告されている．すなわちこの変異の頻度の地域差が，アジア系集団にもやもや病の発症が多いという地域差を説明する遺伝的要因であると考えられている．

解剖の詳細

もやもや病の解剖学的な特徴は，その狭窄病変が内頚動脈終末部周辺に限定される点にある．その詳細なメカニズムは不明な点が多いが，発生学的な検討が示唆を与えてくれる．

発生学的に検討すると，内頚動脈はprimitive internal carotid arteryより派生するが，その血管平滑筋はNeural Crest由来と考えられている．一方で椎骨脳底動脈は腹側縦走動脈（ventral longitudinal artery）から派生するが，その血管平滑筋は中胚葉由来である[7, 8]．脳血管のこうした血管発生の違いが，もやもや病の発症に関与している可能性がある．なお，もやもや病には後大脳動脈の狭窄が合併することが

103

Table 1 もやもや病の新診断基準

＜診断基準＞

1. 診断上，脳血管造影などの画像診断は必須であり，少なくとも次の所見がある．
   - ①頭蓋内内頚動脈終末部を中心とした領域に狭窄または閉塞がみられる．
   - ②もやもや血管（異常血管網）が動脈相においてみられる．
2. もやもや病（ウィリス動脈輪閉塞症）は原因不明の疾患であり，下記に伴う類似の脳血管病変は除外する．
   - ①動脈硬化が原因と考えられる内頚動脈閉塞性病変／②自己免疫疾患／③髄膜炎／④脳腫瘍／⑤ダウン症候群／⑥フォンレックリングハウゼン病／⑦頭部外傷／⑧頭部放射線照射の既往／⑨その他

【画像診断法】

1. もやもや病（ウィリス動脈輪閉塞症）の確定診断に脳血管造影は必須である．特に，片側性病変や動脈硬化を合併する病変の場合には脳血管造影を行うことが必須である．
2. ただし，MRIでは1.5T以上（3.0Tではさらに有用）の静磁場強度の機種を用いたTOF (Time of Flight) 法により，以下の所見を見た場合には，Definite（確定診断）としてよい．
   - ①MRAで頭蓋内内頚動脈終末部に狭窄または閉塞がみられる．
   - ②MRAで大脳基底核部に異常血管網がみられる．

注：MRI上，大脳基底部に少なくとも一側で2つ以上の明らかなflow voidを認める場合，もやもや血管（異常血管網）と判定してよい．
〈注釈〉
現在，もやもや病の診断は脳血管の形態学的変化に基づいて行われている．片側病変の場合，特に成人例では，動脈硬化性病変等との鑑別を目的に診断基準では脳血管造影を要するとした．一方，もやもや病の家族内発症が多い患者に診断基準に合致しない脳血管変化を有する症例をしばしば経験する．今後，画像，血液検体等からなる各種バイオマーカーにより発症要因に基づいた客観的分類ができる可能性はある．これらの点を考慮し，臨床個人調査票には診断として「1. 両側型，2. 片側型，3. 疑われるが診断基準に該当しない例」の3項目を設けた．
（難病情報センターホームページより http://www.nanbyou.or.jp/）

知られているが，後大脳動脈もまたprimitive internal carotid artery由来である．後大脳動脈のP1部はprimitive internal carotid arteryの尾側枝から発生し，また後大脳動脈のP2-P4部は，前脈絡叢動脈の皮質枝がP1以降に発生過程で移行される[9]．

昨今の画像解析技術の発展により，動脈の外径・血管壁に着目した研究が増えてきている．MRI 3D CISS imagingによるもやもや病の血管評価が行われており，もやもや病においては狭窄血管の外径が縮小するリモデリング，いわゆるnegative remodelingが生じているという報告が相次いでいる[10, 11]．Wall imagingに着目した報告も散見されるようになってきている[12]．もやもや病の特徴的な外径・血管壁の画像解析手法の確立が正確なもやもや病の診断につながる可能性がある．

JAM (Japan Adult Moyamoya) Trialは，「出血型もやもや病にバイパス手術は有効か」というclinical questionを明らかにするための前向き多施設共同研究である[13]．JAM Trialにおいては，基底核出血に代表される前方出血群と視床出血や側脳室三角部に代表される後方出血群が手術群と非手術群で均等になるようにrandomizeされ，それに基づいて層別化解析もなされていることから，前方出血群と後方出血群の自然歴やバイパス術の治療効果という点に関して新しい知見をもたらしている．

JAM Trialの結果は，再出血を不良イベントの発症率が手術群で有意に低いことを示したと同時に，後方出血群では前方出血群に比べ非手術群の予後が有意に不良であること，さらにはバイパス術の効果も後方出血群で有意に高いことが示された[14, 15]．またさらなる解析により，もやもや血管をレンズ核吻合（lenticulostriate anastomosis），視床吻合（thalamic anastomosis），脈絡膜吻合（choroidal anastomosis）に分類したところ，後方出血群においてはchoroidal anastomosisの関与が大きいことが示された[16]．この結果は後方出血群がバイパス術により適した群である可能性を示唆している．また，もやもや病において，basalなもやもや血管が，髄質動脈と「脳室周囲吻合（periventricular anastomosis）」と呼ばれるanastomosisを介して吻合を持つことが示され，そうした吻合を持つものにおいて，有意に出血の発症が多いことが示され，さらなる解析が期待される[16]．

脳血管内治療における重要性

もやもや病を対象とした脳血管内治療としては狭窄部に対するバルーン拡張やステント留置といった血管形成術，そしてもやもや血管と呼ばれる発達した穿通枝に発生する真性・仮性動脈瘤に対する塞栓術が挙げられる．穿通枝に発生した動脈瘤に対する塞栓術に関しては，再出血予防に効果があることが示されている[17]．血管形成に関しては動脈硬化性の狭窄病変と異な

Ⅰ 解剖学

り，もやもや病の主幹動脈の狭窄病変に対しては血管破裂などの危険性もあり，その有効性は示されていない[18]．

実際の臨床の場においては，一般的なアテローム硬化性の頭蓋内主幹動脈狭窄ともやもや病を明確に診断することが困難な場合がある．特に高齢者においては，頭蓋内主幹動脈にある程度，動脈硬化性の変化を生じるため，高齢になって偶発的に発見された頭蓋内主幹動脈の狭窄・閉塞病変はもやもや病なのか，動脈硬化性に生じているのかの鑑別がしばしば困難である．

また，家族性発症のもやもや病の家系内において，もやもや病の診断基準を満たさない，片側の病変や，中大脳動脈などの一部の頭蓋内主幹動脈の軽度の狭窄のみを呈する症例が存在することが報告されている[19]．こうした症例はもやもや病の家族歴という事実から考えれば，もやもや病と共通のentityと考えられる．すなわちこうした家族性もやもや病の分析からは，もやもや病という疾患の持つ表現型のスペクトラムは現在の診断基準よりも広いスペクトラムを持つ可能性が示唆される．しかしながら，こうした診断基準を満たさない病変を有する症例は孤発的に発見されれば，もやもや病とは分類されず，多くの場合はアテローム性動脈硬化性の頭蓋内主幹動脈狭窄という診断となってしまう．

もやもや病関連遺伝子変異*RNF213* c.14576G > Aはもやもや病のみならず，片側もやもや病やアテローム性動脈硬化頭蓋内狭窄を含めたさまざまな表現型の頭蓋内主幹動脈狭窄病変に有意に関連していることが明らかとなっている[20-22]．日本や韓国においてはアテローム性動脈硬化と診断された頭蓋内主幹動脈の約25%が*RNF213* c.14576G > Aを有することが報告されている．すなわち，一見は後天的に生じたアテローム性動脈硬化と考えられる頭蓋内主幹動脈狭窄の症例のなかに，もやもや病と共通の遺伝的要因が存在している症例が，ある一定の割合で存在するということである．頭蓋内主幹動脈狭窄の治療に際しては，こうした遺伝的背景の違いが治療効果に影響を与える可能性があり，さらなる検討が必要と考えられる．

文　献

1) Suzuki J, et al. Arch neurol 20: 288-99, 1969
2) Neurol Med Chir (Tokyo) 52: 245-66, 2012
3) 冨永悌二, 他. 脳卒中の外科 46: 1-20, 2018
4) Kamada F, et al. J Hum Genet 56: 34-40, 2011
5) Liu W, et al. PloS one 6: e22542, 2011
6) Miyatake S, et al. Neurology 78: 803-10, 2012
7) Lasjaunias P. Surgical Neuroangiography I Clinical vascular anatomy and variations. 2001, pp1-27
8) Komiyama M. Interv Neuroradiol 9: 39-45, 2003
9) 小宮山雅樹. 神経脈管学. メディカ出版, 2012
10) Kaku Y, et al. Acta Neurochi (Wien) 154: 2151-7, 2012
11) Kuroda S, et al. Neurol Med Chir (Tokyo) 55: 796-804, 2015
12) Ryoo S, et al. Stroke 45: 2457-60, 2014
13) Miyamoto S et al. Neurol Med Chir (Tokyo) 44: 218-9, 2004
14) Miyamoto S, et al. Stroke 45: 1415-21, 2014
15) Takahashi JC, et al. Stroke 47: 37-43, 2016
16) Funaki T, et al. J Neurosurg 128: 777-84, 2018
17) Kim SH, et al. Neurosurgery 65: 1000-4, 2009
18) Gross BA, et al. Neurosurg Rev 37: 579-83, 2014
19) Liu W, et al. Environ Health Prev Med 15: 94-104, 2010
20) Miyawaki S, et al. Stroke 43: 3371-4, 2012
21) Miyawaki S, et al. Stroke 44: 2894-7, 2013
22) Bang OY, et al. PloS one 11: e0156607, 2016

3 病態発生学：血管奇形の発生
治療上知っておくべき遺伝子異常と病態

C. 血管性病変，血管腫
②von Hippel-Lindau, NF1, FMD, PKD

難波 克成

フォンヒッペル・リンドウ（VHL）症候群

基礎知識

VHL症候群は染色体優性遺伝を示す，多発腫瘍症候群の1つである．原因は*VHL*（3p25）遺伝子の変異で，発生頻度は36,000出生あたり1名，新規突然変異は配偶子100万あたり4.4と推定される[1]．良性，悪性のさまざまな腫瘍を発症し，①脳，脊髄，網膜の血管芽腫，②腎嚢胞，腎淡明細胞癌，③褐色細胞腫，膵嚢胞，神経内分泌腫瘍（neuroendocrine tumor），④内耳内リンパ嚢胞腺腫，⑤精巣上体，卵巣索嚢胞，を特徴とする[2]．

臨床診断は，VHL症候群の家族歴のある場合，上記腫瘍が1つ以上存在すれば確定する．家族歴のない場合，2つ以上の血管芽腫，あるいは1つの血管芽腫とその他の腫瘍が1つ以上合併すれば確定する[2,3]．

臨床症状は腫瘍の部位によってさまざまである．脳血管芽腫は小脳に多く，頭痛，嘔吐，失調を呈することがあり，脊髄血管芽腫は疼痛で発症することが多い．網膜血管芽腫はしばしば初発症状となり，失明の原因となる．腎細胞癌はVHL症候群患者の70％に発症し，主要な死因となる．褐色細胞腫は無症候性の場合もあれば，持続性，発作性高血圧症の原因となることもある．膵嚢胞は多くの場合，無症候性である．内耳内リンパ嚢胞腺腫は聴力障害の原因となり，初発症状となり得る．精巣上体嚢胞はしばしば認められるが，両側性以外ではほとんど無症状である．両側性の場合は不妊症の原因となる[2]．

脳血管内治療における重要性

中枢神経血管芽腫に対し，摘出術前の塞栓術を考慮することがある．また，中枢神経血管芽腫に遭遇した場合，VHL症候群の可能性を念頭にスクリーニングを行い，家族歴を聴取することは重要である．

神経線維腫症1型（NF1）

基礎知識

NF1は神経皮膚症候群の1つで，常染色体優性遺伝の形式をとるが，約半数は新規変異例である[4]．原因は*NF1*（17q11.2）遺伝子の変異であり，発生頻度は3,500出生あたり1名と推定される[4]．多発性カフェ・オ・レ斑，腋下や鼠径部の雀斑様色素斑，多発性皮膚神経線維腫および虹彩Lisch結節を特徴とし，罹患者の少なくとも50％は学習障害を呈する．低頻度だが，重大な障害をきたし得るのは蔓状神経線維腫，視神経およびその他中枢神経腫瘍，悪性末梢神経鞘腫瘍，側彎症，脛骨異型性症，血管病変である[5]．Neural crest細胞由来の色素細胞とシュワン細胞がそれぞれカフェ・オ・レ斑，雀斑様色素斑，神経線維腫に関与することから，一種の神経堤障害（neurocristopathy）が想定されている[6]．

診断は臨床所見を基にNational Institutes of Healthより1988年に発表された診断基準[7]を用いる（**Table 1**）．遺伝子診断が必要となることはまれである[5]．

脳血管内治療における重要性

NF1の血管病変には腎動脈，腹部大動脈，肺動脈，頭蓋内動脈の狭窄，coarctation of the aorta，頚動脈異形成などの狭窄性病変が報告される．一方，血管の脆弱性が原因と推定される脳動脈瘤，頭蓋内および頭蓋外血管解離，脊髄脊椎動静脈瘻の合併例も散見される．いずれもNF1との関連については議論が分かれ，解明は今後の課題である．

脳血管内治療を行う際には，血管脆弱性が存在する可能性について認識しておく必要がある．

〈abbreviations〉

FMD: fibromuscular dysplasia, NF1: neurofibromatosis 1, PKD: polycystic kidney disease, TIA: transient ischemic attack, VHL: von Hippel-Lindau

Ⅰ 解剖学

Table 1　NF1の診断基準

以下の所見を2つ以上満たす場合，NF1と診断

1. 6個以上のカフェ・オ・レ斑（思春期前＞5 mm，思春期後＞15 mm）
2. 2つ以上の神経線維腫あるいは1つ以上の蔓状神経線維腫
3. 腋下あるいは鼠径部の雀斑様色素斑
4. 視神経膠腫
5. 2つ以上のLisch結節（虹彩過誤腫）
6. 蝶形骨異型性，脛骨偽関節などの特徴的骨病変
7. 第1度近親者（両親，同胞，子）に上記診断基準を満たすNF1患者が存在

線維筋性異形成（FMD）

基礎知識

FMDは原因不明の動脈壁血管症で，動脈硬化あるいは炎症とは異なる機序で発症する．腎動脈（58％）と頚動脈（32％）に好発し，まれに腹腔，腸間膜，肝，脾，下肢，鎖骨下，冠動脈にも認められる[8, 9]．10％に家族性が認められるが，現在のところ原因は不明である．ごく最近，$YY1AP1$遺伝子との関連が示唆され，今後の解明が期待される[10]．発生頻度は4/1,000と推定され，30〜50歳の女性に多く，男女比は約1：4である[8]．症状は腎血管性高血圧症が最も高頻度で認められる．まれに，その他の動脈狭窄による内臓，四肢虚血症状（疼痛，跛行など）が認められる．組織学的には関与する動脈壁によりintimal，medial，perimedialの3つに分類される[11]．血管撮影所見はmultifocal，tubular，focalの3タイプが認められ，それぞれが混在することもある．Multifocalタイプは80％以上に認められ，特徴的なstring-of-beads所見を示し，media病変との関連性が高い．

診断は超音波，MRA，CTAでスクリーニングされ，血管撮影のstring-of-beads所見で確定診断することが多い．

標準的治療法はなく，降圧療法，経皮的血管形成術が行われる．

脳血管内治療における重要性

頚動脈FMD病変はC1〜2レベルに多く，脳動脈瘤や血管解離を合併することが知られる．頚動脈FMDの7.3％に脳動脈瘤が合併し，頚動脈自然解離の15％にFMDが合併するとされる[12]．このため，頚動脈FMD患者には脳MRAスクリーニングが勧められる．くも膜下出血を生じたり，一過性脳虚血発作（TIA），脳梗塞，Horner症候群の原因となったりする．

症候性頚動脈狭窄には血管形成術，ステント留置術が行われることがあり，破裂脳動脈瘤に対しては脳動脈瘤コイル塞栓術，クリッピング術が行われる．

多発性嚢胞腎（PKD）

基礎知識

PKDは常染色体優性遺伝の形式を示す，遅発性多臓器疾患である．3型が知られ，それぞれPKD1，PKD2，PKD3と名付けられる．原因はそれぞれ$PKD1$（16p13），$PKD2$（4q22），$GANAB$（11q13）遺伝子の変異であり，発生頻度は400から1,000出生あたり1名と推定される[13]．PKD1が85％，PKD2が15％を占め，PKD3は最近報告されたばかりである[14]．多臓器に病変が認められ，①両側性腎嚢胞，②その他臓器嚢胞（肝，精囊，膵，くも膜），③腎外臓器異常（脳動脈瘤，脳血管延長拡張〔dolichoectasia〕，大動脈基部拡張，胸部大動脈解離，僧帽弁逸脱，腹壁ヘルニア）を特徴とする[15]．

臨床診断は，家族歴と超音波検査での腎嚢胞所見に基づき決定される．確定診断に分子遺伝学的検査が必要な場合がある[15]．

症候は嚢胞と腎外臓器異常が原因となるものがある．腎嚢胞は腎機能障害，高血圧症，腎臓痛，腎結石などを起こす．腎不全は60歳までに約50％に生じる．肝嚢胞は通常，無症候性で肝不全に進展することはない．症候性となる場合は，嚢胞による圧迫，合併症，まれな併発病変が原因となる．膵（8％），精囊（男性の40％），くも膜嚢胞（8％）は通常，無症候性である[15]．

腎外臓器病変で重要なのは，脳動脈瘤，他の動脈瘤，dolichoectasia，大動脈基部拡張，大動脈解離，頭頚部動脈解離，心弁膜異常，冠動脈瘤である[16]．

脳血管内治療における重要性

PKDと脳動脈瘤の合併はよく知られ，約10％に生じる[16]．脳動脈瘤の合併頻度は，頭蓋内出血やくも膜下出血の家族歴を有する場合は22％で，ない場合（6％）より高い．脳動脈瘤破裂時の平均年齢は，PKD患者では39歳で，一般（59歳）より若年である．このため，くも膜下出血あるいは脳動脈瘤合併のPKD家族歴を有するPKD患者には，非侵襲的脳動脈瘤スクリーニングを行うことを考慮してもよい[17]．

文 献

1) Maher ER, et al. J Med Genet 28: 443-7, 1991
2) Frantzen C, et al. GeneReviews.
   http://www.ncbi.nlm.nih.gov/books/NBK1116/
   (C)1993-2017 University of Washington
3) Hes FJ, et al. J Clin Endocrinol Metab 88: 969-74, 2003
4) Lazaro C, et al. N Engl J Med 331: 1403-7, 1994
5) Friedman JM. GeneReviews.
   http://www.ncbi.nlm.nih.gov/books/NBK1116/
   (C)1993-2017 University of Washington
6) Szudek J, et al. Hum Genet 112: 289-97, 2002
7) NIH. Neurofibromatosis 1: 172-8, 1988
8) Plouin PF, et al. Orphanet J Rare Dis. 2: 28, 2007
9) Mettinger JK. Stroke 13: 53-8, 1982
10) Guo DC, et al. Am J Hum Genet 100: 21-30, 2017
11) Stanley JC. Renal Vascular Disease. WB Saunders, 1996, pp21-3
12) Cloft HJ, et al. J Neurosurg 88: 436-40, 1998
13) Iglesias CG, et al. Am J Kidney Dis 2: 630-9, 1983
14) Porath B, et al. Am J Hum Genet 98: 1193-207, 2016
15) Harris PC, et al. GeneReviews.
   http://www.ncbi.nlm.nih.gov/books/NBK1116/
   (C)1993-2017 University of Washington
16) Pirson Y, et al. J Am Soc Nephrol 13: 269-76, 2002
17) Goldstein LB, et al. Stroke 42: 517-84, 2011

Ⅰ 解剖学

3 病態発生学：血管奇形の発生
治療上知っておくべき遺伝子異常と病態

D. 結合組織疾患
①Marfan症候群，Ehlers-Danlos症候群

松原 俊二

Marfan症候群

基礎知識

Marfan症候群（MFS）は，フランスの小児科医師Antoine Bernard-Jean Marfanの名前にちなんで命名された全身性結合組織疾患である．高身長，長い四肢，くも状指趾が特徴で，大動脈瘤，大動脈解離や水晶体偏位を伴いやすい常染色体優性遺伝性疾患である．

発生頻度は1/15,000～1/20,000で，約75％は両親からの遺伝，約25％は突然変異の結果（孤発例）とされる．弾性線維の形成に関与するmicrofibrilの主要構成成分であるfibrillin-1（FBN-1）の遺伝子変異が原因である[1]．

臨床診断，遺伝子診断

1986年にベルリン基準が作成され[2]，さらに1996年にゲント基準が提唱された[3]．ゲント基準は骨格，眼，心血管，肺，皮膚，硬膜拡張，家族性の7項目から構成されており，最も特徴的な心血管症状や眼症状がなくてもMFSと診断できたり，小児例では十分にMFSと診断できないなどの欠点も有していた．さらに1991年microfibrilの成分であるFBN-1の遺伝子変異が報告され（15q21.1），以後，遺伝子診断が重要視されるようになってきた[1]．それを踏まえ2010年にゲント基準が改訂されたが，この新評価システムでは心血管，眼症状，家族性に重きを置き，その他の多彩な症状は全身スコアとして1項目にまとめ，点数化している[4, 5]（Table 1）．

臨床症状
骨格系

骨の過形成と関節の弛緩，高身長，細身，手足が長いなどの特徴があり，肋骨の過形成により胸骨を押し込み漏斗胸となる．脊柱側彎症や扁平足も見られる．手首を握ったときに親指が小指の第一関節を越えたり（手首徴候：wrist sign），親指を中にして手を握ったときに小指の側から親指の爪がすべて出る（親指徴候：thumb sign）徴候も見られる．細く長い指はくも指症（arachnodactyly）と表現され，顔貌は狭くて長く，眼球は陥没し，下顎は小さく後退，口蓋はアーチ状で狭くなるなど，外観に特徴がある．

心血管系

大動脈弁輪拡張（AAE），大動脈弁閉鎖不全症，僧帽弁逸脱，僧帽弁閉鎖不全症，大動脈瘤，大動脈解離などが知られており，動脈は時間の経過で拡張する傾向がみられる．バルサルバ洞を含む上行大動脈の拡大，解離はゲントの大基準項目に挙げられている（Fig. 1）．

眼症状

水晶体の偏位は60％にみられる本疾患に特徴的な所見である．網膜剥離，扁平角膜，眼球軸長延長，虹彩低形成の合併も知られているが，特に近視は頻度が高い眼症状で，しばしば小児期に急速に進行する．

その他

脊髄硬膜，特に腰仙部の硬膜拡張（dural ectasia）は頻度が92％と高い[6]（Fig. 2）．嚢状もしくは紡錘状脳動脈瘤の合併は14％とされる[7]．皮膚症状としては萎縮性皮膚線条，肺には自然気胸，肺尖ブレブをきたしやすい．

症状の多様性の原因として，遺伝子変異の位置や種類に加え，TGF-βの関与が示唆されている．すなわちFBN-1の異常は，水晶体偏位に影響する一方で，TGF-βのシグナル伝達を亢進させる方向にも働き，組織，特に大動脈の変性をさまざまな程度に促進し，症状発現を誘発しているとも言われている．

〈abbreviations〉

AAE: annuloaortic ectasia, ARB: Angiotensin Ⅱ receptor blocker, CCF: carotid-cavernous fistula, EDS: Ehlers-Danlos syndrome, MFS: Marfan syndrome, TGF-β: transforming growth factor-β

Table 1 Marfan症候群の診断基準

以下のいずれかを満たす場合，Marfan症候群と診断

家族歴がない場合
(1) 大動脈基部拡大・解離＋水晶体偏位
(2) 大動脈基部拡大・解離＋FBN-1変異
(3) 大動脈基部拡大・解離＋全身スコア7点以上
(4) 水晶体偏位＋大動脈基部拡大・解離＋を生じるFBN-1変異

家族歴がある場合
(1) 水晶体偏位
(2) 全身スコア7点以上
(3) 大動脈基部拡大・解離

全身スコア：以下の項目につき加点(最大20点，7点以上で身体徴候ありとする)
- 手首徴候かつ親指徴候：3点　（一方のみの場合：1点）
- 鳩胸：2点　（漏斗胸あるいは胸郭非対称：1点）
- 後足部変形：2点　（扁平足のみ1点）
- 肺気胸：2点
- 脊髄硬膜拡張：2点
- 股臼底突出：2点
- 上部下節比の低下かつ指極長／身長比の増大(重度の側弯がない)：1点
- 側弯あるいは胸腰椎後弯：1点
- 肘関節の伸展障害：1点
- 特徴的顔貌5つのうち3つ以上(長頭，眼球陥凹，眼瞼裂斜下，頬骨低形成，下顎後退)：1点
- 皮膚線条：1点
- －3Dを超える近視：1点
- 僧帽弁逸脱症(すべてのタイプ)：1点

(文献4, 5をもとに作成)

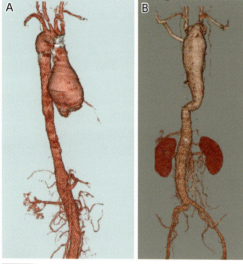

Fig.1 18歳男性．9歳時に水晶体偏位手術を受けている

A：18歳時のCTA右前斜位45°．右大動脈弓で，AAEを認める．大動脈弁閉鎖不全も合併しており，この後Bentall＋弓部大動脈置換術が施行された．
B：21歳時のCTA後方からの画像．胸腹部大動脈の拡張が進行してきたため，この後，大動脈人工血管置換術が施行された．

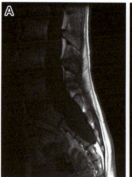 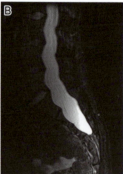

Fig.2 Marfan症候群の父を持つ17歳男性

A：T1強調画像矢状断，B：T2強調画像矢状断．
急性大動脈解離Stanford Aに対し，Bentall＋上行弓部大動脈置換術を受けた既往がある．今回入院中に腰椎MRIを行ったところ，無症候性の腰仙部の硬膜拡張(dural ectasia)を認めた．

類似疾患

これらの診断では，類縁疾患であるShprintzen-Goldberg症候群，ロイスディーツ(Loeys-Dietz)症候群，血管型Ehlers-Danlos症候群(EDS)との鑑別を要する．症状からこれらが疑われる場合の判定は*TGFBR1/2*遺伝子，*COL3A1*遺伝子，コラーゲン生化学分析が必要である．

Ⅰ 解剖学

ロイスディーツ症候群はMFSに類似し，常染色体優性遺伝性疾患で，TGF-β受容体をencodeしている*TGFBR1*（染色体*9q22*），もしくは*TGFBR2*（染色体*3p22*）遺伝子の変異によって起こる[8]．眼間解離，口蓋裂または二分口蓋垂，動脈蛇行を特徴とし，大動脈瘤，中小動脈瘤，胸郭変形，頭蓋骨早期癒合などを伴うが，水晶体脱臼などの眼症状は通常認めない．大動脈瘤は，より幼少時に解離や破裂をきたす．また脳動脈瘤の合併は28％と高率で[7]，また最近dural AVFとの合併も報告されている[9]．

治　療

β遮断薬は血管への負担を減らし，大動脈拡張の進行を抑制する．またアンジオテンシンⅡ受容体拮抗薬（ARB）であるロサルタンには，AT2受容体を介したTGF-β拮抗作用により，大動脈瘤発症や拡大予防効果が動物実験や小児例で報告されている[10-12]．大動脈瘤に対する外科的治療としては，大動脈基部，上行大動脈置換術，弓部大動脈置換術，胸部下行大動脈置換術，胸腹部大動脈置換術が適切なタイミングで行われる．積極的外科治療に踏み切るまでは，定期的な画像検査で，大動脈瘤や解離，脳動脈瘤の変化や進行を追跡することが必要である．

Ehlers-Danlos症候群

基礎知識

Ehlers-Danlos症候群（EDS）は，皮膚，血管，関節，内臓などにある全身の結合組織コラーゲン繊維の脆弱性に基づく，さまざまな症状を呈する遺伝性疾患である．発生頻度は5,000〜25,000人に1人，1998年のVillefranche基準では，古典型，関節可動亢進型，後側彎型，血管型，多発性関節弛緩型，皮膚弛緩型の6つに病型分類されていた[13]．しかし2017年，20年ぶりに基準が改訂され，病型分類は13種類に細分化された（Classical EDS, Classical-like EDS, Cardiac-valvular EDS, Vascular EDS, Hypermobile EDS, Arthrochalasia EDS, Dermatosparaxis EDS, Kyphoscoliotic EDS, Brittle Cornea syndrome, Spondylodysplastic EDS, Musculocontractural EDS, Myopathic EDS, Periodontal EDS）[14]．

血管型EDS（vascular EDS，vEDS，旧type Ⅳ）

常染色体優性遺伝でEDSの5〜10％を占める．Ⅲ型コラーゲン分子の遺伝子変異（*COL3A1*）により，組織中からⅢ型コラーゲン量が減少し，皮膚，消化管，子宮，血管に重篤な症状をきたす．腸管や子宮破裂，動脈瘤や解離，関節の過伸展，薄く透き通るような皮膚，皮下出血などが特徴である．組織が脆弱であり，外科的処置がしばしば困難となる．新しい診断基準では5つの大項目と12の小項目があり，大項目は，①血管型EDSの家族歴，②若年性の動脈破裂，③原因不明のS状結腸破裂（憩室性疾患や腸病変なし），④妊娠第3期中の子宮破裂（帝王切開や重篤な周産期裂傷なし），⑤carotid cavernous fistula（外傷既往なし）となった（Table 2）．

家族歴，40歳未満で動脈破裂か解離，原因不明のS状結腸破裂，他の特徴が合致する自然気胸を認めた場合はEDSの疑いが強く，確定のためには遺伝子などの追加検査が勧められる．小

Table 2	血管型EDSの新しい国際診断基準

大項目

1. 血管型EDSの家族歴
2. 若年性の動脈破裂
3. 原因不明のS状結腸破裂（憩室性疾患や腸病変なし）
4. 妊娠第3期中の子宮破裂（帝王切開や重篤な周産期裂傷なし）
5. carotid cavernous fistula（外傷既往なし）

小項目

1. 打ち身（非外傷性もしくは頬や背中などの非日常的な部位）
2. 薄い皮膚（多くの静脈が透見できる）
3. 特徴的な顔貌
4. 自然気胸
5. 末端早老症
6. 内反足
7. 先天性股関節脱臼
8. 小関節の過可動
9. 腱や筋肉の破裂
10. 円錐角膜
11. 歯肉の後退と脆弱性
12. 若年性静脈瘤（30歳未満，女性なら未産婦）

（文献14をもとに作成）

項目が複数認められた場合も追加検査を考慮すべきである[14].

　診断は遺伝子検査で確定されるが，ポリアクリルアミド電気泳動(SDS-PAGE)で異常Ⅲ型コラーゲンの産生量の欠損を検出する方法もある．予後はEDS全型中最も不良で，平均寿命は48歳とされている[15].

脳血管障害関連について

　血管型EDSにはしばしば動脈解離，頚動脈海綿静脈洞瘻(CCF)，脳動脈瘤を併発する[16]. しかし，診断のための血管造影検査において，穿刺部出血，大動脈破裂や解離，腹腔内出血などの発症リスクが高いため，できるだけこれを回避し，MRA，CTA，エコーなどでの非侵襲的検査が望ましい．血管内治療後の合併症も散見され，原因不明の脳内出血や腹腔内出血などをきたすことがある[17]. このような操作部位以外の出血性合併症は"Remote Vascular Catastrophes"とも呼ばれ，注意喚起されている[18].

　CCFに関しては脳血管内治療医が対応する機会が多いが，特に外傷歴のないdirect CCFでは，本疾患を疑うことが重要で，早期に診断し，慎重な治療計画をすべきである[19]. 血管内治療の際には，穿刺部やアクセス血管での合併症を回避するため，頚動脈，頚静脈を露出し，直接穿刺する方法が有用であったとの報告がある[20]. 血管型EDSに合併する脳動脈瘤に関しては，発生は5〜46歳(平均31歳)と比較的若く[21]，EDS患者の12%に認められる[7]. 開頭術については，4例中1例が血管脆弱性で転帰不良であったが，3例は成功したとの報告もあり[22]，血管を直視下で愛護的に操作できる直達手術も選択肢であることが示されている．

全身に対する治療

　血管型EDSにおいては動脈病変のスクリーニング，β遮断薬(セリプロロール)による予防，進行性病変には血管内や外科的治療を検討する．腸管破裂は緊急手術が，皮膚裂傷に対しては慎重な縫合処置が施行される．関節に対してはサポーターや補助具の装着，リハビリテーション，皮下血腫に対しては止血剤投与が考慮される．妊娠女性は高リスク妊娠として対応する．

文 献

1) Dietz HC, et al. Nature 352：337-9, 1991
2) Beighton P, et al. Am J Med Genet 29: 581-94, 1988
3) De Paepe A, et al. Am J Med Genet 62: 417-26, 1996
4) Loeys BL, et al. J Med Genet 47: 476-85, 2010
5) 循環器病の診断と治療に関するガイドライン(2010年度合同研究班報告)．大動脈瘤・大動脈解離診療ガイドライン(2011年改訂版)，http://www.j-circ.or.jp/guideline/pdf/JCS2011_takamoto_h.pdf (2018年5月閲覧)
6) Fattori R, et al. Lancet 47: 910-3, 1999
7) Kim ST, et al. Am J Neuroradiol 37: 1422-6, 2016
8) Loeys BL, et al. N Engl J Med 355: 788-98, 2006
9) Aoki R, et al. Interv Neuroradiol 23: 206-10, 2017
10) Habashi JP, et al. Science 312: 117-21, 2006
11) Brooke BS, et al. N Engl J Med 358: 2787-95, 2008
12) Radonic T, et al. Trials 11: 3, 2010
13) Beighton P, et al. Am J Med Genet 77: 31-7, 1998
14) Malfait F, et al. Am J Med Genet C Semin Med Genet 175: 8-26, 2017
15) Pepin M, et al. N Engl J Med 342: 673-80, 2000
16) Schievink WI, et al. Stroke 21: 626-32, 1990
17) Desal HA, et al. Neuroradiology 47: 300-4, 2005
18) Horowitz MB, et al. AJNR Am J Neuroradiol 21: 974-6, 2000
19) 浅井克則, 他．JNET 7: 94-100, 2013
20) Hollands JK, et al. Neuroradiology 48: 491-4, 2006
21) Kato T, et al. Pediatr Neurol 25: 336-9, 2001
22) Schievink WI, et al. Neurosurgery 51: 607-11, 2002

Special Topics ❷
HHTの横断的研究：HHTのpathogenesis

寺田 愛子／小宮山 雅樹

HHT

HHTは，*ENG*や*ACVRL1/ALK1*，*MADH4/SMAD4*といったTGF-βシグナル系の遺伝子異常により生じ，それぞれHHT type 1，type 2，JPを合併するJP/HHT症候群の原因遺伝子となる[1-4]．しかし，臨床的にHHTの特徴を有する患者の約15%で既知の遺伝子異常を有さず，近年ではこれらのなかに，HHTに肺高血圧症を合併する症例から*BMP9/GDF2*遺伝子異常も同定された[5]．

*ENG*と*ALK1*蛋白は血管内皮細胞の表面に優位に発現し，そこでTGF-βやBMP9，BMP10といったTGF-β/BMP family蛋白と結合する．*ENG*は*ALK1*を介してシグナルを促進する補助的共受容体として働く．Ligand結合により細胞質内のSMAD1，5，8が活性化し，引き続いてSMAD4と結合して，遺伝子発現を制御する核内へと移動する（Fig.1）．HHTでは，haploinsufficiencyを呈す変異によりシグナル伝達系の脱制御が生じるが，これらの変異により，どのようにして血管奇形が形成されるかは明らかになっていない．この機序が解明されれば，HHT患者における血管奇形の治療の進歩が期待されるため，HHTモデルを用いた血管新生についてのさまざまな分子生物学的研究が行われている．

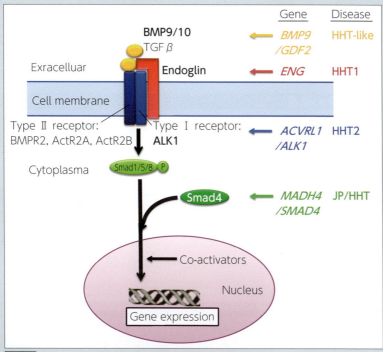

Fig.1 TGF-βシグナル系とHHT原因遺伝子と病型

TGF-βシグナル系遺伝子異常とAVMの発生

動静脈奇形（AVM）が形成される*ENG*および*ALK1*の遺伝子改変動物モデルは確立されているが，*Bmp9*欠乏ゼブラフィッシュモデルでも，血管新生が生じることが示され，*BMP9*遺伝子異常もAVMの発生に関連することが示唆された[5]．これらのHHT動物モデルを用いて，AVMの発生機序にかかわるさまざまな研究が報告されている．

*ALK1*欠乏ゼブラフィッシュモデルでは，通常，動脈の血流方向と逆に遊走する内皮細胞が血流方向に遊走するため，動脈の遠位側で内皮細胞数が増加して径が大きくなることが示された[6]．また，*ALK1*欠乏マウスモデルとヒト臍静脈内皮細胞を用いた研究で，*ALK1*欠乏下では，通常，FSSにより

〈abbreviations〉
ACVRL1: activin Arecrptor type Ⅱ-like1, ALK1: activin receptor-like kinase1, AVM: arteriovenous malformation, ENG: endoglin, eNOS: endothelial NO synthase, FSS: fluid shear stress, HHT: hereditary hemorrhagic telangiectasia, JP: juvenile polyposis, PI3K: phosphatidyl inositol 3-kinase, ROS: reactive oxygen species, TGF-β: transforming growth factor-β, VEGF: vascular endothelial growth factor

促進されるBMP9-*ALK1*シグナル系が障害され，内皮細胞が増殖して血管が不安定化することが示された．*ALK1*欠損下での内皮細胞の遊走障害や，FSSに依存する内皮細胞増殖制御障害がAVMの発生の機序として推測されている[7]．

また，*ENG*欠乏マウスモデルにおいて，*ALK1*を増加させることでAVMの発生を抑制したという報告があり，*ALK1*過発現や活性化がHHT1患者における効果的な治療戦略となる可能性がある[8]．

AVM発生のtrigger

HHTにおけるAVMの発生の契機となる機序は明らかになっておらず，創傷治癒や炎症，低酸素などがそのtriggerとして推測されており，これらが関与する機序からアプローチした治療方法も期待されている．

*ALK1*または*ENG*欠乏マウスのbrain AVMモデルでは，より多くのmacrophageが集積した部位で血管新生が起こりやすく，またAVM発生部位にmonocyteが浸潤しやすいことと，HHT患者の末梢幹細胞がmacrophageへ分化しやすいことも示され，HHTの血管病変の発生にmacrophageの集積が寄与していることが示された．したがって，病変部へのmacrophageの集積を阻害することが，brain AVMの重症度を軽減する治療方法となり得ると推察されている[9]．

*ENG*と*ALK1*はeNOSと相互作用することが知られている．*ENG*欠乏または*ALK1*欠乏内皮細胞では，eNOSが脱共役して，NOが減少し，ROSの産生が増加することで，内皮障害をきたすことが示され，これらの機序がHHTの血管病変の発生の契機となる可能性が報告されている[10]．さらに，炎症により*ENG*の膜結合とeNOS合成が抑制されるが，抗炎症作用のあるatorvastatinを用いると，eNOS発現を誘導し，内皮細胞のENGを増やすことが示された[11]．

Notchシグナル系との関連

Notchシグナル系がAVMのpathogenesisに関連があることは報告されているが，HHTにおけるAVMの発生では，重要な関与はないとする報告もみられる[12]．一方で，HHTでのAVMの発生に関連性が推察されているNOS産生阻害が，Notch-mediated brain AVMの形成を引き起こす可能性も報告されている[8]．

PI3K/AKTシグナル系との関連

*ALK1*欠乏マウスモデルとヒト臍静脈内皮細胞を用いた研究で，*ALK1*欠損やBMP9/10阻害下では，血管内皮細胞増殖因子(VEGF)とさらに下流のPI3K/AKTが増加しており，PI3K阻害薬によりAVMは形成されず，形成されたAVMも元に戻ることが示された．多くのPI3K/AKT/mTOR阻害薬は癌治療においてすでに発展しており，これらのなかにはHHTの血管病変に対する治療効果もあることが期待されている[13]．

臨床上での抗血管新生療法の現状

HHT患者のbrain AVMをターゲットとした薬物療法の報告はない[14]．多くは鼻出血に対しての臨床研究であり，抗血管新生療法としてベバシズマブの点鼻投与での治療効果が期待されていたが，ベバシズマブとこれまで小規模臨床研究の報告があったエストリオールやトラネキサム酸と，生食によるプラセボとの効果を比較した無作為臨床試験では，ベバシズマブを含めたすべての薬剤でプラセボより有意に治療効果があったものはなかった[15]．

臨床での効果的な治療方法につながるよう，さらなる血管奇形の発生機序の解明が望まれる．

文献

1) Shovlin CL, et al. Nat Genet 6: 205-9, 1994
2) McDonald MT, et al. Nat Genet 6: 197-204, 1994
3) Johnson DW, et al. Genome Res 5: 21-8, 1995
4) Gallione CJ, et al. Lancet 363: 853-9, 2004
5) Wooderchak-Donahue WL, et al. Am J Hum Genet 93: 530-7, 2013
6) Rochon ER, et al. Development 143: 2593-602, 2016
7) Baeyens N, et al. J Cell Biol 214: 807-16, 2016

8) Arthur H, et al. Angiogenesis 18: 511-24, 2015
9) Zhang R, et al. Angiogenesis 19: 451-61, 2016
10) Jerkic M, et al. Oxid Med Cell Longev: 686972, 2012
11) Zemankova L, et al. J Physiol Pharmacol 66: 403-13, 2015
12) Rochon ER, et al. Cardiovasc Res 107: 143-52, 2015
13) Ola R, et al. Nat Commun 7: 13650, 2016
14) Ardelean DS, et al. Front Genet 6: 35, 2015
15) Whitehead KJ, et al. JAMA 316: 943-51, 2016

Ⅰ 解剖学

4 病態解剖学
治療上問題となる器官，神経栄養

A. 網膜
①網膜動脈とethmoidal artery

キッティポン スィーワッタナクン

基礎知識

眼動脈の発生は複雑で，さまざまな発生過程の仮説がある[1-3]が，大きな法則としては視機能に関係する血管（central retinal artery〔CRA〕，medial posterior ciliary arteryl〔MPCA〕／lateral posterior ciliary artery〔LPCA〕）と，それ以外の付属組織（外眼筋，涙腺，視神経以外の脳神経）を灌流するものに分けることができる．

視機能に関係する血管は硬膜内起始の眼動脈から由来し，その他の血管は主にstapedial artery由来である中硬膜動脈（MMA）が発生源である．この2つの系統の血管が発生の段階で視神経の周囲に輪を作り，お互い吻合する．この吻合の一部が消退し，最終的な形になる．これによって，さまざまな分枝のパターンが存在する．さらに眼動脈は硬膜内，海綿静脈洞部やMMAから起始部を持ち得る．

解剖の詳細
眼動脈の起始部と走行

眼動脈は通常硬膜内内頚動脈の近位部から起始し，視神経の内側下面を走行し，多くの場合は視神経の外側を回り，上方へ向かい，眼窩内側上方，前方から眼窩外へ出る．約2割の症例ではこの部分で眼動脈は内側を回るパターンをとる[4, 5]．眼動脈の起始部のバリエーションは頻度順で，①MMA（不完全型含む），②海綿静脈洞部内頚動脈，③前大脳動脈があり，これらが単独として眼動脈を形成するよりは組み合わせとしてみられることが多い[6]．

この眼動脈が視神経に対する走行の違いにより，各分枝のパターンが異なる．複数の起始部を持っている場合，硬膜内の起始部の眼動脈からは視機能に関係する分枝が派生し，硬膜外の

眼動脈からはその他の分枝が派生する．

分枝のパターン

眼動脈の走行により，分岐する血管の順番が異なる．視神経の上方を回るタイプでは最初に分岐する血管は網膜中心動脈であり，次にposterior ciliary arteryが分岐する．視神経の下を回るタイプでは最初にLPCAが分岐し，そのあとに網膜中心動脈が分岐する[4, 7]．ただし，一部のパターンでは2nd portionをわずかに越えるところから，筋肉枝と共通管でmedial ciliary arteryが分岐することがある[4]ため，この付近での塞栓ではciliary arteryによる部分視野欠損を起こす可能性がある（Fig. 1, 2）．

篩骨動脈（EA）は，通常anteriorとposterior ethmoidal arteryからなり，篩板付近の硬膜を灌流しており，対側のEAやMMA，蝶口蓋動脈（SPA）の鼻粘膜の分枝などと吻合を持つ．

眼窩外の血管との吻合

眼動脈の解剖で重要なことの一つに眼窩外血管との吻合がある．眼窩からみて，前方，内側，後方，外側，下方に分けることができる．前方からは顔面動脈，浅側頭動脈があり，内側からは対側のEA，鼻中隔動脈との吻合，下方からはSPAの分枝との吻合，外側からは深側頭動脈，後方はinferolateral trunkやMMAとの吻合が存在する．

これらの眼窩外との吻合は基本的には視機能に関与しない分枝であるが，眼窩内でいずれCRAやciliary arteryに連絡する．

脳血管内治療における重要性
CRAについて

前述のとおり，眼窩外との血管吻合が豊富に存在するが，通常眼動脈の本管は内頚動脈から血流を受けるため，逆行性に塞栓物質が迷入す

〈abbreviations〉

CRA: central retinal artery, EA: ethmoidal artery, LA: lacrimal artery, LPCA: lateral posterior ciliary artery, MB: muscular branch, MMA: middle meningeal artery, MPCA: medial posterior ciliary artery, SPA: sphenopalatine artery

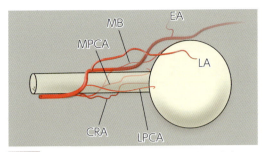

Fig.1 視神経の外側から視神経の上方を走行し，内側へ向かう眼動脈

この場合は最初に分枝するのはCRAであり，続いてMPCAが分岐する．2nd portionの途中でLPCAが分岐する．

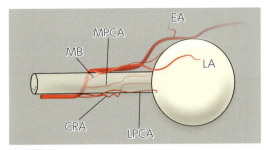

Fig.2 視神経の下方を走行し，内側へ向かう眼動脈

全体の約15％でみられる．この場合，最初に分岐するのはLPCAである．一部の症例ではMPCAが筋肉枝と共通管を形成しており，塞栓の際に注意が必要である．視神経と交差するパターンにかかわらず，LAの分岐後には視機能に関係する血管は分岐しない．

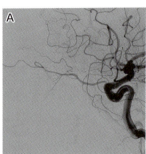
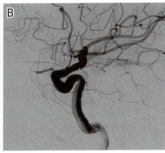
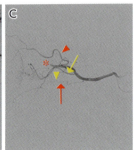

Fig.3 血管内治療中に眼動脈の閉塞を起こした症例

A：閉塞前の眼動脈，B：眼動脈の1st portionで閉塞が確認され，すべての眼動脈の分枝の描出が確認されない．同時の外頚動脈撮影では遠位からの十分な側副血行が確認されない．C：眼動脈内にマイクロカテーテルを挿入し，血栓溶解を行ったあとのマイクロカテーテルの撮影．眼動脈の遠位（＊）は閉塞したままであるが，視機能に関係する血管はすべて描出されている．
→：MPCA，▶：CRA，⇒：LPCA，▶：LA

ることは考えにくいが，条件が揃えば実際に頭蓋内外病変の塞栓で視力障害をきたすことは十分に起こり得ることである[8-11]．

CRAは眼動脈の2nd portionから分岐しており，直径は0.1～0.4mmと言われている．基本的にはこれより小さいparticleのサイズは当然，外頚動脈系から眼窩内の吻合を通過しやすく，さらにCRAにも進入する可能性が高まる．液体塞栓物質を用いた塞栓術では，この2nd portionを確実に温存する必要がある（**Fig. 3**）．

Choroidal blush（retinal blush）は脳血管撮影における視機能血管の温存の指標とされているが，実際にはposterior ciliary arteryの造影によるものであり[2]，仮にそのCRAのみが閉塞し，視機能が失われてもchoroidal blushが認められることがある[12]．

■ **EAについて**

塞栓術が必ずしも治療の第一選択肢とはなら ないが，前頭蓋底硬膜動静脈瘻ではEAは必ずfeederとなっており，塞栓の際のアプローチルートになることが多い[13, 14]．その際は塞栓物質の逆流が過剰にならないように注意する必要がある．このEAの吻合は対側の同動脈と鼻粘膜の血管とがあるが，MMAの大脳鎌とも吻合しており，MMAからの塞栓の際にはこの連絡に注意する必要がある．

鼻出血の症例ではanterior ethmoidal arteryが供給源になることがあり，止血効果が得られない場合，ここからの血流遮断も考慮する必要がある[11]．

■ **最後に**

眼動脈の解剖のバリエーションは豊富であるが，いくつかの法則がある．特にMMAやSPAなどからの塞栓の際はそれらの吻合を認識し，

Ⅰ 解剖学

行う必要がある.

文　献

1) Komiyama M. Interv Neuroradiol 15: 363-8, 2009
2) Lasjaunias P, et al. Surgical Neuro-angiography 1. Springer-Verlag, 2001, pp414-23, pp443-4
3) Padget DH. The development of the cranial arteries in the human embryo. Contrib Embryol 32: 205-26, 1948
4) Hayreh SS. Eye 20: 1130-44, 2006
5) Rhoton A. The orbit and Sellar Region. 3. Thieme, 1996
6) Louw L, et al. J Clin Imaging Sci 4: 40, 2014
7) Perrini P, et al. J Neurosurgery 106: 142-50, 2007
8) Ashwin PT, et al. Br J Ophthalmol 91: 122-3, 2007
9) Mames R, et al. Ophthalmology 98: 527-31, 1991
10) Turner T, et al. Arch Ophthalmol 120: 857-60, 2002
11) Willems PW, et al. AJNR Am J Neuroradiol 30: 1637-45, 2009
12) Hwang G, et al. J Korean Med Sci 25: 974-9, 2010
13) Agid R, et al. J Neurosurg 110: 79-84, 2009
14) Robert T, et al. J NeuroInterv Surg 8: 954-8, 2016

4 病態解剖学
治療上問題となる器官，神経栄養

B. 内包
①AChAとchoroidal point

吉野 義一

基礎知識

前脈絡叢動脈（AChA）は原始内頚動脈のcranial divisionより分化する．灌流領域の広さおよびその領域の重要性より臨床上問題となる血管の一つである．後交通動脈（Pcom）の発達には個体差があるのと異なり，AChAはほぼ全例に認められる[1, 2]．血管造影にてPcomとの鑑別が難しい場合があるが，脈絡叢を栄養していればAChAである．脈絡叢は動脈相の後半にplexal blushを確認することで判定できる．AChAから塞栓術を行うことは一般的ではない．これはAChAが錐体路などの重要な脳組織を灌流し，その末梢においては側副血行が少なく，血管径も細いからである．しかし臨床では動静脈奇形（AVM）や脳室内腫瘍などで塞栓術が求められる状況があり得る．AChAから塞栓術を行うには詳細な解剖学的理解が必須である．なおAChAの虚血による障害症状は前脈絡叢動脈症候群（Abbie症候群）としてよく知られている．

前脈絡叢動脈（解剖の詳細）
❖ 発生を背景とした解剖理解

AChAは原始ICAのcranial divisionであり，その灌流領域の基本構造は，telencephalic br.（主に鉤〔uncus〕など側頭葉内側皮質），diencephalic br.（視床，外側膝状体，視索），choroidal br.（脈絡叢）の3系統に分類される．

発生段階でAChAは広い範囲の大脳皮質を栄養するが，その大半は後頭葉，側頭葉の拡大とともにPCAのP2以降として移行する．これをdistal annexiationという[3]．この移行が不完全な場合，通常は後大脳動脈（PCA）によって灌流される側頭葉や後頭葉をAChAが灌流する場合がある．これをpersisant primitive AChAといい，1～2％の頻度で認められる[2, 4]．

❖ 起 始

ICAの後面，Pcom起始部より外側で2～4 mm遠位から分枝する．太さは平均1.0 mm（0.5～2.3 mm）．通常は1本だが，early branchが起始部近くより分岐する場合や，数本の細い枝として直接ICAより分岐する場合もある．Duplicateonは約4％に認められ，それぞれ異なった領域を灌流する[1]．通常末梢側が側頭葉内側の皮質領域（梨状皮質，鉤，扁桃核）に分布し，近位側が残りの領域（視索，外側膝状体，小脳脚，視床下部，内包，視放線，海馬）に分布する[3]．

❖ 走行・区分・灌流域（Fig. 1-3, Table 1）

AChAはcarotid cisternでICAより分岐した後は後内側へ向かい，視索の外側に沿って走行し，crural cisternで視索を横切って大脳脚に分枝を出す．その後，側頭葉内の側脳室下角の脈絡裂（choroidal fissure）より側脳室に入り（choroidal〔plexal〕point），主に側脳室下角，三角部の脈絡叢を灌流する．このchoroidal pointを境にAChAはcisternal segmentとchoroidal（plexal）segmentに区分される．

Cisternal segmentは起始部より脈絡裂までを走行する領域で，長さが15～35 mmあり（平均26 mm），3～10本（平均4.6本）の枝を分岐する．重要な神経栄養血管は主にこの部位から生じている[1, 5]．この部位からは深部神経核へ穿通枝（end artery）が分岐しており，側副血行が少なく閉塞によって重篤な後遺症を生じやすい．Cisternal segmentは脳血管撮影の側面像でゆるやかなS状に走行することが多い．中枢部，遠位部に分けられる．穿通枝は中枢部より順に，上方に分岐する枝が視索の後ろ2/3，またanterior perforated substance前有孔質を貫通

〈abbreviations〉

ACA: anterior cerebral artery, AChA: anterior choroidal artery, AVM: arteriovenous malformation, ICA: internal carotid artery, MCA: middle cerebral artery, PCA: posterior cerebral artery, PChA: posterior choroidal artery, Pcom: posterior communicating artery, SAH: subarachnoid hemorrhage

Ⅰ 解剖学

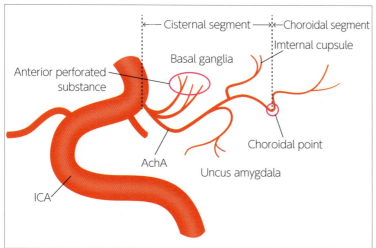

Fig.1 AChAの走行（側面像）

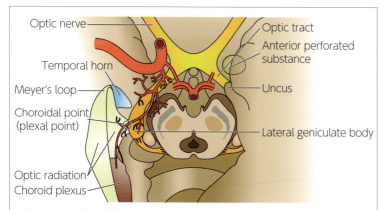

Fig.2 AChAの主な分枝

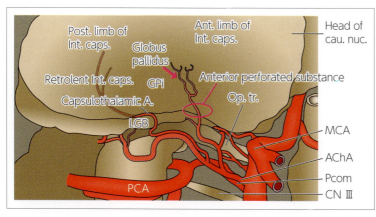

Fig.3 AChAの穿通枝

する枝が淡蒼球内側と内包膝部を灌流する．外側，下方へ分岐する枝は梨状皮質，鉤，扁桃核の後方を灌流し，さらに海馬傍回，海馬歯状回を灌流し，尾状核尾部に至る場合もある．Crural cisternに入り，内側へ分岐する枝は大脳脚の中1/3を灌流するが，時に黒質，上部赤核，視床下部，視床外側核まで至ることがある．遠位部では上方内側へ分岐し，内側枝は外側膝状体を，上方枝（capsulothalamic A.）は内包後脚下方，レンズ核後方の内包線維，視放線起始部を灌流する[1,5,6]．

Choroidal segmentは主に側脳室の脈絡叢を栄養する．Choroidal segment stem arteryから内側（medial choroidal br.）および外側（lat-

Table 1　AChA灌流域

Segment		主な灌流域	時に栄養される灌流域
Cisternal segment	Proximal (Preoptic)	視索 (後方 2/3) 淡蒼球 (内側) 内包膝部 鉤 扁桃核 梨状皮質 大脳脚 (中心 1/3)	海馬傍回 海馬歯状回 尾状核尾部 黒質 赤核 (上部) 視床下部 視床外側核
	Distal (Postoptic)	内包 (後脚下方, レンズ核後方) 視放線起始部 外側膝状体 (外側)	
Choroidal segment		脈絡叢 (側脳室下角, 三角部)	脈絡叢 (Monro孔) 視床外側 内包後脚 尾状核尾部

Table 2　AChAの他血管との吻合

Segment	吻合部位	吻合血管
Cisternal segment	大脳脚, 視索 外側膝状体 鉤	Pcom, PCA (peduncular segment br.) lateral PChA anterior temporal A (PCAないしMCA)
Choroidal segment	脈絡叢	lateral PChA ACA (Choroidal arcade)

eral choroidal br.)に分かれる．AGでは動脈相の後半ないし毛細血管相に側脳室下角と三角部のchoroidal blushを示す．主に外側枝にlateral PChAとの豊富な吻合を有する．通常AChAの脈絡叢のサイズは後脈絡叢動脈 (PChA)から脈絡叢への灌流のバランスによって決まる．すなわちPchorから脈絡叢への灌流が多ければAChAの脈絡叢は細く，逆に多ければAChAは細くなる (Reciprocal relation)[7]．16％の頻度で内側の脈絡叢から視床外側，側脳室下角と三角部前壁に栄養枝を出す場合があり，視放線への灌流があり得る[8]．またchoroidal segmentよりcapsulothalamic br. やmedial perforating br.が分岐する場合があり，内包後脚，尾状核尾部，視床枕や外側膝状体などの神経組織を灌流するが，その頻度は38％とする報告もあり決してまれではない[5, 7-10]．

吻合 (Table 2)

AChAはPCA，Pcom，中大脳動脈 (MCA)，前大脳動脈 (ACA)などさまざまな血管との吻合があり得る．Cisternal segmentでは中枢側でPcom，PCAのpeduncular segmentとの吻合がある．またlateral Pchorから外側膝状体への栄養枝，脳室内では脈絡叢を介したPchorとの複数の吻合がある[1, 7]．

またACAはAChAとともに原始ICAのcranial divisionである．両血管はともに脈絡叢およびtelencephalic br.を有し，発生段階ではそ

れぞれchoroidal arcade，limbic arcadeとして吻合している．発達体においてもchoroidal arcadeは脈絡叢を介したMonro孔を通る動脈輪として残る．Limbic arcadeは大脳辺縁系を栄養する動脈輪で，人では退化して認められなくなる．もやもや病など病的な状態では側副血行路としてlimbic arcadeが認められることもある[3]．

Choroidal point (Fig. 1, 2)

Choroidal pointはAChAが脈絡裂を貫通して側脳室へ入り脈絡叢と吻合する部位を指し，AChAのcisternal segmentとchoroidal segmentの境界点である．通常ICAから18〜26mmの距離にあるとされる．しかし脳血管撮影ではchoroidal pointの正確な位置はわからない．

Choroidal pointの目安として，AChAが脈絡裂を通る際に鋭く上下，外側へ曲がることが多く，正常の脳血管撮影ではこの血管走行を参考にする[1]．なおAChAとPchorはほぼ同じ部位から脈絡裂を通って側脳室へ入る．

脳血管内治療における重要性

治療上問題となる状況

AChAからの塞栓術は，血管径が細く逆行性の血栓化 (retrograde thrombosis)が生じやすい．またAChAはICAからの分岐角度が強くover the wire法では血管穿孔を起こしやすい．したがってAChAからの塞栓手技は虚血性合併

Ⅰ 解剖学

症や脳室内出血，SAHなど治療に伴うリスクが高い[11]．しかし実際の臨床では，AVM，側脳室のpapillomaやcarcinoma，髄膜腫などの腫瘍，AChA遠位部の動脈瘤など，脳血管内治療が必要となる状況があり得る[12, 13]．

一般にchoroidal pointより末梢のAChAはneural supplyが少ないため，塞栓術が可能とされている（safty point）[11]．しかし先述のように，choroidal segmentからcapsulothalamic br. や脈絡叢内でmedial perforating br. が分岐することがあり，choroidal pointより末梢であっても塞栓術に際する安全が保証されるわけ

ではない．塞栓術を行う場合は注意深くselective AGを行ってneural supplyの有無を確認する必要がある[5, 8, 10]．

一方で，choroidal pointより手前の塞栓術については推奨されない．この部位の塞栓術でも術後に無症状の場合もあるが，完全片麻痺，感覚障害，半盲などの神経障害を高率に生じる[14]．これらはPcomやPCAとの側副血行の発達具合など個体差も大きい．近年，誘発試験（provocative test）を有効に行えば可能という報告もみられるが，一般的とは言えない[15, 16]．

文 献

1) Goldberg HI. The antenor choroidal artery, pp1628-42〔Newton T, et al（eds）. Radiology of the skull and brain. The C.V. Mosby Co, 1974〕
2) Takahashi S, et al. AJNR Am J Neuroradiol 11: 719-29, 1990
3) 小宮山雅樹. 詳細版 脳脊髄血管の機能解剖. メディカ出版, 2011, pp229-42
4) Abrahams JM, et al. Neurosurgery 44: 1308-14, 1999
5) Marinkovic SV, et al. Neurosurgery Issue 33: 80-7, 1993
6) Tanriover N, et al. J Neurosurg 120: 1217-28, 2014
7) Hodes JE, et al. AJNR Am J Neuroradiol 12: 775-80, 1991

8) Erdem A, et al. J Neurosurg 79: 256-65, 1993
9) Fernandez-Miranda JC, et al. Neurosurgery 67（Suppl 1）: ons237-76, 2010
10) Yamauchi S, et al. Interv Neuroradiol 24: 76-81, 2018
11) Dowd CF, et al. AJNR Am J Neuroradiol 12: 1055-61, 1991
12) Trivelato FP, et al. Childs Nerv Syst 28: 1955-8, 2012
13) Oyama H, et al. Neurol Med Chir（Tokyo）32: 839-41, 1992
14) Elkordy A, et al. J Neurosurg 126: 1114-22, 2017
15) Schmalz PGR, et al. World Neurosurg 105: 1032, 2017
16) Isozaki M, et al. J Stroke Cerebrovasc Dis 25: e153-7, 2016

4 病態解剖学
治療上問題となる器官，神経栄養

C. 脳幹
①SCA，AICA，PICA（と穿通枝）

内山 尚之

はじめに

脳幹への血流，特に穿通枝についてはⅠ章（p.42参照）で記載したので，本稿では小脳を灌流する動脈について述べる．

小脳を灌流する動脈は上小脳動脈（SCA），前下小脳動脈（AICA），後下小脳動脈（PICA）がある．そのなかで発生学的に最も古く小脳固有の動脈と言えるのはSCAである．

SCA

胎生期に内頚動脈はcranial divisionとcaudal divisionの2本に分かれる．後大脳動脈（PCA）および三叉動脈（trigeminal artery）より末梢の脳底動脈（BA）先端部は，SCAも含めてcaudal divisionに灌流されている[1]．その後caudal divisionとBAの連絡が完成し，BAの血流が逆転すると，SCAはBAから血流を受けるようになる．従来のcadaveric studyではSCA欠損の報告はないが，3D-CT angiographyによる検討では3.1%にSCAの欠損がみられる[2]．これは極めて細いSCAの場合，血行力学的に十分な造影剤が到達せず血管として描出されないことが原因で，本質的にSCAの欠損はない．SCAの起始は一般にBAとされるが，BAのdistal部がcaudal fusionであると，PCA（P1）から起始することになる．逆に言えば，SCAがP1から起こっている場合，そのBAはcaudal fusionということになる．PCAから起こるSCAは2～22%である[1, 2]．SCAは通常，RTおよびCTの2本*1に分岐する[3]．この2本のtrunkがはじめから別々に立ち上がるduplicated SCAが3～28%あり，triplicated SCAも2%ある[4]．

2本のtrunkの灌流領域はほぼ決まっている[3]．RTは中脳を背側に回り込み，正中近くを下行し小脳虫部を灌流するverminan arteryと，小脳虫部のすぐ外側の小脳皮質上面（tentorial surface）を灌流するmedial hemispheric arteryが主な枝である．CTも中脳を背側に回り込み，cerebellomesencephalic fissure内で上小脳脚および歯状核を灌流する枝を分岐し，以後，小脳皮質上面に出て，RTからの小脳皮質枝より外側の領域を灌流する．その灌流範囲は，AICA，PICAからの皮質枝の発達程度に影響されるが，小脳皮質のtentorial surfaceはほぼSCAの灌流領域と言ってよい．またSCAから小脳の錐体骨面（petrosal surface）を灌流するmarginal branchが起始する場合もある．その領域はAICAとの相補的な関係である．

BA先端部近傍から出る中脳正中部に入る穿通枝で，SCAから起始する可能性があるのはinferior paramedian mesencephalic arteryである[5]．この正中への穿通枝以外に，SCAからは回旋枝も起始する．BAから分岐したSCA本幹，もしくはRT，CTから出てtegmentumを灌流し，上丘，下丘にも血流を送るlong circumflex typeが代表的な回旋枝である．しかし，この四丘体への血流は，PCAからcollicular arteryとして分岐する場合もある．なお，SCAから松果体への血流はない．

AICA

AICAの本質は，内耳を灌流するinternal auditory arteryを分岐するlabyrinthine systemである．脳底動脈からの分岐は，中1/3から16%，下1/3から75%であり[6]，72%は単独で起始す

〈abbreviations〉

AICA: anterior inferior cerebellar artery, AVM: arteriovenous malformation, BA: basilar artery, CB: caudal branch, CT: caudal trunk, IAA: internal auditory artery, PCA: posterior cerebral artery, PICA: posterior inferior cerebellar artery, RB: rostral branch, RPA: recurrent perforating artery, RT: rostral trunk, SAA: subarcuate artery, SCA: superior cerebellar artery, VA: vertebral artery

Ⅰ 解剖学

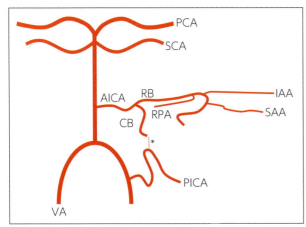

Fig.1 AICAの分枝

Neuro-related arteryはRBより起こり、内耳道近傍でmeatal loopを形成する。Meatal loop近傍からは、RPA、IAA、SAAが分岐する。CBはflocculusおよびchoroid plexusに向かい、PICAと吻合する(*)。PICAが欠損しているか低形成の場合、この吻合を介して、AICAからPICA領域に側副血行がまわる。

るが、2本(26%)また3本(2%)の起始もある[7]。SCAの欠損はないが、AICAの欠損は2～7%程度ある。単独で起始したAICAはその後CP angleに向かうrostral branch (RB)と、cerebello-choroidal regionに向かうcaudal branch (CB)に分かれる[3]。RBは、中小脳脚を灌流後、horizontal fissureに達し、錐体骨に面した小脳表面(petrosal surface)を灌流する。AICAが未発達の場合、この領域はSCAからのmarginal branchが灌流することになる。CBは、flocculusおよびchoroid plexusに向かう。CBの末梢の枝は、時にPICAと吻合する。PICAが欠損しているか低形成の場合(15～24%)は、このcaudal branchがPICA領域を灌流することになる。AICAが灌流する小脳皮質は主にpetrosal surfaceだが、PICAが低形成の場合は、CBからの皮質枝は、小脳皮質の後頭下面(suboccipital surface)も灌流する[3]。

内耳孔に向かう動脈は、顔面神経、蝸牛神経を栄養することから、nerve-related arteryと呼ばれる。この動脈はAICAのmain trunkもしくは2本に分岐した後のRBであることが多い。

Nerve-related arteryから、①internal auditory artery、②subarcuate artery、③recurrent perforating artery、④cerebellosubarcuate arteryが出る[3]。Internal auditory arteryの77%がpremeatal segment、21%がmeatal segmentから起始する。Subarcuate arteryの42%がpostmeatal、26%がpremeatalから起始する。Recurrent perforating arteryは、大部分がpremeatal segmentより出る[3] (**Fig.1**)。

AICAから何らかの塞栓を行う際、meatal loopを超え、さらにpostmeatal loopに十分到達した位置からであれば、internal auditory arteryを閉塞する危険性は減る。しかしsubarcuate arteryの温存は確実ではなく、postmeatal segmentからの塞栓でも聴力障害が生じる可能性がある(**Fig.2**)。

PICA

SCAの欠損例の報告はなく、AICAの欠損例は2～7%であるが、PICAはさらに多く、4～26%の欠損例が報告されていて、その形態は多岐にわたる[6]。つまりSCA、AICAに比べて発生学的に新しい血管であり、その固有灌流領域ははっきりしないが、可能性としてはchoroid plexusが考えられる。その起始部は、57%が大孔よりも上、4%が大孔の高さ、18%が大孔より下である。通常のPICA起始部はlateral neural longitudinal anastomosisから生じたものであり、より低位からの起始は、proatlantal arteryやC1-2 channelを利用して形成されたものである[8,9]。

PICAからの穿通枝については別項で述べたが(p.42参照)、その起始の位置により異なるということが重要である。PICA起始部がより中枢側(低位、例えば頭蓋外)であれば、PICAそのものは延髄を回り込む位置にはなく、起始後すぐに背側に位置している。このような場合には延髄への穿通枝は少ない。逆に起始部がより末梢側(VA unionにより近い)であれば、延髄を回り込むanteriorおよびlateral medullary segmentは長くなり、そこから延髄に穿通枝が出る可能性は高くなる。実際の延髄外側への血流は、VAからが31%、PICAからが22%、AICAからが20%、BAからが16%、4本すべてからが11%であったという[6]。

延髄を回り込んだPICAは、正中の小脳扁桃および小脳虫部への血管と、外側の小脳皮質

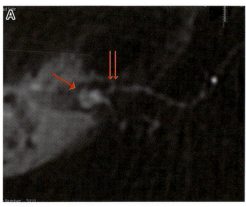 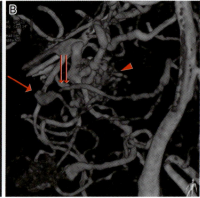

Fig.2 AICA末梢の内耳道内動脈瘤

A：3D-RAのMIP画像．内耳道内に動脈瘤（矢印）が存在する．
B：3D-RA．瘤の母動脈はAICA (neuro-related artery)であり，meatal loop先端に動脈瘤（矢印）がある．Meatal loop以降はAVM（矢頭）に入る．Premeatal segmentの二重矢印の位置よりNBCAによる母動脈ごとの塞栓術を行った．術後，1週間ほど回転性めまいが持続したが，顔面神経麻痺および聴力障害は生じなかった．

面(suboccipital surface)への血管に分岐する．PICAが欠損すると，この領域にはSCAもしくはAICAからの血管が入る．小脳虫部へはSCAからの血流が回り下行する．小脳皮質の後頭下面(suboccipital surface)にはAICAから回ることが多い．このAICAからの枝は，AICAのrostlateral trunkから出るmarginal branchである．AICAのmarginal branchが未発達の場合は，この部分にもSCAからのmarginal branchが回り込む[3]．またPICAの小脳皮質枝の灌流領域については，対側のPICAからの血流が回り込むことがある．PICAは本質的には延髄におけるradiculopial arteryであり，脊髄背面ではvasa coronaがあり，血流は両側から支配されることから考えれば特殊なことではない．

*1　SCAから分岐する2本のtrunkについては，Rhotonらの名称(RT, CT)を用いた．Lasjauniasらは，RTをmedial division, CTをlateral divisionと呼んでいる．

文献

1) Lasjaunias P, et al. Surgical Neuroangiography 2nd ed. 1, 2001, pp510-46
2) Krzyzewski RM, et al. Neurol Neurochirurg Pol 48: 229-35, 2014
3) Rhoton AL, et al. Cranial anatomy and surgical approach 2003, pp461-76
4) Mani RL, et al. Radiology 91: 1102-8, 1968
5) Pedroza A, et al. J Neurosurgery 64: 484-93, 1986
6) 前掲書1), pp228-62
7) Martin RG, et al. Neurosurgery 6: 483-507, 1980
8) Siclari F, et al. AJNR 28: 1185-90, 2007
9) Kim MS. Surg Radiol Anat 38: 997-1006, 2016

Ⅰ 解剖学

4 病態解剖学
治療上問題となる器官，神経栄養

D. 動眼神経
①ILT，MHT，MMA

鶴田 和太郎／松丸 祐司

動眼神経の機能と解剖

　動眼神経は運動神経，副交感神経線維から構成される．中脳の大脳脚内側から起始し，脚間槽内を前外側方向に走行する．脳底動脈（BA）外側，後大脳動脈（PCA）と上小脳動脈（SCA）の間を抜け，後床突起の外側を通り，oculomotor trigoneで硬膜を貫通して海綿静脈洞（CS）内に入る[1]．CSでは外側壁内を走行し，前床突起の直下で上眼窩裂を通って眼窩内に入り上枝と下枝に分かれる．上枝は上直筋，上眼瞼挙筋，下枝は下直筋，内側直筋，下斜筋を支配する．また，下枝の副交感神経線維は毛様体神経節を経由して毛様体筋，瞳孔括約筋を支配する．

動眼神経の栄養血管（Fig. 1）

　動眼神経の栄養動脈として，inferolateral trunk（ILT），BAからの穿通枝（thalamoperforating artery）があり，meningohypophyseal trunk（MHT），中硬膜動脈（MMA），眼動脈も側副路を介して関与がある[2, 3, 7, 8]（Table 1）．血管内治療による塞栓術の際，これらから分岐する神経栄養血管（vasa nervosum）の閉塞により，動眼神経麻痺をきたす危険がある．
　本稿では，シャント疾患や腫瘍で塞栓の対象となる頻度が高いILT，MHT，MMAについて，栄養血管と周辺側副路を中心に言及する．

ILT

　ILTは，内頚動脈（ICA）cavernous portionのhorizontal segment外側面から分岐し，CS内の脳神経や周辺硬膜を栄養する[4]．ILTはsuperior branch（SB），anteromedial branch（AMB），anterolateral branch（ALB），pos-

teromedial branch（PMB），posterolateral branch（PLB）に分岐する．ILTの分枝で動眼神経の栄養血管となるのは，AMBとSBである[2, 3, 7, 8]．
　AMBは上眼窩裂に向かい，上眼窩裂近傍の動眼神経を栄養する．また，眼動脈と吻合を持つ．ALBは正円孔に向かい，正円孔動脈と吻合を持つ．PMBは卵円孔近傍で副硬膜動脈のcavernous branch（CB），PLBは棘孔近傍でMMAのCBと吻合を持つ．SBはCS上壁へ向かい，CS部の動眼神経を栄養するとともに，marginal tentorial artery（MTA）を分岐する．MTAはテントのmedial edgeに沿って後方に走行する（Fig. 2）．MTAはMHTからも分岐するため，MHTとの吻合経路となる．また，MMAのCBと吻合を持つ．

MHT

　ICA cavernous portionのposterior bendから分岐する．Tentorial artery，inferior hypophyseal artery（IHA），dorsal meningeal artery（medial and lateral clival artery）の3枝となる[5]．
　Tentorial arteryは，MTAとbasal tentorial artery（BTA）の2分枝となる．MTAはILTのSBと吻合するため，間接的に動眼神経にかかわる[2, 8]．BTAはテントと錐体骨縁の間を外側方向に走行する（Fig. 2）．

MMA

　外頚動脈の最大の終末枝である顎動脈からの最初の分枝であり，頭蓋外で起始し，棘孔を通過して頭蓋内に入る．MMAの主な分枝として，anterior branch，petrosal branch（PB），posterior convexity branch，petrosquamosal branch（PSB）がある[6-8]．吻合が豊富なanterior branch，PBは塞栓術を行う際，注意が必要で

〈abbreviations〉

ALB: anterolateral branch, AMB: anteromedial branch, BA: basilar artery, BTA: basal tentorial artery, CB: cavernous branch, CS: cavernous sinus, ICA: internal carotid artery, IHA: inferior hypophyseal artery, ILT: inferolateral trunk, MHT: meningohypophyseal trunk, MMA: middle meningeal artery, MTA: marginal tentorial artery, OphA: ophthalmic artery, PB: petrosal branch, PCA: posterior cerebral artery, PLB: posterolateral branch, PMB: posteromedial branch, PSB: petrosquamosal branch, SB: superior branch, SCA: superior cerebellar artery

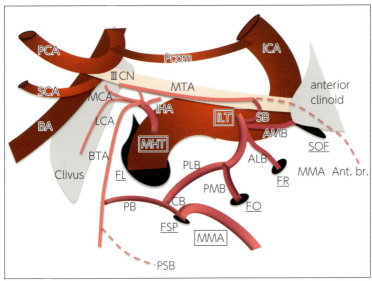

Fig.1 右動眼神経周囲の血管走行

右動眼神経周囲の血管走行（右外側上方からの視野）．
MCA: medial clival artery, LCA: lateral clival artery, Pcom: posterior communicating artery, SOF: superior orbital fissure, FR: foramen rotundum, FO: foramen ovale, FSP: foramen spinosum, FL: foramen lacerum, AFR: artery of foramen rotundum, AMA: accessory meningeal artery.

Table 1 動眼神経の栄養血管

Segment	Branch	Anastomosis
Cisternal	Perforators of VB system	—
CS	SB of ILT	SB ⇔ MTA ⇔ MHT, MMA AMB ⇔ OphA
SOF	AMB of ILT	ALB ⇔ AFR PMB ⇔ AMA PLB ⇔ MMA

（文献 2 より改変）

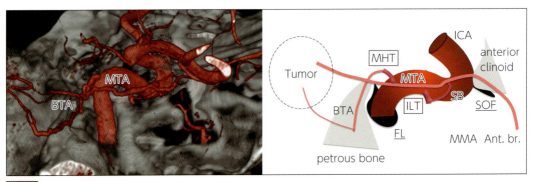

Fig.2 Tentorial arteryの走行

小脳血管芽腫症例での右総頚動脈 3D-RA撮影（右外側上方からの視野）．ILTのSBから発達したMTAが分岐し，テント面を後方に向かって走行しtumor feederとなっている．本例ではMHTとの連続性はない．前方では，MMAのanterior branchとつながり血流を受ける．MHTからは発達したBTAが分岐しており，錐体骨縁を外側に走行した後，tumor feederとなっている．

ある．

　Anterior branchは，胎生期のstapedial arteryの分枝であるsupraorbiral branchに由来し，蝶形骨小翼に沿って走行する．Cranio-orbital foramen of Hyrtl経由でのlacrimal arteryとの吻合（meningo-lacrimal artery），上眼窩裂経由での眼動脈（OphA）との吻合（recurrent meningeal artery）が見られる．MTAとも吻合を持つ．

　PBからは，CB，BTAが分岐し，その後，大錐体神経に沿って走行し，superior tympanic arteryを分岐する．CBはILTのposterior

I 解剖学

branch, MHTやILTのMTAと吻合を持つ. BTAはPSB, ICA系のCBと吻合を持つ.

塞栓術の注意事項

血管内治療による動眼神経麻痺のリスクを持つ疾患として, CSから上眼窩裂を主座とする頭蓋底腫瘍やCS部硬膜動静脈瘻が挙げられる. 過去に報告された硬膜動静脈瘻の全国調査では, 血管内治療719例中4例(0.6%)で術後脳神経麻痺が出現し, そのうち動眼神経麻痺は1例でCS部動静脈瘻の症例であった[9]. 動眼神経のvasa nervosumは血管撮影上描出されない. したがってvasa nervosumが分岐すると考えられる部位, あるいはその近位から塞栓を行う場合にはリスクがあると考えねばならない. 塞栓物質としては, NBCA(N-butyl-2-cyanoacrylate),

Onyxなどの液体塞栓物質, エンボスフィアやポリビニルアルコール(PVA)などのパーティクル, コイルの3種類が用いられるが, 液体塞栓物質による塞栓では, 微細血管まで塞栓物質がpenetrateするため, 最もリスクが高い. パーティクルについては, vasa nervosum閉塞回避のためには, 粒子の大きさが150μm以上のものを使用すれば安全と報告されている[10]. 筆者は300〜500μmのものを用いている. コイルでの塞栓ではvasa nervosum近傍の側副路は温存されるため, 通常, 血流障害はきたさない.

動眼神経麻痺は頻度の低い合併症であるが, 眼瞼下垂, 複視はactivities of daily living (ADL)の低下につながるため避けなければならない. CS近傍の潜在的血管吻合を十分熟知して治療に臨むことが肝要である.

文 献

1) Ono M, et al. J Neurosurg 60: 365-99, 1984
2) Geibprasert S, et al. AJNR Am J Neuroradiol 30: 1459-68, 2009
3) Cahill M, et al. Br J Ophthalmol 80: 177-81, 1996
4) Inoue T, et al. Neurosurgery 26: 903-32, 1990
5) Rhoton AL Jr. Neurosurgery 51: S335-74, 2002
6) 清末一路, 他. 血管内治療のための血管解剖 外頚動脈. 学研メディカル秀潤社, 2013, pp144
7) 小宮山雅樹. 詳細版 脳脊髄血管の機能解剖. メディカ出版, 2011, pp612
8) Lasjaunias P, et al. Surgical Neuroangiography, Vol.1. Springer-Verlag, Berlin, 2001
9) 桑山直也, 他. 脳外誌 20: 12-9, 2011
10) Robinson DH, et al. AJNR Am J Neuroradiol 20: 1061-7, 1999

4 病態解剖学
治療上問題となる器官，神経栄養

E. 顔面神経
① 中硬膜動脈（MMA），上行咽頭動脈（APhA）

大島 共貴

基礎知識

中硬膜動脈（MMA），上行咽頭動脈（APhA）は，発生第3～4週にかけて胚子の腹側に出現する咽頭弓に由来する．咽頭弓は第1～4まであり，それぞれ骨，筋，神経，血管の構成要素をもつ．第1咽頭弓は顎骨弓とも呼ばれ第V脳神経，咀嚼筋，上顎・下顎，きぬた骨，つち骨が関係する．第2咽頭弓は舌骨弓とも呼ばれ，第Ⅶ脳神経，顔面表情筋，舌骨上部とあぶみ骨が関係する．第1および第2咽頭弓の血管要素は，あぶみ骨動脈（stapedial artery）および腹側咽頭動脈（ventral pharyngeal artery）である．あぶみ骨動脈は，頭蓋内に入る上眼窩枝（supraorbital division）と，頭蓋外を走行する上下顎枝（maxillo-mandibular division）に分かれる．あぶみ骨動脈は上下顎動脈と吻合して外頚動脈（ECA）となる．上眼窩枝の背側枝はMMAとなる．腹側枝が眼動脈眼窩枝となるが，後に内頚動脈（ICA）由来の眼動脈眼球枝と吻合する（Fig. 1）．

発生初期には頭蓋内から頭蓋外へとforamen spinosumを通り走行しているが，後にその流れる方向が逆転する．眼動脈と硬膜動脈の間に多くの吻合が存在するのは，この発生機序が関係している．第1咽頭弓と第2咽頭弓の間の第1咽頭嚢は，後に鼓室および耳管（eustachian tube）を形成する．第3咽頭弓および第4咽頭弓はそれぞれ第Ⅸ脳神経，第Ⅹ脳神経が関係し，これらの血管要素はAPhAである．したがって，APhAは発生学的にはhypoglossal arteryおよびpharyngeal arch arteryに由来する動脈と言える[1-4]．

解剖の詳細

顔面神経（facial nerve）は感覚線維と運動線維を含み，延髄橋移行部の三叉神経（trigeminal nerve）が起始する部位の尾側から起始する．橋小脳槽（pontomedullary cistern）から内耳道（internal auditory canal）に至るまで，内耳神経（vestibuar nerve）の前上方を通り，顔面神経管（facial canal）に達し，顔面神経節（geniculate ganglion）を形成する．その後，茎乳突孔（stylomastoid canal）を通る前に錐体神経（petrosal nerve）を分岐する．この間，頭蓋内からは前下小脳動脈（AICA）の内耳動脈（auditory artery）と，頭蓋外からMMAの錐体枝（petrosal branch）と後耳介動脈（posterior auricular artery）や後頭動脈（occipital artery）からの茎乳突孔動脈（stylomastoid artery）から栄養される[4]．

MMA後枝から分岐する錐体枝は海綿静脈洞とテント切痕へ分枝し，顔面神経の枝である大錐体神経（greater petrosal nerve）に並走し，

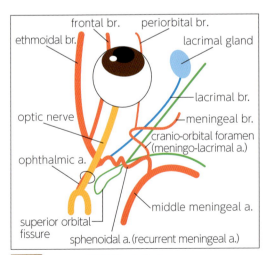

Fig.1 MMAと眼動脈の吻合のシェーマ

⟨abbreviations⟩
AICA: anterior inferior cerebellar artery, APhA: ascending pharyngeal artery, ECA: external carotid artery, ICA: internal carotid artery, LCA: lateral clival artery, MCA: middle cerebral artery, MMA: middle meningeal artery, NBCA: N-butyl-2-cyanoacrylate, PMA: posterior meningeal artery, PVA: polyvinyl alcohol, VA: vertebral artery

I 解剖学

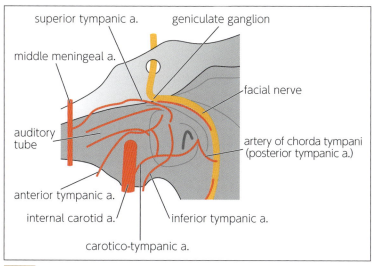

Fig.2 鼓室の動脈と顔面神経の関係

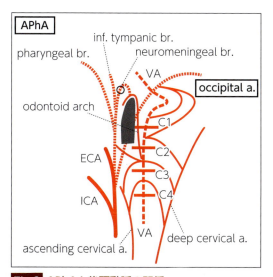

Fig.3 APhAと後頭動脈の関係

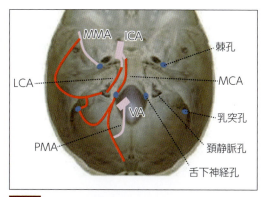

Fig.4 APhAの頭蓋内枝とその吻合

顔面神経節に向かう．その後，顔面神経管に入り，上鼓室動脈（superior tympanic artery）から茎乳突孔動脈となる．その間，顔面神経を栄養する（**Fig. 2**）．後頭動脈や後耳介動脈，AICAの内耳動脈などと吻合する．錐体枝の末梢では下鼓室動脈（inferior tympanic artery）となり，APhAの硬膜枝（meningeal branch）と中耳周囲で吻合する（**Fig. 2**）[1-3]．

APhAは，pharyngeal branch, neuromeningeal branch, inferior tympanic branchの3枝がある（**Fig. 3**）．このうち，neuromeningeal branchは，juglar foramenを通るjuglar branchとhypoglossal canalを通るhypoglossal branchに分かれる．Inferior tympanic branchは舌咽神経の鼓室枝（鼓室神経，Jacobson's nerve）に伴走し，Jacobson's canalから鼓室へ入る．ICAのcarotico-tympanic arteryや茎乳突孔動脈，MMAのpetrosquamous branchとreciprocalな関係にあり（**Fig. 4**），顔面神経の栄養血管となり得る．Hypoglossal branchは舌下神経に伴走し，ICAの枝（medial clival artery）とも吻合する．また，MMAのpetrosquamous branchや後頭動脈の硬膜枝（transmastoid branch）とも吻合する（**Fig. 4**）[2-3, 5]．

脳血管内治療における重要性

これらの吻合が重要な意義をもつのは，塞栓

129

物質のmigrationによって顔面神経麻痺が生ずることである．脳神経への栄養血管（vasa nervorum）は200〜300μm径の血管であり，これより小さな塞栓物質や液体塞栓物質では栄養血管塞栓による脳神経麻痺をきたし得る．確率は0〜18%と報告されている[6-10]．上述のように，顔面神経への血流供給は茎乳突孔動脈とMMAの錐体枝が重要な役割をはたしている．しかしながら，10%において顔面神経はMMAからの血流を受けておらず，茎乳突孔動脈単独と報告している[11-12]．このような症例では，茎乳突孔動脈に関連した動脈の塞栓は顔面神経麻痺を生ずるリスクが高くなる．解剖学的に多彩な吻合がある部位なので，血管病変の広がり，個々の塞栓物質の性質，術者の技量，さらには血管攣縮など予測しにくい事象まで慎重に鑑みて手技を行わなければならない．塞栓物質においては，ポリビニルアルコール（PVA）やゼルフォーム®

（Gelform）など，temporary agentsによって生じた顔面神経麻痺は，完全とまではいかなくても回復の見込みがある．一方，OnyxやNBCAのpermanent agentsでは長期的に改善する見込みが低い[12]．

疾患においては，特にglomus jugular tumorに対して直達手術前の塞栓術では，Onyx，NBCA，PVAのいずれによる塞栓の場合にも顔面神経麻痺の発生率が比較的高く報告されており，注意を要すると報告されている[8]．また，硬膜動静脈瘻に対する経動脈的塞栓術によって生じた術後顔面神経麻痺の症例が報告されている[10]．この症例は，顔面神経管内のOnyxによるmass effectが原因と思われたため，直達減圧術が行われ症状の改善を認めた．栄養血管の虚血以外の原因でも塞栓術後顔面神経麻痺は起こる可能性がある．

文献

1) Lasjaunias P, et al. Surgical Neuroangiography. 3. Springer-Verlag, 1992, pp15-87
2) 小宮山雅樹. 詳細版 脳脊髄血管の機能解剖. メディカ出版, 2008, pp228-90
3) 清末一路. 血管内治療のための血管解剖 外頸動脈. 学研メディカル秀潤社, 2013, pp40-91
4) Ozanne A, et al. Neuroimaging Clin N Am 18: 431-9, 2008
5) Hacein-Bey L, et al. AJNR Am J Neuroradiol 23: 1246-56, 2002
6) Horton JA, et al. AJNR Am J Neuroradiol 7: 105-8, 1986
7) Tanoue S, et al. Radiographics 33: E209-24, 2013
8) Gaynor BG, et al. J Neurosurg 120: 377-81, 2014
9) Chan HH, et al. Orbit 33: 462-4, 2014
10) Ozluoglu LN, et al. Eur Arch Otorhinolaryngol 273: 2843-6, 2016
11) Marangos N, et al. J Laryngol Otol 113: 268-70, 1999
12) Gartrell BC, et al. Otol Neurotol33: 1270-5, 2012

4 病態解剖学
治療上問題となる器官，神経栄養

F. Lower cranial nerves
①APhA, odontoid A, PMA

石黒 友也

はじめに

下位脳神経は第9〜12脳神経である舌咽神経（glossopharyngeal nerve），迷走神経（vagus nerve），副神経（accessory nerve），舌下神経（hypoglossal nerve）からなる．舌咽，迷走神経はいずれも延髄のオリーブの後縁である後外側溝から起こり，頚静脈孔（jugular foramen）を通って頭蓋外へ出る．両者ともに感覚，運動および副交感神経からなる混合神経で，舌咽神経は主に舌と咽頭に，迷走神経は頚部，胸部および内臓に広く分布する．副神経は延髄根と脊髄根からなる運動神経で，延髄根は迷走神経のすぐ下で延髄の後外側溝から，脊髄根は頚髄（C1-C5 or C6）の前根と後根の間から起こる．脊髄根は上行して大後頭孔を通って頭蓋内に入り，延髄根とともに迷走神経と共通の硬膜鞘に包まれて頚静脈孔から頭蓋外に出る．延髄根は主に喉頭に，脊髄根は胸鎖乳突筋・僧帽筋に分布する．

舌下神経は舌の運動を司る運動神経で，延髄のオリーブの前縁である前外側溝から起こり，他の3つとは異なり舌下神経管（hypoglossal canal）を通って頭蓋外に出て，最終的に舌筋に分布する．これらの下位脳神経の栄養血管であるvasa nervorumは，頭蓋内では椎骨動脈（VA），脳底動脈，後下小脳動脈，脊髄表面のvasa coronaから，頭蓋外では神経が分布する部位に応じて主に外頚動脈や鎖骨下動脈のさまざまな枝から分岐している．また部位によっては内頚動脈（ICA）や総頚動脈のvasa vasorumも関与する[1-3]．頭蓋内と頭蓋外を結ぶ神経孔，すなわち頚静脈孔と舌下神経管では，いずれも上行咽頭動脈（APhA）の神経髄膜枝（neuromeningeal branch）からvasa nervorumを認める[1-7]．APhAの神経髄膜枝は下位脳神経を栄養

しているだけではなく，ICAやVAとの間に豊富な吻合を認めており，脳血管内治療時の合併症を避けるためには理解しておかなくてはならない動脈である．

本稿ではAPhAの神経髄膜枝の正常解剖および注意すべき吻合について概説する．

APhAの神経髄膜枝の正常解剖

APhAは通常，外頚動脈の近位部の内側壁または後壁から分岐し，ICAの内側を上行した後に3枝に分かれ，前方から咽頭枝（pharyngeal branch），下鼓室枝（inferior tympanic branch），神経髄膜枝となる．稀にICAから分岐する場合や後頭動脈（OA）と共通幹を形成する場合もある．また神経髄膜枝のみがOAから分岐することもある[4-6, 8]．神経髄膜枝は頚静脈孔を通るjugular branchと舌下神経管を通るhypoglossal branchとに分かれ，hypoglossal branchはjugular branchの内側を上行し，舌下神経管に入るところで内側後方へほぼ直角に向きを変える．血管撮影では正面像，側面像ともにほぼ直角に向きを変えるところが舌下神経管に入るところで，正面像では内側に向かって，側面像では後方に向かって水平に走行している部位が舌下神経管内である．一方，Jugular branchは正面像，側面像ともにそのまま上行して頚静脈孔へ入る．Hypoglossal branchとjugular branchは相補的な関係にあるため，通常の血管撮影では両者が同時に明瞭な描出を認めることは稀である（**Fig. 1A, B**）．

神経孔のレベルでjugular branchは舌咽，迷走，副神経へのvasa nervorumを，hypoglossal branchは舌下神経へのvasa nervorumを分岐している[2-6, 8]．このvasa nervorumの血管径は100〜300μmであり[3]，したがって脳血管内

〈abbreviations〉

APhA: ascending pharyngeal artery, ICA: internal carotid artery, MMA: middle meningeal artery, OA: occipital artery, PMA: posterior meningeal artery, VA: vertebral artery

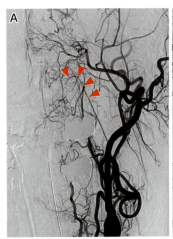
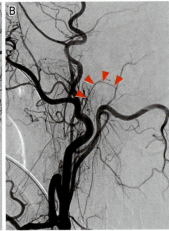

Fig.1 APhAの神経髄膜枝（左ICA閉塞例）

A, B：左総頸動脈撮影の正面像（A）と側面像（B）．Hypoglossal branch（▶）は舌下神経管部で正面像では内側に向かって，側面像では後方に向かって水平に走行している．Jugular branchは不明瞭である．

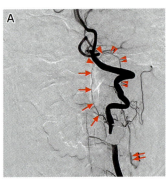
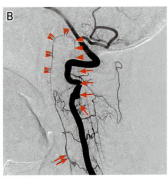

Fig.2 Hypoglossal branchの下行枝とC3 dorsal somatic branchの上行枝の吻合

Allcock test時（左総頸動脈を用手圧迫）の左VA撮影の正面像（A）と側面像（B）．C3 dorsal somatic branch（→）は歯突起背面を上行し，先端部近くでhypoglossal branchの下行枝（▶）と吻合し，hypoglossal branch（◀），APhAの本幹を介して逆行性に外頸動脈の起始部（⇒）まで造影されている．

治療の際に，これより小さな塞栓物資や液体塞栓物質を使用した場合には脳神経麻痺をきたしうる．頭蓋内に入るとjugular branchは内側枝と外側枝に分かれ，前者は下錐体静脈洞に沿って上行してその周囲の硬膜を，後者はS状静脈洞に沿って走行して主に錐体骨後面の硬膜を栄養している[4-6]．一方，hypoglossal branchは上行枝と下行枝に分かれ，前者は斜台に沿って，後者は大後頭孔の前縁に向かって走行し，いずれも硬膜だけでなく骨も栄養している[7]．神経髄膜枝は他にC1，C2の椎体を腹側から栄養するprevertebral branchを分岐する[6]．

APhAの神経髄膜枝で注意すべき吻合

発生学的にはhypoglossal branchは原始内頸動脈－椎骨脳底動脈吻合（primitive carotid-basilar anastomosis）の一つで舌下神経管を通るprimitive hypoglossal arteryのremnantで，jugular branchは将来の咽頭喉頭部を形成し，舌咽・迷走神経が伴走する第3，4咽頭弓の血管要素から形成される[6]．Primitive hypoglossal arteryがC1レベルの1つ上の分節動脈とも考えると，hypoglossal branchとVAとの吻合が理解しやすくなる．椎体は分節動脈の本幹から分岐するventral somatic branchによって腹側から，脊柱管枝から分岐するdorsal somatic branch（retrocorporeal artery）によって背側から栄養され，ventralおよびdorsal somatic branchはそれぞれ上下のレベルとの縦方向の吻合や対側との横方向の吻合を認めている．同様の構造がhypoglossal branchと，VAから分岐するC3レベルの分節動脈との間に認められる．C3レベルの分節動脈のdorsal somatic branchの上行枝は歯突起動脈（odontoid artery）とも呼ばれ，歯突起の背面を上行して，先端部で対側と吻合してodontoid arcadeを形成する．歯突起動脈は当初，前硬膜動脈（anterior meningeal artery）の名称で報告されたが[9, 10]，実際には硬膜ではなく歯突起や周囲の靭帯を栄養している[11]．

Hypoglossal branchの下行枝はdorsal somatic branchの下行枝に相当し，大後頭孔を通って内側下方へ走行してodontoid arcadeと吻合する[4, 6-8, 11-13]（**Fig. 2A, B**）．すなわちこの吻合は他の脊椎レベルで認める椎体背側のretrocorporeal anastomosisと相同である．歯突起の前面ではC3レベルの分節動脈からのventral somatic branchと，APhAからのprevertebral branch

I 解剖学

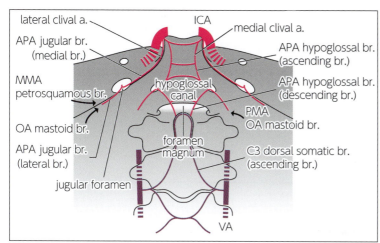

Fig.3 APhAの神経髄膜枝とICA, VAとの吻合のシェーマ（後上方から見た図）

Hypoglossal branchは上行枝がICAのmedial clival arteryと，下行枝がC3 dorsal somatic branchの上行枝（歯突起動脈）とそれぞれ吻合している．また大後頭孔周囲でPMAやOAのmastoid branchとの吻合を認める．Jugular branchは内側枝がICAのlateral clival arteryと，外側枝がOAのmastoid branchやMMAのpetrosquamous branchとそれぞれ吻合を認める．

が縦方向の吻合を認めている[6, 12]．Hypoglossal branchの上行枝はICAのmeningohypophyseal trunkから分岐して，斜台の背面を下行するmedial clival arteryと吻合しており，また両者はいずれも対側との吻合も認めている[5-7, 12]（**Fig. 3**）．その他に大後頭孔周囲ではhypoglossal branchと頭蓋外のVAから分岐する後硬膜動脈（PMA），OAの髄膜枝であるmastoid branchが互いに吻合を認め，これらは相補的な関係にある[5-7, 12]．PMAは主に大後頭孔や後頭蓋窩の小脳円蓋部，小脳鎌の後方の硬膜を栄養しており，VAのV3 portionより分岐して，大後頭孔の側方から頭蓋内へ入り，その後縁に沿って正中へ向かった後に真っ直ぐに上行する．稀に小脳テントの上方まで到達して大脳鎌の後方の硬膜も栄養する[7, 10, 13]．OAのmastoid branchは大後頭孔周囲だけでなく，S状静脈洞周囲や錐体骨後面の硬膜も栄養している．S状静脈洞の垂直部周囲ではjugular branchの外側枝とOAのmastoid branch，中硬膜動脈（MMA）のpetrosquamous branchが互いに吻合を認めている[5, 6]．Jugular branchの内側枝は，ICAのmeningohypophyseal trunkから分岐して下錐体静脈洞に沿って後下方に走行するlateral clival arteryと吻合を認め，両者は走行の途中で外転神経へのvasa nervorumを分岐している[4-6]（**Fig. 3**）．

最後に

APhAの神経髄膜枝は硬膜動静脈瘻や後頭蓋窩腫瘍などで栄養血管となることが多く，経動脈的塞栓術の対象となり得る血管である．近年，cone beam CTを用いることで血管構築をより詳細に把握できるようになったが，下位脳神経へのvasa nervorumや潜在的吻合のすべてが描出できるわけではない．したがって，塞栓術の際に下位脳神経麻痺や脳梗塞といった合併症を起こさないためには，神経髄膜枝の機能解剖を十分に理解しておく必要がある．

文献

1) Brown H, et al. Proc Soc Exp Biol Med 233: 352-61, 2000
2) Hendrix P, et al. Clin Anat 27: 108-17, 2014
3) Ozanne A, et al. Neuroimag Clin N Am 18: 431-9, 2008
4) Hacein-Bey L, et al. AJNR Am J Neuroradiol 23: 1246-56, 2002
5) 小宮山雅樹. 詳細版 脳脊髄血管の機能解剖. メディカ出版, 2011, pp379-414
6) Lasjaunias P, et al. Surgical Neuroangiography. 2 nd ed. 1. Springer-Verlag, 2001, pp165-260
7) Rhoton AL Jr. Neurosurgey 47: S155-193, 2000
8) Cavalcanti DD, et al. Neurosurgery 65: 114-20, 2009
9) Greitz T, et al. Acta Radiol Diagn (Stockh) 7: 219-24, 1968
10) Newton TH. Radiology 91: 271-79, 1968
11) Shimizu S, et al. Intervent Neuroradiol 10: 293-99, 2004
12) Geibprasert S, et al. AJNR Am J Neuroradiol 30: 1459-68, 2009
13) 前掲書5), pp264-87

4 病態解剖学
治療上問題となる器官，神経栄養

G. 脊髄
①前脊髄動脈

浅野 剛

脊髄血管の発生

椎体，脊髄神経，神経根動脈の発生

発生過程において，31の体節(somite)をもとに脊椎の周期的・分節的な構造が形成される．各体節から遊走した間葉細胞から神経管を取り囲む椎体・椎弓の原基が形成され，脊髄原基である神経管から遊走した神経堤細胞が脊髄神経となる．脊髄神経の発達・伸展に伴い，これに沿うかたちで神経根動脈が分化・形成するとされるが，成人型の椎体は，椎体原基が上下半に分離し，隣接する上半分と下半分が融合し形成されるため，神経根動脈および脊髄神経がその間(後の椎間孔)を通過することとなる(Fig. 1)．

脊髄動脈の発生

発生初期に脊髄表面を覆う原始毛細血管網から動脈血管網(後の軟膜動脈叢，vasa corona, pial network)および静脈血管網(coronal venous plexus)が誘導・形成される．

一方，左右の前神経根動脈は頭尾方向で吻合し，左右一対の腹側縦走神経動脈(ventral longitudinal neural artery)となり，脊髄神経基部で前述の脊髄表面の動脈ネットワークと接続する．左右それぞれの腹側縦走神経動脈から脊髄内部への中心溝動脈(sulcal artery)が分岐し，さらに胎生6〜14週ころから両側の腹側縦走神経動脈が正中で癒合，前脊髄動脈となる．そのため，成人の中心溝動脈は1本の前脊髄動脈幹から分岐しているが，各々は前角を中心とした片側の脊髄実質のみを栄養する．

その後，前脊髄動脈幹の発達に伴い，当初，各分節レベルで形成されていた腹側縦走神経動脈・前神経根動脈との連続性は多くの分節レベルで消退し，成人では平均6本のみが残存することとなる(Fig. 2)．この前脊髄動脈幹との連続性を残した分節動脈を神経根髄質動脈(radiculomedullary artery)と呼び，特に胸腰椎レベルでの大径の神経根動脈はAdamkiewicz動脈と呼ばれる．また，分節動脈のうち，前脊髄動脈幹への連続性は失われているが，軟膜動脈叢までの連続性を維持しているものを，神経根軟膜動脈(radiculopial artery)と呼ぶ．神経根軟膜動脈は前根，後根のいずれにも存在する．

脊髄背側においては，腹側縦走神経動脈に相当する脊髄全長にわたる縦方向の吻合路は形成されず，成体でも網状の動脈血管網が基本的に維持されているが，胎生15週ころから後外側溝付近で縦方向の吻合が部分的に発達する．これを後脊髄動脈と呼ぶ．後脊髄動脈は成人では14本程度が認められるとされる(Fig. 3)．

成人における脊髄動脈の解剖

脊髄実質は，脊髄表面からの求心性経路と，中心溝を通過した後に脊髄実質を貫通し遠心性に血流を送る2系統により供血される．前者は軟膜動脈叢からの穿通枝であり，後者は前脊髄動脈から分岐する中心溝動脈が担う(Fig. 4)．

脊髄表面の動脈
前脊髄動脈(anterior spinal artery/ anterior spinal axis)

本質的には神経根髄質動脈の上行枝・下行枝間

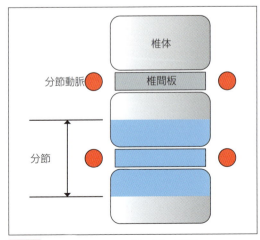

Fig.1 脊髄分節と椎体・椎間板の関係

Ⅰ 解剖学

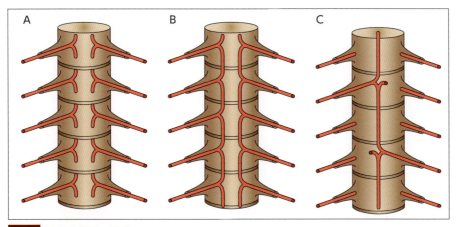

Fig.2 前脊髄動脈の発生

左右の前神経根動脈(A)が縦方向で吻合一対の腹側縦走神経動脈(B)となる．その後，正中で癒合し前脊髄動脈となる．

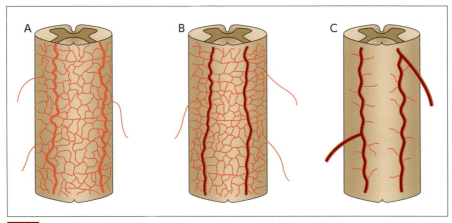

Fig.3 後脊髄動脈の発生

網状の動脈血管網(A)から縦方向の経路が部分的に発達(B)，後脊髄動脈となる(C)．

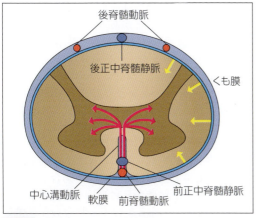

Fig.4 脊髄動・静脈と脊髄実質，くも膜，軟膜との関係

の吻合経路である．発生過程において，椎体(椎間孔)と脊髄の成長にずれが生ずるため，前脊髄動脈は特徴的なヘアピン型の形態をとる．また神経根髄動脈の硬膜貫通部には軽度の狭窄が認められる(**Fig. 5**)．前脊髄動脈は，通常，延髄から終糸まで連続し，前正中裂軟膜下，前脊髄静脈の腹側を走行，中心溝動脈および軟膜枝を分岐する．腰膨大付近の脊髄を栄養する大きな神経根髄動脈はAdamkiewicz動脈(artery of the lumbar enlargement)と呼ばれ，第八肋間動脈から第一腰動脈の間で分岐するものが90％，左側から分岐する確率が70％前後とされている．頚髄レベルの発達した前脊髄動脈はartery of cervical enlargementと呼ばれ，深頚動脈もしくは上行頚動脈から起始することが多いが，椎骨動脈から起始することもある．前脊髄動脈の径は脊髄レベルにより異なり，栄養す

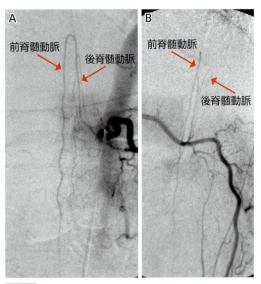

Fig.5 前脊髄動脈と後脊髄動脈

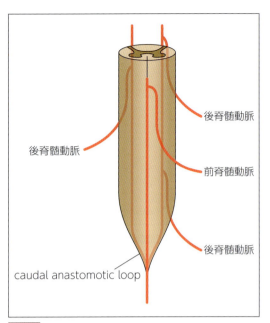

Fig.6 脊髄表面の動脈吻合

る灰白質の量に相関するとされる．血管径は200〜800μm程度とされ，一般に胸髄よりも腰髄，頸髄レベルで大径である．前脊髄動脈により脊髄腹側2/3程度が供血される．

後脊髄動脈（posterior spinal artery）

脊髄後外側を走行する頭尾方向に発達した吻合路で，本質的に軟膜動脈叢の一部である．前脊髄動脈と異なりくも膜下腔を走行し，直径100〜400μm程度と前脊髄動脈と比較して細径である．頭尾方向の連続性は部分的であり，脊髄の一部にとどまる．後脊髄動脈もヘアピン型の形態をとるが，ヘアピンの角度は前脊髄動脈より急峻であることが多い（**Fig. 5**）．C1-4椎体レベルでは，歯状靱帯と後根の間を走行しosterior spinal arteryはlaterral spinal arteryとも呼ばれる．頭側でPICAもしくはV4と吻合し，側方では硬膜外の椎骨動脈や後頭動脈と交通する．

軟膜動脈叢（pial network, vasa corona, pial plexus）

脊髄表面を覆う動脈のネットワークであり，神経根軟膜動脈や前脊髄動脈軟膜枝から血流を受ける．軟膜動脈叢から脊髄実質に対して垂直方向に穿通動脈（radial perforating artery）が起始し，脊髄実質を栄養する．

脊髄内部の動脈

中心溝動脈（sulcal artery, central sulcal artery, sulcocommissural artery）は，前脊髄動脈から分岐する髄内への穿通動脈であり，これにより脊髄髄内前2/3〜3/4が灌流される．通常は左右2本が前脊髄動脈後面から起始し，前白質交連を穿通した後に，脊髄内部（主に灰白質）を左右独立して栄養する．中心溝動脈の径は80〜200μm程度で，前脊髄動脈1cmあたり1〜10本程度が起始するとされる．中心溝動脈の密度は脊髄レベルにより異なり，頸髄，腰髄で高密度である．また，軟膜動脈叢からの穿通枝（radial perforating artery）は，軟膜動脈叢から分岐，白質を穿通し求心性に後角後半部および白質の外側半分を栄養する．

脊髄の動脈吻合
脊髄表面の動脈吻合

軟膜動脈叢は脊髄実質の重要な側副血行路である．前脊髄動脈が部分的に閉塞した場合などでは，これを介した側副血行にて脊髄腹側への血流が維持されることがある．また，脊髄円錐下端で前脊髄動脈は左右2本の後脊髄動脈と吻合し，W字型のアーチを形成する．この吻合はarterial basket, caudal anastomotic loop, cruciate anastomosisなどと呼ばれる．前脊髄動脈はこれより尾側では脊髄を栄養せず，終糸のみを栄養する（**Fig. 6**）．

中心溝−脊髄実質内の動脈吻合

前正中裂内の脊髄実質に貫入する手前で，隣接する中心溝動脈間に上下方向の吻合が存在する．また中心溝動脈から起始し，脊髄実質を貫通してpial networkと結合する吻合も存在する（**Fig. 7**）．一般的に前脊髄動脈の遮断により横断性の脊髄症状が発生するが，血管撮影上，前脊髄動脈の部分的な閉塞断裂が明らかであっても軽微な症状のみを呈する例がある．こういっ

Ⅰ 解剖学

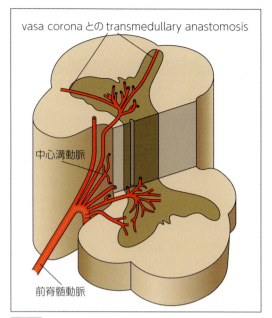

Fig.7 中心溝—脊髄実質内の動脈吻合

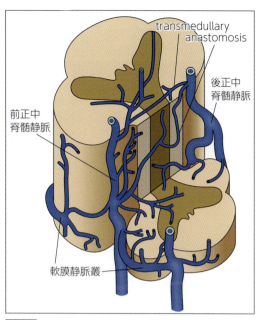

Fig.8 脊髄静脈の解剖

た例では，中心溝動脈間の吻合路などにより脊髄実質への血流が維持されているものと考えられる．

脊髄外の動脈吻合

前後脊柱管枝，後脊柱管枝などを介した左右の吻合や，椎体周囲や筋枝を介した椎体上下方向吻合など，硬膜や椎体外にも多数の動脈吻合が存在する．これらの経路も脊髄血流の側副路として機能し得る．

脊髄静脈の解剖

脊髄腹側正中には頭尾方向に縦走する前正中脊髄静脈（anterior spinal vein）が，背側正中には後正中脊髄静脈（posterior spinal vein）がそれぞれ存在する．頸髄および腰髄では通常1本ずつであるが，胸髄レベルでは複数認められることがある．脊髄表面には動脈系と同様に表在性の静脈ネットワークがあり，軟膜静脈叢と呼ばれる．脊髄実質の静脈血は遠心性に発達する髄質静脈を介し脊髄表面の静脈系へ導出される．また脊髄内には，前後の正中脊髄静脈を結ぶ300〜700μm程度の吻合静脈（transmedullary anastomosis）が存在する．transmedullary anastomosisは腹背側方向の吻合路としてのみ機能し，脊髄実質からの静脈血を直接受けないとされている．脊髄からの静脈血は，神経根脊髄静脈（radiculomedullary vein）を介し髄外へと流出する．神経根脊髄静脈は，動脈系とは異なりmetameric patternを示さず，その約40％は神経根と伴走することなく独立して硬膜外静脈へと連続する（Fig. 8）．

脳血管内治療における重要性

動静脈短絡病変や髄内・外の占拠性病変（nidusやvarix）の存在など，病的環境では血管径を含む形態や走行も正常とは大きく変化し得る．病変血管構築の理解には，正常の血流支配や流入・流出経路，潜在的な吻合路などについての知識が前提となる．また，塞栓術を実施する場合，マイクロカテーテルからの選択造影でもすべての周辺血管を描出できているわけではなく，潜在的な動脈吻合や（描出されていない）脊髄実質への供血路などを想定し治療計画・戦術を考えることが必要である．

文　献

1) Thron AK. Vascular Anatomy of the Spinal Cord 2 nd edn. Springer-Verlag, 2016
2) Lasjaunias P, et al. Surgical neuroangiography vol 1 clinical vascular anatomy and variations 2 nd edn. Springer Berlin Heidelberg, 2001, pp73-164
3) Bosmia AN, et al. Clin Anat 28: 52-64, 2015
4) Bosmia AN, et al. Clin Anat 28: 65-74, 2015
5) Griessenauer CJ, et al. Clin Anat 28: 75-87, 2015
6) 小宮山雅樹．詳細版 脳脊髄血管の機能解剖．メディカ出版，2011, pp508-41

Special Topics ❸
誘発テスト法
大島 共貴

■ 基礎知識

外頚動脈系の塞栓術にはリスクが伴い，半身麻痺や脳神経麻痺など重篤な障害を引き起こすことがある．誘発テストはこれらの塞栓術後神経障害を減らす目的に行われる．また，脳脊髄動静脈奇形や脳腫瘍における塞栓可能なfeederを確認するためにも行われる．広義にみればWada testなど，優位半球・言語野の特定も誘発テストと言える[1, 2]．

歴史的には，1960年に総頚動脈にアモバルビタールを注入するWada testが報告され，1986年ごろからはマイクロカテーテルによる超選択的な誘発テストが複数報告されている．誘発の薬剤としてリドカイン，アモバルビタール，methohexital（国内未承認），ペントバルビタール，etomidate（国内未承認），チオペンタール，プロポフォールなどが使用されてきた[3, 4]．Wada testの報告以降，主にアモバルビタールが使用されてきた．しかしながら，アモバルビタールは依存性の強い睡眠薬であり，現在本邦では使用できない．代わりに，超短時間作用型のバルビツレートであるチオペンタールが使用可能である．しかし，チオペンタールは強烈な血管攣縮，血栓形成，組織壊死などの合併症が報告されているため，安全に使用できるとは言い難い[5-8]．現在本邦で広く使われているのは，リドカインとプロポフォールである．

■ 特徴と用法

外頚動脈系のリドカインを用いた誘発テストでは，多くの患者は軽度から中等度の不快感を訴える．一般的には，灼熱感や圧迫感を訴え，その症状は非イオン性造影剤を注入したときよりも強く表れる．一方，アモバルビタールを注入したときには不快感は訴えない．これらの不快感を除いた訴えや症状は，誘発テストの陽性所見と捉える必要がある．誘発テストで生じた症状の多くは，10分以内に改善すると報告されている．

マイクロカテーテルによって選択された，外頚動脈系の65血管にリドカインによる誘発テストを行ったところ，7血管（10.8％）に陽性所見が出現したと報告されている[9]．そのなかで，2例は中硬膜動脈で三叉神経第2枝領域のしびれが出現した．顎動脈末梢で同側の三叉神経第2枝領域のしびれが出現，眼角動脈（angular artery）で三叉神経第2枝・3枝領域のしびれが出現，副硬膜動脈で三叉神経第3枝領域のしびれが出現，後耳介動脈の茎乳突枝（stylomastoid branch）で同側顔面神経麻痺が出現した例がそれぞれ1例ずつであった．また，93症例に行った外頚動脈の誘発テストでは，8例（8.6％）が陽性であったとの報告がある[10]．

通常の手技は，神経所見を確認するために，局所麻酔か最小限の鎮静で行う必要がある．ガイディングカテーテルを外頚動脈に留置して，マイクロカテーテルを塞栓したい枝まで誘導する．マイクロカテーテルからの超選択的撮影は重要であり，頭蓋内循環との吻合がないかどうかを慎重に確認する．もし，頭蓋内循環との吻合が豊富であれば，リドカインを用いると痙攣をきたす可能性がある．2％静注用リドカインを生理食塩水や非イオン性造影剤で2倍希釈として，1血管あたり2mL（20mg）を逆流しないよう緩徐に投与する．患者の神経所見を再検し，症状の出現がなければ陰性と判断する．

頭蓋内や脊髄の脳動静脈奇形に対してプロポフォールを用いる場合は，1本のfeederあたり，7〜10mgを注入する[11]．中大脳動脈までマイクロカテーテルを誘導して行う，選択的Wada testでは，プロポフォール初期注入を男性8mg，女性7mgとして，追加は最大3mgまでとした報告がある[2]．

■ 脳血管内治療における重要性

誘発テストが陰性であれば，小径のparticleや液体塞栓物質による塞栓が可能である．しかしながら，これらの塞栓物質を注入することにより，注入の最中に血行力学的な変化が起こり，予期せぬ逆流現象や新たな神経栄養血管との吻合が生じ得ることを知っておかなければならない．合併症を防ぐための工夫の一つとして，控えめの塞栓にとどめて誘発テストを繰り返し行うことが挙げられる[9]．

外頚動脈系の誘発テストが陽性であったとき，大径のparticleやコイルによるproximal occlusionは安全に行えると言われている．その場合，balloon occlusion testが可能な部位であれば確認しておきたい．しかしながら，実際の臨床現場では，硬膜動静脈瘻のminor feederや髄膜腫の術前塞栓など，生命の危険を脅かすような病態ではないことも多いので，撤退の選択が賢明かもしれない．塞栓術後の予期せぬ神経障害の報告も少数例ながら存在する[12-14]．

文 献

1) Wada J, et al. J Neurosurg 17: 266-82, 1960
2) Fujii M, et al. World Neurosurg 75: 503-8, 2011
3) Horton JA, et al. AJNR Am J Neuroradiol 7: 105-8, 1986
4) Han MH, et al. Acta Radiologica 35: 212-6, 1994
5) Vion-Dury J, et al. J Neuroradiol 14: 60-5, 1987
6) Horowitz AL, et al. Radiology 162: 787-88, 1987
7) Vieregge P, et al. J Neurol 236: 478-81, 1989
8) Tuchman RF, et al. Pediatr Radiol 20: 478-9, 1990
9) Deveikis JP. AJNR Am J Neuroradiol 17: 1143-7, 1996
10) Kurata A, et al. Interv Neuroradiol 2: 193-200, 1996
11) Feliciano CE, et al. AJNR Am J Neuroradiol 31: 470-5, 2010
12) Probst EN, et al. AJNR Am J Neuroradiol 20: 1695-702, 1999
13) Kai Y, et al. J Neuroradiol 49: 437-43, 2007
14) Kadakia S, et al. Am J Otolaryngol 36: 90-2, 2014

II 画像診断学

1 放射線診断学：撮像法

治療上有用な特殊撮影法

❶ 放射線診断学：撮像法
治療上有用な特殊撮影法

A. MRI
①Plaque imaging

岡内 正信／川西 正彦

基礎知識

頚部頚動脈狭窄は脳卒中の重要な危険因子であり，その関連性については多くの臨床研究が報告されている．NASCET[1]やECST[2]などの大規模臨床研究において，頚動脈の高度狭窄は脳卒中の危険因子とされ，脳卒中治療ガイドラインにおいても主に狭窄率をもとに血行再建術の推奨が定義されている．しかし，プラークの破綻やそれに伴う血栓の形成が塞栓性脳梗塞の原因となり，いわゆる不安定プラークが安定プラークに比べて高率に脳梗塞を引き起こすとされており[3,4]，プラークの性状評価も脳卒中予測および治療方針決定のために極めて重要である．

プラーク性状を評価するためのモダリティとしては，MRI，CT，超音波，血管造影，PETなどが挙げられるが，特にMRIは非侵襲的であり，組織コントラストが高く，空間分解能にも優れた有用な検査法である．プラークの構成成分は線維成分，脂質成分，壊死，石灰化，出血など多様であり，各々の成分で信号強度がオーバーラップするため複数の画像を組み合わせて評価する必要がある．現在広く用いられているのがBB法，TOF，MPRAGEである．BB法は血液を180°反転し，磁化がnull pointに到達するタイミングで撮像することにより，血液信号を低信号とする撮像法で，T1強調像とT2強調像からなる．TOFはMRAの撮像スライス外から流れ込む血液のプロトンが，撮像スライス内の静止したプロトンよりも高信号を示す現象であるin-flow効果を利用した撮像法である．MPRAGEは脂肪抑制とinversion recovery法による血液抑制を組み合わせてT1コントラストを高めた撮像法で，高分解能T1強調像が得られる．造影T1強調像は，プラークの炎症や新生血管の検出および線維性被膜の評価に有効とされ，これを追加することでプラーク性状評価の精度が高まる．また，新しい撮像法としてFSE法の3D撮像（3D-FSE法）が通常の2D撮像に比べて感度，特異度ともに優れていると報告されている[5]．さらに，近年では3T MRIが臨床で使用されるようになり，従来の1.5T装置に比べ約2倍の信号が得られ，空間解像度が向上し撮像時間も短縮できる利点があり[6,7]，今後のさらなる普及が期待される．

実際の使用法

頚動脈プラークの性状は，病理組織学的所見からAHAによって**Table 1**のように分類されている[8,9]．Type Ⅰ〜Ⅲはプラークの初期段階で，臨床症状をきたしたり狭窄の原因となることは通常ない．Type Ⅳはいわゆる粥腫で血管内膜内に脂質成分が集積し，コア（lipid core）を形成する．線維性被膜は伴っておらず，血管内膜表面にマクロファージなどの集積を認め，プラークの破綻や増殖へと移行し得る不安定な状態で，臨床症状との関連性も高い．Type Ⅴはlipid coreの周囲に線維性被膜が形成されたもので，血管内腔の狭窄と強く関連する．また，lipid core周囲における毛細血管の増殖や，プラーク内の微小出血，炎症，新生血管の造成を認め，臨床症状をきたし得る状態である．Type ⅥはType ⅣおよびⅤが進行したもので，プラーク表面の破綻や潰瘍形成，プラーク内出血，血栓形成を伴った最も臨床的に危険な状態である．Type Ⅶ，Type Ⅷはプラークの最終的な形態で，Type Ⅳ〜Ⅵより変化していくと考えられている．これらの分類をMRI所見と対比させて，MRIで描出されるプラークの性状に

〈abbreviations〉

AHA: American Heart Association, BB: black-blood imaging, CAS: carotid artery stenting, CEA: carotid endarterectomy, ECST: European Carotid Surgical Trial, FSE: fast spin echo, MPRAGE: magnetization prepared rapid gradient echo, NASCET: North American Symptomatic Carotid Endarterectomy Trial, TOF: time-of-flight

Ⅱ 画像診断学

Table 1	AHA classification of atherosclerotic plaque

Type Ⅰ	Isolated macrophage foam cells	Type Ⅴ	Fibromuscular tissue layers produced
Type Ⅱ	Multiple foam cell layers formed	Type Ⅵ	Surface defect, hematoma, thrombosis
Type Ⅲ	Isolated extracellular lipid pools added	Type Ⅶ	Calcification predominates
Type Ⅳ	Confluent extracellular lipid core formed	Type Ⅷ	Fibrous tissue changes predominate

（文献 8，9 をもとに作成）

Table 2	MRIにおける頚動脈プラークの性状評価

	T1 強調像	T2 強調像	TOF	MPRAGE	造影効果
脂質成分	等～高	低～高	等～高	等～高	なし
出血	高	高※	高	高	なし
線維成分	低～等	等	等	等	あり
石灰化	低	低	低	低	なし

※新しい出血では低～等信号となる

よる分類も考案されている[10]．

　現在，臨床で広く用いられているMRI撮像シーケンスにおける，頚動脈プラーク性状評価を**Table 2**に示す．脂質成分やプラーク内出血の存在は不安定プラークの特徴的所見で，線維成分や石灰化は安定プラークに多く見られる．脂質成分はT1強調像で等信号～やや高信号，T2強調像ではさまざまな信号を呈し，TOFおよびMPRAGEでは等～高信号となる．線維成分はT1強調像で低～等信号，T2強調像，TOF，MPRAGEではいずれも主に等信号を呈する．脂質成分を多く含むとT1強調像，TOF，MPRAGEで高信号となるため線維成分との鑑別に有用で，また線維成分は造影効果があるのに対し，脂質成分は血流が乏しいため造影されないことも鑑別に役立つ．プラーク内出血は赤血球内のメトヘモグロビンによるT1短縮効果によりT1強調像にて高信号を呈する．T2強調像では赤血球溶解の有無により信号が変化し，出血時期の予測にも役立つ．TOFおよびMPRAGEにて高信号を呈し，特にMPRAGEではより明瞭に描出されるため，出血の同定に有用とされる[11]．石灰化病変はいずれのシーケンスにおいても低信号を呈し，造影効果も認めない．

脳血管内治療における意義

　MRIにおけるプラークの性状と臨床所見との関連については，これまでに多くの報告がある．Guptaら[12]は，MRIにおけるプラーク内出血，脂質成分の集積，線維性被膜の非薄化および破綻が虚血性イベントと有意に関連しており，

これは頚動脈狭窄率よりも強い相関があったと報告している．Yuanら[13]はTOFにおける線維性被膜の非薄化および破綻が，頚動脈内膜剥離術（CEA）施行患者において有意に症候性と関連があることを示した．Takaya[14]が無症候性頚動脈狭窄症の患者を追跡した結果，症候性となったものに関与した因子はMRI上の線維性被膜の非薄化または破綻，プラーク内出血，脂質成分の集積，血管壁の肥厚であった．Murphy[15]らは，MPRAGEを用いて症候性と無症候性を比較し，症候性では60％にプラーク内出血が認められたのに対し，無症候性では全く認められなかったと報告している．Yamadaら[16]は，MPRAGEにおける高信号が有意に症候性と関与していることを示した．プラーク内に出血を認めた患者を追跡したメタ解析では，年間17.7％で脳卒中を発症している[17]．

　頚動脈狭窄症に対する血管内治療は頚動脈ステント留置術（CAS）が行われる．脳卒中治療ガイドラインではCASの適応はCEAの危険因子を持つ症例（グレードB）となっているが，実際の臨床では，CASはCEAに比べて低侵襲である，短時間で施行可能である，必ずしも全身麻酔を要しない，などの理由から本邦では広く施行されているのが実状である．特に日本人はCEAの高危険群とされる患者数が多く，頚動脈分岐部の高さがより高位であることから，本邦におけるCASの重要性は高い．CASかCEAかを選択するうえで，プラークの性状評価は極めて重要である．脂質成分に富んで軟らかくhigh volumeなプラークはCASによって塞栓性合併症をきたしやすいとされる．Kashiwagiら[18]はBB法でCAS症例の術前プラーク評価を行い，T1

143

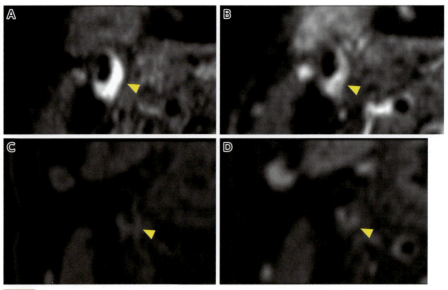

Fig.1 MRI BB法におけるプラークイメージ

A，B：T1強調像にて強い高信号，T2強調像でも一部高信号を示し，脂質成分を多く含んだ不安定プラークの所見である．C，D：T1強調像，T2強調像ともに等信号であり，主に線維成分からなる安定プラークの所見である．

強調像で高信号かつ狭窄長の長いプラークが有意に術後の塞栓性合併症を認めたと報告している．Yoshimuraら[19]は，TOFにおける高信号の有無が，CAS周術期の虚血性合併症と有意な相関があることを示した．Ishibashiら[20]は，MPRAGEで高信号を呈するプラークに対するCASは，等信号を呈するプラークに比べて有意に虚血合併症を呈する頻度が高かったと報告している．このように，BB法，TOF，MPRAGEのいずれのMRIシーケンスによっても，CASによって虚血性合併症をきたす危険性の予測が可能である．また，不安定プラークを有する頸動脈狭窄症に対してCASを行う場合，使用するステントの種類や，embolic protection deviceの選択などにもMRIにおけるプラーク性状の術前評価が大きく寄与する．

頸動脈プラークイメージにおいて，MRIは近年最も進歩のめざましい分野と言える．課題としては，正確なプラーク性状評価には複数のシーケンスが必要となるうえ，新たな撮像法が確立されればさらに複雑で時間のかかる検査となることが挙げられる．また，機種および施設間の画像格差が大きいことも問題であり，今後の標準化が待たれる．MRIが全国に普及した現在，頸動脈狭窄症におけるMRIによるプラークの性状評価は必須な検査となりつつある．頸動脈狭窄症を有する患者のなかから，CASの適応を的確に判断し，周術期の合併症の危険性を予測し，より安全で確実な治療を行うためにMRIによるプラーク性状評価は極めて重要であり，今後のさらなる発展が大いに期待される．

文献

1) NASCET Collaborators, et al. N Engl J Med 15: 445-53, 1991
2) European Carotid Surgery Trialists' Collaborative Group, Lancet 351: 1387-97, 1998
3) Murphy RE, et al. Circulation24: 3053-8, 2003
4) Takaya N, et al. Circulation 111: 2768-75, 2005
5) Narumi S, et al. AJNR Am J Neuroradiol 36: 751-6, 2015
6) Underhill HR, et al. Radiology 248: 550-60, 2008
7) Yarnykh VL, et al. J Magn Reson Imaging 23: 691-8, 2006
8) Stary HC, et al. Arterioscler Thromb Vasc Biol 20: 1177-8, 2000
9) Stary HC, et al. Circulation 92: 1355-74, 1995
10) Cai J, et al. Circulation 106: 1368-73, 2002
11) Moody AR, et al. Circulation 107: 3047-52, 2003
12) Gupta A, et al. Stroke 44: 3071-7, 2013
13) Yuan C, et al. Circulation 106: 181-5, 2002
14) Takaya N, et al. Stroke 37: 818-23, 2006
15) Murphy RE, et al. Circulation 107: 3053-8, 2003
16) Yamada N, et al. AJNR Am J Neuroradiol 28: 287-92, 2007
17) Saam T, et al. J Am Coll Cardiol 62: 1081-91, 2013
18) Kashiwagi A, et al. JNET 2: 179-87, 2008
19) Yoshimura S, et al. Stroke 42: 3132-7, 2011
20) Ishibashi T, et al. JNET 3: 3-9, 2009

Ⅱ 画像診断学

1 放射線診断学：撮像法
治療上有用な特殊撮影法

A. MRI
②BPAS

長畑 守雄

基礎知識

BPAS-MRIは，頭蓋内椎骨脳底動脈の外観を観察する簡便なMRIとして筆者らが発表したものである．第一報は2003年の日本医学放射線学会誌[1]で，2005年のAJNR誌[2]に英文が掲載されて巷間に広がった撮像法だが，一般に神経放射線科医よりも脳神経外科医が好んで用いる傾向がある．

原法と呼べるものは1990年にKatadaが発表したSAS-MRI[3]であり，厚いheavy T2WIを白黒反転で観察すると脳の表面構造が脳脊髄液に浮かんで表示されるという原理を応用したものである．斜台と平行に背側へ厚い断面でSAS-MRIを撮像すると(Fig.1)，頭蓋内椎骨脳底動脈の外観と橋・延髄の腹側表面構造が一枚の画像に表示されることに筆者が気づいたのがBPAS-MRIの始まりである．"Basi-parallel anatomical scan"の命名は筆者が神経放射線診断学の手ほどきを受けた山形大学放射線科の細矢貴亮教授(当時)によるが，これは細矢教授の師であった久留裕先生が，気脳撮影(PEG)の時代に後頭蓋窩構造を観察する際の投射法を"Basi-parallel cut"と呼んだことに由来する[4]．今日BPAS-MRIが普及した理由の一つが"BPAS"という呼びやすい名称にあることも事実であり，細矢教授のネーミングの妙と言えよう．

BPAS-MRIの特徴は，血管の外観を表示していることである．MRAにせよflow voidにせよMRIによる従来の血管画像は内腔の血流を反映したものであるが，BPAS-MRIで表示される血管画像は，橋前槽に存在する構造物としての血管外観であって内腔の血流には依存しない．閉塞した血管であっても明瞭に描出されるのがBPAS-MRIの最大の特徴である．そして血管内腔画像とBPAS-MRIを比較することで，血管壁の形状が推定できるのである．

実際の使用法

血管外観表示であるBPAS-MRIは，血管内腔を反映した画像であるMRAとセットで，かつルーチンとして撮影されるべきである．例えば，片側椎骨動脈がMRAで描出されないことはしばしば経験されるが，常にBPAS-MRIが撮像されていれば，それが片側低形成によるものなのか後天的閉塞の結果なのか鑑別に困らない[5]．BPAS-MRIをMRAとセットでルーチン検査化するため筆者はできるだけシンプルな撮像法を目指し，AJNR誌に掲載された論文はFast SE法による20 mm厚のbasi-parallel scanであった．これは当時の臨床研究で使用したMRIが市中病院の中磁場(1.0T)装置で高速撮像法があまり使

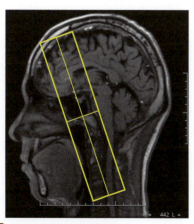

Fig.1 BPAS-MRIの計画画像

BPASは斜台とほぼ平行に後方へ20 mm程度の厚さで撮像して，画像を白黒反転して表示する．

〈abbreviations〉

BPAS-MRI: basi-parallel anatomical scanning MRI, MRA: magnetic resonance angiography, MRI: magnetic resonance imaging, PEG: pneumoencephalography, SAS-MRI: surface anatomical scanning MRI, SS-EPI: single-shot echo planar imaging

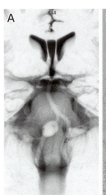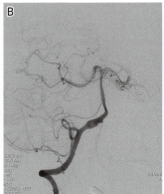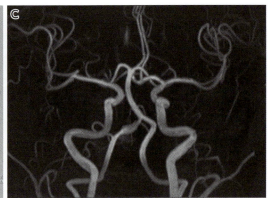

Fig.2 血栓化右椎骨動脈瘤

A: BPAS-MRI, B: right VAG (RAO), C: MRA.
DSAやMRAで表示されるものは内腔画像に過ぎず，真の姿とはまったく異なることに留意しなければならない．

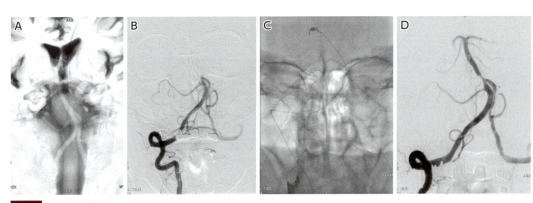

Fig.3 急性脳底動脈閉塞（脳底動脈狭窄）

A: BPAS-MRI, B: right VAG, C: Merci Retriever展開時, D: 再開通後right VAG.
血栓回収術におけるデバイスの盲目的挿入に際して，BPAS-MRIは一つの道標になり得る．

えなかったためであるが，逆に言えばSE法のheavy T2WIを用いれば，いかに旧式のMRIでも撮影可能なのがBPAS-MRIの特徴でもある．もちろんSS-EPIを用いれば短時間でBPAS-MRIが撮像可能であるし，3D撮像からreformatで厚いBPAS-MRIを作成する方法もあり得る．要は斜台にほぼ平行な20 mm厚程度の断面で撮影（投射）されたheavy T2WIであれば，BPAS-MRIと称して構わないということである．ただし，撮影後の白黒反転表示は大切だと筆者は強調したい．これはBPAS-MRIの血管像がflow voidの像ではないということを強調するためである．

脳血管内治療における意義

頭蓋内動脈解離では，血管内腔の形態と外観の形態が必ずしもパラレルに変化しないのが特徴であり，椎骨動脈解離の病態把握にはBPAS-MRIの活用が推奨される[6]．BPASを用いた診断の報告も多く，一般に解離部の血管外観が紡錘状に拡張するのが特徴的とされる[7-9]．

Fig. 2に血栓化動脈瘤を提示する．MRAの原画や通常の横断画像でも瘤内の血栓化を知ることはできるが，動脈瘤の全体像を外観として1枚で表示できるのがBPAS-MRIのメリットであり，局所解剖を立体的に見慣れた脳神経外科医が好む理由なのかもしれない．

Fig. 3は脳底動脈の急性閉塞症に対して血栓回収が施行された例である．急性期血栓回収術では閉塞部位におけるデバイスの盲目的操作を余儀なくされるが，本例のようにBPAS-MRIは安全なデバイス操作の一助となり得る．

一方で，くも膜下出血の症例では脳槽のclotがアーチファクトになって破裂血管がBPAS-MRIで評価できないことも多く（**Fig. 4**），本法の限界と言えよう．

解離した脳動脈の外観が紡錘状に拡張するこ

Ⅱ 画像診断学

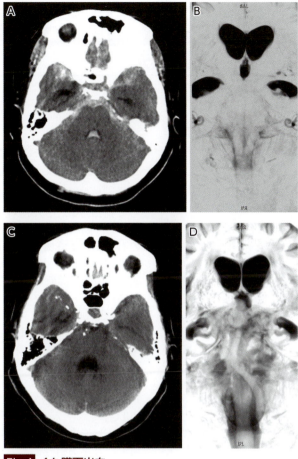

Fig.4 くも膜下出血
A, C: CT, B, D: BPAS-MRI.
くも膜下出血では橋前槽の出血成分がアーチファクトを生じ，血管や脳表そのものが不明瞭になることが多い．

とは前大脳動脈解離でも確認され[10]，頭蓋内動脈解離の診断において重要な画像情報と思われる．しかし，椎骨脳底動脈に対するBPAS-MRIのような簡便で普遍的な撮像法は，他の脳動脈に対していまだ確立されていない．

最後に

わが国では3T MRIという超高磁場MRIの普及によって，脳血管障害に対してようやく「血管壁」そのものを画像化できる時代になりつつある．しかし，急性期脳卒中の現場で活用されているMRIは1.5T装置が主力であり，血管壁の形態を把握するには外観表示から推定していくのが最も近道である．少なくとも，椎骨脳底動脈においてBPAS-MRIは実用的で優れた撮像法なので，諸兄もぜひ活用していただきたい．

文 献

1) 長畑守雄，他. 日本医学放射線学会雑誌 63: 582-4, 2003
2) Nagahata M, et al. AJNR Am J Neuroradiol 26: 2508-13, 2005
3) Katada K. Neuroradiology 32: 439-48, 1990
4) Kuru Y, et al. Neuroradiology 16: 116-9, 1978
5) Morimoto K, et al. Jpn J Radiol 27: 151-5, 2009
6) 細矢貴亮. 脳動脈解離診療の手引き. 循環器病研究委託費18公
   -5 研究班，2009, pp20-7
7) Yoshida M, et al. Neurol Med Chir (Tokyo) 52: 87-90, 2012
8) Fatima Z, et al. Acad Radiol 19: 1362-7, 2012
9) Itabashi R, et al. J Stroke Cerebrovasc Dis 23: 805-10, 2014
10) Nagahata M, et al. Neurol Med Chir (Tokyo) 50: 1095-8, 2010

1 放射線診断学：撮像法
治療上有用な特殊撮影法

A. MRI
③Susceptibility vessel sign

竹内 昌孝

基礎知識

SVSとはT2*強調画像や磁化率強調画像において，血管内に一致した塞栓子や血栓が描出されるsignである[1,2]．塞栓子や血栓に含有するデオキシヘモグロビンやヘモジデリンの磁化率効果を反映し，限局性の低信号として描出される（**Fig. 1A**）．

T2*強調画像はgadient echo法を用いたシーケンスであり，spin echo法とは異なり180°パルスを使用しないため，局所磁場の不均一に鋭敏である．常磁性体の還元ヘモグロビンや赤血球内メトヘモグロビン，超磁性体であるヘモジデリンによりT2*が短縮し，低信号として描出される．副鼻腔などの空気と接する部位では，磁化率の違いによるアーチファクトが発生しやすい．

磁化率強調画像（SWI）は，磁化率変化による位相成分の変化を用いて磁化率効果を強調する画像であり，Haackeらが考案した[3]．T2*強調画像の強度画像に位相マスク処理をした位相画像を掛け合わせて磁化率変化を強調している．SWIでは3D法を用いるので空間分解能が高く，T2*強調画像と比較し，より磁化率効果が得られることから高分解能T2*強調画像と称されている（**Fig. 1B**）．しかし，SWIでは頭蓋底からのアーチファクトにより内頚動脈内の塞栓子の検出は困難である．臨床では急性期動脈塞栓子の検出以外に，出血性梗塞の早期診断，微小脳内出血，海綿状血管腫，静脈奇形などの診断にも有用である[4-6]．

閉塞血管におけるその他の画像診断

単純CT

閉塞血管は，塞栓子内部におけるヘマトク

リット値の上昇を反映したhyperdense signとして描出され，SVS陽性と相関関係にある[7]．しかし，動脈硬化性変化を呈した血管では，壁の石灰化により吸収値が上昇することがあり，特異度の高い所見ではない．また，CTでの動脈閉塞の確定診断には，造影剤が必要となる．

MRI
T2強調画像

正常の動脈血流はflow voidを呈するが，閉塞部位ではflow voidの消失として高信号で描出される．評価部位として，頭蓋内内頚動脈（サイフォン部も含む）から中大脳動脈，椎骨脳底動脈，皮質動脈近位部が可能である．

TOF

TOFは流入する血流信号の増強効果を利用し，血流信号を高信号として描出する[8]．閉塞部位はTOF信号の消失として描出される（**Fig. 1C**）．頭蓋内動脈全体の評価が可能であるが，血流の変化に非常に敏感である[9]．塞栓子から近位側の血流が乱れた際は，信号が低下もしくは消失する．例えば，中大脳動脈に塞栓子が存在しても，より近位側の内頚動脈のTOF信号が消失する場合がある．そのため，TOF信号の消失部位すべてが塞栓子や血栓の存在する部位ではないことを理解しなければならない．また他のシーケンスと比較し，撮像時間が長いことが欠点である．

FLAIR

急性閉塞をきたした皮質動脈が連続性に認める高信号はintraarterial signalと称される[10]．閉塞部位のみならず，閉塞遠位側での灌流圧の低下した血流も高信号として描出される（**Fig. 1D**）．慢性閉塞でも血行力学的な循環不全で認められることもある．また，塞栓子内部の磁化率効果が非常に強度であると，磁化率変化の影響が強くなり，高信号になりにくい．そのため，SWIと

⟨abbreviations⟩

rt-PA: recombinant tissue-plasminogen activator, SVS: susceptibility vessel sign, SWI: susceptibility weighted imaging, TOF: time of flight

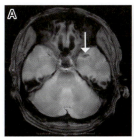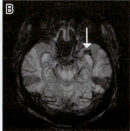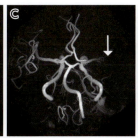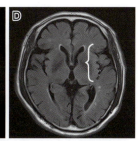

Fig.1 70歳男性，右不全麻痺，失語症にて発症，NIHSS: 12点

A: T2*．左中大脳動脈に限局性の低信号を認める(→)．
B: SWI．左中大脳動脈のSVSはT2*と比較し，より低信号として認める(→)．
C: TOF．左中大脳動脈にTOF信号の途絶を認める(→)．
D: FLAIR．左中大脳動脈皮質枝にintraarterial signalを認める({)．

FLAIRは相補的で両者の所見を合わせることで，塞栓子の部位と灌流不全の評価が可能となる．

急性期脳梗塞治療におけるSVS

脳梗塞超急性期において病型，動脈閉塞部位を診断することは治療法の適応決定や予後予測に重要である．

脳梗塞全体の25(23～40)％に病型を正確に診断できない潜因性脳梗塞(cryptogenic stroke)が存在する[11]．心臓由来の血栓は，デオキシヘモグロビンによる赤色血栓であり，SVS陽性となる．SVSの存在は，心原性塞栓症に特異的であり，病型診断に有用である．そのため，初回検査で心疾患が認められない場合においても頻回な心臓精査が必要である[1]．しかし，心原性塞栓症であってもSVS陰性になることがある．

その理由は，オキシヘモグロビンからデオキシヘモグロビンへの不飽和化には2～3時間を要し，新鮮な血栓による塞栓子は磁化率効果が生じず，SVS陽性とならない．また，小さい血栓では画像スライスから外れてしまい，SVS陰性となることがある．脳血管撮影によるマイクロカテーテルを併用したサンドイッチ造影の血栓長とSVS陽性の相関は，血栓長が6 mm以上とされる[12]．

急性期脳梗塞治療において，遺伝子組み換えプラスミノーゲンアクチベーター(rt-PA)の有効性は確立している[13]．しかし，脳主幹動脈閉塞近位部でのrt-PAの再開通率は低い．中大脳動脈の近位部でのSVS陽性所見，SVS面積率が47 mm^{2}以上ではrt-PAによる再開通率が低く，脳血管内治療による再開通療法を優先することも考慮されている[14, 15]．

文献

1) Cho KH, et al. Stroke 36: 2379-83, 2005
2) Rovira A, et al. Radioligy 16: 466-73, 2001
3) Haacke, EM, et al. Magn Reson Med 52: 612-6, 2004
4) Dichgans M, et al. Stroke 33: 67-71, 2002
5) Rauscher A, et al. Magn Reson Med 54: 87-95, 2005
6) Jiang Y, et al. Magn Reson Imaging 33: 102-9, 2015
7) Lingegowda D, et al. Neurol India 60: 160-4, 2012
8) Knopp EA. Neuroimaging Clin N Am 6: 769-80, 1996
9) Wilcock DJ, et al. Clin Rdiol 50: 526-32, 1995
10) Toyoda K, et al. AJNR Am J Neuroradiol 22: 1021-9, 2001
11) Hart RG, et al. Lancet Neurol 13: 429-38, 2014
12) Naggara O, et al. PLoS One 8: e76727, 2013
13) Yamaguchi T, et al. Stroke 37: 1810-5, 2006
14) Kimura K, et al. Stroke 40: 3130-2, 2009
15) Cho YH, et al. J Cerebrovasc Endovasc Neurosurg 16: 85-92, 2014

1 放射線診断学：撮像法
治療上有用な特殊撮影法

A. MRI
④虚血イメージ（DWI，DTI，ASLなど）

林 直樹／川西 正彦

拡散強調画像（DWI）

緒 言

頭部MRIにおける拡散画像は，脳虚血超急性期において灌流低下による組織障害を最も早期に検出する画像診断法の一つである．細胞性浮腫（cytotoxic edema）を反映して，「拡散強調画像（DWI）」で高信号，「見かけの拡散係数（ADC）画像」で低信号を示す．

虚血強度の強い塞栓性梗塞などではCTでも早期からearly CT signが出現し得るが，濃度分解能の高いDWIのほうが早期に確実に診断可能である．塞栓性梗塞よりも虚血程度の弱いアテローム血栓性脳梗塞や穿通枝梗塞（ラクナ梗塞やBAD）の発症数時間以内の超急性期では，DWIでなければ検出できないことが多い．現在MRI装置のある施設では，脳虚血急性期の画像検査において拡散画像は必須項目となっているといってよい[1]．

原 理

拡散とは水分子のミクロレベルのランダムな熱運動（ブラウン運動）を指す．DWIではSEシーケンスの中で180°パルスの前後に，大きさの等しい逆向きの2つの傾斜磁場（MPG）を印加する．静止している水分子は（虚血急性期の拡散制限状態では），2つの傾斜磁場による位相変化が相殺され全体として影響を受けないが，傾斜磁場の方向に水分子が動けば位相変化が残り，それからの信号が低下する．この信号低下の程度から拡散の程度を推測する[2]．

脳虚血急性期では，

①虚血によりATP産生低下が起こり細胞膜での能動輸送が低下し，細胞内Na^+，Ca^{2+}濃度が上昇し，細胞内水分含有が増加

②細胞内小器官の破壊により，細胞内粘稠度が上昇

③この①の細胞性浮腫により，細胞間隙腔が狭小化

等が拡散制限の要因となり，拡散画像で脳虚血領域を可視化することができる[3]（**Fig. 1**）．

脳梗塞亜急性期から慢性期には，細胞が崩壊することで細胞間隙腔や細胞内の水分子が再び動けるようになるため（拡散制限が解放されるため），DWIで低信号，ADC回復または上昇，T2強調で高信号となる．

脳虚血超急性期の拡散画像の意義

拡散異常は一般的に非可逆的な組織障害を示し，この虚血中心（ischemic core）を早期に検出することが可能であり，脳虚血の診断に非常に有用である．

脳虚血超急性期においては，灌流低下領域は拡散異常領域よりも広い範囲に存在する（diffusion-perfusion mismatch）．虚血領域には，側副血行による代償が乏しく，灌流圧，脳血流量の著明に低下した領域（ischemic core）と，その周囲に広がる軽度の虚血領域がある．このischemic core周囲に広がる，電気的には細胞が静止し，神経細胞の機能は停止しているが，非可逆的なエネルギー代謝障害（ATP産生の停止）や細胞膜の脱分極には陥っていない領域，すなわち再灌流により回復可能な可逆的な虚血領域のことをpenumbraと呼び，脳梗塞は発症24時間程度かけて経時的に空間的にcoreからpenumbra領域へと拡大していく[1]．

脳虚血超急性期における実際の臨床の場では，その虚血領域を支配する皮質枝や主幹部の動脈閉塞を診断し，予想される灌流低下領域を早期に検出することで，拡散異常域であるischemic

〈abbreviations〉

ADC: apparent diffusion coefficient, ASL: arterial spin labeling, BAD: branch atheromatous disease, CASL: continuous ASL, DTI: diffusion tensor image, DTT: diffusion tensor tractography, DWI: diffusion-weighted image, MPG: motion probing gradient, PASL: pulsed ASL, pCASL: pseudo-continuous ASL, PLD: post labeling delay, SAR: specific absorption rate, SE: spin echo, SNR: signal-to-noise ratio

II 画像診断学

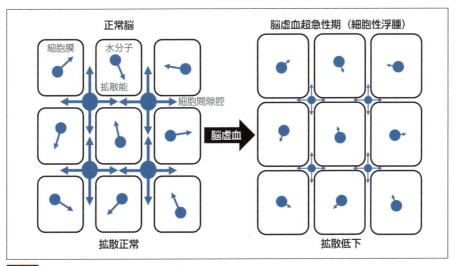

Fig.1 脳虚血超急性期における拡散低下のイメージ

脳虚血急性期においては細胞膜での能動輸送が低下し細胞内水分量が増え、細胞間隙腔が狭小化する(細胞性浮腫)。細胞内の小器官が破壊され細胞内粘稠度も上昇する。このため水分子の拡散低下が生じる。

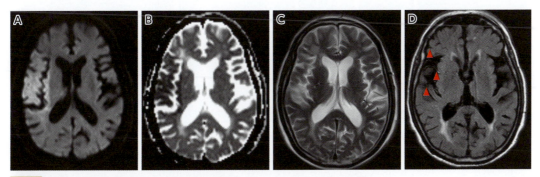

Fig.2 脳虚血超急性期におけるMRI拡散画像およびT2強調，FLAIR画像

脳虚血超急性期では一般的にDWI (A)で高信号，ADC map (B)で低信号，T2強調画像(T2WI, C)で等信号となる。
矢頭：FLAIR画像(D)におけるintraarterial signal.

coreとの差異(diffusion-perfusion mismatch)，すなわち「まだ治療により可逆的である領域(treatable ischemic penumbra)」を迅速に評価することが最も重要である[1, 3]。

拡散画像による脳虚血超急性期の診断[1, 3] (Fig. 2, Table 1)

①臨床症状に合致し，DWI高信号，ADC低信号であれば脳梗塞を第一に考える。さらにT2強調画像で等信号であれば，超急性期脳梗塞を考える。

②拡散画像に加えて，T2強調画像で陳旧性脳梗塞(高信号)，超急性期脳出血(低信号)の除外，T2*強調画像で脳出血(低信号)の除外，FLAIR画像でくも膜下出血(高信号)の除外やintraarterial signal (脳血管の線状の高信号)による閉塞血管の診断，MRAによる脳血管や頸部血管の狭窄や閉塞，その他の血管異常の確認などを合わせて行うことで，より明確な病態の把握が可能となる。

③さらに主幹動脈閉塞時には，造影剤を使用した灌流画像(perfusion image)を行い，より正確にpenumbra領域を検討し，血栓溶解や急性期血行再建術の適応判断に使用されることもある。

拡散強調画像読影のpitfall[3]

①拡散強調画像の異常出現までに時間を要する場合がある(拡散強調画像で異常がなくても脳梗塞を否定できない)。

②特に穿通枝梗塞や脳幹部梗塞では発症数時間以内では拡散強調画像で異常が出ないことも

Table 1 脳梗塞の経時的変化とMRIおよびCT所見

病期	病態	MRI DWI	MRI ADC	MRI T2強調	CT
発症直後	灌流異常のみ	所見なし	変化なし	所見なし	所見なし
超急性期	細胞性浮腫	高信号	低下	所見なし	early CT sign
急性期	細胞性浮腫+血管性浮腫	高信号	低下	高信号	低吸収
亜急性期	浮腫軽減	高信号→低信号	低下→上昇	高信号	低吸収
慢性期	壊死，吸収瘢痕化	低信号	上昇	高信号	低吸収，萎縮

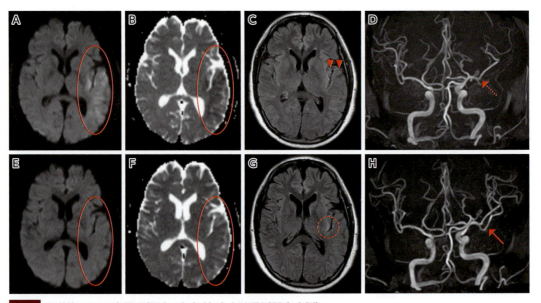

Fig.3 可逆的なDWI高信号領域の存在（左中大脳動脈閉塞症例）

A～D: 発症直後のMRI．E～H: rt-PA静注療法により再開通が得られた後のMRI．
A, E: DWI, B, F: ADC map, C, G: FLAIR, D, H: MRA．矢頭: intraarterial signal, 点線枠: 最終脳梗塞，点線矢印：閉塞した中大脳動脈(M2)，実線矢印: 再開通した中大脳動脈(M2)．

あるため，臨床症状や脳血管の評価などを参考に慎重に診断をする必要があり，経時的な評価も考慮すべきである．
③拡散強調画像での高信号域はほとんどが非可逆的な組織変化であり脳梗塞に陥るとされているが，発症早期で虚血強度が弱く，DWIで淡い高信号にとどまっている領域に可逆的な部分が含まれていることがある(Fig. 3)．
④DWIはT2強調画像に拡散強調のために傾斜磁場を印加して得られる画像であるので，純粋にADCのみを反映した画像ではなくT2値も反映する．よってADCが正常または亢進していても(拡散低下がなくても)，T2延長(T2強調画像で高信号)病変はDWIで高信号になることがある．これを「T2 shine-through」という．よってDWIで高信号でもT2強調画像で高信号であれば必ずADCを評価することが大事である(Fig. 4)．
⑤DWI高信号を呈する病変は脳梗塞急性期以外にも様々な疾患(脳膿瘍，脳出血，てんかん後，脳炎，Creutzfeldt-Jakob病，軸索損傷，悪性リンパ腫，類上皮腫など様々)が存在するので注意する[4]．

拡散テンソル画像(DTI)

水分子の拡散現象は本来3次元的にどの方向にも等しい大きさで生じるが，生体内では水分子の動きは様々な構造物により制限され，3次元的に不均等に拡散が生じることがあり，これを拡散異方性と呼ぶ．脳内において，神経線維束は方向性を持った構造物であり，この中の水分子の拡散は軸索の髄鞘などによって制限されるため拡散異方性をもつ．

II 画像診断学

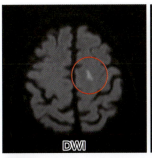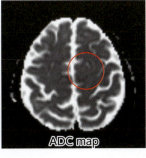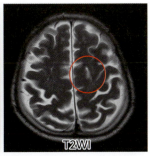

Fig.4 T2 shine-through

ADC低下がなくても（すなわち脳虚血急性期でなくても），T2 shine-through効果によりDWIで高信号となることがあるので，DWIだけでなくADCも必ず評価することが望ましい．

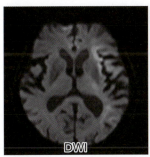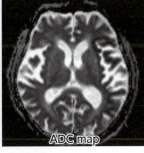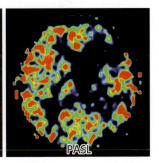

Fig.5 脳虚血超急性期におけるASL画像

左中大脳動脈閉塞症例．DWI高信号，ADC map低信号領域より広い範囲でASL低下領域が認められる．

　テンソル（tensor）とはベクトルに作用してその方向や大きさを規定する定数であり，拡散テンソル画像ではMPGを多方向から印加することで，ボクセルごとの水分子の拡散の方向性や大きさを楕円体モデルに当てはめる[5]．

　拡散テンソルトラクトグラフィー（DTT）は，この拡散テンソル画像を利用して，神経線維束を視覚的に描出する手法である．拡散テンソル画像で得られた最大の大きさのベクトル方向が神経線維束の方向に合致していると仮定し，そのベクトルの方向を連続的に追跡することで神経線維のラインが得られるものである[5]．

　臨床の場では，脳腫瘍の術前に錐体路や視放線，弓状束などの重要な神経線維束との位置関係を視覚的に評価するためなどに用いられている．脳梗塞においてのDTTは，錐体路が侵されていることが容易に予想できる広範囲な脳梗塞での利用よりも，穿通枝梗塞やアテローム血栓性脳梗塞で見られるような比較的小さな脳梗塞において，錐体路との位置関係を評価することに力を発揮する[5,6]．

ASL（Fig. 5）

　ASLは造影剤を用いずに非侵襲的な手法で灌流画像を得ることがきる方法である．

　原理は撮像面の上流（脳の場合は頚部血管）で流れる血液のスピンを磁化的にラベリングし，血液そのものをトレーサーとして脳の灌流画像を得る．頚部の動脈で血液のプロトンスピンの磁化を反転させた状態で脳のラベル画像を得る．反転のラベリングを行わないコントロール画像も撮影し，コントロール画像からラベル画像をサブトラクションすることで，静止組織の信号は除去され，ラベリングされたスピンのみの信号を反映した画像を得ることができる．

　低いSNRを補うことのできる3.0T MRI装置の普及と多チャンネルコイルの使用により臨床での使用が普及してきている．

　ラベリングのためのRFパルスを1回照射し血液のスピンを反転する「PASL」と，連続的に照射しスピンを反転する「CASL」に大別され，それぞれ様々なシーケンスが開発されている．さらに近年は非常に短いRFパルスと正と負の傾斜磁場を間欠的に印加する「pCASL」が開発

され，従来のCASLよりもSARを大幅に低減しPASLよりもSNRの高い画像が得られるようになり，より実用的になってきた[7, 8]．

ただしASLによって得られる信号は，原理上ラベルされた血液のスピンが脳組織に到達するまでの時間にも依存する欠点があるため，頚部頚動脈高度狭窄や閉塞で，血流速度が著しく低下している場合でのASLは，たとえ側副血行路からの灌流が保たれていたとしても，血流が低下したような過小評価になることがあることを知っておく必要がある．今後は複数あるいは適切なPLDによりこれらを補正する手法のさらなる開発が期待される[8, 9]．

脳虚血超急性期の治療時においてdiffusion-perfusion mismatchをより迅速に評価することは，血栓溶解や血行再建術の適応判断に非常に重要である．通常造影剤を用いた灌流画像を撮影し評価するが，ASLを導入することで，造影剤を用いることなく非侵襲性に短時間で繰り返し評価することができるようになり，今後さらにMRI装置の進歩やシーケンスの改良が進めばもっと普及することが期待される．

文 献

1) 青木茂樹, 他編. これでわかる拡散MRI 第3版. 秀潤社, 2013, pp208-25
2) 細谷貴亮, 他編. 脳のMRI 第1版. メディカル・サイエンス・インターナショナル, 2015, pp29-32
3) 高原太郎監修. MRI応用自在 第3版. メジカルビュー社, 2013, pp261-74
4) 前掲書1), pp28-33
5) 前掲書2), pp44-7
6) 前掲書1), pp226-9
7) 前掲書2), pp41-3
8) 前掲書3), pp405-16
9) 大浦大輔, 他. 映像情報メディカル増刊号 ROUTINE CLINICAL MRI 2017 BOOK. 産業開発機構, 2016, pp129-38

II 画像診断学

❶ 放射線診断学：撮像法
治療上有用な特殊撮影法

A. MRI
⑤静脈洞の評価

細尾 久幸／鶴田 和太郎

静脈洞血栓の画像評価

静脈洞血栓の画像評価にはCT，MRIが一般的に用いられる．単純CTでは，静脈洞内の血栓が高吸収を示すhyperdensity sign，造影CTで静脈洞内の血栓が造影欠損を示すempty delta signが知られている．陽性率については，hyperdensity signは，静脈洞血栓症症例の20%[1]，empty delta signは70%[2]と報告されている．一方，MRIでは複数のシーケンスを用いた評価が可能であり，感度，特異度とも80〜90%と，CTより高い診断精度が得られている[3]．また，血栓成分の経的的変化を信号変化としてとらえ，血栓の新旧についての情報も得られることや，MRA，MRVを用いた静脈還流評価が可能なこともMRIの有利な点と言える．

MRIによる静脈洞の評価法
各シーケンスにおける血栓の信号強度と検査時期による信号の変化

血栓に含まれるヘモグロビンは24時間でデオキシヘモグロビンとなり，5日程度でメトヘモグロビン，2週間〜1カ月以降ヘモジデリンへと変化するため，検査時期によって，その信号が異なる[4]（**Table 1**）．複数のシーケンスを用いた評価により，血栓の時間経過についての情報が得られる．急性〜亜急性期の血栓は造影効果がなく造影欠損として描出される．一方，慢性期の血栓は器質化に伴い造影効果を示すが[5, 6]，その明確な時期は不明である．

静脈洞構造の評価（**Fig. 1**）
- T1 VISTA BB（black blood）：血流はsignal voidとなり，静脈洞内血栓がiso-high intensityに認識される[7]．
- 造影T1 VISTA BB：慢性閉塞部血栓は造影され，血流はsignal voidとなるため，血栓性閉塞部位の検出が明瞭になる．
- 造影3D-FFE（fast field echo）T1：空間分

解能に優れるため，静脈洞内のくも膜顆粒や隔壁構造等の詳細構造や閉塞前に静脈洞の発達程度を把握するうえで有用である．造影により，血流，慢性血栓閉塞部ともにhigh-intensityを示す．

静脈還流の評価
- TOF-MRV：簡便，非造影で静脈還流を評価できるが，蛇行や乱流に弱く，空間分解能に劣る[8]．
- Time resolved造影4D MRA：DSAに類似した頭蓋内灌流画像であり，シャントの存在，皮質静脈逆流の評価により，硬膜動静脈瘻の診断に有用である．やや空間分解能に劣るが，造影3D T1-FFEと組み合わせることで相補できる[9]．
- SWI：皮質静脈還流障害部位が拡張した静脈として，低信号に描出される[10]．

脳血管内治療における意義

脳血管内治療の分野で，静脈洞が関連する疾患として，静脈洞血栓症，硬膜動静脈瘻がある．これらの診断，病態把握においては，血管撮影がゴールドスタンダードであるが，病変スクリーニングとしてMRIは有用である．また，閉塞静脈洞の血栓量，血栓の新旧評価，閉塞前の静脈洞発達程度，静脈洞内の隔壁構造の評価は，血流のみを描出する血管撮影では困難であるため，MRIによる術前評価は，脳血管内治療の戦略を立てるうえで重要である．

硬膜動静脈瘻

硬膜動静脈瘻において，流出静脈洞の閉塞はよくみられるが，閉塞静脈洞を経由して行う経静脈的塞栓術は，治療選択肢の一つである．この際，血管撮影で描出されない静脈洞に対し，MRIを用いて評価することが可能である．**Fig. 1**に示すようにT1 VISTA BBで血流はsignal voidとして描出され，静脈洞内血栓が等〜高信号に認識される．硬膜動静脈瘻に伴う静

| Table 1 | 血栓の経時的MRI信号変化 |

血栓経過時間	急性期 (1-5日)	亜急性期 (5-14日)	慢性期 (14日以降)	正常静脈血流
Hb形態	Deoxy-Hb	Met-Hb	Hemosiderin	Oxy-Hb
T1強調画像	Iso	High	Low-iso	Flow void
T2協調画像	Low	High	Iso-high	Flow void
FLAIR	Low	High	Iso-high	Flow void
T2*	Low	High	Low	High

(文献4をもとに作成)

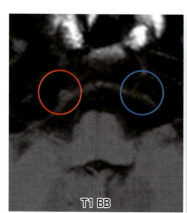
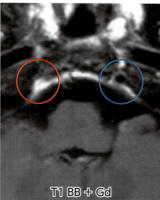
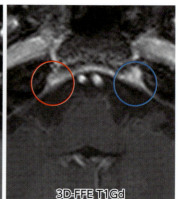

撮影条件	血栓	血流
T1 BB	Iso-high	Low
T1 BB+Gd	High	Low
3D-FFE T1Gd	High	High

Fig.1 MRIを用いた慢性閉塞静脈洞の評価

右下錐体静脈洞閉塞例

脈洞血栓は，時間経過しているものが多く造影効果があるため，造影T1 VISTA BBでは閉塞部血栓は造影され，血流はsignal voidとなるため，血栓性閉塞部位の検出が明瞭になる．血栓量の評価も可能である．造影3DT1では，血流，血栓閉塞部ともに高信号を示し，閉塞前の静脈洞の発達程度を評価できる．また，MIP再構成画像を作成すると閉塞静脈洞が3次元で認識可能なため，アプローチの際，有効である．

Fig. 2は，左横・S状静脈洞硬膜動静脈瘻（BordenⅢ, CognardⅡa+b）の症例で，罹患静脈洞はisolated sinusとなっており，上錐体静脈洞およびテント上皮質静脈への逆流を認める（Fig. 2A, B）．Time resolved造影MRAでは，動脈相において，左横・S状静脈洞の早期描出を認める（Fig. 2C, 矢印）．造影T1 VISTA BB（Fig. 2D-F）では，閉塞しているS状静脈洞近位と横静脈洞遠位において，造影された血栓が高信号に描出されている（Fig. 2D, F, 矢印）．一方，閉塞していない対側横・S状静脈洞〜頚静脈にかけては，血流がflow voidとして同定できる（Fig. 2D-F, 矢頭）．左横静脈洞では，isolated sinusおよび静脈逆流はflow voidとして，一部層状に血栓化した部分が高信号に描出されている（Fig. 2E, 2重矢頭）．造影3DT1では，血流，血栓を含めて静脈洞全体が高信号として描出される（Fig. 2G-I）．Isolated sinus遠位部と静脈洞交会の区間では静脈洞造影部分は細く，低形成と考えられる（Fig. 2I, 2重矢頭）．Fig. 2JはMIP再構成画像であり，閉塞した部分のS状静脈洞〜頚静脈（Fig. 2J, 点線）の走行を確認することができる．本症例においては，経静脈的塞栓術を企図する場合，静脈洞交会を経由したアプローチは低形成のため不適切であり，左側頚静脈経由が適切であると考えられる．

静脈洞血栓症

静脈洞血栓症におけるMRIは，初期診断，抗凝固療法中の治療効果判定，血栓回収療法の適

II 画像診断学

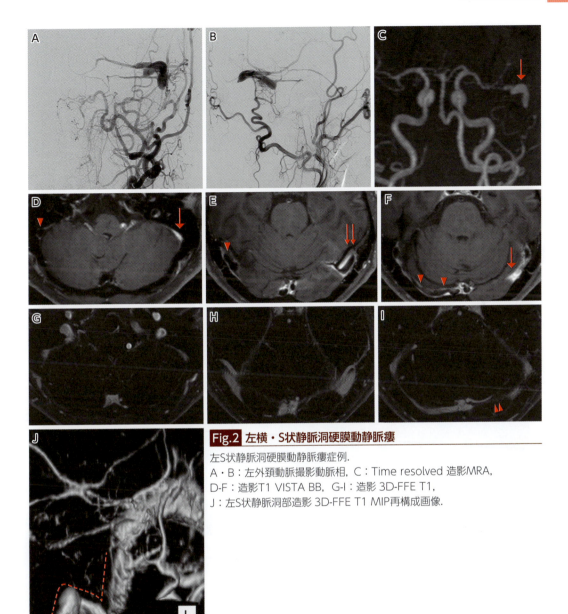

Fig.2 左横・S状静脈洞硬膜動静脈瘻

左S状静脈洞硬膜動静脈瘻症例.
A・B：左外頚動脈撮影動脈相，C：Time resolved 造影MRA，
D-F：造影T1 VISTA BB，G-I：造影 3D-FFE T1，
J：左S状静脈洞部造影 3D-FFE T1 MIP再構成画像.

応決定とアクセスルートの検討において有用である．

MRIの各シークエンスにおける静脈洞血栓の信号変化をもとに閉塞からの時期を推定可能である．血栓はTable 1に示すように，検査時期によって信号が変化する．特に急性期においては，T1，T2強調画像のみでは診断が困難なことが多く，T2*，FLAIRの所見が有用である[11-14]．また，メトヘモグロビン期において，DWIで血栓が高信号として描出されるが，感度は4〜40％と低い[13]．

さらにTOF-MRV造影，time resolved 造影MRA，造影3D T1を用いることで，正診率が向上する[15-17]．造影3D T1において，急性〜亜急性期静脈洞血栓は造影欠損として検出されるが，造影剤注入から撮影タイミングまでの時間が長くなると造影効果を示すものがあるため，造影剤注入後早期の撮影により，さらに正診率が向上すると報告されている[15]．

Fig.3は上矢状洞から右横・S状静脈洞血栓症の症例である．血管撮影（**Fig. 3A, B**）および造影MRV（**Fig. 3C**）で上矢状洞から右横・S状静脈洞の描出がみられない．本例は急性期血栓（発症3日）であり，SSSの血栓が，T1でiso〜

157

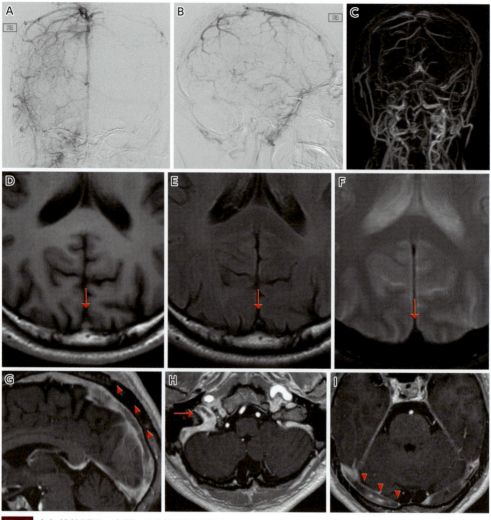

Fig.3 上矢状静脈洞～右横・S状静脈洞血栓症

上矢状静脈洞～右横・S状静脈洞血栓症症例．
A，B：右内頸動脈撮影，静脈相・上矢状静脈洞～横静脈洞が描出されず，静脈還流障害を認める．
C：造影MRV (D-F) T1強調画像，FLAIR，T2*強調画像・上矢状静脈洞内の血栓による信号変化を認める (矢印)．
G：造影 3D T1 (矢状断)・上矢状静脈洞後半部に造影欠損部を認める (矢頭)．
H，I：造影 3D T1 (軸位断)・右頸静脈球 (H矢印)，右横静脈洞 (I 矢頭) に，造影欠損部を認める．

ややhigh，FLAIRでlow，T2*でlowとして認識できる (Fig. 3D-F)．また，造影3D T1で上矢状洞，右横静脈洞，右頸静脈球の血栓は造影欠損部として描出されている (Fig. 3G-I)．

文献

1) Viraphongse C, et al. Radiology 162: 779-85, 1987
2) Thron A, et al. J Neurol 233: 283-8, 1986
3) Patel D, et al. AJNR Am J Neuroradiol 37: 2026-32, 2016
4) Bonneville F, Diagn Interv Imaging 95: 1145-50, 2014
5) Dormont D, et al. AJNR Am J Neuroradiol 16: 1347-52, 1995
6) Lettau M, et al. J Neuroradiol 38: 275-82, 2011
7) Yang Q, et al. Stroke 47: 404-9, 2016
8) Ayanzen RH, et al. AJNR Am J Neuroradiol 21: 74-8, 2000
9) Meckel S, et al. Cerebrovasc Dis 25: 217-24, 2008
10) Santhosh K, et al. Clin Radiol 64: 74-83, 2009
11) Bonneville F. Diagnostic and interventional imaging. 1145-1150, 2014
12) Hinman JM, et al. Eur J Radiol 41: 147-52, 2002
13) Linn J, et al. Neuroradiology 52: 899-911, 2010
14) Altinkaya N, et al. Clin Imaging 39: 15-9, 2015
15) Sari S, et al. Clin Neurol Neurosurg 134: 44-54, 2015
16) Sadigh G, et al. AJR Am J Roentgenol 206: 1298-306, 2016
17) Meckel S, et al. AJNR Am J Neuroradiol 31: 527-35, 2010

Ⅱ 画像診断学

① 放射線診断学：撮像法
治療上有用な特殊撮影法

B. Perfusion image
①Perfusion CT，MRI，SPECT（diamox負荷）

小林 英一

はじめに

Perfusion imagingのgold standardはPETである．ラジオアイソトープで標識した放射性医薬品を投与し，脳血流・代謝のみならず，神経伝達・受容体機能などの生態情報を高エネルギー画像で得ることが可能である反面，用いる核種は短命であるため大規模なサイクロトロン・自動合成装置の併設が必要となる．これに対し，SPECTは非生理的物質を標識し，比較的エネルギーの低いガンマ線を検出するため，吸収・散乱補正が必要となるが，寿命の長い核種を用いるため，日常診療に適する．脳血管障害では，脳梗塞急性期・頚部動脈狭窄症・もやもや病に代表される虚血性疾患の診断や脳動静脈奇形・硬膜動静脈瘻の周術期管理，バルーン閉塞試験などの場面で用いられている．

最近ではより簡便に，造影剤を用いたPerfusion CTやPerfusion MRIまたは造影剤を用いないASLが用いられる場面も増加してきている．

これら灌流画像の原理と特性およびpitfallに関して理解することは，正確な診断と治療，周術期管理のうえで重要であり，日常診療における要点を中心に概説する．

PET

PETは，極短時間に放出される消滅光子を計測するため，コリメータを用いず同時計数回路が装着されており，幾何学的効率と空間分解能が高く，正確な吸収補正が可能となる．

最近では，ずれのない解剖学情報を付加するため，同一ベッド上にPETとmultiple detector CTのガントリを並列配置したPET-CTが開発され，威力を発揮している．脳循環のみならず脳代謝の測定が可能であり，酸素代謝には$^{15}O_2$ガス，糖代謝にはFDG，アミノ酸代謝には^{11}C-メチオニンが用いられる．$^{15}O_2$は血中のヘモグロビンと結合し局所脳血流に応じて組織に運ばれ，酸素摂取率（OEF）に応じて細胞に取り込まれるため，two compartment modelを用いて解析することで，脳血流量（CBF），脳血液量（CBV），酸素消費量（CMRO$_2$），OEFが算出される[1]．報告により差はあるが，正常脳における平均CBFは灰白質43.0 mL/100g/min，白質21.9 mL/100g/min，平均CBVは灰白質4.3 mL/100g，白質2.1 mL/100g，平均CMRO$_2$は灰白質3.33 mL/100g/min，白質1.52 mL/100g/minであり，平均OEFは灰白質0.44，白質0.41とされる[2]．正常範囲ではCMRO$_2$とCBFの比は，1：12〜1：14とほぼ一定であり，demandとsupplyはcouplingしている．

有名なPowers分類は，あくまでもPETを基準にした概念であり，SPECTでのdiamox負荷とは異なる．Powersは，脳灌流圧の低下に伴い自動調節能（autoregulation）により細動脈拡張が生じ，CBVが増加し，CBF，OEF，CMRO$_2$が温存される時期をstage Ⅰと定義した[3]．さらに脳灌流圧の低下が進むと細動脈拡張が限界に達しCBFが低下し始めるが，OEFが上昇しCMRO$_2$が維持される代償時期をstage Ⅱとし，これはmisery perfusionに相当する．

〈abbreviations〉

3D-SSP: three-dimensional stereotactic surface projection, AIF: arterial input function, ARG: autoradiography, ASIST-Japan: acute stroke imaging standardization-japan, ASL: arterial spin labeling, AUC: area under the curve, BAT: bolus arrival time, COSS: carotid occlusion surgery study randomized trial, CVR: cerebrovascular reactivity, ECD: ethyl cysteinate dimer, EF: extraction fraction, FDG: 18F-fluoro-2-deoxyglucose, fMMT: first moment mean transit time, HMPAO: hexamethylpropylene amine oxime, IMP: iodoamphetamine, MS: maximum slope, PET: positron emission tomography, PLD: post labeling delay, R (t) : residue function, RECON: randomized evaluation of carotid occlusion and neurocognition trial, SEE: Stereotactic extraction estimation, SPECT: single photon emission computed tomography, STIR: stroke imaging research consortium, TCC: time-concentration curve, Tmax: time-to-maxumum of residue function, TTP: time to peak

Misery perfusionの状態では，脳循環代謝におけるdemandとsupplyのcouplingは破綻し，$CMRO_2$：CBFは上昇する．この時期を過ぎると，$CMRO_2$の維持が不可能となり，機能喪失から細胞死（脳梗塞）への経過をたどる．

OEFの上昇が脳梗塞発症の危険因子であることは，多くの研究で明らかになっており[4, 5]，この時期の患者を同定し，血行再建術を検討することは理にかなっている．しかし，2012年に発表されたCOSSでは，その有効性を示すことはできなかった[6]．一側内頚部動脈閉塞症を有し，PET上のOEFの上昇（患側OEF／健側OEF>1.13）している195例を外科治療群（バイパス術施行）と非外科治療群とに無作為割付し，最長2年間追跡された．Primary endpointは，術後30日までの全脳卒中と死亡＋2年間の同側虚血性脳卒中で，外科治療群21.0%（20/97），内科治療群22.7%（20/98）と有意差は認められなかった．30日のバイパスの開存率は98%と良好で，手術により患側OEF／健側OEFは1.258から1.109に改善していたが，周術期での合併症が大きく影響する形となった．Post-hocで施行された認知機能の解析（RECON）でも，2群間に有意な変化は認められなかった[7]．

SPECT

本邦でPETを用いて脳循環代謝を測定できる施設は限定され，特に急性疾患への使用には限界があるため，臨床現場ではSPECTが頻用されている．SPECT検査では，投与した放射性医薬品から放出されるガンマ線を多方向から検出し位置情報を含む画像を構成している．現在日常診療で用いられる蓄積型トレーサーには，[123]I-IMP，[99m]Tc-HMPAO，[99m]Tc-ECDがある．静注後に初回脳循環にて高率に脳組織に取り込まれ，その後一定の時間にわたり脳血流に比例してほぼ定常状態となる薬剤で，[133]Xeガス吸入法に比し良質な画像が得られる．なかでも[123]I-IMPは，初回循環で脳組織に取り込まれる摂取率（EF）が高く，血流と集積率の直線性に優れるため，微妙な脳血流変化を捉えやすく，SPECTにおける標準的トレーサーとされる．定量化には，持続採血法・1回採血法（ARG）・採血を必要としないmicrosphere法やPatlak plot法がある．

アセタゾラミド（diamox）負荷試験

強力な脳血管拡張作用を有するアセタゾラミド（diamox）を投与することで，安静時には代償機構により不明瞭であった潜在的血流障害部位を明らかにできる．diamoxの血管拡張作用は，毛細血管外での水素イオン濃度上昇による代謝性アシドーシスが主因と考えられているが，諸説ある．diamox投与後10分ほどで脳血管はほぼ最大限に拡張し，安静時に代償されていた血管拡張領域と正常領域との間のコントラストが明瞭になり，脳循環予備能低下部を推定できる．脳血管反応性（CVR）は，特定部位の脳循環予備能を数値化したもので，以下の式で計算される．

CVR = 100×（diamox負荷後CBF－安静時CBF）／安静時CBF

安静時と負荷を別々の日に行い統計解析画像で位置補正する方法もあるが，通常はトレーサー量を2分割して同日に2回撮影を行いサブトラクション画像を作成するsplit dose法が一般的である．diamoxの一般的な副作用として，四肢の痺れ・ほてり・気分不良などが報告されているが，大部分は一過性であり数時間内に自然軽快する．しかし，急性心不全や肺水腫などから死亡を含む重篤な合併症も報告されており，2015年4月には関連4学会合同の「アセタゾラミド（diamox注射用）適正使用指針」が公表された．そのなかで，十分適応を検討したうえで，検査対象者への説明と同意の取得，検査中のモニタリングと合併症発生時の適切な処置を勧告している．検査の適応としては，閉塞性脳血管障害等における血行再建術（バイパス術）の適応判定，あるいは過灌流症候群等の血行再建術後の重篤有害事象の発生予測とされている．ただし，バイパス術の適応判定では，まず安静時血流のみを施行し，低下がなければdiamox負荷は不要とされる．また，脳血流が極端に不安定な急性期症例やもやもや病患者では，盗血現象により梗塞巣が拡大する例があり，注意を要する．

Kurodaらは，[133]Xe SPECTで計測されたCBFとCVRの組み合わせをもとに内頚部動脈閉塞症患者を4 typeに分類し，予後予測とバイパス術の効果に関する有用性を報告した[8]．

また，EC-ICバイパス術の有効性を検討したJET studyでは，症候性内頚部動脈および中大脳動脈閉塞あるいは高度狭窄症を有し，広範な脳梗塞巣を認めず，最終発作から3週間以上経過後に施行したSPECTなどの定量的脳循環測定で，中大脳動脈領域の安静時脳血流量が正常値の80%未満で，かつdiamox反応性が10%未満の症例では，バイパス術が内科治療群に比

Ⅱ 画像診断学

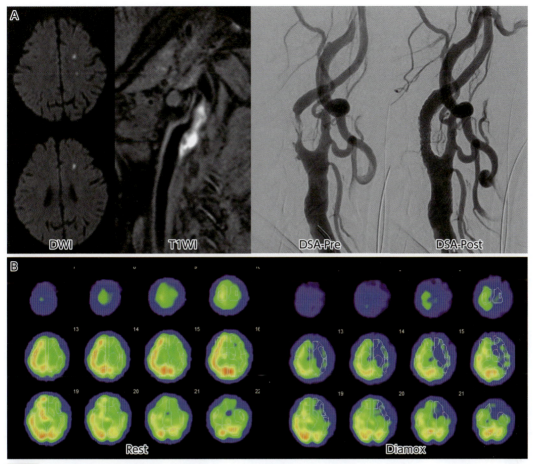

Fig.1 CAS後，過灌流現象を示した例

A：59歳男性．右片麻痺のTIAで発症し，精査にて左内頸動脈起始部に高度狭窄が発見された．発症直後のDWIで左半球に散在性高信号を認め，狭窄部のプラークMRIでは，T1強調画像にて高信号のhigh volume plaqueが確認された．発症2ヵ月目に左頸動脈ステント留置術が施行された．
B：術前のIMP-SPECTを提示する．安静時CBF (mL/100g/min)は，右半球で41.72，左半球で32.91であり，diamox負荷により，右半球で53.01，左半球で33.75であった．患側のCVRは，2.55％と低値を示した．

し有意に同側の脳梗塞再発を抑制していた(6.8% vs 16.5％) [9]．

頸部動脈ステント留置術(CAS)後の過灌流症候群に関しては，その原因として，高度の灌流圧低下部の慢性的血管拡張によるvasoparalysisが推定され，狭窄解消後の急激な血流増加に対して血管収縮不全が生じるためとされる．術前の最大血管拡張部をdiamox反応性にて検知できれば，過灌流現象を予知できるはずで，これを支持する論文も多い[10-14]．術前関心領域のCVRが20％以下で，術後安静時CBFが2倍以上に増加する例は特に要注意とされている．過灌流現象の予測は可能と考えられるが，どれが症候を呈し出血にまで至るのかは不明であり，さらなる研究が望まれる．CAS後の過灌流現象を示した典型例を提示する(**Fig. 1**)．

統計処理画像

主観的関心領域設定によるバイアスを低減するため，1990年台前半より，解剖学的標準化により個々の脳形態の個人差を統一した上で，統計学的に正常データベースとの比較を行い，血流変化部をZ-scoreとして表示する手法が開発された．Z-scoreとは，患者の当該ボクセルカウント値と対応する正常データベースの平均カウント値の差を，標準偏差で除し数値化したもので，これを標準化脳にプロットすることで脳血流の増減の程度を視覚化できる．再現性と客観性に優れるが，正常データベースは機種ごとに異なるため，施設ごとに構築するのが理想とされる．代表的手法としてMinoshimaらにより開発された3D-SSP[15]があり，そ

161

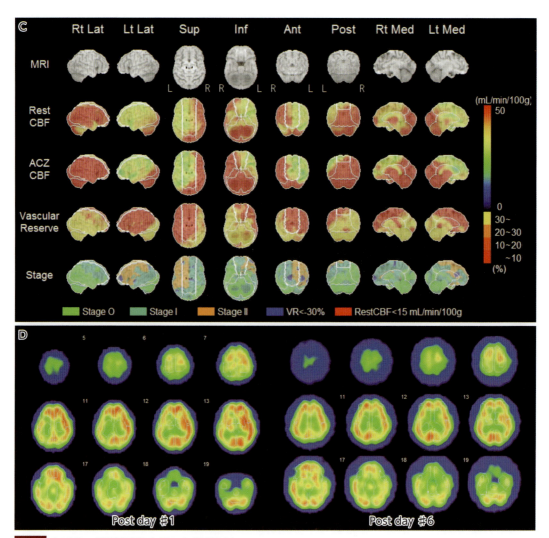

Fig.1 CAS後，過灌流現象を示した例（続き）

C：術前のSEE-JET．左半球には広範なSEE-JET stage 2領域が広がっており（48.7%），stage 1領域も42.3%に認めた．

D：CAS翌日のSPECTでは，患側と健側のCBFが逆転しており，顕著な過灌流現象を認めた．NIRSのモニター下に厳重な血圧管理とエダラボン投与を継続し，治療6日目のSPECTではほぼ正常化を認め，退院となった．

の原理を**Fig. 2**に提示する．現在では脳表のみならず深部白質のマッピングも可能になっている．さらに，SEEが開発され，3D-SSP上の平均Z-scoreを脳葉・脳回・Brodmann領域ごとに定量化することが可能となり[16]，この定量値を用いてSPECT上のstagingを3次元的に表現するSEE-JETが開発され[17]，一般化された（**Fig. 1C**）．SEE-JETは，簡便にCBF低下部とCVR低下部を可視化できる優れたツールであるが，その読影にはいくつかpitfallが存在する．まずSEE-JET上のstageは，PETを用いたPowers分類のstageとは別物であり，SEE-JET stage 2とは，安静時CBFが正常平均の80%以下（34 mL/100g/min以下）で，かつdiamoxによるCVRが10%以下での領域を示している点である．最近では，SEE-JET stage 2の約半数程度でOEFが上昇（つまりPowers stage 2）しているにすぎないと報告されており[18]，過大評価に注意を要する．また，なんらかの原因で安静時CBFやCVRの値が不当に計測されている可能性があり，まず小脳など健常部や定性画像をもとに，その妥当を必ず確認する．さらに，脳梗塞や脳萎縮，脳室拡大は統計処理画像のバイアスとなるため，その存在をCTやMRIで確認する必要があり，diaschisis・シャント・steal現象・vasospasm・局所アシドーシス・BBBの破

II 画像診断学

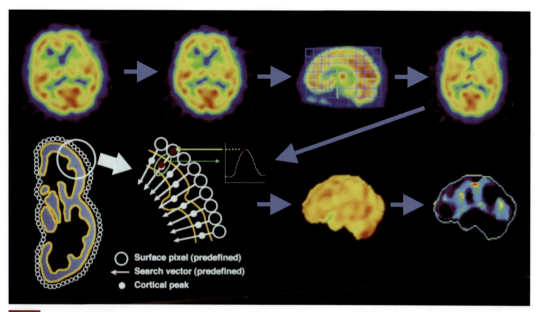

Fig.2 3D-SSPの原理

解剖学的標準化を行い，基準となる同一同大の脳（Talairachの脳図譜）に放射線カウントを割り付けた後に，脳表から垂直に13.5 m深部までの最大カウントを示すvoxelを検出し，対応脳皮質のカウントとする．これを脳表にマッピングした後，基準部位から相対値を算出し，あらかじめ作成してあった正常データベースの対応voxelと比較から，標準偏差の倍率をもってZ-scoreとする．このZ-scoreを，再び脳表にカラーマッピングすることで，血流の増減が客観的に表示できる．

綻・血管新生などさまざまな可能性を考慮したうえでの注意深い解釈が肝要である．

Perfusion CT, Perfusion MRI

Perfusion CTとPerfusion MRIの原理は共通しており，造影剤を急速静注し，初回通過時の濃度変化をダイナミック撮影で計測し，専用ソフトを用いて脳血流マップを作成している．通常のCTやMRIに引き続いて簡便に施行できるため，特に脳梗塞急性期での応用に期待が持たれている．脳組織の時間濃度曲線（TCC）から各種パラメーターが算出され，ボーラス到達時間（BAT），ピーク到達時間（TTP），カーブ下面積（AUC），最大傾斜（MS），一次モーメント法による平均通過時間（fMMT）などがある．Perfusion CTではヨード造影剤濃度とCT値の直線性が良好で定量解析が適するが，Perfusion MRIではGd造影剤濃度とMRI信号強度は直線関係にないため対数変換が必要であり，定量解析に向いていないとされる．最大傾斜から簡便にCBFを得られるが，静脈側での完全流出が前提であり，これを満たすためには造影剤の注入速度が十分大きいこと（10 mL/秒以上）が必要とされる．以上のパラメーターは非定量値であり，患者間や検査間での比較には注意が必要である．

このため定量解析として，動脈のTCCを加えて動脈入力関数（AIF）とし，デコンボリューション法を用いて値を算出している．これは，脳組織中の造影剤濃度をAIFと伝達関数の重畳積分で算出できると考えるもので，伝達関数は時間における組織内の造影剤残存率ともとらえられるので，残余関数〔R(t)〕と呼ばれる．このR(t)よりCBF，CBV，MMT，Tmaxなどが求められるが（**Fig. 3**），パラメーター間にはCBV = CBF × MTTの関係（Central volume principle）があり，2つを求めれば他の1つは算出可能である．Tmax＞6秒は低灌流域の推定によく用いられる．

脳梗塞急性期の虚血ペナンブラの推定では，ischemic core周囲の脳梗塞に移行し得る低灌流領域の検出が必要となるが，Perfusion CT, Perfusion MRIを用いた計測では，modality, 解析法，使用ソフトにより大きく結果が異なり，mismatch領域の評価にはいまだ多くの不確実性が伴う．これらの問題を解決するため，本邦ではASIST-Japan，国際的にはSTIRにより画像標準化の作業が進められている．

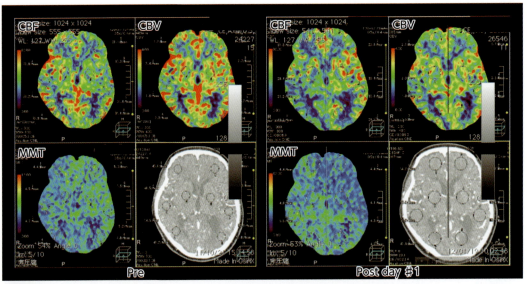

Fig.3 Perfusion CT: 左内頚動脈狭窄症に対するステント留置術の術前と術後 1 日目

術前は左中大脳動脈領域を中心に，CBF低下とMMTの延長を認めるが，術翌日には左右が逆転しており，過灌流現象が疑われた．

> **Side Memo　ASL**
>
> 頸部動脈内のプロトンを磁気的にラベルして内因性トレーサーとして使用し，脳灌流画像を作成する．CBFに応じて脳実質の信号低下が認められ，これをコントロール画像と比較し，差分画像を作成する．造影剤を用いることなく侵襲性が低く，繰り返し施行可能である利点を有する反面，灌流信号として検出されるのは背景信号の1％前後とされ，SN比は非常に低く，定量できるのは一般にCBFのみである．高度内頚部動脈狭窄症などで血流遅延がある場合は，過小評価につながる可能性があり，適切な待ち時間(PLD)を設定する必要がある．血管支配領域の選択的ラベリングや4D-MRAとしての応用も行われている．
>
> 〔II-1-A-④虚血イメージ(DWI，DTI，ASLなど)の項参照〕

文 献

1) 金森勇雄. PET 実践核医学検査. 医療科学社, 2009, pp215-226
2) 西村恒彦. 最新脳SPECT/PETの臨床. メジカルビュー社, 2006, pp118-129
3) Powers WJ. Ann Neurol 29: 231-40, 1991
4) Grubb RT, et al. JAMA 280: 1055-60, 1998
5) Yamauchi H, et al. J Neuc Med 40: 1992-8, 1999
6) Powers WJ, et al. JAMA 306: 1983-92, 2011
7) Festa JR, et al. Neurology 82: 744-51, 2014
8) Kuroda S, et al. Neurosurgery 32: 912-8, 1993
9) JET study group. 脳卒中の外科 30: 434-7, 2002
10) Hosoda K, et al. Stroke 32: 1567-73, 2001
11) Hosoda K, et al. Stroke 34: 1187-93, 2003
12) Komoribayashi N, et al. J Cereb Blood Flow Metab 26: 878-84, 2006
13) Ogasawara K, et al. J Neurosurg 107: 1130-6, 2007
14) Abou-Chebl A, et al. Catheter Cardiovasc Interv 69: 690-6, 2007
15) Minoshima S, et al. J Nucl Med 36: 1238-48, 1995
16) Mizumura S, et al. Ann Nucl Med 17: 289-95, 2003
17) Mizumura S, et al. Ann Nucl Med 18: 13-21, 2004
18) 黒田 敏. The Mt. Fuji Workshop on CVD講演集. ニューロン社, 2015, pp1-10

Ⅱ 画像診断学

1 放射線診断学：撮像法
治療上有用な特殊撮影法

C. Cone beam CT

西野 和彦

基礎知識

CBCTは，線源から円錐状に射出されたX線をC-armの対面にある2次元平面検出器で検出する．投影データは，C-armを一度だけ回転させて収集するが，この点がfan beamを用いてデータを積み上げるc-CTと異なる．得られたデータから種々のアルゴリズムを用いて断層画像や3次元再画像を作成することが可能である．

当初CBCTはimage intensifierを備えた機器に導入されたが，低コントラスト分解能が低いため，骨や歯などの高コントラスト組織が対象だった．2005年にFPDを搭載した機器が発売されてdynamic rangeが広がり，低コントラスト分解能も向上したことで，頭蓋内の断層画像の作成が可能となった．一方，CBCTは脳血管やステントの評価，さらには脳灌流画像にも応用されている．

なお，脳血管撮影装置によるCBCT技術を使用した撮像の名称にはflat detector CT，angiographic CT，C-arm CT等が使われているが，本稿ではCBCTを用いる．

実際の使用法

術中頭蓋内断層画像

脳血管内治療中の出血を確実に診断することは，治療の続行や抗凝固薬の中和等を判断するうえで極めて重要である．CBCTの登場以前はextravasationの視認が唯一の方法だったが，出血の程度や局在の判断は困難であり，患者をc-CTへ移送する必要があった．現在では，CBCTで頭蓋内断層画像を作成することにより，即座に状況を把握できる．また，extravasationが確認できなくても出血が疑われた場合には躊躇せずに撮像が可能である．

通常，C-armを20秒間で200〜220°回転させ

ながら500〜600枚のデータを収集することにより体軸方向で18 cmの範囲の撮影ができる[1, 2]．しかし，CBCTの軟部組織のコントラスト分解能はc-CTに及ばない．また，artifactの影響を受けやすく，種々のアルゴリズムによる補正が必要である[3]．

本邦で普及している機種での出血性病変の診断率は，脳内出血84%，脳室内出血80%，くも膜下出血90%と報告されているが，テント下ではartifactの除去が困難であり，脳室内出血61%，くも膜下出血29%まで診断率が低下する[4]．ドレナージチューブは良好に視認できる（**Fig. 1, 2**）．一方，急性期虚血性病変の診断率は6〜18%であり，信頼性は低い．しかし最新機器を用いた報告では，テント下の出血性病変の診断率は70%以上，虚血性病変でも50%以上まで改善されている[5]．

術中のステントの評価

脳動脈瘤コイル塞栓術に使用するステントは，タンタルワイヤーを有するタイプも発売されているが，多くはDSAやX線透視で視認できるのはマーカーのみであり，strutの展開を確認できない．

CBCTの優れた点の一つは，高コントラスト解像能と空間解像能の高さであり，ナイチノール製strutが視認可能である．実際の撮影では，15〜20%に希釈した造影剤を毎秒1〜2 mLの速度で注入しながら約20秒で画像を収集する[6, 7]．このデータから作成される3次元画像により，ステントの展開や屈曲の程度，血管壁への圧着，マイクロカテーテルの走行等をあらゆる角度から観察できる（**Fig. 3, 4**）．Flow diverterはX線透視でstrutが確認できるが，動脈瘤頸部のカバーを確認するにはCBCTが必須である[8]（**Fig. 5**）．

ステントの評価におけるCBCTの弱点は，動脈瘤にプラチナ製コイルが留置されると強い

〈abbreviations〉

CBCT: cone beam CT, c-CT: conventional CT, FPD: flat panel detector

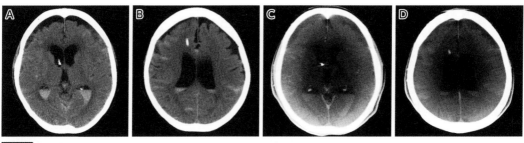

Fig.1 くも膜下出血

A, B：c-CT, C, D：CBCT.
CBCTでは脳室内出血やドレナージチューブの視認性は良好だが，脳溝内のくも膜下出血の描出は不明瞭である．

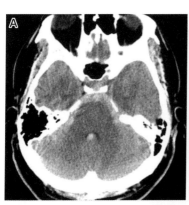
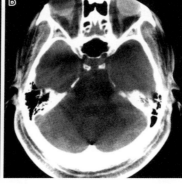

Fig.2 くも膜下出血

A: c-CT, B：CBCT.
CBCTではテント下のくも膜下出血や脳室内出血の診断は困難である．

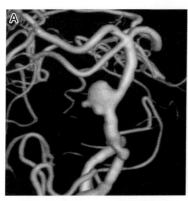
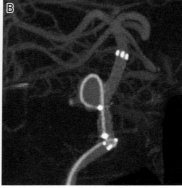

Fig.3 脳底動脈瘤

A: 術前3D-DSA, B: 15%希釈造影剤の経動脈的注入によるCBCT.
Stent: Enterprise (J&J)

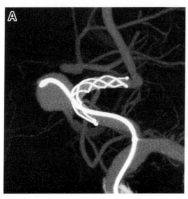
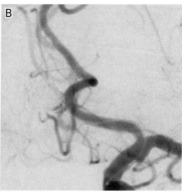

Fig.4 前交通動脈瘤

A: 15%希釈造影剤の経動脈的注入によるCBCT, B: 治療後DSA.
Stent: LVIS Jr (テルモ)

II 画像診断学

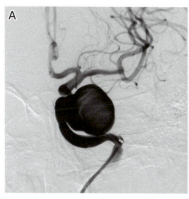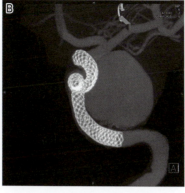

Fig.5 内頚動脈瘤
A: 術前DSA, B: 15%希釈造影剤の経動脈的注入によるCBCT. Flow diverter: Pipeline (日本メドトロニック)

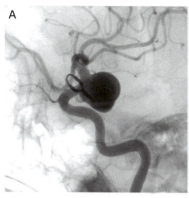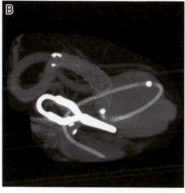

Fig.6 内頚動脈瘤（コバルト合金製クリップ使用後の再増大）
A: 術前DA, B: 15%希釈造影剤の経動脈的注入によるCBCT.

streak artifactが生じることである．Artifactを軽減させるアルゴリズムが開発されつつあるが，現時点ではコイル留置後の評価はDSAが優れる[9]．CBCTは頚動脈ステント留置術の際にも利用できる．術直後に撮影でき，c-CTに比べてblooming artifactが少ないため，strutが実寸以上に厚く描出されない利点がある．

術後のfollow-up

経動脈的に造影剤を注入してCBCTで撮像すれば3D-DSAと遜色のない画像を作成できるが，術後のfollow-upに利用されることはない．CBCTが有用なのは造影剤の経静脈投与による方法で，血管撮影に伴うリスクを回避でき，外来患者でも検査可能であり，頭蓋内のすべての血管が1回の造影で描出できる．実際には肘静脈から60mLの造影剤に引き続き60mLの生理食塩水を注入しながら10〜20秒でデータを収集する[10]．前述のようにコイル留置後の評価は難しいが，flow diverterを含むステントが単独で留置された症例のfollow-upには有用である[11,12]．また，クリッピング術後では，c-CTでは問題になる非チタン製クリップによるartifactを軽減できる[13]（**Fig.6**）．

脳灌流画像

CBCTは脳循環動態を評価する機能も有する．導入当初はC-armを一度回転させて画像を収集し，cerebral blood volumeのみが評価可能だった．その後の改良により，cerebral blood flow, mean transit time, time to peakといったperfusion CTと同様の項目が計測可能となった．実際には，2回のマスク像の撮影後に経静脈的に造影剤を注入し，C-armを5秒毎に7回回転させてデータを収集する．この方法では，脳灌流画像だけでなく4D-CT angiographyの画像を作成できるため，側副血行路や血栓の長さの評価まで可能である[14,15]．

脳血管内治療における意義

FPD搭載脳血管撮影機器が有するCBCT技術は，脳動脈瘤治療の安全性の向上に大きく寄与し，より高度な手技を可能にした．また，最新機器ではMRI以外のすべての画像評価が可能であるため，超急性期脳梗塞の治療においてone-stop-shopとしての機能を発揮することで，適切な治療法の選択と再開通までの時間短縮につながる潜在能力を有している．しかし，CBCT

は発展途上の技術であり，いくつかの課題も残されている．その多くは機器あるいはソフトウェアの性能に起因するものであり，今後の技術改良が望まれる．

文　献

1) Heran NS, et al. AJNR Am J Neuroradiol 27: 330-2, 2006
2) Engelhorn T, et al. AJNR Am J Neuroradiol 29: 1581-4, 2008
3) Lescher S, et al. J Neurointerv Surg 8: 1268-72, 2016
4) Psychogios MN, et al. AJNR Am J Neuroradiol 31: 1226-31, 2010
5) Leyhe JR, et al. J Neurointerv Surg 9: 1253-7, 2017
6) Levitt MR, et al. World Neurosurg 75: 275-8, 2011
7) Patel NV, et al. AJNR Am J Neuroradiol 32: 137-44, 2011
8) van der Marel K, et al. J Neurointerv Surg 8: 847-52, 2016
9) van der Bom IM, et al. AJNR Am J Neuroradiol 34: 2163-70, 2013
10) Gölitz P, et al. AJNR Am J Neuroradiol 35: 2341-7, 2014
11) Struffert T, et al. Eur Radiol 21: 411-8, 2011
12) Yu SC, et al. AJNR Am J Neuroradiol 37: 481-6, 2016
13) Gölitz P, et al. Neurosurgery 74: 606-13, 2014
14) Yang P, et al. Stroke 46: 3383-9, 2015
15) Niu K, et al. AJNR Am J Neuroradiol 37: 1303-9, 2016

Ⅱ 画像診断学

1 放射線診断学：撮像法
治療上有用な特殊撮影法

D. 3D image
① 3D-DSA

増尾 修

基礎知識

　2 D imageでは線源から円錐状に放出された（コーンビーム）X線が一定方向に人体を通過し，平面X線検出器（FPD）により，面で被写体を受像した二次元の平面像であるのに対し，3 D imageでは，線源から円錐状に放出されたX線を被写体の周りを一定距離で回転しながら多方向から照射する．この投影データよりフィルタ補正逆投影（FBP）法およびFeldkampの画像再構成法により，被写体形状を三次元画像として再現する方法である[1]．得られた画像は，閾値を設定することにより，血管や骨を三次元的に観察できるだけでなく，さらにCT同様のスケール（CT値）に変換することにより，CT画像を得ることができ，軟部組織，末梢の微細血管や頭蓋内に留置されたデバイスを描出することが可能となる．血管や骨の場合は3 D-RA，軟部組織ではXperCT，さらに微細血管や留置したステントなどを観察する場合はVasoCTなど，関心領域に応じ，使い分けが可能である．CT値とは，生体組織のX線の減弱係数について水を0と規定した場合の相対係数を表したものであり，単位はHUである．例えば血管であれば5HU，軟部組織であれば20HUとなる[2]．それぞれの閾値は，関心領域ごとにあらかじめ設定されており，自動的に適切な濃度で表示されるようになっており，微調整するだけでよい．近年の血管撮影装置における3D画像の飛躍的向上は，通常の血管撮影では困難であった三次元的な血管構築の把握，治療の際のworking angle決定，穿通枝など微小血管の描出などを可能とさせた．これにより多彩な手技やデバイスを必要とする脳血管内治療をより安全に，より精密に施行可能としたことは言うまでもない．実際の臨床症例をもとに，その活用を解説する．

3D imageの種類と特徴

3D-DSA

　造影回転撮影画像（Contrast画像）から，非造影回転撮影（Mask画像）を差し引くことで得られた血管のみの画像を再構成して3 D化したものである[3]．Cアームの高速回転と，その後の再構成の際の画像処理技術の進歩により，鮮明な画像が得られるようになった．約5秒間の撮影で容易に画像が得られ，かつ，ワークステーション内で再構成画像を自由に動かすことが可能であるため，動脈瘤の形態把握やワーキングアングルの決定，あるいは脳血管奇形等での血管構築の把握には非常に有用である．得られた画像は，必要に応じてVR画像，GR画像，MIP画像などに再構成できる．

3D-RA

　造影回転撮影画像（Contrast画像）をそのまま再構成する．前述した3 D-DSA再構成の際のsubtractionの処理で消去されてしまう微細血管の情報も残されるため，穿通枝などの描出には適している．3 D-DSAも含めて，最近は硬膜動静脈瘻において，マイクロカテーテルからの3 D imageでシャントポイントの同定の有用性が報告されている[4-7]．

CBCT

　低速回転でのDA画像であり，収集画像が多く，その分空間分解能の高い画像が得られるため，3 D-RAよりもさらに微小血管の描出に優れる．逆に撮動時間が約20秒程度要するために，モーションアーチファクトの影響を受けやすい欠点がある．硬膜動静脈瘻や血管奇形における血管構築の把握や，穿通枝の把握，動脈瘤塞栓術において，コイルの母血管逸脱やステントの留置状態の把握に使用される．

〈abbreviations〉
3D-DSA: 3D-digital subtraction angiography, 3D-RA: 3D-rotational angiography, CBCT: cone beam CT, FBP: filtered back projection, FPD: flat panel detector, GR: gradient rendered, HU: hounsfield unit, VR: volume rendered

Side Memo　3D imageをうまく撮影するコツ

無動化

言うまでもなくモーションアーチファクトの影響を受けるために，診断能力の高い画像を得るためには，できる限り無動化を図る必要がある．局所麻酔下では，できる限り頭部固定することが必要であるし，全身麻酔下のほうがよりよい画像が得られる．さらに脊髄血管撮影などの際には，全身麻酔だけでなく，一時的呼吸停止，腸管蠕動運動停止などの工夫が必要である．腸管蠕動運動抑制には，グルカゴン0.5mgもしくはブチルスコポラミン臭化物（ブスコパン）20mgを撮影前に静脈投与することが多い．

Delayed timeの個別的対応

より質の高い画像を得るためには，対象部位のコントラストを高くすることが必要である．このためには，造影剤注入開始から撮影開始までの時間（delayed time）の設定が重要であり，個々の症例に応じて撮影時間を変える．注入するカテーテル先端の位置，血圧や脳圧など，個々の症例における血行力学的状態により，対象部位までの造影剤の到達時間が変わるためである．特に穿通枝描出や硬膜動静脈瘻や脳静脈奇形などのシャント疾患での血管構築把握のためには，重要となる．まず，通常の血管撮影を行ったうえで，対象部位が描出されるまでの時間を計測し，delayed timeを決める．漫然と撮影するだけでは，必要な部位の描出が悪くなり，かえって被曝量や造影剤量が増えてしまう．

Side Memo　アングルの決定

術前に3D imageで得られた画像からワーキングアングルおよび周囲の穿通枝が良く描出できるアングルを決定していくが，実際の手術時にあらかじめ決定したアングルが物理的にとれない場合がある．また正面管球と側面管球が干渉してしまい，適切なアングルがとれないこともある．"机上の空論"になってしまわないために，あらかじめ必要なアングルと頭位の関係を把握し，手術の際には必要に応じて，頭位変換したうえで固定することが必要である．

Side Memo　閾値の変更

ワークステーションで再構成する際には，通常，自動的に決定されている閾値設定のもとで画像処理される．この画像から，さらに目的に応じて閾値を変更する必要がある．特に穿通枝など微小血管を見る場合は，閾値を下げる必要がある．また動脈瘤のネックについてもこの閾値を下げたり上げたりすることによって，広くもなり狭くもなる．必ずワーキングアングルを決めた後，通常のDSAを撮影して，ネックの状態を確認することが必要である．

実際の症例

症例1：57歳女性，経過中に増大した新生左前大脳動脈瘤

長径4mmのbroad neckの動脈瘤（**Fig. 1A, B**）．ステントアシストでの治療を計画．その際，側面像でdown the barrel viewを撮ることとしたが，3D-DSAのVR画像（**Fig. 1C**）ではA2が重なり視認性が困難であるが，GR画像（**Fig. 1D**）では，A1の半周以上にネックが及んでいるのがよくわかる．このworking angleで撮影したDSA画像（**Fig. 1E**）を利用して塞栓を施行．マイクロカテーテルを安定させるためにframing coilを数周巻いた後にステントを留置し，CBCT撮影し予定どおりの位置に留置できていることを確認（**Fig. 1F**）．塞栓終了後の側面DSAでは，母血管が温存でき，動脈瘤は塞栓できているのがわかる（**Fig. 1G, H**）．

症例2：65歳男性，anterior condylar confluence dAVF

左総頚動脈撮影で上行咽頭動脈からのシャントの存在がわかる（**Fig. 2A**）．選択的に上行咽頭動脈に挿入したマイクロカテーテルからの造影で流入動脈は1カ所に集束しているのがわかるが（**Fig. 2B**），3D-MIP画像（**Fig. 2C**），および3D-RA画像（**Fig. 2D**）でもシャントポイントおよび静脈側のアクセスルートがより鮮明に描出されている．3D-RAからシャントポイントがよくわかるワーキングアングルを設定し（**Fig. 2E**），経静脈的にマイクロカテーテルを挿入し（**Fig. 2F**），コイル2本を選択的に充填した（**Fig. 2G**）．術後総頚動脈撮影ではシャントは消失しているのがわかる（**Fig. 2H**）．

II 画像診断学

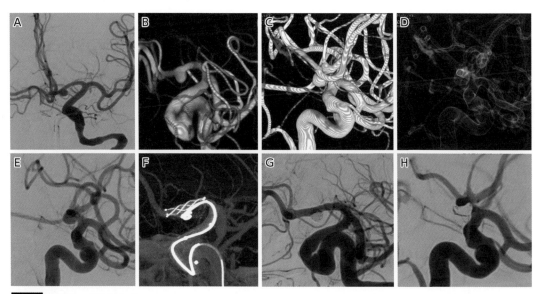

Fig.1 症例 1：57 歳女性

A：術前DSA正面像，B：術前 3D-DSA，C：3D-DSA VR画像，D：3D-DSA GR画像，E：DSA画像，F：CBCT画像，G：術後DSA側面像，H：術後DSA正面像．

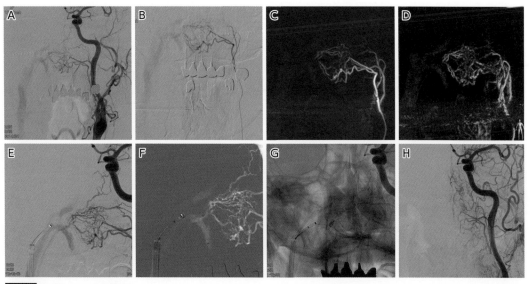

Fig.2 症例 2：65 歳男性

A：術前左総頚動脈撮影像，B：選択的に上行咽頭動脈に挿入したマイクロカテーテルからの造影，C：3D-MIP画像，D：3D-RA画像，E：ワーキングアングルの設定，F：経静脈的にマイクロカテーテルを挿入，G：コイル 2 本を選択的に充填，H：術後総頚動脈撮影．

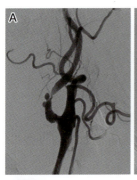 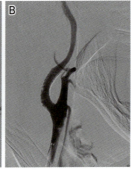 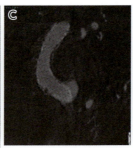 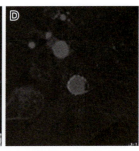

Fig.3 症例3：83歳男性
A：術前画像，B：術後画像，C：3D-RA saggital像，D：3D-RA axial像.

症例3：83歳男性，Minor strokeで発症した右内頸動脈狭窄症

頸動脈ステント留置術を施行した(**Fig. 3A, B**)．術後の血管撮影で内頸動脈後面にステント内にやや壁不整の欠損像があり，3D-RA（希釈率50％）を施行した．通常の血管撮影と違いワークステーション内で3方向からの確認ができ，プラーク突出が明らかとなった(**Fig. 3C, D**)．

今後の展望

4D imageへの展開

4D画像とは，3D（X，Y，Z軸）に時間軸を加えた3D動画像のアプリケーションである．具体的には，3D画像により得られた血管の立体的血管構築に2D画像で得られる造影剤の流れの経時的変化からの血行動態情報を組み合わせたイメージング法である．これにより，形態診断と血行動態診断が同時に可能となった．2013年以降，複雑な血管構築を有する血管病変での有用性が報告されている[8-10]．脳動静脈奇形では，経時的に描出される流入血管，ナイダス，流出静脈をさまざまな角度から，各々のタイミングで観察することができることから，塞栓すべき血管の評価，塞栓後の血管評価などが可能となる．また硬膜動静脈瘻では，正確にシャントポイントの同定が可能となり，治療効率が上がることが期待できる．

文　献

1) 篠原広行，他．断映研会誌 37: 6-11, 2010
2) 五十嵐 均，他．診療画像技術学．医療科学社，2009, pp139-45
3) 近藤竜史，他．脳血管内治療の進歩．診断と治療社，2014, pp102-8
4) Kakizawa Y, at al. J Neurosurg 96: 770-4, 2002
5) Matsubara N, et al. J Neurosurg Spine 8: 462-7, 2008
6) 東 登志夫，他．JSNET 2: 232-7, 2008
7) 松原功明，他．脳外速報 18: 1149-55, 2008
8) Davis B, et al. AJNR Am J Neuroradiol 34: 1914-21, 2013
9) Lang S, at al. AJNR Am J Neuroradiol 38: 1169-76, 2017
10) Sandoval-Garcia C, et al. J Neurointev Surg 8: 300-1, 2016

Historical Review ❷
血管撮影装置開発の経緯

宮地 茂

血管撮影装置

血管造影とその装置の変遷

　血管撮影装置は，脳血管内治療において，その治療主義を遂行するのみならず術前，術後の適切な評価を行うための必須の機器である．脳血管内治療の黎明期には，ロードマップや回転撮影はもちろんDSAや連続撮影さえもない困難な状況で，先達の治療は施行されていた．当時の血管造影検査ではフィルムチェンジャーによる連続撮影とX線シネ撮影が行われ，フィルムチェンジャーは鮮鋭度の高い画像を得るために直接撮影を行うときに使用され，一方シネは高速に心臓およびその周辺血管を撮影して動態検査を行うのに用いられた歴史がある．最近では画像処理のデジタル化が急速に進化し，デジタル撮影の普及，イメージインテンシファイアからFPDの時代へと移り変わり，現在に至っている．

血管撮影装置の歴史

　1930年代に，血液に危険の少ないヨード系造影剤が開発され脈管系の撮影が行われるようになり，この術式を血管撮影Angiographieと呼ぶようになった．1931年，ポルトガルのMoniz等が胸部大血管の造影に初めて成功した．1930年代終りに，キューバのCastellanosとPereirasが静脈に造影剤を注入し，カセッテの交換により心臓と胸部脈管における血流の描写に成功した(Fig. 1)．1953年，ストックホルムのSeldingerはシースを用いた経皮的カテーテル法(Seldinger法)を開発し，それまで外科医によってのみ行われたカテーテリゼーションが放射線医によっても容易に行われるようになり，選択的血管撮影が普及した．

　当時は心血管撮影，腹部血管撮影の際には，暗室にして蛍光板上のX線透視像を使用するため，手技を行う不便は避けられなかった．1960年に入り蛍光板の代わりにイメージインテンシファイアが使用され，明室でのカテーテリゼーションが可能になった．また，イメージ管の口径も大きくなり，その画質に関係する輝度増倍率，鮮鋭度，コントラスト等が大幅に改善され，診断方法は大きく進歩した．

　1960年代半ばにはX線TVも実用化されるようになる．1960年代末よりイメージインテンシファイアにシネカメラを装着してシネアンギオが行われるようになった．

　1958年にF. Mason Sonesは，上腕動脈からカテーテルを挿入し，カテーテル先端を右または左冠状動脈開口に侵入させて造影する冠状動脈造影撮影のテクニックを開発した．また1967年にはMelvin P. Judkinsは特殊形状の左および右の冠状動脈造影用カテーテルを作り，大腿動脈より挿入するより安全なテクニックを開発した．そのテクニックはJudkins法と呼ばれるようになった．やがて，心血管撮影はシネ撮影に移行し，フィルムチェンジャーは，主に頭部，腹部あるいは下肢等の血管撮影に使用された．

　1970年代末にはCアームスタンドが開発され，イメージインテンシファイア，TV，シネカメラあるいはフィルムチェンジャーが搭載された．X線のプロジェクションおよび血管造影の術技が容易に行えるようになり，Cアームスタン

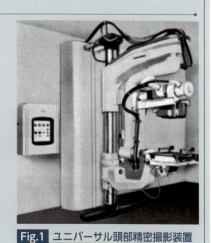

Fig.1 ユニバーサル頭部精密撮影装置
1959年(Mimer, Elema Schoenander社)

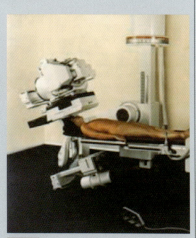

Fig.2 フィルムチェンジャーをCアームスタンドに搭載した血管撮影装置
1977年(Angioskop A, Siemens Elema社)

〈abbreviations〉
DQE: detective quantum efficiency, DSA: digital subtraction angiography, FD: flat detector, FPD: flat panel detector, IVR: interventional radiology, PTA: percutaneous transluminal angioplasty, PTCA: percutaneous transluminal coronary angioplasty

ドは現在に至るまでシステムの最重要コンポーネントとなる(Fig. 2).
　1980年代に入りIVRは飛躍的に発達し，あらゆる分野に適用されるようになる．閉塞性動脈硬化症に対するPTAや冠動脈硬化症に対する経皮的冠動脈形成術(PTCA)の成功がその先駆けとなった．この頃には血管撮影装置はもはや診断のみならず，診断画像によりリアルタイムに判断して治療するための装置としての位置付けがなされた．
　また1980年代初めにDSA装置が開発された．画像処理はフィルムと違い現像の必要なくリアルタイムに行い，画像を表示し素早く診断ができるようになる．それ以来，画像のデジタル化と画質の向上が進みフィルムチェンジャーも不要になり，IVRも便利に行うことができるようになる．

イメージインテンシファイアからFPDへの移行

FPDの登場

　イメージインテンシファイアは検出したX線を電圧によって加速して電子ビームに変換し増幅するという"アナログ"システムであったが，FPDは検出したX線を電気信号に変換し画像化する仕組みを有する．FPDは針状CsI結晶シンチレータ部とa-Si光センサー部から構成され，従来のイメージインテンシファイア方式と比較し，DQE，空間分解能，収集データ階調度，歪特性等の面において良好な特性を有する．特に，密度分解能の面ではイメージインテンシファイアとCT用固体検出器との中間的な濃度分解能を発揮できることから，Cアーム回転による3次元表示において，従来の血管像に加え軟部組織の3次元描出が可能となった(Fig. 3).

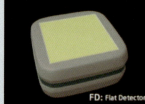
FD概観

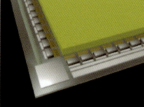
FD内部

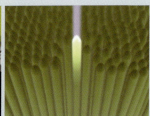
CsI結晶体

Fig.3 FPD

　一方，誘導された光を検出し電荷量に変換するのが検出部である．1920×2480，154μmという緻密なマトリックス上に配置されたアモルファス・シリコンの素子群は，14bitという高いダイナミックレンジを有する．得られた信号は高速に読み取られ，大容量のデータ伝達系を経由し，データ処理部へ送られる．10bitもしくは12bitの階調しか得られないイメージインテンシファイア検出器に対して，14bitの階調を持つFDのデータは，ダイナミックレンジが広く，かつサンプリング間隔が小さいため，異なる組織間の描出能を決定する密度分解能を向上させることが可能となった．また，FD検出面は完全にフラットなため，イメージインテンシファイア検出器に特有な画像の幾何学的な歪みが生じにくく，3D回転撮影時における正確な空間データ収集が容易になるという利点も有している(Fig. 4).

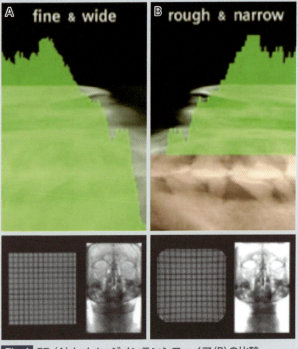
Fig.4 FD(A)とイメージインテンシファイア(B)の比較

画像における進化，cone beam CTの応用

このFPDの進歩に伴い，密度分解能が向上し，回転撮影による三次元再構成画像，およびcone beam CTも精度の高い画像が得られるようになってきた．一方，画像上の各種アーチファクトの存在が無視できなくなってきた．これを補正するために次のようなさまざまな取り組みがなされている．

Active dose control

データ回転収集時に照射条件が一定である場合，人体内部のX線吸収差の異なる組織配列により，サチュレーションによるアーチファクトを発生する場合がある．これを防ぐため，回転中の透過X線量をモニタし，X線電圧をリアルタイムで追従変動させることにより補正する．

Scatter correction

散乱線の画像への影響を抑制するための補正アルゴリズムである．再構成→散乱線分布の予測→投影面からの影響の除去→再構成の処理を数回繰り返すことにより，最終的な再構成データ上の散乱線の影響を抑制することができ，カッピング，ストリーク，ダークバンドといったアーチファクトの除去，また，ノイズの増加や低コントラスト分解能の悪化を防ぐことができる．

Beam hardening correction

物体を透過するたびにX線は，その線吸収量に応じて線質を硬化させてしまい，画像再構成の前提となる出力時のX線エネルギースペクトル情報が失われる．このため，撮像領域周辺部に分布した高吸収体の内側などに，特有の濃度上昇を引き起こす．このアーチファクトはビームハードニング現象として，CTでも一般的である．この現象を抑制するため，投影値と線吸収量との関係を水等価物質の透過を仮定してマップ化しておき，画像再構成時にはこのマップにより補正された投影値を用いる．

Truncation correction

対象物体に対し相対的に小さな照射野で撮影された画像では，濃度エラーとして周辺部に対象形状の変化を伴う強度のアーチファクトを伴う．これを抑制するため，得られた投影データプロファイルをX軸方向に外挿法を用いて拡張し，この拡張プロファイルデータを用いて画像再構成を行う．

Ring artifact reduction

CTでよく知られているリングアーチファクトに対する抑制機能である．事前に得られているキャリブレーションデータによりリング成分を抽出しておき，収集データによる再構成画像からこのリング成分を相殺させて除去する．

おわりに

現在も血管撮影装置の開発は急速に進歩しており，高出力，高効率なX線管等，新しい技術が開発されている．一方，解像度の高い画像を追求することで，被曝量の増大も問題となってきた．現在，アモルファスシリコンを用いたFPDの実用化による低被曝の実現や，さらにその撮影データから再構成された三次元画像を利用したアプリケーションが利用できるようになり，金属アーチファクトの軽減や実質脳血液量を解析するアプリケーションも登場している．より正確な臨床情報の活用が脳血管内治療のさらなる発展につながることが期待されている．

〔Fig. 1 〜 4 画像提供：シーメンスヘルスケア〕

1 放射線診断学：撮像法
治療上有用な特殊撮影法

E. Roadmap

織田 祥至／佐藤 徹

基礎知識

　近年，血管撮影装置においては治療ガイドを目的とした多様なアプリケーション機能が開発されているが，そのなかでもroadmapは基本機能であり，脳血管内治療において安全に治療を行うためには必要不可欠である．主に血管情報をモニター上に残し，血管内にデバイスを挿入する際のナビゲーションとしてや，塞栓術の際の動脈瘤ネックやドームなどのメルクマールとして用いられる．あらかじめ撮影した造影画像をライブの透視画像に重ね合わせる機能であり，骨や軟部組織などの静止組織の情報はすべてサブトラクションされるため，モニター上で動きのあるものだけが映像として描出される．造影剤を注入した際の画像をマスクとして用いることにより，血管情報のみを抽出することが可能であり，これがあたかもカテーテルを誘導する道路地図のような役割をすることから"roadmap"と呼ばれている[1]．ガイドワイヤー操作，カテーテルの誘導，動脈瘤のコイル塞栓などさまざまな局面で多用する機能であり，脳血管内治療には呼吸や拍動による影響が少ないためずれが生じづらく，非常に有用である．またroadmapを用いることで無駄な撮影が減少し，造影剤の減少や被曝線量の低減の効果も期待できる[2, 3]．

　Roadmapは1960年代に脳血管領域に導入されたサブトラクション技術に基づいており[4]，DSA (digital subtraction angiography) の普及により発展した．Roadmapという言葉が登場するのは1980年代の心臓領域においてであったが[5, 6]，この機能は動きの少ない頭部領域において急速に普及していく．最近では二次元の画像だけではなく，あらかじめ回転血管造影を行って3D画像を作成することにより，フラットパネルの位置や倍率を変更しても繰り返しの撮影が必要ない3D roadmapも実用化され，有用性が報告されている[7-9]．

実際の使用法[10]

　Roadmapは，透視roadmapとオーバーレイroadmapに大別される．いずれの方法も体動による影響を受けるため，全身麻酔下で治療を行うほうがずれが少なくてすむ．透視roadmapは透視下に造影剤を注入し任意のタイミングで透視を切ることにより血管情報を収集し，頭蓋骨などの静止組織情報が除去された状態で血管マップを透視上に表示する方法である．術者の造影剤注入や透視を切るタイミングに依存するため，失敗すると再度の造影剤注入と撮影を必要とする．また体動が生じた場合，著しく画像が乱れるため手技の続行は困難である．オーバーレイroadmapでは，DSAで収集した血管情報をそのまま使用できる．任意のフレームを使用でき，透視roadmapのように造影剤注入を繰り返す必要がない．透視画像に薄く血管マップが表示される方法（骨情報はサブトラクションされていない）(**Fig. 1**) と，透視roadmapのように血管情報のみを表示する方法（骨情報もサブトラクションする）(**Fig. 2**) がある．前者は頭蓋骨との位置関係を把握できるというメリットがある一方，骨が厚い部分などは血管情報が確認しづらい．後者は血管情報のみを表示できるため，特に体動の生じない環境であれば，より視認性が良い．ずれを念頭に置けば，体動が生じてもガイディングカテーテルを上げるなどの微細な操作を要さない手技であれば続行可能である．

脳動脈瘤塞栓術

　全身麻酔下で治療を行うと患者の体動を抑えることができるため，術者のストレスは非常に軽減する．治療はミリ単位の手技が必要となるため，麻酔科医の協力のもと呼吸を停止した状態で造影を行うと，よりきれいな画像を得ることができる．動脈瘤内へのマイクロカテーテルの誘導やコイルの挿入など，動脈瘤塞栓術は最もroadmapが生かせる手技である．一方で，roadmapはあくまで仮想画像であるため過信してはならず，血管偏移や患者の体動，術者の操

Ⅱ 画像診断学

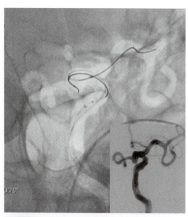

Fig.1 破裂内頚動脈後交通動脈分岐部動脈瘤，塞栓術時

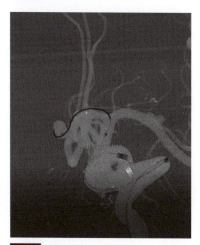

Fig.2 未破裂前交通動脈瘤，塞栓術時

作台操作などで容易にずれが生じる．したがってroadmap画像のみを見て治療を行うと，そのずれに気付かず動脈瘤破裂など重篤な合併症を引き起こす可能性がある．またネック近傍の小動脈や穿通枝などはroadmapでは判別困難なこともある．特に末梢の動脈瘤の治療やバルーンやステントを併用する治療の場合，容易に血管偏移が生じるため，デバイスをすべて上げた後に再度撮影するなどの注意が必要である．ライブ画像やリファレンス画像を同時に見ることができる複合パネルが必要であり，術者が全てを同時に見ることは不可能であるため助手が他のモニターに気を配るなどの連携も重要である．大型瘤の塞栓の場合，マイクロカテーテルの先端位置やコイルの分布する位置がわかりにくくなるため，後述するblank roadmapが有用である．

頚動脈ステント留置術，急性期血行再建術

通常は局所麻酔で行う手技であるため，体動の影響を受けたり，頚部血管は呼吸性変動が生じる部位のため，roadmapが必要となる場面は限定的である．ただし患者の協力が得られる場合は，狭窄・閉塞部のlesion crossやバルーンやステントの位置決めなどで有用である．動脈硬化性疾患の場合，頭頚部以外の血管にも狭窄や動脈瘤を有していることや大動脈弓からの分岐後の走行に蛇行が強いこともあり，ガイディングカテーテルを誘導する際に役立つこともある．

脳動静脈奇形塞栓術

動脈瘤塞栓術と同様にマイクロカテーテルを誘導する際に有用である．末梢血管であることが多いため，血管偏位には注意が必要である．NBCA注入はDSA撮影で行うが，注入時間の長いOnyx注入はblank roadmap下で行い，注入停止の度に撮り直す．

硬膜動静脈瘻

経動脈塞栓では動脈瘤塞栓術同様に標的血管へのマイクロカテーテル誘導の際に用いる．経静脈塞栓でもカテーテルの誘導の際に有用であるが，オーバーレイする画像は静脈相を用いる．シャントポイントのみを塞栓するsuperselective shunt occlusionの場合は，流入動脈の一つに留置したマイクロカテーテルからの超選択的撮影をroadmapとして静脈側よりマイクロカテーテルを誘導し，動脈側・静脈側のマイクロカテーテルから連続する形で血管撮影（超選択的動静脈連続撮影）を行うと，シャントセグメント内でのマイクロカテーテルの位置を確認することができる[11]．サイナスパッキングの場合は大型瘤の塞栓と同様にコイルの分布をみる際にはblank roadmapが有用である．

特殊なroadmap

Blank roadmap（Fig. 3）

造影剤を注入せずに直前に撮影を行い，その静止画像をオーバーレイする．骨とともにそれまで留置されたデバイスなどもサブトラクションすることができるので，新たに挿入されたデバイスのみの動きを見ることができる．大型瘤での中盤以降のfillingやOnyxの分布をみる状況において有用である．

3D roadmap

治療中に撮影した3D回転画像を三次元でroadmapとして利用する機能である．この機能の特徴は，working angleや拡大率を変更して

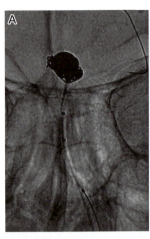 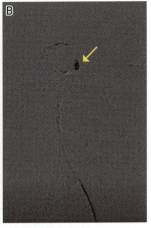

Fig.3 破裂脳底動脈瘤，塞栓術時
A: ライブ透視ではコイルのdistributionが判別困難．
B: Blank roadmapでは挿入中のコイルが確認できる(矢印)．

もマップ画像が追従してくれるため，roadmapのための撮影を減らすことができ，造影剤の使用量も低減される．

脳血管内治療における意義

脳血管内治療はコイルやステントなどのデバイスの発展や技術革新により目覚ましい発展と普及を遂げているが，脳血管撮影装置の進歩もその発展に大きく寄与している．各社搭載している機能は多種あり，それぞれの特性について習熟し放射線技師とよく連携する必要がある．Roadmapは脳血管内治療に必須な機能ではあるが，あくまで仮想画像でありこの画像のみを見て治療を行うことは決して慎まなければならない．バイプレーンで治療を行う場合，正面管球・側面管球それぞれのライブ画像，roadmap画像，リファレンス画像の最低6画面を同時に確認できる複合モニターが必要である．術者が一人ですべてのモニターを確認することは困難であるため，助手は術者が見ていないモニターに気を配るなどの連携も必要である．

文　献

1) 菊池晴彦, 他. 脳神経外科医のための血管内治療 その実際と今後の展望. 先端医療技術研究所, 2001, pp53-4
2) 滝 和郎, 他. 脳動脈瘤塞栓術ハンドブック. 診断と治療社. 2010, p28
3) 根來 眞, 他. 脳動脈瘤血管内治療のすべて. メジカルビュー社. 2010, p57
4) Ziedses des Plantes BG. Prog Brain Res 30: 181-8, 1968
5) Turski PA, et al. AJR Am J Roentgenol 139: 1233-4, 1982
6) Tobis J, et al. Am J Cardiol 56: 237-41, 1985
7) Söderman M, et al. Neuroradiology 47: 735-40, 2005
8) Okamura H, et al. Medicamundi 54: 5-11, 2010
9) Jang DK, et al. Neurointervention 11: 105-13, 2016
10) 坂井信幸, 他. 脳血管内治療の進歩 2014. 診断と治療社, 2013, pp109-15
11) 佐藤 徹, 他. 脳外誌 17: 679-89, 2008

Ⅱ 画像診断学

❶ 放射線診断学：撮像法
治療上有用な特殊撮影法

F. 解像度向上のための工夫
①High resolution cone beam CT

津本 智幸

歴史背景または基礎知識

近年の血管撮影装置はX線検出器がimage intensifierからFPDに置き換わっている．これに伴って大きく変わった点はCBCTの撮影が可能になったことである．従来CTに用いられてきたfan beamは扇型に広がるX線ビームである．一方，cone beamは円錐状に広がるX線ビームであり，これと対面するFPDを回転させながら画像情報を収集する．このようにして得た画像情報をCT like imageとして再構成するのがCBCTである．この際，X線ビームがcone beamであるため，収集画像の補正として，Feldkamp法を用いている[1, 2]．

CBCTの画質を決定する画像収集条件の3要素としては，image数，frame rate，image sizeが挙げられる．Philips社の3D-RAの場合，30 frame/sec，スキャン時間4秒であり，120枚の画像から3次元脳血管画像を作成している．一方，CBCTの場合，30 frame/sec，スキャン時間20秒であり，計620枚，3D-RAの約5倍量の画像情報からCT like imageを作成している．

これまでわかっていること

CBCTのなかで，ステントの描出など空間分解能に重点を置いた画像再構成を一般にHR-CBCTと呼んでおり，Philips社ではhigh resolution XperCTと呼んでいる[3]（**Fig. 1**）．一方，穿通枝などの細い血管の描出に重点を置いたコントラスト分解能を高めたモードで再構成を行った画像をPhilips社ではVasoCTと呼んでいる（**Fig. 2**）．

現状，HR-CBCTが活躍する実臨床場面としては，①ステント併用コイル塞栓術におけるス

テントの母血管への密着具合やステントの形状の把握，②急性主幹動脈閉塞症でステントリトリーバー展開時のステントと血栓の関係の把握などが挙げられる[4]．一方VasoCTは，脳底動脈や中大脳動脈から分岐する穿通枝など非常に細い動脈の把握に有用である．

また，動脈瘤コイル塞栓術においてステントを描出する際，コイルが挿入された後では金属アーチファクトによってステントの描出が悪くなってしまうので，従来コイル挿入前にCBCTを撮影するのが一般的であった．しかし，最近ではmetal artifact reductionのアプリケーションによってコイル挿入後でもステントの描出が良好となった[5]（**Fig. 3**）．

残された課題，展望

CBCTの撮影に関しては，スキャン時間20秒を基本としているため，体動などの影響を大きく受ける．全身麻酔下での動脈瘤コイル塞栓術におけるステントの血管壁への密着具合などを観察したい場合は，人工呼吸を止めた状態での撮影が不可欠となる．一方，急性期血栓回収術におけるステントリトリーバーと血栓との関係を観察する場合，患者の協力が得られない場合も大きく，良好な画像を得ることが難しい場合も少なくない．今後より短いスキャン時間での画像撮影が期待される．

また，最近のステントは術後の血栓性合併症を軽減する目的で金属量が少なく，ストラットが薄い構造のものが主流となってきている．この場合，ステントと希釈造影剤とのコントラストがつきにくくなり，ステントの描出が困難な場合がある．今後より分解能の高いHR-CBCTの開発が待たれる．

〈abbreviations〉

3D-RA: 3D rotational angiography, CBCT: cone beam CT, FPD: flat panel detector, HR-CBCT: high resolution CBCT, MAR: metal artifact reduction, OCT: optical coherence tomography

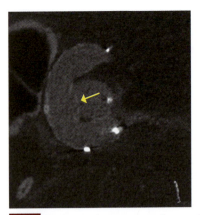

Fig.1 High resolution cone beam CT画像

内頚動脈海綿静脈洞部動脈瘤に対して，Neuroform Atlas stentを留置した後で撮影を行っている．動脈瘤ネックにおいて，ステントストラットが瘤内にやや凸状に留置されているのが確認できる(矢印).

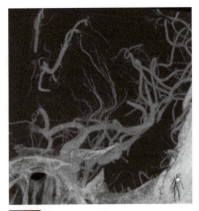

Fig.2 VasoCT画像

内頚動脈希釈造影でのVasoCT画像．中大脳動脈から分岐する穿通枝が確認できる.

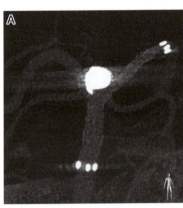
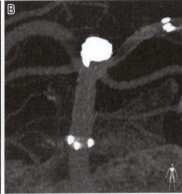

Fig.3 MARによる画像補正

脳底動脈先端部脳動脈瘤コイル塞栓術後にHR-CBCTを撮影している．MARなし(A)，MARあり(B). MARを行うことによってコイルの金属アーチファクトが減弱している.

脳血管内治療への意義と活かし方

現在，脳血管内治療にステントを使用する機会が大きくなってきている．ステントのデメリットとして，術後に抗血小板薬内服を必要とすることが挙げられるが，現状いつまで内服させればよいかコンセンサスが得られておらず，症例ごとの判断となっている．理論的には，ステントに内皮が覆われれば抗血小板薬の投与は必要なくなる．循環器領域や頚動脈病変ではOCTなどのモダリティによってこれを確認できるが，頭蓋内血管まで誘導できるOCTは今のところない[6]．HR-CBCTでステントストラット上の内皮被覆が観察できるようにまでなれば，非常に有用であると考える.

文献

1) 中森伸行, 他. 画像通信 25: 2-7, 2002
2) Feldkamp LA, et al. J Opt Soc Am A 1: 612-9, 1984
3) Kanayama S, et al. Neuroradiology 57: 155-62, 2015
4) Tsumoto T, et al. J Neurointerv Surg 9: 843-8, 2016
5) Yuki I, et al. AJNR Am J Neuroradiol 37: 317-23, 2016
6) Yoshimura S, et al. AJNR Am J Neuroradiol 33: 308-13, 2012

Ⅱ 画像診断学

1 放射線診断学：撮像法
治療上有用な特殊撮影法

G. 画像のfusion，angioと他画像

石橋 敏寛／阿部 由希子

医用画像ワークステーション，インターネットの進化とDICOMの制定

脳神経外科領域の手術前の計画は，さまざまな画像診断を駆使し，より現実的な画像から詳細な検討を行うことが重要である．使用する画像診断はCT scanを筆頭に，CT angiography，MRI，MR angiography，DSAである．それぞれの画像情報の特性を把握し，それに応じて組織の特徴や目的へapproachする際の解剖学的構造の理解を深め，安全かつ効率的に手術を施行し得るよう計画を立てていく．それぞれ単独の画像情報を，自らの頭の中で融合し，イメージを膨らませる作業が必要となる．

近年の画像診断技術の進歩はめざましく，それに伴いそれぞれの画像を融合する技術が進化している．これを可能にしたのが，「医用画像ワークステーション」である．コンピュータソフトウエアに画像情報を統合処理することにより，さまざまな画像処理が可能になった．「医用画像ワークステーション」というkeywordで論文検索を行うと，1990年代初頭から，これに関する論文が散見されるようになっている[1-3]．コンピュータ，インターネットの進化，そしてなによりも標準医療用画像規格（DICOM）の制定により一気に加速している．DICOMは「Digital Imaging and Communications in Medicine」の略称であり，医療画像機器のためのネットワーク規格である．医療画像機器をメーカーや機種の垣根を越えて接続し，各種の診断画像とその付随情報を相互やり取りするものである[4]．インターネットを利用して複数のコンピュータで通信のやり取りをする目的で，1993年北米放射線学会においてこの規格が承認され，その後普及してきた[5]．

現在はこのDICOMを用いて，多種の画像の共有と融合が可能になり，多岐にわたる医用画像の作成が試みられている．本項では，脳血管内治療学でかかわり得る脳血管撮影と他種の画像の融合の有用性に言及する．

脳血管撮影と他画像との融合の実際
位置情報の融合：相互情報量（mural information）

他モダリティとの画像のfusionのために必要であるのは，お互いの位置を統一するための情報である．画像の位置合わせにおいて，検査対象が画像の変形をともなわない剛体モデルと仮定すると，MRIとPETのようなイメージング手段の異なる画像間の位置合わせにおいては，通常「相互情報量による位置合わせ」という手法が用いられる．相互情報量は2次元ヒストグラムから計算され，一方の画像でAという組織が持つ信号値と，もう一方の画像でAという組織が持つ信号値が1対1で対応し合う関係にあるときに最も有用な尺度である．

当院ではSiemens社の DSAを利用しているため，付属のワークステーションでこれらの画像の融合が可能である（Syngo X-Workplace VD11 Siemens Healthcare GmbH，Germany）．

また別途ワークステーション単独としてSYNAPSE VINCENT V3.1（富士フイルムメディカル）を使用している．どちらのsystemにおいても，mutual informationという尺度を用いて多種の画像の位置合わせを行っている．

SYNAPSE VINCENT V3.1 を利用した画像fusionの方法

SYNAPSE VINCENT において，2シリーズ以上の画像fusionは"マルチ3D"というアプリケーションを使用する．3D-DSAのサブトラクション画像は骨や脳組織の情報がないため，MRIやCTと直接fusionするのは困難であり，3D-DSAのマスク画像も同時にfusionする．以下に3D-DSAの血管画像とMRI画像のfusionの手順を説明する（**Fig. 1**）．

①基点画像として3D-DSAのマスク画像，重ね画像として3D-DSAのサブトラクション画像，MRI画像を選択

②基点画像（3D-DSAのマスク画像）とサブトラクション画像の位置合わせ

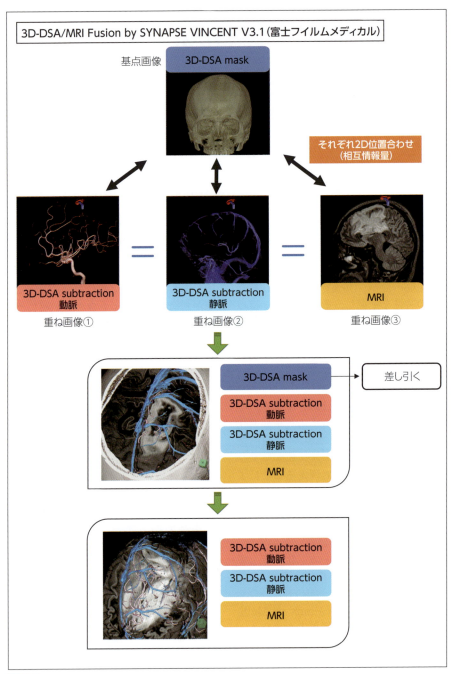

Fig.1 SYNAPSE VINCENT V3.1を利用した画像fusionの方法
3D-DSAの血管画像とMRI画像のfusionの手順.

③基点画像(3D-DSAのマスク画像)とMRI画像の位置合わせ
④基点画像の表示をOFFにすることで，3D-DSAの血管画像とMRI画像のみfusion画像が完成する．

SYNAPSE VINCENTにおいては，最大5シリーズの画像のfusionが可能であるため，多くのfeederを持つAVMの3D-DSA画像とCT，MRI画像とのfusionにも有用であると考える．

Syngo X-Workplace SW VD10 を用いた画像fusion (Fig. 2)

Syngo X-Workplaceを使用してfusion画像を作成することも可能である．
まず，Syngo X-WorkplaceにMRI画像を提示

II 画像診断学

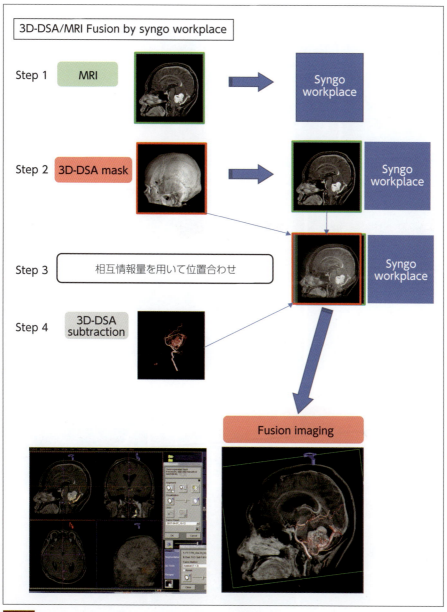

Fig.2 Syngo X-Workplace VD10 を用いた画像fusion

する(Step 1). 次に, 融合の位置情報のための3D-DSAのマスク画像を取り込みfusionする(Step 2). ここでmutual informationの処理が行われ, 位置が統一される(Step 3). その後にDSA subtraction画像を取り込みfusionすることにより(Step 4), MRIとDSAのfusion画像が作成される. このSyngo X-WorkplaceはSIEMENS社血管撮影装置に装備されているため, 血管撮影室の現場で撮影後すぐに画像作成が行えることが最大の利点である.

症例1

左前頭葉を中心としたanaplastic oligodendrogliomaであり, 開頭摘出手術を行うために動静脈と腫瘍の位置関係の把握が必要であった. しかし, MRIにおいて腫瘍の造影効果が明瞭ではなく[6], 動静脈の評価のために血管撮影が施行された.

術前MRIと術前3D-DSAの画像をfusionすることにより手術支援画像として有用であると考えられた. また, fusionしたvolume dataをナビゲーションシステムに使用することで, 術中

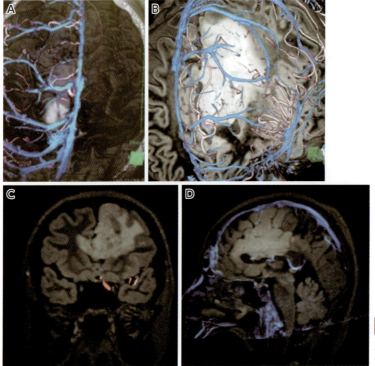

Fig.3 症例1
左前頭葉を中心としたanaplastic oligodendroglioma.

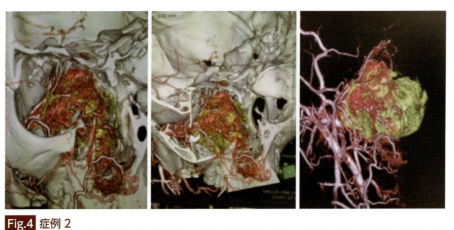

Fig.4 症例2
副鼻腔,若年性鼻血管腫(juvenile angiofibroma).

ナビゲーションも可能である[7](**Fig. 3**).

症例2

　副鼻腔,若年性鼻血管腫(juvenile angiofibroma).腫瘍が富血管性腫瘍であるため,手術時の出血低減目的の栄養動脈塞栓の血管内治療が施行し,翌日摘出術が予定された.

　前述のように,術前に3D-DSA画像とCT画像をfusionすることにより,腫瘍と栄養血管の詳細な位置関係を把握することが可能であった.腫瘍摘出術は経鼻内視鏡的摘出術が予定されたので,手術時における栄養血管と腫瘍の位置関係を把握するためにfusion画像を作成した.

　この症例においては,腫瘍が翼突筋に浸潤しており,副硬膜動脈が発達し栄養動脈として大きく関与していることが考えられた.2種類の画像のfusionは,撮影直後に血管撮影装置付属のワークステーションで行うことができるため,術中に画像を確認しながら塞栓術の計画を立てることが可能であった(**Fig. 4**).

Ⅱ 画像診断学

> **Side Memo**
>
> ### 血管撮影装置：Artis Q biplane (Siemens Healthcare GmbH, Germany)
> ### ワークステーション：Syngo X-Workplace VD11 "Syngo 3D-3D fusion" (Siemens Healthcare GmbH, Germany)
>
> 手術時の欠点としては，比較的大きな腫瘍の場合には腫瘍の全貌の確認や出血下での作業が非常に困難であるため，十分な術野の確保や出血量軽減のためのプランニングが重要であることが挙げられる[8]．造影CT画像と血管撮影における 3D-DSA 画像とfusionすることにより，腫瘍の形態を3次元的に把握できるのと同時に，栄養血管がどのように腫瘍を取り囲んでいるかを立体的に表現することが可能である．

> **Side Memo**
>
> ### ワークステーション：SYNAPSE VINCENT V3.1（富士フイルムメディカル）
>
> 3D-DSAの血管画像とCT画像のfusionの手順はFig. 1 と同様であり，基点画像として 3D-DSA のマスク画像を選択し，造影CT画像と 3D-DSA のサブトラクション画像を重ね合わせた．また，造影CT画像は，マルチマスク処理にて腫瘍と骨を分離した．

今後の展望

今後も画像技術の進化は止まることはなく，発展していくと考えられる．より詳細で現実に近い画像が，患者診療，診断および治療に大きな役割を担っていることは明白である．しかしながら，きれいな画像を作ることだけが目的になってはいけない．その画像が臨床上有用でなければ，その利点が発揮されない．画像の作り手側の知識と技術および臨床側からの要求は日々膨大になってきていて，単に画像を撮像するという以外の役割が大きくなっている．画像作成技術は，医療従事者のみならず，多くの職種の人々がかかわる．常日頃から最新の知識と情報を得る努力をし，さらに臨床的な側面からは，どのような画像が有益であるかという点に関しても情報収集する必要がある．

文 献

1) 湯川 豊，他．映像情報 26: 571-5, 1994
2) 谷崎義生，他．映像情報 25: 1445-50, 1993
3) 玉井 仁，他．映像情報 25: 1469-72, 1993
4) KONICA MINOLTA．DICOM適合性宣言書．DICOMについて，pp16
https://www.konicaminolta.jp/healthcare/attached/dicom.html（2018年7月2日閲覧）
5) Bidgood WD, et al. Radiographics 12: 345-55, 1992
6) Smits M. Br J Radiol 89: 1-11, 2016
7) Leng LZ, et al. World Neurosurg 79: 504-9, 2013
8) Yamasaki K, et al. 日鼻誌 55: 147-52, 2016

1 放射線診断学：撮像法
治療上有用な特殊撮影法

H. 放射線被曝低減の工夫

安陪 等思

歴史的背景

1895年11月8日にレントゲンにより放射線が発見された．人体を透過するX線による画像診断の医療への応用は瞬く間に世界に広がった．X線は発生装置(X線管球)で発生した後に被写体を透過して検出装置(DSA装置ではimage intensifier，FPD)を介して画像化されている．長時間の治療にはそれに対応できる出力と容量を有したX線管球が求められ，少ないX線で高精細の画像を得るには優れた検出器と画像再構成機能が求められる．これらの命題を解決すべく装置の開発が行われ，より少ない放射線量でよりよい画像を得るための努力は今後も続くと考えられる．しかし，現実的には装置の更新は10年に一度であり，装置の性能向上による低線量化を得る機会の頻度は低い．

基礎知識

目の前の1症例当たりの放射線照射線量を減らすにはX線照射時間の短縮が基本となる．もちろん，適切な遮蔽と距離を含めた三原則が重要であるが，無駄な照射を極力減らす努力を惜しんではならない．照射時間の短縮は患者の被曝のみならず，術者を含めたスタッフの被曝も同じように減らすわけであるから，自らの危険性の低減のためにも重要である．

X線は物質を透過しつつ，重い物質に多くのエネルギーを与える．そのため骨の様に重い物質にエネルギーが多く吸収され，骨はX線透過性が悪い組織であると認識される．このように，ある物質にどのくらいX線が吸収されたのかを表す単位がグレイ(Gy)である．X線は物質を透過するが，光のように反射はしない．しかし，射入面や射出面においては散乱線を発生させることが知られている．この散乱線がスタッフの

被曝の原因となるが，透過するX線に比べると小さなものである．この散乱線から身を守るために，X線を遮蔽する目的で重い物質でできたエプロンを装着する．放射線は線源から放射状に広がりながら進行するので，線源からの距離が2倍になると単位面積当たりの線量は1/4となる(**Fig. 1**)．ある決まった面積の検出器であれば，距離が離れれば離れるほど入射されるX線が距離の二乗に反比例して減弱することは，このことから理解できる．

血管造影装置で用いられるのはX線のみであるが，放射線の種類と放射線による臓器の影響を補正して，放射線の人体への影響を現す単位がシーベルト(Sv)である(**Fig. 2**)．組織や臓器における放射線の影響を共通の尺度で表現する量を等価線量，等価線量をさらに補正して全身の放射線影響の指標となる量を実効線量と言い，ともにシーベルトで示す．どのように放射線が照射されたか，どのような種類の放射線であったかは補正され，放射線防護の観点から放射線線量を評価する場合に用いられる単位とも言える．

現代のコンセンサス

実効線量と等価線量を元に放射線医療従事者の線量限度が定められており，放射線被曝による障害を防止する方策がとられている．その大前提は，個人線量モニターが適切に行われていることである．通常のガラスバッジ装着で実効線量の計測を行うが，それに加えて頚部に装着されたガラスバッジで水晶体の等価線量の計測を行っている．通常，医療従事者が人体に対する比較的小さな放射線被曝で問題となる障害は，発がんと白内障である．これらは被曝していた時期から長い時間を経て障害が発生するので，評価を行うには以前の被曝線量の把握が必須となる．そのため病院は被曝線量のデータを永久

〈abbreviations〉
BSS: basic safety standard, DRL: diagnostic reference level, DSA: digital subtraction angiography, FPD: flat panel detector, ICRP: internal commission on radiological protection

II 画像診断学

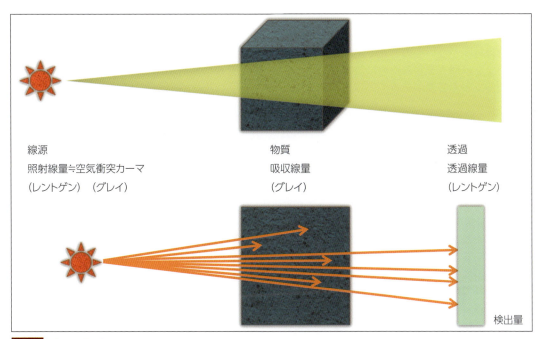

Fig.1 グレイ(Gy)
線源から発生した放射線は放射状に進む．そのため，線源からの距離が2倍になると単位面積当たりの線量は1/4となる．放射線は重い物質によく吸収され，それを透過したものが画像化される．

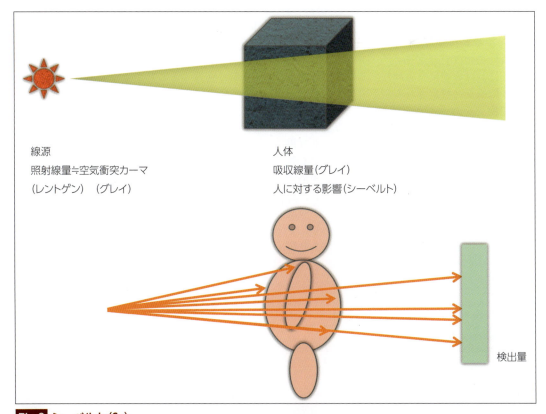

Fig.2 シーベルト(Sv)
放射線のエネルギーを現す単位は同じ物理量ではあるが照射線量，吸収線量で用いられる単位が異なる．人に対する影響を考慮した線量を現す単位がシーベルトである．

保存する義務があるが，個人にガラスバッジが付与されているにもかかわらず，装着していない場合は被曝がないものとして記録される．ガラスバッジは個人を守るために装着していることを知っておく必要がある．

最近の知見

　水晶体の放射線感受性は従来考えられていたよりも低いことが明らかとなり，ICRPは2011年に声明を出した[2]．International Atomic Energy Agencyより，2014年にはinternational BSSとして線量限度が発表されている[1]．18歳以上では水晶体の等価線量限度は年間150mSvとされていたが，5年間の平均で年間20mSv，かついずれの単年度でも50mSvを超えてはならないと厳格化されている．この線量は水晶体の防護を行わずに線量の高い装置で数多くの症例を担当した場合には超える可能性がある．また，現時点においては手技や職種による被曝線量の測定の報告が見られる[3-6]．血管内治療医の水晶体において自覚できない軽度の混濁も観察される[7]．頚部に装着するガラスバッジで水晶体被曝線量を計測し，線量限度を守ることともに記録することも大切である．

　診断参考レベル（DRL）がわが国において設定されたのは2015年である[8]．DRLは国内施設の検査における線量を集計し，その75パーセンタイルの線量と設定される．その値よりも低い線量で検査を行うことを強制する値ではない．装置によっては，その値よりも低い線量では診断に値しない画質しか得られない場合もあり得る．そうなると，たとえ低い線量であっても無駄な被曝となるからである．一方，放射線治療や脳血管内治療に関する被曝は個別の患者に適した医療行為を行うことで正当化され，かつ説明と同意を得たうえで行われるものであり，その性格上，治療の途中で中止することはあり得ない．すなわちDRLの概念とは相容れないものである．しかし，一般的にどのような線量で治療が行われているのかを知ることは重要であり，今後の検討が待たれる．

残された課題

機器開発
- 低線量で高画質を得られるDSA装置の開発
- X線を用いない画像下誘導システムの精度向上
- X線照射の時間を短縮できる使い勝手のよい血管内治療機器の開発

被曝線量管理
- 血管内治療における患者および医療従事者の被曝線量調査
- 患者被曝線量の一元管理
- 個人線量モニターの一元管理
- 術中のリアルタイムモニタリング

教育
- 被曝を少なくするための方法の普及と教育
- 被曝低減の意義の理解

脳血管内治療における意義と活かし方，問題解決のヒント

　現在の脳血管内治療がDSA装置を用いる以上，患者および医療従事者の放射線被曝については常に留意することが必要である．簡便な手技で短時間に効果を得られることは，被曝を確実に減らすことができる．そのための新たな医療機器の開発は重要である．DSA装置の開発や更新は5年から10年をかけることとなり，かつ高額であることより，選択の範囲は広くないが，放射線防護に関連する周辺器材を十分に装備してほしい．放射線科医，診療放射線技師とコミュニケーションを取って，さまざまな工夫を楽しむくらいの気持ちを持てるとよいと思う．

文　献

1) IAEA. Radiation Protection and Safety of Radiation Sources: International Basic Safety Standards. IAEA Safety Standards Series No. GSR Part 3. International Atomic Energy Agency, 2014, pp132-3
2) ICRP. Statement on Tissue Reactions. ICRP ref 4825-3093-1464, Approved by the Commission on April 21, 2011
3) Chida K, et al. AJR Am J Roentgenol 200: 138-41, 2013
4) Vano E, et al. Radiology 248: 945-63, 2008
5) Jacob S, et al. Radiat Prot Dosimetry 153: 282-93, 2013
6) Vanhavere F, et al. Radiat Meas 46: 1243-7, 2011
7) Abe T, et al. J Radiat Res 54: 315-21, 2012
8) 医療放射線防護連絡協議会，他：最新の国内実態調査結果に基づく診断参考レベルの設定．2015

Ⅲ 生理学

1 循環生理学：脳循環

治療上必要な脳循環生理学

2 流動学

治療に応用できる流体力学

治療上知っておくべき血液粘性

治療上知っておくべき血栓形成

1 循環生理学：脳循環
治療上必要な脳循環生理学

A. 脳虚血の限界（細胞レベル）
①急性脳虚血

早川 幹人

脳循環代謝の生理 [1,2]

脳組織のエネルギー源となるアデノシン三リン酸（ATP）は基本的にブドウ糖（glucose）の好気的代謝によって得られる．ブドウ糖は細胞内でピルビン酸となり，ミトコンドリア内に輸送され，酸化的リン酸化により最終的に1分子のブドウ糖から38分子のATPが産生される．酸素の供給が滞ると，細胞質内での嫌気的代謝により1分子のブドウ糖からATP2分子が産生されるのみとなり，同時に乳酸が産生されアシドーシスが進行する．ATPは神経細胞膜のイオン能動輸送に用いられ，静止膜電位の維持および活動電位の発生（ひいては神経伝達）に関与する．

脳組織はエネルギー源の貯蔵がほとんどないため，絶え間なく酸素とブドウ糖の供給が必要となる．重量は体重のおよそ2％にすぎないが，脳血流量は心拍出量の20％，酸素消費量は全身消費量の20％，ブドウ糖消費量は25％を占める．脳組織への血液供給が低下すると，その程度に応じて種々の神経活動の停止や組織傷害が生じることになる．

脳虚血の閾値

脳灌流圧（CPP）が低下すると，脳血管の拡張，ついで酸素摂取率（OEF）の増加という代償機構が働き，脳血流量（CBF）が維持される．さらにCPPが低下しCBFが維持できなくなると，さまざまな機能低下が，種々のCBF閾値で引き起こされる（これらの閾値は多様な動物モデル・脳血流量評価方法で示された値であるため，ヒトに必ずしも適用できない推定値となることに留意頂きたい）．CBFが低下することで，まず蛋白合成障害が生じる．蛋白合成障害の閾値は

55mL/100g/分とされ，35mL/100g/分以下で完全に抑制される．CBFが35mL/100g/分以下になるとブドウ糖代謝率が上昇，すなわち嫌気性代謝が亢進する．25mL/100g/分以下となると，ブドウ糖の利用は急激に低下し，乳酸の蓄積によりアシドーシスが進行しATPが減少する．さらにCBFが低下（10～15mL/100g/分）すると細胞膜上のイオンポンプ機能が破綻し細胞外にカリウムイオンが流出し，細胞内のカルシウムイオンが増加することで膜電位が脱分極に向かい（虚血性脱分極），細胞死へと進行していくこととなる（**Fig. 1**）[3,4]．

Astrupら[5]は，ヒヒを用いた実験から体性感覚誘発電位の消失（=脳の電気的活動が停止：electrical failure）するCBF値（15mL/100g/分）と細胞外カリウム濃度が明らかに上昇（=虚血性脱分極：membrane failure）するCBF値（6mL/100g/分）を示し，その閾値間の「神経細胞の電気的活動は消失しているが細胞膜機能は維持されている」状態，すなわち再灌流が生じれば神経細胞の機能は回復し得る脳組織を「虚血性ペナンブラ」と呼称している．その後の研究から，electrical failureの閾値は16～18mL/100g/分，membrane failureの閾値は10～12mL/100g/分と考えられている[4]．

なお，CBF低値が長時間となるほど，脳梗塞に至る虚血閾値が上昇することが明らかとなっている．すなわち，当初は虚血性ペナンブラを定義するCBF値であっても，再灌流が生じなければ時間経過とともに脳梗塞に至ることになる（**Fig. 2**）[6]．

選択的脆弱性と遅発性神経細胞死 [7]

短時間の脳虚血の後，虚血に対し脆弱な細胞，あるいは脆弱性を有する部位の神経細胞が選択

〈abbreviations〉

ATP: adenosine triphosphate, CPP: cerebral perfusion pressure, OEF: oxygen extraction fraction, CBF: cerebral blood flow, IPC: ischemic preconditioning, IPoC: ischemic postconditioning, IPeC: ischemic perconditioning

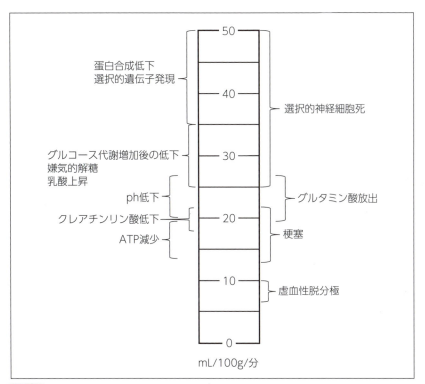

Fig.1 神経細胞において機能・代謝・組織学的変化をおよぼす脳血流量の閾値

(文献 3, 4 を参考に作成)

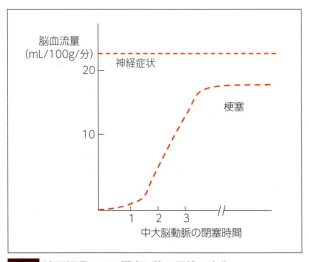

Fig.2 時間経過による梗塞に陥る閾値の変化

(文献 6 を参考に作成)

的に細胞死に至る現象が認められる．脳を構成する細胞の中では神経細胞，オリゴデンドロサイトの順に虚血に脆弱であるが，アストロサイトやミクログリアは比較的抵抗性を示す．神経細胞の中でも海馬CA1領域錐体細胞，大脳皮質第3，5，6層，小脳プルキンエ細胞等が選択的脆弱性を有していることが知られている．

再灌流の数日後に神経細胞が緩徐に死に至る現象は遅発性神経細胞死と呼ばれ[8]，アポトーシスの機序で生じると考えられているが[9]，異論もあり[10]結論は出ていない．その原因として，グルタミン酸毒性や過度な酸化ストレスが生じ

やすい部位であること等が示唆されている.

虚血耐性現象 [11, 13)

虚血耐性現象とは，短時間の，組織損傷をきたさない程度の虚血負荷によって，種々のストレス応答反応を基盤として内因性の耐性が誘導される（侵襲的虚血による障害が軽減される）現象のことであり，*in vivo/vitro*および複数の臓器/動物種で報告されている．虚血負荷と侵襲的虚血の時間的前後関係からIPCとIPoCに分けられ，時間間隔でearlyとdelayedに分けられる．また，遠隔臓器（主に四肢，マンシェットを用いた間欠的阻血等）で行う場合はremote

IPCまたはIPoCと呼ばれ，侵襲的虚血が生じている間に遠隔臓器で虚血負荷を行うIPeCも知られている．概念的に，脳虚血により組織破壊が生じ得る閾値を上昇させることが可能な処置である．一過性脳虚血発作が先行した脳梗塞例は梗塞体積が小さく転帰が良好との観察研究や[14)，remote IPCにより頭蓋内動脈狭窄に起因する脳梗塞症例の有意な再発率低減効果が認められたとのランダム化比較試験も報告されている[15)．他にも急性期脳梗塞におけるremote IPoC/IPeCの有効性を示唆する複数の報告がなされており[16, 17)，実臨床における脳虚血に対しての保護効果の確立が期待される．

文　献

1) 川原信隆. "脳のエネルギー代謝", 535-40（太田富雄総編集. 脳神経外科学 改訂12版. 金芳堂, 2016)
2) 伊藤義彰. "虚血性脳組織傷害の機序", 432-8（高嶋修太郎, 伊藤義彰編. 必携 脳卒中ハンドブック 改訂第3版. 診断と治療社, 2017)
3) Hossmann KA. Ann Neurol 36: 557-65, 1994
4) Markus HS. J Neurol Neurosurg Psychiatry 75: 353-61, 2004
5) Astrup J, et al. Stroke 12: 726-30, 1981
6) Jones TH, et al. J Neurosurg 54: 773-82, 1981
7) 松本美志也, 他, 12-37（牛島一男編. 虚血性中枢神経障害の基礎と臨床. 真興交易医書出版部, 2016)
8) Kirino T. Brain Res 239: 57-69, 1982
9) Nitatori T, et al. J Neurosci 15: 1001-11, 1995
10) Deshpande J, et al. Exp Brain Res 88: 91-105, 1992
11) 北川一夫. Jpn J Neurosurg（Tokyo）20: 566-73, 2011
12) 高橋哲哉, 他. 脳循環代謝 26: 197-202, 2015
13) Yunoki M, et al. Neurol Med Chir（Tokyo）57: 590-600, 2017
14) Wegener S, et al. Stroke 35: 616-21, 2004
15) Meng R, et al. Neurology 79: 1853-61, 2012
16) Hougaard KD, et al. Stroke 45: 159-67, 2014
17) England TJ, et al. Stroke 48: 1412-5, 2017

Ⅲ 生理学

1 循環生理学：脳循環
治療上必要な脳循環生理学

A. 脳虚血の限界（細胞レベル）
②慢性脳虚血

植田 敏浩

脳血流の自動調節能

脳主幹動脈閉塞病変を有する患者では，脳灌流圧（CPP）低下のために慢性期において脳循環代謝動態に変化が生じる．脳はCPPの変化に対して脳血流量（CBF）を一定に維持しようとする臓器である．一般的には，CPPが60～150mmHgの間ではCBFが一定に維持される機能を有し，これを自動調節能（autoregulation）と呼ぶ[1]．CPPが低下すると，細小動脈の血管拡張によって脳血管抵抗が減少してCBFを維持する．CPPがautoregulationの下限より低下すると，すでに脳血管の最大限の拡張が生じているため，CBFはより一層低下して組織障害を生じる．一方，CPPがautoregulationの上限より上昇すると，脳血管の強制的な拡張が起こり，CBF増加とともに脳血液関門の破綻をきたすとされている[2]．

慢性的な高血圧の患者では，autoregulationの上限および下限ともに高いほうへシフトする．すなわち，高血圧が続きCPPが上がっても脳血流は一定に保たれる．一方，autoregulationの下限値が上がると，正常血圧の人には問題のない血圧低下でも，高血圧患者では急激なCPPおよびCBFの低下によって脳虚血を引き起こすことになる[2]．

CPP低下に対する代償機能
脳循環予備能（血管性代償）

CPPの低下によって，細小動脈が拡張して脳血管抵抗を減少させてCBFを一定に維持する現象が血管性の代償機能である[3]．この機能は，脳循環予備能（cerebrovascular reserve）と呼ばれる．CBFと脳血液量（CBV）の比は循環予備能を反映するとされる．

脳代謝予備能（代謝性代償）

CPPがさらに低下すると，血管拡張による代償作用は限界に達してautoregulationの範囲を超え，CBFは低下する[4]．そのため酸素供給は低下するが，受動的な脳酸素摂取率（OEF）は増加し，脳酸素代謝量（CMRO$_2$）は維持される．このようなOEFの上昇による代償機能は脳代謝予備能と呼ばれる．

血行力学的血流不全とその重症度の評価

血行力学性血流不全とは，脳主幹動脈に閉塞または狭窄病変があり，側副血行路が不良な場合には，血圧低下などのCPPの低下によってborderzone領域に血流不全が生じる病態である．血行力学的血流不全の診断は，CTおよびMRI等によってborderzone領域に梗塞巣を認めることや，SPECTやPETを用いて脳循環動態の異常を証明する必要がある[5]．

脳主幹動脈の閉塞または狭窄病変を有する症例においては，PET検査によってCPPの低下の程度により脳循環代謝動態の重症度を評価することができる（**Fig. 1**）．脳主幹動脈の閉塞性病変を有していても，側副血行路が良好な場合にはCPPの低下はなく，PET検査でも正常を示す．一方，側副血行路が不十分な場合にはCPPの低下が生じるが，代償機能が働き，血管拡張によるCBVの増加が生じて，CBFは一定に保たれる．すなわち脳循環予備能が作用してCBF/CBVは一定に保たれ，この段階をstage Ⅰと呼ぶ[6]．

CPPがさらに低下すると，血管拡張による代償能は限界に達してautoregulationの範囲を超え，CBVは低下する．そのため酸素供給は低下するが，受動的なOEFは増加し，脳循環予備能が作用して酸素代謝は維持される．すなわちPET検査上は，CBFの低下，CBVの増加，

〈abbreviations〉

CBF: cerebral blood flow, CBV: cerebral blood volume, CMRO2: cerebral metabolic rate of oxygen, CPP: cerebral perfusion pressure, OEF: oxygen extraction fraction, TIA: transient ischemic attack

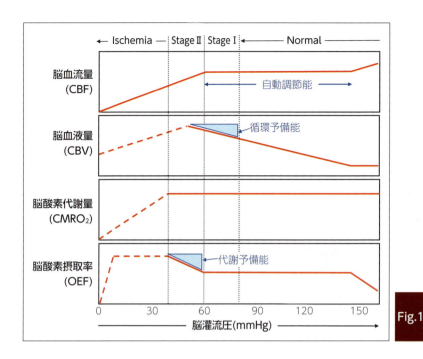

Fig.1 CPPの低下に対する代償反応と血行力学的脳虚血のPETによる重症度分類

OEFの上昇を生じており，CBF/CBVも低下している．この病態を貧困灌流（misery perfusion）と呼び[7]，この段階をstage Ⅱと呼ぶ[6]．

さらに重症度が進むと酸素代謝も低下し，最終的には不可逆的な組織変化が生じ，脳梗塞となる．misery perfusionは当初は脳梗塞急性期の特徴的所見と考えられていたが，慢性期の脳梗塞にも認められることがわかり，その場合には血行力学性血流不全による脳梗塞や一過性脳虚血発作（TIA）の発症の危険性が高くなることが報告されている．

SPECT検査を用いた研究では，安静時CBFと血管拡張薬であるアセタゾラミド負荷によるCBFの評価を行い，PET検査と同様な脳循環代謝動態の重症度分類を行う試みもある．それによると，安静時CBFは維持されているが脳循環予備能（アセタゾラミド負荷による血管反応性）が低下している場合をstage Ⅰとし，安静時CBFの低下と脳循環予備能が喪失している場合をstage Ⅱと分類されている[8]．

一方，酸素代謝が低下しているにもかかわらず，相対的あるいは絶対的にCBVが増加し過剰となった状態を，贅沢灌流（luxury perfusion）と呼ぶ[9]．この場合，OEFの低下も生じている．これは脳梗塞の急性期から亜急性期に認められる病態であり，閉塞血管の自然再開通や末梢血管の新生などによって局所のCBFが増加し，相対的にCBVが過剰となっている．またこの時期では脳代謝はまだ回復しておらず，血流と代謝の解離（uncoupling）の状態とも考えられている．さらに多くの場合，1カ月以上経過した脳梗塞慢性期では，CBFとCMRO₂が同程度に低下してcouplingを取り戻し，いわゆるmatched hypoperfusionの状態となる．

血行力学的血流不全と脳血管内治療

脳主幹動脈閉塞病変を持ち，血行力学的血流不全を有する症例では，内科的治療を継続すると脳梗塞の再発をきたす危険性が高いことが報告されている（**Fig. 2, 3**）[10]．そこで外科的な手術手技として，頭蓋内外血管バイパス術や頚動脈内膜剥離術が行われている．一方，脳血管内治療としては，頭蓋内外の主幹動脈狭窄に対する経皮的血管拡張術・ステント留置術が行われている．ただ，脳主幹動脈の狭窄病変を持つ患者における脳梗塞の発症機序は，血行力学的血流不全より，プラーク破綻によって生じた血栓・塞栓による動脈源性塞栓症が主体である．そこで本治療は，血行力学的血流不全を改善させることだけでなく，塞栓源のプラークに対する発症予防効果も有していると考えられる（**Fig. 4**）．

脳主幹動脈狭窄病変の治療前にSPECT等で脳循環動態を評価することのもう一つの目的は，術後の過灌流症候群の発症を予見し，その対策を施すことである．高度狭窄で血行力学的血流不全を有する症例では過灌流症候群の発症リスクが高いことが報告されており，術中・術後管理が極めて重要である．

Ⅲ 生理学

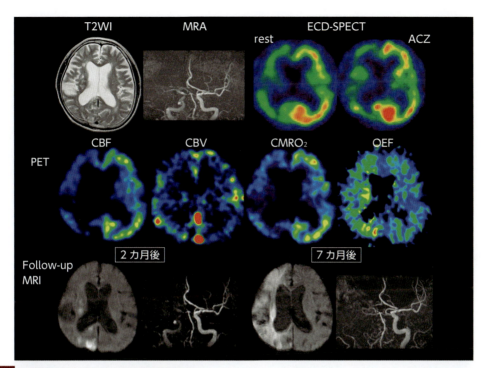

Fig.2 内科的治療を行った右内頚動脈狭窄

69歳男性．左不全片麻痺のTIAを繰り返していた症例．上段のMRIでは右頭頂部皮質下に小梗塞を認め，MRAでは右内頚動脈の描出は不良であった．ECD-SPECTでは，安静時における右大脳半球の血流低下と，アセタゾラミド負荷における血管反応性の低下を認めた．中段のPETでは，CBF低下とOEF増加を認め，misery perfusionを示すstage Ⅱの状態であった．下段はfollow-upのMRIである．2カ月後には，右大脳基底核と右後頭部に新たな脳梗塞が出現し，MRAでも右内頚動脈の描出は不良となった．7カ月後には，右大脳半球に広範囲に新たな脳梗塞が生じ，MRAでは右内頚動脈は閉塞をきたしていた．

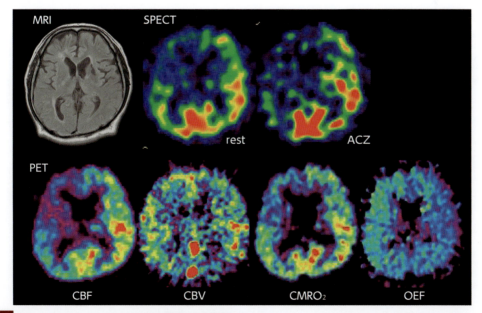

Fig.3 Misery perfusionを示す右内頚動脈閉塞例

57歳男性．右内頚動脈閉塞でTIAを繰り返していた．ECD-SPECTでは，右大脳半球のCBF低下とアセタゾラミド反応性の低下を認めた．PETでは，左大脳半球に広範囲にCBF低下とOEF増加を認め，misery perfusionを示すstage Ⅱの状態であった．

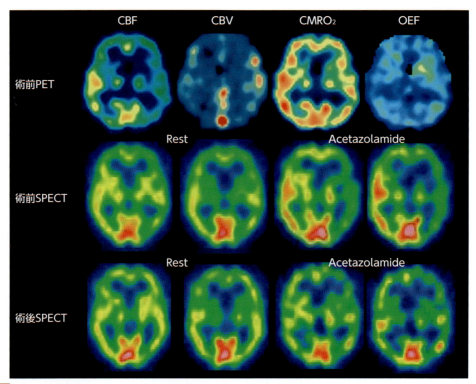

Fig.4 左中大脳動脈狭窄に対する経皮的血管拡張術前後の脳循環評価

58歳男性．左中大脳動脈M1部の高度狭窄（80％）にて，脳梗塞を繰り返した．上段のPETでは，左中大脳動脈領域にてCBFとCMRO$_2$は低下し，CBVとOEFは軽度上昇していた．中段のSPECTでも同部位のアセタゾラミド反応性は低下していた．血管拡張術にて十分な拡張が得られ，下段の術後SPECTでは，アセタゾラミド反応性が回復し，左右差はほぼ消失した．

文献

1) Strandgaard S, et al. Br Med J 1: 507-10, 1973
2) Paulson OB, et al. Cerebrovasc Brain Metab Rev 2: 162-92, 1990
3) Gray WJ, et al. J Neurosurg 67: 377-80, 1987
4) Olesen J. Arch Neurol 28: 143-9, 1973
5) 植田敏浩, 他. 日本臨牀 64: 297-302, 2006
6) Powers WJ. Ann Neurol 29: 231-40, 1991
7) Baron JC, et al. Stroke 12: 454-9, 1981
8) Kuroda, et al. Neurosurgery 32: 912-9, 1993
9) Gibbs JM, et al. Lancet 1: 310-4, 1984
10) Grubbs RL Jr, et al. JAMA 280: 1055-60, 1998

1 循環生理学：脳循環
治療上必要な脳循環生理学

B. 境界領域
①Misery, luxury perfusion, penumbra, hemodynamic compromise

天野 達雄

脳灌流圧低下時の脳循環代謝

脳組織は活動に必要なエネルギー源であるブドウ糖の蓄えを持たず，ブドウ糖と酸素のみからエネルギーを得ている．すなわち，脳組織の活動は脳血流に大きく依存している．正常脳組織では活動に応じたエネルギー産生に見合うだけの脳血流量（CBF）が提供されるように自動調節能を有している[1]．

脳主幹動脈の狭窄や閉塞により脳灌流圧が低下すると，自動調節能が働き，以下のような変化が認められる（**Fig. 1**）[2]．

Hemodynamic compromise

脳灌流圧低下が軽度な場合，末梢細動脈が拡張し血管抵抗を減らすことにより灌流圧を保とうとする．細動脈が拡張し血管床が増加するため，その指標となる脳血液量（CBV）が増加傾向を示し，CBFは維持されている．この末梢細動脈が拡張しCBFを維持する能力を脳循環予備能（CVR）と呼ぶ．この代償機構が働き，CVRが低下している状態をhemodynamic compromiseと呼ぶ．

貧困灌流（misery perfusion）

さらに脳灌流圧が低下すると，末梢細動脈の拡張は限界をむかえ血管床増加ではまかないきれず，CBFが低下し始める．CBFの低下が始まると，血液中の酸素摂取率（OEF）を上昇させることで，酸素消費を維持しようとする．すなわち，CBFは低下するものの，OEFが上昇し酸素代謝率（CMRO$_2$）が相対的に保持されている状態で，その状態をmisery perfusionと呼ぶ[3]．

Ischemic penumbra

さらに脳灌流圧が低下し，CBFが20mL/100g/min以下になると，脳波上の脱分極が停止し神経症状が発現する（神経細胞機能障害）．

さらにCBFが10～12mL/100g/min以下になると，エネルギー代謝が低下，イオンポンプが停止し神経細胞内にナトリウムイオンと水が流入し浮腫が生じ細胞死に至る（神経細胞膜障害）．この神経細胞機能障害と神経細胞膜障害との間（CBF 10～20mL/100g/min）の状態をischemic penumbraという[4,5]．

脳循環代謝の評価方法

脳循環代謝の一般的な評価方法としては，PETによるCBF，CBV，CMRO$_2$，OEFの測定と，SPECTによる安静時CBFとアセタゾラミド負荷でのCBF増加率を用いた測定方法がある．

PETによる評価

PETでは脳循環代謝の指標を測定することが可能で，CBVが上昇しCBFが維持されている血管拡張による代償段階をStage I，CBFが低下し始めOEFが上昇しCMRO$_2$を維持しようとする代償段階をStage IIと呼び[1]，PETにおけるStage IIがmisery perfusionに該当する[3]．

PETによる脳循環代謝評価は，各指標を直接測定することが可能であり最も信頼できる評価方法であるが，PETを日常診療で利用できる施設は限られている．一方，SPECTでの脳血流評価では安静時CBFとアセタゾラミド負荷時のCBF増加率（CVR）を用いることで，PETにおける血行力学的stage診断を予測することができる．

SPECTによる評価

SPECTによる脳虚血重症度評価はJET studyで用いられた分類が用いられる（**Fig. 2**）[6]．Stage 0は安静時CBFにかかわらず，CVRが30％以上保たれている状態，Stage IはCVRが10～30％または，CVRが10％以下であって

〈abbreviations〉
CBF: cerebral blood flow, CBV: cerebral blood volume, CMRO2: cerebral matebolic rate of oxygen, CVR: cerebrovascular reserve, EPIH: early post ischemic hyperperfusion, MCA: middle cerebral artery, OEF: oxygen extraction fraction, rCBF: regional CBF, rCMRO2: regional CMRO2, rOEF: regional OEF, STA: superficial temporal artery

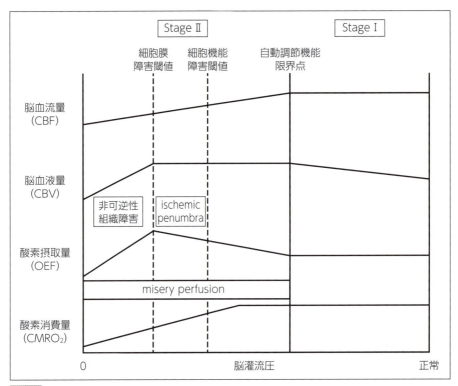

Fig.1 Powers分類

も安静時CBFが正常範囲内にある状態，StageⅡは安静時CBFが正常平均値の80％未満かつCVRが10％以下の状態が該当する．

　JET studyで用いられたSPECTでのStage分類は，必ずしもPETでのStage分類とイコールではないことを留意しておく必要がある[7]．代謝低下による二次的血流低下がある場合，CBFが低下するもCVRが正常な状態にある．その状態で脳灌流圧が低下すると，代償機能が働きCVRが低下しSPECTでのStage分類がStageⅡとなるが，PETによる評価ではOEFが上昇しておらず，PETでのStage分類がStageⅠとなる場合がある．すなわち，SPECTでのStageⅡの診断は，PETでのStageⅠも含まれている可能性があることを留意しておく必要がある．

急性脳主幹動脈閉塞における脳循環代謝

　急性期脳主幹動脈症例において上記の変化が生じており，急性期脳血管内治療（血栓回収療法）は細胞死（ischemic core）に至っていない，ischemic penumbraを救済することが治療の目標となる．

　血栓回収療法における脳循環代謝としては，急性期主幹動脈閉塞により閉塞血管灌流領域の

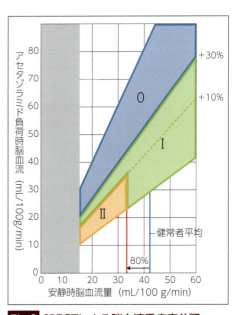

Fig.2 SPECTによる脳血流重症度分類

安静時とアセタゾラミド負荷時脳血流定量測定値から重症度を評価する．
Stage 0：CVR ≧ 30％
Stage Ⅰ：CVR 10〜30％または，CVR ≦ 10％かつ安静時CBF＞正常値の80％
Stage Ⅱ：CVR ≦ 10％かつ安静時CBF＜正常値の80％

局所脳血流量（rCBF）が低下し，局所酸素摂取率（rOEF）を上昇させることで局所酸素代謝率（rCMRO$_2$）を維持しようとしmisery perfusionの状態となる．閉塞血管再開通が得られると，同部位のrCBFが正常組織より多くなることがあり，この再開通後の局所血流増加は贅沢灌流（luxury perfusion）と呼ばれる[8]．

急性期の細胞障害が進行していない状態での再開通によるluxury perfusionは，EPIHとも呼ばれている．EPIHを生じている部位では，造影剤増強効果を認め，血管造影ではcapillary brushやearly venous fillingを認めることがある．EPIHは，動物実験では細胞毒性のある神経興奮性アミノ酸やフリーラジカルが産生され梗塞が悪化することが知られているが，実際の症例では脳組織の障害は最小限にとどまり神経症状も改善が得られる[9]．

亜急性期の細胞障害が生じている状態での再開通によるluxury perfusion（late luxury perfusion）は，既に細胞障害により血管自動調節が効かない状況で再開通が起こり生じるもので，慢性期には梗塞に至る．

◦‥脳循環代謝の変化と画像解釈

急性期脳主幹動脈閉塞では，ischemic penumbraの領域を有する症例が脳血管内治療の適応となる．脳血管内治療適応判定目的でSPECTやPETで評価を行うことは困難であるが，CTやMRIでの灌流画像を撮影することは可能であり，脳梗塞急性期の脳循環代謝の変化を理解しておくことは画像解釈の一助になると考えられる．

▪ 慢性脳主幹動脈閉塞における脳循環代謝

動脈硬化性変化やもやもや病，大動脈炎などによる慢性脳主幹動脈閉塞では，一般的に狭窄から閉塞までの過程が緩徐に進行するため，上記の脳灌流圧低下に対する代償機能が働く．

慢性脳主幹動脈閉塞における脳血管内治療の有効性はまだ明らかになっていないが，治療適応を決めるうえで，浅側頭動脈−中大脳動脈（STA-MCA）バイパス術の有効性を検討したJET studyとCOSSを解説する．

JET studyでは上記のSPECTでのStage II 症例を対象としSTA-MCAバイパス術の有効性を評価した試験で，バイパス治療群が薬物療法群に対して有意に同側の脳梗塞再発率を下げた[10]．一方，COSSではPETによるOEF上昇を認めた症例を対象としSTA-MCAバイパス術の有効性を評価した試験で，2年以内の同側脳梗塞の発症はバイパス治療群，内科治療群で有意差は認められなかった[11]．しかしながら，COSSではOEF上昇の基準や周術期合併症の頻度などさまざまな問題点が指摘されている．

以上の結果から読み取れることとして，SPECTやPETでmisery perfusionを呈している症例に対して，周術期合併症に注意し血行再建術を行うことが肝要であると考えられる．

▌文　献

1) Powers WJ, et al. Ann Neurol 29: 231-40, 1991
2) Powers WJ, et al. Ann Intern Med 106: 27-34, 1987
3) Baron JC, et al. Stroke 12: 454-9, 1981
4) Astrup J, et al. Stroke 8: 51-7, 1977
5) Astrup J, et al. Stroke 12: 723-5, 1981
6) JET Study Group. 脳卒中の外科 30: 97-100, 2002
7) Yamauchi H, et al. JNNP 75: 33-7, 2004
8) Lassen NA. Lancet 2: 1113-5, 1966
9) Marchal G, et al. Brain 119: 409-19, 1996
10) JET Study Group. 脳卒中の外科 30: 434-7, 2002
11) Powers WJ, et al. JAMA 306: 1983-92, 2011

1 循環生理学：脳循環
治療上必要な脳循環生理学

C. 過灌流
①過灌流現象と過灌流症候群

早川 幹人

過灌流現象と過灌流症候群

過灌流現象（HPP）とは，「脳組織の需要を過度に超えた脳血流量（CBF）の増加」と定義される．HPPにより，主に術後数日以内に，（相応する虚血病変を認めずに）重度の頭痛や顔面・眼窩部痛，痙攣発作，意識障害，神経脱落症状等を生じた場合，過灌流症候群（CHS）と呼ばれる．重症例では脳浮腫や頭蓋内出血（ICH）を呈し[1-3]，それらがなくとも時に高次脳機能障害が遷延する[4]．本稿では，HPP/CHSを生じる代表的疾患・治療手技である頚部頚動脈狭窄症に対する血行再建術（頚動脈内膜剥離術〔CEA〕および頚動脈ステント留置術〔CAS〕）を中心に病態生理，診断，予防と治療について概説し，併せて脳血管内治療の対象となる疾患におけるHPP/CHSについて述べる．

CEA/CAS後HPP/CHS
病態生理

HPP/CHSの正確な発症機序には不明な点があるものの，おおよそ以下のように考えられている．脳灌流圧低下時には脳血管が拡張／増加時には収縮して，CBFは一定に維持される（自動調節能）．高度の頚動脈狭窄がある場合，脳血管は拡張しCBF維持に働くが，この拡張状態が最大限かつ長期間持続すると自動調節能が低下する．そのような状態で血行再建により血流が急激に増加すると，脳血管が拡張したまま灌流圧が増加するため，HPPを生じることとなる．術中の頚動脈遮断と血流再開によるフリー

ラジカルの産生が内皮細胞障害を介してHPPに関与することや[5]，頚動脈圧受容器への直接侵襲による圧受容器反射の障害から術後血圧上昇が引き起こされHPPに関与する可能性が指摘されている[1, 3]．

危険因子と術前・術中予測

既知のHPP/CHSの危険因子をTable 1に挙げる[2]．わが国では術前のSPECTによる発症予測が盛んに行われ[6]，数々の指標／カットオフ値（Table 2）が報告されている．予測能は安静時CBFよりも脳血管反応性（CVR）のほうが良好である[7]．灌流画像における循環時間遅延，CBF低下，脳血液量（CBV）上昇やMRAにおける患側中大脳動脈（MCA）の信号強度低下，PETにおける酸素摂取率（OEF）上昇等も予測に使用される[6]．経頭蓋超音波（TCD）や近赤外線スペクトロスコピー（NIRS）を用いることで術中からの予測が可能になる．CEAにおいて頚動脈遮断解除後のTCDにおけるMCA収縮期最高血流速度（PSV）あるいはpulsatility indexの2倍以上の上昇がICHを予測すると報告されているが[8]，CEAにおいて遮断解除直後よりも手術終了直前のPSVの2〜2.2倍以上の上昇がHPPをより正確に予測した[9]．CASにおいてNIRSによる脳局所酸素飽和度（rSO$_2$）の上昇が3分以内に改善した症例ではCHSに至らなかったが3分後さらに上昇した症例ではCHSを生じた[10]との報告がある．

診断と頻度

HPPの診断基準としては，CBFの術前の2倍以上，または対側比で1.2倍を超える上昇が一般に用いられ，SPECT等で診断される．TCD

〈abbreviations〉

bAVM: brain arteriovenous malformation, CAS: carotid artery stenting, CBF: cerebral blood flow, CBV: cerebral blood volume, CEA: carotid endarterectomy, CHS: cerebral hyperperfusion syndrome, CVR: cerebrovascular reactivity, FD: flow diverter, HPP: hyperperfusion phenomenon, ICH: intracranial hemorrhage, MCA: middle cerebral artery, MRA: magnetic resonance angiography, NIRS: near-infrared spectroscopy, NPPB: normal perfusion pressure breakthrough, OEF: oxygen extraction fraction, PET: positron emission tomography, PSV: peak systolic velocity, rSO$_2$: regional oxygen saturation, SAP: staged angioplasty, SPECT: single-photon emission computed tomography, TCCS: transcranial color-coded sonography, TCD: transcranial Doppler

Table 1 HPP/CHSの危険因子

術前
長期の血圧上昇および高血圧性細小血管障害
糖尿病
高齢
3カ月以内の対側CEA既往
側副血行の乏しい高度狭窄
対側頚動脈閉塞
Willis動脈輪形成不全
アセタゾラミド負荷時の脳血管反応性低下

術中
術中スタンプ圧 < 40mmHg
高濃度の揮発性ハロゲン化炭化水素系麻酔剤
周術期脳梗塞
術中脳虚血
難治性の術後HPP

術後
術後高血圧
抗凝固薬あるいは抗血小板薬の投与

(文献2を参考に作成)

Table 2 術前SPECTによるHPP/CHS予測

	治療手技	核種	エンドポイント	指標およびカットオフ値
Hosoda (2001) [26]	CEA	IMP	HPP	CVR < 12% CVR < 0%
Ogasawara (2003) [12]	CEA	IMP	HPP	CVR < 18.4%（正常平均値-2SD）
Kaku (2004) [27]	CAS/PTA	IMP	HPP	CVR < 20% CBF対側比 < 0.75
Oshida (2015) [7]	CEA	IMP	HPP	CBF ≦ 27.1mL/100g/分 CVR ≦ 18.4%（正常平均値-2SD）
福本 (2008) [28]	CEA/CAS	Xe	CHS	CBF ≦ 32mL/100g/分かつ CVR ≦ 23%（正常平均値-2SD）
Iwata (2011) [29]	CAS	ECD	CHS	CVR < 15%

またはTCCSによる診断基準（術前の患側MCA平均血流速度の1.5または2倍を超える）も提唱されている[1].

CHSの頻度は0.2〜18.9%と報告されている[3]が，わが国の後ろ向き研究におけるCHS・ICHの頻度は，CEAで各1.9%，0.4%，CASでは各1.1%，0.7%であり，ICH発症例の死亡率は26%と高率であった．発症のピークはCEAでは術後6日目，CASでは12時間以内であり，両治療手技でCHSの病像は異なる[11].

予防と治療

CEAでは頚動脈遮断前にエダラボン60mgを投与することでフリーラジカル産生が抑えられHPPが予防されると報告されている[5]. HPPが示唆される症例ではCHS発症予防のため十分な降圧（人為的低血圧の導入）と，場合によりCBFや代謝の低下による脳保護作用を期待してプロポフォールやバルビツール酸系薬剤による鎮静が行われる[12, 13]. CAS後CHSはCEAと異なり血圧管理による予防効果は認めないとされる[11]が有効との異論[14]もあり，CEA同様にCHS高リスク例では厳格に血圧を管理すべきである.

CHS高リスク例に対するSAP（小径バルーンによる血管形成術を行い，2〜4週間後にCASを施行）によるHPP発生率の低減が報告されている[15].

他疾患におけるHPP/CHS

CHS（または類する症候群）を生じ得る治療手技として，CEA/CAS以外に，頭蓋内・外動脈狭窄・閉塞（もやもや病を含む）に対する血管拡張術や浅側頭動脈-中大脳動脈バイパス術，脳動静脈奇形（bAVM）摘出術，硬膜動静脈瘻塞栓術，巨大脳動脈瘤に対するクリッピング術やFD留置術，高流量バイパス術等が知られている[1, 16, 17]。

bAVM摘出術後の脳浮腫・脳出血

bAVM摘出後に，bAVM周囲の脳実質に浮腫・出血を生じることがある。この病態を説明する仮説としてNPPBおよびocclusive hyperemiaが唱えられている[18, 19]。

NPPBでは，bAVM周囲の脳組織は，血管抵抗が低いnidusに血流が多く取り込まれる盗血現象により慢性低灌流の状態にある。このため血管は最大拡張（自動調節能が喪失）しており，bAVM摘出後の正常灌流の回復に伴い出血や浮腫が生じる，とする仮説である。一方で，occlusive hyperemia仮説は，bAVM周囲の脳組織における脳血流自動調節能は摘出術前後を通じて（出血・浮腫例においても）維持されることもあるとする知見に依拠し，bAVM摘出による動脈血流の停滞・閉塞や静脈流出路閉塞により出血や浮腫が生じるとするものである。

NPPB仮説に則ると，アセタゾラミド負荷SPECTによるCVR低下やPETによるOEF上昇の検出は治療戦略に資すると考えられ，段階的塞栓術や摘出術後の低血圧管理・バルビツール酸系薬剤による鎮静等が考慮される[20]。

FD留置術後の遅発性患側脳出血

FD留置術では，遅発性患側脳出血の頻度は約2%とされ[21]，周術期抗血栓療法の影響，微小塞栓（カテーテル由来の異物や血栓，空気等）後の出血性変化[22]や，HPPまたは類する瘤遠位血管における血行動態変化（FD留置血管の血管走行や弾性が変化することでWindkessel効果〔収縮期に血管は拡張し，拡張期には元に戻ろうとする効果〕が減弱し，より遠位の灌流圧が上昇することによる）[16, 17, 23]等の関与が考慮されている。瘤の大きさや部位との有意な関連は見出されていない[24]が，瘤が大きいほど瘤内に取り込まれる血流が増加し顕著なWindkessel効果を生じると考えられていることから異論もある[25]。出血性合併症低減のためVerifyNow（Accumetrics）等の血小板機能検査に基づく抗血小板療法の調整が試みられるが，有効性は未確立である。

おわりに

HPP/CHSの病態にはいまだ不明な点が多いものの，SAPではCBFの段階的な上昇を得ることでHPP/CHS回避が可能と考えられており，bAVMにおいても段階的塞栓術が摘出術後のNPPBを予防するとされる。FD留置術においても瘤内塞栓術とFD留置術を二期的に行うことで「段階的なCBF上昇（回復）」による遅発性患側脳出血発症率の低減を得られるかもしれない。今後の検討が待たれる。

文献

1) van Mook WN, et al. Lancet Neurol 4: 877-88, 2005
2) Moulakakis KG, et al. J Vasc Surg 49: 1060-8, 2009
3) Farooq MU, et al. Exp Transl Stroke Med 8: 7, 2016
4) Ogasawara K, et al. J Neurosurg 102: 38-44, 2005
5) Ogasawara K, et al. Neurosurgery 55: 1060-7, 2004
6) Hayakawa M, et al. Journal of Neuroendovascular Therapy 11: 341-50, 2017
7) Oshida S, et al. Neurol Med Chir (Tokyo) 55: 141-8, 2015
8) Jansen C, et al. Eur J Vasc Surg 7: 370-9, 1993
9) Ogasawara K, et al. AJNR Am J Neuroradiol 26: 252-7, 2005
10) Matsumoto S, et al. Neurology 72: 1512-8, 2009
11) Ogasawara K, et al. J Neurosurg 107: 1130-6, 2007
12) Ogasawara K, et al. J Neurosurg 99: 504-10, 2003
13) Kawamata T, et al. Neurosurgery 64: 447-53, 2009
14) Abou-Chebl A, et al. Catheter Cardiovasc Interv 69: 690-6, 2007
15) Yoshimura S, et al. Neurosurgery 64: ons122-8, 2009
16) Cruz JP, et al. AJNR Am J Neuroradiol 33: 603-8, 2012
17) Chiu AHY, et al. J Neurointerv Surg 5: e48, 2013
18) Zacharia BE, et al. Neurosurg Clin N Am 23: 147-51, 2012
19) Rangel-Castilla L, et al. Neurosurg Rev 38: 399-405, 2015
20) 野崎和彦. "脳動静脈奇形", 994-1061（太田富雄総編集. 脳神経外科学 改訂12版. 金芳堂，2016)
21) Kallmes DF, et al. J Neurosurg 127: 775-80, 2017
22) Hu YC, et al. J Neurosurg 120: 365-74, 2014
23) Brunozzi D, et al. J Neurointerv Surg 10: 249-51, 2018
24) Brinjikji W, et al. AJNR Am J Neuroradiol 36: 2.308-13, 2015
25) Bouchaud A, et al. Neuroradiology 171-7, 2017
26) Hosoda K, et al. Stroke 32: 1567-73, 2001
27) Kaku Y, et al. AJNR Am J Neuroradiol: 1403-8, 2004
28) 福本真也, 他. JNET Journal of Neuroendovascular Therapy 2: 16-22, 2008
29) Iwata T, et al. Neurosurgery 68: 649-55, 2011

1 循環生理学：脳循環
治療上必要な脳循環生理学

D. 虚血による脳代謝の変化
①グルタミン酸，酸化ストレス，アポトーシス

早川 幹人

神経細胞死のメカニズム（Fig. 1）[1-5]

興奮性アミノ酸（グルタミン酸）

虚血によりATP産生が停止・枯渇すると，細胞膜のイオンポンプであるNa^+-K^+ ATPase活性が喪失し，細胞内Na^+の上昇，K^+の低下が生じて神経細胞の膜電位は脱分極に向かう。脱分極により電位依存性Ca^{2+}チャネルを介してCa^{2+}の細胞内濃度が急激に上昇し，前シナプス膜からグルタミン酸等の興奮性アミノ酸が放出される。シナプス間隙に放出されたグルタミン酸は後シナプス膜にあるグルタミン酸受容体であるNMDA受容体やAMPA受容体等と結合し，Ca^{2+}やNa^+等の持続的な細胞内流入が惹起され，さらなる脱分極が引き起こされることとなる。

細胞内Ca^{2+}

細胞内Ca^{2+}濃度の過度の上昇はホスホリパーゼやプロテアーゼ（細胞膜やタンパクの分解），エンドヌクレアーゼ（DNAの分解）等の多数の酵素・細胞障害経路を活性化・惹起する。また，グルタミン酸による興奮毒性を増強して，脱分極やさらなるグルタミン酸放出を引き起こす。多量のグルタミン酸放出により脱分極は繰り返し発生し，波のように伝搬されペナンブラ領域に波及，梗塞巣の拡大に至る（peri-infarct depolarization）。また，細胞内Ca^{2+}濃度の上昇はミトコンドリア機能障害や活性酸素等の産生も惹起する。ミトコンドリア内のCa^{2+}濃度はミトコンドリアカルシウムユニポーターによる取り込みとNa^+/Ca^{2+}アンチポーターによる放出で維持されるが，虚血状態ではNa^+/Ca^{2+}アンチポーターからの放出に比して過剰にユニポーターからCa^{2+}が流入する。ミトコンドリア内の過度のCa^{2+}濃度上昇によりミトコンドリア膜透過性遷移孔が開口し，ミトコンドリア内・

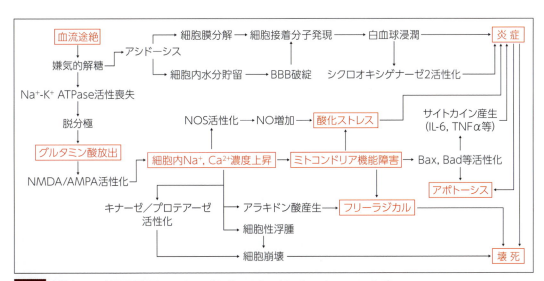

Fig.1 虚血による神経細胞死のメカニズム（"cerebral ischemic cascade"）
（文献2をもとに改変）

〈abbreviations〉
BBB: blood-brain barrier, NOS: NO synthase

外膜の透過性が亢進して膨化，外膜破綻をきたしチトクロームcの放出へと至る．これらはアポトーシスや活性酸素産生に密接に関連する．

酸化ストレス

酸化ストレスとは生体の酸化反応と抗酸化反応の不均衡により前者が過剰となった状態のことである．

活性酸素（スーパーオキシド，過酸化水素，ヒドロキシルラジカル）の産生は，一部は細胞内Ca^{2+}濃度上昇によるシクロオキシゲナーゼの活性化や，ホスホリパーゼ活性化による活性型遊離脂肪酸（アラキドン酸等）の放出によるが，多くは，ミトコンドリア機能障害に起因すると考えられている．ミトコンドリア膜透過性遷移孔の開口に起因するチトクロームcの放出に加え，ミトコンドリア呼吸鎖の障害により電子の呼吸鎖複合体での受け渡しが困難となり，特に再灌流後は過剰に供給される酸素と反応してミトコンドリア内で爆発的な活性酸素の産生が引き起こされる．また，細胞内Ca^{2+}濃度の上昇は一酸化窒素合成酵素（NOS）も活性化させ，産生された一酸化窒素はスーパーオキシドと反応し，ペルオキシナイトライトが産生される．虚血により活性酸素の中和機構（グルタチオン等）が減弱するため，過剰なヒドロキシルラジカルやペルオキシナイトライトがタンパク質の酸化，脂質の過酸化等を介して小胞体やミトコンドリアなどの細胞内小器官を傷害，DNA損傷を引き起こし，細胞死に関与する．

アポトーシス

梗塞の進展は壊死（ネクローシス）あるいはアポトーシス単独で生じるわけではなく，それらが相互に複雑に関与する．虚血コアの細胞死はATPの著しい減少に基づく壊死が主体であるが，ペナンブラ領域ではアポトーシスが優位とされている．脳虚血によるアポトーシスには内因性経路と外因性経路があり，前者は，ミトコンドリア機能障害（Ca^{2+}濃度上昇や酸化ストレス等による）やミトコンドリアの膜透過性を調整するBcl-2ファミリー遺伝子（Bax，Bad，Bid，Bcl-2，Bcl-XL等）の発現の変化により，チトクロームcやapoptosis-inducing factorなどが放出され，カスパーゼ経路が開始されてアポトーシスに至る．後者はFasリガンドなどの細胞死誘導因子がFas受容体などの細胞死誘導受容体に結合することでアダプタータンパク質（Fas-associated death domain）が形成され，カスパーゼ経路が活性化することでアポトーシスが実行される．

血液脳関門の破綻と炎症 [1,6]

Neurovascular unitとは，神経細胞，血管内皮細胞，ペリサイト，アストロサイト，ミクログリアや細胞外マトリックスを構成単位とする概念であり，互いに密接にかかわって脳機能を維持している．

脳梗塞巣内では，脳の内在性炎症細胞であるミクログリアが早期に活性化され，顆粒球，リンパ球，T細胞，単球などの炎症細胞が浸潤する．傷害組織からは大量のサイトカインやケモカイン等が放出され，接着分子の発現とさらなる炎症細胞浸潤が誘導される．脳の毛細血管は血管内皮細胞とそれを取り囲む基底膜（細胞外マトリックスとペリサイトで構成）よりなり，さらにその外側をアストロサイトの終足が覆っている[7]が，血管内皮細胞間のtight junctionと基底膜で構成される血液脳関門（BBB）は，虚血が生じると内皮細胞の膨化に伴い，tight junctionが開大することで透過性が亢進する．並行して活性化されたマトリックスメタロプロテアーゼ等により細胞外マトリックスの分解も生じ，この後，（特に遅発性に）再灌流を得ると，活性酸素やサイトカインの産生，炎症の誘導，および血管の自動調節能喪失によるhyperemiaなどが相まってBBBの破綻に至り，出血性梗塞や血管原性浮腫が生じる[8]．BBB破綻はさらなる炎症細胞誘導，炎症を惹起し，梗塞巣も拡大することとなる．

脳保護薬の試み [5,9,10]

神経細胞死のメカニズムは，各カスケードが密接に関連・相乗しあいながら進行していく．興奮性アミノ酸と細胞内Ca^{2+}濃度の上昇を主たる機序と考える，いわゆる「グルタミン酸―カルシウム仮説」等に則って，現在までさまざまな脳保護薬の候補物質が試されてきた（**Table 1**）．しかし，臨床研究では，一部に有用性を示唆する報告はある（表中下線）ものの，転帰改善効果の証明には至っておらず，脳梗塞急性期に用いることを正当化するに足る脳保護薬はエダラボンのみとなっている[11]．いまだ試みられていない治療戦略である血栓回収療法施行例に対する投与や，CTなどを装備した救急車であるmobile stroke unitによる病院前診断に基づく投与などの臨床研究により，脳保護療法の有効性の確立が期待される．

Ⅲ 生理学

Table 1　脳梗塞に対する脳保護療法の候補薬剤

薬剤名	作用機序
カルシウムチャネル阻害薬	
Nimodipine	1，4－ジヒドロピリジンカルシウムチャネル拮抗薬，血管拡張作用
Ginsenoside-Rd	受容体作動性カルシウムチャネル拮抗薬
グルタミン酸受容体阻害薬	
Dizocilpine	NMDA受容体拮抗薬
Dextromethorphan	NMDA受容体拮抗薬
Aptiganel	NMDA受容体拮抗薬
Selfotel	NMDA受容体拮抗薬
Gavestinel	NMDA受容体でグリシンに拮抗しグルタミン酸興奮毒性低下
Zonampanel	AMPA受容体拮抗薬
Magnesium	NMDA受容体を調節し脱分極による興奮毒性低下
NA-1	NMDA受容体と結合して興奮毒性伝達に関与するPostsynaptic density-95 タンパクを阻害
GABA作動薬	
Clomethiazole	GABA作動薬
Diazepam	GABA作動薬
抗酸化薬／フリーラジカル消去薬	
NXY-059	ペルオキシナイトライト捕捉
Tirilazad mesylate	脂質過酸化阻害
Edaravone	脂質過酸化阻害，フリーラジカル消去薬
Ebselen	Glutathione-peroxidase模倣体
Citicoline	細胞膜保護作用
尿酸	抗酸化作用

薬剤名	作用機序
NO調整薬	
Lubeluzole	グルタミン酸によるNO産生の低下
Fasudil	Rhoキナーゼ阻害薬，内皮におけるNO産生の調節
Glyceryl trinitrate	NOの供給
抗炎症薬/免疫調整薬	
Enlinomab	ICAM-1 阻害による白血球接着の抑制
Natalizumab	α 4-integrinに対する抗体，白血球浸潤を抑制
Fingolimod	スフィンゴシン-1-リン酸受容体作動薬，T細胞やB細胞等のリンパ節からの遊走を阻害
Anakinra	IL-1 受容体拮抗薬
Minocycline	テトラサイクリン系誘導体，抗炎症作用
その他	
Simvastatin	HMG-CoA還元酵素阻害薬
Cerebrolysin	成長因子様作用
Repinotan hydrochloride	5HT-1A受容体作動薬
Albumin	脳浮腫軽減，血流増加
Erythropoietin	赤血球増加作用
Glyburide	SUR1-TRPM4 阻害による脳浮腫軽減

下線は有用性の報告があるもの.　　　　　　（文献 9 をもとに改変）

文　献

1) Turner RC, et al. J Neurosurg 118: 1072-85, 2013
2) Vidale S, et al. J Clin Neurol 13: 1-9, 2017
3) 千々岩みゆき, 他, 37-55（牛島一男編：虚血性中枢神経障害の基礎と臨床. 真興交易医書出版部, 2016）
4) 田中亮太, 48-55（下畑享良編：脳卒中病態学のススメ. 南山堂, 2018）
5) Chamorro Á, et al. Lancet Neurol 15: 869-81, 2016
6) Hayakawa M. Front Neurol Neurosci 37: 62-77, 2015
7) del Zoppo GJ. N Engl J Med 354: 553-5, 2006
8) Khatri P, et al. Neurology. S52-S57, 2012
9) Karsy M, et al. Neurosurg Focus 42: E3, 2017
10) 七田 崇, 251-6（下畑享良編：脳卒中病態学のススメ. 南山堂, 2018）
11) 日本脳卒中学会, 脳卒中ガイドライン委員会編：脳卒中治療ガイドライン 2015［追補 2017 対応］. 協和企画, 2017, pp74-5

1 循環生理学：脳循環

治療上必要な脳循環生理学

E. バルーン閉塞試験（BOT）と側副血行路

江面 正幸

基礎知識

脳の血管性障害の治療において，親血管の閉塞が有効な場合がある[1-3]．椎骨動脈解離や海綿静脈洞部内頚動脈瘤などである．また頚部腫瘍で内頚動脈切除が必要になる場合もある．親血管閉塞が治療として成立するためには，その血管を閉塞しても閉塞部位より遠位の血流が影響を受けないことが前提となる．脳を灌流する血管には側副血行がある場合がある．最も単純でわかりやすいのは椎骨動脈である．多くの場合，椎骨動脈はほぼ同等の太さのものが左右に1対あり，これが頭蓋内で合流して脳底動脈となる．脳底動脈以降の血流はどちらか一方の椎骨動脈のみでも十分に保たれることが多いので，椎骨動脈は左右のどちらか一方は血流が途絶しても問題ない．これは腎臓が1つ機能不全となっても生命維持にはあまり影響しないのと似ている．

また頭蓋底にはウィリス動脈輪という動脈のネットワークがあり，左右どちらかの内頚動脈に狭窄／閉塞が発生した場合，この輪が完成していると右から左とか，後から前などの側副血行として機能する．

しかし椎骨動脈やウィリス動脈輪には個体によって発達程度に差があり，一方の椎骨動脈が極端に細かったり，前交通動脈が存在しなかったりするし，他の側副血行路もあるので，血管閉塞に耐性があるかどうかは個別に判断する必要がある．この目的のために行うのが閉塞試験である．

側副血行路

側副血行路にはいくつかのパターンがある．

ウィリス動脈輪

上述のウィリス動脈輪を経由するものである．前交通動脈を介して対側への経路，後交通

動脈を介して同側への経路，が主なものである．通常時の血管撮影では確認できないのに閉塞を行って血管撮影を行うと顕在化する場合が少なくない．「後交通動脈が発達しているから側副血行あり」と判定する場面をしばしば見受けるが，これは明らかな誤りである．なぜならP1が存在しなければウィリス動脈輪は完成しないからである．P1と後交通動脈が存在して初めて側副血行路として機能する．

生理的に存在する血管や吻合を利用するもの

例えば内頚動脈を起始部で閉塞させると，本来内頚動脈から眼球側に流れる眼動脈が，外頚動脈経由で眼球側から内頚動脈へ逆行性に流れて[4]，内頚動脈の血流を負担することがある．このような逆行性の側副血行路は吻合の多い外頚動脈系でしばしば見られる．また後頭動脈からは通常では頭蓋内血管は造影されないが，同側の椎骨動脈が閉塞すると後頭動脈から椎骨動脈が造影される．これはほぼ必ず存在する吻合である．このほか通常には交通のない上行頚動脈や深頚動脈も椎骨動脈の閉塞に伴い，吻合を顕在化させることがある．

Leptomeningeal anastomosis

頭蓋内では，脳の表面の血管吻合を利用して閉塞部より遠位の血管が逆行性に再構築されることがある．これははっきりとした血管として造影されることもあるが，血管ははっきり映らなくても症状を出さない程度に存在することもある．

閉塞テストの使用機材

標的血管を閉塞可能かどうかは標的血管の閉塞テストを行って判断する[5, 6]．通常はバルーンカテーテルを使用する．内頚動脈であれば用手的に行うことも可能であるが，①確実性，②

⟨abbreviations⟩

BOT: balloon occlusion test, SEP: somatosensory evoked potential, VEP: visual evoked potential

Ⅲ 生理学

再現性，③患者の体動，④多くの場合総頸動脈閉塞となる，⑤施行者により撮像範囲やX線発生装置の可動範囲が制限されたり施行者自身が被曝する，などの問題があるのでバルーンカテーテルを使用することが望ましい．

使用するバルーンカテーテルには，誘導用カテーテルにバルーンがついたものと，バルーンマイクロカテーテルがある．前者は5～8Fr程度のもので誘導用カテーテルとしても使用できるのがメリットである．内頸動脈近位部や椎骨動脈近位部で使用できる．頭蓋内血管では後者を使用することになるが，これはさらにシングルルーメンとダブルルーメンに分けられる．シングルルーメンは，メインルーメンの先端をガイドワイヤーなどでシールしてバルーンルーメンとしても使用するもので，マイクロカテーテルとほぼ同等径であるので，細径にすることができ，その分遠位到達性にも優れる．一方，ダブルルーメンはメインルーメンとは別にバルーンルーメンが存在するものであり，ルーメンが2つある分，少し太くなる．しかしバルーン拡張下で遠位部の圧を測定できたり，遠位部の血管撮影ができるなどの，大きなメリットがある．

閉塞部位

テストを行う閉塞部位は，実際に閉塞を行う部位に一致させるほうがよい．しかし，バルーンの安定性やバルーンの遠位到達度などの要因，また内頸動脈瘤の閉塞テストでは起始部でのテスト閉塞のほうが格段に簡便かつ安全なこと，などからテスト部位と実際の閉塞部位は必ずしも一致しないことも多い．この場合は，テスト環境と治療環境でどこが違うかを把握することが重要である．特に内頸動脈起始部での閉塞テストでは，眼動脈をはじめとする多くの側副血行が存在してテスト結果が過小評価となる要因となるので，それを見込んで評価する必要がある．

評価方法

閉塞テストで評価するのは，症状，画像，その他，である．

症状を評価する場合は，局所麻酔であること

が必須である．また麻痺や意識障害などは評価しやすいが，感覚障害や視野障害などは評価が難しい．いずれにしてもその場所の閉塞で起こり得る症状を予測し短時間でなるべく正確に評価することが重要である．

画像ではまず脳血管撮影があり，上述の側副血行路を確認する[7]．Aortographyで閉塞側の造影遅延がないことを判断基準とすることもある[8]．いずれにしても側副血行路が存在することと閉塞耐性があることはイコールではないので血管撮影のみで判断するのは困難である．これを補填するための画像検査としてSPECTを行うことがある[9, 10]．通常はいったんdeflateしたバルーンをSPECT室にて無透視でinflationさせたうえで行う．このためバルーン付き誘導用カテーテルで行うか，内頸動脈のかなり近位部で行うことになるが，それでもブラインド操作なので危険を伴う検査となる．

その他には，スタンプ圧測定，SEP，VEPなどの電気生理学的検査，近赤外線スペクトロスコピーなどがある．

脳血管内治療における意義

閉塞試験は，治療的永久閉塞のシミュレーションを行うものである．永久閉塞だけを行うのか，バイパス手術を併用するのかでは，後者は難易度が飛躍的に高くなるので，正確な試験は重要である．

一方で，試験閉塞と永久閉塞とは決してイコールではないことには留意しなければならない．どんなに精度の良いテストを行っても永久閉塞と同じ状況には決してならない．この差を埋めるためにいくつかの試みが行われる．まず考えられるのはテスト時間を長くすることである．通常は5～10分程度の閉塞テストを行うが，これを40分や60分などに延長する．しかしどんなに延長しても永久閉塞と同じにはならないし，しかも閉塞テスト中はヘパリン化をするからその点も永久閉塞とは異なる．また虚血をより高度な状況にし，時間的要素が不十分なことを補填しようということも行われる．低血圧負荷やアセタゾラミド負荷のSPECTなどである．

文 献

1) Ganesh Kumar N. J Neurol Sci 372: 250-5, 2017
2) Shimizu K. J Clin Neurosci 37: 73-8, 2017
3) Bechan RS. AJNR 37: 125-9, 2016
4) Kim B. J Neurointerv Surg 8: 696-701, 2016
5) 江面正幸編. 内頸動脈瘤. にゅーろん社, 2008, pp27-83
6) 江面正幸. 血管内治療. 中外医学社, 2009, pp222-8
7) Asai K. J Stroke Cerebrovasc Dis 24: 1506-12, 2015
8) Sato K, et al. J Cereb Blood Flow Metab 34: 136-43, 2014
9) Tansavatdi K. J Neurol Surg B Skull Base 76: 249-51, 2015
10) Snelling BM, et al. World Neurosurg 102: 229-34, 2017

❶ 循環生理学：脳循環

治療上必要な脳循環生理学

F. 動静脈シャント疾患のhemodynamics
❶steal, venous hypertension, NPPB, 静脈壁肥厚

寺田 友昭

動静脈瘻（AVF），動静脈奇形（AVM）のhemodynamics

　AVMや硬膜動静脈瘻（dAVF）における循環動態は，種々の脳血流測定法により評価されている．Steal phenomenonは，よく知られた現象ではあるが，それによって臨床症状を呈することは極めてまれであり，むしろ流出路の障害による静脈圧亢進に伴う神経症状の発現のほうが臨床で遭遇する機会は多い．本章では，steal phenomenon, venous hypertension, シャント閉塞後に生じるNPPBと流出路障害を引き起こすhigh flow angiopathyについて解説する．

Steal phenomenon

　AVM，AVFでsteal phenomenonが発生することは極めてまれであるが，存在することも事実であり，長期間存在する大きなシャント疾患を有する患者ではsteal phenomenonにより徐々に進行する症状の増悪が報告されている[1]．実際の臨床症例において，瘻孔の大きなdirect carotid cavernous fistula（同側から血管造影をして内頚動脈〔ICA〕の末梢が描出されないような症例）では，シャントの近位側のICAをバルーンで一時的に閉塞すると同側の大脳半球の虚血症状が出現することはよく知られている．ただ，実際のAVMにおいてsteal phenomenonにより神経脱落症状が出現することは，まれである．われわれは，CPAの症例において，steal phenomenonにより症状の増悪がみられ，バイパス手術（EDAS）により症状の改善を認めた症例を報告した[2]．

症例1
　症例は28歳男性，てんかん発作で紹介となる．MRIでは右前頭葉，頭頂葉にflow voidを認め，

血管撮影では，同部位にdiffuseなAVシャントを認めた（**Fig. 1, 2**）．数年の経過で左上肢の麻痺が進行してきた．5年後の血管撮影では，右則のprecentral areaでAVシャントが顕在化していた（**Fig. 3**）．また^{99m}Tc-ECD SPECTによる脳血流検査でも同部位に血流低下を認めた（**Fig. 4**）．血流低下部位にEDASを行ったところ，麻痺の改善を認めた．また，7カ月後の^{99m}Tc-ECD SPECTで同部位での血流改善を認めた（**Fig. 4**）．

　Steal phenomenonはAVM，AVFにおいては，非常に大きなシャント，あるいはCPAのようなびまん性の病変にのみ観察される現象と思われる．

　近年，MRIを用いてAVM症例における循環動態の評価が行われており，AVM周囲の脳組織においては，優位に脳血流量，脳血液量の減少が観察されている[3]．循環動態の評価から将来の出血リスクが予測できるかという課題に関しては，出血リスクの高い群では，流入動脈から流出静脈までのtime-to-peakの時間が有意に短縮しているという報告もあるが，出血リスクの高い群が将来，本当に出血をきたすかは今後の課題である[3-6]．

Venous hypertension

　シャント疾患で神経脱落症状を呈する場合，大部分の原因はvenous hypertensionによるものと考えられる[8-10]．代表的なものは，著明な皮質静脈逆流を伴うdAVFやspinal dural AVFでよく認められる．特にdAVFの場合は，isolated sinusを伴う症例や，皮質逆流が存在する症例で，主な静脈流出路に狭窄を認める場合に認められることが多い．また，confluence近傍

〈abbreviations〉

AVF: arteriovenous fistula, AVM: arteriovenous malformation, CPA: cerebral proliferative angiopathy, dAVF: dural AVF, EDAS: encephalo-duro-arteriosynangiosis, ICA: internal carotid artery, MMP: matrix metalloproteinase, NPPB: normal perfusion pressure breakthrough

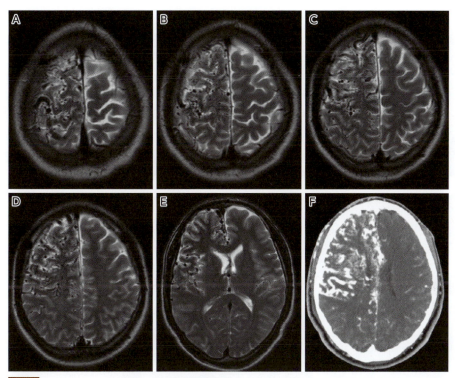

Fig.1 MRI（T2 weighted image）と造影CT
A〜E：右前頭葉，頭頂葉皮質を中心にflow void signを認める．
F：造影CTでは，MRIのflow voidの部分の増強効果は認められるが，脳実質の増強効果は認めていない．

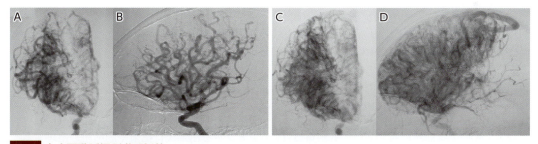

Fig.2 右内頚動脈撮影（初診時）
A，B：動脈相正面，側面像．前頭葉，頭頂葉にdiffuseなlow flow shuntを認める．
C，D：毛細血管相，正面，側面像．前頭葉，頭頂葉にdiffuseなlow flow shuntを認める．

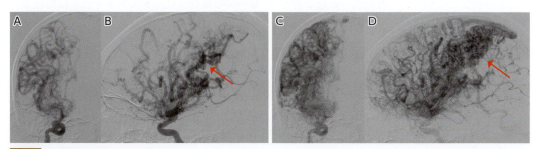

Fig.3 右内頚動脈撮影（5年後）
A，B：右内頚動脈撮影，動脈相，正面，側面像．precentral areaを中心にdiffuseなlow flow shuntを認める．
C，D：右内頚動脈撮影，毛細血管相，正面，側面像．precentral areaを中心にdiffuseなlow flow shuntを認める．

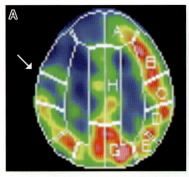
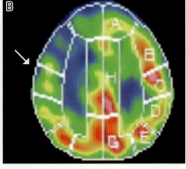

Fig.4 治療前後の脳血流画像

A：治療前の脳血流画像では前頭葉に低還流域を認める（矢印）．
B：治療7カ月後の脳血流画像ではEDAS部の血流改善を認める（矢印）．

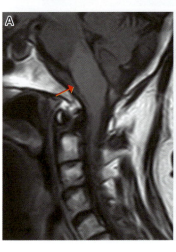
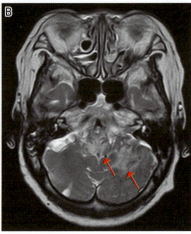

Fig.5 治療前MRI

A：矢状断FLAIR画像．脳幹，脊髄に高吸収域を認める．
B：軸位断T2強調画像．脳幹，小脳に高吸収域を認める．

のdAVFで両側の横静脈洞が閉塞している場合に，直静脈洞から深部静脈系に血液が逆流し，視床に循環障害をきたし，dementiaで発症することがよく知られている[9]．症候性病変ではT2で高吸収域の病変が出現するが，シャントを治療することで高吸収域が消失することが知られている．Venous hypertensionによる神経脱落症状は，静脈性の虚血であり，動脈虚血と異なり，比較的時間が経過していても治療に反応するという点である．ただし，spinal dAVFの場合は，発見まで時間経過の長い症例が多く，そのような症例では症状の改善が期待できないことが多い．したがって，静脈性の虚血であっても，あまりの長期の観察は望ましくない．

症例2

小脳失調で発症した74歳の女性．MRIで脳幹から脊髄にかけてT2強調画像で高吸収域を認めた（**Fig. 5**）．脳血管撮影では，左横S状静脈洞にisolated sinusを伴う硬膜動静脈シャントを認め，小脳皮質静脈，脊髄静脈に広範な逆流を認めた（**Fig. 6**）．経静脈的塞栓術を行い，isolated sinusの閉塞を行ったところ（**Fig. 7**），症状は改善し，脳幹，脊髄の高吸収域も消失した（**Fig. 8**）．

Hyperperfusion syndrome (NPPB)

NPPBは，AVMの術後にAVM周囲の低還流になっていた組織が正常還流に戻ることにより，その組織に腫脹，出血をきたす現象であるが，AVMの術後の場合は，手術による影響が否定できないため，本当に存在する現象かどうか疑問を持たれていた．しかし，high flow AVFのシャントを閉塞後に出血や脳腫脹の出現する症例が報告されており，high flow shuntの存在する病変の治療後に出現し得る病態であると考えて間違いないであろう[1]．このような病態が疑われる場合には，シャントを徐々に閉塞するなどの工夫をすることにより予防できる可能性が示されている[1]．

High flow angiopathy

AVF，AVMにおいては流出静脈に直接動脈圧がかかるため，静脈壁において内膜肥厚が生じることが知られている．これは，透析用のシャントなどの人為的なAVシャント作成後，静脈に生じる変化として知られている[11-13]．また，静脈グラフトを用いた動脈へのバイパス術

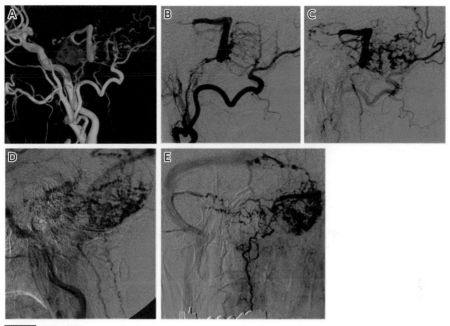

Fig.6 血管撮影

A：左総頚動脈撮影 3D画像．Isolated sigmoid sinusにdAVFを認める．
B：左外頚動脈撮影側面像動脈相．Isolated sigmoid sinusの後方にシャントが存在しsigmoid sinusにシャント血流が流入している．
C：左外頚動脈撮影側面像晩期動脈相．Sigmoid sinusから上錐体静脈洞を介して皮質静脈への逆流が認められる．
D：左外頚動脈撮影側面像毛細血管相．小脳皮質静脈，脊髄静脈への著明な逆流を認める．
E：左外頚動脈撮影正面像毛細血管相．小脳皮質静脈，脊髄静脈への著明な逆流を認める．

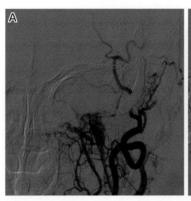 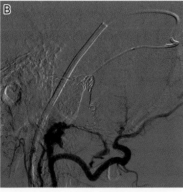

Fig.7 塞栓術後左外頚動脈撮影

A：左外頚動脈撮影正面像．Isolated sinusが閉塞され，シャントは完全に消失している．
B：左外頚動脈撮影側面像．Isolated sinusが閉塞され，シャントは完全に消失している．

においても使用された静脈壁には内膜肥厚が生じ，これが再狭窄，閉塞の原因になることが知られている．シャント疾患においても同様の機序で静脈に内膜肥厚が生ずる．結果として，流出静脈の狭窄に伴いその前後の静脈が拡張し，静脈瘤を形成し，出血の原因となる．静脈の狭窄に伴い，AVM，AVFの流出静脈の内圧が上昇し，出血をきたしたり，血流のうっ滞によりvenous hypertensionをきたし，その結果として静脈性梗塞を起こすことも知られている[14]．

別な観点から考えると，流出静脈路の狭窄が生じなければ，循環障害や静脈瘤形成が予防され，シャント疾患の予後を改善し得るので，今後の新たな治療戦略になるかもしれない．われわれは，AVMの流出路の静脈洞狭窄をステントで拡張することにより循環動態が改善するとともに出血予防になった症例を報告している[14]．

実際に静脈狭窄の機序としては，以下に示すメカニズムが考えられている．静脈に高流量の血液が流れ込むことにより血管内皮細胞障害が

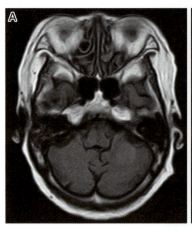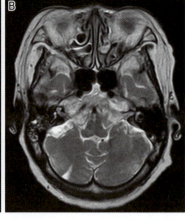

Fig.8 術後MRI
A：FLAIR画像．脳幹，小脳の高吸収域は消失している．
B：T2強調画像．脳幹，小脳の高吸収域は消失している．

生じ，血中マクロファージの血管内浸潤から，平滑筋様細胞の浸潤，さらに細胞外マトリックスが増殖し内膜肥厚に至る[15,16]．また，狭窄が生じた血管の前後での血流変化により静脈が拡張した場合は，静脈瘤を生じ出血の原因になる．

内膜増殖予防には，種々の遺伝子導入治療，血管新生抑制薬，MMP阻害薬，angiotensin II受容体拮抗薬，スタチンなどが試みられているが，根本的な予防法は開発されていない[15]．

文 献

1) Halbach VV, et al. AJNR Am J Neuroradiol 8: 751-6, 1987
2) Kono K, et al. J Neuroradiol 121: 1411-5, 2014
3) Raoult H, et al. Stroke 45: 2461-4, 2014
4) Wu C, et al. AJNR Am J Neuroradiol 36: 1142-9, 2015
5) Illies T, et al. Stroke 43: 2910-5, 2012
6) Shakur SF, et al. Stroke 48: 1088-91, 2017
7) Sato K, et al. J Neurosurg Spine 16: 441-6, 2012
8) Holekamp TF, et al. J Neurosurg 124: 1752-65, 2016
9) Hacein-Bey L, et al. Clin Neurol Neurosurg 121: 64-75, 2014
10) Hetts SW, et al. AJNR Am J Neuroradiol 36: 1912-19, 2015
11) Wong CY, et al. J Vasc Surg 59: 192-201, 2014
12) Franzoni M, et al. Am J Physiol Heart Circ Physiol 310: 49-59, 2016
13) Massoud TF, et al. AJNR Am J Neuroradiol 21: 1268-76, 2000
14) Tsumoto T, et al. Neuroradiology 45: 911-5, 2003
15) 坂野比呂志, 他. 脈管学 51: 415-22, 2011
16) 山本光弘, 他. 脈管学 47: 421-7, 2007

Ⅲ 生理学

1 循環生理学：脳循環
治療上必要な脳循環生理学

G. 簡易的脳内血流評価
①近赤外線

足立 秀光／尾原 信行／坂井 信幸

基礎知識

近赤外分光法（NIRS）による脳酸素モニターの概念は，1977年Jöbsisらにより初めて報告された[1]．その原理は，近赤外線は生体透過性が高いため，皮下組織，骨を透過し脳組織に到達可能であり，血液中の酸化Hbと還元化Hbで近赤外線光の吸収特性が異なることを利用して，間接的に脳組織の酸素飽和度を測定する方法である．このときの脳組織の局所酸素飽和度（rSO₂）は動脈血25％，静脈血75％の混合血の酸素飽和度を反映しており，臨床的には，酸素の供給と消費のバランスを反映している．

評価法と実用

日本の臨床でモニターとして使用可能な装置は，①INVOS（日本メドトロニック），②NIRO（浜松ホトニクス），③TOS（フジタ医科器械），④FORE-SIGHT（センチュリーメディカル），⑤SenSmart（Nonin Medical）がある．

使用方法は，測定部位にセンサーを装着するだけで，簡便である．2チャンネルタイプの機種は，両側前額部を測定部位とすることが多く，多チャンネルの機種は，他部位の測定も同時に可能であるが，前額部より測定の信頼性は低い．また，測定項目や原理は使用する機器によって異なるが，一般的に測定される脳組織のrSO₂の測定値は個人間，同一個人でもさまざまな因子によってばらつきが多く信頼性が低いため，手技前をコントロール値とし相対的変化で評価することが一般的である．rSO₂が変化する因子として以下の因子が考えられる（**Table 1**）．

近赤外線脳酸素モニターは脳神経領域の周術期モニターとして，頚動脈内膜剥離術（CEA）に使用され，その有用性について多くの報告が

されたことにより，CEAの知見に準じて頚動脈ステント留置術（CAS）のモニターとしても使用されている．その目的は，頚動脈遮断時の脳灌流の評価と術後過灌流の評価である．

脳灌流の評価

局所麻酔下での神経症状の出現を脳低灌流とした場合，感度，特異度がベストとなるrSO₂の変化は基準値から相対的に20％の低下，実測値の最低値が感度，特異度ともにベストとなる値は59％であった[2]．低灌流に対するrSO₂の測定値，相対的変化率については多くの報告があるが，心臓血管麻酔における近赤外線酸素モニターの使用指針にはCEA，CAS手術における低灌流の評価は，実測値を50％以下，基準値からの相対的低下を20％以上とすると，ほとんどの報告のアラームポイントを網羅していると記載されている[3]．

低灌流の評価は，CAS時に，distal/proximal balloon protection systemを用いたときや，filter protection systemでfilterが目詰まりし，血流が遮断されたときの虚血耐性の評価に有用である．

術後の過灌流

CEAでは術中頚動脈遮断解除後にrSO₂が基準値から5～10％以上の増加を認めた症例と過灌流症候群の関連性が示され，過灌流症候群を認めなかった症例でrSO₂はほとんど変化しなかったと報告されている[4]．

CASでもCEA同様，rSO₂が基準値から10％以上の増加を認めた症例と過灌流症候群の関連性が示され，術後の過灌流症候群発生を予見するモニターとしての有用性が示された[5]．しかし，CASに使用するときはCEAと異なり，手技中に徐脈，低血圧を生じたり，これらを予防，治療するためアトロピン硫酸塩や昇圧薬を使用することにより循環動態が大きく変化するため，

〈abbreviations〉

CAS: carotid artery stenting, CEA: carotid endarterectomy, rSO₂: regional cerebral oxygen saturation, NIRS: near-infrared spectroscopy

Table 1 rSO₂ の変化因子

rSO₂ 低下の要因	1. モニター部位での酸素消費量の増加 ・体温の上昇 ・麻酔深度の低下など 2. モニター部位での酸素供給量の減少 ・貧血や血液希釈 ・血管の狭窄や閉塞による血流減少 ・酸素の供給不足など	rSO₂ 上昇の要因	1. モニター部位での酸素消費量の減少 ・体温の低下 ・麻酔深度の上昇など 2. モニター部位での酸素供給量の増加 ・輸血，酸素供給量の増加 ・血管の狭窄・閉塞の改善 ・CO₂ 増加など

評価には注意が必要である.

脳血管内治療における意義

脳血管内治療におけるNIRSの意義は，術前後の評価を非侵襲的に繰り返し，連続的に行えること，術中のrSO₂をリアルタイムにモニタリングできることにある．手技はNIRSモニター用のセンサーを頭皮上に固定するだけであり，エコーやTCDのような検者の技量や，患者の状態（骨ウィンドウの状態や体動など）によって検査が不可能になることもない．しかし，センサー直下の脳組織しかモニターできず，患者の全身状態によって検査値のばらつきが多いといった問題もあり，検査値の評価は慎重に行うべきである.

また，くも膜下出血後の脳血管攣縮の評価に有用であったとの報告[6]や急性期脳主幹動脈閉塞に対する再開通療法前後のrSO₂と予後との関係を示した報告もあり[7]，今後の適応拡大が期待される.

文 献

1) Jöbsis, FF, et al. Science 198: 1264-7, 1977
2) Moritz S, et al. Anesthesiology 107: 563-9, 2007
3) 使用指針作成委員会. 心臓血管麻酔における近赤外線酸素モニターの使用指針. 16-20, 2017
4) Pennekamp CW, et al. Eur J Vasc Endovasc Surg 38: 539-45, 2009
5) Matsumoto S, et al. Neurology 72: 1512-8, 2009
6) Mutoh T, et al. Surg Neurol Int 2: 68, 2011
7) Hametner C, et al. J Cereb Blood Flow Metab 35: 1722-8, 2015

1 循環生理学：脳循環
治療上必要な脳循環生理学

G. 簡易的脳内血流評価
②経頭蓋ドプラ検査（TCD）

尾原 信行／足立 秀光／坂井 信幸

基礎知識

経頭蓋ドプラ検査（TCD）は，1982年にAaslidらによって報告されて以来，脳血流動態を非侵襲的かつ簡便に評価する検査として，日常臨床に広く利用されている[1]．主に頭蓋内血管の狭窄性病変や，くも膜下出血後の血管攣縮の評価，微小塞栓子信号（MES，HITSとも言う）の検出，右左シャント疾患の診断，そして手術中のモニタリングに用いられる．特にCASやCEAにおいて，術中の脳血流動態やMESをリアルタイムに観察できる点で非常に重要な検査法である．

評価法と実用

TCDには，通常の超音波診断装置とは異なる専用のTCD装置と2MHzプローブが必要である．CAS中にTCDモニタリングを行う際には，まず病変側の中大脳動脈水平部（M1）を検出し，可能であれば対側のM1も検出する．M1の血流は側頭骨ウィンドウからプローブを被検者の前上方向けに当てると，深度45〜60mmでプローブへ向かう血流として観察される．健常成人のM1平均血流速度は，年齢や性別により異なるが，約60〜80cm/secである[2]．できれば通常の超音波診断装置で施行可能な経頭蓋カラードプラ法（TC-CFI）で，あらかじめウインドウの有無，M1の血流速度を確認しておくとよい．アジア人・高齢者・女性は骨の超音波透過性が低く，適切なウインドウが見つからないため，モニタリングが不可能な症例も存在するためである[3, 4]．本邦では60歳以上の男性で約80%，女性で約40%程度の検出率とされる[5]．

M1の血流が検出できれば，ヘッドバンドを用いてモニター用2MHzプローブを装着固定する．ここであまり強くヘッドバンドを固定しすぎると患者の苦痛になるため，強く固定しすぎず，しかし多少ずれてもヘッドバンドを微調整することで元の波形を検出できるような位置にプローブを固定することが重要である．

CAS中のTCDモニタリングで診るべきポイントは以下の3つである．

術中のMES

CAS中のMES数はプロテクションデバイスの種類によって異なる．フィルタープロテクションに比べ，近位バルーンプロテクションのほうがMESは有意に少ないという報告がある[6, 7]．また手技の中では，ステント留置後のバルーン拡張時に最もMESが検出されやすいとされている[8]．一般的に術中の総MES数と術後の脳梗塞および死亡率とは相関しないとされてきたが，MESをmicroemboliとmalignant macroemboli（連続もしくは大きな信号）に分類すると，後者は術後の脳梗塞に相関したという報告[9]や，3秒以上モニター画面全体に広がるような高輝度信号「砂嵐サイン」を認めた場合は，重篤な神経合併症を起こしやすいとの報告[10]がなされており，手技中のMESに注意を払うことは，合併症の拡大を未然に防ぐ安全管理として重要と言える．

術中の血流変化

フィルタープロテクションを用いるCASでは，フィルターの目詰まりによる血流低下，病変部拡張直後の血流増加を即座に捉えることができる．遠位バルーンプロテクションを用いる手技では，内頚動脈の順行性血流を遮断したときのM1の血流変化を知ることができる．側副路が発達している症例では血流遮断後もM1の血流変化はほとんどない．またM1の血流が低下しても無症状である場合は虚血耐性ありと判断されるが，M1平均血流速度が術前の30%以下に低下し，さらに術中の頚動脈反射で血圧低

〈abbreviations〉

CAS: carotid artery stenting, CEA: carotid endarterectomy, HITS: high intensity transient signals, MES: microembolic signal, TC-CFI: transcranial color flow image, TCD: transcranial Doppler

下が加わった場合は，術後の神経症状出現に有意に相関するとされ[8]，なるべく早期に血流遮断を解除する判断基準となる．

術後の過灌流

CAS後の過灌流は術後早期に起こりやすいとされており，術直後からM1の血流変化を捉えることができるのはTCDの大きな利点である．CASでは，M1平均血流速度が術前比2倍以上かつ，収縮期最高血流速度と拡張期血流速度の差を平均血流速度で割った数値（pulsality index）が術前比1.5倍以上となれば，過灌流症候群の危険が高いとされており[11]，この基準に当てはまれば厳格な降圧や鎮静などの対処が必要である．

脳血管内治療における意義

脳血管内治療におけるTCDの意義は，術前後の評価を非侵襲的に繰り返し行えること，そして何より術中の脳血流動態，微小栓子の検出をリアルタイムにモニタリングできることにある．一方で限界としては，検査の精度が患者の骨ウィンドウや検者の技量に依存すること，透視にプローブや固定器具が映り込むため，頭蓋内病変に対する脳血管内治療の術中モニタリングには不向きであることなどが挙げられる．しかし冠動脈ステント留置術に心電図モニターが必須であるように，CASにおいてTCDは必須のモニタリング方法であると言える．

文 献

1) Aaslid R, et al. J Neurosurg 57: 769-4, 1982
2) Krejza J, et al. AJR Am J Roentgeno 172: 213-8, 1999
3) Itoh T, et al. Stroke 24: 1192-5, 1993
4) Marinoni M, et al. Ultrasound Med Biol 23: 1275-7, 1997
5) Hashimoto H, et al. 日老医誌 29: 119-22, 1992
6) Schmidt A, et al. J Am Coll Cardiol 44: 1966-9, 2004
7) Montorsi P, et al. J Am Coll Cardiol 58: 1656-63, 2011
8) Ackerstaff RG, et al. J Vasc Surg 41: 618-24, 2005
9) Almekhlafi MA, et al. Stroke 44: 1317-22, 2013
10) 坂口 学. 脳神経超音波マニュアル. 報光社, 2006, pp241-8
11) 坂口 学. 脳神経外科臨床マニュアル. シュプリンガー・ジャパン, 2010, pp81-109

2 流動学
治療に応用できる流体力学

A. CFD
①数理的原理（particle流体モデルからCFDへ）：脳動脈瘤を中心に

石田 藤麿／鈴木 秀謙

はじめに

脳動脈瘤の病因や治療において，血行力学は重要な役割を果たす．1990年以降デジタルカメラの進歩に伴い，粒子画像流速測定法（PIV）を用いた研究が行われてきた．さらに近年では，臨床現場で獲得される3D画像データを用いて作成される患者固有形状モデルでの数値流体力学（CFD）解析が応用されている（**Fig. 1**）[1, 2]．

PIVは流体の動きを追従するトレーサを可視化し，連続撮影した画像を処理することで速度を評価する*in vitro*の研究である．撮影技術の進歩により，2次元から3次元における速度場が検討され，シミュレーションで得られた結果の検証および妥当性が評価される．計算科学であるCFDで得られた解の妥当性を実験科学であるPIVにより確認した研究では，解析結果は一致するとする報告が多い[3, 4]．しかし，コイル塞栓およびステント留置された脳動脈瘤のCFDでは，コンピュータ支援設計（CAD），

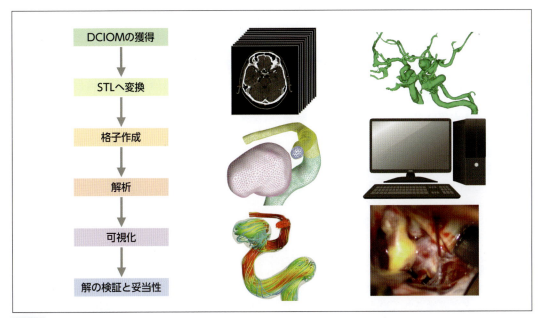

Fig.1 CFD解析の流れ

脳動脈瘤のCFDでは，CT angiographyやrotational angiographyのDICOMデータからstereolithographyが作成され，100万個前後の格子により患者固有形状モデルが作成される．計算された速度ベクトルと圧力の結果は，さまざまな処理で血行力学的パラメータとして可視化され，脳動脈瘤の病態，自然経過，治療効果などとの関連が検討されている．

〈abbreviations〉
AFI: aneurysm formation indicator, CAD: computer assisted design, CFD: computational fluid dynamics, Egr-1: early growth response-1, FV: fluid velocity, GON: gradient oscillatory number, NF-κB: nuclear factor-κB, OSI: oscillatory shear index, OVI: oscillatory velocity index, PIV: particle image velocimetry, RFV: residual flow volume, RRT: relative residence time, SAH: subarachnoid hemorrhage, WSS: wall shear stress, WSSG: wall shear stress gradient

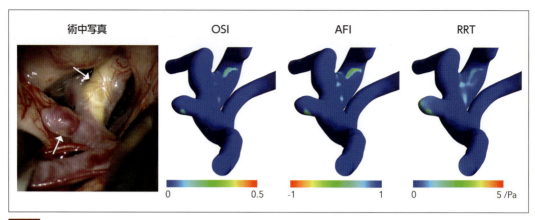

Fig.2 血流うっ滞を評価する血行力学的パラメータと脳動脈瘤壁の肥厚性リモデリング

術中に観察される肥厚性リモデリングは高いOSIに一致することが多い．OSIに類似した分布を示すAFIやRRTでも，肥厚性リモデリングは評価可能である．CTで石灰化として描出されるような進行した動脈硬化は，リモデリングが完成した病変と考えられ，高いOSIに一致しないこともある．

物理シミュレーション（physics-based simulation），多孔質媒体（porous media）などの手法が用いられるが，いずれも個々のリアルな形状を再現しているとは言えない[5, 6]．このため，コイル塞栓およびステント留置された動脈瘤のCFD解析では，PIVなどによる解の妥当性評価が望ましいと考えられる．

脳動脈瘤のCFDでは，3D CT angiographyや3D rotational angiographyで獲得される患者固有形状を数十万から百万個の小さな格子に分割したモデルが用いられる．一般に血液は粘稠度が一定のニュートン流体で，血流は密度が一定の非圧縮性の流れと定義され，ある瞬間の物理量を評価する定常解析（steady state analysis），1心拍中の物理量の変化を観察する非定常解析（transient analysis）が行われる．せん断応力（WSS）などの大きさを評価するのであれば定常解析でよいが，心拍によるWSSなどの物理量におけるベクトルのゆらぎを観察するには非定常解析が必要である．

脳動脈瘤のCFDでは，さまざまな血行力学的パラメータが評価されているが，それぞれが計算される部位で以下のように分類される．

表面壁の血行力学的評価

WSS

血流により発生する応力のうち断面法線に垂直な応力で，血管内皮細胞の生理学的応答に影響する．脳動脈瘤破裂状態の評価では，破裂脳動脈瘤は未破裂脳動脈瘤よりもWSSが高かったとする報告もあるが，破裂脳動脈瘤では有意に低いWSSが観察されたとする報告が多い[7-9]．また開頭術で確認された破裂点は，局所の低いWSSに一致することも示されている[10, 11]．SAH急性期においてCFD解析が可能であれば，WSSの評価により多発性脳動脈瘤症例における破裂脳動脈瘤の推測，破裂点を意識したコイル塞栓が可能となる．

振動せん断指数（OSI）

WSSベクトルのゆらぎを評価したパラメータで，1心拍中のWSSベクトル時間平均方向を基準とし，次式で計算される．

$$OSI = \frac{1}{2}\left[1 - \frac{\left|\int_0^T wss_i \, dt\right|}{\int_0^T |wss_i| \, dt}\right]$$

where wss_i is the instantaneous WSS vector and T is the duration of the cycle.

これまでの研究では，高いOSIは血管壁の肥厚性リモデリングと関連し，脳動脈瘤壁の動脈硬化に一致する[12]．また破裂状態の評価では，破裂脳動脈瘤は未破裂脳動脈瘤よりも，有意に高いことが示されている[7, 8]．

OSI以外にWSSのゆらぎを評価するパラメータとして，AFI，RRTなどがあり，これらのパラメータでもOSIに近い分布が観察される（Fig. 2）．

せん断応力勾配（WSSG）

WSSの大きさの空間勾配を評価するパラメータで，次式で計算される．

Ⅲ 生理学

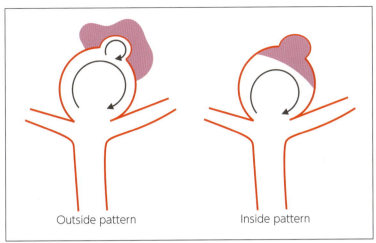

Fig.3 破裂脳動脈瘤の止血パターン

Inside patternはoutside patternよりも単純な血流パターンとなり、高いAFI、低いGON、低いinvariant Qが観察される。

$$WSSG = \sqrt{\left(\frac{\partial \tau_{w,p}}{\partial p}\right)^2 + \left(\frac{\partial \tau_{w,p}}{\partial q}\right)^2}$$

where τ_w is the WSS vector, the p-direction corresponds to the time-averaged direction of the WSS and the q-direction is perpendicular to p.

WSSGは乱流の程度と相関し、WSSGの高い乱流条件で培養された血管内皮細胞は、均一な流れで培養されたときよりも、NF-κBやEgr-1などの活性が高く動脈硬化と関連する。また動脈分岐部において高いWSSと高いWSSGがともに観察される部位は、脳動脈瘤発生の危険な血行力学状態と考えられている[13]。

GON

WSSGベクトルのゆらぎを評価したパラメータで、血管内皮に作用する伸張および圧縮力の変動に関連し次式で計算される。

$$GON = 1 - \frac{\left|\int_0^T wssg_i dt\right|}{\int_0^T |wssg_i| dt}$$

where $wssg_i$ is the instantaneous WSS gradient vector and T is the duration of the cycle.

内頚脳動脈瘤の発生で検討され、動脈瘤切除モデルにおいて高いGON部が動脈瘤発生部と一致していた[14]。破裂脳動脈瘤の止血形態を検討した研究では、止血パターンはoutside pattern、outside-inside pattern、inside pattern、membrane patternに分類される。

これら止血パターンと血行力学との関連を評価した研究では、inside patternではoutside patternよりも低いGONが観察された(**Fig. 3**)[15]。

理論的には破裂脳動脈瘤でGONが低ければ、血栓が瘤内に存在するためコイル塞栓術後の再発が多くなる可能性が示唆される。

血流領域の血行力学的評価

流体速度（FV）

脳動脈瘤内の血流速度は、3次元領域で速度ベクトルで全て可視化すると評価困難になるため、任意断面で観察される(**Fig. 4A**)。渦が1個のsimple flow patternに対して、渦が2個以上またはflow separationを伴うときはcomplex flow patternと呼ばれる。この方法は任意断面での評価であるため、観察する方向により異なる血流パターンになるのが問題で、このため「ある瞬間に流体の微小部分が持つ速度の方向を重ねた曲線」である3D streamlinesで評価されることが多い(**Fig. 4B**)。3D streamlinesで可視化される空間の渦を定量する方法として、vortex coreに関するパラメータの検討も行われている。

血流量は血流速度と任意の血流通過断面における面積により計算される。

$$Q = fv \cdot A$$

where fv is the flow velocity and A is the area of arbitrary plane.

親血管の血流量に対する脳動脈瘤頚部におけるinflowの血流量比をaneurysm inflow rate coefficientと定義し、コイル塞栓術後の再開通との関連をみた報告では、再開通群で有意にaneurysm inflow rate coefficientが高かったことが示されている[16]。

219

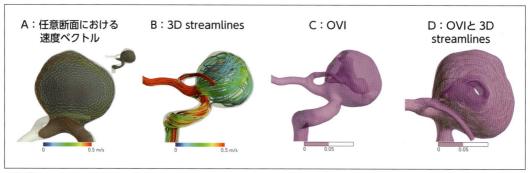

Fig.4 未破裂内頚動脈瘤における血流領域血行力学的パラメータの可視化

任意断面における速度ベクトルを描出するとsimple flow patternが観察され，3D streamlinesでも脳動脈瘤内の大きな渦が認められた．高いOVIの空間的な広がりと3D streamlinesの渦は一致し，渦中心では速度ベクトルのゆらぎが大きいことが理解できる．

振動速度指数（OVI）

3D streamlinesにより空間における構造上の渦は定性評価されるのに対し，OVIは3次元空間における速度ベクトルの時間的なゆらぎを定量評価できるパラメータであり，次式で計算される．

$$OVI = \frac{1}{2}\left[1 - \frac{\left|\int_0^T fv_i dt\right|}{\int_0^T |fv_i| dt}\right]$$

where fv_i is the instantaneous flow velocity vector and T is the duration of the cycle.

OVIと3D streamlinesを同時に描出すると，3D streamlinesの渦に一致した高いOVI領域が観察される（**Fig. 4C, D**）．OVIで破裂状態を観察した研究では，OSIと同様に破裂脳動脈瘤は未破裂脳動脈瘤より高いことが示されている[17]．

破裂脳動脈瘤は未破裂脳動脈瘤よりもブレブなど複雑な形状となるため，血流速度ベクトルのゆらぎがより大きくなることが示唆される．

RFV

脳動脈瘤コイル塞栓状態を多孔質媒体で設定し計算されたパラメータである．塞栓術後に残存する一定速度以上の体積と定義され，コイル塞栓術後に再発した脳動脈瘤では高いRFVであった[6]．

脳動脈瘤の病態や自然経過とCFDを用いた血行力学との関連は，今後前向き観察研究において明らかにされ，より的確な治療適応が確立されることが期待される．さらに，脳血管内治療におけるCFDでは，得られた解の検証と妥当性の評価が適宜必要であるが，治療後の血流シミュレーションにより，コイル塞栓術後の再発，Flow diverter stentによる治療効果予測などが実現しつつある．

文　献

1) Ishida F, et al. CI研究 37: 31-7, 2015
2) Suzuki H, et al. Proc Neurosci 1: 74-7, 2016
3) Hoi Y, et al. J Biomech Eng 128: 844-51, 2006
4) Ford MD, et al. J Biomech Eng 130: 021015, 2008
5) Otani T, et al. J Med Biol Eng 36: 1-14, 2016
6) Umeda Y, et al. PL S ONE12: e0190222
7) Xiang J, et al. Stroke 42: 144-52, 2011
8) Miura Y, et al. Stroke 44: 519-21, 2013
9) Lu G, et al. AJNR Am J Neuroradiol 32: 1255-61, 2011
10) Omodaka F, et al. Cerebrovasc Dis 34: 121-9, 2012
11) Fukazawa K, et al. World Neurosurg 83: 80-6, 2015
12) Furukawa K, et al. PL S ONE13: e0191287
13) Meng H, et al. Stroke 38: 1924-31, 2007
14) Shimogonya Y, et al. J Biomechanics 11: 550-4, 2009
15) Tsuji M, et al. J Neurosurg 3: 126: 1566-72, 2017
16) Sugiyama S, et al. Stroke 47: 2541-7, 2016
17) Sano T, et al. World Neurosurg 98: 868. e5-868. e10, 2017

2 流動学
治療に応用できる流体力学

A. CFD
②脳動脈瘤治療におけるステントの流体的影響：臨床応用の観点から

河野 健一

緒言

本邦においても，脳動脈瘤治療において，ステントが広く使用されるようになった．ステントを留置すると，動脈瘤内と血管内の血流が変化する．本稿では，①その血流の変化をどのように予測・評価できるのか，②その結果をどのように臨床応用できるのか，について述べる．「ステント」はステント併用コイル塞栓術用のステントを指すこととし，PipelineなどのFDとは区別する．

なお，この分野は日進月歩であり，本稿の内容は2018年7月時点のものであることに留意されたい．

ステント留置による流れの変化

脳動脈瘤塞栓に併用するためのステントとして，本邦では，2018年7月時点で，Enterprise VRD，Neuroform，Lvisが使用可能である．これらは，一般的にコイルを動脈瘤内に収める目的で使用される．しかし，ステントを留置した結果として，血流が変わる．流れを変える要因は2つに分けられる．1つはステント・ストラット（格子）による影響(**Fig. 1A, B**)，もう1つはステントにより母血管が直線化されることによる影響である(**Fig. 1A, C**)．ステントの種類により，この2つの影響が変わってくる．例えば，EnterpriseとNeuroformを比較すると，Enterpriseのほうが間隙率（格子の隙間）が低く，かつ，母血管を直線化させやすい[1]．流れの変化による臨床的影響は2つある．1つは，動脈瘤内の血流を抑えることにより再開通率を低下させる可能性，もう1つは，ステント内血栓症の可能性である．以下，それぞれについて述べる．

再開通率への影響

ステント併用コイル塞栓術では，再開通率が

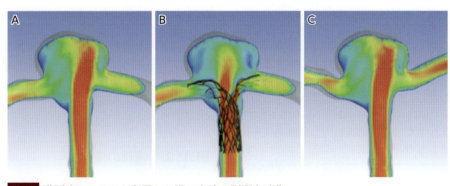

Fig.1 動脈瘤にステント留置した際の血流の影響（1例）
A：ステント留置前は母血管の血流がすべて動脈瘤内に入っている．
B：Yステント後にステント・ストラット（格子）の影響だけを考慮した場合，母血管からの血流が抑えられている．
C：Yステント後の血管の直線化のみの影響を取り出すと，この症例においては，母血管の血流はすべて動脈瘤内に入っており，直線化の影響は少ない．

〈abbreviations〉
AChA: anterior choroidal artery, FD: flow diverter, ICA: internal carotid artery

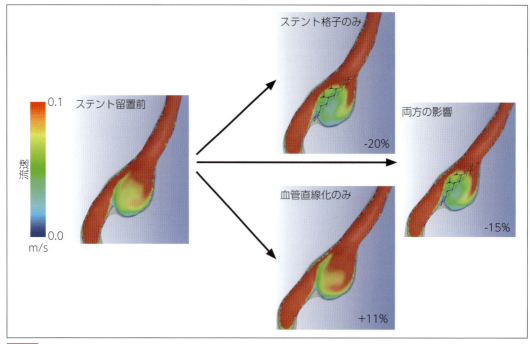

Fig.2 Side-wall type動脈瘤に対するステント留置の影響（1例）
Side-wall type動脈瘤に対し，動脈瘤内の血流速度の変化を，「ステント格子のみ」「血管直線化のみ」「両方の影響（実際）」について計算した．この症例においては，血管の直線化は，動脈瘤内の血流速度を上昇させるという結果になった．ただし，両方の影響を合わせると，血流速度は低下していることがわかる．

減ることが報告されている[2,3]．再開通率が低下する大きな要因として，ステントによる動脈瘤内の血流低下が考えられる．ステント・ストラットにより一定の血流低下が起こることは，さまざまな流体解析研究や実験で示されている[4,5]．

ステント・ストラットと血管の直線化の両方の影響を考慮した研究では，興味深い結果が得られている[6]．Side-wall type動脈瘤に限っているが，ステント・ストラットはどのような症例でも同程度（約-20%）の動脈瘤内の血流低下を示すのに対し，血管の直線化は動脈瘤内の血流低下を示す傾向（約-10%）は認められるものの，ばらつきが多く，時に動脈瘤内の血流速度を上げることもある（**Fig. 2**）．

この臨床応用として，再開通しそうな動脈瘤に対する治療や，既に再開通した動脈瘤に対する再治療が挙げられる．例えば，ICA-ant. choroidal a. 動脈瘤に対し，コイル塞栓術で短期間に2回再開通した症例に対し，血管の直線化を期待して，意図的に長めのEnterprise 28mmをM1から留置した（**Fig. 3**）．血管の直線化とステント・ストラットの効果により，半年後は再開通なく経過している．この症例の血流の可視化には，phase-contrast MRIという手法を用いているが（**Fig. 3B**），大まかな流れは脳血管撮影を1コマずつ送れば見えてくることが多い．

血栓塞栓性合併症

ステント留置による血栓塞栓症は，注意すべき合併症の一つである．数値流体解析のみから血栓合併症を評価することは現時点では困難である．臨床症例から検討していくことが必要である．血管の密着性，ステントの複雑な組み合わせ（Yステントなど），抗血小板薬に対する不応性などが，血栓塞栓合併症に関与しているという報告があり，それらの要素のほうが，血流変化よりも大きいと考えている[7-9]．

FDによる流れの変化

PipelineなどのFDによる動脈瘤治療において，流体変化が関与すると思われる臨床的要素は2つある．1つは遅発性破裂，もう1つはFD留置後に動脈瘤が血栓化しないことである．

FD留置後の遅発性破裂

FD留置後の遅発性破裂は約2％に生じると報告されている[10]．この遅発性破裂に対する研究は，数値流体解析などを用いて幾つか行われており，圧力の変化の可能性も提示されている

Ⅲ 生理学

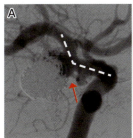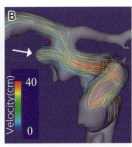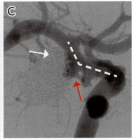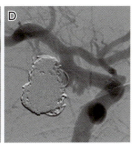

Fig.3 再開通症例に対して，ステントの2つの効果を利用して治療した症例
A：ICA-AChA. 動脈瘤の2回目の再開通症例(赤矢印：AChA).
B：Phase-contrast MRIにより流れを可視化すると，ICAの血流の多くが動脈瘤内に入っていることがわかる(矢印).
C：コイルを追加した後(白矢印)，Enterprise 28mmをM1から留置したところ，ICAが直線化した(点線).
D：半年後のfollow upで再開通を認めていない．

が，一定の見解を得られていない．個人的には一元的に説明できるものではなく，複合的な要因や，複数の異なる機序が関与しているものと考えている．臨床症例，数値解析，血栓の生理学などを合わせて検討していくことが，機序の解明には必要である．

FD留置後の動脈瘤閉塞(血栓化)

コイルを併用しない場合，FD留置後の動脈瘤の閉塞率は半年後に74%，1年後に87%と報告されている[11]．どのような症例で血栓化しないのかを術前に予測できれば，そのような症例にはコイルを併用するなど，治療戦略を立てるうえで役に立つ可能性がある．

数値流体解析による研究は多くはないが，FD留置後の動脈瘤内の平均血流速度・せん断速度(shear rate)，動脈瘤内への流入速度などが，閉塞するかどうかの指標として，提示されている[12]．

また，FD留置前後の血管撮影において，造影剤の停滞の程度や造影剤の流れの詳細な解析をすることによる血栓化予測も研究されている[13]．ただし，この血栓化のテーマは，抗血小板薬の投与期間・方法，血小板凝集能，FDの留置方法による間隙率の違い，FDの血管壁への密着度などにも依存するため，多角的に検討する必要がある．

流体力学のみで行う限界

注意すべき点として，流体解析を用いた研究は，動脈瘤内の血流速度やそれに類似した流体パラメータを利用して検討しており，血栓形成の過程，抗血小板薬の効果・個人差，などは考慮されていないことである．そのため，これらの研究成果はまだ発展途上であり，臨床症例，流体解析，実験を組み合わせて，研究を推進していく必要がある．その先には，ステント留置のメリット・デメリットを定量的に評価し，各個人のテーラーメイド治療が行えるようになることが期待される．

結　語

ステントやFDを留置することにより，流れの変化が起こり，臨床結果に影響を与える．その血流変化を数値流体解析，脳血管撮影，MRIなどで可視化し，臨床的にどのようなメリット・デメリットがあるかを評価し検討することは，治療戦略を立てたり，治療経過を予測したりするうえで役に立つ．今後，この分野の発展が期待されるが，流体力学の詳細がわからなくても，流れを可視化して考える，という姿勢は必ず治療に役立つものと考えている．

文　献

1) Gao B, et al. AJNR Am J Neuroradiol 33: 649-54, 2012
2) Chalouhi N, et al. Stroke 44: 1348-53, 2013
3) Piotin M, et al. Stroke 41: 110-5, 2010
4) Tremmel M, et al. World Neurosurg 74: 306-15, 2010
5) Kono K, et al. AJNR Am J Neuroradiol 34: 1980-6, 2013
6) Kono K, et al. PLoS One 9: e108033, 2014
7) Fifi JT, et al. AJNR Am J Neuroradiol 34: 716-20, 2013
8) Heller R, et al. J Neurosurg 118: 1014-22, 2013
9) Kono K, et al. Acta Neurochir (Wien) 155: 1549-57, 2013
10) Rouchaud A, et al. Neuroradiology 58: 171-7, 2016
11) Sahlein DH, et al. J Neurosurg 123: 897-905, 2015
12) Mut F, et al. J Neurointerv Surg 7: 286-90, 2015
13) Pereira VM, et al. AJNR Am J Neuroradiol 34: 808-15, 2013

2 流動学
治療に応用できる流体力学

A. CFD
③血管狭窄のバイオメカニクス

庄島 正明

基礎知識

狭窄部で生じる血流動態の変化はアテローム硬化などさまざまな血管病変の発生や進行に影響を及ぼしている.狭窄部における血流と血行力学の変化はバイオメカニクスに関する著書に詳述されている[1].基礎知識として,血管狭窄部では,①局所的な血流速度の上昇,②局所的な血管内圧の低下,③狭窄通過後の流れが剥離することとその周囲での渦の発生,④狭窄部を通過することによる圧力損失が見られることを理解しておくと,血管狭窄の本質を把握し,脳血管内治療において一歩進んだ治療戦略を検討する際に役立つ.

①狭窄部における局所的な血流速度の上昇

流量(cm^3/sec)は血管断面積(cm^2)と流速(cm/sec)の積で計算される.狭窄部に分岐血管がない場合は,狭窄の前後で流量は変化しないため,血管断面積とそこを通過する血流の流速は反比例し,流路が狭くなると流速は上昇し,流路が広くなると流速は低下する.このため,エコーで計測された血流速度から頚動脈狭窄や脳血管内攣縮による血管狭窄を診断することができる.

②狭窄部における局所的な血管内圧の低下

流体の圧力エネルギーと運動エネルギーは相互に交換可能で,摩擦(粘性)や位置エネルギーが無視できる状況下ではその総和が一定となる(ベルヌーイの法則)[1].このため,狭窄部では流速が上昇によって運動エネルギーが増加した分だけ静圧が減少する.ベルヌーイの法則に基づいて簡易計算を行うと,もともと50cm/secの流速が狭窄部で250cm/secに上昇した場合,狭窄部では22.5mmHgだけ血管内圧が局所的に低下する.

③狭窄後の流れの剥離

通常,血流の流線は血管の長軸に沿って整列して流れており,laminar flow(層流)と呼ばれる.しかし,狭窄部で血流が加速すると,慣性を増した血流は狭窄部を通過後の流路が拡張する部分で壁から離れてしまう.このような流速の大きな流れが血管壁から離れて流れてしまう現象を「流れの剥離」という.流れが剥離している近傍では主流とは逆向きの流れや渦が出現し,流れが乱れた状態(disturbed flow)となる.

④狭窄による圧力損失

固体の物理学における摩擦係数は,流体では粘性係数と呼ばれる.流体の粘性は「流体と壁面の間」や「流体内部で流速に格差があるところ」で摩擦を発生させており,流体のエネルギーの一部を熱として周囲に散逸させている.流速は計測しづらいのに対して圧力は計測しやすいため,流体工学では慣用的にエネルギーを圧力として表現することが良い.このため,流れが下流に向かうにつれてエネルギーをロスしていくことを「圧力損失」と呼ぶ.

流体と壁の間の摩擦による圧力損失は流れた距離に比例して必然的に生じる.これに対して,流体内部における摩擦による圧力損失は,流れの剥離や渦が存在する場合に顕著となり,流路の形状,例えば狭窄/拡張の程度や,屈曲の程度の影響を大きく受ける.このため,圧力損失は形状による流路抵抗の指標として用いられてきた.面積狭窄率が75%(径狭窄率50%相当)以下の場合は,圧力損失はほとんど出現しないが,それ以上の狭窄になると圧力損失が指数関数的に増加していく.つまり狭窄による血流動態への影響が大きくなっていくことが明らかにされている[2].50%以上の径狭窄を有意狭窄とする現在の臨床的判断は,圧力損失の観点から

⟨abbreviations⟩
CFD: computational fluid dynamics, FFR: fractional flow ratio

Ⅲ 生理学

も妥当と言える.

現在までにわかっていること

シェアストレスとアテローム硬化

血流が血管壁に作用させる摩擦力をシェアストレスという. シェアストレスが一定の範囲にあるときは内皮細胞は安定しているが, この範囲を上回ったり下回ったりしている場合に, 内皮細胞を介してさまざまな変化が血管壁に惹起される. シェアストレスの生理的な範囲は, 文献によって $1 \sim 7\,Pa$ [3]と記載されていることもあれば, $1.5 \sim 2.5\,Pa$ [4]などとさまざまに記載されていることもある. 内皮細胞の表面もしくは骨格部分にメカノレセプターが存在し, シェアストレスの高低や拍動周期内の向きの変化などが感知されていると推察されているが, 今のところ具体的なメカノレセプターは同定されていない [5].

低シェアストレスの環境は血管に対してアテローム形成性に作用することが知られており [3], 低シェアストレス下の内皮細胞は増殖能が上昇し, 内皮細胞の表面でVCAM-1やPDGF-Aの発現が増加してマクロファージの接着や血管壁内への侵入が起こりやすくなっており, 平滑筋細胞の増殖が亢進している. 実際に, 頚動脈の他に冠動脈・大動脈ではシェアストレスが低下している部位でアテローム形成が好発している [3]. また, プラーク量の増加に低シェアストレスが関与していることがCFDを用いた臨床研究で示されている [6]. 急性冠症候群に対して冠動脈撮影およびIVUSが行われた374症例に対して行われたCFDを用いた研究では, ベースラインのシェアストレスが低値（$< 1\,Pa$）であったプラークが有意に増大していたという.

一方で, プラーク破裂には高シェアストレス環境が関与していると推測されている. 最狭窄部通過後はシェアストレスが低下しているのに対して, 最狭窄部とその上流側ではシェアストレスが上昇しているが, 冠動脈および頚動脈におけるプラーク破裂のほとんどは最狭窄部の上流側に偏在している [7]ためである. 実際に経過観察中にプラーク破裂が起こった頚動脈狭窄の症例に対してCFD解析が行われたところ, 高シェアストレスが作用していた部位でプラーク破裂が生じていたという [8]. 高シェアストレス（$> 40\,Pa$）の環境下では, 血管壁から内皮細胞が剥離したり, また, 高シェアストレス下では内皮細胞の増殖能が低下しており, それがFibrous capの菲薄化につながると推測されてい

る [9]. 高シェアストレスはVEGFの発現を増加させるが, それがプラーク内の新生血管の増生, プラーク内出血やプラークの不安定化につながると推測されている [9]. プラーク破裂に関しては, 狭窄部における局所的な圧力低下も関与しているとCFDを用いた研究から推測されている. ベルヌーイの法則から推察されるように, 狭窄部で流速が上昇している部位では局所的に圧力が低下している. このような局所の圧格差がプラーク表面での内部応力を増加させ, 亀裂を生じる原因となっている可能性があるという [10].

圧力損失に基づいた狭窄病変の重症度評価

血管狭窄の指標は, 解剖学的指標と血行力学的指標に大別される. 解剖学的指標とは, いわゆる狭窄率のことであり, 最狭窄部と正常部における血管径や断面積の比から算出される. しかし, 血管狭窄は三次元的であり, 径・断面積だけでなく, 狭窄部の長さや狭窄の部位も狭窄を通過する血流量に影響し得る. 血流動態への影響を考慮した狭窄の指標として, 血流予備量比（FFR）が冠動脈病変で用いられている. FFRは, 狭窄の遠位と近位における血管内圧の比から計算され, その比が0.75以下のときに重篤な血流障害を伴う狭窄病変と判断される [11]. 狭窄前後の圧力は, 冠動脈撮影中に0.014 inchのプレッシャーワイヤーを用いて計測される. 冠動脈狭窄に対するステント留置の適応を径狭窄率で判断した場合とFFRで判断した場合の転帰がRCTで比較されたところ, FFRで決定したほうが治療後の転帰が有意に良好だった [11]. 現在, 冠動脈病変では解剖学的指標よりも血行力学的指標による狭窄の評価のほうが臨床的に有用と認識されている.

FFRとは狭窄前後における圧力損失を反映した狭窄の指標であり, CFDで比較的容易に算出可能である. CTアンギオから抽出した患者個別の血管形状を用いてCFDで算出した疑似的なFFR値はFFR$_{CT}$と呼ばれており, カテーテルで計測したFFRとほぼ同等の診断精度があることが, 複数の臨床試験で確認されている [12].

脳動脈狭窄においてもFFR$_{CT}$と同様のCFDを用いた狭窄指標を算出しようとする試みがなされている [13]. しかし脳動脈では, 冠動脈に比べると, ウィリス動脈輪による側副血行路や自動調節能があり, 冠動脈に比べるとCFD計算の条件設定が難しいようである.

わかっていないこと・今後の課題

シェアストレスと血管内皮細胞の関係は低シェアストレス領域で研究が進んでいるものの，高シェアストレス領域ではさらなる研究結果の蓄積が必要とされている．

頚動脈狭窄においては，外頚動脈と内頚動脈での血管抵抗の違い，ウィリス動脈輪の個人差，脳循環自動調節機構などが信頼性のあるCFD解析の妨げとなっている．今後，末梢血管抵抗・自動調節機構のモデル化や実測の分野でブレイクスルーが期待される．

冠動脈領域では，CFDの計算結果と実際の計測結果，実際の臨床転帰をリンクさせた多施設の臨床試験が実施されており[6, 12]，CFDのGeneralizabilityや有用性が示されている．脳動脈領域においても同様の試みが期待される．

脳血管内治療への活かし方

血管の狭窄部で起こる基本的な血流動態の変化(流速の上昇・流れの剥離と渦の形成など)を理解しておくと，脳動脈瘤で起こっている血流動態も理解しやすい．

血管狭窄の指標として，径狭窄率が一般に使用されているが，同じ狭窄率でも狭窄部の形状や狭窄部の長さにより血行力学的な影響は異なる．流体工学の分野で一般的に知られている圧力損失の概念を導入すると，狭窄の血行力学的重症度の評価は可能である．プレッシャーワイヤーが頭頚部で使用可能になれば，脳血管内治療にも応用可能である．また，圧力損失に基づいた狭窄の指標は，三次元画像をもとにCFDを行うことで，非侵襲的に算出できる可能性がある．

文献

1) 菅原基晃, 他. 血液のレオロジーと血流. コロナ社, 2003
2) Young DF, et al. Circ Res 36: 735-43, 1975
3) Martin D, et al. Br J Radiol 82: S33-8, 2009
4) Dolan JM, et al. Ann Biomed Eng 41: 1411-27, 2013
5) Chatzizisis YS, et al. J Am Coll Cardiol 49: 2379-93, 2007
6) Stone PH, et al. Circulation 126: 172-81, 2012
7) Fukumoto Y, et al. J Am Coll Cardiol 51: 645-50, 2008
8) Groen HC, et al. Stroke 38: 2379-81, 2007
9) Wang Y, et al. Regen Biomater 3: 257-67, 2016
10) Tang D, et al. Stroke 40: 3258-63, 2009
11) Tonino P, et al. N Engl J Med 360: 213-24, 2009
12) Rajani R, et al. Heart 103: 1216-22, 2017
13) Leng X, et al. PLoS One 9: e97531, 2014

Ⅲ生理学

2 流動学
治療に応用できる流体力学

A. CFD
④MRIによる再構成：磁気共鳴流体力学（MRFD）

礒田 治夫

基礎知識

血流動態，特に血管壁剪断応力とその関連指数は，脳動脈瘤の発生，成長，破裂に重要な役割を果たしている．この血流動態を調べる方法にMRFDがある[1]（この項では，後述するCFDと対比するため，4 D Flow imagingによる流体解析をMRFDと記載する）．これは流速情報として3次元シネ位相コントラスト磁気共鳴法（3 D cine PC MR）を用い，血管形状情報として3 D cine PC MRの信号強度画像（magnitude image）または3 D TOF MRAを用いる．3 D cine PC MRは2 D cine PC MRを3次元に拡張したもので，ボクセルごとに3方向の速度成分の経時的情報を持っており，4 D Flowとも称される[2]．

MRFDの解析に血管形状としてMRデータを用いるため，低侵襲で経過観察に適するが，3 D cine PC MRの信号強度画像の画質が不良であること，3 D TOF MRAの流速に応じた信号強度で血管形状を作成するため，真の血管壁を反映していない場合もあり得る．また，3 D TOF MRAの場合，飽和効果で，流入部よりも流出部で信号が低下し，末梢で血管が相対的に細くなる可能性がある．

MRFDと計算流体力学（CFD）にはさまざまな特徴がある．CFDはさまざまな仮説に基づいたシミュレーションであるが，MRFDは生体からの実測である．正確な血管形状と適切な境界条件を与えれば，CFDは高い空間・時間分解能の結果が得られるが，MRFDはMR装置で得られる画像に依存し，空間・時間分解能はCFDに比して悪い．このため，CFDが真の値，基準値であると多くの研究者，臨床家は考えている．CFDでは血管形状作成，メッシュ作成，境界条件設定，計算，後処理で総計5～10時間程度の解析時間を要するが，MRFDでは撮影時間は10～20分程度（ただし，撮影シークエンスやパラメータ設定により異なる），解析時間は30分以内であり，臨床に応用しやすい．また，近年，MRFDで得られた体積流量をCFDの境界条件に用いた患者個有のCFD（patient-specific CFD）が可能である[3]．

評価法と実用

MRFDではCFDと同様に，3次元速度場，流速ベクトル，血管内最高流速，血管断面平均流速，体積流量（volume flow rate），流線図（streamline），流跡線（pathline），壁剪断応力（WSS）とその関連指数などが得られる．

MRFDの精度に3 D cine PC MRの空間分解能が大きな影響を及ぼす．6 mm以上の径では，直径の30％以下のピクセルサイズで断面平均流速が10％以下の誤差（**Fig. 1A**）で，直径の10％以下のピクセルサイズで中心部最高流速が10％以下の誤差（**Fig. 1B**）で精度よく求まる[4]．一方，脳血管を模擬した3 mm径ではピクセルサイズが0.67×0.67mmのとき，中心部最高流速の精度はよくない（**Fig. 1A**）が，断面平均流速の誤差は20％以下である（**Fig. 1B**）[4]．3 mm程度の血管のMRFDで得られた速度プロファイルを真値と比較すると，中心部の最高流速精度は低下し，さらに速度0 cm/sとなるべき血管壁で速度が観察されるのは，部分体積現象のためと考えられる（**Fig. 2**）．また，3 D TOF MRAで血管形状を作成した場合も部分体積現象により血管径がやや大きくなるため，体積流量は真値に近くなる．

上記のようにMRFDで得られる速度プロ

〈abbreviations〉
AVM: arteriovenous malformation, CFD: computational fluid dynamics, CTA: CT angiography, MRA: MR angiography, MRFD: magnetic resonance fluid dynamics, PC: phase contrast, RA: rotational angiography, TOF: time-of-flight, WSS: wall shear stress

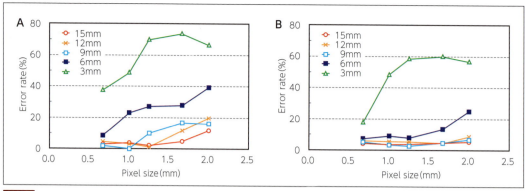

Fig.1 3D cine PC MR
A：異なる直径（3〜15 mm）の管に定常流を流したときの 3D cine PC MRで得られた中心部最高流速の誤差.
B：異なる直径（3〜15 mm）の管に定常流を流したときの 3D cine PC MRで得られた断面平均流速の誤差.
（文献4より作成）

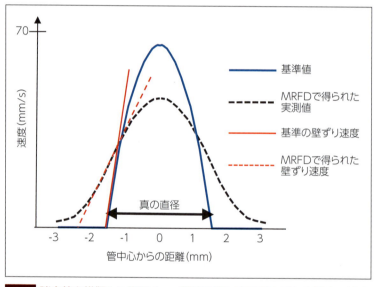

Fig.2 脳血管を模擬した直径 3mm 程度の管に定常流を流した場合の速度プロファイルの模式図

中心部の最高流速は基準値に比し低く，部分体積現象や速度雑音比・信号雑音比の低下によるものが考えられる．また，真の血管内腔よりも外に速度ベクトルが観察されるのも部分体積現象によると考えられる．3D TOF MRAなどを基に血管形状を作成した場合も，部分体積現象により血管の直径は真の値よりも大きくなり得る．赤線，赤点線は血管壁における速度プロファイルの接線であり，これのX軸に対する正接がずり速度になる．MRFDによるずり速度は基準値に比し，小さくなるのが理解できる．また，速度プロファイルの接線は壁に近いほど，X軸に対し角度が大きくなるため，ずり速度の計算の基になる速度ベクトルの位置が壁に近いほど，ずり速度が大きくなることも理解できる．

ファイルが悪いため，MRFDで求まるWSSは，CFDのそれと異なる．理由は次のとおりである．WSSは「粘度」に「ずり速度」を掛けて求められる．「ずり速度」は「血管壁近傍の速度ベクトルの大きさ」÷「壁から速度ベクトルまでの距離」で求められ，**Fig. 2**の血管壁の位置における速度プロファイル曲線の接線のX軸に対する正接（tangent）に相当する．MRFDで得られる

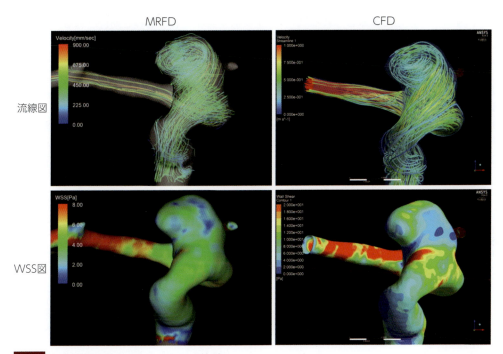

Fig.3 右内頚動脈瘤のMRFDとCFDの比較

右内頚動脈瘤のMRFDとCFDで得られた流線図，WSS分布図を示す．速度，WSSの絶対値は異なるが，流線図のパターン，WSS分布図ともにMRFDとCFDは似ている．

速度プロファイルが悪いため，MRFDにより得られるずり速度は基準値のCFDに比し低い．また，「ずり速度」を求めるための「壁から速度ベクトルまでの距離」は空間分解能に依存し，MRFDでは0.5 mm程度であるのに対し，CFDでは，MRFDの1/10程度である．このため，MRFDのWSSはCFDのそれよりも小さくなる傾向がある．特に，WSSが大きいほど，CFDとMRFDの差が大きくなる．MRFDの空間分解能が上がり，速度プロファイルも改善されれば，MRFDのWSSの精度も改善が見込まれる．

上記のため，ヒト脳血管などのMRFDの流速，WSSはCFDのそれらと比較すると低値となるが，相関があり，流線のパターンやWSSの分布は似ている[5-8]（**Fig. 3**）．また，拡張期に比し，流速の速い収縮期でMRFDとCFDの一致度が高い[9]．

脳血管内治療における意義

多くの研究者，臨床家はCFDが真値であり，MRFDは不正確であると考えているため，残念ながら，脳血管内治療におけるMRFDの意義は十分に確立されていない．しかし，MRFDの臨床例への応用が報告されている．

Spetzler-Martin gradeは個々の動静脈奇形（AVM）の血流動態を評価できないが，MRFDは個々のAVMの流入動脈，nidus，流出静脈の3次元的な複雑な血流動態や治療に伴う変化を評価できる可能性があり，段階的な塞栓術においてはAVMの縮小，血流速度の変化が明瞭に描出され，塞栓術の治療計画，治療に役立つことが示唆される[10-13]．

脳動脈瘤[14]などに対し，MRFDを行い，治療戦略に役立つ可能性が示唆されている．また，Flow diverter 留置前後のMRFDで瘤内の血流変化を調べることができるため[15]，今後，治療後早期のMRFDで瘤内血栓化時期を推定できる可能性がある．

脳動脈瘤の流入部の血流動態は脳血管内治療のコイル塞栓後のcoil compactionと再開通の主要な要因と考えられるため，この流入部血流部位を良好に描出することを目指す研究[16]，脳血管の弯曲率が脳動脈瘤の流入位置に及ぼす影響を調べる研究[17]，流入血流動態と脳動脈瘤のブレブ形成や破裂の関連を調べる研究[18]，流入血流動態と脳動脈瘤のsize ratioの関係を調べる研究[19]などがなされている．

MRFDを用いて内頚動脈狭窄患者の眼動脈の血流が逆流している場合，内頚動脈狭窄に伴う

血流量低下のリスクを推定できるとされる[20].

今後の展望

上述したように，MRFDはCFDに比べて精度は劣るが，生体からの実測であること，撮影時間や解析時間が比較的短い利点があり，4D Flowシークエンスが日常臨床で使用できる環境が整ってきたため，今後，症例が集積されることで，MRFDが脳血管内治療に役立つエビデンスが集積されるものと期待される．

しかし，さらなる高空間分解能化，撮像時間短縮，multiVENCで遅い流速から速い流速まで対応できること，1心拍で少なくとも20時相を確保できること，後処理の標準化・精度・再現性，拍動に伴う血管壁の動きに合わせた解析ができることが望まれる．また，血管壁の位置により，体積流量やWSSの値が変わるため，血管のセグメンテーション，血管壁作成の標準化も必要と思われる．

文 献

1) Isoda H, et al. Neuroradiology 52: 921-8, 2010
2) Markl M, et al. J Magn Reson Imaging 17: 499-506, 2003
3) Isoda H, et al. Magn Reson Med Sci 14: 139-44, 2015
4) Fukuyama A, et al. Magn Reson Med Sci 16: 311-6, 2017
5) Isoda H, et al. Neuroradiology 52: 913-20, 2010
6) Jiang J, et al. Med Phys 38: 6300-12, 2011
7) Naito T, et al. Acta Neurochir (Wien) 154: 993-1001, 2012
8) Berg P, et al. J Biomech Eng 136(4), 2014.
9) van Ooij P, et al. AJNR Am J Neuroradiol 34: 1785-91, 2013
10) Ansari SA, et al. AJNR Am J Neuroradiol 34: 1922-8, 2013
11) Markl M, et al. J Magn Reson Imaging 38: 946-50, 2013
12) Wu C, et al. AJNR Am J Neuroradiol 36: 1142-9, 2015
13) Chang W, et al. AJNR Am J Neuroradiol 36: 1049-55, 2015
14) Lawton MT, et al. Neurosurgery 79: 83-99, 2016
15) Pereira VM, et al. J Neurointerv Surg 7: 913-9, 2015
16) Futami K, et al. AJNR Am J Neuroradiol 35: 1363-70, 2014
17) Futami K, et al. AJNR Am J Neuroradiol 36: 342-8, 2015
18) Futami K, et al. AJNR Am J Neuroradiol 37: 1318-23, 2016
19) Futami K, et al. Neuroradiology 59: 411-8, 2017
20) Sekine T, et al. Magn Reson Med Sci 17: 13-20, 2018

Ⅲ 生理学

2 流動学
治療上知っておくべき血液粘性

A. 血液粘性
①脂質，血小板凝集

後藤 信哉

物体の変形の科学 —レオロジーにて扱う粘性の概念

血液は蛋白質などを溶解した血漿と赤血球に代表される血球細胞からなる．血液の「粘性」は定性的概念としては理解できるが，定量的理解は難しい．物理的な「粘度」は流体が変形するときの抵抗である．血球細胞と血漿では粘度が異なる．両者を合わせた血液の「粘性」は難しい概念である．

血液のヘマトクリットは45％程度である．血液中の赤血球の体積は大きい．心臓から拍出された血液は直径数十mmの大血管から直径数mmの臓器灌流動脈を経て直径数μmの末梢血管，毛細血管に至る．赤血球から臓器への酸素の灌流などは主に直径数μmの毛細血管内で起こる．心臓からは単位時間内に大きな圧力負荷をかけることなく，効率よく血液を拍出し，毛細血管では十分時間をかけてゆっくりと臓器を灌流するために，血液は「さらさら」過ぎても，「どろどろ」過ぎても具合が悪い．血漿と血球細胞の複雑な物理的相互作用の結果として，太い血管では比較的「さらさら」と，細い血管では「どろどろ」と流れる血液の物理的性質は生命の神秘の一つである．

コップに水を入れてかき回すと「さらさら」と撹拌される．砂糖を大量に溶解させると水あめのように「どろどろ」になる．水や砂糖水の「どろどろ感」は容易には変化しない．血液は流動条件により，局所的に「どろどろ感」が変化する特殊な液体なのだ．

臨床医学と物理的なレオロジー

ファインマンの物理学の教科書を読むと，物理学的に解くことのできない運動の典型として「流体」の挙動があげられている[1]．最近のコンピュータの高速化と情報技術の進歩により流体力学の基礎方程式であるNavier-Stokes方程式

はさまざまな状態において解くことが可能になった．しかし，血漿と血球からなる血液の挙動を完全に方程式から予測することはできない．臨床医学と物理的なレオロジーの乖離は大きい．高速コンピュータを利用すれば，基礎方程式を解いて，真実であるかのように血管内の血流動態予測ができる．血液を単純な流体として，複雑な血管系を流れる動態を予測するCFDは研究のはやりでもある[2]．しかし，血管内局所における血球と血漿の運動は完全には理解されていない．血管内局所の各種条件における「血液」の粘度さえ不確定なので，CFDは粗視化のもとに施行されている[3]．本物らしく見える結果が「本物」でないことを指摘できる臨床医が必要である．

血液の粘度ってなんだろう？

mmスケールの血管を流れる血液を単純な「粘度のある液体」と扱えば，粘性流体の流動現象として雑駁に扱うことができる．血管は分枝などがあり，形状が複雑なので，血液を雑駁に扱っても血管壁各所に負荷される圧力，ずり応力などは場所により大きな差が生じる．大血管の動脈硬化巣好発部位は壁ずり速度の低い場所とされていた[4, 5]．学問としてのレオロジーの精度が低い時代であっても，医学，生物学者との連携により血流と疾病の関連を見いだした先人の業績は驚嘆に値する[6]．

コンピュータの必要性と危険性

複雑な形状の血管を流れる単純な粘性流体の挙動すら極めて複雑であり，精密に解くには現在のコンピュータの力が必要である．実際の血液は，血球と血漿からなる．血球は血漿に力を加え，血漿もまた血球に作用する．赤血球，血小板などの血球細胞は細胞膜からなる．細胞膜の弾性は脂質構成により変化する．細胞膜は脂

〈abbreviations〉

CFD: computer fluid dynamics, VWF: von Willebrand factor

質二重膜を持つ．膜内にはコレステロール量の多いラフトがある．膜の硬さも生体の置かれた条件により変動する．血液を構成するすべての血球と血漿の相互作用を解きながら，血液の流動を予測するのは現在の最高速スーパーコンピュータを用いても困難である．

細胞膜の脂質はnmスケールの物質として挙動する．その結果，μmスケールの血球細胞の細胞膜の物理的性質が変化する．両者の間には$10^3 \times 10^3 \times 10^3$倍のスケールの差がある．脂質構成の変化から膜の物理性状の変化を構成論的に予測することは困難である．血液中を流れる血球細胞の直径は数μmである．心筋梗塞，脳梗塞などの原因となり，血管インターベンションの対象となる血管の直径は数mmである．両者の間にも$10^3 \times 10^3 \times 10^3$倍のスケールの差がある．生体現象を緻密に観察すれば，「大きく重い赤血球は血流の中心を流れる」などの観察事実を見いだすことはできる．しかし，その観察事実を支える理論基盤を構築できないため，「大きく重い赤血球は血流の中心を流れる」などの単純な現象であっても適応範囲を明確化できない[7]．

近年のコンピュータ技術の進歩により，血流解析ツールなどが汎用化され，動脈瘤の破裂予測への応用なども試みられている．基盤理論を確立できない状況にて，みかけだけ本物らしいコンピュータシミュレーションが進むことには危険がある．現在のコンピュータの性能により微分方程式を差分化して解くことはできる．その微分方程式作成の過程にて，複雑な生命現象の「粗視化」，「簡素化」がなされている．臨床医であっても物理，化学の諸原則として，どこまで精緻で，どの部分が粗視化されているかを見分ける能力が必須である．

血液の粘度：こんなに難しいの？

蛋白質が高濃度で溶解した血漿は水よりも粘稠度が高い．血液を撹拌してみると水よりも粘稠度，ネバネバ感などが大きいことを実感するだろう．この粘稠度，ネバネバ感を，物理的に定量的に表現する指標が粘度（viscosity）である．液体の粘度は液体を構成する分子，細胞などの粒子間の相互作用に依存する．撹拌しているときに大きくて重い分子が多ければ，それらの分子の慣性が大きいので，ネバネバ感を感じることは直感的に理解できるだろう．目に見えない分子だけでなく，目に見えない細胞であっても液体中に存在すれば粘度に寄与する．

◨▫ 血漿と粘度

血漿中にはサイズの大きな蛋白質が多い．血漿の粘度が水よりも大きい理由は血漿蛋白の存在による．生体内では体温は37℃前後に正確に維持されている．血管の中の血漿の粘度を考慮する時には温度の影響は考えなくても済む．しかし，計測用に血漿を取り出したら外気の温度により粘度は影響を受ける．体外計測した血漿粘度は血液中とは異なる可能性がある．血漿中には血液凝固に寄与する蛋白が多く含まれる．血管内では血液凝固反応は起こらない．血液を採取して体外に取り出すと血液凝固反応が開始する．水に不溶のフィブリンは血液を固体にしてしまう．体外計測時には血液凝固を阻害する必要がある．広く使用される抗凝固物質はクエン酸，EDTAなどカルシウムイオンをキレートする．カルシウムイオンは多くの蛋白質の3次元構造に影響を与える．抗凝固した血漿の粘度は体内と同一ではないかもしれない．血漿のみを考慮しても粘度は多数の因子により複雑な影響を受ける．血液の粘度を論じるのは難しい．

◨▫ 赤血球と粘度

体内を循環する血液は血漿と血球からなる．血球細胞は円形ではなくて複雑な形状をしている．血球細胞の濃度，血球細胞の密度，血球細胞の向きも粘度に寄与する．赤血球の密度は血漿よりも大きいので，放置すると赤血球は沈んでしまう．血管の中では流動しているため，沈下することなく赤血球も流動している．この赤血球の流動状態は血液粘度に影響を与える大きな因子である．円錐平板回転粘度計にて血漿の粘度を計測すると，水の1.2〜1.4倍程度の値となる．赤血球存在下の血液の粘度を計測すると水の4倍程度になる．

ずり速度に粘度をかけるとずり応力になるというのが流体力学の基本的法則であるが，円錐平板回転粘度計による簡便な計測であっても，回転速度が遅くなると粘度は上昇する．血液の粘度は複雑系である．

◨▫ 粘度とずり応力

粘度の単位には各種ある．記号としてはμまたはηを用いる．意味は距離hの面積Aの2枚の平板を速度Uで動かしたときに平板にかかる力Fを$F = \mu \times A \times U/h$と表すが，この$\mu$が粘度である．前述のように血液の粘度は場所により，条件により変動する複雑系であるが，$F = \mu \times A \times U/h$の単純な方程式に従う物理的に単純な流体をニュートン流体という．ニュートン流体では2枚の平板の間の速度勾配は流体内の場所によらず一定である．同じ距離を離した同じ面積の

平板の間に働く力は粘度に比例する．単位面積あたりに働く力を「ずり応力（shear stress）」という．ずり応力は流体の流れ方向の断面同士に作用する力である．血漿の粘度は1.1〜1.3dyn・s/cm²，あるいは1.10〜1.30mPa（ミリパスカル），赤血球を含む血液であればその4倍程度と想定されている．

血流と働く力

血管を単純な円筒と考えて，粘性液体を単純に灌流すると考えても円筒内の血流は複雑系となる．血流のうち，血管壁と接触している部分は血流によって移動しない．このため，壁に接触している粘性流体の速度は0である．粘度が一様の粘性流体であれば，血管壁から一番遠い場所，すなわち血流の中心において流速は最大となる．粘度があるため，中心部の血液の移動をその周囲の血液の粘性が妨げることになる．すなわち円筒内を流れる流体の各所は，中心部が流速方向に移動することを妨げる作用を発現しており，流体内のすべての部位は隣の部位から流速方向に向かう力および流速の反対方向に向かう力を受けていることになる．

粘性と圧力差

血管の半径をrとし，血液の流れる距離lの間に圧力差ΔPにて，単純な粘性液体が流れる条件を考えてみよう．この管の中で全体としては一定の速度の血液が流れている（定常流）．でも，管の中の流体各所には複雑な力が作用している．流体は物理現象なので数式を使ったほうが理解できる部分がある．臨床家は数式から離れて久しい．工学者の開発した血流シミュレーターなどの妥当性を数式にて説明されると臨床家は反論できない．最低限の数式を用いて可能な限り，平易にイメージ的に解説したい．

Hagen-Poiseuilleの法則という流体の基礎方程式を聞いたことがあるだろうか？　入試で物理をとっていれば，一度は聞いたことがあるはずだ．血液の粘性（μ_b）とすると，血管内の血流（F）と血圧降下（ΔP）の関係は以下のように表現される．

$$\Delta P = \frac{8\mu_b l}{\pi r^4} F$$

rは血管の内径の半分（内半径），lは管の長さである．一見，難しい方程式のように見える．抵抗に電圧をかけて電流を流す電気の場合のオームの法則に似ている．オームの法則はもっと単純化されていて，電圧（ΔP）＝電流（I）×抵抗（R）と表記される．

Hagen-Poiseuilleの式も抵抗に相当する粘性（μ_b）と血流（F）の積が圧力差ΔPになっている意味では同じ形である．要するに，抵抗に逆らって流れると圧力差が生じるという現象を意味している．

壁ずり応力と生物学的妥当性

流体は固体と異なり，形を変えながら流れている．速く流れる中心部は，隣の部分を流速方向に引っ張る．粘度があるので，その部分は中心部の流れを邪魔する方向にずり応力を惹起する．流れの中心から壁面まで，どこも流動していて捕まえどころがない．血流中の赤血球，血小板などの血球成分が受ける力を予測するためには，流体中のこれらの血球の運動を精密に追跡しなければならない．現時点では血管内を流れる血球が受ける力の予測は極めて困難である．血管壁に接している壁面のみは動かない．血球が擦れて流れるような特殊な状況を除けば，壁ずり応力（wall shear stress，τ_w）の扱いは比較的簡単である（本当は難しいけど）．単純な円筒の中をニュートン流体が流れるときの壁ずり応力は以下の方程式にて表す．

$$\tau_w = \frac{4\mu_b}{\pi r^3} F$$

この単純な基礎方程式であっても，形状の複雑な血管内にて解くことは難しい．これらの数式は一様の粘性流体の流動において成立する．血液では，血管の性状によって質量の大きい赤血球のみが血管壁に衝突している状況などが容易に想像できる．現在のCFDでは，血球の挙動を含めた血液の流動を記述することは，簡単な管であってもできない．単純な粘性液を複雑な血管に流して，血管壁のずり応力などを予測するCFD計算ソフトはある．現在のコンピュータは大量の情報を一度に扱うことができるので，微分方程式を差分方程式に変換すれば，難しい基礎方程式にも解を得ることができる．問題は得られた解の生物学的妥当性である．レオロジーの専門家が複雑精妙な生命現象を単純化して示してきたときに，「この条件を考えなければ正解にはいけない」と指摘できる臨床医が必要である．

レオロジーと生命科学

ずり応力と多血小板血漿

医学，生物学者は物理，化学の知識を忘れてしまっている．筆者は「ずり応力惹起血小板凝集」という現象に長年取り組んだ[8]．「ずり応力」というレオロジーの因子が「血小板凝集」という

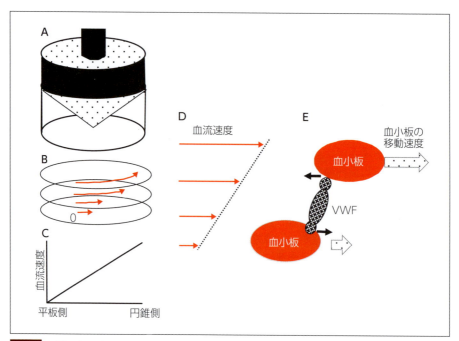

Fig.1 円錐平板回転粘度計内の流体の挙動

静置した平板の上にてコマのような円錐を一定の条件にて回転させるとAのような円錐平板回転粘度計ができる．Bのように流体の円錐部位は移動速度が速く，平板部位の移動速度は遅い．ニュートン流体であれば流体内の円錐，平板との距離と流体面の移動速度の間にはCのような直線関係がある．速度勾配がDのように異なるので，円錐に近い部位の血小板と平板に近い血小板がEのように結合すると，結合したVWFと血小板の間に流体力が作用する．血小板の活性化と凝集に寄与する因子はこの流体力であると理解している．

生命現象を惹起するので，血小板細胞には「ずり応力」を感知する受容体があるのではないか，「ずり応力」により血小板凝集に寄与する受容体，リガンド蛋白の高次構造が変化するのではないか，など物理現象と生命現象を連成する仮説を立てて研究したが，これらの仮説は間違いであった[9]．レオロジーの勉強をした今から考えると「ずり応力惹起血小板凝集」に関する生物学的論文を発表していた頃の筆者は「ずり応力」の意味を理解していなかった．

血小板を多く含む多血小板血漿を作成し，円錐平板回転粘度計にすると「多血小板血漿」を構成する流体は一様のずり速度に曝露される（Fig. 1A～C）．Fig. 1Bに示す流体の各断面は一様速度勾配に基づく一定のずり応力を受ける．筆者は当初，漠然と多血小板血漿中の血小板が「ずり応力」を受ける，ないし血小板と相互作用する血漿蛋白が「ずり応力」により高次構造変化を起こす，などと考えていた．最近出版される論文を読んでも，医学，生物学の領域ではこの誤解が完全に消失していないことがわかる．円錐平板回転粘度計が惹起する一様な「ずり応力」は「多血小板血漿」が流体として受ける力であり，流体に溶解する蛋白，流体中の血球細胞が受ける応力とは異なることに考えが及ばなかった．

血小板膜糖蛋白（GPIbα）とvon Willebrand因子（VWF）

生物学的実験により，円錐平板回転粘度計内における血小板凝集はGPIbαとVWFの相互作用によることが示されている．Fig. 1Dのように，円錐平板回転粘度計内の円錐近傍では流速が速く，平板近傍では流速が遅い．流体を構成する粒子の運動と血小板の運動が一致する根拠はないが，流速の速いところでは血小板の速度も速く，流速の遅いところの血小板移動速度は遅いと想定される．Fig. 1Eのような条件において2つの血小板細胞がVWFを介して一過性に結合すると，円錐に近い血小板のVWF結合部位には速度を落とす方向の，平板に近い血小板のVWF結合部位には速度を上昇させる方向の流体力が作用する．現時点では，流体力を受けた血小板の局所にて膜内に折りたたまれたGPIIb/IIIaが発現し，VWFとGPIbα，GPIIb/IIIaの結合により血小板凝集が安定するとわれわれは

理解している[9].

VWFとGPIbαの結合は一過性であるが，両分子の結合により67pN程度の接着力を発現できる[10]．血管壁損傷部位を模擬したflow chamberを用いた場合に，流速を上昇させて壁ずり速度を上昇させると活性化血小板のGPIIb/IIIaとフィブリノーゲン，VWFの結合では血小板

細胞の接着を支えきれなくなる．壁面のずり速度750s^{-1}程度が閾値となる．一見正しそうな説明と真に正しい理論には乖離がある．生命現象も物理，化学の諸法則に従うのではあるが，諸法則を適用する条件について十分に配慮する必要がある．

文　献

1) ファインマン(坪井忠二訳)．ファインマン物理学(1)力学．岩波書店, 1986
2) DeGroff CG, et al. Circulation 97: 1597-605, 1998
3) Tomita A, et al. J Atheroscler Thromb 22: 201-10, 2015
4) Zarins CK, et al. Circ Res 53: 502-14, 1983
5) Irace C, et al. Stroke 35: 464-8, 2004
6) 岡 小天. バイオレオロジー. 裳華房, 1984
7) Goto S, et al. Circ J 79: 1871-81, 2015
8) Goto S, et al. Circulation 86: 1859-63, 1992
9) Goto S, et al. J Biol Chem 270: 23352-61, 1995
10) Shiozaki S, et al. J Atheroscler Thromb 23: 455-64, 2016

2 流動学
治療上知っておくべき血栓形成

A. 血栓塞栓の発生
①血栓の種類と発生（動脈内，静脈内）

片岡 丈人

基礎知識

150年以上前，Rudolf Virchowが，血栓形成には3つの要因があることを提唱した．Virchow's triadは，①血流の異常，②血管壁の異常，③血液成分の異常で，現在も血栓形成の本質を示している[1]．

また，血栓は動脈血栓と静脈血栓に分類される．古典的には動脈血栓は，high shear stressのかかる大血管（頚動脈，冠動脈，大腿動脈）や小血管に生じ，はじめに血小板や白血球が凝集し，少量の赤血球と少量のフィブリンで形成される（白色血栓）．脳梗塞や心筋梗塞が代表例で，血流の早い環境下での血小板の活性化が主体である．静脈血栓は，血流が遅い静脈弁の周囲に赤血球とフィブリン主体のフィブリン凝血塊が形成される（赤色血栓）．深部静脈血栓症や肺塞栓症が代表例である（**Table 1**）[2]．

しかし，実際にはこれらは混在しており，基本的なメカニズムは同様ではないかと考えられている．両者で多くの危険因子を共有していることを示唆する証拠も増えており，症候性アテローム血栓性疾患の患者は，静脈血栓症の発症リスクが高く，静脈血栓症の臨床症状を有する患者のアテローム血栓症の発症リスクが高いことが，いくつかの臨床研究で報告されている[3]．

動脈血栓症と静脈血栓症の違い

静脈壁と動脈壁にも違いがある．静脈壁は，内膜，中膜，外膜の3層からなる．動脈壁と比較して平滑筋と弾性線維が少ない．静脈内膜は，基底膜上にある内皮細胞層からなる．

静脈血栓は，静脈弁後方の低流速部で生じ，静脈の閉塞部から近位側に向かって血栓化する．肉眼的には，静脈血栓は，主に赤血球とフィブリンからなる赤いゼラチン状物質である．動脈および静脈血栓は血小板およびフィブリンを含むが，その割合が異なる．Low shear stressで形成される静脈血栓は，比較的少数の血小板を含み，主にフィブリンおよび捕捉された赤血球からなる．赤血球の含有量が高いため，静脈血栓は赤く見える．動脈血栓とは異なり，血栓の開始に最も寄与した白血球および血小板のleading edgeは通常存在しない．

動脈血栓とは対照的に，静脈血栓は血管破壊部位ではほとんど形成されない．代わりに，静脈弁や筋肉洞の中で発生する．遅い血流（stasis）

Table 1	動脈血栓症，静脈血栓症の危険因子		
	静脈血栓症	動脈血栓症	共通
危険因子	癌 外科手術 臥床 骨折 血栓症 妊娠 エストロゲン療法	喫煙 高血圧 糖尿病 肥満 高脂血症	加齢 肥満 脂質異常 高血圧 糖尿病 喫煙 血栓症 エストロゲン療法

（文献2をもとに作成）

〈abbreviations〉

ADP: adenosine diphosphate, DVT: deep vein thrombosis, FDP: fibrin degradation products, FgDP: fibrinogen degradation products, TIA: transient ischemic attack, VWF: von Willbrand factor

Ⅲ 生理学

がより顕著であり，その結果，罹患した静脈セグメントの内面への酸素供給が減少する．インビトロで，これらの応答は炎症促進性および接着性変化をもたらす弁洞内の局在性低酸素血症が内皮細胞の局部活性化を引き起こすという知見は，静脈血栓症を理解するうえでの新しい概念である[2]．

静脈血栓症の詳細

静脈血栓塞栓症は，米国で毎年約100人／100,000人の割合で初発する．この頻度は高齢化とともに増加し，80歳で500/100,000人の発生率となる[2, 4]．

深部静脈血栓症（DVT）の臨床診断では，無症候性片側脚浮腫は，最も一般的な単一徴候である．大腿静脈系を含む主な静脈血栓症は，罹患側下肢の浮腫，疼痛および斑状疱疹を生じる．疾患の進行がさらに進むと，動脈の流入が損なわれるような重度の浮腫が生じる可能性がある．

四肢DVTの画像診断には，Doppler超音波およびカラーフローイメージングを組み合わせた検査が有用である．非侵襲的かつ造影剤を使用する必要がない点が大きな利点である．

FDPとD-dimerの測定も重要である．一次線溶の亢進は，フィブリノゲンがプラスミンによって分解されたフィブリノゲン分解産物（FgDP）の上昇を起こす．二次線溶の亢進は，安定化フィブリンがプラスミンによって分解されたフィブリン分解産物（FDP）の上昇を引き起こす．この両者を合わせて，広義のFDP（total FDP）と呼ぶ．

FDPの測定では，上昇しているのがフィブリノゲン由来か（一次線溶），安定化フィブリン由来か（二次線溶），区別がつかない．安定化フィブリンにプラスミンが作用した場合には，D-D結合が分解されずに残り，フィブリンにプラスミンが作用した場合にはD-D結合が分解され含まれなくなる．したがって，D-D分画（D-dimer）をモノクローナル抗体を用いて測定することによって，二次線溶の亢進を捉えることが可能で，生体内にフィブリン血栓が存在し，二次線溶が亢進していると考えることが可能になった[5]．

また，D-dimerは，年齢とともに自然に上昇する．したがって，年齢が上昇すると特異性が低下することになる．このため，年齢による補正（50歳以上）が必要であると言われている[4]．

慢性心房細動の患者においても，D-dimerの測定は有用で，心原性塞栓のハイリスク患者かどうかの判断材料になると言われている[6, 7]．

動脈血栓症の詳細

動脈血栓症では，速い流速に起因する剪断応力（shear stress）が作用する．

血小板凝集惹起遺伝子のvon Willbrand因子（VWF）の立体構造を変化（活性化）させ，血小板膜上の受容体に結合させ血小板凝集を起こす．プラーク表面が破裂すると，血小板は内皮細胞コラーゲン，VWF，およびアデノシン二リン酸（ADP）などの局所アゴニストに曝露される．活性化された血小板は，ブイヨンに結合し，白血球の結合を媒介し，フィブリン形成を増強するさまざまな凝固促進性および増殖性の因子を分泌する．局所血栓がプラーク表面上に形成され，老人性紅斑，一過性脳虚血発作（TIA）または脳卒中を引き起こす．この一連の作用は，内皮細胞，血管内平滑筋細胞，血小板が相互に作用し進行する[8, 9]．

心原性塞栓症

心房細動は，最も一般的な持続性心不整脈であり，脳卒中および血栓塞栓症のリスクが高い．心房細動における血栓形成傾向はいくつかの基礎的な病態生理学的メカニズムに関係している．左心房内の血流停滞，血管壁の異常な変化，進行性の心房拡張，心内膜脱落，および細胞外マトリックスの浮腫性または線維性浸潤が含まれる．さらに，血液成分の異常な変化が認められ，VWFの活性化，凝固系の異常，血小板の活性化が含まれる．

急性期脳梗塞では，非造影CTにて"hyperdense MCA sign"あるいは"dot sign"と呼ばれる高吸収域が，非造影MRI gradient-echo法では blooming artifactと呼ばれる低信号域が閉塞血管に一致して認められる場合がある．これらの画像所見と，血栓回収療法によって回収された血栓の病理を比較すると，CTのhyperdense MCA signあるいは，MRI blooming artifactが陽性の症例は，陰性の症例に比べて，赤血球の含有率が優位に高く，赤色血栓であったと報告されている[10]．

一方で，CTによる"hyperdense MCA sign"と病理の関連性が証明されず，治療結果とも関連がなかった報告[11]や，発症原因との関連性は示されなかったが，CTで"hyperdense MCA sign"が認められた症例の神経学的重症度が高かったという報告[12]がある．赤血球含有量が多い赤色血栓はCTのhyperdense MCA signあるいは，MRI blooming artifactが陽性となる可能

性があり，陽性症例は血栓による閉塞距離が長いために神経学的な重症度が高くなるのではないかと推測される．

　何れにしても初期診断で非常に重要な所見で，主幹動脈閉塞の重要なサインであることから，追加検査を省略し，脳血管内治療を行うまでの時間を短縮させるなど，治療に反映させることが重要と考える．

まとめ

　血栓の成因，病態，予後は，血栓が形成される血管の種類（動脈，静脈，毛細血管），大きさ（大血管，小血管，微小血管），範囲（局在性，全身性），臓器（脳，心臓，下肢，腎臓，肺など）によって異なる．

　動脈血栓症と，静脈血栓症の病因や発症機構は異なると考えられていたが，共通点も多く，実際には両者が混在して存在すると考えられる．病態に応じて適切な治療を行うことが重要である．

文　献

1) Brotman DJ. South Med J 97: 213-4, 2004
2) Stavrou EX, et al, 277-96 (Willis MS, et al (eds). Cellular and molecular pathobiology of cardiovascular disease. Academic Press, 2014, pp277-96
3) Franchini M, et al. Eur J Intern Med 23: 333-7, 2012
4) Di Nisio M, et al. Lancet 388: 3060-73, 2016
5) 松本剛史, 他. 日本血栓止血学会誌 19: 22-5, 2008
6) Vene N, et al. Thromb Haemost 90: 1163-72, 2003
7) Watson T, et al. Lancet 373: 155-66, 2009
8) Cito S, et al. Thrombosis research 131: 116-24, 2013
9) 鈴木重統, 他. 止血・血栓ハンドブック. 西村書店, 2015, pp30-9
10) Liebeskind DS, et al. Stroke 42: 1237-43, 2011
11) Kuo KH, et al. J Stroke Cerebrovasc Dis 25: 695-701, 2016
12) Novotná J, et al. J Stroke Cerebrovasc Dis, 23: 2533-9, 2014

IV 薬理学

1 血液薬理学

治療に必要な凝固薬理学

治療に有用な神経保護

1 血液薬理学
治療に必要な凝固薬理学

A. 抗血小板薬
①基本薬理と検査法

榎本 由貴子

基礎知識

アスピリン

● 薬剤効果：アラキドン酸代謝酵素であるシクロオキシゲナーゼ（COX）-1活性を不可逆的に阻害し，血小板内でのトロンボキサン（TX）A_2生成を阻害するCOX-1阻害薬である（**Fig. 1**）．鎮痛作用が知られていた柳の樹皮の主成分がサリチル酸であることが判明し，1897年にアセチルサリチル酸"アスピリン"として発売された．日本国内ではアスピリンが一般名であるが，諸外国ではacetylsalicylic acidが一般名である．

● 効果発現とその持続時間：内服後30分ほどで十分な効果が得られる（鎮痛薬としての効果発現時間と同じ）．用量依存性に抗血小板効果を発揮するが，1,000mgを超える高用量では，血管内皮細胞におけるプロスタグランジン（PG）I_2生成を抑制する"アスピリンジレンマ"が起こるため注意が必要である．薬剤自体の半減期は20〜30分と短いが，一度アスピリンに曝露された血小板は寿命まで永続的にCOX-1活性が阻害される．

● その他の特徴：1960年代に低容量で抗血小板作用を有することが発見されてから，多くの有効性が知られ，メタ解析では心筋梗塞や脳卒中を含む重篤な心血管イベントを25％減らす効果が示された[1]．最近では消化器がんに対する有効性が多数報告されている[2,3]．

$P2Y_{12}$受容体拮抗薬

チエノピリジン化合物

● 薬剤効果：第一世代のチクロピジン，第二世代のクロピドグレル，第三世代のプラスグレルは同じチエノピリジン骨格を有するチエノピリジン化合物であり，いずれもアデノシン二リン酸（ADP）受容体の一つ，$P2Y_{12}$受容体の不可逆的拮抗薬である（**Table 1**）．

● 効果発現とその持続時間：肝臓チトクロームで活性代謝物にならないと効果を発揮しない，抗血小板薬では唯一のプロドラッグである．通常投与量では十分な効果発現に1〜2日必要とするが，通常量の3〜4倍を初回に投与する（loading dose投与法）ことで効果発現を速めることができる．活性代謝物になるための代謝酵素はそれぞれによって若干異なるが，CYP2C19は遺伝子多型が多く，依存度が高いクロピドグレルではそれによる不応症がしばしば問題となる．プラスグレルではCYP2C19に依存する割合が低いため，安定した効果が得られやすい．

● その他の特徴：チクロピジンは肝機能障害や顆粒球減少症，血栓性血小板減少性紫斑病などの副作用が多いことが報告され，使用頻度は減少した．クロピドグレルは急性期のアテローム血栓性脳梗塞や急性冠症候群，ステント留置術においては優れた血栓症予防効果がある[4,5]．プラスグレルは国際共同試験で出血イベントが多かったため[6]，日本国内ではその1/3量で発売されているが[7]，現在国内では適応は冠疾患に限られている．

チカグレロール

● 薬剤効果：チエノピリジン骨格を持たない新たな抗血小板薬，直接型$P2Y_{12}$受容体拮抗薬（シクロペンチルトリアゾロピリミジン群）である（**Table 1**）．2016年に急性冠動脈症候群，陳旧性心筋梗塞に対して国内製造販売承認された．

● 効果発現とその持続時間：肝臓での代謝は不要で，loading doseを投与せずとも速やかな効果発現が得られる．可逆的な阻害作用のため薬剤の半減期と同様に薬効も減弱し，有効血中濃度を保つためには1日2回服用が必要

〈abbreviations〉

ADP: Adenosine diphosphate, AVM: arteriovenous malformation, cAMP: cyclic adenosine monophosphate, COX: Cyclooxygenase, PAR: protease-activated receptor, PDE: Phosphodiesterase, PG: prostaglandin, TX: thromboxane

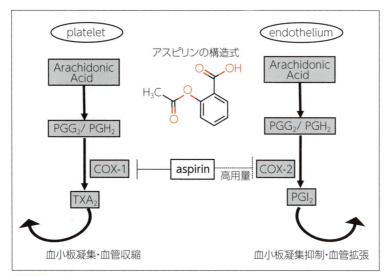

Fig.1 アスピリン

Table 1 P2Y12受容体拮抗薬

	チエノピリジン系			シクロペンチルトリアゾロピリミジン群
薬品名	Thienopyridine	Clopidogrel	Prasugrel	Ticagrelor
構造式				
代謝酵素	CYP2C9, 2C19, 3A4 など	主にCYP2C19, 他にCYP3A4, 1A2,2B6	主にCYP3A4, CYP2B6	不要
効果発現	通常量投与で24時間	Loading 3〜6時間	Loading 1〜4時間	1〜2時間
効果の持続	血小板寿命まで			24時間（半減期 8.7時間）

である.
- その他の特徴：ステント内血栓症などをはじめとする心血管イベントを従来薬に比べ減少させたが，一方で出血イベントはやや増加する傾向にある[8,9].

同種の未承認薬としてCangrelor（静注のみ），Elinogrel（静注・経口）などがある.

シロスタゾール
- 薬剤効果：環状アデノシン一リン酸（cAMP）の分解酵素であるホスホジエステラーゼ（PDE）3を阻害し，cAMP濃度を増加させて抗血小板効果を発揮する可逆的PDE 3阻害薬である．血小板内でcAMP濃度が上昇すると血小板機能はすべて抑制に働き，逆にcAMP濃度が低下すると血小板機能がすべて亢進する作用がある(**Fig. 2**)．ジピリダモールもPDE阻害薬の一種である.

- 効果発現とその持続時間：内服後体内へ吸収されたシロスタゾールは約3時間後に最高血中濃度に達し抗血小板効果を発揮する．可逆的な阻害作用のため薬剤の半減期と同様に薬効も減弱し，有効血中濃度を保つためには1日2回服用が必要である．内服中止後24時間後には効果が消失する.

- その他の特徴：PDE 3は血小板のみならず血管平滑筋にも存在するため血管拡張作用を有し，副作用として頭痛が5〜23%に，動悸が5〜11%にみられ[10,11]，服薬コンプライアンスを低下させる原因となることがある．血管平滑筋細胞増殖抑制効果などの多面的効果があり，ステント留置術後の再狭窄予防効果などが報告されている[12].

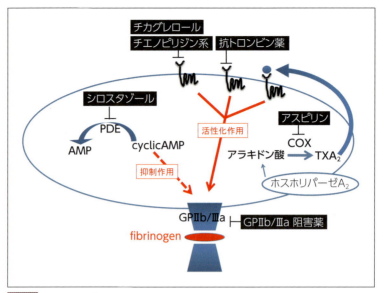

Fig.2 シロスタゾール

未認可薬
GPIIb/IIIa受容体拮抗薬

血小板凝集の最終段階である，膜糖蛋白GPIIb/IIIa（フィブリノーゲン受容体）の活性化を阻害するモノクローナル抗体がabciximab（ReoPro®）である．他にも蛇毒の構造を元に作られた合成ペプチドのGPIIb/IIIa受容体阻害薬eptifibatide（Integrillin®）や，非ペプチド系低分子GPIIb/IIIa受容体阻害薬のTirofiban（Aggrastat®）などがある．これらはすべて静脈投与のみで効果発現も早い．脳血管内治療中の急性血栓症に使用されているが，最近では緊急例の術前投与としての有効性も報告されている[13,14]．

プロテアーゼ活性化受容体（PAR）-1受容体拮抗薬

強力な血小板活性化物質のトロンビンの受容体であるPAR-1を拮抗することで，抗血小板効果を発現する経口PAR-1受容体拮抗薬がVorapaxar（Zontivity®）である．心血管イベントは減少するものの，頭蓋内出血のリスクが増加するため，脳卒中の既往のある患者への使用は禁忌である[15]．

特徴と用法

各抗血小板薬はそれぞれ特徴があり，作用機序も異なるため，何を目的として処方するのかによって薬剤の選択・組み合わせ・投与方法を考慮する（**Table 2**）．目的とする抗血小板効果以外に，①効果発現の早さ（プロドラッグかどうか），②薬剤効果の持続時間（可逆的阻害薬か不可逆的阻害薬か）も重要である．プロドラッグでは数日前からの投与かloading dose投与法が必要である．また，ヒト血小板寿命は10日であるため，不可逆的阻害薬では内服中止後も薬剤効果を有する血小板が残存し，すぐには効果が消失しない．

また，服薬しているにもかかわらず，十分な効果が得られない不応症が存在するため，種々の血小板反応性検査による薬効評価が行われている．チエノピリジン系はシトクロム（CYP）側の因子に多く影響されるため，CYP 3 Aの発現を亢進させる喫煙者では効果が現れやすい．特にCYP 2 C19への依存が高いクロピドグレルは，そのpoor metabolizer（＊2と＊3のヘテロ接合体，あるいはそれぞれのホモ接合体で，東洋人では18～23％と頻度が高い[16]）による不応症の問題があるため，CYP 2 C19の依存度が低いプラスグレルや，チカグレロールの適応拡大が期待されている．また，薬物排出にかかわるP糖蛋白を規定する*ABCB 1*遺伝子のC3435T変異も，クロピドグレルの効果に影響があることが知られている[17]．

脳血管内治療における意義

脳血管内治療における周術期抗血小板療法は，血栓塞栓症による虚血性合併症を防ぐために重要な役割を担うとされながらも，いまだ詳細なガイドラインや指針は確立されておらず，

Table 2　各抗血小板薬の特徴

	アスピリン	チエノピリジン系	シロスタゾール
作用機序	COX-1 阻害薬	P2Y$_{12}$ 受容体拮抗薬	PDE3 阻害薬
内服からの効果発現時間	30 分	・クロピドグレル：通常 2 日/ loading 3 時間 ・プラスグレル：通常 2 日/ loading 1 時間	3 時間
可逆的結合	不可逆的	不可逆的	可逆的
期待する効果	抗炎症効果	ステント血栓症予防効果	内皮機能改善
失活まで	血小板寿命（内服中止から 3-5 日）	血小板寿命（内服中止から 3-5 日）	24 時間
血小板反応性検査	アラキドン酸凝集（VerifyNow aspirin），コラーゲン凝集	shear stress凝集，ADP凝集（VerifyNow P2Y$_{12}$）	すべて

過去の報告などを参考に各施設で経験的に行われているのが実際である．周術期抗血小板療法を考慮するうえで脳血管内治療は 2 つに大別され，1 つは動静脈奇形（AVM）や動脈瘤など，病変部を血液循環系から隔離し閉塞させる治療，もう 1 つは主幹動脈閉塞性疾患などで，血液循環系の一部である病変部に異物を留置する治療である．

前者においては，Yamadaらが未破裂脳動脈瘤コイル塞栓術における術前からのアスピリン投与の有効性を報告して以降[18]，術前からの抗血小板薬単剤投与が一般的となり，特にadjunctive techniqueを併用するワイドネック動脈瘤では必須とされている．いずれにせよ，これらは病変部を閉塞させる治療であり，出血性合併症リスクを遷延させる長期投与は不要である[19]．術中投与のみでも十分な効果が報告されており[20]，海外では破裂瘤の緊急塞栓術時に，アスピリンやGPIIb/IIIa拮抗薬など静注薬の術中投与が行われている[13, 14]．

後者においては，血管形成術時の内皮損傷部位から露出した膠原線維や，留置されたステントなどの金属異物との間に生じたずり応力により，血小板凝集が惹起されて白色血栓が形成される．主幹動脈を閉塞させれば重篤な虚血性合併症となり得るため，前者よりも積極的な周術期抗血栓療法が必要であり，術前抗血小板薬は 2 剤併用が一般的である．また術後も，内皮損傷が修復され，金属が完全に内皮に覆われるまで長期的な抗血小板薬投与が必要とされる．

いつまで 2 剤併用を継続するか，単剤投与をいつまで継続すべきかについては，治療内容などにより若干異なるが，米国 5 学会によるconsensus document on carotid stentingでは，少なくとも手技の24時間以上前から術後30日間までは，2 剤併用療法を行うよう推奨されている[21]．Flow diverterや頭蓋内ステント留置術など，他の治療でも最低この期間は 2 剤併用療法が一般的である．Key timeは金属異物が内皮化される術後30日，再狭窄のピークである術後 3 ～ 6 カ月，血管のリモデリングが終焉する術後 1 年であり[22]，これらのタイミングが投与量の調節を考慮するうえで重要である．

文　献

1) Antithrombotic Trialist' Collaboration. BMJ 324: 71-86, 2002
2) Santilli F, et al. Eur J Interm Med 34: 11-20, 2016
3) Hankey GJ, et al. Lancet 367: 606-17, 2006
4) Mehta SR, et al. Lancet 358: 527-33, 2001
5) Wang Y, et al. N Engl J Med 369: 11-9, 2013
6) Wivott SD, et al. N Eng J Med 357: 2001-15, 2007
7) Saito S, et al. Circ J 78: 1684-92, 2014
8) Wallentin L, et al. N Eng J Med 361: 1045-57, 2009
9) Bonaca MP, et al. N Eng J Med 372: 1791-800, 2015
10) Gotoh F, et al. J Stroke Cerebrovasc Dis 9: 147-57, 2000
11) Shinohara Y, et al. Lancet Neurol 9: 959-68, 2010
12) Lee SW, et al. J Am Coll Cardiol 51: 1181-7, 2008
13) Levitt MR, et al. AJNR Am J Neuroradiol 8: 909-12, 2016
14) Kim S, et al. AJNR Am J Neuroradiol 37: 508-14, 2016
15) Morrow DA, et al. N Eng J Med 366: 1404-13, 2012
16) Fukushima-Uesaka H, et al. Drug Metab Pharmacokinet 20: 300-7, 2005
17) Mega JL, et al. Lancet 376: 1312-9, 2010
18) Yamada NK, et al. AJNR Am J Neuroradiol 28: 1778-82, 2007
19) Enomoto Y, et al. Neurol Med Chir (Tokyo) 54: 9-16, 2014
20) Ries T, et al. Stroke 37: 1816-21, 2006
21) Bates ER, et al. J Am Coll Cardiol 49: 126-70, 2007
22) Asakura M, et al. Circulation 97: 2003-6, 1998

1 血液薬理学
治療に必要な凝固薬理学

B. 抗凝固薬
①基本薬理と合併症

近藤 竜史

基礎知識

血液凝固は，各種血液凝固因子の活性化を経てフィブリン血栓形成に至る連鎖反応である．この連鎖反応は，**Fig. 1**のような模式図で説明されることが多く，階段状に流れ落ちる滝（cascade）になぞらえて凝固系カスケードと呼ばれる．**Fig. 1, 2**に凝固系カスケードの模式図と各凝固薬の作用点（阻害する凝固因子）を示す．

凝固カスケードの前半は，2つの異なる経路，すなわち外因系（extrinsic pathway）と内因系（intrinsic pathway）からなる．

外因系凝固の発端は，組織因子（TF）の発現である．具体的には，血管壁損傷によって露出した壁在TFや，敗血症の放出サイトカインによって単球表面に発現したTFが，活性化凝固第Ⅶ因子（FⅦa）と複合体を形成し，凝固の引き金を引く．TF-FⅦa複合体は，ビタミンK依

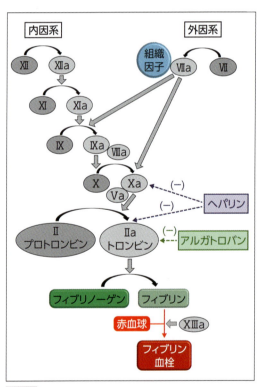

Fig.1 凝固系カスケードと静注抗凝固薬の標的凝固因子

（文献1，2をもとに作成）

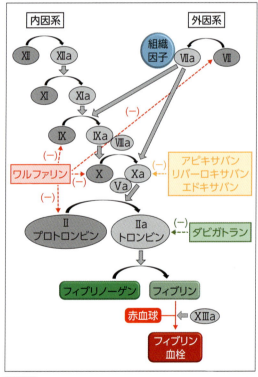

Fig.2 凝固系カスケードと経口抗凝固薬の標的凝固因子

（文献1，2をもとに作成）

〈abbreviations〉
ATⅢ: antithrombin Ⅲ, FⅦa: activated coagulation factor Ⅶ, FⅨ: coagulation factor Ⅸ, HIT: heparin induced thrombocytopenia, KH$_2$: vitamin K hydroquinone, PIVKAⅡ: proteins induced by vitamin K absence Ⅱ, PT-INR: prothrombin time-international normalized ratio, TF: tissue factor, TIA: transient ischemic attack, VKA: vitamin K antagonist, VKOR: vitamin K epoxide-reductase

IV 薬理学

存性に凝固第IX因子(FIX)と第X因子(FX)を活性化させ，それぞれからFIXaおよびFXaを生成する(Fig. 1)[1,2].

内因系凝固は，血液と異物(陰性荷電物質)の接触によって凝固第XII因子(FXII)が活性化する(FXIIa生成)ことに始まり，第XI因子(FXI)の活性化(FXIa生成)を経て，FIXの活性化(FIXa生成)に至る(Fig. 1)[1]. FIXaは，活性化された血小板膜表面上で活性化第VIII因子(FVIIIa)と複合体を形成し，FXの活性化反応(FXa生成)の触媒として作用する(Fig. 3)[3].

FXa以降の凝固カスケードは，フィブリン血栓形成まで共通経路を辿るため，FX活性化(FXa生成)は外因系と内因系の合流点と見做し得る．FXaは，活性化血小板の膜表面で活性化凝固第V因子(FVa)と複合体を形成し，FXa-FVa複合体が，プロトロンビン(FII)をトロンビン(FIIa)に変換する(Fig. 1, 3)[3]. 血栓形成時には「トロンビン・バースト」と呼ばれるFIIaの瞬間的大量産生が起こり，産生された膨大なFIIaがフィブリノーゲン(FI)をフィブリンに変換する[1,2]. フィブリン血栓形成の最終段階では，活性化第XIII因子(FXIIIa)が可溶性フィブリンを架橋して不溶性の安定化フィブリンとし，赤血球を含むフィブリン血栓を完成させる(Fig. 1)[4].

抗凝固薬の特徴と用法

Fig. 1, 2およびTable 1に各抗凝固薬の作用機序(阻害する凝固因子)と薬理学的特徴を示す．抗凝固薬は，その標的凝固因子と投与形態によって，それぞれに異なる動態・効果・安全性を示す．

未分画ヘパリン

ヘパリンはアンチトロンビンIII(ATIII)を介して，複数の凝固因子を阻害する．抗凝固薬の中で最も歴史が古い(1916年発見／1935年臨床応用)[5]. 薬剤としてのヘパリン類は，未分画ヘパリン・低分子ヘパリン・合成ヘパリン類似体に大別されるが[5,6]，我が国で，脳血管内治療に関連する保険適用(血栓塞栓症治療または血管カテーテル挿入時の血液凝固予防)を得ているのは，未分画ヘパリンのみである．

ヘパリンはヘパラン硫酸の一種であり，その化学構造は，ウロン酸とグリコサミノグリカンが繰り返し結合した高硫酸化グリコサミノグリカン(多糖体)である．製剤としての未分画ヘパ

Side Memo 凝固因子と血小板の関係

病的血栓の形成機序は，左心耳を含む静脈血栓が血液凝固(フィブリン血栓)，動脈血栓は血小板凝集(血小板血栓)，と説明されることが多い．こうした単純な理解は一面の真理であり，実臨床における薬剤選択の根拠としてある程度有効である．しかし，実際の血栓形成過程では，凝固因子と血小板は，より複雑に関連している．例えば，FIXa-FVIIIa複合体によるFX活性化(FX→FXa)と，それに続くFXa-FVa複合体によるトロンビン生成(FII→FIIa)は，活性化血小板の膜表面上で起こる(Fig. 3)[3]. また，FIIaは血小板活性化物質の一つであり，フィブリン生成のみならず血小板凝集にも関与する(Fig. 3)[3].

このような凝固因子と血小板の相補的関係は，抗血小板薬多剤併用が凝固系を部分的に抑制する可能性や，抗FIIa薬がある程度の抗血小板作用を発揮し得る可能性を示唆する．すなわち血栓形成の詳細を知ることは，単に基礎医学的興味を満たすにとどまらず，実臨床における抗血栓療法の機微を理解する助けともなるのである．

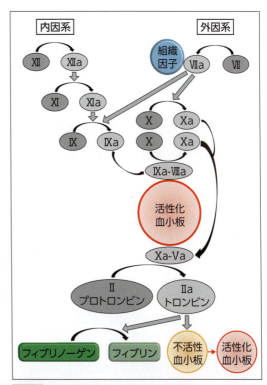

Fig.3 凝固因子と血小板の相互作用

(文献3をもとに作成)

リンは，主に豚の腸粘膜から精製され，その分子量分布が3,000～35,000（平均分子量12,000）と広いため，'未分画'と称される．低分子ヘパリンは，未分画ヘパリンを化学処理して得られる分子量1,000～10,000（平均分子量4,000～5,000）の比較的均一な分画の製剤である[6]．

ヘパリンは直接的な抗凝固作用を持たず，ATⅢに結合して活性化し，ATⅢの凝固因子阻害速度を高めることで，抗凝固作用を発現する．つまり，ヘパリンによる抗凝固療法にはATⅢが必須である．ATⅢに阻害される凝固因子は，FⅡa，FⅦa，FⅨa，FⅩa，FⅪa，FⅫaだが，ヘパリン-ATⅢ複合体の主たる標的はFⅡaとFⅩaである．未分画ヘパリンのうち，高分子分画はATⅢとFⅡaに結合して，ATⅢによるFⅡa阻害速度を高める．一方，低分子分画はATⅢによるFⅩa阻害作用を高める[5,6]．低分子ヘパリンは，出血の原因とされるFⅡa阻害作用が弱く，FⅩaを相対的に強く阻害するため，出血性合併症が少ないと理解されている[6,7]．

ヘパリンは分子量が大きく表面荷電が高いため腸管からは吸収されない．したがって投与経路は静注もしくは皮下注である．その薬物動態上の特徴は，素早い薬効発現と比較的短時間での薬効消失である．

ヘパリンの重要な副作用として，ヘパリン起因性血小板減少症（HIT）が挙げられるが，詳細は他項に譲る．

◆アルガトロバン

アルガトロバンは，本邦で開発された静注抗FⅡa薬である．詳細は他項に譲る．

◆ワルファリン

ワルファリンは，代表的なビタミンK拮抗薬（VKA）であり，ビタミンK依存性凝固因子（FⅡ・FⅦ・FⅨ・FⅩ）の産生を阻害する．臨床応用の歴史はヘパリンに次いで長く，1948年にビタミンK拮抗薬であるクマリンを基に開発された[6]．

ワルファリンの作用機序は，ビタミンKエポキシド還元酵素（VKOR）の阻害を起点とするFⅡ・FⅦ・FⅨ・FⅩの産生阻害である[1]．ワルファリンによるVKOR阻害からFⅡ・FⅦ・FⅨ・FⅩ産生阻害に至る過程には，多くの酵素・補酵素が介在するため（Side Memo参照），ワルファリンの最高血中濃度到達（0.4時間）から抗凝固作用発現までには，大きな時間的ずれが生じる．ワルファリンが「間接的経口抗凝固薬（indirect oral anticoagulants）」と称される所以である．

特異的中和薬はないが，第Ⅸ因子製剤による速やかな中和が可能である（保険適用外）．

◆Direct oral anticoagulants（DOACs）

DOACまたはNOACは，近年急速に普及したビタミンK非依存性経口抗凝固薬群の総称である．導入当初は新規経口抗凝固薬（novel oral anticoagulants）を略してNOACと呼ばれたが，現在ではビタミンK非依存性経口抗凝固薬（non-vitamin K oral anticoagulants）の略として

Side Memo　ワルファリンの作用機序とPIVKAⅡ

ワルファリンの標的酵素であるVKORの本来の作用は，ビタミンKエポキシドの還元によるビタミンKハイドロキノン（KH₂）生成である．KH₂はγカルボキシル基転移酵素（γ-carboxylase）の補酵素であり，γ-carboxylaseは，肝臓でFⅡ・FⅦ・FⅨ・FⅩをγカルボキシル化して凝固活性を付与する．したがって，ワルファリンによるVKOR阻害は，肝臓におけるFⅡ・FⅦ・FⅨ・FⅩ産生の阻害に帰結することになる[1]．FⅡ・FⅦ・FⅨ・FⅩの産生が阻害されると，肝臓は凝固活性を有しない異常FⅡ（PIVKAⅡ）を合成するため，ワルファリン内服患者ではPIVKAⅡが高値となる．

Side Memo　PT-INR

ワルファリンの効果判定は，FⅡ時間国際標準比（PT-INR）によって行われる．PTは外因系凝固活性を反映する検査であり，FⅠ，FⅡ，FⅤ，FⅦ，FⅩの活性低下により延長する．PT-INRは，PT試薬毎にばらつきが生じるPT値を標準化するもので，INR＝［患者PT／正常PT］ISIの式で算出される．ISIは，PT試薬毎に設定された国際感受性指標（international sensitivity index）で，多くの場合1.0～1.4と言われる．PT-INRの正常値は1.0であり，ワルファリンの抗凝固作用が強いほど数値が大きくなる．

Table 1　各抗凝固因子の薬理学的特徴

	未分画ヘパリン	アルガトロバン	ワルファリン	ダビガトラン	リバーロキサバン	アピキサバン	エドキサバン
投与経路	静注／皮下注	静注	経口	経口	経口	経口	経口
阻害凝固因子	Xa, IIa	IIa	II, VII, IX, X	IIa	Xa	Xa	Xa
投与回数	–	–	1回／日	2回／日	1回／日	2回／日	1回／日
1日投与量	投与目的に拠る	60mg×2日間 / 20mg×5日間	目標PT-INRに拠る	標準量：300mg / 低用量：220mg	標準量：15mg / 低用量：10mg	標準量：10mg / 低用量：5mg	標準量：60mg / 低用量：30mg
減量条件	–	–	–	年齢 ≥ 70 歳 Ccr 30-50mL／分 消化管出血既往 フルコナゾール内服	年齢 ≥ 70 歳 Ccr 30-49mL／分 消化管出血既往 フルコナゾール内服	下記の 2 つ以上 年齢 ≥ 80 歳 Cre ≥ 1.5mg／dL 体重 ≤ 60kg	体重 ≤ 60kg Ccr 30-50mL／分
Tmax	静注：直後	直後	0.4 時間	4 時間	3-4 時間	3 時間	1 時間
$t_{1/2}$	約 40 分間	15 分間	約 60 時間	約 11-12 時間	約 8-9 時間	約 8 時間	約 5 時間
中和薬	プロタミン	なし	第IX因子製剤*	イダルシズマブ	Andexanet alpha**	Andexanet alpha**	Andexanet alpha**

Ccr：クレアチニン・クリアランス　Cre：クレアチニン　Tmax：最高血中濃度到達時間　　　　　（文献 1 および各薬剤の添付文書をもとに作成）
$t_{1/2}$：血中濃度半減期　*：保険適用外　**：薬事未承認

NOACs，または直接的経口抗凝固薬（direct oral anticoagulants）の略としてDOACsと称される.

作用機序はFIIaまたはFXaの直接阻害で，FIIa阻害薬 1 剤（ダビガトラン）とFXa阻害薬 3 剤（リバーロキサバン・アピキサバン・エドキサバン）が保険適用下に使用可能である（**Fig. 2**）.

速やかな抗凝固作用発現と効果消失が特徴で（**Table 1**），しかも抗凝固作用が安定しているため，用量調整や凝固検査モニタリングは不要とされる（モニタリングの要否については議論あり）. ビタミンK非依存性なので，腸内でビタミンKを産生する納豆（納豆菌）や多量のビタミンKを含有するクロレラの摂取にも制限はない. したがって，ワルファリンより投薬管理がはるかに容易である.

脳血管内治療における抗凝固薬の役割

術中抗凝固療法

血管内治療中の血栓形成機序は，以下の 2 つに大別される. すなわち，治療デバイスと血液の接触による凝固亢進（フィブリン血栓）と，動脈内皮損傷を契機とする血小板凝集（血小板血栓）である. 抗凝固療法は，上記のうちフィブリン血栓の抑制に有効だが，血小板血栓抑制には基本的に無効である. したがって，脳血管内治療時には抗凝固療法と抗血小板療法が併用さ

Side Memo　DOACの'D'の意味

DOACとは，ビタミンK拮抗薬であるワルファリンが複数の凝固因子を間接的に阻害するのに対して，ビタミンK非依存性経口抗凝固薬が単一の凝固因子を直接的に阻害する（direct anticoagulants）ことから付けられた名称である.

Side Memo　DOACの選択的中和薬

現在，DOACの特異的中和薬として使用可能なのは，ダビガトラン（抗FIIa[IIa]薬）に対するイダルシズマブのみである（保険適応あり）. イダルシズマブはダビガトランの構造に対するモノクローナル抗体で，ダビガトランとFIIaの結合を直接的かつ特異的に阻害し，迅速かつ確実な中和作用を発揮する[8]. 他の 3 剤（いずれも抗Xa薬）に対する中和薬は，アンデキサネット アルファが海外での第III相試験を終了した段階にあり，早期導入が待たれる.

れねばならない.

術中抗凝固療法には，効果発現・中和後の効果消失ともに迅速なヘパリンを静注で用いるのが一般的である.

Table 2 RCT (DOAC 対 ワルファリン)の結果概要

			DOACs		
		ダビガトラン	リバーロキサバン	アピキサバン	エドキサバン
RCT名		RE-LY	ROCKET AF	ARISTOTLE	ENGAGE AF-TIMI48
組入れ患者数		18,113人	14,264人	18,201人	21,105人
組入れ基準(CHADS₂スコア)		1点以上	2点以上	1点以上	2点以上
結果 (vs. ワルファリン)	脳卒中・全身塞栓症	標準量:**優位** 低用量:同等	同等	**優位**	標準量:**優位** 低用量:同等
	大出血	標準量:同等 低用量:**優位**	同等	**優位**	標準量:**優位** 低用量:**優位**
	頭蓋内出血	**優位**	**優位**	**優位**	**優位**

優位:ワルファリンと比較して当該DOACで有意に発生率が低い
同等:ワルファリンと当該DOACで発生率に有意差なし

(文献12-15より作成)

一方，治療終了後の抗凝固療法継続は，術後血栓性合併症を抑制せず，逆に穿刺部再出血等の出血性合併症を増加させることが，循環器領域の臨床研究で明らかにされている．その理由は，治療デバイスが抜去された後の術後血栓の多くが血小板血栓であるためと推測される．したがって，治療終了後は速やかに抗凝固療法を中止し，抗血小板療法単独とすべきである．

⬧ ワルファリンによる心原性脳塞栓症予防

ワルファリンの心原性脳塞栓症予防効果は，過去に多くのRCTで証明されてきた．現在，NVAF患者ではDOACが第一選択薬とされているが，機械人工弁または器質的心疾患(リウマチ性心臓病・拡張型心筋症)を有する患者においては，今でもワルファリンが第一選択薬である[9]．特に，機械弁患者では，ダビガトランの塞栓症予防効果がワルファリンと比較して有意に劣っていたため[10]，機械弁患者に対してはDOACを使用しないよう強く推奨されている[9]．ワルファリンのコントロールは，NVAF患者，器質的心疾患患者，機械人工弁患者のいずれにおいてもPT-INR 2.0～3.0に維持するよう強く推奨されている．ただし，70歳以上の日本人NAVF患者における脳梗塞，または一過性脳虚血発作(TIA)の二次予防では，出血回避の観点からINR 1.6～2.6が推奨されている[9, 11]．

⬧ DOACによる心原性脳塞栓症予防

いずれのDOACも，NVAF患者を対象としたワルファリンとのRCTで，塞栓症予防効果が同等または優位，かつ，大出血発生率は同等も

しくは有意に低いことが示された．特に頭蓋内出血発生率は，すべてのDOACで有意に低かった(**Table 2**)[12-15]．

この結果を受けて，心原性脳塞栓症予防薬はワルファリンからDOACに急速にシフトした．本邦の『心房細動治療(薬物)ガイドライン(2013年改訂版)』においては，CHADS₂スコア1点以上の患者では，ダビガトランまたはアピキサバンが推奨されている(リバーロキサバン・エドキサバン・ワルファリンも考慮可)．同2点以上の患者では，すべてのDOACまたはワルファリンが一様に推奨されているが，「同等レベルの適応がある場合，新規経口抗凝固薬(筆者注：DOAC)がワルファリンよりも望ましい」との記載が付されている[16]．『脳卒中治療ガイドライン2015』においても，NVAFのある脳梗塞またはTIA患者の再発予防には，すべてのDOACまたはワルファリンが推奨され，かつ，頭蓋内出血を含む重篤な出血性合併症が少ないことを理由に，ワルファリンよりもDOACを考慮するよう付記されている[9]．いずれもDOACの低い出血性合併症率を根拠とする記載である．

まとめ

各種抗凝固薬の作用機序と臨床応用について概説した．抗凝固薬は脳血管内治療に必須の薬剤であると同時に，出血やHIT等の重篤な合併症のリスクを孕む．適応とすべき病態を理解し，適切に使用することが肝要である．

文 献

1) ME Tsoumani, et al. Curr Pharm Des 23: 1279-93, 2017
2) Ogawa S, et al. Circ J 75: 1539-47, 2011
3) Luan D, et al. PLoS Comput Biol 3: 1347-59, 2007
4) Davenport A. Pediatr Nephrol 27: 1869-79, 2012
5) Oduah EI, et al. Pharmaceuticals 9: Doi:10.3390/ph9030038, 2016
6) 鈴木宏治. 鈴鹿医療科学大学紀要 19: 1-14, 2012
7) Masuko S, et al. Future Med Chem 4: 289-96, 2012
8) Eikelboom JW, et al. Circulation 132: 2412-22, 2015
9) 日本脳卒中学会 脳卒中ガイドライン委員会編. 脳卒中治療ガイドライン 2015. 協和企画, 2015, pp32-5, 115-22
10) Eikelboom JW, et al. N Engl J Med 369: 1206-14, 2013
11) Yasaka M, et al. Intern Med 40: 1183-8, 2001
12) Connolly SJ, et al. N Engl J Med 361: 1139-51, 2009
13) Patel MR, et al. N Engl J Med 365: 883-91, 2011
14) Granger CB, et al. N Engl J Med 365: 981-92, 2011
15) Giugliano RP, et al. N Engl J Med 369: 2093-104, 2013
16) 日本循環器学会. 心房細動治療（薬物）ガイドライン（2013 年改訂版）. 2013, pp20-34

1 血液薬理学
治療に必要な凝固薬理学

C. その他の薬剤
①アルガトロバン，オザグレルナトリウム

佐藤 允之

アルガトロバン

血栓形成の最終過程の物質であるトロンビンの活性を直接抑制する．トロンビンは血管内でフィブリノーゲンをフィブリンに変える作用のみならず，血管内皮細胞・神経細胞にも存在する受容体を介して，虚血性脳疾患の病態に深くかかわっている．ヘパリンとの違いは，ATⅢの非存在下でもトロンビンの活性部位に特異的に直接作用する点である．また，ヘパリンと比較して効果に個人差が少なく，活性化部分トロンボプラスチン時間（APTT）延長作用は血中濃度とよく相関するため，比較的コントロールが良好である．拮抗薬はないが，血中半減期は15〜30分と投与終了から速やかに消失する．ヘパリン同様にAPTTによるモニタリングは可能である[1]（Table 1, Fig. 1）．

本邦では，発症48時間以内のアテローム血栓性脳梗塞に対してアルガトロバンの使用が認可されている．発症48時間以内の脳血栓症急性期を対象とした二重盲検試験で，28日目での全般改善度は66.7％で偽薬群と比較して明らかに勝っていた[2]．進行性のアテローム血栓性脳梗塞（特に皮質梗塞）に良い適応とされ，出血性合併症が少ないのが特徴である[3]．投与開始後2日間は60mg/dayの持続点滴静注で，以後5日間は20mg/dayを2回に分割して点滴静注する（「脳卒中治療ガイドライン2015」グレードB）．動物実験では白色血栓のみならず，赤色血栓にも抗血栓作用が確認されている．使用禁忌は，出血（頭蓋内出血，出血性梗塞，ITP，月経期間中，消化管出血など），脳塞栓症の患者，重篤な意識障害を伴う大梗塞である．

欧州でも，ヘパリン起因性血小板減少症（HITⅡ型）における血液凝固阻止薬として認可されている．HITが強く疑われる場合には，血小板数を確認して，その後，全ヘパリンの投与（少量のフラッシュ，灌流ラインも含む）を速やかに中止し，アルガトロバンによる抗凝固に切り替える．0.7μg/kg/分で投与開始し，APTTを前値の1.5〜3倍かつ100秒以下となるように調整する．血小板数が明らかに回復するまではアルガトロバンの投与を継続する．

カテーテル治療におけるアルガトロバン使用に関する大規模なエビデンスは存在しないが，HITの既往歴や術中HIT発症が疑われる場合，心臓カテーテル領域では，アルガトロバンを初期投与量として5mg（0.1mg/kg）静注後に6μg/kg/分で持続投与し，APTTが2.5〜3.0倍になるように調整，術後4時間まで継続し，その後は0.7μg/kg/分まで減量して継続することが提唱されている[4, 5]．また，動脈・静脈ラインやインターベンション機器のフラッシュに用いるヘパリン加生食の代替としては，アルガトロバンを溶解した生理食塩水（アルガトロバン1mg/生理食塩水100〜500mLまたは1〜5mg/生理食塩水100mL）を使用する[6-8]．

頚動脈ステント留置術（CAS），動脈瘤コイル塞栓での術後抗凝固療法は通常は必要ないが，高リスク群（CAS後のplaque protrusion，ステント併用コイル塞栓術後のステント圧着不良，Y configurating stentなど）と虚血性合併症の関連が知られており[9, 10]，これらに対する抗凝固療法の継続は，ある程度の効果が期待できる[11]．

オザグレルナトリウム

本邦で開発されたトロンボキサンA_2（TXA_2）合成酵素阻害薬である．作用機序はアスピリンと同様で，強力な抗血小板凝集作用を有するTXA_2の生成を阻害し，同時にプロスタサイクリン増加をもたらし，血小板の凝集や粘着，血

〈abbreviations〉

APTT: activated partial thromboplastin time, CAS: carotid artery stenting, HIT: heparin-induced thrombocytopenia, TXA_2: thromboxane A_2

Ⅳ 薬理学

Table 1 ヘパリンとアルガトロバンの違い

	ヘパリン	アルガトロバン
分子量	12,000〜15,000	526
作用部位	AtⅢ依存性抗トロンビン作用 抗Xa作用	選択的抗トロンビン作用
コファクター	ATⅢ	なし
トロンビン阻害	不可逆的	可逆的
容量曲線	急峻	直線的
効果の個人差	大きい	小さい
半減期	1〜1.5時間	15〜30分
中和薬	硫酸プロタミン 血小板第4因子	なし
出血時間 延長	する	しない
血小板活性	あり	なし
抗原	あり（HIT）	なし
効果のモニタリング	ACT，APTT	APTT

（文献16をもとに作成）

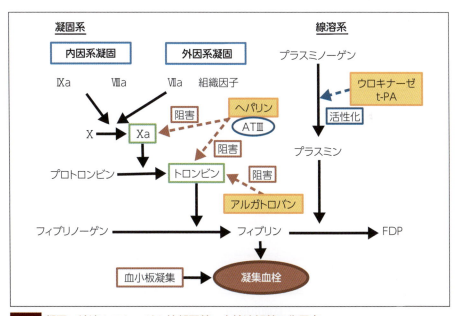

Fig.1 凝固・線溶カスケードと抗凝固薬・血栓溶解薬の作用点

管収縮を抑制することで抗血小板作用を発現し，血流改善を期待する静注薬である（**Fig. 2, 3**）．

発症5日以内の脳梗塞患者を対象に行われた第Ⅲ相試験では，当時は臨床病型分類がされていなかったが，登録患者の大多数がラクナ梗塞と考えられた．28日後の解析では，オザグレル群は偽薬と比較して，CTで所見がないか小さいもの（P＜0.01），CT所見が中から大のもの（P＜0.05）で臨床転機に優位差があった[12]．しかし，皮質梗塞のような大きな梗塞では差異がなかっ

たため，ラクナ梗塞に有用性があるというエビデンスが確立された．オザグレルナトリウムがラクナ梗塞に有効ということは，NIHSSやBarthel Indexを用いた検討でも証明されている[13]．

「脳卒中治療ガイドライン2015」では，オザグレルナトリウム160mg/dayの投与は急性期（発症5日以内）の脳血栓症患者の治療に推奨される「グレードB」[12]．1回量80mgを適当量の電解質液または糖液で希釈し，1回2時間かけて1日2回投与する．年齢により適宜減量する．副作

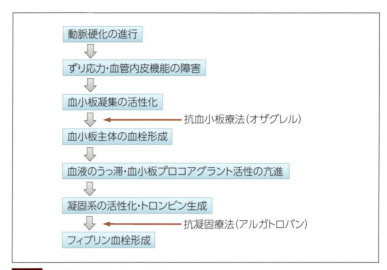

Fig.2 抗血栓療法薬の作用部位

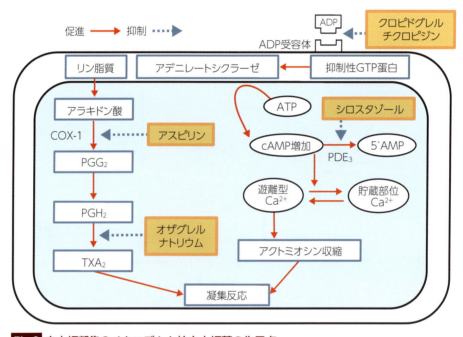

Fig.3 血小板凝集のメカニズムと抗血小板薬の作用点

(文献17, 18をもとに作成)

用として，出血，ショック，アナフィラキシー，肝機能障害，血小板減少症などがある．脳塞栓症の患者には原則投与しない．また，脳梗塞急性期にオザグレルナトリウムを含む抗血小板薬2剤併用療法の安全性は確認されていない．

くも膜下出血後の脳血管攣縮，およびこれに伴う脳虚血症状の改善にも適応があり，1日量80mgを適当量の電解質液または糖液で希釈して，24時間で投与する．早期に開始して，2週間持続することが推奨され，術後の脳血管攣縮とこれに伴う脳虚血症状の改善が期待される．

コイル塞栓中の術中血栓症に対して，オザグレルナトリウムの経静脈的投与と経動脈的投与（適応外使用）が有効であった報告は散見される[14, 15]．

文 献

1) Lewis BE, et al. Catheter Cardiovasc Interv 57: 177-84, 2002
2) 田崎義昭. 医学のあゆみ 1161: 887-907, 1992
3) Kobayashi S, et al. Semin Thromb Hemost 23: 531-4, 1997
4) Herrman JP. J thromb Thrombolisys 3: 367-75, 1996
5) Suzuki S, et al. Thromb Res 98: 269-79, 2000
6) 鈴木俊示. HIT診療の手引き 15-16, HIT情報センター, 2004
7) 宮田茂樹. 感染症対策ジャーナル 2: 439-43, 2007
8) HIT情報センター, URL http://www.hit-center.jp
9) Kono K, et al. Acta Neurochir（Wien）155: 1549-57, 2013
10) Johnson AK, et al. J Neurosurg 123: 453-9, 2015
11) Fiorella D, et al. Neurosurgery 54: 6-17, 2004
12) 大塚英一. 臨床医薬 7: 353-88, 1991
13) 篠原幸人. 臨床成人病 26: 771-80, 1996
14) 竹上徹郎. JNET2013 7: 101-5, 2013
15) 堤正則. 脳卒中の外科 42: 81-8, 2014
16) 岩井武尚. Ther. Res 19: 3637-53, 1998
17) Lecomte M, et al. J Biol Chem 269: 13207-15, 1994
18) Ashida S, Thrombos Haemoatas.41:2: 436, 1979

1 血液薬理学
治療に必要な凝固薬理学

D. 凝固異常
①HIT，protein C欠損症

中村 元

基礎知識

凝固抑制因子について

血管が破綻した場合，元来備わっている止血機構により速やかに出血が抑えられる．最初に血管破綻部位に集簇するのは血小板であり，これにより一時的な止血が行われる（一次止血）．次に，組織因子をはじめとした凝固因子が反応し，血小板血栓を覆うようにフィブリン血栓を形成して一次止血をより強固なものとする（二次止血）．しかし，これらの止血機構が働きすぎると必要以上の血栓を形成してしまうため，体内には止血機構とともに血栓形成を抑制する機構も存在している．この「凝固抑制機構」を担う物質として，アンチトロンビンⅢ（ATⅢ），プロテインC（PC），プロテインS（PS），トロンボモジュリン（TM）などの「凝固抑制因子」が知られている．

アンチトロンビンⅢ（ATⅢ）

ATⅢは，肝臓で合成され，血液中に存在するタンパク質であり，凝固系の中で生じるトロンビン（活性型第Ⅱ因子：Ⅱa），活性型第Ⅸ因子（Ⅸa），活性型第Ⅹ因子（Ⅹa）などと結合し，これらの働きを抑制する．これにより凝固系反応の最終産物であるトロンビン量が減少し，その結果，フィブリン血栓形成が抑制される（Fig. 1）．なお，ATⅢはヘパリン結合部位を有しており，ヘパリンと結合することでトロンビンと反応しやすくなり，より強い抗凝固作用を発揮することが知られている．

PC，PS，TM

PCは，トロンビンとTMの複合体と結合して活性型プロテインC（APC）になり，このAPCが活性型第Ⅴ因子（Ⅴa）および活性型第Ⅷ因子（Ⅷa）を不活化することで凝固系反応を抑制す

る（Fig. 1）．ちなみに，TMは血管内皮細胞表面に存在するタンパク質である．また，PSは，APCの補酵素として働き，ⅤaおよびⅧaの不活化作用を促進する．

APCは凝固抑制作用を有するのみならず，PAI-1に作用してt-PAの不活化を阻害することも知られている．つまり，APCは凝固系を抑制するとともに，線溶系を亢進することで，血栓形成を抑制していることになる．

凝固抑制作用を有する薬剤

ヘパリン

ヘパリンは，主に肝細胞や肥満細胞で生成されるムコ多糖類であり，ATⅢと結合することで凝固抑制作用を増強する．通常，脳梗塞や静脈血栓症の治療目的に静脈内投与もしくは皮下投与されるが，血管内治療時の血栓形成予防目的にも汎用されている．

アルガトロバン

ヘパリンはATⅢと結合することではじめて凝固抑制作用を発揮するが，アルガトロバンは作用発現にATⅢを必要とせず，直接トロンビンに結合して活性を阻害する．脳梗塞急性期患者の治療目的に，持続静脈内投与されることが多い．

ワルファリン，DOAC

ワルファリンやDOACは，主に心房細動や心臓弁置換に伴う血栓形成予防や，静脈血栓症の予防および治療目的に用いられる経口薬である．血管内治療の周術期や脳梗塞超急性期に用いられることは少ないため，詳細は他項に譲る．

ヘパリン起因性血小板減少症（HIT）

HITとは？

HITとは，抗凝固薬であるヘパリンの投与に

⟨abbreviations⟩

APC: activated protein C, ATⅢ: antithrombinⅢ, DIC: disseminated intravascular coagulation, DOAC: direct oral anticoagulants, HIT: heparin-induced thrombocytopenia, PAI-1: plasminogen activator inhibitor-1, PC: protein C, PCI: percutaneous coronary intervention, PS: protein S, t-PA: tissue plasminogen activator, TM: thrombomodulin

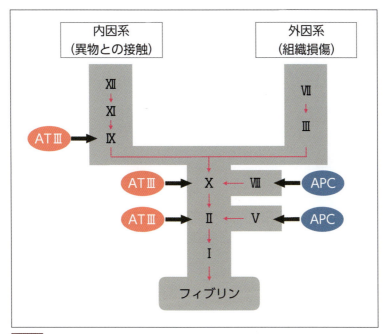

Fig.1 凝固系と凝固阻害因子

より血小板減少や血栓塞栓症が誘発される病態であり，ヘパリン自体の血小板凝集作用により血小板減少が引き起こされるI型と，血小板第4因子とヘパリンの複合体に対する自己抗体（HIT抗体）が産生され，その抗体の作用により血小板減少を引き起こすII型に分類される[1,2]．I型はヘパリン投与後3日以内に発症し，血栓性合併症を起こすことなく自然に血小板数が回復することが多いが，II型は著明な血小板減少と血栓性合併症を引き起こすため[2]，HITという用語は主にII型を意味するものとして用いられている．なお，HITを発症した場合，血栓塞栓症の発症率は25〜50%，死亡率は10〜20%と推定されている[1,3]．

HITが疑われた場合の対処法

HITの発症頻度は0.5〜5%とされ，発症危険因子として，ヘパリン曝露時間，ヘパリンの種類，人種，外傷の重症度，性別が挙げられている[4-6]．具体的には，低分子ヘパリンよりも未分画ヘパリンのほうが10倍発症しやすく[7]，男性よりも女性のほうが2倍発症しやすい[8]．本邦で冠動脈カテーテル治療（PCI）を受けた254例の報告では，治療前からHIT抗体を認めたものが2例あり，残りの252例中22名（8.7%）において新たにHIT抗体が検出され，HITを発症したものは4例（1.6%）であった[9]．脳血管内治療時の発症頻度に関する報告はないものの，経皮的冠動脈形成術（PCI）とほぼ同等の発症頻度があると考えるのが妥当であろう．

発症形式には，ヘパリン投与後24時間以内に発症する急速発症型，5〜10日後に発症する通常型，ヘパリン中止後5日〜数週の間に発症する遅延発症型，のIII型がある[5]．急速発症型であれば，ヘパリン投与後24時間以内に血小板数の減少を認めるため，血管内治療の翌日には必ず血小板数を測定すべきである．

経過中に血小板減少を認め，4 T'sスコア（**Table 1**）4点以上でHITが強く疑われた場合，ヘパリン投与を中止するとともに，抗トロンビン薬であるアルガトロバンの持続投与を開始する[5,10]．具体的には，アルガトロバン0.7μg/kg/minで開始し，APTTが投与前値の1.5〜3倍程度になるよう適宜用量を調節する．目標値に達した後も1日1回APTTを測定し，効果をモニタリングする．

HIT抗体が陰性化するまでに少なくとも数週間程度かかり，抗トロンビン薬による抗凝固療法は血小板数が回復してくるまで継続するのが望ましい[4]．なお，血小板減少による出血性合併症の頻度は低いため，侵襲的処置を追加する場合にのみ血小板輸血を検討することが多い[5]．

HITの既往がある患者に対する血管内治療

HITの既往がある症例（もしくはHITが疑われた症例）に対して血管内治療を行う場合，ヘパリン以外の抗凝固薬を用いなければならない．

Table 1	4T'sスコアの概要		
	2	1	0
血小板減少の程度	50%以上	30-50%	30%未満
血小板減少の時期	5-10日 or 1日以内（30日以内の ヘパリン使用歴あり）	11日以降 or 時期不明	4日以内 （ヘパリン投与歴なし）
血栓症	• 血栓の新生 • 皮膚壊死 • アナフィラキシー	• 血栓の進行か再発 • 紅斑様の皮膚症状 • 血栓の疑い	なし
他の原因	なし	可能性あり	あり

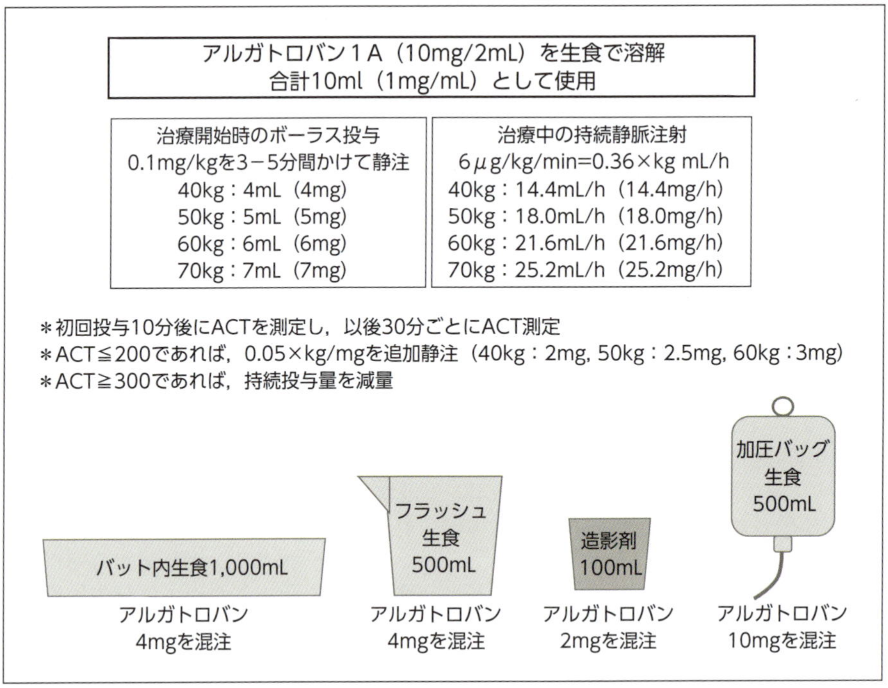

アルガトロバン1A（10mg/2mL）を生食で溶解
合計10ml（1mg/mL）として使用

治療開始時のボーラス投与
0.1mg/kgを3−5分間かけて静注
40kg：4mL（4mg）
50kg：5mL（5mg）
60kg：6mL（6mg）
70kg：7mL（7mg）

治療中の持続静脈注射
6μg/kg/min=0.36×kg mL/h
40kg：14.4mL/h（14.4mg/h）
50kg：18.0mL/h（18.0mg/h）
60kg：21.6mL/h（21.6mg/h）
70kg：25.2mL/h（25.2mg/h）

＊初回投与10分後にACTを測定し，以後30分ごとにACT測定
＊ACT≦200であれば，0.05×kg/mgを追加静注（40kg：2mg, 50kg：2.5mg, 60kg：3mg）
＊ACT≧300であれば，持続投与量を減量

加圧バッグ
生食
500mL

バット内生食1,000mL
アルガトロバン
4mgを混注

フラッシュ
生食
500mL
アルガトロバン
4mgを混注

造影剤
100mL
アルガトロバン
2mgを混注

アルガトロバン
10mgを混注

Fig.2 HITの既往がある症例に対する血管内治療セッティング

残念ながら，脳血管内治療時の代替プロトコールは存在しないが，PCI施行時のアルガトロバンによる代替法は広く普及している．参考までに，PCI時のプロトコールをもとに作成した当科の代替法を提示する（**Fig. 2**）．

Protein C欠損症

◇Protein C欠損症とは？

PCは主に肝臓で産生されるビタミンK依存性抗凝固因子であり，血栓形成を抑制する働きがある．そのため，ビタミンK欠乏や肝障害によりPC活性が低下したり，播種性血管内凝固症候群（DIC）でPCが過剰に消費されたりすると，血栓形成が促進されることがある．また，

生まれながらにPCが欠乏している状態（先天性PC欠損症）では，若年時より四肢の深部静脈血栓症，肺梗塞，脳梗塞，腸間膜静脈血栓症など主に静脈系の血栓症を起こすことが知られている[11]．先天性PC欠損症のほとんどはヘテロ接合体患者であり，血中PC活性は30〜50％に低下しており[12]，健常者よりも血栓症のリスクが7倍程度高くなることが知られている[13]．残念ながら通常の止血検査（PT，APTT）でPC欠損症を診断することは難しく，確定診断には血中PC活性値やPC抗原量の測定が必要である．

◇Protein C欠損症患者に対する血管内治療

PC欠損症患者のすべてが血栓症を発症するわけではないため，無症候例は積極的治療の対

IV 薬理学

象とはならない．何らかの血栓症を発症した場合にのみ，ヘパリンやワルファリンなどによる抗凝固療法を行うことになる．

　しかし意識レベルが悪く，血管内治療後に長期臥床を余儀なくされる場合や，ステント留置を行う場合などは，術前から術後数カ月は抗凝固療法を行ったほうがよいのかもしれない．

文　献

1) Chong BH, J. Thromb. Haemost. 1: 1471-8, 2003
2) Daneschvar HL, et al. Int J Clin Pract 61: 130-7, 2006
3) Prandoni P, et al. Blood 106: 3049-54, 2005
4) Warkentin TE, et al. Chest 133: 340S-380S, 2008
5) Linkins LA, et al. Chest 141: e495S-e530S, 2012
6) Arepally GM, Blood 129: 2864-72, 2017
7) Keeling D, et al. Br J Haematol 133: 259-69, 2006
8) Warkentin TE, et al. Blood 108: 2937-41, 2006
9) Matsuo T, et al. Thromb. Res 115: 475-81, 2005
10) Lewis BE, et al. Chest 129: 1407-16, 2006
11) Yamamoto K, Jpn J Thromb Hemost 12: 149-53, 2001
12) Miletich J, et al. N Engl J Med 317: 991-6, 1987
13) Tait RC, et al. Thromb Haemost 73: 87-93, 1995

1 血液薬理学
治療に有用な神経保護

A. 脳虚血予防
①エダラボン，その他

滝川 知司／松丸 祐司

虚血性脳障害の病態

　脳組織の構造と機能維持に必要なエネルギーは，通常ブドウ糖の好気的代謝によって産生されるATPに全面的に依存している．脳組織にはブドウ糖の貯蔵形態であるグリコーゲンの貯蔵量はほとんどなく，脳血流により運搬されるブドウ糖と酸素に脳組織は依存している．そのため脳虚血に陥るとブドウ糖と酸素の供給が断たれ，急速にエネルギー代謝障害とATPの枯渇が生じ，細胞膜の脱分極が引き起こされる．細胞内にNaの蓄積が起こるとグルタミン酸の細胞外への放出，細胞内へCaの流入が起こる．細胞内Ca濃度の上昇により種々のカスケードが活性化され，一酸化炭素(NO)やフリーラジカル，炎症性サイトカインなど神経細胞障害を惹起する物質が産生されることによりDNA障害や，カスパーゼファミリー活性化などが起こり，最終的に細胞死が引き起こされる(**Fig. 1**)．

脳保護の重要性

　急性期脳虚血の治療はrt-PA静注療法と脳主幹動脈塞栓症に対する機械的血栓回収療法であり，これらの治療は血流を再開通させることによりischemic coreをできるだけ小さくし，ischemic penumbraを広がらないようにするために行われる．しかし，ischemic penumbraでは，早期に再灌流を得ても依然として細胞障害のプロセスが進行しており，ischemic penumbraが細胞死に導かれることが知られている[1]．また，rt-PAは脳実質外に漏出すると，脳梗塞巣において白血球浸潤が促進され，フリーラジカルやグルタミン酸が放出されて周囲の神経細胞障害が進行することや[2,3]，脳組織細胞外マトリックスを傷害し出血を起こしやすくな

ることが報告されている[4]．この遅発性かつ進行性のischemic penumbraの細胞死や血管外でのrt-PAの細胞損傷は，適切な時間(therapeutic time window)内に脳保護薬を使用することにより救済することができることが知られている[1,5]．できるだけ早くrt-PA静注療法や機械的血栓回収療法によりischemic coreを小さくし，同時に虚血が軽度で薬剤が速やかに障害組織に到達できるischemic penumbraにおいて脳保護薬を用いることでできるだけ多くの神経細胞を細胞死から救うことが重要となる．

虚血性脳障害に対する脳保護薬の実際

　神経細胞，グリア細胞，血管内皮細胞(neurovascular unit)を保護するために，さまざまな脳虚血メカニズムをブロックする多くの脳保護薬が動物実験レベルで報告されている．麻酔薬やグルタミン酸受容体(NMDA)阻害薬，Ca拮抗薬，Naチャネル拮抗薬，オピオイド拮抗薬，G-CSF，GABA作動薬，免疫抑制薬，低用量アルブミン，フリーラジカルトラップ薬(NYX-059)などさまざまな薬剤が動物実験で脳保護薬としての有効性を示し期待されたが，そのほとんどが臨床試験で有効性を示すことができなかった．

　その中で，脳虚血・再灌流時に産生され細胞膜資質やタンパク，DNAなどを過酸化し，細胞障害を引き起こすフリーラジカルを除去するフリーラジカルスカベンジャー (エダラボン[ラジカット®])が，脳保護薬として世界で初めて本邦で開発された．*in vitro*においてフリーラジカル消去作用，脂質過酸化抑制作用および血管内皮細胞障害抑制作用を，またラット脳虚血モデルにおいて，脳浮腫，脳梗塞，神経兆候，遅発性神経細胞死に対する抑制作用が確認された[6,7]．

〈abbreviations〉

NMDA: N-methyl-D-aspartate, PSD-95: postsynaptic density protein 95, rt-PA: recombinant tissue plasminogen activator

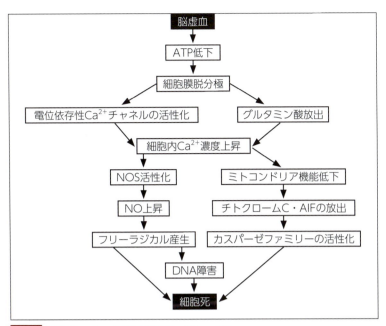

Fig.1 脳虚血による神経細胞死のメカニズム

また，発症後72時間以内の脳梗塞急性期患者を対象に実施した臨床試験では，最終発症後24時間以内に投与を開始した患者において全般改善度の改善率差は48％であり，この結果から，発症後24時間以内の脳梗塞急性期治療法として2001年に本邦での使用が認可された[8]．「脳卒中治療ガイドライン2015」においても「脳保護作用が期待されるエダラボンは脳梗塞（血栓症・塞栓症）患者の治療法として推奨される」とされ，「グレードB」のエビデンスレベルを得ている[9]．

エダラボン〔ラジカット®〕

効能・効果

脳梗塞急性期に伴う神経症候，日常生活動作障害，機能障害の改善

用法・用量

- ラジカット®注30mg・ラジカット®点滴静注バッグ30mg

成人に1回1管（30mg）を適当量の生理食塩水などで希釈，もしくは1回1袋（30 mg）を30分かけて1日朝夕2回の点滴静注を行う．

発症後24時間以内に投与を開始し，投与期間は14日以内とする．

慎重投与・重篤な基本注意

- 腎機能障害，脱水のある患者（急性腎不全や腎機能障害の悪化をきたすことがある．特に投与前のBUN/クレアチニン比が高い患者では，致命的な経過をたどる例が多く報告されている）
- 感染症のある患者（全身状態の悪化により急性腎不全や腎機能障害の悪化をきたすことがある）
- 心臓・肝臓機能障害のある患者（心臓・肝臓機能障害が悪化する恐れがある）
- 特に高齢者においては致命的な経過をたどることが多く報告されているので，注意が必要である．

エダラボンの期待される効果

rt-PA静注による血栓溶解療法にエダラボンを併用した場合，早期血流再開が得られやすいとする報告もあるが[10]，近年では相関はないという報告もあり[11]，さらなる臨床研究での検討が必要である．また，脳主幹動脈塞栓症に対する機械的血栓回収療法におけるエダラボン併用の有効性は報告されてはいないが，術後の再灌流障害や出血予防の観点では期待できると考えられる．

エダラボンの投与により頚動脈狭窄症に対する頚動脈内膜剥離術後の過灌流症候群が予防できるとする報告もあり[12]，こちらも今後の検討が必要である．

今後期待される脳保護薬

現在，既に臨床で応用されている薬剤を脳保護に応用する方法として期待されているスタチン，シロスタゾール，バルプロ酸ナトリウムな

どに加え，新たにシナプス後肥厚部タンパク質95（PSD-95）とNMDA受容体の間の相互作用を阻害することで有効な神経保護薬となることが知られているTAT-NR 2 B 9 c2[13]や，iPS細胞や骨髄間質細胞などの移植療法[14]も今後の脳保護薬としての開発が望まれる．

文 献

1) Pulsinelli W. Lancet 339: 533-6, 1992
2) Tsuji K, et al. Stroke 36: 1954-9, 2005
3) Yagi K, et al. Stroke 40: 626-31, 2009
4) McColl BW, et al. J Cereb Blood Flow Metab 30: 267-72, 2010
5) National Institute of Neurological Disorders and Stroke rt-PA Stroke Study Group. N Engl J Med 333: 1581-7, 1995
6) Abe K, et al. Stroke 19: 480-5, 1988
7) Mizuno A, et al. Gen Pharmacol 30: 575-8, 1998
8) Edaravone Acute Infarction Study Group. Cerebrovasc Dis 15: 222-9, 2003
9) 小川 彰, 他. 脳卒中治療ガイドライン 2015. 協和企画, 2015, pp72-3
10) Kimura K, et al. J Neurol Sci 313: 132-6, 2012
11) Aoki, et al. Stroke. 712-9, 2017
12) Ogasawara K, et al. Neurosurgery 55: 1060-7, 2004
13) Milani D, et al. Neurosci Res 114: 9-15, 2017
14) Nicaise AM, et al. Exp Neurol 288: 114-21, 2017

1 血液薬理学
治療に有用な神経保護

B. 炎症予防
①ステロイドなど

滝川 知司／松丸 祐司

基礎知識

　ステロイド系抗炎症薬は，副腎で生成される副腎皮質ホルモン（広義でのステロイド）と同じ成分を化学的に生成したものであり，1936年に副腎皮質から複数の結晶化合物が分離され，その1つが1945年にcortisone（肝代謝でコルチゾールになる）として臨床応用された．以降，電解質作用を減らした合成グルココルチコイド（副腎束状層で合成される）およびその誘導体が炎症性疾患に広範囲に応用されている．ステロイド製剤は親水性の性質と親油性の性質を有するため細胞膜を透過しやすく，細胞質のグルココルチコイド受容タンパク（GR）と結合する．それにより活性化したGRは，核に移行し複数の標的遺伝子タンパクに結合することで，さまざまな遺伝子発現を誘導あるいは抑制する．ス

テロイドの主な作用を以下に示す．
A）抗炎症作用
B）免疫抑制作用
C）糖代謝に対する作用（糖新生を促進作用）
D）脂質代謝に対する作用（アミノ酸の糖新生を促進作用）
E）骨に対する作用（骨形成能低下作用）
F）その他の作用（赤血球増加作用，中枢神経興奮作用，胃酸増加作用）

　以上のように，ステロイドは多岐にわたっての作用を持つことから，その臨床適応も多岐にわたり，最も健康保険の適用となる疾患が多い医薬品である．その反面，多くの副作用（クッシング症候群，感染症，高血糖，皮膚萎縮，骨粗鬆症，副腎萎縮，副腎機能不全，消化性潰瘍など）を引き起こすことが多く，使用にあたっては十分な注意が必要である（Table 1）．

Table 1 ステロイド薬の種類

商品名	ステロイド成分名	ステロイド種類	ヒドロコルチゾンを1とした力価	半減期(hr)	分類
コートリル	ヒドロコルチゾン	コルチゾール	1.0	8～12	短時間作用型
ソルコーテフ	コハク酸ヒドロコルチゾン				
サクシゾン	ATⅢ				
プレドニン	プドニゾロン	プレドニゾロン	4.0	12～36	中時間作用型
プレドニゾロン					
メドロール	メチルプレドニゾロン		5.0		
ソルメドロール	コハク酸メチルプレドニゾロン				
レダコート	トリアムシノロン	トリアムシノロン		24～48	
ケナコルトA	トリアムシノロンアセトニド				
オルガドロン	デキサメタゾン	デキサメタゾン	25.0	36～54	長時間作用型
デカドロン					
リンデロン	ベタメタゾン	ベタメタゾン			

⟨abbreviations⟩

DMSO: dimethyl sulfoxide, EVOH: ethylene-vinyl alcohol copolymer, GR: glucocorticoid receptor

脳血管内治療におけるステロイドの意義

　一般的に脳血管内治療の多くは，頭頚部病変に対してカテーテルを送り，コイルやステント，塞栓物質を留置する治療方法であり，それにより炎症が惹起され，頭痛や頭蓋内圧亢進症状，局所神経症状が引き起こされることが報告されている[1]．特に病変部に留置するデバイスが多い病変や，病変自体が大きい疾患に対する脳血管内治療においては，炎症が広範囲に及ぶことがあり，治療前からステロイドを使用することが推奨される．

大型および巨大脳動脈瘤に対するコイル塞栓術，flow diverter留置術

　動脈瘤が大きくなるほど瘤内塞栓術後の周囲の組織に対する影響は大きくなり，術後MRIで動脈瘤周囲に血栓化に伴う炎症による脳浮腫が引き起こされることが報告されている[2]．flow diverter留置により動脈瘤の血栓化が進行する過程において炎症反応が惹起されるため，ステロイドの使用が行われる[3]．

脳動静脈奇形に対する塞栓術

　頭蓋内動静脈奇形に対する塞栓術は現在，コイル，Onyx，NBCAが用いられる．なかでも，摘出術前に使用することで認可されているOnyxは，動静脈奇形内部まで多くの塞栓物質を注入することが可能である．Onyxを構成する成分はエチレンビニルアルコール コポリマー（EVOH），ジメチルスルホキシド（DMSO），マイクロタンタルパウダーであり，DMSO自体が血管刺激性質を持つため，術後の脳動静脈奇形周囲の脳組織の浮腫が引き起こされることがある[4]．

脳硬膜動静脈瘻に対する塞栓術

　近年の脳硬膜動静脈瘻に対する脳血管内塞栓術は，shunt pointを同定し，その部分を塞栓するtarget embolizationが主流となりつつあるが，shuntがdiffuseに存在する症例ではsinus packingが必要である．特に海綿静脈洞部脳硬膜動静脈瘻では，海綿状脈洞周囲に脳神経が走行しており，術後コイルなどの塞栓物質による圧迫や炎症により脳神経症状を呈することがある．

脳腫瘍・頭頚部腫瘍に対する塞栓術

　脳腫瘍に対する塞栓術の多くは，髄膜腫や血管芽腫に対する経動脈的塞栓術である．また，頭頚部腫瘍に対しても経動脈的塞栓術や直接穿刺による塞栓術が施行される．塞栓物質として認可されているものは粒状塞栓物質であるEmbosphereがあるが，使用困難である場合，NBCAやエタノールが使用される．特に術前から脳浮腫を生じている髄膜腫では，塞栓による炎症や腫瘍内動静脈shuntの破綻により，脳浮腫の増悪や腫瘍内出血，それに伴う頭蓋内圧亢進をきたすことがあり[5]，塞栓術後の管理が重要である．

頭頚部の血管奇形・血管腫に対する塞栓術

　頭頚部の血管腫，静脈性奇形，動静脈奇形に対する塞栓術は，コイルやエタノール，NBCA，Embosphereなどさまざまな塞栓物質が用いられる．術後塞栓物質や炎症による疼痛や腫脹をきたすことがあり，術後からのステロイドが使用される．

脳血管内治療におけるステロイドの使用方法

　脳血管内治療における炎症反応は，基本的には局所の炎症であり，長期間に及ぶことは少ない．使用方法に関して，確立されたプロトコールはなく経験的に行われていることがほとんどである．頭蓋内圧亢進症状がある場合は，グリセロールの併用を行いながら，デキサメタゾンを1週間かけて漸減する方法や，局所神経症状であれば，経口ステロイド薬を1週間から最長4週間かけて漸減する方法が一般的である．

文　献

1) Takigawa T, et al. Headache 52: 312-21, 2012
2) Su IC, et al. Neuroradiology 56: 487-95, 2014
3) Saatci I, et al. AJNR Am J Neuroradiol 33: 1436-46, 2012
4) Trivelato FP, et al. Clin Neuroradiol 24: 151-3, 2014
5) Carli DF, et al. AJNR Am J Neuroradiol 31: 152-4, 2010

V 病理学

1 血管病理学

治療上知っておくべき血管病理学

2 実験病理学：病態モデル

治療上知っておくべき病態のシミュレーション

1 血管病理学

治療上知っておくべき血管病理学

A. 動脈硬化
①プラークの病理（炎症・感染），イメージ

由谷 親夫

概　説（Fig. 1~3）

　動脈硬化症には加齢とともに血行力学的要因による内膜肥厚が起こり，次第に中膜の菲薄化，そして石灰化を招き血管壁が硬くなる生理的な動脈硬化と，それとは別に高齢化社会に加えて，車社会やストレスに曝される生活様式や食生活の欧米化による高血圧，糖尿病，高脂血症，そして肥満などのいわゆるリスクファクターの加重による粥状硬化症がある．後者は動脈壁肥厚から局所的な隆起性病変に基づく狭窄や閉塞あるいは瘤形成やプラーク破裂が起こり，それより末梢に虚血性病変や梗塞を招来し，時に死に至ることがある[1]．本稿では主に後者について述べ，脳血管内治療に寄与する最近の知見について概説する．

粥状硬化症の発生病理

　古くはVirchow R（1821～1902）に遡り，そして近年ではRoss R（1929～1999）により，粥状硬化症の発生病理には大きく炎症の概念が浸透し，現在に及んでいる．しかしここで重要なことは，炎症は臓器傷害に対する生理的治癒機転と基本的に理解されるが，時に強調され，慢性化することがある．つまり，炎症自体が悪化する事態を招く．これには免疫学的反応や代謝的要因が深く関与していることである[2]．前者は主にリンパ球やマクロファージ，後者にはコレステロールや糖代謝の関与である[3]．

動脈硬化症の成り立ちとその病理

　歴史的に動脈硬化症の研究は，大動脈硬化症を中心に行われた[4,5]．数々の大規模試験に基づく研究の成果が1995年，Stary Hらの論文によってまとめられた（**Fig. 3**）[4]．この分類の特徴は若年者剖検例の大動脈硬化症の大規模研究を基礎にして，遅い進展（slow progression），中間の進展（intermediate progression），早い進展－プラークの破綻と血栓（rapid progression-disruption & thrombosis）の3つの進展形式を設定し，臨床病態に対応させた点にある．

　さらに，内皮細胞，マクロファージ，平滑筋細胞，細胞外マトリックスなどの分子生物学的知見を導入し，硬化斑とその破綻による血栓形成を見事に結びつけた．N（normal），Type I～Va，Vb，Vc，VIの9段階の分類がなされ，Nは正常範囲の動脈である．Type I は肉眼的には病変を見ることはできないが，すでにマクロファージと内皮細胞との反応があり，マクロファージは修飾された酸化LDL等を取り込む．Type II は従来の脂肪線条（fatty streak）の早期に相当し，肉眼的には平坦かわずかに盛り上がっている病変を示し，組織学的には内膜内に脂質を容れたマクロファージが見られる時期をいう．

　Type III も脂肪線条の時期に相当し，明らかに盛り上がった病変を指す．Type II との相違点は脂質を取り込んだマクロファージと細胞外に出た脂質が見られ，さらにそれらを平滑筋細胞が貪食している像が見られる点である．このType I，II，III は，動脈硬化形成の全体像から見ると動脈硬化巣の基礎となる病変と考えられ，しかも年余にわたって形成され，いわゆるslow progressionの時期である．細胞外の脂質が次第に多くなっていくと脂質を取り込んだマクロファージや平滑筋細胞の増殖に加えて，細胞外脂質の癒合が起こり脂肪斑が形成される．この時期をType IVと呼ぶ．

　脂肪斑が形成され，盛り上がった病変になるとそれを取り囲むように結合織性被膜（線維性被膜）ができる．この時期をType Vaとし，一

〈abbreviations〉

BBB: blood-brain barrier, MMP: matrix metalloproteinase, TF: tissue factor

Ⅴ 病理学

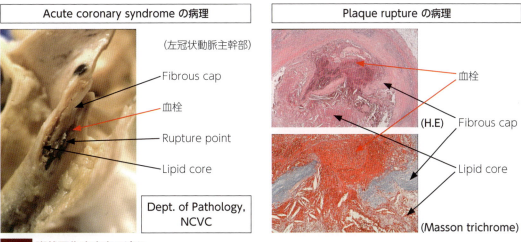

Fig.1 粥状硬化症病変の流れ

(画像提供：国立循環器病研究センター病理部)

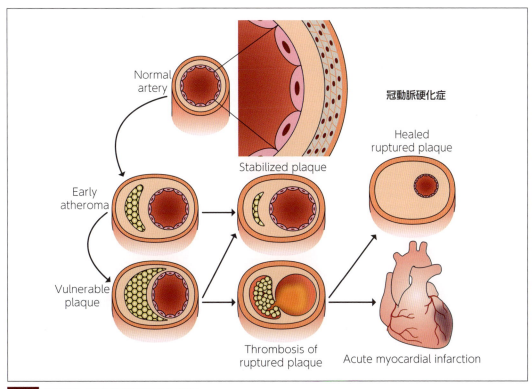

Fig.2 大動脈に見る動脈硬化症の分類

(Libby P. Nature 420: 868-74, 2002 を参考に作成)

般的に成熟したプラークと呼ばれるものである．Type ⅣとType Ⅴaは硬化斑の破裂に引き続いてびらんや血栓が作られ，不安定プラーク（unstable plaque）となる．この不安定プラークは，粥腫が大きく，粥腫を覆う被膜の薄い（70 μm以下）ソフトプラーク（soft plaque）と言われるものである．

マクロファージから分泌されるMMPや細胞外のコレステロール結晶[6,7]そのものにより，プラーク破綻が起こり，TF等の作用による血栓形成のため急激に閉塞され（Type Ⅵ），急性冠症候群（acute coronary syndrome），すなわち急性心筋梗塞，不安定狭心症，および心臓突然死に至ることからrapid progressionと規定し，

265

最も重要な時期と考えられている．Type ⅣやType Vaの時点で死を免れたり，寛解あるいは治癒機転に向かうとType VbやType Vcになる．これらは石灰化などを伴った安定した粥腫に厚い線維性被膜を伴っており，粥腫破綻を起こしにくいハードプラーク（hard plaque）であるが，何らかの刺激が加わると再度Type Ⅵになるので，この時期をintermediate progressionと規定している（**Fig. 3**）．

脳動脈の解剖生理学的特徴

分布状況

脳動脈は脳底部にWillis環を持ち，自然の側副路ができているが，冠状動脈は有意の狭窄ができると側副路が発達し得る．脳動脈は穿通枝系と皮質枝系に分かれ，分枝は直角に分岐することが多い．また，脳には機能単位があるので，小さな血管障害でもすぐに臨床症状を呈し，見つかり易い．

組織学的相違

心膜内冠状動脈と脳動脈を比較すると，前者は外膜があるが，後者にはなく，また心膜内冠状動脈には栄養血管があるが，脳動脈にはない．脳動脈の内皮細胞には血液脳関門（BBB）が存在するが，心膜内冠状動脈には存在しない．中膜平滑筋細胞は心膜内冠状動脈ではきわめてよく発達しており，反応性もよく，粥状硬化症の場合など内膜へ遊走し増殖するが，脳動脈では中膜の反応性が鈍い．結合組織が脳にはないので，心臓にみられる線維性瘢痕を形成しない．

血管を取り巻く神経支配は，脳動脈ではきわめて豊富であるが，冠状動脈は乏しい．

機能的相違

心臓の血管は拡張期に血液が入り込むが，脳血管は収縮期に血液が入り込むので，収縮期血圧を直接受けることになり，とくに細動脈は高圧に曝される．したがって，脳実質内細動脈の動脈硬化も種々の形態学的所見を示す．

脳実質内細動脈には無数の神経支配とBBBがあり，神経伝達物質が選択的にしかも豊富に血管壁を行き交う．脳動脈にはWillis環が存在し，すぐに迂回し，その末梢では吻合血管をつくりやすい．

脳血管性病変に関する最近の動向

脳血管性病変で最も重要なことは脳梗塞の発

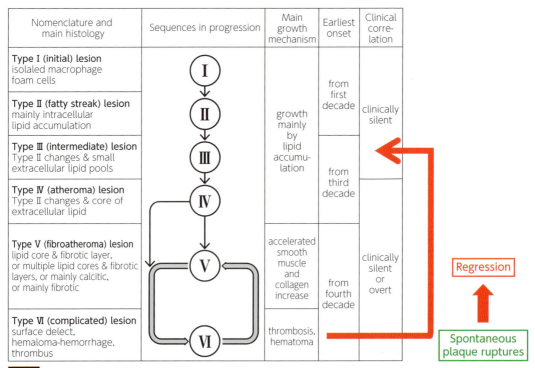

Fig.3 心臓と脳の血管特性

Flow diagram in center column indicates pathways in evolution and progression of human atherosclerotic lesions.

（文献4を参考に作成）

生病理であろう．われわれが国立循環器病研究
センター，病理部門の剖検例から調べ得たデー
タによると，脳梗塞の病態として，血栓性と塞
栓性脳梗塞，脳出血，そしてラクナ梗塞を病理
解剖された脳から分類すると，圧倒的に塞栓性
脳梗塞が増加している現状がある．もちろん，
国立循環器病研究センターという病院自体のバ
イアスも大きく関与しているが，逆に心臓血管
性塞栓性脳梗塞の実態の検討には極めて重要な
データが得られることになる[8]．

　なぜこれほどまでに塞栓性脳梗塞が増加した
のかを，さらなる基礎疾患の病理解剖学的検討
から推測すれば，従来言われているように心疾
患，例えば弁膜疾患，心内膜炎，心筋梗塞，心
房細動そして心筋症などが挙げられるが，その
うちの約3分の1が塞栓源不明であったという
事実である[9]．

　この事実を追究するのに2つの重要なモダリ
ティが2000年になって出現した．経食道心エ
コー検査による大動脈起始部から弓部の検討が
できた点[10]と血流維持型大動脈内視鏡による大
動脈内面のプラーク破綻の検査が可能となった
という点である[11]．

　前者は大動脈弓部に見られた結節性あるいは
血栓性粥状硬化症が塞栓化し，脳梗塞の発生病
理の原因となり得ることが2000年以降になって
報告が相次いだことである．一方，後者はすで
にわれわれも報告しているように，心臓カテー
テル検査を実施した患者の約3分の1に大動脈
のプラーク破綻が観察され，そこから粥腫性成
分(主にコレステロール結晶)が実証されたこと
である．最近になって，剖検例の検討から，コ
レステロール結晶性塞栓が脳血管の境界領域に
起こり，しかも小さな梗塞形成であることや臨
床的に認知症の患者に見られたなどの報告が出
始めている[12-14]．

文　献

1) 由谷親夫. 心臓血管病理アトラス, 文光堂, 2002, 1-323
2) Kumar V, et al. Robins and Cotran Pathologic Basis of Disease. Inflammation and repair. 9th ed, Saunders Elsevier, 2015, pp69-111
3) Libby P, et al. J Am Coll Cardiol 54: 2129, 2009
4) Stary NC, et al. Circulation 92: 1355-74, 1995
5) Imakita M, et al. Atherosclerosis 155: 487-97, 2001
6) Rapp JH, et al. Stroke 39: 2354-61, 2008
7) Abela GS, et al. J Clinical Lipidology 4: 156-64, 2010
8) 峰松一夫, 由谷親夫編. 心原性脳塞栓症. 医学書院, 2003, 1-304
9) Ogata j, et al. Ann Neurol 63: 770-81, 2008
10) Kronzon I, et al. Cieculation 122: 631-41, 2010
11) Komatsu S, et al. Circulation Journal 79: 742-50, 2015
12) Steiner TJ, et al. Stroke 11: 184-9, 1980
13) Takahashi K, et al. Intern Med 43: 607-11, 2004
14) 森谷真之, 他. 臨牀神経 55: 823-7, 2015

1 血管病理学
治療上知っておくべき血管病理学

B. 塞栓
①血栓の病理

濱中 正嗣／今井 啓輔

はじめに

脳血管内治療学において，筆者らは急性期脳梗塞の血行再建術の各手技を総称し，緊急脳血管内血行再建術（ENER）と呼んでおり[1]，なかでも機械的血栓除去術は中心手技である．血栓除去機器の進歩にて術中の血栓の回収率が高くなるとともに，その病理診断もされるようになってきた．回収血栓としては当初は内頚動脈のものが中心であったが[2]，その後はすべての頭頚部動脈に拡がり[3-6]，システマティックレビューによるメタアナリシス[7]も報告されている．本稿では，脳塞栓症の「血栓の病理」に関して，機械的血栓除去術の回収血栓を中心に自験例を含めて概説する．

病理解剖における脳塞栓症の血栓の病理

Ogataらは脳梗塞後30日以内に死亡した142例の病理解剖における血栓の病理所見をまとめて報告している[8]．新鮮血栓は血小板優位，フィブリン・血小板優位，フィブリン・赤血球優位（red thrombi）に分類され，red thrombiの構成成分の中心は赤血球を絡ませたfibrin strandsであった．アテローム血栓性梗塞例では，頭蓋内・外の血管の破綻したプラークにはフィブリン・血小板優位の血栓に囲まれたlipid core，閉塞血管腔にはred thrombiがみられていた．脳梗塞の発症機序に関しては，in situ occlusionと動脈原性塞栓症（borderzoneを中心とした）があり，後者の塞栓子としては，小さな径の動脈ではコレステリン結晶が，大きな径の動脈ではコレステリン結晶を含むフィブリン・血小板優位の血栓が多かった．一方，心原性塞栓例では，心腔内（主に心房細動例）および静脈内（右左シャント例）の塞栓源（thrombus）の血栓

と，脳内血管の塞栓子（clot）は同じred thrombi（laminationを伴う場合も多い）のことが多く，再開通後のために塞栓子が残っていないこともあり，これはred thrombiの溶解しやすさを反映していた．なお，血管壁や心内膜に付着していないmoist coagulum（水分含有の多い凝血塊）は，死後に堆積した血液成分と判断された．このように脳塞栓症における「血栓の病理」は多様であり，緒方らも自身の著書の中で，塞栓源と塞栓子の病理所見は1：1対応でない点を強調している[9]．

回収血栓の病理診断法

回収血栓の病理診断法・分類法として確立されたものはない．診断法の中の染色法としてはヘマトキシリン・エオジン染色が用いられることが多い．分類法としては，コレステリン結晶などplaque/atheromatous gruel[6-10]の有無，oldあるいはfresh，赤血球優位あるいはフィブリン・血小板優位，serpentineあるいはlaminated，白血球優位あるいは劣位[7]などが考えられる．回収血栓にatheromatous gruelが含まれている場合は，粥状硬化性病変の潰瘍性病変から発生する塞栓子や，閉塞部位でのプラーク破綻に関連した血栓と診断される．ただし，急性心筋梗塞例における吸引カテーテルでの冠動脈内からの回収物の検討では，回収物の病理学的・血液学的所見が血行再建術前後で異なると報告されており[10]，脳塞栓症においても回収血栓の病理所見への手技自体の影響を考える必要があり，plaque/atheromatous gruelが手技による血管内皮損傷を反映している可能性もある．一方，血栓に占める赤血球の比率によって，「赤血球優位の血栓」と「フィブリン・血小板優位の血栓」に分類される（**Fig. 1**）こともあるが[3-7]，こ

〈abbreviations〉

ENER：emergency neuroendovascular revascularization, ESUS：embolic stroke of undetermined source

V 病理学

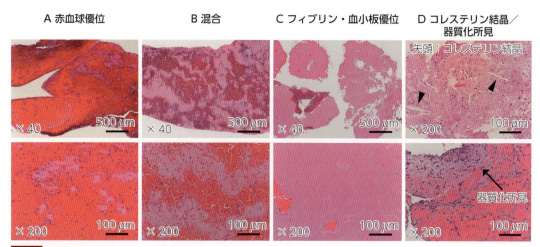

Fig.1 自験例での回収血栓の病理学的組成分類

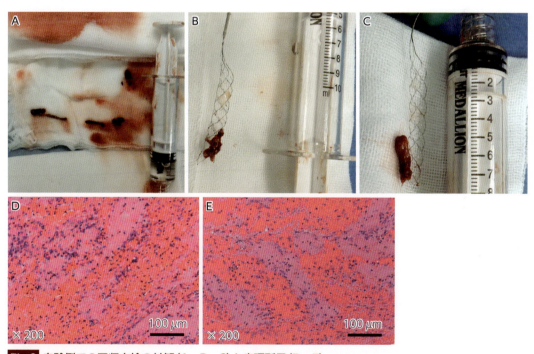

Fig.2 自験例での回収血栓の外観（A，B，C）と病理所見（D，E）

82歳女性，両頚動脈塞栓性閉塞例．
A，B，D：吸引やステントリトリーバーでスムーズに回収された血栓．
C，E：多くの手技後の圧縮状態で回収された血栓（バルーンガイドカテーテルの先端バルーンと血管内皮の間で圧縮）．
外観で圧縮されていても病理所見への影響は少ない．

れは「赤色血栓」と「白色血栓」といった血液凝固学上の分類とは異なる．病理解剖例ではmoist coagulumを除外診断できるが，回収血栓では閉塞後に生じた二次性血栓や手技に伴う医原性血栓と，塞栓子を区別することは容易でない．すなわち，回収血栓は「閉塞原因」ではなく，「回収物」を表しているだけであり，溶解されやすい血栓や回収されにくい血栓はそもそも対象外となっている．さらには，回収血栓の一部のみが標本化されることによる「選択バイアス」や，回収血栓のホルマリン固定までの時間の影響などもある．血栓除去機器での捕捉時やガイドカテーテル内腔の通過時に生じる外力の回収血栓への影響も危惧されるが，圧縮・変形を呈する

外観（血栓塊としての粘性や変形能などに影響）に比べて，病理所見に対してはそこまで大きくない（**Fig. 2**）.

自験例および過去の報告例での回収血栓の病理診断

2010年10月から2017年3月までに筆者らの施設で実施した機械的血栓除去術連続148例の術中に回収された148検体の血栓を対象とした．体外に除去した回収血栓は外観撮影後，速やかに15％緩衝ホルマリンで一晩固定後，後日にパラフィン包埋し，4μm厚のヘマトキシリン－エオジン染色標本を作製した．

症例情報を持たない医師2人の目視にて，赤血球とフィブリン・血小板の比率およびコレステリン結晶・器質化所見の有無を評価した．病理学的組成分類としては，Hashimotoらの報告[6]も参考にして，標本中の赤血球成分の比率が7割以上のものを赤血球優位群（R群：**Fig. 1A**），3割以下のものをフィブリン・血小板優位群（P群：**Fig. 1C**），その間のものを混合群（M群：**Fig. 1B**）と定義した．

各群における背景因子，治療内容，再開通は**Table 1**のようであった．臨床病型に関しては，3群ともに心原性脳塞栓症が最も多かったが，心原性脳塞栓症ではR群の比率が，アテローム血栓性脳梗塞ではP群の比率が高くなっていた．再開通に関しては，3群間で差はなかった．

システマティックレビュー[7]のメタアナリシスでは，血栓の病理診断である「赤血球優位の血栓」と「臨床病型」には関連がないと報告されている．一方，同レビューでは，「赤血球優位の血栓」と「再開通」のメタアナリシスはできていなかったが[7]，Hashimotoらは赤血球優位の血栓（＞64％）は再開通，atheromatous gruelは非再開通との関連を報告している[6]．近年話題となっている原因不明の脳塞栓症（ESUS）については，自験例ではESUS全体に占める割合は3群でほぼ同様であったが（7例，7例，8例），過去の報告でESUSはP群，心原性塞栓症はM群[4]あるいはP群[5]が多いとされている．コレステリン結晶や器質化所見の有無（**Fig. 1D**）については，過去の報告[6]と比較し自験例では少数例にしかみられず，上記の3群での検出率にも差はなかった（**Table 1**）.

回収血栓の病理診断と治療法の選択

機械的血栓除去術の成否には，塞栓子の性状以外に，血管側の条件，近位血流遮断下での血行動態[11]，手技[12]・使用機器など多くの因子が関与している．

塞栓子の性状について，上述の病理学的組成よりも，血栓塊としての粘性・変形能（硬さを含めた）・表面摩擦力のほうが血栓除去に直接影響を及ぼす．実験環境下では，血栓中の赤血球の容積率が20％以上になると血栓の粘性が上がると報告されており[13]，これは血栓の一塊での回収を助長するため，除去促進因子と言える．逆に，赤血球の比率が20％未満（フィブリン優位）になると，血栓と血管内皮・カテーテル内壁との摩擦力が大きくなると報告されており[14]，これは除去阻害因子と言える．今後，頸動脈狭窄症のプラーク診断のように，回収血栓の病理診断や血栓塊の性状と，閉塞血栓の術前画像診断とを関連付けることができれば，ENERでの適切な手技や機器の選択に役立つと期待される．

実際，Liebeskindらは病理診断での赤血球優位の血栓とCTのhyperdense middle cerebral artery sign（赤血球比率平均47％）やMRIでのblooming artifact（赤血球比率平均42％）の関連を報告しており[3]，システマティックレビューのメタアナリシスでも，「赤血球優位の血栓」と「頭部CTでのhyperdense artery sign」の関連および「同sign」と「再開通」との関連が示されている[7]．

自験例でもR群にてCTでのhyperdense artery signやMRI-T2*画像でのsusceptibility vessel signが多くみられていた（**Table 1**）．さらには，筆者らの施設では，ESUS例において回収血栓がR群と病理診断された場合，再発予防として抗凝固療法を選択することもあり，回収血栓の病理学的診断が再発予防のための抗血栓薬の選択時にも役立つ可能性がある．

おわりに

回収血栓の病理診断には解決すべき課題が山積されているが，脳塞栓症の閉塞血栓の病理について理解を深めることは，より有効なENERの戦術の開発時のみならず，再発予防法の選択時にも役立つ．今後，血栓の病理診断法が洗練され，塞栓子の術前画像診断にも生かせるようになれば，脳血管内治療学における「血栓の病理」の役割はより大きくなるであろう．

V 病理学

Table 1 自験例での回収血栓の病理学的組成分類群別の背景因子，治療内容，再開通

	R群(n=70)	M群(n=44)	P群(n=34)	p value*
臨床病型				
心原性脳塞栓症	56(80.0)	33(75.0)	15(44.1)	<0.001
アテローム血栓性脳梗塞	6(8.6)	1(2.3)	11(32.4)	<0.001
塞栓源不明の塞栓症	7(10.0)	7(15.9)	8(23.5)	0.186
動脈解離	1(1.4)	3(6.8)	0	―
器質化血栓	0	1	0	―
Atheromatous gruel**	1	0	3	―
年齢(中央値)	75(23-98)	81(16-98)	76(48-91)	0.285
女性	33(47.1)	23(52.3)	15(44.1)	0.760
IV-tPA先行	14(20.0)	9(20.5)	7(20.6)	0.977
TICI 2b-3	65(92.9)	40(90.9)	32(91.1)	0.859
術前画像検査				
HAS[†]	55/68(80.9)	33/43(76.7)	16/33(48.5)	0.002
SVS[‡]	43/52(82.7)	29/35(82.9)	13/29(44.8)	<0.001
閉塞血管				
Proximal ICA	8(11.4)	4(9.1)	7(20.6)	
Distal ICA	29(41.4)	14(31.2)	6(17.7)	
Proximal M1	8(11.4)	4(9.1)	3(8.8)	
Distal M1	8(11.4)	12(27.3)	8(23.5)	
M2	9(12.9)	4(0.1)	5(14.7)	
PCA	0	1(2.3)	1(2.9)	
VA	0	0	1(2.9)	
BA	7(10.0)	2(4.6)	3(8.8)	
ACA	0	2(4.6)	0	
Others	1(1.4)	1(1.3)	0	
Devices used for REC*				
OPTIMO RAT[††]/FS[‡‡]	12(17.1)	4(9.1)	7(20.6)	0.334
Merci	1(1.4)	1(2.3)	1(2.0)	0.868
Penumbra System	36(51.4)	13(29.6)	8(23.5)	0.008
Solitaire	5(7.1)	6(13.6)	7(20.6)	0.135
Trevo	13(18.6)	15(34.9)	7(20.6)	0.147
Revive	1(1.4)	0	1(2.9)	―
Combination of devices	1(1.4)	2(4.6)	2(5.9)	0.438
Others	1(1.4)	3(6.8)	1(2.9)	0.297

Data are number (%)

＊ P value calculated by Chi-squared test for categorical data and Welch's t test for continuous data

＊＊ Obtained thrombi were assessed histopathologicallyfor the existence of atheromatous gruel (cholesterol clefts, foam cells, or fibrous caps)[3]

＊＊＊ Devices used most effectively for recanalization

† HAS: The hyperdenseartery sign on non-contrast CT

‡ SVS: Susceptibility vessel sign on T2*WI

†† RAT: Running aspiration technique (RAT)[12]

‡‡ FS: Forced suction

謝辞

回収血栓の病理診断および本稿の作成時にご尽力いただきました，京都第一赤十字病院病理診断科部長の浦田洋二先生，本稿の内容に貴重なご助言をいただきました，国立循環器病研究センター脳血管内科の早川幹人先生，小倉記念病院脳神経内科の橋本哲也先生に深謝いたします．

文 献

1) 今井啓輔, 他. 日内会誌 98: 1270-7, 2009
2) Imai K, et al. AJNR Am J Neuroradiol 27: 1521-7, 2006
3) Liebeskind DS, et al. Stroke 42: 1237-43, 2011
4) Niesten JM, et al. PLoS One 9: e88882, 2014
5) Boeckh-Behrens T, et al. Stroke 47: 1864-71, 2016
6) Hashimoto T, et al. Stroke 47: 3035-3037, 2016
7) Brinjikji W, et al. J Neurointerv Surg. 9: 837-42, 2017
8) Ogata J, et al. Ann Neurol. 63: 770-81, 2008
9) 緒方 絢, 他. 脳循環障害と病理. メディカルレビュー社, 2003, pp84-7
10) Kotani J, et al. Circulation 106: 1672-7, 2002
11) 今井啓輔, 他. 第 17-19 回脳血管内治療仙台セミナー講演集. にゅーろん社, 2012, pp25-30
12) 今井啓輔, 他. 脳卒中 32: 447-54, 2010
13) Gersh KC, et al. Thromb Haemost 102: 1169-75, 2009
14) Gunning GM, et al. J Neurointerv Surg. 10: 34-8, 2018

1 血管病理学
治療上知っておくべき血管病理学

C. 血管攣縮
①メカニズムと病態

石澤 錠二

基礎知識

くも膜下出血後の脳血管攣縮は，脳血管撮影上は30〜70%の頻度で観察され，20〜30%が症候性になると言われている[1]．脳血管攣縮がくも膜下出血後に起こる遅発性神経脱落症状（DIND）の主原因であると考えられてきた．脳血管攣縮の主因は，平滑筋の持続的で可逆的な収縮である．そのメカニズムは細胞内カルシウムの上昇により惹起されるカルシウム依存性収縮や，G proteinを介するphosphatidyl inositolシグナル系に代表されるカルシウム非依存性収縮，NOの減少など多くの病態が関与している．脳血管攣縮に関与する物質としては，オキシヘモグロビン，トロンボキサンA$_2$，トロンビン，セロトニン，エンドセリンなどが挙げられる[2]．

しかしながら最近では，脳血管攣縮を認めない部位でも脳梗塞が発生することや[3]，PETを用いた解析で，脳血管撮影上の脳血管攣縮領域と脳循環代謝障害領域の解離が存在すること[4]が明らかになってきた．そのため，脳血管攣縮はDINDの原因の一部で，その克服だけではDINDは解決できないと考えられるようになってきている．その他にも，くも膜下出血発症時の急激な頭蓋内圧亢進による全脳虚血，その後の再灌流に伴う脳-血液関門の機能障害などのearly brain injury[5]，可逆的細胞脱分極現象（cortical spreading depolarization）[6]と言われる病態の関与などがDINDの原因と考えられている．

脳血管攣縮がDINDの発生にどの程度関与しているのかに関しては，脳血管内治療の結果から類推することができる．2014年に本邦で報告された脳血管攣縮に対する脳血管内治療に関する全国調査[7]によると，脳血管攣縮に対し脳血管内治療を行った症例のうち，画像上の改善が得られたものは96.7%と非常に高率であったが，神経症状の改善が得られたものは64.7%にとどまった．画像上は血管拡張が得られたにもかかわらず症状が改善しなかった32%の症例においては，DINDの発生に上述の脳血管攣縮以外の因子が関与していた可能性が示唆される．われわれの施設においても，くも膜下出血連続280例のうち内科的治療抵抗性の脳血管攣縮に対し脳血管内治療を行った30例を解析したところ，全例画像上の改善が得られ，18例（60%）は広範囲な脳梗塞をきたすことなく経過したが，12例（40%）は脳梗塞をきたし予後不良であった．この結果からも，脳血管内治療による血管拡張はDINDの6割程度に有効であったが，残り4割は前述の多くの原因が関与しており，脳血管攣縮の改善だけではDINDに対処できなかったものと考えられる．

内科的治療，薬物治療

DINDには脳血管攣縮を含む多因子が関与していることが明らかになりつつあるが，脳血管攣縮がDINDの主因であることは確かで，その治療が中心になることに疑う余地はない．

「脳卒中治療ガイドライン2015」[8]では，次のような治療を推奨している．

①早期手術の際に脳槽ドレナージを留置して脳槽内血腫の早期除去を行うこと（グレードB）

②全身的薬物療法として，塩酸ファスジルやオザグレルNaの投与を行うこと（グレードA）

③遅発性脳血管攣縮と診断された場合のTriple H療法（グレードC1）．循環血液量を正常に保ち，心機能を増強させるhyperdynamic療法（グレードC1）．（遅発性脳血管攣縮発症前のtriple H therapyや血管形成術は科学的根拠がないので勧められない：グレードC2）

〈abbreviations〉

DIND: delayed ischemic neurological deficits, PTA: percutaneous transluminal angioplasty, SVS: symptomatic vasospasm

④脳血管内治療として，ファスジルの選択的動注療法や経皮的血管形成術（PTA）（グレードC1）

　グレードAのファスジルの静脈内投与に関しては，Rhoキナーゼ阻害，ミオシン軽鎖リン酸化体生成阻害薬であるファスジル投与によりコントロールに比べ症候性脳血管攣縮（SVS）が15％減少したと報告されている[9]．同様に，TXA2合成酵素阻害薬であるオザグレルNaはSVSを29％減少した[10]との報告がある．本邦未承認であるが，ニモジピン経口投与も無作為臨床試験でその有効性が報告されている[11]．エンドセリン受容体阻害薬であるクラゾセンタンはその有効性を期待されたが，無作為臨床試験の結果，脳血管攣縮を減少させるが，予後改善には至らなかったと報告された[12]．マグネシウムやスタチンも無作為臨床試験が行われたが，その効果は否定された[13]．最近，本邦を中心にシロスタゾールの有効性が報告されているが[14]，いまだエビデンスレベルが低いのが現状である．このように，現時点では脳血管攣縮を完全に克服できる薬剤は存在しない．

脳血管内治療

　全身管理，上記薬剤の使用，Triple H療法などの内科的治療を行っても，遅発性神経症状が改善しない場合，いまだ広範囲の脳梗塞が出現しておらず，症候に見合った部位に脳血管攣縮が診断されたなら，脳血管内治療を選択する．画像診断においてはMRIや3D-CTAで灌流画像を同時に行うことで，短時間に脳血流の評価も可能である．ここで強調したいことは，ガイドラインにも記載されているように，内科的治療抵抗性の症候性脳血管攣縮が対象であり，予防的治療の適応は現時点においてはないことである．

　脳血管内治療には経皮的血管形成術（PTA）と選択的動注療法の2つが挙げられる．PTAは1984年にはじめて報告された[15]．主に内頚動脈，中大脳動脈水平部，椎骨脳底動脈のような脳主幹動脈に適用される．内弾性板の進展と断裂により，ひとたび拡張すれば脳血管攣縮が再発することは少ないとされている[16]．しかし，M2以降などの末梢には適用することが困難であった．その後，1992年にパパベリン塩酸塩[17]，1998年にファスジル塩酸塩の動注療法が報告された[18]．治療効果の持続時間が短い場合もあるが，PTAの及ばない末梢の脳血管攣縮には効果的な治療であり，diffuse typeの場合はPTAと併用されることもある[17]．

　脳血管攣縮の拡張術に用いるバルーンカテーテルは，動脈硬化性病変に用いる血管拡張用（Gateway〔日本ストライカー〕など）と動脈瘤塞栓術に用いられる血管形成用が主に使用されている．血管形成用バルーンにはシングルルーメンタイプ（HyperGlide〔日本メドトロニック〕など）とダブルルーメンタイプ（Scpeter C〔テルモ〕など）がある．脳血管攣縮のPTAの注意点としては，低圧，短時間の拡張を心がける必要がある．通常は1気圧以下の拡張圧で10秒程度の拡張を繰り返す．内頚動脈とその他の部位のように血管径の違う血管を拡張する必要があること，屈曲部分の拡張が必要な場合があること，血管にストレスを与えることなく末梢までの誘導が必要であることなどの点より，血管形成用バルーンが適している[7]．特にダブルルーメンタイプはPTAに引き続き，同カテーテルで動注療法も可能であるため，利用価値が高い．ただし，過拡張による血管損傷には十分に注意する必要がある．多くの場合は，動脈瘤の治療時に正常脳血管の走行，血管径の情報が得られており，それらを利用することにより，誘導時のリスクや過拡張のリスクを減らすことができる．

　選択的動注療法に使用される薬剤は，非特異的平滑筋弛緩作用を有するパパベリン塩酸塩，前述のファスジル塩酸塩，急性心不全治療薬でホスホジエステラーゼⅢ阻害薬のミルリノンなどがあるが，パパベリン塩酸塩，ファスジル塩酸塩を使用することが一般的である（**Table 1**）．これらの薬剤の効果は比較的短時間であり，主幹動脈の拡張は不十分であることが多いので，主幹動脈の拡張にはPTAを行い，末梢部の拡張にこれらの血管拡張薬の超選択的動注を行うべきである．

　パパベリン塩酸塩は1A/40mgを蒸留水20mLで希釈したものを2mL/minの速度で5分間かけて注入する．1血管80mgを上限とする．合併症として，一過性の頻脈や不穏が挙げられる．視力障害は眼動脈より末梢からの注入で回避できる．また，造影剤，ヘパリン加生理食塩水などと混合すると結晶を形成することがあるので[19]，注入前後に蒸留水でカテーテル内を十分に洗浄する必要がある．

　ファスジル塩酸塩は1A/30mgを生理食塩水20mLで希釈したものを1mL/minの速度で1血管30mgを上限に持続動注する．容量依存性に拡張が得られるが，高濃度の注入により痙攣を惹起することがあるので注意が必要である．60mg以上を注入すると血圧低下をきたすことがある．

V 病理学

| Table 1 | 選択動注療法に使用する主な薬剤 |

	パパベリン塩酸塩	ファスジル塩酸塩
pH	3.0-5.0	5.7-6.3
分子量	375.85	336.84
作用機序	すべての平滑筋に対しての直接弛緩作用	Rhoキナーゼを阻害し，ミオシンホスファターゼ阻害を抑制し，ミオシン軽鎖のリン酸化体生成を抑制
動注部位	視力障害の可能性あるため眼動脈より末梢，効果が期待できるのはM2以降の末梢	効果は低いが眼動脈より中枢側でも可能，効果が期待できるのはM2以降の末梢
薬剤濃度	1A (40mg)＋蒸留水 20mLを 2mL/min	1A (30mg)＋生食 20mLを 1mL/min
使用上限	1 血管 80mgまで	1 血管 30mgまで
効果の持続時間	一時的，PTAとの併用が効果的	一時的，PTAとの併用が効果的
副作用	頻脈，不穏，意識障害，頭蓋内圧亢進	低血圧，痙攣
取扱上の注意	蒸留水以外では結晶形成	

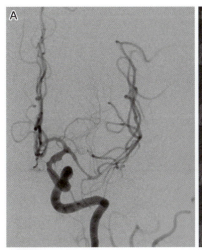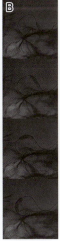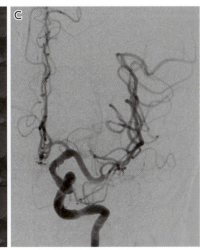

Fig.1 代表症例

SAH day 10 右片麻痺，失語症を呈する．
A: 左内頚動脈から中大脳動脈に著明な脳血管攣縮を認める．
B: Scepter C 4×10mmを誘導し，末梢側より数回に分けて内頚動脈までPTA施行．
C: PTA後，super selectiveにM2にパパベリン塩酸塩を動注し良好な拡張が得られた．

　一般的に，これらの血管拡張薬の拡張効果は一時的で，10〜20％の症例では複数回の治療が必要になるとされている[7]．一方，これらの薬剤でいったん十分な拡張が得られ，脳血流が正常化すると，flow induced dilatationという状態となり，効果は比較的持続すると考えられる．

　本邦の全国調査645例の集計[7]では，PTA22％，選択的動注療法78％に施行されている．合併症率は3.2％と報告されており，塞栓症や，ガイドワイヤーやバルーンによる血管損傷によるものであった．脳血管攣縮が起こる時期には，局所凝固能が亢進していることが多く，十分な抗血栓対策が重要である．同時に血管損傷しないよう，脳血管に愛護的な手技を心がける必要がある．また同報告では，転帰良好に関係する項目として，症状出現後の早期治療，局所麻酔での治療，術前のmodified Rankin Scale 0-2 の3因子を挙げている．

今後の展望とまとめ

　脳血管攣縮の改善だけで，くも膜下出血後のDINDを克服することができないことは明らかであるが，その主因は脳血管の収縮であり，今後も脳血管攣縮に対する血管拡張が治療の主軸であるということに疑う余地はない．**Fig. 1**に当院でPTAと動注療法により良好な拡張を得られた症例を提示する．

文 献

1) Bederson JB, et al. Stroke 40: 994-1025, 2009
2) Macdonald RL, et al. Stroke 22: 971-82, 1991
3) Weidauer S, et al. Stroke 38: 1831-6, 2007
4) Dhar R, et al. Stroke 43: 1788-94, 2012
5) Kusaka G, et al. J Cereb Blood Flow Metab 24: 916-25, 2004
6) Woitzik J, et al. J Cereb Blood Flow Metab 32: 203-12, 2012
7) Hayashi K, et al. Neurol Med Chir (Tokyo) 54: 107-12, 2014
8) 日本脳卒中学会 脳卒中ガイドライン委員会編. 脳卒中治療ガイ
ドライン 2015, 協和企画, 2015, pp205-8
9) Shibuya M, et al. J Neurosurg 76: 571-7, 1992
10) 大本堯史, 他. 脳血管攣縮 4: 174-83, 1989
11) Barker FG 2nd, et al. J Neurosurg 84: 405-14, 1996
12) Macdonald RL, et al. Lancet Neural 10: 618-25, 2011
13) Dorhout Mees SM, et al. Lancet 380: 44-9, 2012
14) Senbokuya N, et al. J neurosurg 118: 121-30, 2013
15) Zubkov YN, et al. Acta Neurochir (Wien) 70: 65-79, 1984
16) Newell DW, et al. J Neurosurg 71: 654-60, 1989
17) Kaku Y, et al. J Neurosurg 77: 842-7, 1992
18) 指田 純. 脳血管攣縮 14: 281-5, 1998
19) Mathis JM, et al. AJNR AmJ Neuroradiol 15: 1665-70, 1994

1 血管病理学
治療上知っておくべき血管病理学

D. 解離
①解離のメカニズム（瘤，狭窄）

宮地 茂

基礎知識

血管解離は後天性の内膜（内弾性板）損傷に伴う動脈壁の障害であり，全身のあらゆる動脈に生じる．脳血管以外では大動脈解離のほか，急性上腸間膜動脈閉塞症や急性冠不全などでも解離が関与していることがある[1, 2]．

原因としては，主に①外傷性，②医原性，③特発性に分けられるが，その背景となる要因はさまざまである（**Table 1**）[3]．形態的な発現としては，（解離性）動脈瘤形成と動脈狭窄（閉塞）の2つのパターンがある．

頭蓋外内頚動脈の解離は欧米では頻度が高いが，本邦では稀である．最も遭遇するのは頭蓋内椎骨動脈解離（全解離の82%）で，約58%はくも膜下出血（SAH），脳虚血が33%，頭痛発症が7%で，瘤破裂例は全くも膜下出血例の3%とされる[4]．男性優位（女性の2.5倍）で，破裂例は右側に多く，虚血例は左に多いとされる[5]．しかしながら，これらは画像診断で判定できた症例を対象にした頻度であり，突然死例の病理解剖でははるかに多くの椎骨動脈解離が発見されている[6]．また，後頭部痛だけで発症する椎骨動脈解離もあるため，画像確認がされていない例を含めると，その頻度はもっと多いと考えられる[7]．

発生原因

外傷性

頭蓋外の頭頚部血管の解離は，主として頭部の過伸展，過屈曲，過回旋に伴う骨性の物理的（衝撃による）血管損傷によって生じる（**Fig. 1, 2**）．これ以外に頚椎亜脱臼に伴う横突起孔のずれにより頚部椎骨動脈が解離するほか，頭蓋底骨折によりサイフォン部の内頚動脈に解離性動脈瘤が生じ，遅発性に破裂することで外傷性CCF（頚動脈海綿静脈洞瘻）を引き起こす．また，頭部の加速度損傷においても，大脳鎌やテントに血管が衝突して強い変形や剪断力を受けることで，頭蓋内の脳動脈の末梢に解離が生じる[8]．

医原性

ほとんどが脳血管撮影や血管内アプローチにおけるガイドワイヤーやカテーテルによる血管への過度のストレスが原因で，一部に瘤化するものもあるが，主として狭窄性の解離パターンを示す（**Fig. 3**）[3]．

Table 1 解離を引き起こす要因

外的要因	－ 外傷（頭部過剰運動, shearing stress）
	－ 感染の波及（内膜炎など）
変性	－ 老化
	－ 血管炎, 放射線など
	－ 急性中膜壊死
内的要因	－ 血行力学的ストレス（高血圧など）
	－ 内膜損傷（糖尿病, 高血圧, 高脂血症, 血液疾患, 凝固異常など）
	－ atherosclerosis
	－ 動脈硬化
	－ 医原性（血管内アプローチによる, バルーンによる血管拡張など）

〈abbreviations〉

AVM: arteriovenous malformation, CCF: carotid-cavernous fistula, PICA: posterior inferior cerebellar artery, SAH: subarachnoid hemorrhage

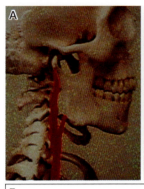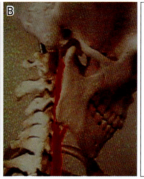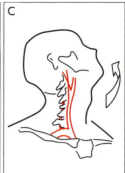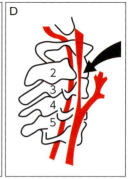
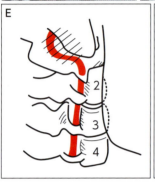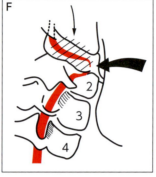

Fig.1 頭蓋外動脈の外傷性解離のメカニズム

上：内頚動脈の解離：過屈曲（A，B）および過伸展（C，D）に伴う下顎や頚椎横突起の衝撃による損傷

下：椎骨動脈の解離：頭部過回旋（E，F）に伴う頭蓋頚椎移行部における骨性のねじりによる損傷

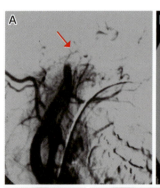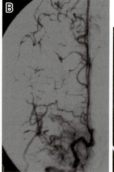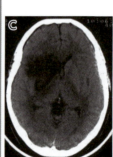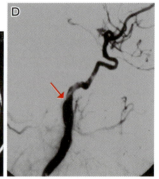
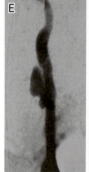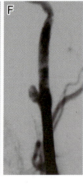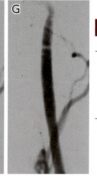

Fig.2 外傷性解離

上：急性閉塞：交通外傷による外傷性内頚動脈解離により右頚部内頚動脈が閉塞（A：矢印）．A to A 塞栓により右中大脳動脈が閉塞し（B），当該領域の脳梗塞を生じた（C）．1週間後には自然再開通が見られた（D：矢印）．

下：動脈瘤形成：転落外傷による内頚動脈の解離性動脈瘤（E）．2週間後に瘤の増大傾向が見られたため（F），ステント（Wallstent）を留置した．半年後には正常化した（G）．

特発性

この発生機序についてはまだわからないことが多く，多くの要因が重なって生じるものと考えられる．血管壁（内膜）へのストレスであることは間違いない．炎症（感染），外傷，中膜壊死などを素因とし，高血圧に伴う血行力学的ストレス，血液成分の変化（脂質，凝固系，粘稠度など）に伴う内膜への微細外傷，さらに加齢や精神的ストレスなどが加わって，内膜がめくれると考えられている（**Fig. 4**）[3, 8-10]．

Ⅴ 病理学

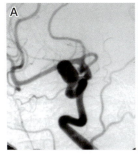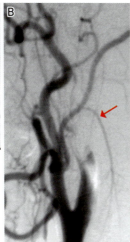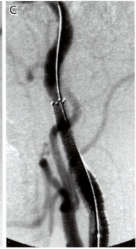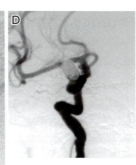

Fig.3 医原性解離

傍鞍部内頚動脈瘤（A）の塞栓術において，カテーテル誘導中に頚部内頚動脈が解離（B：矢印）．すぐにステント（Wallstent）を留置して再開通を図り（C），無事塞栓術を完遂できた（D）．

発生メカニズムと経過

大血管では，まず動脈壁において囊胞性内膜変性や平滑筋細胞の変性が起こった部位に，上記のような要因が加わると解離が起こるとされる．組織学的に最初に生じ解離のtriggerとなるのは，内弾性板がelastopathyや外力などによって急激に断裂することであり，これには部位特異性の，または時に先天的な内弾性板の脆弱性が背景にある[11]．動脈瘤を生じやすい**Fig.5**に示すような結合式疾患は，真性のみならず解離性動脈瘤も生じやすいことが知られており，椎骨動脈解離では両側に鏡像で解離が生じていることもしばしば遭遇することからも支持される[5, 10]．脳動脈の解離においては，解離性動脈瘤はentryが1つでreentryはないのが特徴であるが，狭窄性病変や外傷性の場合は，double lumenを呈してreentryが存在することもある[5, 12]．

内弾性板の断裂によって，血管腔の流血が中膜平滑筋層内に進入すると，解離腔（偽腔）を形成する．解離腔内の血液が，血栓化せずに薄い外膜を外側へ押し広げていくと動脈瘤を形成する．一方，解離したポケットに入り込んだ血液が血栓化して壁内血腫となり，内膜側に突出すると，血管内腔を狭窄する．いずれにしても内膜が剥がれて生じる病態は同じで，この両方がsegmentalに起きたのがpearl & string signである．動脈瘤は拡張していくことが多いが，狭窄性病変は血栓の消退と再内膜化などの治癒機転がはたらき，血管腔は3ヵ月ほどで正常化す

ることが多い[13]．ただし，狭窄のままであったり，最終的に閉塞してしまうこともあり（**Fig. 5**），稀に狭窄病変から動脈瘤形成に変化していく例もある[4]．どちらの病態になるのかは，解離した層の深さ（外側か内側か），entry zoneのめくれ方の広さ，層構造の脆弱性，分枝の存在，解離方向などが関係している[3, 14]（p.314参照）．

一方，一度断裂した内弾性板は再接着することなく，反応性に内膜新生が生じ，主として膠原線維に置き換わる．この治癒機転により器質化した内膜には解離が生じにくい．これは内弾性板が最内層にある比較的若年者に解離が多い理由の一つとされる[15]．

症候と臨床病態

解離性椎骨動脈瘤では，破裂して重篤なくも膜下出血を引き起こす．その形状は紡錘型または山型で，近位に狭窄部を伴うことが多い（pearl & string sign）．特殊な解離の形態として，外膜表面の非常に限局した解離の場合には，非常にもろく，再破裂しやすい血豆状動脈瘤（blood blister-like aneurysm）となり，内頚動脈の背側に生じやすい[16]．また，解離部が慢性的な増大機序に入るとmegadolichoectasiaのような特殊な形態に成長する〔次章（p.283）参照〕．

解離性動脈瘤の壁は外膜のみなので，極めて薄く，24時間以内に再破裂率が高いと言われるが，それ以降は壁のリモデリングが始まるため破裂率は急速に下がると言われる[17]．このほか末梢の動脈瘤においても，組織学的には類似し

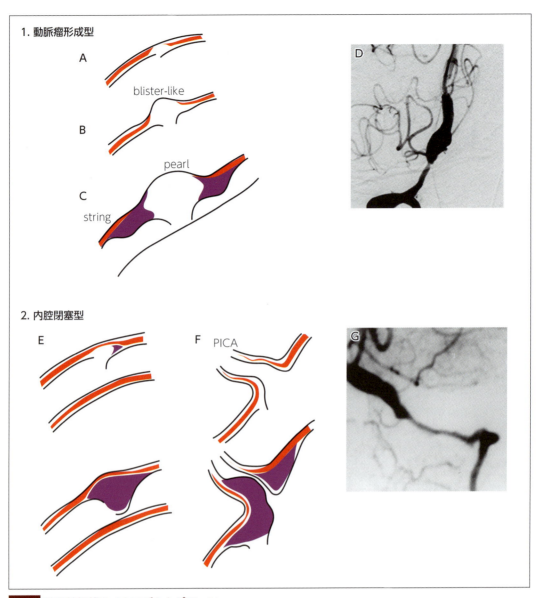

Fig.4 特発性解離のメカニズムとパターン

1. 動脈瘤形成型：内膜がめくれ(A)，外膜のみが突出すると血豆瘤となり(B)，解離が進むと紡錘状の解離瘤となる(C)．解離腔（偽腔）の一部血栓化を伴うとPearl & string signを呈する(C，D)．
2. 内腔閉塞型：血栓化した解離腔が内腔側へ突出して母血管を狭窄（閉塞）する(E)．穿通枝に解離が及ぶこともある(Wallenberg症候群の原因となる)(F)．外傷による内腔閉塞型の解離例(G)．

Side Memo 解離を発症しやすい家族性，遺伝性要因

Table 2のような疾患において頭蓋外脳動脈の解離が生じやすいとされる．これらの例では特に若年者に発生して，動静脈瘻の発生や巨大化，出血など重篤な経過をとるものがある．遺伝子レベルではMTHERとICAM-1の異常が関連しているとされる[11]．

Table 2 解離を起こしやすい家族性・遺伝性疾患

Pseudoxanthoma elasticum (PXE)
Ehlers- Danlos syndrome (type Ⅲ, Ⅳ)
Marfan syndrome
Osteogenesis imperfecta
Polycystic kidney
α 1-antitripsin deficiency
Fibromuscular dysplasia (FMD)

V 病理学

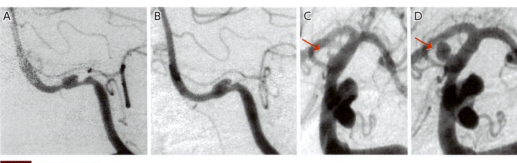

Fig.5 解離後の経過
動脈瘤増大パターン：椎骨動脈の解離性動脈瘤（A）が半年後に増大傾向を示した（B）．くも膜下出血で発症した内頚動脈前壁の血豆状動脈瘤（C：矢印）が，10日目に増大した（D）．

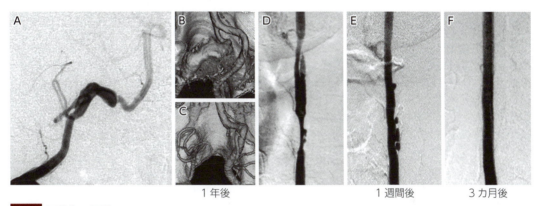

Fig.6 解離後の経過
閉塞・治癒パターン：虚血発症の解離性椎骨動脈瘤（A）が1年後に無症候で自然閉塞した（B）．頚部椎骨動脈の医原性の解離（D）が，1週間後には偽腔はまだ造影されるものの内腔の拡張がみられ（E），3カ月後には正常化した（F）．

た機序で解離や壁の変性をベースとした仮性動脈瘤が生じることがある．あてはまるのは，AVMのintranidal aneurysmや，高血圧性脳出血の原因となる穿通枝のmicroaneurysmなどである[3,18]．

一方，狭窄タイプの解離では，解離腔が血栓化するとともに一時的に強い狭窄（または閉塞）となり，その真腔の再開通に伴い局部に生じていた血栓がmigrationして，遠位部や脳内の末梢血管に高率にshoweringする．特に外傷性や頭蓋外解離の場合にはA to A塞栓により大きな虚血巣となることがある[19]．また，解離が分枝に及ぶとその内腔をつぶして支配領域の脳梗塞をきたす．椎骨動脈解離の進展に伴う穿通枝起始部が閉塞するとWallenberg症候群をきたす．このメカニズムは，大動脈解離において腎動脈，脊髄動脈が巻き込まれるのと同じである[3]．

脳血管内治療と管理

破裂解離性動脈瘤の治療の目的は，壁が脆弱な解離腔内への血液の流入を止めて，約47％と言われる高い致死率[15]を伴う再破裂を予防することで，これは真性動脈瘤と同じコンセプトである．しかし形態的に動脈瘤のみを閉塞することは困難であるため，基本は親動脈のトラッピングとなる．椎骨動脈の解離瘤では，従来後頭下開頭にてアプローチされていたが，解離遠位部にクリップをかけることは極めて困難であることより，現在の第1選択はコイルによる血管内トラッピング（internal trapping）である．解離部位のみにコイルを詰めればよいが，クリップと違って限局して止めることが不可能であるため，特に解離の開始部位である近位部は，正常部位まで延長してコイリングを行う（key hole型または前方後円墳型）[3]．一方，穿通枝が解離部付近から出ていたり，対側が低形成で

281

あったりしてトラッピングができない場合には，バイパスを併用したトラッピングか，ステント併用で親動脈を温存したコイリングが行われる．特に血豆瘤の場合には，braded stentによるjack-upテクニックを用いた方法や，flow diverterが有用との報告[20]があるが，瘤の閉塞率，根治性についてはreconstructive techniqueよりも親動脈のsacrificeのほうが高いとされる[21]．また特にPICA involved typeでは，椎骨動脈からPICAにステントをおいて，温存する場合もある[22]．瘤へのhemodynamic stressを減じるという意味で，近位部閉塞は姑息的治療ではあるが，血流の改変によりある程度の予防効果は得られる[8]．末梢部の解離瘤ではコイルに加え液体塞栓物質を用いたトラッピングも行われる[3]．

　一方，虚血発症の解離では，上記のように自然に治癒していくことが多いため，積極的治療の適応にはならないことが多い．また虚血部にはすでに脳幹穿通枝がinvolveされており，さらにそこをトラッピングすることは虚血を増悪させる危険性がある．虚血の進行があり明らか

に再開通が必要な症例，医原性解離例，動脈瘤化した症例では脳血管内治療適応がある．頭蓋外動脈の解離では，①偽腔圧迫により70％以上の狭窄がある，②flapが浮動性である，③高位まで進展していきつつある，などの場合，頭蓋内では症候性の90％以上の狭窄，末梢循環の遅延などがある場合に適応がある[3]．治療方針はステント留置で，頭蓋外の解離については，通常は編み目の細かいWallstentを用いる．破裂孔付近の遠位内頚動脈および椎骨動脈については，適応外ながら冠動脈ステントが有用である．中大脳動脈の解離では，M1部で閉塞することが多く，血栓回収などの再開通治療が先行することもある[5]．

　虚血型の薬物管理としては，動脈硬化性の狭窄病変と同様，抗血小板薬を投与することが多いが，抗凝固療法とともにその有用性は認められていない[23]．また外傷性の場合には，開放性損傷を伴っていることも多く禁忌の場合もある．再開通処置をした場合には，抗血小板薬のrapid loadingを行い，通常の脳虚血疾患に準じた術後管理を行う．

文　献

1) 高田 綾. "原発性冠動脈解離". 125-8 (水谷徹，他編. 動脈瘤と動脈解離の最前線. 医歯薬出版, 2001)
2) Yasuhara H, et al. J Vasc Surg 27: 776-9, 1998
3) 宮地茂. 脳血管内治療兵法書. メディカ出版, 2015, pp180-7
4) Yamaura A, et al. J Cerebrovascular surgery 26: 79-86, 1998
5) 窪田 惺. 脳血管障害を究める. 永井書店, 2001, pp256-80
6) 齋藤一之，他. "突然死例にみる脳動脈瘤と脳動脈解離", 111-5 (水谷 徹，他編. 動脈瘤と動脈解離の最前線. 医歯薬出版, 2001)
7) 小林武彦. "椎骨動脈解離—内因性か外傷性か", 116-21 (水谷徹，他編. 動脈瘤と動脈解離の最前線. 医歯薬出版, 2001)
8) Leys D, et al. Eur Neurol 37: 3-12, 1997
9) Lasjaunias P, et al. Surgical Neuroangiography 2 nd edition. 2004, pp458-78
10) Michel C, et al. Handbook on cerebral artery dissection. Karger, 2005, pp160-73
11) Grond-Ginsbach C, et al. Handbook on cerebral artery dissection. Karger, 2005, pp30-43
12) Mizutani T, et al. Neurosurgery 54: 342-7, 2004
13) Mitchell G, et al. Br J Plast Surg 49: 34-40, 1996
14) Okamoto T, et al. AJNR Am J Neuroradiol 23: 577-84, 2002
15) 水谷 徹. "解離性脳動脈瘤", 943-60 (太田富雄, 総編集. 脳神経外科学 改訂12版. 金芳堂, 2016)
16) Ohkuma H, et al. J Neurosurgery 97: 576-83, 2002
17) Mizutani T, et al. Neurosurgery 36: 905-11, 1995
18) Mizutani T, et al. J Neurosurgery 93: 859-62, 2000
19) Sonmez O, et al. AJNR Am J Neuroradiol 35: 1293-8, 2015
20) Sakiou G, et al. Interv Neuroradiol 22: 58-61, 2016
21) Kwon JY, et al. J Neurol Sci 15: 371-6, 2015
22) Shin YS, et al. Neuroradiology 49: 149-56, 2007
23) 日本脳卒中学会 脳卒中ガイドライン委員会編. 脳卒中治療ガイドライン 2015. 協和企画, 2015, pp240-3

V 病理学

1 血管病理学
治療上知っておくべき血管病理学

D. 解離
②部分血栓化巨大本幹動脈瘤の病理所見と増大機序

水谷 徹

はじめに

脳動脈全体が部分的に血栓化を伴って巨大化する本幹動脈瘤は特に脳底動脈に多く，進行性に増大し，治療に難渋する動脈瘤として知られている．診断時にはかなりの大きさに成長している場合が多く，giant fusiform aneurysm，dolichoectasia，megadolichoartery，giant serpentine aneurysmなどと呼称されてきた．

筆者は，1987年から2016年までの約50例の部分血栓化大型―巨大本幹動脈瘤を経験しているが，そのうち，2004年までの間にコアにかかわり最長10年の長期フォローを行った 13例の部分血栓化症候性巨大本幹動脈瘤の臨床，病理所見に基づいて本稿を記載したい．患者はすべて男性で，初診時の年齢は42〜71歳（平均58.0歳）であった．動脈瘤の存在部位は脳底動脈が11例で，椎骨動脈が2例であった．軽度の高血圧，高脂血症を有するものが一部存在した．

臨床経過と画像所見

初診時の症状は，頭痛や，軽度のめまい，ふらつき等の椎骨脳底動脈不全症状であった．初診時からすでにかなりの大きさに動脈全体が拡張しており（Fig. 1）増大進行例における臨床経過は，数カ月から1年ぐらいの間隔で，増大に伴う症状が出現し，階段状に悪化していくのが特徴であった．増大時の症状は，脳神経症状，脳幹圧迫による片麻痺等，水頭症，などであり，最終的に意識障害，寝たきりになった．いったん増大を始めた10症例は，すべて脳底動脈に動脈瘤が存在し，これらは増大が止まらず，死亡した．成長初期の頃のMRIでは，intimal flapを認めるもの（Fig. 2）や，壁の近くの部分的な血栓化がみられた（Fig. 1）．また，これらのうち3例に，ICA，MCAなどに血栓化を伴わない無症候の紡錘状動脈瘤（Mizutani type 2 an-eurysm）[6]を認めた．診断から死亡までの平均期間は3年10カ月であった．死亡10例の原因は，くも膜下出血8例，脳幹圧迫2例であった．うち7例で剖検が得られた．経過，画像診断，病理像は共通点が多かった．典型的な経過をたどった症例の臨床経過，画像所見と病理所見を呈示し，増大の機序について考察する．

自験例の病理所見の総括

病理所見も非破裂例，破裂例ともほぼ共通した所見であった．

肉眼所見

動脈瘤自体に動脈硬化の所見は乏しく，両端を除いて動脈瘤壁は非常に薄くなっていた（Fig. 1〜3）．水平断面では，器質化した血栓が層状をなしていた（Fig. 1）．主要な血流はこの器質化した血栓の内部あるいは血栓の外側に存在した．また，この主要な血流と連続して血栓の最外層と動脈瘤壁の間には，破裂例，非破裂例とも血液の流入が認められ（Fig. 1,4），破裂例においてはこれが破裂部と連続していた（Fig. 1）．破裂前のMRIの所見でも示唆されたように，動脈瘤の最外層は完全に血栓化しておらず，血液の浸透あるいは緩い血流が存在したと考えられた（Fig. 1）．7例中5例において 動脈瘤の両端の切片では肉眼的にも intimal flapが認められた（Fig. 4）．

光顕所見（Fig. 5）

動脈瘤の中心部付近では，壁は非常に薄く，数層のcollagen線維のみからなっている部分もあったが（Fig. 5），だいたいは，非常に薄くなった外膜と，やや肥厚した内膜の2層で構成されていた．中膜は認められず，内弾性板はほとんど痕跡となっているか，あるいは消失していた（Fig. 5）．やや肥厚した内膜は 主に少量の平滑筋細胞と細胞外基質であるcollagen線維から構成されていた．このcollagen線維の間隔は，

〈abbreviations〉

ICA: internal carotid artery, MCA: middle cerebral artery, PICA: posterior inferior cerebellar artery

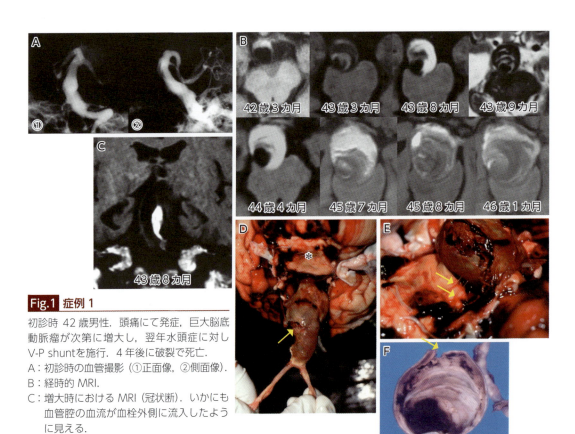

Fig.1 症例1

初診時42歳男性．頭痛にて発症，巨大脳底動脈瘤が次第に増大し，翌年水頭症に対しV-P shuntを施行．4年後に破裂で死亡．
A：初診時の血管撮影（①正面像，②側面像）．
B：経時的MRI．
C：増大時におけるMRI（冠状断）．いかにも血管腔の血流が血栓外側に流入したように見える．

剖検写真（D-F）．
D：矢印は破裂点を示す．＊は動脈瘤で圧迫された脳幹を示す．
E：矢印は脳底動脈の穿通枝を示す．
F：破裂点の動脈瘤水平断．矢印は破裂点を示す．破裂点は血管腔内の血流と連続している．動脈瘤壁下には陳旧血栓の層を認める．

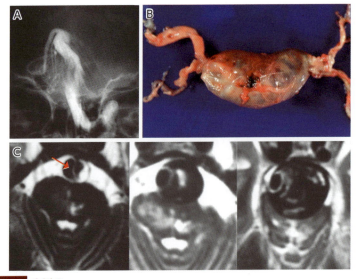

Fig.2 症例2

初診時60歳男性．脳底動脈瘤の増大に伴い，2年後に脳底動脈瘤破裂にて死亡．
A：初診時の血管撮影．
B：剖検写真．
C：経時的MRI．矢印は初期の頃におけるintimal flapを示す．

Ⅴ 病理学

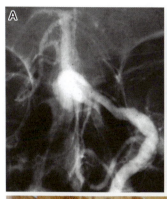
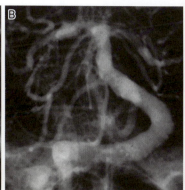
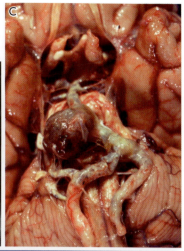
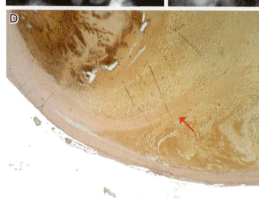
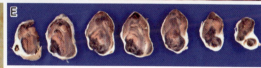

Fig.3 症例 3

初診時 71 歳男性．79 歳 脳底動脈瘤の圧迫による脳幹障害で死亡．
A：初診時血管撮影．部分血栓化した動脈瘤．
B：76 歳時血管撮影．動脈瘤は造影されない．
C：剖検写真．
D：光顕像．矢印は intimal flap を示す．Elastica van Gieson 染色×40．
E：動脈瘤の連続スライス．

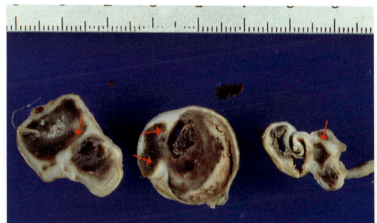

Fig.4 症例 4：剖検写真

初診時 50 歳男性．56 歳 脳底動脈瘤破裂で死亡．矢印は動脈瘤の端近くのスライスに認められた intimal flap を示す．

かなり疎になって，間隙にリンパ球，赤血球が浸潤し，ところどころマクロファージが見られた（**Fig. 5**）．Collagen 線維自体も，ところどころ，断裂し，各所で壁の解離を生じていた．

また，外膜にもリンパ球を中心とした炎症細胞が多数見られた．動脈瘤の端に近い部分には，肥厚した内膜自身が大きく裂けて，intimal flap を形成している例（**Fig. 3**）が 5 例に見られた．動脈瘤から出る穿通枝は，閉塞しているものも存在したが，血流が保たれているものがかなり見られた（**Fig. 5**）．

■病理所見からみた動脈瘤増大の機序に関する議論（Fig. 6）

この経過のように，巨大に成長していく部分

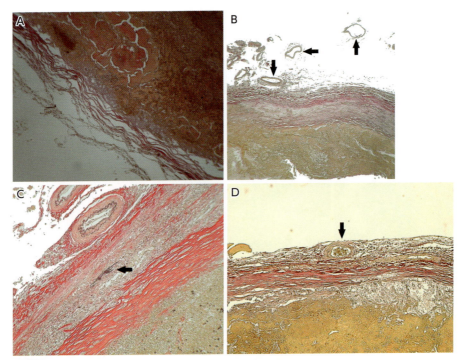

Fig.5 脳底動脈瘤の光顕写真 (Elastica van Gieson 染色)

A：動脈瘤壁の最も菲薄化した部分は，数えられるぐらい疎なcollagen線維のみからなっている（症例1）．
B：動脈瘤壁は外膜と肥厚内膜からなっており，中膜が消失している．矢印は開存した穿通枝を示す（症例1）．
C：動脈瘤壁は外膜と破壊された内膜からなる．この2つの間にはリンパ球の集積もみられる．矢印は残存した内弾性板の破片（症例1）．
D：動脈瘤壁は外膜と破壊された内膜からなる．外膜内にvasa vasorum（矢印）を認める．

血栓化脳動脈瘤は，増大が止まらず，階段状に症状が悪化していくのが特徴である．

以前から，壁の造影効果は指摘されており，radiology関係の文献では，慢性硬膜下血腫のようにvascularizationに富んだ壁から出血するという説は存在した[11]．しかし放射線画像のみの文献は画像からの推測であり，部分血栓化巨大動脈瘤の増大機序について，実際の病理写真を伴った文献[1,5,8,9]をreviewした．掲載された病理像はよく似ており，病理像に対する表現が異なることがわかった．

動脈瘤壁については，内膜肥厚の存在，内弾性板の断片痕跡化，中膜の菲薄化あるいは消失，外膜の存在という面においては共通していた．

しかし，増大機序に関する考察については説が分かれており，1つは一定の厚さになった動脈瘤壁肥厚内膜内に生じた新生血管が出血し，壁内血腫ひいては血栓を生じる．新生血管が出血を繰り返すことによって血栓のrecanalizationを生じることが増大につながるという

Nakatomiの説[9]．病理像を見ると確かに肥厚内膜内に血管は存在するが，これが出血した病理像は掲載されておらず出血したかどうかに関しては著者の推測に終わっている．

もう1つは，筆者らを含めて血管腔側の血流が血栓と動脈瘤壁の間に侵入することが壁を伸展させるパワーになるというものである．Nagahiro[8]は，光顕所見で壁内の血管からの出血は見られなかったと強調している．また造影剤を使用したdynamic MRIで造影剤が血栓と壁の間に侵入していくことを証明している．現象的には陳旧血栓内のチャンネルを通じて動脈瘤壁下に，血管腔から連続した血流が一挙に入り込むことにより壁が伸展し増大するとしている．

筆者は，剖検例の肉眼所見では陳旧血栓と動脈瘤壁の間はわずかに開存しており，連続切片で血管腔とつながっているように見えることより，Nagahiro[8]らと同じく陳旧性血栓の外側に，血流が一挙に入り込むことにより壁が伸展し増

286

V 病理学

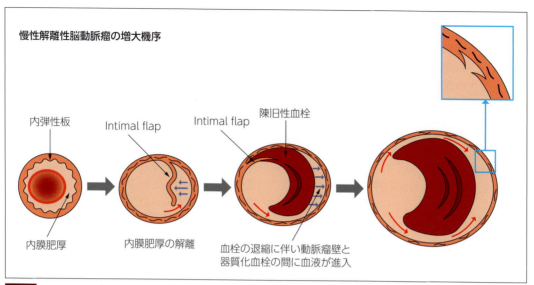

Fig.6 筆者が提唱した動脈瘤増大メカニズム

大すると考えている[4]．

Fig. 1CのMRI冠状断では，いかにも血管腔の血流が血栓外側に流入したように見える(Fig. 1C)．また，MRIでは，増大していく動脈瘤の外側部分では，症状発現の間歇期においても造影効果があり[3]，この部分から出る穿通枝も開存しているものが実際多いこともその根拠である．症状の出現は，ほとんどが，壁下への急な血液の流入による動脈瘤の増大により，脳幹や脳神経が圧迫されたことによるものと考えられ，この流入血が吸収，器質化され，動脈瘤のサイズが一時的に，少し縮小することにより，症状もいったんは軽快する．

MRIにおける壁の造影効果がvasa vasorumあるいは，新生血管を示す根拠として挙げられているが，本当に壁自身が造影されているのだろうか．筆者らの剖検像では，壁の断裂部分への血流浸潤を伴った，壁と血栓の間の部分の血流を示していた．脳幹圧迫で死亡した非出血例でも，剖検例の水平断において肥厚内膜内には確かに毛細血管が見られる．しかし連続スライス，光顕，肉眼的所見からこれらが本当にプライマリーに出血し，そのことが壁全体を拡張させるようなパワーがあるかどうかは不明である．**Fig. 1F**を見ると動脈瘤壁側にも古い血栓がついており，少なくとも動脈瘤壁から出血したというより，血管腔から血栓の外側に血流が侵入したように見える．

Iihara[1]は，コイルで血管内腔からtrappingした後にも血栓化椎骨動脈瘤が増大し，その後，近位側椎骨動脈，PICA起始部にクリップをかけた手術中椎骨動脈を切断しても近位部の椎骨動脈の管腔からoozingがみられたことから，発達したvasa vasorumから管腔側に出血することによって動脈瘤が増大したのではないかと推測している．病理像では直接出血したvasa vasorumは証明していない．

動脈壁の栄養について，内膜肥厚が生じて血管腔側から栄養が浸透しにくくなると外膜側にvasa vasorumが新生して外膜側を栄養するようになると説明されている[2]．また，大動脈解離は，壁が虚血になりやすい，栄養の境界領域に生じるとされている[2]．通常，vasa vasorumは動脈の分枝から生じるが，Iihara[1]が呈示したケースは硬膜からvasa vasorumの血流が由来しているように見えたと述べている．以上を総合すると，動脈瘤が増大する際，壁下に血管腔から連続した血流が一挙に入り込むことは間違いなさそうで，そのtriggerとしてvasa vasorumや肥厚内膜の新生血管からの出血が起きることによって壁と血栓の間がlooseになることの可能性は残るが，それを直接証明することは困難というのが現状である．

筆者らが提唱した慢性解離性脳動脈瘤としての概念

剖検例で動脈瘤を軸状断でスライスすると，最も拡張した部分は非常に壁が薄くなっており，わかりにくいが，両端に近いスライスにおいて，肉眼的にも肥厚内膜が大きく裂けて解離している，いわゆるintimal flapの所見を認めることが多い．動脈瘤の成長初期の頃には，MRIでこのintimal flapらしき部分が，見られることがある．

287

解離性動脈瘤は，1934年のShennanの"Dissecting aneurysms"の著書[12]の中で，"血流が血管壁の中に侵入，進展する病変"と定義づけられている．この慢性的に増大する本幹動脈瘤の場合も，発生のきっかけは肥厚内膜が裂けて，血流により押し広げられるものであり，定義上は一種の解離性動脈瘤であると言える．

これは，内弾性板が急激に広範囲に断裂して生じ，くも膜下出血や，脳梗塞で発症する急性の解離性動脈瘤[4,7]とは，発生機序や臨床経過，病理所見が異なり，慢性の解離性動脈瘤として提唱した[5]．

動脈瘤の増大に関する分子生物学的な機序

通常，脳動脈の壁の傷害時に，中膜の平滑筋が内膜に遊走し，収縮型平滑筋から合成型平滑筋に変化して，平滑筋自身の増殖と，collagen，elastinを中心とした，細胞外基質の産生が始まる[13,14]．通常はこのような代償性の内膜肥厚が生じて，血管壁の強度を維持していくと考えられる[13,14]．生理的な範囲では，この過程は動脈のリモデリングが完成されると終了するが，巨大に成長する動脈瘤の場合は血管径が拡大し続ける．一方，動脈硬化に伴う病的リモデリングの場合は平滑筋の増殖が止まらず，血管壁が厚くなり，結果的に血管内腔を狭める形に進行していく[10]．このような違いがなぜ生じるのかは不明である．巨大に成長する動脈瘤の増大機序は，この代償性の内膜肥厚のメカニズムが破綻し，血圧に対抗して壁の構造を補強していく機序が働かなくなった，血管の終末像に見える．

文 献

1) Iihara K. J Neurosurg 98: 407-13, 2003
2) 児玉龍彦, 他. 血管生物学. 講談社サイエンティフィク, 1997, pp66-7, 97-8
3) Mizutani T, et al. Neurosurgery 31: 765-73, 1992
4) Mizutani T, et al. Neurosurgery 36: 905-13, 1995
5) Mizutani T. J Neurosurg 84: 962-71, 1996
6) Mizutani T, et al. Neurosurgery 45: 253-60, 1999
7) Mizutani T, et al. J Neurosurg 94: 712-7, 2001
8) Nagahiro S, et al. J Neurosurg 82: 796-801, 1995
9) Nakatomi H, et al. Stroke 31: 896-900, 2000
10) Ross R. New Eng J Med 340: 115-26, 1999
11) Schubiger O, et al. Neuroradiology 29: 266-71, 1987
12) Shennan T. Med Res Council Spec Rep Ser No193, 1934
13) Stary HC, et al. Circulation 85: 391-405, 1992
14) Stary HC, et al. Circulation 92: 1355-74, 1995

1 血管病理学
治療上知っておくべき血管病理学

E. 血管炎
①感染性動脈瘤，血管炎

長谷川 仁

感染性(細菌性)脳動脈瘤(IIA)

基礎知識

感染によって生じる動脈瘤であり，主として細菌性と真菌性に大別される．臨床上は細菌性瘤が大部分を占め，原因菌としてViridans Streptococci, Staphylococcus aureusが多い[1]．全脳動脈瘤の0.7〜6.5%に見られ，中大脳動脈，次いで後大脳動脈の末梢部に発生することが多い[1, 2]．感染性心内膜炎を原因とすることが最も多く，IIA患者の65%で罹患している[1]．

動脈瘤発生のメカニズムとして病理組織学的検討から，血管内膜に菌由来の塞栓子が付着し，内膜から外膜へ炎症が波及する説と[3]，vasa vasorum経由で血管外膜に塞栓子が付着して内膜側へ波及する説とがあり[4]，末梢部に発生するものは前者，近位部に発生するものは後者の機序によることが多いとされている．いずれにせよ，細菌もしくは真菌が動脈壁の中膜平滑筋層を破壊することにより動脈瘤を形成する．

最も注意すべき有害事象は動脈瘤の破裂であり，くも膜下出血や脳出血をきたし，死亡率は80%にのぼる．破裂以外には，頭痛(30%)，発熱(28%)や，動脈閉塞から梗塞をきたして片麻痺(15%)などの局所脱落症状を呈する場合がある[1]．

病理の詳細と薬物治療

組織学的には，動脈壁における内弾性板と中膜平滑筋層の破壊とともに，内膜肥厚，線維形成および炎症細胞浸潤，さらには壁内に菌体が認められる[5]．

剖検例を示す(**Fig. 1**)．22歳女性．感染性心内膜炎に続発した中大脳動脈瘤破裂による脳出血・くも膜下出血(**Fig. 1A**)にて死亡．左中大脳動脈末梢(M2-3)部に大型動脈瘤を認めた(**Fig. 1B**)．内弾性板の破壊を伴う動脈壁の拡張が認められ(**Fig. 1C**)，IIAの破裂と病理組織学的に診断した．

薬物治療としては，抗生物質の投与が選択肢となる．未破裂例では薬物治療単独で死亡率は16%と比較的低く，外科的介入をせずとも動脈瘤が破裂しない場合が多い[1]．しかしながら，感染性瘤はその経過中に，消失するもの，縮小と増大を繰り返すもの，新たに出現するもの，などがあるため[5]，外科治療のタイミングを失わないよう画像により注意深く観察する必要がある[1]．

脳血管内治療における意義

破裂の有無により予後が大きく異なるため，病態に応じた適切な治療方針を決定する必要がある．未破裂例では上述のように抗生物質による内科的治療を優先し，動脈瘤の形態変化を認めた場合には外科治療を考慮する．一方，破裂例においては，抗生物質投与による内科治療のみでは高い死亡率が報告されていることから[1]，外科治療を積極的に試みるべきであろう．脳血管内治療の進歩に伴い，近年は開頭術を選択するケースは極めて少ないと考えられるが，圧迫症状を伴う出血を呈する場合もあるため，症例毎にいずれかの外科治療を選択する[6]．

脳血管内治療の具体的方法としては，プラチナコイルを用いた親動脈閉塞または瘤内塞栓[2]，NBCAまたはOnyxによる液体塞栓物質を用いた親動脈閉塞があり[7]，また近年はステントを併用して親動脈を温存したコイル塞栓術も報告されている[8]．

病理学的観点からは，動脈壁が細菌または真菌により破壊され，いわゆる偽性動脈瘤の形態をとる本疾患に対しては，瘤内塞栓を行うことができるケースは限られ，使用する塞栓物質に関わらず動脈瘤本体を含めた親動脈閉塞術が理に適っていると考えられる．

〈abbreviations〉

CNS: central nervous system, IIA: infectious intracranial aneurysm, NBCA: n-butyl-cyanoacrylate

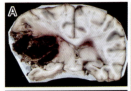
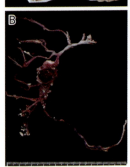
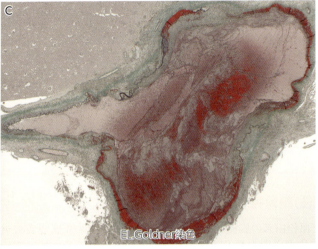

Fig.1 細菌性脳動脈瘤

脳血管内治療の合併症としては，塞栓に伴う梗塞により片麻痺などの神経脱落症状を呈することがある[6]．感染性動脈瘤という病態に対して，外来異物となる塞栓物質を恒久的に留置して治療することの妥当性や長期安全性については不明であり，病理学的な観点を含めて将来の検証を要する．

血管炎

血管炎とは血管壁の炎症を示す総称であり，血管壁を主病変とする原発性と，膠原病や悪性腫瘍など他疾患に伴う続発性とがある．原発性の血管炎については，古典的結節性動脈周囲炎をはじめとしてさまざまな疾患概念に基づいた分類がなされてきたが，近年は病変部の血管径に基づいたChapel Hill Consensus Conferenceの分類[9]が使用されることが多い．したがって本稿では，病変となる血管径によって2つに大別し，それぞれにおいて中枢神経系に関連する代表的な疾患と病理組織所見を中心に述べる．

中〜小型血管炎
基礎知識

原発性中枢神経系血管炎primary angiitis of the CNS（または中枢神経系限局性血管炎isolated angiitis of CNS）が代表的である[10]．中枢神経に限局する原因不明の稀な血管炎の総称であり，全身性の血管炎に対して1％程度の頻度とされている．平均発症年齢は50歳前後で，男性が女性の約2倍である[11]．

炎症部位に血栓が形成され，脳梗塞の原因となるが，時に血管の破綻を引き起こして脳内出血をきたすこともある．さらに持続性頭痛や人格変化を伴う脳症を呈する場合もある．

病理の詳細と薬物治療

病理組織学的には，頭蓋内の中・小血管に壊死性の炎症や，リンパ球性血管炎，肉芽腫性血管炎の所見が見られ，血管内膜や外膜にリンパ球浸潤や巨細胞の存在を認める[12]．

診断後は薬物治療が主体であり，副腎皮質ステロイド薬やシクロホスファミドなどの免疫抑制薬を併用して長期投与を行った場合の有効性が報告されているが[11]，観察研究もしくは経験に基づくデータであり，ランダム化研究はこれまでになされておらず，今後の課題である．

脳血管内治療における意義

本疾患は頭蓋内の中〜小血管壁の炎症が病態の本質であることから，脳血管内治療を行う根拠に乏しく，これまでにも報告は見られない．基本的には薬物治療による炎症のコントロールが治療の主体である．

大型血管炎
基礎知識

大型血管である大動脈や側頭動脈に血管壁の炎症を示す疾患であり，高安動脈炎（大動脈炎症候群）や巨細胞性動脈炎（側頭動脈炎）が代表的である．

高安動脈炎は1：9の頻度で女性に圧倒的に多く発症し，15〜35歳を中心に好発する．大動脈とその主要分岐および肺動脈，冠動脈に狭窄，閉塞または拡張病変を来す原因不明の非特異的全身性炎症性疾患である．本邦では大動脈弓部に病変を生じることが多く，頭部や上肢の乏血症状が起こる．急性期には頚動脈などの炎

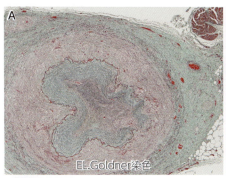 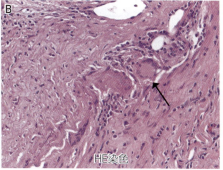

Fig.2 側頭動脈炎

症部位に生じた血栓由来の脳梗塞をきたす場合もある．診断には大血管の画像診断が有用で，造影CT，MRA，血管造影等で血管の狭窄や拡張に加えて動脈壁の肥厚を認める[13-16]．

一方，巨細胞性動脈炎は浅側頭動脈や眼動脈に好発し，臨床的には側頭動脈炎と呼ばれる．60歳以上の発症が多く，側頭部の表在性非拍動性頭痛を特徴とする．浅側頭動脈の怒張，圧痛，拍動の欠如が大部分の症例で認められる．同血管の生検にて確定診断する．

病理の詳細と薬物治療

病理組織学的には，血管壁全層に及ぶリンパ球，形質細胞浸潤を主体とする肉芽腫性炎症であり，多核巨細胞を伴う[15]．側頭動脈炎では顕著な内膜増殖による内腔の狭小化が特徴的である[17]．自験例を示す(**Fig. 2**)．側頭動脈内腔が閉塞し(**Fig. 2A**)，リンパ球や多核巨細胞(**Fig. 2B，矢印**)が浸潤している所見を認める．

薬物治療としては，いずれの疾患に対しても中等量の副腎皮質ステロイド薬が有効である．高安動脈炎に対しては血管中膜障害による血栓形成防止を目的として抗血小板薬を併用する．

脳血管内治療における意義

側頭動脈炎に対して脳血管内治療を行う理論的根拠と目的は存在せず，原則的には薬物治療にてコントロールする．一方，高安動脈炎に対する脳血管内治療の報告から，その目的と意義は大動脈弓部からの主要分岐血管の狭窄または閉塞による頭蓋内血流不全の改善であり，主にバルーンまたはステントを用いた血行再建術が選択される．しかしながら，有用性および安全性が報告[13, 16, 18]される一方で，高度狭窄例やコントロールされていない活動性炎症を示す例などでは治療後の再狭窄が問題となるため[16, 19]，脳血管内治療はあくまでも補助的な位置づけであって，薬物治療で全身の炎症をコントロールすることが病態改善の本質と考えられる．

文献

1) Ducruet AF, et al. Neurosurg Rev 33: 37-46, 2010
2) Nonaka S, et al. J Stroke Cerebrovasc Dis 25: 33-7, 2016
3) Bohmfalk GL, et al. J Neurosurg 48: 369-82, 1978
4) Molinari GF, et al. Neurology 23: 325-32, 1973
5) Perry A. Practical Surgical Neuropathology. Churchill Livingstone, 2010, pp541-2
6) Petr O, et al. J Neuroradiol 43: 309-16, 2016
7) Gross BA, et al. Neurosurg Rev 36: 1119, 2013
8) Ding D, et al. J Clin Neurosci 21: 1163-8, 2014
9) Jennette JC, et al. Arthritis Rheum 65: 1-11, 2013
10) RA Hajj-Ali, et al. Best Pract Res Clin Rheumatol 24: 413-26, 2010
11) Hajj-Ali RA, et al. Lancet Neurol 10: 561-72, 2011
12) Perry A. Practical Surgical Neuropathology. Churchill Livingstone, 2010, pp538-9
13) Setty HS, et al. Int J Cardiol: 924-8, 2016
14) de Souza AW, et al. J Autoimmun 48-9: 79-83, 2014
15) Serra R, et al. Ann Vasc Surg. 35: 210-25, 2016
16) Singh AP, et al. J Invasive Cardiol 27: 8-13, 2015
17) Perry A. Practical Surgical Neuropathology. Churchill Livingstone, 2010, pp537-8
18) Tyagi S, et al. J Vasc Interv Radiol: 1699-703, 2008
19) Horie N, et al. Acta Neurochir 153: 1135-9, 2011

1 血管病理学
治療上知っておくべき血管病理学

F. 静脈閉塞
①Sinus血栓

佐藤 徹

緒 言

脳静脈洞血栓症（以下CVSTと表記）は脳卒中の一因となる疾患であるが，診断および治療戦略において難渋することの少なくない疾患である．
この理由として，
①発症時の症状が一様でないため，確定診断に至るまでに時間を要すること
②基礎疾患が認められることが多く，その同定に時間を要すること
③梗塞と出血のどちらの病態も存在し得ることなどが挙げられる．
本稿では主にCVSTの病態，診断について概説する．

CVSTの疫学，原因

CVSTは人口10万人につき約5人に発症し，全脳卒中の1％を占めるとされている[1]．CVSTに関して世界で最も大きなstudyであるISCVTにおいては，全624例中487例（78％）が50歳未満での発症であり，比較的若年に多いとされている[2]．

原因としては，各種凝固因子の欠乏症などによる先天的（遺伝的）要因と血液凝固異常，手術，外傷，妊娠，悪性腫瘍，抗リン脂質抗体症候群などの後天的要因に分けられる．ただし，原因となる代表的疾患と頻度についてはTable 1にまとめる．

CVSTの病態生理

CVSTの原因としてはいわゆるVirchow's triadである静脈内での血管障害，血流のうっ滞および血液性状の変化による過凝固と考えられているが[1]，CVSTに特異的な病態生理についてはいまだ不明である．ラットを用いた実験モデルも提唱されており，今後さらなる研究の発展によりCVSTの病態生理の解明が望まれる[3]．

CVSTの症状，診断

CVSTの診断で最も肝要なのは臨床所見から本疾患を疑うことである[1]．症状は頭蓋内圧亢進に伴うものと，静脈性梗塞もしくは出血に伴うものに大別される．前者は持続する頭痛（89％），うっ血乳頭，複視（外転神経麻痺）を呈することが多く，頭痛についてはその発生側と静脈閉塞部位には有意な関係がないもののS状静脈洞の閉塞においては後頭部痛〜頚部痛が多い[4,5]．一方，後者には梗塞，出血部位に相当する巣症状（50％），痙攣（35％）などが含まれる[4]．緒言に述べた理由により発症から来院（平均4日），発症から診断確定（平均7日）と時間がかかることが多い，とされており，実際の症状だけではなく現病歴，既往歴および使用薬剤などの情報の取得は非常に重要である[1]．

本疾患を疑った時点で画像診断となるが，CT/CTVもしくはMR/MRVが侵襲性の観点からもまず行う検査である[1]．

CT，CTV

短時間で撮影可能でありmotion artifactの影響が少ないが，低解像度であり，CTVでの造影剤使用，高被曝の問題もある．また，例えば単純CTにおける特長とされる出血および静脈洞の血栓化による高吸収域の感度は決して高く

〈abbreviations〉

APTT: activated partial thromboplastin time, CT: computed tomography, CTV: computed tomography venography, CVST: cerebral venous sinus thrombosis, DVT: deep venous thrombosis, DWI: diffusion-weighted image, ESOC: European Stroke Organisation Conference, FLAIR: fluid attenuated inversion recovery, ISCVT: The International Study on Cerebral Venous and Dural Sinuses Thrombosis, MR: magnetic resonance, mRS: modified Rankin Scale, MRV: magnetic resonance venography, NLR: neutrophil/lymphocyte ratio, PLR: platelet/lymphocyte ratio, PT: prothrombin time, t-PA: tissue plasminogen activator, TO-ACT: thrombolysis or anticoagulation for cerebral venous thrombosis, UK: urokinase

V病理学

Table 1 CVSTの原因となり得る病態（全624症例）

病態	頻度
血液凝固因子関連 • アンチトロンビンIII欠乏症 • プロテインC欠乏症，プロテインS欠乏症 • 抗リン脂質抗体症候群 • 高ホモシステイン血症	34.1% — — 5.9% 4.5%
経口避妊薬	54.3%*
妊娠，産褥	21.0%*
感染（耳，副鼻腔，口腔，，顔面，頚部など）	12.3%
他の経口薬（アンドロゲン，ダナゾール，ビタミンAなど）	7.5%
悪性腫瘍	7.4%
機械的血液沈瀁（腰椎穿刺，硬膜外血液パッチなど）	4.5%
その他の血液異常 • 発作性夜間ヘモグロビン尿症，鉄欠乏性貧血 • ネフローゼ症候群 • 赤血球増多症，血小板血症	12.0% — 0.6% 2.8%
その他全身疾患 • SLE • ベーチェット病 • 炎症性腸疾患（潰瘍性大腸炎，クローン病） • 甲状腺疾患 • サルコイドーシス	7.2% 1% 1% 1.6% 1.7% 0.2%
原因不明	12.5%

* 50歳未満の女性381人に対する頻度.
（文献1・2より改変）

Table 2 CVSTの診断におけるMRI，CT所見の比較

	MRIおよびMRV	CTおよびCTV
静脈洞（血栓）の描出	単純MRIではFlow voidの消失および血栓の存在が描出される. 血栓の信号は， • 超急性期はT1，T2ともにlow. • 1週目はT1 iso，T2 low（デオキシヘモグロビンを反映）. • 2週目はT1，T2ともにhigh（メトヘモグロビンを反映）. • SWIではlowに描出. MRV：静脈洞が描出されない.	単純CT：稀に静脈洞内血栓が高吸収域に描出される（上矢状静脈洞におけるfilled delta sign）. 造影CT：静脈洞壁の造影効果および静脈洞内の陰影欠損（上矢状静脈洞におけるempty delta sign）がみられることもある. CTV：静脈洞の欠損が明瞭に描出される.
脳実質およびくも膜下腔の描出	浮腫および虚血性変化はT2，FLAIRで高信号. DWIでは動脈性梗塞に比べ高信号とならないことも多い. SWIおよびT2*では出血性梗塞は低信号に描出される.	単純CT：梗塞もしくは浮腫は動脈の支配領域に一致しない低吸収域に，出血性変化は高吸収域に描出. くも膜下出血は稀.

SWI：susceptibility-weighted image，DWI：diffusion-weighted image
（文献1より改変）

ない.

MRI/MRV

CTに比較して長時間でありmotion artifactに弱いが，脳実質の微小出血，初期変化および静脈系の描出に優るため，CTよりも感度が高く情報量が多い．状態が許すならば1st choiceとすべき検査である[6]．また，静脈洞閉塞部位と頭蓋内病変の関連（例えば両側視床病変と直静脈洞閉塞，側頭葉や小脳の病変と横静脈洞閉塞など）もMRならば即時に判定可能である[7]．

上記のMRおよびCT venographyでもCVST

の確定診断に至らない場合には，侵襲的ではあるものの脳血管撮影は有用である．CVSTの画像所見についての詳細は**Table 2**にまとめる．

補助診断として血液検査での血算，PT，APTTの異常，D-dimerの上昇，炎症所見の存在などもCVSTを疑う有用な所見である[1]．CVSTでは血小板/リンパ球比（PLR），好中球/リンパ球比（NLR）が有意に高い，という報告もある[8]．ただし，下肢静脈血栓症（DVT）とは血液所見において違いがあるとされ，CVSTではプロトロンビン変異が多いのに対し，DVT

293

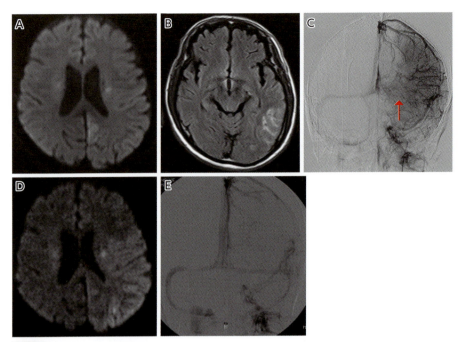

Fig.1 症例1：50代男性

10日前から先行する頭痛あり，その後，右片麻痺（MMT 2/5），運動性失語を呈し来院．来院時意識レベルはJCS 3．初診時のMRI（DWI）ではわずかに脳溝に沿った高信号域を（A），MRI（FLAIR）では左側頭葉〜後頭葉の皮質に淡い高信号域を認め（B），脳血管撮影で左横静脈洞からS状静脈洞の閉塞を認めた（C，矢印）．未分画ヘパリン15,000 IU/日の持続静注を行ったが症状は改善せず，入院10日目に全失語，意識レベルの低下（JCS-100）を認めた．MRI（FLAIR）では著変なかったが，拡散強調画像（DWI）では初期虚血性変化を認めた（D）．脳血管内治療（経皮的血管形成術）を施行し，左横静脈洞からS状静脈洞の開通を得た（E）．治療後，右片麻痺はMMT 4/5に改善，軽度運動性失語を後遺するのみとなった．後に進行性の胃がんが発見され，悪性腫瘍に起因するCSVTと考えられた．

ではprotein C欠損，活性化protein Cレジスタンスおよびその原因である第V因子-Leiden変異が有意に多い[9]．

当然のことながら診断，治療開始と並行してTable 1に示した原因となり得る疾患などの存在の有無については可及的速やかに調べる必要がある．

CVSTの急性期治療

急性期治療の根幹は抗凝固療法である．出血発症における抗凝固療法については出血拡大が危惧されるところではあるが，これまでのランダム化比較試験と観察研究の結果からは，出血の有無にかかわらず抗凝固療法がCVTにおける第一選択とされている[1]．低分子ヘパリンの皮下注射（75 IU/kgを1日2回）もしくは未分画ヘパリンの持続静注（APTT値2倍を目標に15,000〜20,000 IU/day程度）が通常用いられる．ISCVTのサブ解析では低分子ヘパリンの使用のほうが安全かつ有用である，とされている[10]．

抗凝固療法を行っても症状および画像所見の悪化を認める場合には血栓溶解薬の全身投与や[11]，脳血管内治療によるウロキナーゼ（UK）や組織型プラスミノーゲンアクチベータ（t-PA）などの線溶剤を用いた局所血栓溶解[12]，種々のデバイスを用いた局所血栓破砕・回収術が行われることもある（**Fig. 1**）[13-15]．血管内治療により良好な結果を得ることも少なからずあるが，抗凝固療法に抵抗性のCVSTは10%程度であること[1]，血管内治療については症例シリーズの報告が主でその有用性（必要性）と安全性は大規模研究で十分に検討されていないことから，安易な判断，適応に基づいた血管内治療の施行は現時点では時期尚早である．

また，CVSTに対する抗凝固療法と血管内治療による血栓溶解療法についての多施設共同無

V 病理学

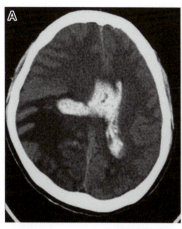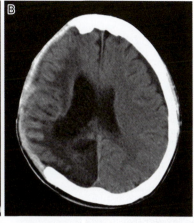

Fig.2 症例2：50代女性

1週間前から先行する頭痛あり，その後，意識レベルの低下をきたし来院．来院時意識レベルはJCS 200で右共同偏視，右瞳孔散大であった．初診時のCTでは右側頭葉〜頭頂葉にかけて広範囲の低吸収域と脳室内出血を認め，midline shiftも著明であった(A)．緊急で開頭外減圧術を施行，術後の脳血管撮影で上矢状静脈洞から右横静脈洞にかけての静脈洞血栓症と診断され，ヘパリン持続静注による抗凝固療法を行った．原因検索を行ったものの明らかな原疾患は同定できなかった．術後，CT所見は改善し(B)，半年後のmRSは4であった．

Table 3 CVSTの予後に関するハザード比とリスクスコア

因子	ハザード比（95％信頼区間）	ポイント
悪性腫瘍	4.53(2.52-8.15)	2
昏睡	4.19(2.20-6.28)	2
深部静脈系の血栓症	3.03(1.76-5.23)	2
精神状態の障害	2.18(1.37-3.46)	1
男性	1.60(1.01-5.23)	1
脳内出血	1.42(0.88-2.27)	1

(文献20より改変)

作為化比較試験であるTO-ACT Trialが欧州を中心に行われた[16]．まだ論文発表には至っていないが，血管内治療による予後改善効果は認められなかった，という結果が2018年のESOCで発表された．

一方，頭蓋内圧亢進が著しい場合には脳室ドレナージを，出血，梗塞巣によるmass effectが著しい場合には開頭外減圧術も考慮すべきである(**Fig. 2**)[1, 17]．

CVSTの予後

CVSTの予後は比較的良好であり，ISCVTのサブ解析では平均16カ月の追跡期間でmRS 0が57.1％，1が22％，2が7.5％であった[18]．また，再発については平均3年の追跡期間で下肢のDVTと同等の再発率(100人年当たり5.0人という報告がある[19]．CVSTの予後についてはリスクスコアが提唱されており(**Table 3**)，9点満点のスコアで3以上は予後不良(mRS > 2)の可能性が高いとしている[20]．

最後に

CVSTについて概説した. 最も大事なのは本疾患を念頭に置いた診断確定であり，各症例において適切かつ迅速な治療が行われるために本稿がその一助になるとすれば幸いである.

文 献

1) Saposnik G, et al. Stroke 42: 1158-92, 2011
2) Ferro JM, et al: Stroke 35: 664-70, 2004
3) Li G, et al. World Neurosurg 82: 169-74, 2014
4) Guenther G et al. Neurologia 26: 488-98, 2011
5) Wasay M, et al. J Headache Pain 11: 137-9, 2010
6) Idbaih A, et al. Stroke 37: 991-5, 2006
7) Arnoux A, et al. Stroke 48: 3258-65, 2017
8) Akboga YE, et al. J Neurol Sci 380: 226-9, 2017
9) Wysokinska EM, et al. Neurology 70: 627-33, 2008
10) Coutinho JM, et al. Stroke 41: 2575-80, 2010
11) Viegas LD, et al. Cerebrovasc Dis 37: 43-50, 2014
12) Canhão P, et al. Cerebrovasc Dis 15: 159-66, 2003
13) Stam J, et al. Stroke 39: 1487-90, 2008
14) Raychev R, et al. J Neurointerv Surg 6: e32, 2014
15) Adachi H, et al. Interv Neuroradiol 21: 719-23, 2015
16) Coutinho JM, et al. Int J Stroke 8: 135-40, 2013
17) Coutinho JM, et al. Stroke 40: 2233-5, 2009
18) Ferro JM, et al. Stroke 35: 664-70, 2004
19) Gosk-Bierska I, et al. Neurology 67: 814-19, 2006
20) Ferro, JM et al. Cerebrovasc Dis 28: 39-44, 2009

V 病理学

Special Topics ❹

特発性頭蓋内圧亢進症に対する血管内治療

宮地 茂

■ はじめに

特発性頭蓋内圧亢進症(idiopathic intracranial hypertension:IIH)は良性頭蓋内圧亢進症,偽性脳腫瘍などと呼ばれ,古くから認知されているが病因不明の難治疾患である.定義としては,下記の特徴が認められる場合となっている[1].

①うっ血乳頭(通常は両側性)
②外転神経麻痺,視力障害以外の局所神経症状がない
③髄液成分は正常で,髄液圧が著明に上昇($> 25cmH_2O$)
④CT,MRIで水頭症(脳室拡大)や占拠性病変を認めない

頻度は10万人に0.9人程度とされ,極めて女性優位(男性の10倍以上),しかも妊娠可能な肥満女性に多いとされている[2].症候として一般的な頭蓋内圧亢進症状(頭痛〔特に覚醒時〕,嘔吐)の他,うっ血乳頭に伴う視力障害,両側外転神経麻痺に伴う複視などを認め,増悪すると耳鳴や髄液漏をきたすこともある.

■ IIHの治療の経緯

病因として,髄液吸収障害,脳浮腫,頭蓋静脈還流障害が主な原因とされてきた[3-11]が,なぜそうなるのかが予測の域を出ておらず,どれも病態を説明するには不十分である.したがって,治療も対症的なものか,関与する因子を排除するものが主であった.

欧米における内科的治療の根本は,この疾患が肥満女性に多いことから,まず肥満を改善させるための栄養指導[12],外科的処置(消化管にバイパスを作り消化を妨げる減量外科手術〔bariatric surgery〕)などが行われてきた[13].一方,頭蓋内圧そのものを下げる目的で,頭部外傷急性期などに用いられる高浸透圧製剤の持続的投与[14]の他,側頭葉などの内減圧術が行われてきた[2]が,これらは根本原因の治療ではないので,効果は一過性に過ぎないことが多かった.一方,頭蓋内圧亢進の原因として,髄液の産生吸収のアンバランスと考えることにより,髄液の排除が多く行われ,特にL-P shunt,V-P shuntは主要な治療法であった[15].さらに眼症状についてはうっ血乳頭の改善のためoptic sheathの開放術なども積極的に行われてきている[16].しかしながら,これらはすべて対症療法であり,この疾患の病態生理の根本的原因に対応するものではなかった.

近年,この病態を生じる症例に奇妙な横・S状静脈洞の狭窄,閉塞性病変が合併していることがわかり,これに対する血行再建を行うと劇的に症状が改善することが認知されるようになった[17-19].

症例

17歳女性,身長163cm,体重54kg,BMI:20.3
頭痛,嘔吐が続き,当院受診.うっ血乳頭と複視(外転神経麻痺)を認めた.
既往歴:特記事項なし(内服歴もなし)
血液検査:異常なし
髄液検査:初圧50cmH₂O以上.所見異常なし

MRI(MRV)にて,左横静脈洞の閉塞と右横静脈洞の高度狭窄(**Fig. 1, 矢印**)を認めた.血管撮影でも同様の所見があり(**Fig. 2**),右横静脈洞の狭窄部前後では圧較差が11mmHgあった.狭窄部にPrecise 10×40mmを展開し,良好な拡張を得た(**Fig. 3**).静脈洞形成後圧較差はなくなり,髄液圧も正常化(初圧13cmH₂O)した.術直後より頭痛,複視は完全に消失した.1カ月後のフォローアップでも再発なく,静脈洞の拡張も良好に保たれている(**Fig. 4**).うっ血乳頭も徐々に改善しつつある.

■ 考察

この病態に頭蓋内静脈の流出障害が関与していることは確かであるが,静脈洞閉塞だけで頭蓋内圧が上がるとは限らない.Aggressive typeの硬膜動静脈瘻で,両側横静脈洞が閉塞して著明な静脈逆流があるにもかかわらず,うっ血乳頭はきたさない例もある.一方,うっ滞は強くなくても深部静脈洞の灌流不全を伴い,うっ血乳頭を呈する例も存在する(**Fig. 5**).静脈圧上昇と髄液循環の間に特殊なメカニズムが働いているものと思われる.また,バルーンによる静脈洞拡張は低圧で容易に広がることから,この狭窄が器質性の硬いものでないことは明らかで,またバルーンをデフレートすると狭窄が再発することから,静脈洞壁が異常に薄く,頭蓋内圧上昇により容易に虚脱(collapse)するような特殊な構造が推定されている.

297

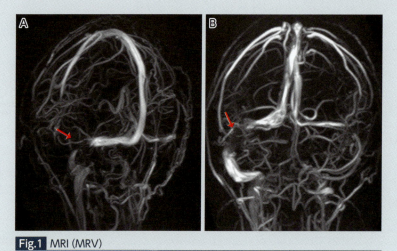

Fig.1 MRI (MRV)
左横静脈洞の閉塞と右横静脈洞の高度狭窄（→）．

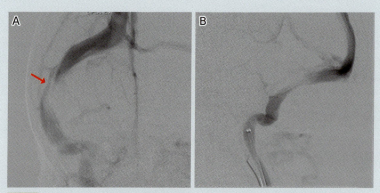

Fig.2 術前の右内頚動脈撮影正面静脈相

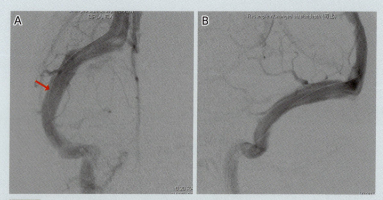

Fig.3 ステント留置後の右内頚動脈撮影正面静脈相

V 病理学

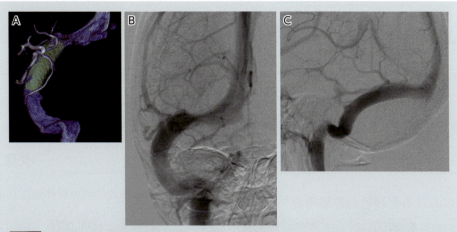

Fig.4 1カ月後のフォローアップ

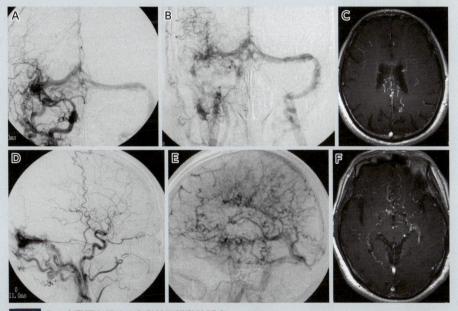

Fig.5 うっ血乳頭を呈する多発性硬膜動静脈瘻
著明な静脈うっ滞(特に深部静脈系)を認める.

　メカニズムがまだ解明されていないが, 永久的に静脈洞壁を拡張させておけば再発を防げる可能性があるため, 狭窄静脈洞に対するステント留置術は, 本疾患の一つの治療オプションとして注目を浴びている[17-19].

文　献

1) Dessardo NS, et al. Coll Antropol 34: 217-21, 2010
2) Donahue SP. Am J Ophthalmol 130: 850-1, 2000
3) Digre KB et al. Neurologist 7: 2-67, 2001
4) Friedman DI. Am J Clin Dermatol 6: 29-37, 2005
5) Tabassi A, et al. Neurology 64: 1893-6, 2005
6) Warner JE, et al. Ann Neurol 52: 647-50, 2002
7) Warner JE, et al. J Neuroophthalmol 27: 258-62, 2007
8) Purvin VA, et al. Arch Ophthalmol 118: 1626-30, 2000
9) Karahalios DG, et al. Neurology 46: 198-202, 1996
10) Jicha et al. Neurology 60: 2016, 2003
11) King et al. Neurology 58: 26, 2002
12) Johnson LN, et al. Ophthalmology 105: 2313-7, 1998
13) Chandra V, et al. Surg Obes Relat Dis 3: 198-200, 2007
14) Celebisoy N, et al. Acta Neurol Scand 116: 322-7, 2007
15) Alkosha HM et al. World Neurosurg 88: 113-8, 2016
16) Banta JT, Farris BK. Ophthalmology 107: 1907-12, 2000
17) Bussière M, et al. AJNR Am J Neuroradiol 31: 645-50, 2010
18) El-Saadany WF, et al. Neurosurg Rev 35: 239-43, 2012
19) Kumpe DA, et al. J Neurosurg 116: 538-48, 2012

1 血管病理学
治療上知っておくべき血管病理学

G. 硬膜動静脈瘻
①硬膜における生理的動静脈吻合／dAVFの病理と静脈洞の発生

久保 道也

硬膜における生理的動静脈吻合

　生理的動静脈吻合（AVA）の代表的なものは，口唇や鼻腔の粘膜，皮膚に存在しており，適切な保温や熱放散の役割を果たす[1]．動静脈吻合は細動脈と細静脈の間に存在し，交感神経と副交感神経によって調節を受けている．

　硬膜においても，以前からAVAの存在が報告されている．

　Rowbothamらの報告[2]（1965年）による剖検例からの検討では，AVAの部位は上矢状静脈洞（SSS）の外側端に存在したとしているが，動静脈シャントのサイズについては触れていなかった．Kerberら[3]（1973年）は，やはり剖検例での検討を行い，SSS近傍の硬膜内に100～300 μmの細動脈から毛細血管を介さずに細静脈に吻合する50～90 μmの動静脈シャントの存在を報告している．さらに，Ishikawa[4]ら（2007年）は，横静脈洞近傍の生理的動静脈瘻の存在を報告し，組織学的に検討を行っている．シャント部位から静脈洞までの距離が平均2.1 mm（0.1～6.3 mm）であり，direct typeとindirect typeの2つのシャントパターンが存在し，direct typeは細動脈が細静脈に直接移行するいわば直列式であり，indirect typeは細動脈と細静脈を結ぶシャント血管が存在する並列式である（**Fig. 1**）．また，動静脈シャントは静脈洞に直接開口することはなく，細静脈またはvenous lakeに開口している．しかし，硬膜に存在する生理的動静脈吻合の機能的側面に関しては，依然として不明と言わざるを得ない．

硬膜動静脈瘻の病理

　Houserら[5]は，硬膜動静脈瘻（dAVF）の摘出標本から罹患静脈洞の近傍にmultiple dysplastic-

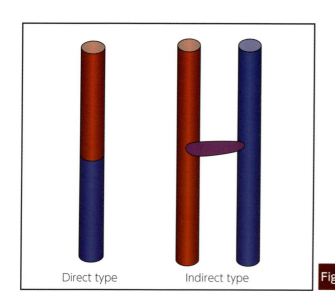

Fig.1 生理的動静脈吻合におけるdirectおよびindirect type

〈abbreviations〉
AVA: arteriovenous anastomosis, dAVF：dural arteriovenous fistulas, SSS: superior sagittal sinus, TS: transverse sinus

V 病理学

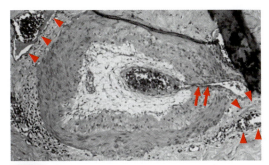

Fig.2 Cranial vault dAVF症例の摘出病理標本

H-E染色(×100). 硬膜動脈と硬膜静脈のシャントを認める(矢印). やや拡張した硬膜静脈(矢頭)も散見される.

(文献8より許可を得て掲載)

appearing vesselを認めると同時に,静脈洞内血栓と部分的再開通ならびに血管新生の存在を報告しているが,動静脈瘻そのものの病理組織学的特徴に関してはほとんど触れていなかった.

Nishijimaら[6](1992年)が横静脈洞部・S状静脈洞部におけるdAVF摘出標本の病理組織学的検討から,静脈洞壁にできた硬膜動脈と静脈の間に瘻孔が形成され,これが硬膜静脈を介して近傍の静脈洞に開口している所見を認め,これがdAVFの病態の本体であると報告している.

シャント部位の血管壁構造

さらにNishijimaら[6]は,瘻孔部位の血管径は200μm前後であり,壁構造は内弾性板を有する部位と有さない部位から構成されていたと報告しており,Hamadaら[7]による後頭蓋窩dAVFの摘出標本の検討では,内皮と1層の平滑筋層からなる血管群(crack-like vessel)がシャント部位に存在したと報告している(Fig. 2).

その一方で,静脈洞を介さないvault dAVFについても,Horiら[8]が硬膜動脈と硬膜静脈における動静脈シャントがその病態の本体であり,静脈洞に流出するdAVF病変と同様であることを報告している.

硬膜の生理的動静脈吻合とdAVFとの関連についての結論は出ていないが,Sakaki[9]らは横～S状静脈洞部のdAVF症例の摘出標本において,静脈洞壁にvascular nestという異常血管の存在を指摘し,先天的に存在するそれらの血管が成長してdAVFを形成した可能性について言及している.

また,Chaudhary[10]らは血栓性静脈炎の先行について述べているが,近年,dural lymphatic vascular systemの存在が発見され,SSSや横・S状静脈洞にもこれらが伴走していることが判明し[11],dAVFの原因や病態解明についても

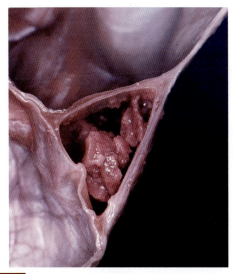

Fig.3 横静脈洞(TS)の断面

内側より外側方向を見た内腔像. 周辺腔は認めない.

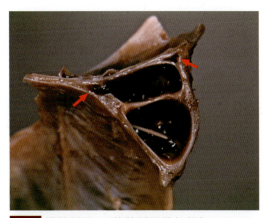

Fig.4 横静脈洞～S状静脈洞移行部(transverse-sigmoid junction)の断面

S状静脈洞側より見た内腔:隔壁を伴い,外側(周囲)にS状静脈洞側にのみ開口する腔(矢印)を認める.

関連づけられるものと思われる.

静脈洞の発生とdAVF

横静脈洞とS状静脈洞が発生学的に異なることは前述の通りであるが,dAVFの動静脈シャントが静脈洞に開口する部位が,両者の移行部(transverse-sigmoid junction)と頚静脈球に近い部分のS状静脈洞部に比較的集約し,横静脈洞の横走部にはあまり集約しない点も興味深い(Fig. 3). 横静脈洞が両側端から内側へ発達するのに対し,S状静脈洞の発達は大きく遅れる. 生誕後にS状静脈洞は7-8mmまで径を増して横静脈洞が外側端を取り込むが,隔壁やS状静

脈洞側のみに開口する小さな腔が周囲にできる場合があり (**Fig. 4**) [12]，dAVF開口部の集約や その局在と関連性を有する可能性がある．

文　献

1) 竹森利和, 他. 人間と生活環境 1: 58-63, 1994
2) Rowbotham GF, et al. Br J Surg 52: 8-21, 1965
3) Kerber CW, et al. Neuroradiology 6: 175-9, 1973
4) Ishikawa T, et al. Surg Neurol 68: 272-6, 2007
5) Houser OW, et al. Mayo Clin Proc 54: 651-61, 1979
6) Nishijima M, et al. J Neurosurg 76. 600-6, 1992
7) Hamada Y, et al. Neurosurgery 40: 452-8, 1997
8) Hori E, et al. Neurol Med Chir (Tokyo) 47: 26-8, 2007
9) Sakaki S, et al. Br J Neurosurg 5: 87-92, 1991
10) Chaudhary MT, et al. AJNR Am J Neuroradiol 3: 13-9, 1982
11) Louveau A, et al. Nature 523: 337-41, 2015
12) 久保道也, 177-99 (波出石 弘, 他編. 脳静脈エッセンス：脳静脈の歩き方. 中外医学社, 2016)

Historical Review ❸
脳血管内治療病理学の進歩

根来 眞

これまでの病理組織学

　脳血管内治療における病理組織学的検討は治療中に検討対象のための材料を得ることが困難なことから，これまで以下の方法で行われてきた．
①脳血管内治療用に開発されたデバイスを臨床的に用いる前に，実験動物における疾患モデルで使用した後に病理組織学的検討を行う[1-3]．
②デバイス使用後に死亡した例で，病理解剖の際に治療された病変部位を中心に病理組織学的検討を行う[4,5]．

　現在用いられている治療用デバイスは，これらの詳細な病理組織学的検討が行われてきたうえで用いられてきた．

最新の進歩

　一方，最近の進歩として以下の点が挙げられる．
①脳血管内治療時に病理組織学的検討の対象となる材料が得られる治療が行われるようになった．

　主要脳血管閉塞症例に対する血栓回収術がその代表例である．回収した血栓の構成を病理組織学的に解明することで，病態をより明らかにすることが可能となってきた．

症例1：37歳男性

　突然の左片麻痺NIHSS 13，DWI-ASPECTS 8．
　t-PA静注後ステントリトリーバーで血栓回収し病理組織学的検討を行うと，血栓内に腫瘍塊の存在が確認され，心血管から発生したsarcomaと診断された[6]（Fig. 1）．腫瘍による塞栓は心臓のmyxomaなどがこれまでにも報告されているが，術前診断は困難なことが多く，術後病理組織学的検討で判明する[7]．

　このように血栓の的確な診断が可能となるとともに，回収血栓の構成成分を分析することにより，心原性塞栓症，アテローム血栓症の鑑別が可能となり，治療方針，予後判定の有力な指針となることが示唆されている[8,9]．
②治療用デバイスが治療部位と無関係の部位に病変を生じさせていると疑わせる例があり，画像診断のみでなく病理組織学的検討を行う必要が生じている．

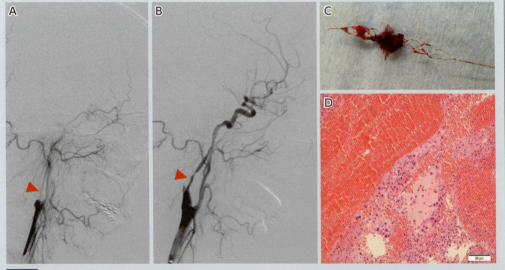

Fig.1 症例1
A：右内頚動脈閉塞，B：血栓回収後再開通した右内頚動脈．
C：回収した血栓，D：血栓内に存在する腫瘍塊．

症例2：47歳男性

くも膜下出血．SAH grade 4，Fisher group 3．
出血源は左内頚動脈-後交通動脈瘤でコイル塞栓術施行，4週後に未破裂右内頚動脈-後交通動脈瘤をコイル塞栓術施行し経過良好に終了した．しかしながら術後4週目に意識レベル低下，高次脳機能障害を生じ，MRI上脳動脈瘤治療を行った右側に多発性脳病変（脳浮腫，出血）を認めた（Fig. 2）．
脳病変部の生検では炎症反応を認めるのみであった．
この所見は最近報告が増加しつつある，カテーテルあるいはコイル等の組成材料に由来する異物反応が疑われている[10]．今後さらなる病理組織学的解明が必要と思われる．
以上，脳血管内治療はともすれば病理組織学的検討を要しないと思われがちであるが，今日の発展に至るまでには多くの基礎的な病理組織学的検討が行われてきていることを忘れてはならない．また今後，適応疾患が拡がるにつれ，その必要性はゆるがないと考えられる．

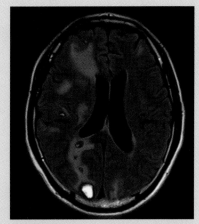

Fig.2 症例2
MRI FLAIR画像．右内頚動脈瘤塞栓術後2週間に生じた脳浮腫，出血像を示す．

文　献

1) Guglielmi G, et al. J Neurosurg 75: 1-7, 1991
2) Miyachi S, et al. Neurosurgery 30: 483-9, 1992
3) Nakabayashi K, et al. AJNR 18: 485-91, 1997
4) Horowitz MB, et al. AJNR 18: 688-90, 1997
5) Shimizu S, et al. AJNR 20: 546-8, 1999
6) Fukami Y, et al. Internal Medicine 2018, in press
7) Bhatia S, et al. J Neurosurg 112: 572-4, 2010
8) Marder VJ, et al. Stroke 57: 2086-93, 2006
9) Yuki I, et al. AJNR 33: 643-8, 2012
10) Shapiro M, et al. AJNR 36: 2121-6, 2015

V 病理学

2 実験病理学：病態モデル
治療上知っておくべき病態のシミュレーション

A. 動脈瘤
①脳動脈瘤新生モデル（橋本モデル）

小関 宏和／宮田 悠／青木 友浩

はじめに

本稿で紹介する脳動脈瘤新生モデル動物は，京都大学において橋本信夫博士（京都大学名誉教授）により確立され，1978年にラットにおいて初めて報告[1]されて以降，現在まで約40年にわたり継続して使用されてきた．遺伝子改変技術を含む分子生物学的手法の発展に伴い，脳動脈瘤形成進展機構の解析に広く用いられるとともに，脳動脈瘤に対する創薬を目指した薬理試験への使用も近年盛んになっており，現在の脳動脈瘤研究とその臨床応用の基盤を支える重要なモデル動物となっている．

脳動脈瘤新生モデル動物

脳動脈瘤新生モデルにおける脳動脈瘤誘発のための基本的な着想は，「脳血管壁への血流ストレス負荷を亢進させる」ということであり，モデル作成に当たっては，いかにして脳血管分岐部への血流ストレス負荷を増加させるような血行動態を作製するかということに主眼が置かれた[1]．さらに，「血管壁の脆弱化」を脳動脈瘤形成のための重要な要素であると位置づけた[1]．これらの要素に対するアプローチとして，現在われわれは，①局所的な血流ストレス負荷亢進のための片側総頚動脈結紮と全身的高血圧誘導（片側腎動脈結紮＋高塩分食投与），②血管壁の脆弱性促進のためのBAPN（lysyl oxidase阻害薬）の投与，を行っている．本モデルでは，結紮した総頚動脈と反対側の血管分岐部，特に前大脳動脈—嗅動脈分岐部（ACA-OA）において，高率に安定して脳動脈瘤誘発が可能である[1-3]．

さらに，基本的概念は同一であるが種々の派生したモデルが存在する．例えば，Hashimo-toらは，両側頚動脈結紮を行うことによって後方循環に高率に脳動脈瘤を誘発することに成功している[4, 5]．また，Jamousらは，メスラットの両側後腎動脈結紮と高塩分食による高血圧誘導，片側総頚動脈結紮による血流ストレス負荷亢進に加え，両側卵巣摘出を行うモデルを樹立している[6, 7]．われわれの使用しているモデルでは，脳動脈瘤破裂を予防するための治療薬候補薬物の効果を検証する際に自然破裂率の低さが問題となる．一方で，臨床症例では平均約1％／年の破裂率[8]であるために，本モデルで低い破裂率であることは，むしろヒトの脳動脈瘤をよく模倣したモデルであるということを意味しているのかもしれない．最近ではこの点を克服するべく，片側総頚動脈結紮にさらに対側の外頚動脈と翼口蓋動脈の結紮を加えることにより，誘発された脳動脈瘤病変の自然破裂率を評価可能な程度まで増加させたモデルも報告されている[9]．

マウスにおいては，遺伝子改変動物の使用が可能であるという利点がある一方で，ラットに比して脳動脈瘤の誘発率が低く，また病理学的変化も乏しい病変しか誘導できないという制限がある．その点で，NukiらはマウスにAngiotensinⅡを持続投与し高血圧を誘導した後，定位固定器を用いて基底槽にelastaseを注入することで効率よく脳動脈瘤を誘発できるモデルを開発した[10]．一方で，本モデルではelastaseを用いることで血管外から血管壁の細胞外基質を分解するため，脳血管分岐部だけでなく非分岐部にも非特異的に病変が誘発される．そのために，どこまでヒトの脳動脈瘤の病態形成進展過程を模倣できているかの慎重な検証が必要であるが，脳動脈瘤破裂機序の解明に有用である可能性を有する．しかし，近年の遺伝子改変ラット作成技術の向上に伴い，マウスモデルの有用

〈abbreviations〉

ACA: anterior cerebral artery, BAPN: β-aminopropionitrile, CFD: computational fluid dynamics, OA: olfactory artery

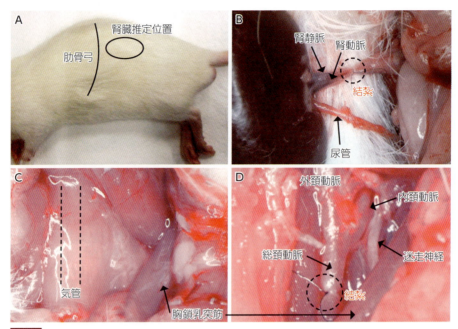

Fig.1 脳動脈瘤ラット作製法

性・必要性は低くなっていると考えられる．

われわれが用いている脳動脈瘤新生モデルラットの作製法（Fig. 1）

　オスSDラット（7週齢）に対してペントバルビタール60mg/kgを腹腔内投与し十分な深度の麻酔を行う．その後，気道閉塞を防ぐために舌を口腔外に挺出しておく．ラットを右下側臥位にし，左肋骨弓より尾側1cmを中心点として1.5cmの縦ないし横切開をおく（**Fig. 1A**）．腸管を損傷しないよう留意し，腹壁の筋層および腹膜を切開する．切開部より腎周囲脂肪織を剥離し左腎を腹腔外に可動化する．その後，腎門部を剥離して腎動静脈を同定・露出し腎動脈を10-0ナイロン糸で結紮する（**Fig. 1B**）．そして，虚血による腎の色調変化を確認後，腹壁を閉創する．引き続き，ラットを仰臥位にし，頸部に1.5cmの正中切開をおく．皮下組織を剥離し左顎下腺を同定する．顎下腺の周囲を可及的に剥離し十分な可動性を持たせ，これを上方ないしは外側へ展開しておく（**Fig. 1C**）．左頸動脈鞘を開放し総頸動脈およびその分岐部を同定する．総頸動脈を並走する迷走神経の損傷に十分注意しつつ周囲組織から剥離し，10-0ナイロン糸で結紮する（**Fig. 1D**）．この際，糸の緩みが気になるようであれば二重結紮のうえで総頸動脈を切断する．

　上記，外科的処置の後にラットを覚醒させ，高塩分食（8％，必要に応じ0.12％BAPN添加）および自由飲水下で飼育する．

シミュレーションとしての再現性

　本モデルでの脳動脈瘤病変は，ヒトの脳動脈瘤の誘因である血行力学的ストレス（ずり応力）負荷で直接脳血管を操作することなく誘導され，病理学的に内弾性板の断裂消失と血管壁の退行性変化を認めヒトの脳動脈瘤病変と類似している．また，自然破裂をも来し得ることから，ヒト脳動脈瘤のモデル動物として一定レベルの妥当性を有するものであると考えられる．一方で，本モデルに誘発される病変は「saccular aneurysm」ではなく「wide neck」であるために，流体解析（CFD）でのヒト病変に対する再現性は疑問が残る．

　本モデルにおける脳動脈瘤誘発は，脳動脈瘤の誘発法のバリエーションにより当然影響を受ける．また，使用する動物の週齢も本モデルでの脳動脈瘤誘発や増大に影響する無視できない要素であり，特にBAPNを使用するのであれば，その感受性が大いに週齢のみならず日齢にも依存するため，実験間のばらつきをコントロールするために留意を要する．しかし，もし同じ週齢の個体を使用し一定の誘発法を採用するのであれば，その誘発率や増大率は安定している．よって，個体差は当然ありながらも十分に再現

V 病理学

性を持った解析が可能である．本モデルの1つの利点はこの再現性の良さである．

脳血管内治療への応用

上記で紹介した脳動脈瘤新生モデル（橋本モデルおよびその派生モデル）では，内弾性板断裂消失や中膜平滑筋細胞の脱落をはじめとする血管壁の退行性変化等のヒト脳動脈瘤病変と類似の病理像を認める．それのみならず脳動脈瘤の自然破裂をきたし得ることからも，これらのモデル動物はヒト脳動脈瘤の病態をよく反映したものであると考えられる．一方で，げっ歯類モデルではそのサイズの小ささから，本稿で取り上げる脳動脈瘤モデルに直接血管内deviceを挿入する等で新たなdevice開発へ適用することは，現実的に不可能である．よって，本モデルの脳血管内治療における役割は，脳動脈瘤の進展や破裂を制御する分子機構を明らかとし，drug-eluting stent等次世代のdeviceの開発の基盤となる知見を提供することであると考える．実際に，これらの脳動脈瘤モデル動物を用いることによって，脳動脈瘤が血流ストレス依存的に起こるマクロファージ依存的な脳血管壁の慢性炎症性疾患であるという概念が確立されつつある[11-13]．

霊長類モデルの可能性

他疾患のモデルでも同様であるが，げっ歯類の脳動脈瘤モデルから得られた知見をそのまま臨床症例に外挿できるかには，慎重な検討が必要である．また，げっ歯類モデルではしばしば誘発される病変の小ささが問題となる．その点で，霊長類の脳動脈瘤モデルを使用する必要性が生じる可能性がある．一方で，霊長類モデルでは倫理的な障壁をはじめ，誘発期間の長さやコスト，遺伝的背景の多様さなどの多くの無視できない問題点も存在する．よって，霊長類モデルを使用し，脳動脈瘤形成機序の解析や治療薬候補薬剤の薬効評価を行うことは，現実的には困難であると思われる．今後，霊長類モデルを使用した検証の必要性が増加するのであれば，効率の良いモデル作製など，モデルの改良等の対応が必須である．

文　献

1) Hashimoto N, et al. Surg Neurol 10: 3-8, 1978
2) Nagata I, et al. Surg Neurol 14: 477-9, 1980
3) Aoki T, et al. J Biomed Biotechnol 2011: 535921, 2011
4) Hashimoto N, et al. Surg Neurol 13: 41-5, 1980
5) Nakatani H, et al. J Neurosurg 74: 258-62, 1991
6) Jamous MA, et al. J Neurosurg 103: 1046-51, 2005
7) Jamous MA, et al. J Neurosurg. 103: 1052-7, 2005
8) Morita A, et al. N Engl J Med 366: 2474-82, 2012
9) Miyamoto T, et al. J Cereb Blood Flow Metab. 37: 2795-805, 2017
10) Nuki Y, et al. Hypertension 54: 1337-44, 2009
11) Aoki T, et al. Stroke 40: 942-51, 2009
12) Aoki T, et al. Trends Pharmacol Sci 33: 304-11, 2012
13) Aoki T, et al. Sci Signal 10: pii: eaah6037, 2017

2 実験病理学：病態モデル
治療上知っておくべき病態のシミュレーション

A. 動脈瘤
②動脈瘤疑似形態モデル

内山 尚之

はじめに

　動脈瘤モデルは，①動脈瘤の発生，増大，破裂の機構の理解，②脳血管内治療用デバイスの評価，③脳血管内治療医のトレーニング，④脳血管外科医のトレーニング，の4つを目的として作成される．本稿では，動物を用いた動脈瘤モデルのなかで，より臨床に近い形態および血行動態をもつモデルについて解説する．

動脈瘤モデルの歴史

　1954年にイヌの頚動脈に外科的にvenous pouchをつけて動脈瘤が作成された[1]．いわゆるsidewall aneurysmであった．イヌ以外でも，ラット，ウサギが用いられた．ウサギの総頚動脈の太さはヒトの中大脳動脈とほぼ同じであるが，イヌよりは細いため外科的難易度は高く，また術後肺炎をきたしやすかった．当初はsidewall aneurysmのみが作成されたが，1989年にウサギの頚動脈でbifurcation aneurysmがはじめて作成された[2]．1992年にはイヌの頚動脈でbifurcation aneurysmとterminal aneurysmが報告された[3, 4]．またほぼ同時期に，ブタにおけるbifurcation，terminal aneurysmも報告された[5, 6]．これらの動脈瘤はすべて頚部血管で作成された．

実験動脈瘤の利用
外科的手術の習得

　1982年にラットを用いた動脈瘤モデルが発表された[7]．ラットは小さく，動脈瘤を作成することは容易ではないため，作成手技自体が顕微鏡手術の技術向上に直結する．また，イヌやブタでの瘤作成も顕微鏡手術の訓練になる．作成

された瘤に対して，クリッピングやcoatingが行われた．

Wrapping素材の評価

　1990年にはwrapping素材には何がよいかの評価目的に使用された[8]．筋肉片は吸収されてしまうが，綿片を用いると瘤周囲の線維化が進むことが示された．

瘤の塞栓物質の評価

　脳血管内治療の評価として，1975年にイヌのsidewall aneurysmに離脱式バルーンを留置する治療が[9]，その後1984年には液性塞栓物質であるIBCAによる治療が評価された[10]．1991年にブタのsidewall aneurysmで，電気式離脱型コイルによる塞栓効果が報告された[5]．いわゆるGDCの初報告である．また，1992年にはウサギとイヌで，シリコンおよびラテックスバルーンによる動脈瘤の塞栓評価が行われ，ラテックスのほうが移動が少なく安定していて再発が少ないことが報告された[11]．

脳血管内治療の評価目的のための動脈瘤モデル

　GDCの発表後，瘤内塞栓術によるorifice部位のneointimaの形成機序の解明，瘤の再発のしくみの解明，新しいcoilの評価のために実験動脈瘤が利用された．文献上は，イヌのsidewall aneurysmが最も多く作成され，ブタのsidewall，イヌのbifurcation，ウサギのbifurcation，ウサギのsidewallが続く[12]．

動物種の違いによる特徴 [6, 12]
イヌの動脈瘤（Fig. 1）

　イヌの外科的モデルが最も多く報告されている．麻酔管理がしやすいこと，血管が比較的太いことが利点であり，長期生存も可能である．ただしラット，ウサギに比べ高価であり長期飼

〈abbreviations〉

FD: flow diverter, GDC: Guglielmi detachable coils, IBCA: Isobutyl-2-cyanoacrylate

Ⅴ 病理学

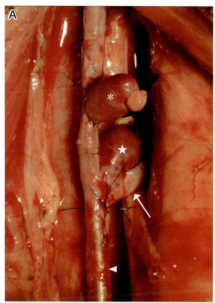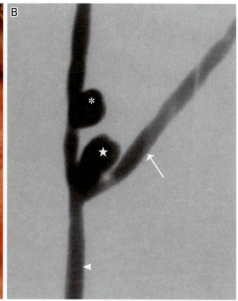

Fig.1 イヌの動脈瘤モデル

A：実際の術野．左総頚動脈を離断し，頭側を気管の裏側を通して右総頚動脈近くまで移動させ（矢印），右総頚動脈（矢頭）と端側吻合することでbifurcationを作る．その部分に経静脈から採取したvenous pouchを縫い合わせることでbifurcation aneurysm（星印）ができる．右総頚動脈のより末梢部には，sidewall aneurysm（＊）を作成してある．通常はbifurcation aneurysmに対して塞栓を行い，sidewall aneurysmは自然血栓化が生じていないかをみるための対象とする．

B：3週間後の血管撮影像．瘤内に自然血栓化は生じていない．総頚動脈の径は4 mm．bifurcation aneurysmはneck 5 mm，dome 10 mmである．

育には費用がかかる．Sidewall aneurysmは7カ月以上おいても90％が開存している．Sidewall aneurysmをcoilingして初回治療でcomplete occlusionであれば再発はしない．しかしneck remnantであれば一部再発する場合がある．Bifurcation aneurysmは，初回でcomplete occlusionであっても再発し得る．イヌはヒトよりも線溶系が強く，瘤内に塞栓物質を入れても血栓化が進みにくいとする報告もある．逆に言えば，イヌの動脈瘤モデルで血栓化が得られ，かつ，再開通しなければ有用な治療デバイスと評価される可能性がある．

ブタの動脈瘤

心臓血管領域の実験系で多く使用されている．人間と凝固系が似ていることが特徴とされるが，やや凝固系が強く働く傾向があり，venous pouchを用いたsidewall aneurysmをブタで作成した場合，塞栓物質をおかなくても自然に血栓化する傾向があることがときに問題となる．よって動脈瘤治療の評価に用いる際は，対照群の設定が必須である．一方，ステント内血栓形成の評価や，in-stent stenosisの評価には優れる．ブタの動脈瘤に対してcoilingをした場合，sidewallでもbifurcationでも基本的には完全に閉塞し，orificeは厚いneointimaで覆われやすいとされる．逆にブタの瘤においてorifice近傍での過剰な内膜形成が起こらないことが確認できれば，過剰な内膜形成の合併症は起きる可能性が低い，と評価することができる．

ウサギの動脈瘤

外科的手技によるbifurcation modelははじめウサギで報告されたが，イヌに比べると血管が細いので作成がやや難しい．1999年に報告された，エラスターゼ誘発瘤[13]は作成が比較的容易であり，長期生存も可能である．通常は腕頭動脈と総頚動脈の分岐部に作成され，bifurcation modelとなる．エラスターゼ誘発瘤に対しても瘤内塞栓術が施行され，長期経過では再発する場合もある．

以上より，実験動脈瘤のなかでsidewall aneurysmはcoilingにより完全閉塞が得られ再発もほとんどない．よって新たな塞栓物質の評価としては，塞栓術自体が容易すぎて最適と言え

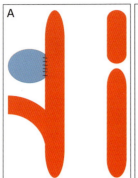 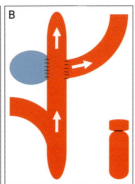 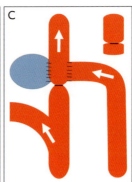 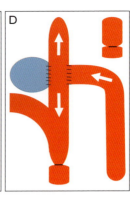

Fig.2 Flow diverterを意識した最近の動脈瘤モデル

A：通常のsidewall aneurysmが右総頚動脈に作成されている．左総頚動脈を離断し，頭側もしくは尾側を右側に寄せる．
B：Straight sidewall aneurysm．古典的なsidewall aneurysmと異なり，動脈瘤開口部の反対側に流出動脈が存在する．
C：Curved sidewall aneurysm．左総頚動脈の中枢側を動脈瘤開口部の反対側に端側吻合し，さらに右総頚動脈は動脈瘤の直前で結紮する．母動脈は大きく屈曲し，その頂点に瘤が存在する．
D：End-wall bifurcation aneurysm．左総頚動脈の中枢側を動脈瘤開口部の反対側に端側吻合するまではcurved sidewall aneurysmと同じだが，続いて右腕頭動脈を結紮する．左総頚動脈由来の血流は瘤の開口部に正面から入り，その後2方向に分流する．

(文献14をもとに作成)

ない場合がある．またブタの瘤も，typeの異なる瘤でも自然血栓化の問題があり塞栓評価のモデルとしては最適と言えない場合がある．現段階でデバイスの評価に有用と考えられているのは，①イヌのbifurcation model，と②ウサギのエラスターゼ誘発瘤（bifurcation model）である．重要なことは，同じデバイス（coil）を用いた場合でも，動物の種や動脈瘤のtypeが異なると，初回治療時の塞栓状態やその後の再発様式が異なる場合があることを認識することである．

FDの評価について（Fig. 2）

現在，脳動脈瘤に対する脳血管内治療は，瘤内コイル塞栓術にとどまらず，瘤内への血流を変化させ瘤を血栓化させる，いわゆるFDを用いた治療が導入されている．それに伴い，実験動脈瘤も変化しつつある．

FDは，本邦では眼動脈分岐部までの内頚動脈の大型動脈瘤に対して適応がある．代表的なものはcavernous sinus giant aneurysmであり，次にparaclinoid large aneurysmである．この部位の動脈瘤は，これまで作成されてきたsidewall，terminal aneurysmとはやや形態が異なる．Cavernous portionおよびparaclinoid portionの瘤は，基本的にはsidewall aneurysmに似るが，多くの場合，母動脈である内頚動脈は屈曲している．またparaclinoid potionの場合は，眼動脈などを分岐する場合，bifurcation typeとみることもできる．そこで，よりヒトの動脈瘤に近い新たなモデルが報告された．①straight sidewall aneurysm，②curved sidewall aneurysm，③end-wall bifurcation aneurysmの3つである[14]．①は従来のsidewall aneurysmと異なり，瘤の反対側の動脈壁から分枝が出る．②はsidewall aneurysmではあるが，母動脈が屈曲し，その曲がりの頂点に瘤が位置する．③はend-wall bifurcation aneurysmで，一般的にはbasilar tip aneurysmに似た形態である．

この3つのモデルに対して，38-wireもしくは48-wireのFDを留置したところ，①のstraight sidewall aneurysmは血栓化したが，curved sidewallおよびend-wall bifurcation aneurysmは血栓化が得られなかったという．これまでは，比較的単純な形態の実験動脈瘤で瘤内塞栓術の効果を評価することが可能であったが，FDの評価を行う場合には，このような，よりヒトの瘤に近似した形態，分岐状況，血行動態をもつ動脈瘤モデルが必要である．

まとめ

現時点では，ウサギのエラスターゼ誘発瘤とイヌのvenous pouch用いた外科的モデルがもっとも利用されている．ウサギのエラスターゼ誘発瘤は比較的扱いやすく，device評価の第一歩

V病理学

としては非常に有用と考えられている．このモデルで問題点があれば，それは改良すべき点として抽出可能である．イヌのモデルはよりヒトの動脈瘤に近づけたものを形成可能であり，今後FDの評価を行う際には，curved sidewall, end-wall bifurcation modelが有用である．

文　献

1) German W, et al. N Engl J Med 250: 104-6, 1954
2) Forrest MD, et al. AJNR Am J Neuroradiol 10: 400-2, 1989
3) Strother CM, et al. AJNR 13: 249-52, 1992
4) Mandai S, et al. J Neurosurg 77: 497-500, 1992
5) Guglielmi G, et al. J Neurosurg 75: 1-7, 1991
6) Massoud TF, et al. Neuroradiology 36: 537-46, 1994
7) Young PH, et al. J Microsurg 3: 135-46, 1982
8) Sadasivan B, et al. Surg Neurol 34: 3-7, 1990
9) Debrun G, et al. Neuroradioloty 9: 267-71, 1975
10) Debrun G, et al. J Neurosurg 61: 37-43, 1984
11) Miyachi S, et al: Neurosurgery 30: 483-9, 1992
12) Bouzeghrane F, et al. AJNR Am J Neuroradiol 31: 418-23, 2010
13) Cloft HJ, et al. Radiology 213: 223-8, 1999
14) Darsaut TE, et al. J Neurosurg 117: 37-44, 2012

2 実験病理学：病態モデル
治療上知っておくべき病態のシミュレーション

A. 動脈瘤
③その他のモデル（北大モデル）

下田 祐介／長内 俊也／中山 若樹

基礎知識

未破裂脳動脈瘤悉皆調査 UCAS Japan[1]では，20歳以上かつ3mm以上の未破裂瘤6,697個（無症候性91％で，サイズ平均5.7mm）の年間破裂率は0.95％であり，動脈瘤の大きさ，動脈瘤の位置と形が破裂危険因子として重要であった．

また，本邦における疫学研究において，動脈瘤発生の危険因子として高血圧が[2]，瘤の破裂関連独立危険因子としても高血圧が[3]挙げられており，モデル動物を作成する上で何らかの手法を用いて高血圧を誘導することは重要な要素であると考えられた．

近年，ヒト脳動脈瘤の破裂機構を摸索する研究としてCFDを用いた血行力学的解析や分子生物学的解析が注目されており，慢性炎症と瘤の増大との関係が示唆されているが，いまだ解明されていない点が多い．

この病態を実験的にシミュレーションするために，1978年に京都大学の橋本信夫先生が脳動脈瘤モデルラット（橋本モデル）[4-6]を報告して以来，動脈瘤の発生・増大に関する研究が行われてきた（p.305参照）．世界的に有名なモデルであるが，得られる瘤は比較的小型のものが主体であった．

ヒトにおいて動脈瘤が形成されて破裂に至るまでの病態や経過はさまざまで，中には外傷性動脈瘤や感染性動脈瘤のように形成後にすぐ破裂するものもある．これらの病態にはsudden-onset damageが関与しているのではないかと推察されている．

北大モデル

北海道大学脳神経外科では下田・中山・森脇らのグループで，瘤の増大・破裂機構を究明すべく，「脳動脈瘤はsudden-onset damageにより誘導・増大・破裂へと導かれる」と仮説をた

て，瘤が大型化し，ついには破裂へと至るモデルの作成を目指した[7]．

橋本モデルに「高容量薬剤腹腔内投与」という改変を加えて検討した．動脈壁の内弾性板を脆弱化させるために橋本モデルで食餌に混ぜて投与されていたニトロ化合物は現在流通されていないため入手可能なBAPN-Fへ変更して，投与経路を腹腔内投与（i.p.）とした．こうすることで食餌を摂取していた際に不明であったニトロ化合物の摂取量を正確に把握することができ，投与量の調整も容易となった．

具体的には，7週齢のSDラットを全身麻酔下に以下のように手術．左総頚動脈を結紮・切断し右側循環へ血流ストレスをかけ，両側腎動脈後枝を結紮し腎性高血圧を誘導．術直後から8％NaClを含有する高塩分食餌とBAPN-Fをi.p.で投与開始．一定期間飼育しsacrifice後に10％paraformaldehydeで環流固定．断頭し脳を摘出．30％ショ糖液で浸透圧を調整後，脳血管を剥離し，瘤形成の有無を光学顕微鏡で評価するといったものであった．

BAPN-F投与量と飼育期間とで条件分けして低容量群である1群（4週間飼育），2群（8週間飼育）と高容量群である3群（8週間飼育），4群（12週間飼育）へ分類し，血圧変化，死亡率，瘤誘導率などを評価した．

投与量が同じ群での比較において，すなわち1群と2群との比較や3群と4群との比較において死亡率や誘導率に有意差を認めなかった．しかしながら高容量群の3群と4群の比較では，前大脳動脈と嗅動脈分岐部瘤のサイズは（116.37μm vs 163.34μm, p=0.0042）4群で観察されるものが有意に大きかった．

同一飼育期間での比較においては，2群と比して3群で誘導率が有意に高く（66.7％ vs 29％, p=0.0042），死亡率に有意差はなかった（16.1％

⟨abbreviations⟩

BAPN-F: β-aminopropionitrile fumarate, CFD: computational fluid dynamics, EPA: eicosapentaenoic acid, SD: Sprague-Dawley vs 7.4%，p=0.309).

シミュレーションとしての再現性

　前述の橋本モデルに変更を加えることによりモデルラットの作成を試みた．ニトロ化合物をフマル酸化合物であるBAPN-Fへの変更，並びに腹腔内投与へと投薬経路を変更しても生存率の低下はみられず，瘤の誘導に成功した．ニトロ化合物であるBAPN-Fの投与で血圧が低下することが懸念されたが，腎性高血圧や塩分負荷による高血圧の誘導が勝り，結果として血圧の上昇が得られたものと推察された．

　誘導された動脈瘤は，ヒトでの好発部位である血管分岐部に観察された．また，組織学的に内弾性板の菲薄化や断片化・中膜細胞の消失・外膜への炎症細胞浸潤が観察され，ヒトの未破裂脳動脈瘤と同様の所見が得られた[8]．免疫組織学的には，瘤壁に炎症性サイトカインであるIL-1βやNOSの発現が確認され，炎症は瘤の誘導・増大に関する重要なfactorと考えられた[9]．

　またBAPN-Fの容量が増加するほど，飼育期間が延長するほど誘導率は上昇した．誘導される瘤のサイズも容量依存性・飼育期間依存性に増大した．母血管径の2倍以上の隆起を大型瘤と定義すると，全体の約20％に大型瘤が観察された．

　従来のモデルと比較しても生存率に遜色なく，誘導率が高く，新たな増大・破裂研究の一助となるモデルとして期待される．

　モデルとしての問題点として，瘤が誘導されたか否かは個体をsacrificeし，血管を脳表面から剥離後に光学顕微鏡下に観察をするしかない．ラットの経頭蓋エコーで頭蓋内主幹動脈閉塞を観察できた論文[10]を参考に，個体が生存中に経頭蓋エコーなどを用いて評価することができないか検討中である．

　また，この条件下では，くも膜下出血で死亡した個体はいない．破裂機構の解明という点において，より血流負荷が加わるように手術手技を変更する，BAPN-F投与量や投与方法を変更する，ヒトでは閉経後女性に脳動脈瘤の有病率が高いことを勘案しメスのラットを用いる，など更なる条件付けが必要と考えている．

脳血管内治療への応用

　今後の展望として，抗血小板薬や脂質異常症治療薬（スタチンやEPA製剤）などをpremedicationとして投与した場合に，瘤の誘導や破裂率が抑えることができるか検討していく．

　将来的に，猿や豚などの大型動物モデルを作成することができれば，コイル塞栓術後の急性期や慢性期といった異なるタイミングでコイル塊ごと瘤を摘出し組織学的な検討により，壁の炎症性変化や血栓化の程度などから，治癒するため必要な塞栓率や再発に与る機序を検討していくことができるかもしれない．

　また，flow diverterの安全性や，医療コストを削減する目的にコイルと液体塞栓物質との併用が安全かといった事項も検討することができるかもしれない．

文　献

1) Morita A, et al. N Engl J Med 366: 2474-82, 2012
2) Inagawa T. World Neurosurg 73: 155-64, 2010
3) Sonobe M, et al. Stroke 41: 1969-77, 2010
4) Hashimoto N, et al. Surg Neurol 10: 3-8, 1978
5) Hashimoto N, et al. Surg Neurol 11: 243-6, 1979
6) Nagata I, et al. Surg Neurol 12: 419-24, 1979
7) 森脇拓也，他. 脳外速報 26: 169-75, 2016
8) Chyatte D, et al. Neurosurg 45: 1146-7, 1999
9) Moriwaki T, et al. Stroke 37: 900-5, 2006
10) Lapergue B et al. J Neurosci Methods 197: 289-96, 2011

② 実験病理学：病態モデル
治療上知っておくべき病態のシミュレーション

A. 動脈瘤
④動脈解離の実験的モデル

岡本 剛

はじめに

　動脈解離は，生命を脅かす重篤な疾患の1つである．その病態については非常に多様であり，解明のために実験モデルが多種作成されている．大動脈についての報告は多く見られ，犬・豚などの実験動物に手術的損傷を加え作成したもの[1-4]，カテーテルインターベンションにより損傷を加えたもの[5]，薬剤投与によりマウスの大動脈に解離を起こさせたもの[6-8]などがある．一方，頚動脈における解離モデルは，渉猟した限りではわれわれの報告[9, 10]のみである．本稿ではこれらの方法について解説する．

大動脈解離モデル

　大動脈に対しては，以前から多くの解離モデル作成の報告が見られる．実験的治療に使用可能であるイヌ・ブタなど比較的大きな動物に対しては，薬物投与による特発性解離モデルの報告は見られず，手術によって作成されたモデルに限られている．手術的解離モデルとしては，1959年のBlanton[1]らの報告が最初で，成犬の下行大動脈に横切開を入れ偽腔に類似したポケットを作成して血流を再開させたものであったが，エントリーおよびリエントリーをもった偽腔を安定して得ることができなかったと述べている．以後，ブタに対して大動脈切開部の閉創方法の工夫により手術侵襲を軽減，全例で長期生存および偽腔の開存維持を得た報告[2]，成犬に対し，「Two-End Intimal Flap Suturing Method」という工夫を行い，半数を超える例に真腔よりも大きな偽腔を得ることができたという報告[3]がみられる．それまでは主に下行大動脈（Stanford B type）に対する手術モデルの報告であったが，近年では，成犬を用いて上行大動脈（Stanford

A type）に対するモデルを初めて作成し，臨床例に類似した多臓器不全状態を観察することができたという報告もみられる[4]．切開方法・動脈壁の縫合・閉鎖方法を工夫することにより解離の再現性・偽腔形成を高めたり，手術の侵襲性を下げることにより長期生存率を高めるなどして，より実験的治療に有用なモデルの作成を目指し現在に至っている．最近では，豚に対し大腿部からのカテーテルインターベンションを行って低侵襲に作成したモデルの報告[5]が見られている．デバイスの工夫により，直達手術モデルと比べ長く安定した偽腔を得ることができ，慢性期モデルとしても使用可能であるとされているが，手技にlearning curveを要することが難点の一つと述べている．

　一方，直接動脈壁に侵襲を加えるのではなく，薬剤投与により解離を起こさせる特発性モデルとしては，マウス・ラットなどの小動物が中心で，アポリポ蛋白E欠損マウスにアンジオテンシンIIを連続皮下投与し，14日目以降死亡例の腹部大動脈に中膜エラスチン断裂による解離性動脈瘤を認めたもの[6]，同様の方法でマウスに投与後に上行大動脈を含む複数個所に解離性動脈瘤の発生を観察したもの[7]，ラットにコラーゲン重合阻害薬であるβ-アミノプロピル（BAPN）を経口投与させ，大動脈に解離性動脈瘤の発生を観察した報告[8]などがみられる．近年では，CFD[11, 12]による，解離部の検討および治療前後のシミュレーションも行われている．

頚動脈解離モデル

　頭頚部動脈に関しては，成犬の椎骨動脈に挿入したバルーンを過拡張し内膜をフラップ状に解離させて作成したモデルの報告[13]が見られるが，渉猟した限りでは，われわれのモデルの他

〈abbreviations〉

BAPN: β-aminopropionitrile, CFD: computational fluid dynamics

V 病理学

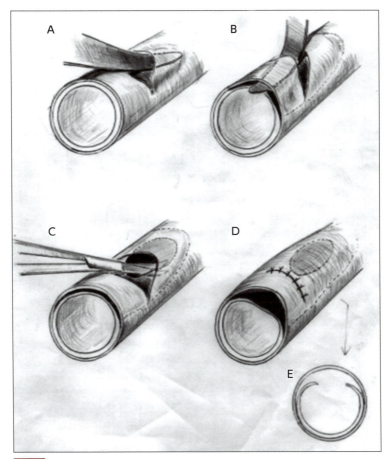

Fig.1 解離部の作成方法

成犬頚動脈の外膜に小切開を加えた後，小切開部から剥離子を入れて中膜と十分に剥離し（A, B），中膜を含めて内膜に舟状または線状の切開を加えた（C）．その後，外膜切開部のみを十分に縫合した（D）．E：断面．

に，頚動脈解離部の形態変化について長期的な観察を行った報告は見られない．ここではわれわれのモデル[9, 10]について解説する．

成犬の総頚動脈壁に対し，用手的に外膜に横切開を入れた後，外膜と中膜間の解離を作り，中膜を含めて内膜に舟状または線状の切開（intimal entryzone）を加えた．内膜の損傷の大きさを類似および比較できるように，舟状切開例はそれぞれ長径 2 mm，4 mm，6 mm，8 mm・短径 2 mm の 4 パターン，線状切開例はそれぞれ 4 mm，6 mm，8 mm の 3 パターンを作成し，この後，外膜のみを縫合して閉鎖的解離腔としたモデルである（**Fig. 1**）．血流再開後の変化を直後（急性期），1 週間後（亜急性期），3 カ月後（慢性期）と経時的に血管撮影などで観察した後，摘出標本にて組織学的検討を行った．

血流再開直後には，全例で切開部位を中心として近位・遠位部に解離が進展し，外膜下血腫を形成した．直後の血管撮影では，親動脈は全例狭窄を示し，うち一部は閉塞した．開口部（intimal entryzone）が大きい群では特に狭窄は高度であった．また多くの例で偽腔の造影が確認された．血流再開後 30 分から 2 時間の間に行った 2 回目の造影では，狭窄の改善が認められたが，特に開口部が小さい群でその傾向は著しかった．1 週間後の血管撮影では，舟状切開群の開口部のサイズと血管形状の変化について特異的な傾向が認められた．開口部が小さい（2 mm）群では，ほぼ正常径に回復したのに対し，中等度（4 mm）群では高頻度に動脈瘤が形成され（**Fig. 2**），また 6 mm 群では全例狭窄を来したうえで半数以上に動脈瘤を形成した．開口部が最も大きい 8 mm 群では，全例閉塞した（**Fig. 3**）．線状切開群については有意差がなかった．3 カ月後の経過観察では，動脈瘤は縮小す

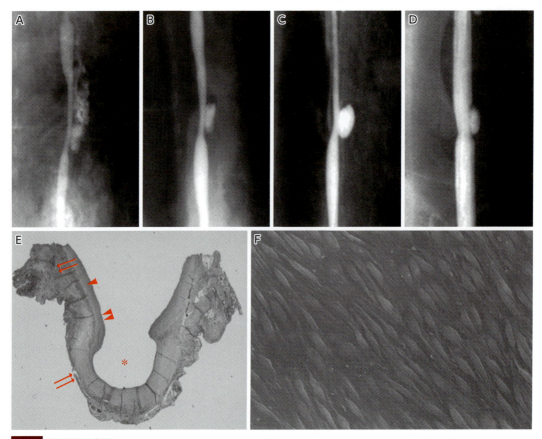

Fig.2 動脈瘤形成例

血管撮影上,血流再開直後には大きな外膜下血腫を生じた(A).2時間後には,瘤様の膨隆部に変化し(B),1週間後(亜急性期),動脈瘤を形成した(C).3カ月後(慢性期)には,縮小が見られた(D).組織像では,動脈瘤ドーム(*)の内側は,器質化した血栓で覆われ慢性期には内膜が見られた(E:elastica van Gieson染色×5,外膜:二重矢印,中膜:矢頭,内膜:二重矢頭).電子顕微鏡像では内皮化が確認された(F:×700).

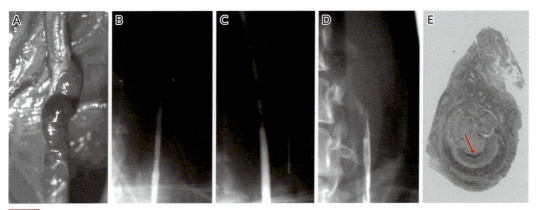

Fig.3 閉塞例

血流再開直後には,大きな外膜下血腫により湾曲状の外観となり(A),血管撮影上,閉塞を認めた(B).2時間後には,再開通が見られたが(C),1週間後(亜急性期)には,再度閉塞した(D).3カ月後(慢性期)の断面組織像では,器質化した外膜下血腫により血管内腔が,圧迫狭小化されている状態が観察された(E).(E:elastica van Gieson染色×5,狭小化された血管内腔:矢印)

V 病理学

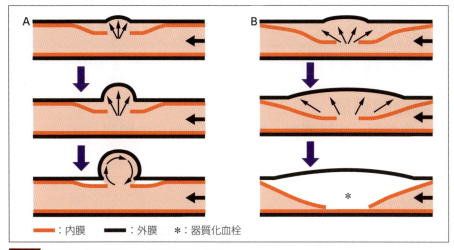

Fig.4 動脈瘤形成(A)および閉塞(B)の仮説シェーマ

開口部が中等度のときは開口部に戻る回転流が生じて血栓化せず動脈瘤を形成し(A), 開口部が大きいときは, 外膜下血腫腔もより大きくなるために血液のうっ滞・血栓化が起こり, 狭窄・閉塞に移行する(B)と考察した.

る傾向が見られ, 狭窄例では, 約半数に改善が見られたが, 閉塞例の再開通は見られなかった. 組織学的検討において, 動脈瘤形成例(**Fig. 2**)では, 外膜が突出した瘤となっており, 走査電子顕微鏡下で内皮化が確認された. 狭窄・閉塞例(**Fig. 3**)では, 外膜下血腫により親動脈が圧迫されている所見が認められた.

本モデルでは, 動脈解離とされ組織学的検討がなされている臨床報告例[14-17]と類似の状態および所見を得られており, 血管内壁の損傷程度(開口部のサイズ)が, その後の形態変化を左右する要素の一つであることが示唆された. 開口部が大きくなるに従って血管は狭窄から閉塞をきたしたが, 興味深いことには開口部のサイズが中等度のときにのみ動脈瘤が形成された. そのメカニズムについては, 開口部から外膜下腔に向かう血流の状態が関与していると推測された. 開口部が大きいときは, 外膜下血腫腔も大きくなるために血腫内で血液の鬱滞・血栓化が起こり狭窄・閉塞に移行した. 中等度のときは開口部と外膜下血腫腔のサイズのバランスにより, 開口部に戻る回転流[18-20]が生じて血栓化せず動脈瘤を形成したと考えられた (**Fig. 4**)[9, 10]. 動脈解離後の形態変化については, 今後もさらに詳細なモデルでの検討が必要であろう.

文 献

1) Blanton FS Jr, et al. Surgery 45: 81-90, 1959
2) Fujii H, et al. Jpn Circ J 64: 736-7, 2000
3) Cui JS, et al. Eur J Vasc Endovasc Surg 38: 603-7, 2009
4) Li M, et al. Surg Today 42: 876-83, 2012
5) Okuno T, et al. J Vasc Surg 55: 1410-8, 2012
6) Saraff K, et al. Arterioscler Thromb Vasc Biol 23: 1621-6, 2003
7) Trachet B, et al. Arterioscler Thromb Vasc Biol 36: 673-81, 2016
8) Zhang L, et al. Ann Vasc Surg 26: 996-1001, 2012
9) Okamoto T, et al. AJNR Am J Neuroradiol 23: 577-84, 2002
10) Okamoto T, et al. "Animal models of cervical artery dissection", 1-11 (Baumgartner R.W. et al, ed. Handbook on Cerebral Artery Dissection. Karger, 2005)
11) Tse KM, et al. J Biomech 44: 827-36, 2011
12) Karmonik C, et al. Vasc Endovascular Surg 45: 157-64, 2011
13) Kawchuk GN, et al. J Manipulative Physiol Ther 27: 539-46, 2004
14) Anson J, et al. Neurosurgery 29: 89-96, 1991
15) Miyachi S, et al. Neurol Med Chir (Tokyo) 37: 270-4, 1997
16) Okada Y, et al. Surg Neurol 51: 513-20, 1999
17) Farrell MA, et al. J Neurol Neurosurg Psychiatry 48: 111-21, 1985
18) Burleson AC, et al. Neurosurgery 37: 774-84, 1995
19) Gonzalez CF, et al. AJNR Am J Neuroradiol 13: 181-8, 1992
20) Takagi M, et al. Neurosurgery 34: 356-8, 1994

2 実験病理学：病態モデル
治療上知っておくべき病態のシミュレーション

B. 硬膜動静脈瘻
①成因：臨床例，組織所見，動物モデルからの検討

寺田 友昭

硬膜動静脈瘻は後天性疾患

硬膜動静脈瘻シャント(dAVF)という病気が発見されてから，本疾患が先天性であるか，後天性であるかという議論がなされたが，Houser, Chaudleyら[1, 2]が静脈洞閉塞後にdAVFが発生したという論文を掲載してからは，後天説が主流を占めることになった．実際に発症年齢，発症様式を考えるとほとんどが中年以降に発症しており，また，小児でもsinus thrombosis後に新たにdAVFが発生したという報告[3]もあり，これらの事実からも後天的疾患と考えてまず間違いないと思われる．また，静脈性高血圧負荷ラットでdAVFが発生するという実験結果より，後天的に発生することが証明された．ただ近年，HHTで，endoglinの異常が発見され，一部の症例では先天的なdAVF[4, 5]が存在することも間違いない事実である．

臨床例からの考察

以前よりdAVFの誘因となる因子として，①外傷，②ホルモンバランスの異常，③静脈洞血栓症，④凝固異常，⑤静脈性高血圧などが考えられている．例えば，海綿静脈洞部のdAVFの発生は明らかに閉経後の女性に多いことから，エストロゲンの関与，引いてはそのバランス異常に伴う静脈洞血栓症などが誘因として考えられる．また，月経時に血管腫や血管奇形が増大することは以前からよく知られている事実である．また，種々の凝固異常，Protein C，S欠損，Leidenなどの遺伝子異常によりdAVFの発生頻度が増加するという報告もあるが，凝固能亢進に伴う静脈洞血栓症に由来している可能性は否定できない[6-8]．静脈性高血圧に関しては，動物モデルでも立証されているが，ヒトでも静脈性高血圧負荷後のdAVFの発生が報告されている．

筆者らは，direct CCFを離脱式バルーンで閉塞した後，数カ月後に同部位にindirect CCF(dAVF)が出現し，それをtransvenous embolizaionで治療した症例を報告した[9]．この症例から，ヒトにおいても静脈性高血圧負荷で新たにdAVFが出現すること，また，dAVFの出現は静脈性高血圧負荷中でなくても，ある一定の期間静脈性高血圧にさらされていれば，その場所には潜在的にdAVFが発生する素地が形成されると考えてもよいと思われる．この事実は，臨床例でときどき観察されるように1カ所のdAVFを治療後，静脈性高血圧にさらされた罹患静脈洞に新たなdAVFが発生すること，多発性のdAVFがまれならず存在することと矛盾しない．また，静脈洞や静脈血栓症，静脈性高血圧後のdAVFの発生は，必ずしも外頸動脈系の関与のみでなくpial vesselが関与することも知られている．dAVFは硬膜に発生するものであるが，まれではあるがpial AVFも静脈血栓症ののちに発生することが知られている[10]．また，自験例ではpial dural AVFと呼ばれるpial artery, dural arteryの両方からシャントが形成されpial veinに灌流する症例も経験している．

組織所見からの検討

dAVFのシャントがどこに存在するかは，血管撮影所見のみでは確証を得ることは難しい．Nishijimaら[11]の詳細なdAVF組織の連続切片によるシャント部位の検索では，動脈と静脈の連絡は静脈洞壁に存在し200μm程度の太さであり，シャント形成後の静脈が静脈洞に流入することが明らかにされた．ただ，dAVFは，Las-

〈abbreviations〉

ALK1: activin receptor-like kinase, AVM: arteriovenous malformation, bFGF: basic fibroblast growth factor, CCF: carotid-cavernous fistula, dAVF: dural arteriovenous fistula, HHT: hereditary hemorrhagic teleangiectasia, HIF: hypoxia induced factor, SDF: stromal cell derived factor, VEGF: vascular endothelial growth factor jauniasらの分類によるlateral epidural group[12]のように静脈洞を介さないタイプも存在しており，このような症例では硬膜貫通部にシャントが存在すると考えられている．また，自経例では，シャント自体が1〜2mmの太さになり，容易にシャントを介して静脈洞にマイクロカテーテルを導入できる症例も経験している．それ以外に，dAVFの組織でどのような血管新生に関与する因子が働いているかを，免疫組織学的に検討した報告も見られる．筆者ら[13]は，dAVF組織にbFGFが，血管内皮細胞，血管壁平滑筋細胞に発現していることをはじめて報告した．その後，bFGFだけでなく，VEGFも発現していることがUranishiら[14]によって報告された．また，Tirakotaiら[15]はVEGF，Ephrin B2，Flk-1，Flt-1の発現も人dAVF組織で確認している．ただ，これらのangiogenic factorの発現が，dAVFの成因に直接かかわっているのか，dAVFが発生したその結果としての血流増加がこれらの因子発現に関係しているかは免疫組織学的な検討のみでは明らかにできていない．

動物モデルからの考察

　動物で頚静脈と総頚動脈の間に人工的にシャントを形成し，静脈性高血圧を一定期間負荷することによって新たな動静脈シャントが硬膜を含め，静脈性高血圧の負荷された部位に発生することを筆者ら[16]は示した．動物モデルとしてはSDラットを用い，右にcarotid-jugular shuntを作成し，jugular veinの中枢側を閉塞した．さらに対側のjugular veinも閉塞した群も作成した．この状態で静脈性高血圧を負荷し，2〜3カ月後にシャント部を遮断した状態で血管撮影を行うと，前者で14％に後者で23％に新たなシャントが顔面や硬膜に形成されることを報告した．その後，他のグループでは，静脈洞閉塞を追加することによって，さらにdAVFの発生率が増加すること，VEGFなどのangiogenic factorを負荷することによりさらにその発生頻度が増加すること[17]，また静脈性高血圧＋エストロゲンの負荷では，dAVFの発生は増加しなかったことなどが引き続き報告されている[18]．さらに，本モデルでは，静脈，静脈洞にHIF，VEGF，FGFなどのangiogenic factorが経時的に発現してくることもその後の研究で証明されている[19-21]．また，dAVFの組織をangiogenic factorの発現という観点からさらに詳細に検討した論文も見られる[22]．

　これらの論文をもとにvenous hypertensionで誘導されるdAVFの分子メカニズムを考察してみる．まず，dAVFで確認されている事実を整理すると，①シャントを形成する血管は悪性腫瘍に見られるような異常血管[23]ではなく，正常な構造をもった動静脈シャントであり，静脈洞壁に形成される，②venous hypertensionで出現するAVシャントは硬膜のみでなく，その負荷のかかったどの部位にでも出現し得る（硬膜に特異的な現象ではない），③虚血を伴わないvenous hypertensionのみでangiogenic factor（HIF，VEGF）は血管壁に発現する，④dAVFの組織にはVEGF，bFGF，Ephrin B2の発現が確認されている．⑤しかし，Arteriole，venuleが直接つながるメカニズム（down regulation of TGF-β pathway？）については報告されていない[2-4]．以上のことから考えて，venous hypertensionにより，まず最も上流のHIFが誘導され，その後，angiopoietin 2やVEGFが誘導される．その後，angiopoietin 2はpericyteを血管壁から遊離させ，VEGFは遊走，増殖に関与する．このように新生された血管が毛細血管のレベルを介して静脈側とつながれば，動脈性の虚血の場合は，そこにPDGF，TGF-βなどが関与し，血管新生が終息する．最後に血管はpericyteで覆われ，血管新生が終結する．

　しかし，dAVFが形成されるためには，200μm前後の動脈と静脈が直接結合する必要が生じてくる．このメカニズムを推測するのに興味深い論文がいくつか報告されている．Endoglin heterozygous mouse（Eng[+/−]）においてVEGF遺伝子を導入したadenovirusを大脳基底核に注入し，VEGFを強制発現させると，同部位に異常なmicrovesselの増勢が確認されている[24]．すなわち，TGF-βがdown regulateされた状態でVEGFが作用するとdysplasticな血管が形成されるということである．このグループでは，さらにALK1 gene mutation mouse（ALK1[+/−]）に血流増加の負荷とVEGFの刺激を加えることにより毛細血管レベルでの血管のdysplasiaが促進されたと報告している[25]．また，最近ではHHT type 2の原因と考えられているTGF-βのtype IリセプターであるALK1を内皮細胞特異的にknock outしたマウスを用いた実験で，AVFまたはAVM発生におけるALK1重要性が指摘されている[26]．さらに，このグループでは，このマウスを用いて皮膚に傷を加えることにより，その部位にAVFが形成されることをリアルタイムで観察している[27]．この実験結果から，HHTで各部位にAVF，AVMが形成される原

因として，ALK1の欠損というpreconditioningされた状態に傷などの他の因子が加わることによりAVF，AVMが発生するのではないかと考察している．われわれの作成した静脈性高血圧によるdAVFモデルにおいても，静脈性高血圧負荷によりTGF-β，ALK1の異常が発現し，そこに血管新生に関与する因子（VEGF等）が作用しAVFが形成されるという仮説も成り立つかもしれない[28]．

また，Gaoら[29]のvenous hypertensionモデルを用いた実験では，venous hypertensionを負荷することによりhypoxia-inducible factor-1がupregulateされ，その下流にあるVEGF，SDF-1αの発現が増加し，白血球浸潤やMMP-9の活性が増加することを報告している．この報告は，Mouchtourisら[30]によるAVM

の成長のプロセスに炎症が関与しているという報告と一致しており，興味深い．また，Liら[31]は，われわれのvenous hypertension modelを用いてVEGFの発現を抑制するとdAVFの発生率が減少することを報告しており，dAVF発生におけるVEGFの重要性を指摘している．

近年AVMの発生メカニズムにおいて，HHTで知られているALK1，endoglinの異常以外にSMAD4，RASA1，PTENの異常がヒトAVMの発生に関与することが知られている．また，Notch recepterの異常によりマウスやゼブラフィッシュで動静脈吻合の拡張や動静脈シャントを発現させることが知られており[34, 35]，dAVFの成因に関してもこれらの異常が関与しているかを精査していく必要がある．

文 献

1) Houser OW, et al. Mayo Clin Proc 54: 651-61, 1979
2) Chaudhary MY, et al. AJNR 3: 13-9, 1982
3) Morales H, et al. Neuroradiology 52: 225-59, 2010
4) Borthwick M, et al. Lab Invest 89: 15-25, 2009
5) Sabba C, et al. J Thromb Haemost 5: 1149-57, 2007
6) Gerlach R, et al. Neurosurgy 63: 693-8, 2008
7) Safavi-Abbasi S, et al. Skull base 18: 135-43, 2008
8) Van Dijk JM, et al. J Neurosurg 107: 56-59, 2007
9) Terada T, et al. Acta Neurochir (Wien) 144: 489-92, 2002
10) Phatourros CC, et al. Stroke 30: 1999: 2487-90, 1999
11) Nishijima M, et al. J Neurosurg 76: 600-6, 1992
12) Geibprasert S, et al. Stroke 39: 2783-94, 2008
13) Terada T, et al. Acta Neurochir (Wien) 138: 877-83, 1996
14) Uranishi R et al. J Neurosurg 91: 781-6, 1999
15) Tirakotai W, et al. Clin Med J (Engl) 107: 1815-20, 2004
16) Terada T, et al. J Neurosurg 80: 884-9, 1994
17) Herman JM, et al. J Neurosurg 83: 539-45, 1995
18) Terada T, et al. Acta Neurochir 140: 82-6, 1998
19) Lawon MT, et al. J Neurosurg 91: 781-6, 1999
20) Kojima T, et al. Surg Neurol 68: 277-84, 2007
21) Zhu Y, et al. Neurosurgery 59: 687-96, 2006
22) Sasahara A, et al. Neurosurg Rev 30: 299-305, 2007
23) Lim M, et al. Current Neurovasc Res 3: 237-45, 2006
24) Xu B, et al. J Creb Blood Flow Metab 24: 237-44, 2004
25) Hao Q, et al. Am J Physiol Heart Circ Physiol 295: H2250-6, 2008
26) Park SO, et al. Blood 111: 633-42, 2008
27) Park SO, et al. J Clin Invest 119: 3487-96, 2009
28) Kim H, et al. Stroke 40: S95-S97, 2009
29) Gao P, et al. J Cereb Blood Flow Metab 29: 1482-90, 2009
30) Mouchtouris N, et al. J Cereb Blood Flow Metab 35: 167-75, 2015
31) Li Q, et al. Mol Med Rep 9: 1551-8, 2014
32) Leblanc GG, et al. Stroke 40: e694-702, 2009
33) Komiyama M. Neurol Med chir (Tokyo) 56: 317-25, 2016
34) Murphy PA, et al. PNAS 111: 18007-12, 2014
35) Hill-Felberg S, et al. J Cell Mol Med 19: 1986-93, 2015

V 病理学

② 実験病理学：病態モデル
治療上知っておくべき病態のシミュレーション

C. 頚動脈狭窄
①動脈硬化狭窄モデル

石井 暁

はじめに

動脈硬化モデルとして用いる動物種にはマウス・ラット・ウサギ・ブタなどがあるが，血管内治療デバイスの開発には一定以上の血管径が必要であり，ウサギとブタに限られる．一方，基礎実験や薬物開発研究では大きなサンプル数が必要なため，マウスがよく用いられる．本稿では主にウサギとブタを用いた動脈硬化狭窄モデルについて概説する．

マウスモデル

マウスは動脈硬化モデルとして数々のトランスジェニックマウスが開発されている．よく用いられるのは，ApoE欠損マウス[1]，ApoE Leiden導入マウス[2]，ヒト型ApoB導入マウス[3]，LDL受容型欠損マウス[4]である．特に，ApoE欠損マウスは通常飼料でも動脈硬化病変が誘導されるため，極めてよく用いられる動物モデルである．12週齢頃より病変が観察可能である．他のマウスでは7週齢頃より高コレステロール食を与える必要がある．通常飼料に0.5〜1.25％コレステロール，15％脂肪，0.5％コール酸を添加するのが一般的である[5]．いずれのマウスモデルでも，頚動脈や冠動脈には病変が誘導されることは稀であり，主に大動脈に病変が観察される．動脈硬化の病態生理を研究したり，新薬の抗動脈硬化作用の研究にマウスモデルはよく用いられるが，血管径が小さいため，デバイス開発にはほとんど用いられない．

ウサギモデル

ウサギはブタと比較して小型であるため，飼育がしやすい．また，比較的安価であるため，数が必要な基礎的実験やデバイス開発のpilot phaseでよく用いられる．

WHHLウサギ

WHHLウサギは神戸大学の渡辺らによって確立された遺伝子改変動物である[6]．遺伝的にLDL受容体を欠損しているため，血中のLDLが肝臓に取り込まれず高脂血症を発症する．食餌操作など特別な飼育なしで生後約8週頃より大動脈に動脈硬化病変が認められる．血清学的には，LDL，VLDL，IDLの上昇とHDLの著明な低下が認められる[7]．病理学的には，若齢ではfatty streak様病変が主体であるが，加齢とともにnecrotic coreを伴うfibrous plaque様病変へと移行する[8]．ヒトと異なり，冠動脈や頚動脈には動脈硬化病変はほとんど形成されないため，これらの血管に病変を誘導する場合は追加手技が必要である．冠動脈ステント開発では血管径が類似していることから，外腸骨動脈がよく用いられる．

ニュージーランドホワイトウサギ

遺伝子改変されていないニュージーランドホワイトウサギ（NZW）や日本白色ウサギでも，コレステロール含有飼料による飼育により動脈硬化モデルを作成できる．10週齢前後よりコレステロール負荷を開始する．一般的に飼料に添加するコレステロール量は0.3〜1.0％程度でよい．さらに5％ラードを追加することもある[5]．コレステロール量が多いほど，速やかに高脂血症となるが，過度のコレステロール負荷は肝障害を引き起こすことに注意が必要である．コレステロール負荷後約3週で病変形成が認められ，10週程度で十分なプラークが大動脈に誘導

〈abbreviations〉

HDL: high-density lipoprotein, IDL: low-density lipoprotein, LDL: low-density lipoprotein, VLDL: very-low density lipoprotein, WHHL: Watanabe heritable hyperlipidemic, WSS: wall shear stress

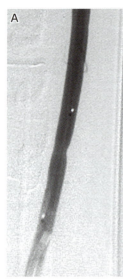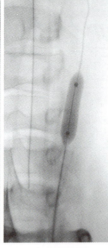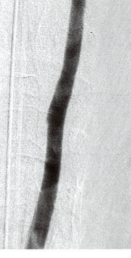

Fig.1
A：ブタ右頚動脈撮影．
B：血管径とほぼ同じバルーンにて複数回頚動脈を擦過する．
C：3カ月後のブタ右頚動脈撮影．擦過部位にはわずかに壁不整を認めるのみで，明らかな狭窄を認めない．

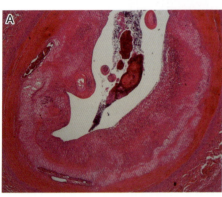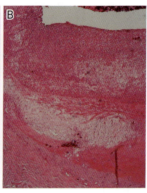

Fig.2
A：Fig. 1 の右頚動脈HE染色．擦過部位にはほぼ全周性に内膜肥厚を認める．
B：内膜肥厚部位の底部には，多数の泡沫化したマクロファージの集積を認める．

される．WHHLウサギが約10万円と比較的高価であるのに対し，NZWは安価である．ただし，本モデルにおいても頚動脈や冠動脈に病変を誘導させるためには，追加手技が必要である．

頚動脈部分結紮モデル partial ligation model

いくつかの方法があるが，いずれも血流速度の低下によりずり応力（WSS）を低下させてプラークを誘導させる点は共通している．Chengらが2005年に報告したプラスチックキャストを用いる方法は，外科的に頚動脈を露出させて外側にキャストを留置して狭窄を作成する[9]．作成された狭窄の近位部にプラークが誘導される．Varelaが2011年に報告したナイロン糸で部分結紮する方法は，露出した頚動脈の遠位側で，頚動脈外膜上にゴム棒と一緒に4-0絹糸で結紮してゴム棒を抜去することで一定の狭窄を作成する[10]．この方法は筆者らが開発したミニブタモデルと同様の方法であり，外科的部分狭窄の近位部にプラークが誘導される[11]．ラットやマウスでは部分結紮自体が難しいため，頚動脈の分枝にいくつかを完全結紮して血流需要自体を減らす（いわゆるflow reduction model）ことも報告されており[12]，病変誘導の原理自体は同様と考えられる．

ブタモデル

ブタはヒトの体重とほぼ等しく，血管径もほぼ同じであるため，デバイスの最終開発の段階でよく使用される．大型かつ高価であるため，基礎実験には不向きであるが，ヒトと同様のセットアップで同じデバイスが使用可能であるというデバイス開発実験において大きな利点を有する．本稿では古典的なバルーン擦過モデルと，筆者らが開発した頚動脈部分結紮モデルについて解説する．

バルーン擦過モデル

Lamらが1992年に報告したモデルで[13]，その

V 病理学

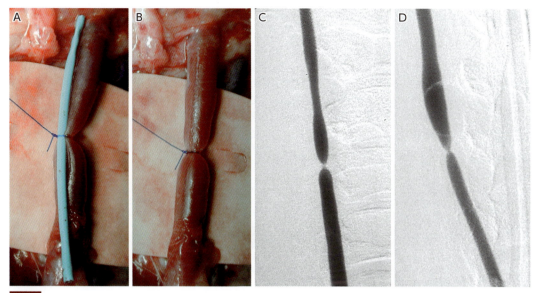

Fig.3
A：ブタ頚動脈を露出して，4 Frカテーテルの断片をスペーサーとして用いて結紮する．
B：スペーサーを抜去すると，部分結紮が完成する．
C：頚動脈撮影にて約 80％狭窄が認められる．
D：3 カ月後の頚動脈撮影．80％狭窄の遠位部には拡張が認められる．近位部には血管撮影上は明らかな狭窄を認めない．

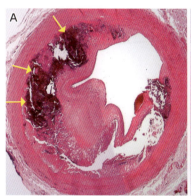
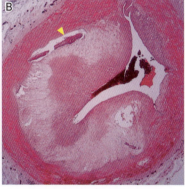

Fig.4
A：Fig. 3 の頚動脈HE染色．部分結紮部位の近位部（血管撮影上は正常）にプラーク形成が認められる．プラーク内部にはプラーク内出血巣（矢印）を認める．
B：別のブタ頚動脈．底部には石灰化（矢頭）を認める．

後，さまざまな動物種や血管に応用された[14]．2 週間前より高コレステロール食餌を与えて，バルーンカテーテルの低圧拡張で内膜を擦過して，さらに 2 カ月以上同様の食餌を与える．アテローム粥腫と中膜肥厚が確認されるが，プラーク破裂を起こす不安定病変は稀である．頚動脈でも同様の手技で病変が誘導できる．高圧過拡張により解離による急性閉塞をきたすため，低圧での擦過手技（バルーンを拡張したまま引きずる手技）に留めるのがよい（**Fig. 1, 2**）．頚動脈に限らず，どの血管でも可能である．

頚動脈部分結紮モデル

20～30 kg程度のミニブタに高コレステロール食（4％コレステロール，20％飽和脂肪，1.5％補足コリン含有）を外科手術の少なくとも 2 週間前から与えて，高脂血症の状態とする[11]．手術時には総コレステロール800～1,000mg/mL程度となる．頚部正中切開にて両側頚動脈をできるだけ広範囲に露出させる．4 Fr程度のスペーサー（われわれは 4 Fr診断カテーテルを切断して用いた）を露出したできるだけ遠位の頚動脈上に設置して，ナイロン糸で結紮してスペーサーを抜去すると約80％狭窄が作成される

323

(**Fig. 3**). 頚部を縫合して，高コレステロール食を継続する．約3カ月で部分結紮の近位部（およそ1～2 cm近位）にプラークが誘導される．陽性リモデリングをきたしやすく，プラークが誘導されている部位もほとんど血管撮影上は狭窄を認めないことが多い（**Fig. 3D**）．病理学的には極めてヒト頚動脈プラークに類似した不安定病変が認められる（**Fig. 4**）．すなわち壊死コアやプラーク内出血なども高頻度に認められる．ブタの内頚動脈遠位部は頭蓋底部のrete mirableを介した側副血行が豊富なため，脳梗塞を起こすことは極めて稀だが，本モデルではrete mirableへの遠位塞栓症も病理学的に確認されており，プラーク破裂を来し得る極めて稀な動物モデルである[15]．欠点は飼育期間が数カ月必要であること，価格が高いことが挙げられる．

文 献

1) Zhang SH, et al. Science 258: 468-71, 1992
2) Leppanen P, et al. Atherosclerosis 136: 147-52, 1998
3) Purcell-Huynh DA, et al. J Clin Invest 95: 2246-57, 1995
4) Ishibashi S, et al. J Clin Invest 93: 1885-93, 1994
5) 鈴木宏治. 血栓症・動脈硬化モデル動物作製法. 金芳堂, 2007, pp1-314
6) Watanabe Y. Atherosclerosis 36: 261-8, 1980
7) Wakasugi T, et al. J Lipid Res 25: 246-53, 1984
8) Rosenfeld ME, et al. Arteriosclerosis 7: 9-23, 1987
9) Cheng C, et al. Blood 106: 3691-8, 2005
10) Varela A, et al. Int J Cardiol 152: 413-6, 2011
11) Ishii A, et al. Am J Neuroradiol 27: 1893-9, 2006
12) Nam D, et al. Am J Physiol Heart Circ Physiol 297: H1535-43, 2009
13) Lam JY, et al. Circulation 85: 1542-7, 1992
14) Doornekamp FN, et al. J Vasc Surg 24: 843-50, 1996
15) Shi ZS, et al. AJNR Am J neuroradiol 30: 469-72, 2009

Ⅴ病理学

② 実験病理学：病態モデル
治療上知っておくべき病態のシミュレーション

D. 脳塞栓
①MCA塞栓モデル，塞栓子モデル

根本 繁

はじめに

心原性脳塞栓症に対する急性期治療は，血管内治療の導入により近年飛躍的な進歩をとげている[1]．閉塞血管はCTではhyperdense signとして描出されるが，血管撮影では閉塞血管は描出されず，塞栓子は血流がある場合にはfilling defectして捉えられるが，閉塞している場合には造影されない．したがって血栓回収術は何も見えない状況下でカテーテル操作をして血栓を回収しているが，どのようにして回収し，どの程度回収できているのか，最終的に血管撮影を実施しない限り判明しない．そこで脳塞栓症モデルを作成して血栓回収術のシミュレーションを行い，回収術の実際と問題点を解明する研究が行われている[2]．脳塞栓症の実験モデルの前提となるのは，脳血管モデルと血栓・塞栓子作成である．

脳血管モデル

脳血管疾患モデルとして動物の血管を使用する場合には，ネズミを対象とすることが多い[3]．ネズミの血管で脳虚血の病態や血行動態の変化を調査するにあたり，血栓溶解剤を静脈内投与する治療法を選択することは可能であるが，血管内治療の実験を実施するには対象血管が細すぎてデバイス挿入は不可能である[4]．ガラスモデル，アクリル樹脂モデルは容易に作成可能であるが，直線，屈曲など単純な形状モデルに限られ，複雑な形状作成はできない．また剛体であり正常血管とは程遠い．シリコンチューブはガラス，アクリル樹脂に比べるとはるかに柔軟であるが，既成の製品では同様に単純な形状のみとなる．既に商品化されたシリコン脳血管モデルは人体とほぼ同様に詳細に生成された血管

モデルであるが，単価が非常に高いために，実験モデルとして使用するには経済的問題を含めて多くの制限がある．ヒトの脳血管に類似したモデル作成には3Dプリンターが必須となる．最近は3Dプリンターが普及し，ヒトの脳血管撮影3D画像を基にモデル作成が可能となっている[5]．

3Dプリンターを用いた脳血管モデル作成（rapid prototyping法）（Fig. 1, 2）

3次元脳血管撮影を実施したワークステーションから3D rotational angiographyのdicomデータをダウンロードして，3Dソフトウエアを備えた専用のワークステーションで3次元再構成したものをSTLファイルに変換する．そのファイルを3Dプリンターに入力してABS樹脂で血管モデルを作成する[6]．ABS樹脂モデルのサポート材を除去して表面をやすりで研磨した後に有機溶剤に浸潤して表面を平滑にする．加工したモデルに液体シリコーンを塗布して重合させてから，ABS樹脂を有機溶剤で溶かすとシリコーン中空モデルが完成する[5, 7]．この方法を用いて脳動脈瘤モデルも作成可能となっている．

塞栓子作成

人工血栓はChandlerのモデルが古典的ではあるが今でも応用されている．Chandlerの現法ではポリビニルチューブでループを作成し，その中にヒトの血液を注入して，傾斜したターンテーブルで回転すると円柱状の血栓thrombusを形成している[8]．Wengerらはブタの血液からChandlerのloop technique法をもとに血栓を作成している[9]．Duffyらはヒツジの血液にさまざまな凝固因子を組み合わせて作用させて，硬

⟨abbreviations⟩

ABS: acrylonitrile butadiene styrene, MCA: middle cerebral artery, STL: stereolithograph

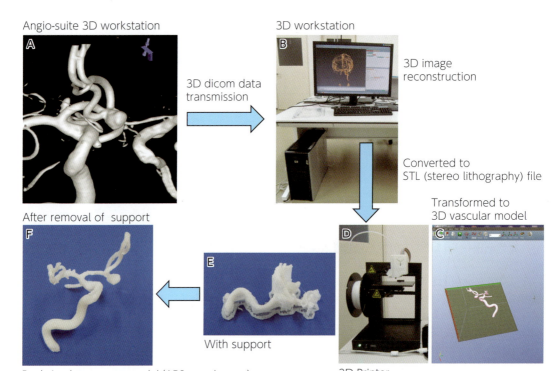

Fig.1 3DプリンターによるABS樹脂血管モデル作成

A：血管撮影装置の3Dワークステーションから3D画像のDICOMデータを転送する．
B：3D画像処理用ワークステーションでDICOMデータから3D画像を再構成してSTL fileに変換する．
C：変換されたSTLファイルを印刷用ソフトウエアで画像を調整する．
D：3Dプリンターで印刷する．
E：サポート材とともに印刷されたマテリアルを3Dプリンターから外す．
F：サポート材を除去して血管モデルができる．

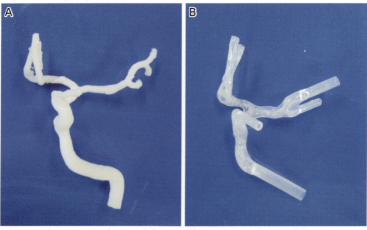

Fig.2 シリコーン血管モデル作成（Rapid Prototyping 法）

A：3Dプリンターで作成したABS樹脂血管モデル．
B：ABS樹脂モデルにシリコーンを塗布し，重合後にABS樹脂を溶解して中空構造の血管モデルを作成する．

Ⅴ病理学

Simulation with artificial clot and silicone vascular model

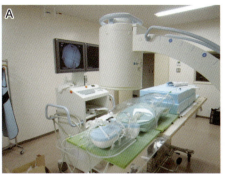

Artificial clot made from polysaccharide.

Artificial clot is injected into the MCA.

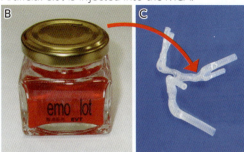

"NemoClot"　　Silicone cerebral
(Artificial clot)　vascular model

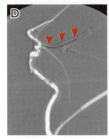 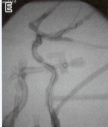 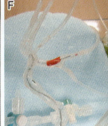 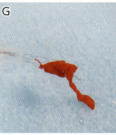 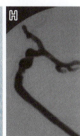

Recanalized !

Stentriever is navigated into the occluded MCA through transfemoral approach under fluoroscopic control

Fig.3 血栓回収モデル作成

A：拍動流灌流による全身血管モデル．
B：人工血栓．
C：人工血栓を脳血管モデルに注入して中大脳動脈閉塞モデルを作成し，全身血管モデルに結合する．
D：DSAで中大脳動脈閉塞を認める．ロードマップ下に閉塞部位にカテーテルを進める（矢頭）．
E：live透視画像．
F：ステントリトリーバーを閉塞部位に進め，血栓回収する（直視下ビデオ画像）．
G：ステントリトリーバーで回収された人工血栓．
H：血栓回収後の血管撮影．中大脳動脈の再開通が認められる．

度，柔軟度の異なる7種類の血栓を作成している[10]．これらはヒトまたは動物の血液を用いているために衛生上の問題もあり，実際に実験するには制約が多い．スライムを商品展示で用いられることもあるが，温度が上昇すると容易に融解してしまう．ゼリー，スポンジなどさまざまなものが用いられているが，実際の血栓とは程遠いので，動物血液から人工血栓を作成せざるを得ない．筆者らは，多糖類に増粘材，凝固剤を加えてさまざまな粘度，硬度の人工血栓を作成した．実際の血栓と同一ではないが，他の物質よりは血栓に近い状態のものを作成できている．やわらかいものでは吸引可能で破砕してしまうものから，硬いものではステントリトリーバーを用いても回収が難しく吸引できないものまである．

脳塞栓症モデル作成（Fig. 3）

シリコーン中空モデルで，頭蓋内内頚動脈から前大脳動脈，中大脳動脈までの脳血管モデルを実物大に作成する．中大脳動脈M1に人工血栓を注入し，それを既存の大動脈，総頚動脈，頚部内頚動脈のモデルに結合する．拍動ポンプを用いてそれらの血管モデルを水で灌流させる．

9Frガイディングカテーテルを大腿動脈に留置したシースイントロデューサーから挿入し，透視下に頚部内頚動脈まで進める．造影でMCA閉塞を確認することが可能である．

血栓回収術のシミュレーション

マイクロカテーテルを挿入し，閉塞部位まで進め，さらにガイドワイヤーを閉塞部の遠位側

まで進めて，最終的にカテーテルを遠位側まで進める．この操作はX線透視下で行うが，血栓がどこにあって閉塞部位をどのようにガイドワイヤーとカテーテルが進むか肉眼的に観察が可能であることが最大の利点である．遠位側に進めたマイクロカテーテルからの造影で末梢血管が開存しているのを確認する．ステントリトリーバーを挿入し，マイクロカテーテルを引き戻して展開する．このときにガイディングカテーテルからの造影でいわゆる"flow restoration"を確認する．ステントリトリーバーを回収する際に，リトリーバーが血栓の横をすり抜けて血栓を捉えることができない現象が起こることを直視下で確認できる．また内頚動脈サイフォン部では屈曲のためにステントリトリーバーが変形して，捉えた血栓が離れてしまうことが容易に確認できる．

バルーン付きのガイディングカテーテルで内頚動脈を遮断しないで回収操作を行うと，血栓が破砕したり，リトリーバーから離れたりして前大脳動脈に飛散する現象も観察される．内頚動脈を遮断していると，リトリーバーから離れた血栓であっても吸引されるので，必須の手技であるということが容易に理解できる[11]．

また，硬い血栓ではステントリトリーバーをガイディングカテーテル内に回収しても血栓はガイディングカテーテル内に収容されず，ガイディングカテーテル先端部に残存することも多い．したがって，回収したステントにわずかな血栓のみが付着しているだけで，吸引もされていない場合には，ガイディングカテーテル先端部に血栓が残存している可能性が非常に高いことも明らかとなる．このような場合にはガイディングカテーテルから吸引しながら，ガイディングカテーテルのバルーンをdeflateしてガイディングカテーテルごと回収することも検討すべきである．

また，ステントリトリーバー回収時には相当な抵抗が生じることを体感できる．
この際，シリコーン血管モデルが変形していることから，脳血管に相当なストレスが加わっていることが容易に推察される．実際の治療では，回収時に患者の体動が著しいのは血管へのストレスが主な原因と考えられ，それによる血管損傷のリスクも考慮しなければならない．

血栓吸引とステントリトリーバーのどちらを優先するか議論の分かれるところであるが[12]，血栓の形状により選択肢が代わるはずであり，今後の研究課題としたい．

脳塞栓モデルの応用と今後

本モデルは血栓回収術のシミュレーションとして初心者の訓練だけにとどまらず，新しいデバイスの開発，回収手技の改善にも十分貢献できるものと期待できる．

Side Memo　どのステントリトリーバーを選ぶか？

急性脳梗塞に対する機械的血栓回収療法は，有用性を示す多くのエビデンスが報告され，さかんに行われるようになった．治療の最大の目的は，短時間で閉塞血管を再開通させることである．ただし閉塞血管の部位，血栓の性状や量，患者背景は各患者で異なるうえに，血栓の性状や量を術前の画像診断で判断することは難しい．現在，3つのステントリトリーバーと1つの吸引システムが使用可能であるが，各デバイスの特性をはじめに理解して，デバイスを選択し，臨床の場でそれを確認していくことが必要であろう．

文献

1) Berkhemer OA, et al. NEJM 372: 11-20, 2015
2) Machi P, et al. J Neurointerv Surg 9: 257-63, 2017
3) Ma YZ, et al. J Neurol Sci 359: 275-9, 2015
4) Ren M, et al: J Neurosci Methods 211: 296-304, 2012
5) Chueh JY, et al. AJNR Am J Neuroradiol 30: 1159-64, 2009
6) Wetzel SG, et al. AJNR 26: 1425-7, 2005
7) Kaneko N, et al. Sci Rep 2016; 6: 39168.
8) Chandler AB. Lab Invest 7: 110-4, 1958
9) Wenger K, et al. Cardiovasc Intervent Radiol 36: 192-7, 2013
10) Duffy S, et al. J Neurointerv Surg 9: 486-91, 2017
11) Chueh JY, et al. Stroke 44: 1396-401, 2013
12) Madjidyar J, et al. Neuroradiology 57: 791-7, 2015

V 病理学

2 実験病理学：病態モデル
治療上知っておくべき病態のシミュレーション

E. 治療後の病理
①脳動脈瘤塞栓術

花岡 真実／佐藤 浩一

基礎知識

脳動脈瘤の発生は病理学的に中膜筋層と内弾性板の欠損を主体とする動脈壁損傷が関与している[1]．1991年Guglielmiらが電気的に離脱可能なプラチナコイル（GDC）を開発以後，脳動脈瘤に対する治療として瘤内塞栓術が普及し，近年では開頭クリッピングに劣らないとされている．コイルによる動脈瘤閉塞のメカニズムは完全には解明されていないが，動物実験，手術摘出標本，剖検での病理学的所見で，血栓形成，器質化，内膜形成などが確認されている．

動物実験では，ブタの総頚動脈に総頚静脈pouchを吻合したside wall typeの動脈瘤モデル[2]，同様に大腿静脈を用いて総頚動脈に動脈瘤を形成したニホンザルモデル[3]，チンチラウサギの総頚動脈を端側吻合し，形成された分岐部に静脈pouchをつけた動脈瘤モデル[4]などで，コイル留置後の病理所見が報告されている．最初の数時間で血液成分，白血球やフィブリン様物質による細胞反応が開始され，2週間目までに動脈瘤腔は炎症細胞と筋線維芽細胞で満たされ，内皮形成が始まり，約3カ月で動脈瘤腔は血管に富んだ線維組織と無秩序なコラーゲン束で満たされる．その後，膜形成，一部で動脈瘤閉塞が見られるが，脳血管撮影上完全閉塞に見えても，その多くが組織学的には完全閉塞ではないとされる[2, 4]．また，コイルによる動脈瘤閉塞にはMMP-2，MMP-9，脈管細胞接着分子VCAM-1と血管内皮成長因子VEGFの上昇，MMPの組織抑制薬（TIMPs）の減少が関与する[2]．

剖検例では，塞栓術後1週間以内のコイルは肉眼的に器質化していない血栓内に埋没してお

り，2〜3週間後には，瘤内血栓は線維性組織への置換が進行し，動脈瘤頚部は部分的に膜で覆われており，54カ月後・摘出手術例では，コイル周囲にコラーゲン豊富な血管性組織が観られた．また完全閉塞と考えられた半数で肉眼的に動脈瘤頚部のコイル間に小さな空隙を見ており，動脈瘤入口部の内皮化は起こり得るが，一般的というよりは例外的で，大きな動脈瘤例では瘤内血栓の器質化過程は遅く不完全であったと報告されている[5]．

こういったコイル後の反応を促進し，再開通，再破裂を防ぐためには塞栓率の上昇が必要とされる．破裂脳動脈瘤治療後再出血を検討したCARAT研究ではクリッピング群の年間0.3％に対し，コイル塞栓術群は年間1.3％であったが，完全閉塞例に限れば年間0.6％，部分閉塞に終わったものでは年間15％と有意に高い[6]ことからもうかがえる．

塞栓術後の再開通を防ぐため，さまざまな工夫が報告され，その一つにSurface modified coil（SMC）がある．ベアコイルに活性物質を加えることで血栓形成，器質化，内膜形成を促し，再発抑制を期待したものでHydro coil，Matrix coil，Cerecyteがあるが臨床成績はベアコイルと比べ，顕著な有効性は示されておらず次世代型の長期成績が期待される．

さらに登場したフローダイバーターは瘤内血流阻害に加え，血管内リモデリング作用を有しており，ネック面積35％を金属で覆う不均一かつ緻密なメッシュが新生内膜の骨組みとなり，動脈瘤壁損傷部位の修復が行われるため，理論上再発が起こりにくく，血栓化した脳動脈瘤はやがて退縮し圧排効果の軽減が得られるとされる．ウサギを用いた実験で留置から2カ月後に

〈abbreviations〉
CAS: carotid artery stenting, GDC: Guglielmi detachable coil, ICA: internal carotid artery, LSA: lenticulostriate artery, MMP: matrix metalloproteinase, PDFG: platelet-derivcd growth factor, PSV: peak systolic velocity, PTA: percutaneous transluminal angioplasty, SMC: surface modified coil, TIMP: tissue inhibitor of metalloproteinase, VCAM-1: vascular cell adhesion molecule-1, VEGF: vascular endothelial growth factor

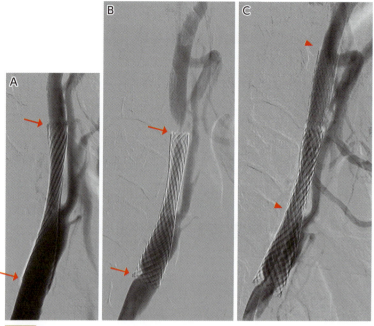

Fig.1 症例1：症候性左内頚動脈高度狭窄例
矢印：Carotid Wall stent，矢頭：Precise stent.

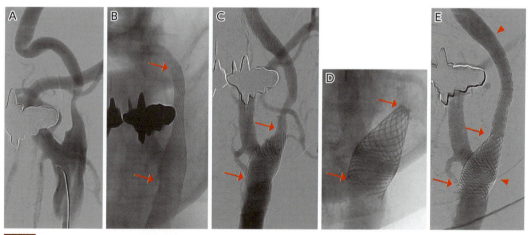

Fig.2 症例2：症候性左内頚動脈高度狭窄例
矢印：Carotid Wall stent，矢頭：Precise stent.

はネック部分のメッシュが平滑筋細胞に裏打ちされた血管内皮細胞によって覆われるとの報告がある[7]．その一方，血栓化に伴う動脈瘤壁炎症反応や機械的進展による遅発性脳動脈瘤破裂が生じ得る[8,9]．巨大動脈瘤，症候性，ドームネック比1.6を超えるもの，ジェット状に造影剤が動脈瘤に流入するものでは特に生じやすいとされる[9]．

脳動脈瘤術中術後の塞栓症は，瘤内で形成された血小板血栓[10]，ネック部分のコイルと親動脈との間に形成される血小板血栓が原因とされており[11]，術前からの抗血小板薬の使用が重要である．

血管拡張術，ステント留置術

血管拡張術，ステント留置後の血管損傷の修復機序

ステント内再狭窄のメカニズムは冠動脈と全身動脈で同じと考えられている．バルーン

V 病理学

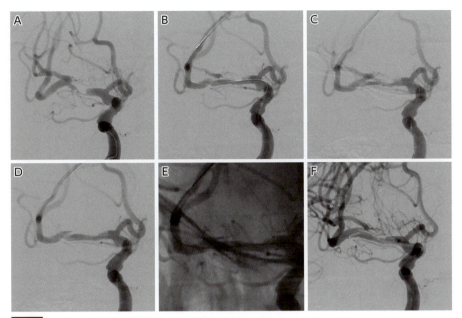

Fig.3 症例3：症候性再発性右中大脳動脈高度狭窄例

PTA数時間以内から1日以内には早期elastic recoilという血管壁の弾性に基づく内膜の狭小化が生じる．また，ステント留置やバルーン拡張により血管壁が損傷されると，まず内膜損傷が起き，内皮からの炎症性サイトカインおよびインターロイキンの放出が始まり，これにより損傷した組織へのマクロファージや単球の浸潤が促進され[12]，内皮由来の抗血栓物質（EDRF, PGI$_2$, tPAなど）が欠乏，血小板が内皮化マトリックスおよびコラーゲンに直接接触し，血小板凝集，壁在血栓が生じる．損傷部に凝集した血小板から血小板由来増殖因子（PDFG）が放出されると，中膜の平滑筋細胞が合成型から増殖型に変換され，2～4週間で中膜から内膜への遊走が促進される[13]．「異物」型の反応もマクロファージの増加と巨大細胞の浸潤を引き起こし，4カ月ごろまでに新たなマトリックスの合成と沈着をもたらす[14]．これらの反応により新生内膜はステントストラットを被覆するとされる．ステント留置例では血管は過度に進展した状態におかれ，内皮細胞の障害が引き起こされるため，バルーンPTA時よりも血栓形成が遷延化する．

一般的にCAS後再狭窄の大きな原因は平滑筋細胞が非常に増加した線維性被膜による新生内膜過形成と言われ，3カ月から3年以内に生じるとされる．頻度は2～8％で[15-19]，最も重要な要素は30％以上，特に50％以上の残存狭窄，2cm以上のプラーク[20,21]とされ，高血圧，糖尿病，女性[19]に加え，近年，血管反応性の低下なども再狭窄の危険予測因子として報告されている[22]．その治療としては追加PTAやstent in stentが行われている．

臨床症例において

症例1(Fig. 1)

症候性左内頸動脈高度狭窄例，不安定プラークでCarotid Wall留置(Fig.1A)，7カ月後痙攣発作をきたし，ステント遠位端に高度狭窄(ICA PSV：500 cm/sec)を認め(Fig. 1B)，Preciseでstent in stentを行った(Fig. 1C)．頸部回旋によるクローズドセルステント端での機械的刺激が新生内膜増殖を助長したと考えられた症例で5カ月後に同様の経過をとった報告があり[23]，半年程度での再狭窄に注意しておく必要がある．

症例2(Fig. 2)

症候性左内頸動脈高度狭窄例，遠位部屈曲が強く，内頸動脈径と総頸動脈径に大きなギャップのあった不安定プラークにクローズドセルステントを留置(Fig. 2A, B)，Day 5にステント短縮，総頸動脈への滑落を生じ(Fig. 2C, D)，stent in stentを行った(Fig. 2E)．ステントの短縮力に患者の頸部運動が加わり生じたものと思われ，このような症例ではオープンセルステントの利用が望ましく過去にも同様の報告がある[24]．

症例3(Fig. 3)

症候性再発性右中大脳動脈高度狭窄例

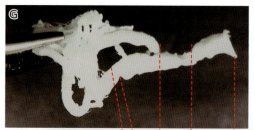
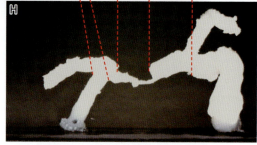

Fig.3 症例3：症候性再発性右中大脳動脈高度狭窄例（続き）

(**Fig. 3A**). M2 superior trunk背側よりLSAあり，inferior trunkにワイヤー挿入後，M1のみでPTAを行った．直後にM1〜inferior trunkの直線化，伸展に伴うsuperior trunk描出不良(**Fig. 3B**)を生じたが，5分後回復．しかし，リコイルによる再狭窄があり(**Fig. 3C**)，やむなくM1のみにWingspan stentを留置したところ，superior trunkはslow flowとなり，その5分後には閉塞した(**Fig. 3D**)．Superior trunkにマイクロカテーテルを誘導し，かろうじて血流再開した．3Dプリンターで作成したモデルでは背側より分岐したLSAでsuperior trunk (M2)は固定されており，当初の状態(**Fig. 3H**)よりも術後(**Fig. 3G**)ではM1〜inferior trunkがかなり伸ばされていたことがわかった．ワイヤー挿入，ステント挿入での直線化，伸長による形状変化を予測するのは困難であることもあるが，特に血管が固定された状況下では注意を要する．

謝辞：3Dプリンターモデルを作成いただきました東京医科歯科大学・根本繁教授に深謝申し上げます．

文　献

1) Frosen J. Transl Stroke Res 5: 347-56, 2014
2) Kadirvel R, et al. AJNR Am J Neuroradiol 28: 849-56, 2007
3) Tenjin H, et al. Stroke 26: 2075-80, 1995
4) Spetzger U, et al. J Neurosurg 85: 488-95, 1996
5) Bavinzski G, et al. J Neurosurg 91: 284-93, 1999
6) Elijovich L, et al. Stroke 39: 1501-6, 2008
7) Kadirvel R, et al. Radiology 39: 394-9, 2014
8) Fox B, et al. J Neurointerv Surg 7: e37, 2015
9) Kulcsar Z, et al. AJNR Am J Neuroradiol 32: 20-5, 2011
10) Soeda A, et al. AJNR Am J Neuroradiol 24: 2035-8, 2003
11) Workman MJ, et al. AJNR Am J Neuroradiol 23: 1568-76, 2002
12) Welt FG, et al. Vasc Med 8: 1-7, 2003
13) Owens GK. Novartis Found Symp 283: 174-91; discussion 191-3, 238-41, 2007
14) Gomes WJ, et al. Ann Thorac Surg 76: 1528-32, 2003
15) Arquizan C, et al. Stroke 42: 1015-20, 2011
16) Diehm N, et al. J Vasc Surg 47: 1227-34, 2008
17) Eckstein HH, et al. Lancet Neurol 7: 893-902, 2008
18) Heck D. J Neurointerv Surg 1: 44-7, 2009
19) Lal BK, et al. Lancet Neurol 11: 755-63, 2012
20) Shankar JJ, et al. Neuroradiology 54: 1347-53, 2012
21) Adel JG, et al. Ann Vasc Surg 23: 258. e9-12, 2009
22) Zapata-Arriaza E, et al. Stroke 47: 2144-7, 2016
23) 宮田 悠, 他. JNET 9: 245-53, 2015
24) 大島幸亮, 他. JNET 5. 183-7, 2012

VI 治療学

1 治療材料学

治療に必要なデバイスの特性

治療に必要な材料の特性

2 治療技術学

治療に必要な技術革新と新知見：embolization

治療に必要な技術革新と新知見：reconstruction

治療を有効にするための診断治療システム

1 治療材料学
治療に必要なデバイスの特性

A. ガイディング，ワイヤー
①広内径，支持性など，DAC

廣畑 優

はじめに

脳血管内治療はSeldingerが1953年に報告[1]したSeldinger法（経皮的大腿動脈穿刺）による血管撮影方法を基本として，ガイディングカテーテルを目的とする動静脈の中枢側に留置し，そのなかにマイクロカテーテルやバルーンカテーテルなどを挿入して病変部位に到達し治療を行う手技である．したがって，ガイディングカテーテルを安全に留置することは，治療の成功に不可欠である．

ガイディングシステム (Fig. 1, Table 1)

ガイディングの素材として，以前はポリエチレン系の樹脂を使用していたが，形状維持（バックアップ力）がないので現在では"ナイロンエラストマー／ポリアミドエラストマー"（Pebax）を使用している．製造工程は，内腔用の芯金（内腔0.70だと0.070の針金）の上にPTFEチューブ（ポリテトラフルオロエチレン＝テフロン）を芯金にかぶせる．PTFEを使用する理由は，内腔の滑りをよくするためである．親水性コーティングを内腔に施すことは技術的に不可能であるため，ガイディング，マイクロカテーテルは第1層目に必ずPTFEチューブを使用する．次にブレード（主にステンレス）をPTFEの上に被せる．先端にプラチナマーカーを使用しているガイディングであれば，先端から設定した長さにプラチナリングマーカーを置いてその上に一度，樹脂（Pebax）などを溶かして1層作る（ブレードとPTFEの密着性を高めるため）．次にPTFEチューブの上にPebax（ナイロンエラストマー）の樹脂を被せる．このPebaxはやわらかさ（柔軟性）が何種類もあり，やわらかさの調節が可能である（手元部＝固い樹脂→中間部＝普通の樹脂→先端部＝柔らかい樹脂）．通常のガイディングは剛性徐変構造をとるため，4 ～ 6種類の樹脂を使用している．

近年では，シースイントロデューサーとガイディングカテーテルが一体化したガイディングシースが開発され使用されるようになった．特に2002年に5 ～ 8 FrのShuttle Sheath 80 ～ 90cm（Cook Japan）が導入されて以来，ガイディングシースを使用する施設が増加している．イントロデューサー＆ガイディングカテーテルとガイディングシースの違いは，ガイディングシースはイントロデューサーとガイディングが一体化しているために，大腿穿刺部が小径になることである．しかし，大腿動脈から腹部大動脈までの蛇行が強い症例ではこの部分の摩擦抵抗が大きいため，ガイディングシースを頭蓋内に誘導するのが困難になる場合もある．Fig. 1, 2にガイディング作成手順を示す．

ガイドワイヤー (Table 2)

ガイディングシステムを留置する際に使用するガイドワイヤーは，ほとんど0.035 inchのワイヤーである．現在使用するガイドワイヤーは，ほとんど表面に親水性のコーティングを施している．製造方法は（0.035ワイヤーの場合）0.7mm程度のナイチノール（ニッケルチタン/NiTiのパイプ）を素線として使用し，先端30cm程度をセンタレステーパリング（ナイチノールのパイプは手元側も先端も同じ径であるので手元側は固く，先端を柔軟にしないと危険）する．この素線の上に溶かしたウレタン樹脂を設定径に合わせて溶着させる（0.035の場合，0.034前後）．その後，手元側と先端側の切り端の樹脂を再度溶かして丸め，加工の終了したウレタン樹脂を乾かした後にマレイン酸（Maleic acid）を使用し，親水性コーティングを行う．マレイン酸は水に浸すと少し膨潤するため，0.034の上にマレイン酸を塗布したのちに生理食塩水に浸すと0.035となる．また，マレイン酸の代わりにポリビニルピロリドン（PVP）を用いているメーカーもある．ガイドワイヤーの先端部分には形状がつけ

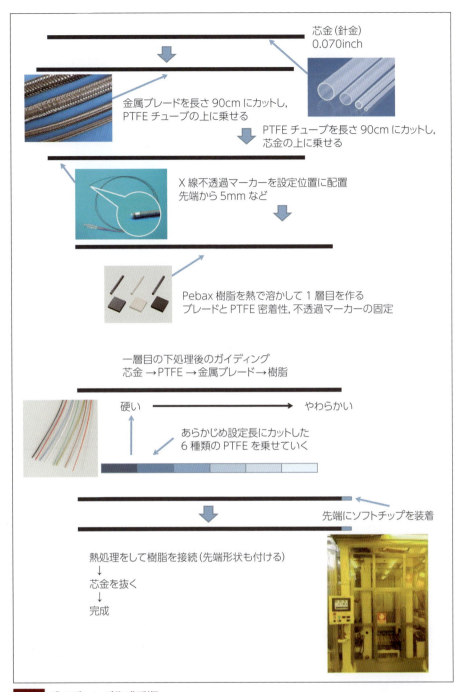

Fig.1 ガイディング作成手順

ガイディングシステムの留置方法

られているが，大動脈弓からの分岐角度などからガイドワイヤーを目的の血管に挿入が困難な場合もある．このような状況では，先端部分の加工（re-shape）が可能なガイドワイヤーも複数存在する．血管解剖に合わせて加工することで容易に留置が可能となる（**Table 2**，リシェイプ型参照）．

　ガイディングカテーテル（血管内手術用カテーテル導入システム）の留置方法は脳血管内手術の黎明期から基本的に同一であり，ガイディングカテーテルを子カテーテルまたは交換用ワイヤーを用いて目的血管に挿入すると初期

Table 1 ガイディングシース/ガイディングカテーテル/ディスタルサポートカテーテル

製品名	製造販売元	カテゴリー	表示スペック（Fr）	
Chaperon	テルモ	ガイディングカテーテル	5	
			6	
Envoy	J&J	ガイディングカテーテル	5	
			6	
			7	
Envoy XB			6	
ASAHI FUBUKI	朝日インテック	(DAC) ガイディングカテーテル	4.2	
		ガイディングカテーテル	6	
			7	
			8	
ASAHI FUBUKI HARD			6	
			7	
RoadMaster	グッドマン	ガイディングカテーテル	6	
			7	
			8	
セルリアンG	メディキット	(DAC) ガイディングカテーテル	4	
			5	
			6	
Slimguide		ガイディングカテーテル	5	
			6	
Guider	日本ストライカー	ガイディングカテーテル	5	
			6	
			7	
			8	
DAC 057 カテーテル ※Wingspanと併用出荷	.	(DAC) ガイディングカテーテル	5.2	
Launcher	日本メドトロニック	ガイディングカテーテル	5	
			6	
			7	
			8	
Merciバルーン付き ガイディングカテーテル	日本ストライカー	オクリュージョンバルーン	8	
			9	
Optimo	東海メディカルプロダクツ	オクリュージョンバルーン	6	
			7	
			8	
			9	
			10	
CELLO	日本メドトロニック	オクリュージョンバルーン	5	
			6	
			7	
			8	
			9	

Ⅵ 治療学

内径（inch）	有効長（cm）	先端形状	バルーン径（mm）	推奨注入量（mL）
0.059	95	STR/MP1/MP2	—	—
0.071	95	STR/MP1/MP2	—	—
0.056	90, 100	STR/MPC/MPD/CBL/HH1	—	—
0.070	90, 100	STR/MPC/MPD/CBL/SIMS2/HH1	—	—
0.078	90, 100	STR/MPC/MPD	—	—
0.07	90, 100	STR/MPC/MPD/CBL/SIMS2/HH1	—	—
0.043	120, 125, 130	STR	—	—
0.071	80, 90, 100, 110	STR/Angle	—	—
0.081	80, 90, 100, 110	STR/Angle	—	—
0.09	80, 90, 100, 110	STR	—	—
0.071	90, 100	Angle/Multi Purpose（90 のみ）	—	—
0.081	90, 100	Angle/Multi Purpose（90 のみ）	—	—
0.071	90, 100	STR/MPD	—	—
0.080	90	STR/MPD	—	—
0.09	80, 90	STR	—	—
0.040	113, 123, 133	STR	—	—
0.050	113, 123, 133	STR	—	—
0.072	103, 113, 133	STR	—	—
0.059	85	STR	—	—
0.072	80, 90, 95, 100, 110	STR/VT	—	—
0.053	100	STR/40	—	—
0.064	90, 100	STR/40	—	—
0.073	90, 100（40 は 100 のみ）	STR/40	—	—
0.086	90, 100（40 は 100 のみ）	STR/40	—	—
0.057	115	STR	—	—
0.058	90, 100	STR/Angle	—	—
0.071	90, 100	STR/Angle	—	—
0.081	90	STR/Angle	—	—
0.090	90	STR/Angle	—	—
0.078	95	STR	10〜12	0.2〜0.6
0.085	95	STR	10〜12	0.2〜0.6
0.051	100	STR	8	0.3
0.067	100	STR	8〜10	0.3〜05
0.083	90	STR	10〜12	0.6〜1.0
0.09	90	STR	9.9〜11.9	0.5〜0.9
0.096	90	STR	10〜12.5	0.5〜0.8
0.039	105	STR	10	0.4
0.051	102	STR	11	1.0
0.067	102	STR	12	1.0
0.080	90, 100	STR	13	1.5
0.090	90	STR	14	2.0

Table 1 ガイディングシース/ガイディングカテーテル/ディスタルサポートカテーテル（続き）

製品名	製造販売元	カテゴリー	表示スペック（Fr）	
Shuttle	Cook Japan	ガイディングシース	4	
			5	
			6	
			7	
			8	
ASAHI FUBUKI Dilator Kit	朝日インテック	ガイディングシース	4	
			5	
			6	
ASAHI FUBUKI HARD Dilator Kit			4	
			5	
Sheathless NV			6	
Axcelguide	メディキット	ガイディングシース	4	
			5	
			6	
Navien	日本メドトロニック	(DAC) ガイディングカテーテル	5	
			6	
TACTICS	テクノクラート	(DAC) マイクロカテーテル	3.2〜3.4	
Sniper2 HIGHFLOW	テルモ	(DAC) マイクロカテーテル	2.7〜2.9	
Carnelian HF-S	東海メディカルプロダクツ	(DAC) マイクロカテーテル	2.6〜2.8	
Carry Leon High Flow	ユー・ティー・エム	(DAC) マイクロカテーテル	2.85〜2.9	

Table 2 ガイドワイヤー

製品名	製造販売元	カテゴリー	コーティング	
ラジフォーカスガイドワイヤー	テルモ	ガイドワイヤー	あり	
メディキットガイドワイヤー	メディキット	ガイドワイヤー	あり	
ガイドワイヤー	東レ・メディカル	ガイドワイヤー	あり	
SNXガイドワイヤー	カネカメディックス	ガイドワイヤー	あり	
標準ガイドワイヤー	Cook Japan	ガイドワイヤー	あり（ヘパリン）	
Bentson型脳血管用ガイドワイヤー	Cook Japan	ガイドワイヤー	あり（ヘパリン）	
Bentson型脳血管用ガイドワイヤー	Cook Japan	ガイドワイヤー	なし	
Newton型脳血管用ガイドワイヤー	Cook Japan	ガイドワイヤー	あり（ヘパリン）	
Amplatz型エクストラスティッフガイドワイヤー	Cook Japan	ガイドワイヤー	あり（ヘパリン）	
Amplatz型エクストラスティッフガイドワイヤー	Cook Japan	ガイドワイヤー	なし	
Amplatz型ウルトラスティッフガイドワイヤー	Cook Japan	ガイドワイヤー	あり（ヘパリン）	
Amplatz型ウルトラスティッフガイドワイヤー	Cook Japan	ガイドワイヤー	なし	
グッドテック プラスチック ガイドワイヤー ※在庫がなくなり次第販売終了	グッドマン	ガイドワイヤー	あり	
ハナコ・エクセレントワイヤー	東レ・メディカル	ガイドワイヤー	あり	
サーフ （頭頚部ではメーカー推奨外）	パイオラックス メディカル デバイス	ガイドワイヤー	あり	
サーフ （頭頚部ではメーカー推奨外）	パイオラックス メディカル デバイス	ガイドワイヤー	あり	

VI 治療学

内径（inch）	有効長（cm）	先端形状	バルーン径（mm）	推奨注入量（mL）
0.590	90, 100	STR	—	—
0.074	90, 100	STR	—	—
0.087	80, 90	STR	—	—
0.100	80, 90	STR	—	—
0.113	90	STR	—	—
0.071	80, 90, 100, 110	STR/Angle	—	—
0.081	80, 90, 100, 110	STR/Angle	—	—
0.090	80, 90, 100, 110	STR	—	—
0.071	90, 100	Angle/Multi Purpose（90 のみ）	—	—
0.081	90, 100	Angle/Multi Purpose（90 のみ）	—	—
0.090	90	STR	—	—
0.065	78, 88, 93	STR/VT	—	—
0.073	78, 88, 93	STR/VT/MSK/SIM/Stiff-J	—	—
0.088	78, 88, 93, 98	STR/VT/MSK/SIM/Stiff-J	—	—
0.058	115, 125	STR	—	—
0.072	115, 125	STR/チップシェイプ 25°	—	—
0.035	120, 130, 150	STR	—	—
0.027	110, 130, 150	STR/Angle	—	—
0.027	125, 135	STR	—	—
0.029	110, 120, 130	STR	—	—

表面材質	全長（cm）	先端形状	芯線材質	リシェイプ型（型番）
親水性ポリマー	150, 180, 220, 300 等	STR/Angle/J/TRI形状など（硬さはスーパーフレックス，フレックス，スタンダート，ハーフスティッフ，スティッフ）	超弾性合金	あり（RE-GA35153 等）
親水性ポリマー	150, 180, 200, 220, 260	Angle/BK型	ステンレス	なし
親水性ポリマー	150, 178, 200	Angle/J/BK型	ニッケル・チタン合金	あり（FGW35SA-AG15L等）
親水性ポリマー	100, 150, 210	Angle/LMカーブ	NiTi合金	なし
スプリングタイプ	125, 145, 180, 260, 300	STR/J型	ステンレス	あり（TSF-35-260-SGH-BH）
スプリングタイプ	145, 200, 260	STR	ステンレス	あり（TSF-35-261-SGH-BH）
スプリングタイプ	260	STR	ステンレス	あり（TSFB-35-262-SGH）
スプリングタイプ	145	STR	ステンレス	あり（TSFNA-35-145-BH）
スプリングタイプ	180, 260, 300	STR/J型	ステンレス	あり（THSF-35-260-AES-SGH-BH）
スプリングタイプ	180, 260, 300	STR/J型	ステンレス	あり（THSF-35-180-AES-SGH）
スプリングタイプ	260	STR/J型	ステンレス	あり（THSF-35-260-3-AESW-BH）
スプリングタイプ	180	STR/J型	ステンレス	あり（THSF-35-180-AUS1）
親水性ポリマー	150, 179, 180, 200, 220	Angle/J型/ハーフJ型	Ni-Ti合金	なし
親水性ポリマー	150, 180, 200	STR/Angle	加工硬化型超弾性合金	あり（EX-A-035-1500）
親水性ポリマー	150, 180, 200	STR/Angle	ステンレス	あり（GSSA-3515 等）
親水性ポリマー	150, 180, 200	STR/Angle/J型	ニッケルチタン	なし

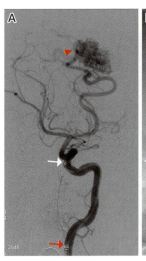
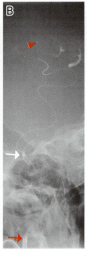

Fig.2 左後頭葉動静脈奇形：(4.2 Fr FUBUKI：朝日インテック)

5 Fr FUBUKI sheath 90 cm（赤矢印）を頭蓋外椎骨動脈に留置し，同軸に 4.2 Fr FUBUKIを硬膜内椎骨動脈まで（白矢印）誘導した．Marathon（矢頭）をTENROU 14-10 wireを使い，nidus直前まで誘導した．

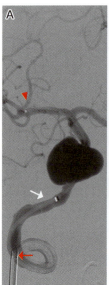
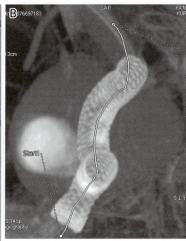

Fig.3 症候性内頸動脈海綿状脈洞部大型脳動脈瘤（Navien：日本メドトロニック）

A：右頸部内頸動脈に 8 Fr ガイディングカテーテルを挿入（赤矢印）し，5 Fr Navien 115 cmを同軸に挿入し内頸動脈のループを越えて動脈瘤のネック近傍まで誘導した（白矢印）．MarksmanをCHIKAI 14 を使い，動脈瘤のネックを通過して中大脳動脈に留置した（赤矢頭）．

B：Pipelineステント留置後のcone beam CTで，ステントがネック部分で内頸動脈に完全に密着していることを確認した．

のテキスト[2]にも記載されており，現在も同じである[3]．

ディスタールアクセス カテーテル（DAC）

DAC（distal access catheter）[4]とは，ガイディングシステムを病変近傍まで進めることが不可能な場合（血管径が細い，蛇行が強いなど）や病変部が頭蓋内末梢部に存在する場合に使用する．マイクロカテーテルを通すことができる内腔を有する柔軟で全長が110～150cm程度のカテーテルである．ガイディングの中に同軸に挿入し，病変近傍まで進めることにより，マイクロカテーテルの操作性を改善させることができる．

DACとして使用される主な国産カテーテルは4，5，6 FrセルリアンG（メディキット），FUBUKI 4.2Fr（朝日インテック），TACTICS（テクノクラートコーポレーション），Sniper 2 High flow（テルモ）などがある．マイクロカテーテルなどを 2 本使用（脳動脈塞栓術時のバルーンリモデリングやダブルカテーテルなど）することが必要な場合は 6 Frセルリアンが必要であるが，マイクロカテーテル一本で治療可能な場合はその他のDACで対応可能である．しかし，Sniper2，Carnelian HF-S，Carry Leon High Flowは内腔が小さいため，使用できるマイクロカテーテル先端マーカーが 1 tipのMARVEL Non Taper 1.9/1.9FrまたはMARVEL S 1.6/1.8Fr（東海メディカルプロダクツ）のみである．

VI 治療学

Side Memo　DACの価格設定について（2018年3月現在）

　欧米ではDACをガイディングとは別のカテゴリーとしており，高額（1,600ドル程度）で販売されている．しかし，本邦では保険償還にDACという特別な項目がないため，販売された場合は通常のガイディングと同じ価格（脳血管用・標準型22,600円または脳血管用・造影能強化型31,400円）となる．5 Fr，6 Fr Navien（日本メドトロニック）は脳血管用・高度屈曲対応型として償還価格88,700円として認められているが，汎用型のDACではなく，Pipelineステント（日本メドトロニック）使用時のみ使用可能である．また，頭蓋内ステントのWingspan（日本ストライカー）使用時のみ販売される．DAC057（日本ストライカー）はその償還価格は24,500円であるが，販売価格は45,000円となっている．

　DACを使用する際は，カテーテル内腔と長さを確認して選択しないと目的部位に留置可能であってもデバイスをDAC内に通すことができなかったり，デバイスの長さが足りなかったりすることがあるので，事前の検討が必要である．

　Table 1に現在本邦で使用可能であるガイディングシース／ガイディングカテーテル／ディスタルアクセスカテーテル，**Table 2**に，ガイドワイヤーのサイズや特徴などを列記している．

症例呈示

　DACを使用したガイドカテーテルシステムの応用例を**Fig. 2, 3**に示した．

文　献

1) Seldinger SL. Acta Radiol 39: 368-76, 1953
2) 第3回日本脳神経血管内手術トレーニングコース　テキストブック．26-7．1991
3) 宮地 茂．脳血管内治療　兵法書　体之章　C　術者の助手　ガイディングカテーテルの誘導　メディカ出版．46-8, 2015
4) Binning MJ, et al. AJNR Am J Neuroradiol 33: 117-9, 2012

1 治療材料学
治療に必要なデバイスの特性

B. マイクロカテーテル
①細径化，抗血栓，滑り(hydrocoating)，追従性，flow-guide，hybrid

寺西 功輔／大石 英則

歴史的経緯

脳血管内治療は，1960年にLuessenhopとSpenceがシリコン製粒子による脳動静脈奇形塞栓術を行ったのが始まりとされ[1]，次いで1974年ロシアのSerbinenkoが細径カテーテル先端に装着した離脱式バルーンを用いた脳主幹動脈閉塞の報告が有名である[2]．しかし，これらはいわゆるマイクロカテーテルを用いた手技ではなかった．最初のマイクロカテーテルは1965年イスラエルのFreiらがPODと命名したカテーテルで，近位部はポリエチレン製，遠位部はシリコンラバー製，遠位部外径1.3 mm，長さ7 cm，先端部に1 mm程度の磁性体が装着され，磁力での血管内誘導を意図するものであった[3]．1969年にはDrillerらがこのPODカテーテルを用いて頚動脈穿刺でのヒト中大脳動脈への誘導を報告している[4]．しかし，PODカテーテルは一般的に用いられることはなかった．その後，DebrunやHieshimaらが離脱式バルーン装着させることを目的としたマイクロカテーテルを開発し[5,6]，1980年代中頃にポリエチレン製で先端部にX線不透過チップを有するマイクロカテーテルの初期型と言える"Tracker"マイクロカテーテルをTarget Therapeutics社(USA)が開発し，その後の改良によって現行マイクロカテーテルに至っている．

基礎知識と相違点

マイクロカテーテルを操作法から見ると，マイクロガイドワイヤーを同軸にその誘導で前進させるover-the-wire type，血流に乗せて前進させるflow directed typeに分けられる．Over-the-wire typeを構造から見ると，カテーテルの内径形状を維持するためのnitinolやstainless からなるブレード構造を有するbraided typeと有しないnon-braided typeがある．Braided typeは耐久性と耐キンク性に優れるが，柔軟性に乏しい欠点がある．一方，non-braided typeは耐久性と耐キンク性が劣るものの，柔軟なため血管に愛護的で先端部形状もつけやすい利点がある．現在市販されているほとんどのマイクロカテーテルはその表面に親水性コーティング(hydrocoating)がなされており，血管壁との摩擦が軽減されて滑りやすくなっている．内腔面はフッ素樹脂加工(PTFE)によるコーティングがなされており，ガイドワイヤーとの摺動性，血栓形成予防に貢献している．先端形状はストレートタイプと45°，90°，J字状などあらかじめ角度のつけられたタイプが販売されており，血管の屈曲蛇行などによって使い分ける．ストレートタイプの場合，術者が必要に応じてスチームシェーピングを行う必要がある．種類によってマイクロカテーテル自体の視認性は異なるが，先端部には必ずX線不透過のマーカーが1ないし2か所設置されている．2か所のマーカー間の距離(3 cm)がメーカーや種類によってわずかに異なる場合があり，注意が必要である．放射線被曝量を軽減するために，シャフトにフルオロ・セーフマーカーが設置されているものもある．有効長は150 cmが一般的であり，内腔サイズはプラチナコイルの挿入を念頭に10タイプコイル対応，14タイプコイル対応，18タイプコイル対応がある．

Flow directed typeは主に脳動静脈奇形の治療に用いられる．代表的なものはMagic(シーマン)とMarathon(日本メドトロニック)などである．これらは極めて柔軟性が高く，血流に乗せることによって末梢病変にも安全に到達させることが可能である．ただし，造影剤や液体塞栓材料を注入時に過度に圧入すると，カテー

〈abbreviations〉

DMSO: dimethyl sulfoxide, POD: para-operational device

VI 治療学

Table 1 マイクロカテーテル一覧表

製品名	外径(Fr)遠位端/近位端	内腔(inch)	有効長/柔軟長(cm)	マーカー数	先端形状	特徴
< Over-the-wire type >						
ジョンソン・エンド・ジョンソン						
Prowler 14	1.9/2.3	0.0165	150/50	2,1	STR/45/90/J	
Prowler plus	2.3/2.8	0.021	150/45	2,1	STR	
Prowler select plus	2.3/2.8	0.021	150/15 or 5	2,1	STR/45/90/J	Enterpriseデリバリー用
Prowler select LP ES	1.9/2.3	0.0165	155/5	2	STR/45/90/J	
Transit 2	2.3/2.8	0.021	(135, 150/50)(100/30)	2,1	STR	全長にわたりX線不透過
メディコスヒラタ						
Neurodeo	1.8/2.3	0.0165	157	2	STR/45/90	
Pxslim	2.6/2.95	0.025	150	2	STR/45/90/J	
日本メドトロニック						
Marksman	2.8/3.2	0.027	150(135, 105)/10	1	STR	Pipeline stentデリバリー用
Echelon10	1.7/2.1	0.017	147	2	STR/45/90	fluorosafe markerあり
Echelon14	1.9/2.4	0.017	147	2	STR/45/90	10/18 コイル両方使用可能
Rebar18	2.4/2.7	0.021	153/15	2	STR	
日本ストライカー						
Excelsior SL-10	1.7/2.4	0.0165	150/6	2,1	STR/45/90/J/C/S	
Excelsior 1018	2.0/2.6	0.019	150 (130, 105) /6	2	STR/45/90/J/C/S	10/18 コイル両方使用可能
Excelsior XT17	1.7/2.4	0.017	150/15, 7.5	2	STR	fluorosafe markerあり
Excelsior XT27	2.7/2.9	0.027	150 (135) /6, 18	1	STR/preshaped	
Renegade 18	2.5/3.0	0.021	150 (130, 105) /10, 20	2	STR	
Trevo pro 14	2.0/2.4	0.017	150	1	STR	
Trevo pro 18	2.4/2.7	0.021	150	1	STR	
テルモ						
Headway17	1.7/2.4	0.017	150	2	STR/45/90/J	
Headway Duo	1.6/2.1	0.0165	156	2	STR	
Headway 21Plus	2.0/2.5	0.021	156	2	STR	
< Flow guided type >						
シーマン						
バルト マジック カテーテル	(1.8, 1.5, 1.2)/2.4/2.7		155, 165	1	STR	
日本メドトロニック						
Marathon	1.5/2.7	0.012	165/35	1	STR	DMSO対応ハブ, fluorosafe markerあり
Ultraflow HPC	1.5/3.0	0.012	165/42	1	STR	

ル自体の破損を起こして血管損傷や液体塞栓材料が漏れ出る危険性があるので，注意が必要である．Magicは先端部が非常に柔軟であるにもかかわらず，手元シャフトのコシが強くコントロール性に優れている．また，スチームシェーピングも可能である．Marathonは flow directed typeに属するが，over-the-wire typeとしても操作が可能であり，hybrid typeとも言える．手元から先端に向かって6段階にシャフトが柔軟となるテーパード構造となっている．先端から先端に近い部分までを除いてブレード構造が施されており，柔軟性だけでなく耐キンク性や耐圧性も合わせ持っている．非接着型液体塞栓材料であるOnyxの使用が可能であり，その溶媒であるDMSOに対応している．

脳血管内治療における重要性

マイクロカテーテルの役割は，コイル，液体・粒子状塞栓材料，頭蓋内ステント，血栓回収デバイス，フローダイバータなどさまざまな治療デバイスを安全確実に標的病変部に到達させることである．そのための資質には"stability"，"pushability"，"trackablity"，"crossabitliy"，"shapability"などのさまざまな要素が高いレベルにあることが理想であるが，実際にはすべてを満足させる製品はない．したがって，術者が状況に応じて適切なマイクロカテーテルを選択することが大切である．

文　献

1) Luessenhop AJ, et al. J Am Med Assoc 12: 1153-5, 1960
2) Serbinenko F. J Neurosurg 41: 125-45, 1974
3) Frei E, et al. Med Res Eng 4: 11-8, 1965
4) Driller J, et al. Med Res Eng 7: 11-6, 1968
5) Debrun G, et al. Neuroradiology 15: 267-71, 1975
6) Hieshima G, et al. Radiology 138: 227-8, 1981

VI 治療学

1 治療材料学
治療に必要なデバイスの特性

C. マイクロガイドワイヤー
①操作性，支持性，安全性

西廣 真吾／杉生 憲志

歴史的経緯

頭蓋内血管は屈曲蛇行が著しく（その最初の難関がcarotid siphonである），また脆弱であるがゆえにカテーテリゼーションは困難であった．このため，1970年代の脳内血管内へのカテーテリゼーションは，血流に乗せて誘導するdetachable balloon[1]ないしはcalibrated leak balloon[2,3]が主流であった．

1980年代後半に初めて脳内に安全に挿入できるTracker-18マイクロカテーテルが開発され[4]，その後のGuglielmi detachable (GDC) coil[5]とともに脳神経血管内治療の発展に大きく寄与した．TrackerはOTW typeのマイクロカテーテル（MC）であり，このときからMGWはカテーテリゼーションに必須のものとなった．

当時のMGWはTaper-16という商品名で，頭蓋内への最初の関門である眼動脈起始部をうまくすり抜けcarotid siphonを越えて，ACAとMCAを選択する程度は問題なく行えていたが，トルク伝達性は現在使用されているものに比べかなり劣っていた．その後，MCの開発・改良に伴ってMGWも進化してきたが，先端柔軟性に代表される安全性が求められる一方で，操作性向上のためには剛性も必要とされるという相反する特性を1本のワイヤーが担う必要があり，さまざまな改良が加えられている[6]．

基礎知識

OTWカテーテルでは，ワイヤーにより血管を選択・先進させた後に，カテーテルを追従させて挿入することが基本操作である．このため，ワイヤーには，下記のような条件が求められている．

1) トルク伝達性：手元の回転操作をワイヤー先端に時差なく1対1で伝えるため．
2) 柔軟性：血管損傷を予防するため（ただし先端には柔軟性が必要であるが，カテーテルの追従性やサポートを高めるためにシャフトには十分な剛性が必要）．
3) 視認性：先端部は透視下に先端部の位置を確認したり，シャフトが通過している部位を確認するため．
4) 先端可塑性：目的血管および病変に誘導するために必要な角度を適切にまた自由につけたり，リシェイプしたりするため（一方，その形状の保持性も必要）．
5) 耐キンク性：屈曲蛇行の強い血管内でも耐久性が高く，折れたり変形したりしないため．
6) コーティング：血栓形成を予防するとともにカテーテルの追従性を向上させるため．

現在，外径が0.0014 inchのワイヤーが主流であるが，使用するマイクロカテーテルの内腔にあわせた径のワイヤーを選択するのが原則である．一般に，ワイヤー径が細くなれば，トルク伝達性，サポート力，追従性など剛性に関わる要素が低下する．なお，flow-guided MCには極めて細くて非常に柔軟性の高いMGWが用いられる．これらには柔軟性が最優先されるため，上記の剛性にかかわる要素や先端形状保持性は劣る．主に，flow-guidedで分枝選択困難な場面において，限定的に使用されている．

構造と特徴

MGWの基本構造は主に，以下の3つである（**Fig. 1**）．
①コアワイヤー
②先端スプリングコイル
③コーティング

MGWは，中心にステンレス，nitinolまたは，

〈abbreviations〉
ACA: anterior cerebralartery, MC: micro catheter, MCA: middle cerebral artery, MGW: micro guide wire, OTW: over the wire

345

Table 1　主なガイドワイヤーの構造と特徴

製造販売元	製品名	外径(inch)	全長(cm)	X線不透過長(cm)	先端コイル長(cm)	先端柔軟長(cm)
朝日インテック	ASAHI CHIKAI	0.008	200	9	9	9
		0.01	200, 300	3	9.5	9.5
		0.014	200, 300	5	30	30
	ASAHI CHIKAI black	0.014	200, 300	3	30	30
		0.018	200	5	30	30
TERUMO	Traxcess	0.012	200	3	40	40
	GT Wire	0.012	180	2	2	20
Stryker	Transend 010	0.01	205	60	—	39
	Transend EX	0.014	182	39	—	39
	Transend EXSoft Tip	0.014	205	39	—	39
	Transend EX Floppy	0.014	205	39	—	39
	Transend EX Platinum	0.014	205	39	3	39
	Synchro2	0.014	200	10	—	35
メディコスヒラタ	NEUROUTE14	0.014	190	5	21	7
カネカメディックス	TENROU S	0.01	200	3	30	30
		0.014	200	3	30	30

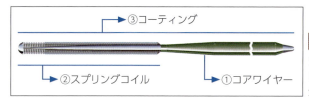

Fig.1　MGWの基本構造

シャフトはコアワイヤーで形成され，先端に向かいテーパーしてスプリングコイルとなっている．全体は親水性コーティングで覆われている．

nitinolとステンレスがシャフトで結合したコアワイヤーを有する．先端はテーパー形状となっており，先端にはプラチナコイルをスプリングコイルとして，コアワイヤー周囲に巻くことでX線不透過となり，視認性を確保している．また，ワイヤー周囲には親水性コーティングが施され，潤滑性を確保している．各種MGWにおいて，これらの基本構造に種々の違いがあり，それぞれの特性を生み出している(Table 1)．

操作性と支持性

MGWの操作性と支持性に影響を与える要因として，材料力学的指標が重要であり，これは主にコアワイヤーの材料により変化する．一般に，コアワイヤーがステンレスの場合は剛性が高く，支持性が増す．さらに，トルクのワイヤー先端への伝達性が向上することで操作性も向上するが，先端部で塑性変形しやすいためトルク伝達性が低下することがある．

一方，コアワイヤーがnitinolの場合，剛性が低いため支持性が低下し，ワイヤー先端への伝達性が低下する．また，nitinolとステンレスのシャフト結合部分で伝達性が低下することもある．しかし，コアワイヤーがnitinolの場合，高い形状保持力があるため，キンクが起こりにくく，復元性に優れるという特性がある．

従来型のMGWでは，先端のスプリングコイ

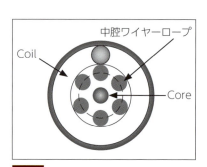

Fig.2　ワイヤー先端断面図

従来コアとスプリングコイルの間は中空であったが，ワイヤーロープを搭載することでトルク伝達性を高めている．

芯線素材	コーティング	コーティング素材	先端形状
ステンレス	親水性コーティング	SLIP COAT	Straight (shapable)
			Straight (shapable)
			Straight, Round curve (shapable)
		Polymer Jacket/SLIP COAT	Re-shapable Round curve, Angled 90°
			Re-shapable Round curve
ナイチノール/ステンレス	親水性コーティング	Mコート	Straight
ナイチノール	親水性コーティング	Mコート	45°, 90°, 2段アングル 90°+150°
SCITANIUM合金	親水性コーティング	ICE	Re-shapable
ステンレス	親水性コーティング	Polymer	Standard, Soft
ステンレス	親水性コーティング	ハイドロフィリック	Straight
ステンレス	親水性コーティング	ポリエチレンオキサイド	Straight
ステンレス	親水性コーティング		Straight

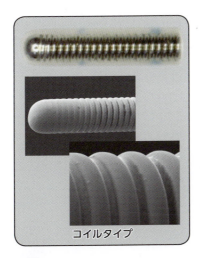
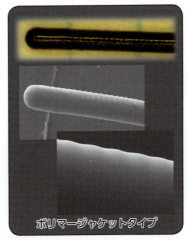

コイルタイプ　　ポリマージャケットタイプ

Fig.3 ポリマージャケット
ポリマージャケットにより，スプリングコイルで見られていた凹凸を減少させる．

ルとコアワイヤーの間は中腔であったため，トルクの伝達性が十分ではなかったが，改良によりコアワイヤー先端部に中腔ワイヤーロープを搭載することで，手元のトルクが直接ワイヤー先端に伝達される構造となり，最大限にトルク性能を高めることで操作性を向上させているワイヤーもある(**Fig. 2**).

このように，さまざまな改良により従来型と比較して支持性と操作性をさらに向上させることで，これまで誘導困難であったより末梢の病変や屈曲した部位でも先端の操作性を失うことなく，形状を保持した状態で到達可能となった．

安全性

MGWの先端柔軟性は主に，コアワイヤーの材料と先端部での設計により違いが生じる．一般にコアワイヤーをテーパー形状に設計することで，先端荷重を減少させて柔軟性が確保されている．また，スプリングコイルで巻く

ことでX線不透過の構造とし，視認性を確保している．MGWの先端は挿入する血管走行に応じて自由に形状形成できる構造となっているが，コアワイヤーの材料によりその形状記憶に違いが生じる．ステンレスでは一般に，先端形状の加工が容易であるが，塑性変形しやすい（壊れやすい）という弱点もある．一方で，nitinolでは先端加工はステンレスと比較すると容易ではないが，形状保持力があり（壊れにくい），復元性に優れるといった特徴を有する．

追従性

MGW周囲には親水性コーティングが施されており，潤滑性が確保されている．これにより，血栓形成を予防し，血管との摩擦が軽減でき，さらにMCなどのデバイスの追従も容易となっている．製品によっては，親水性コーティングの内側にポリマージャケットを施すことでスプリングコイルの凹凸を減少させ，さらに潤滑性をさらに高めた製品もある(**Fig. 3**)．

まとめ

MGWは構造と材料，設計方法により，その性質が微妙に変化する．多くの改良が加えられ，それぞれのワイヤーで類似点は多いが，さまざまな弱点があるのも事実である．その特徴を構造，材料から理解し，治療目的に応じた適切なMGWを選択していく必要がある．

Side Memo Long MGWを用いたexchange法について

頭蓋内でMCやマイクロバルーンカテーテルなどを長いMGWを使用してexchangeする際にはカテーテルの出し入れにともないMGWがjumpingし，分枝を穿通することがある．穿孔した穴も小さく大事には至らないと言われてきた[7,8]が，強力な抗血栓療法下では，小さな穿孔でも重篤な結果をもたらす危険性がある[9]．なるべくexchangeをしないデバイスで治療戦略を立てること，exchangeを行う際には先端柔軟性が高いワイヤーを，先端をJ型やpig tail型にshapeして，十分な注意のもとに手技を行うことが重要である．

文 献

1) Serbinenko FA. J Neurosurg 41: 125-45, 1974
2) Kerber C. Radiology 120: 547-50, 1976
3) Debrun G, et al. J Neurosurg 49: 635-49, 1978
4) Kikuchi Y, et al. Radiology 165: 870-1, 1987
5) Guglielmi G, et al. J Neurosurg 75: 1-7, 1991
6) 杉生憲志. Rad Fan 9: 70-1, 2012
7) Doerfler A, et al. AJNR Am J Neuroradiol 22: 1825-32, 2001
8) Cloft HJ, et al. AJNR Am J Neuroradiol 23: 1706-9, 2002
9) Ryu CW, et al. Neurointervention 6: 17-22, 2011

VI 治療学

1 治療材料学
治療に必要なデバイスの特性

D. バルーンカテーテル
①Inflation/deflation法，滑り，支持性など

面髙 俊介／松本 康史

歴史的経緯

　大きな動脈瘤や広頚瘤，不規則な形状を持つ動脈瘤においては，1本のマイクロカテーテルを用いるsimple techniqueでは十分な量のコイルを脳動脈瘤内に充填することができないため再開通が生じやすい[1, 2]．このような場合はballoon assisted technique[3]，stent assisted technique[4]，double（multiple）catheter technique[5]などの補助テクニックが必要となる．

　Balloon assisted techniqueとは，動脈瘤頚部の母血管にバルーンカテーテルを誘導し，適宜バルーンを膨らませてコイルが母血管に逸脱しないようにしながら塞栓する方法であり，補助テクニックのなかでは最も単純で頻繁に使われる方法である．1997年にMoretらによって報告され[3]，その後この方法はsimple techniqueと比較しても安全性は同等で，脳動脈瘤治療においてより有効な塞栓率に達することが示された[6, 7]．これにより従来治療し得なかった広頚脳動脈瘤に対する瘤内塞栓術の適応範囲が拡大された．

　脳動脈瘤頚部で膨らますバルーンには柔軟性が求められるが，本邦では2004年にシングルルーメン構造を有する柔軟なバルーンカテーテルとしてHyperFormおよびHyperGlide（日本メドトロニック）が使用可能となった．その後，シングルルーメンカテーテルの問題点を解消し得るダブルルーメンカテーテルとして2013年にScepter C/XC（テルモ），2014年にスーパー政宗（富士システムズ），また同2014年にはシングルルーメンカテーテルの改良版であるSHOURYU（カネカ）とTransForm（日本ストライカー）が使用可能となっている．

基礎知識と相違点

　各種バルーンの特徴をTable 1にまとめた．
　HyperFormおよびHyperGlideはシングルルーメン構造であり，ガイドワイヤーがカテーテルの先端ルーメンを閉塞させることにより，バルーンを拡張させることができる．HyperFormはHyperGlideと比べてよりやわらかく，血管の形状に合わせて膨らむことが特徴で，時に動脈瘤内や分枝方向にとび出すようなかたちで膨らませることが可能である．HyperForm/HyperGlideは0.010 inchのガイドワイヤーのみ適合するため，0.014 inchワイヤーが使用できる他のバルーンと比べ，血管誘導性が劣る．特にHyperFormではinflate時に血流の影響を受けやすく，内頚動脈等の血流の多い部位では末梢への移動が問題となる．

　Scepter C/XCはダブルルーメン構造であり，0.014 inchのガイドワイヤーが適合し，やや長いディスタルチップとバルーン表面の親水性コーティングにより，カテーテルの誘導性がよく安定性もあり，蛇行した血管への誘導も比較的容易である[8]．また，ダブルルーメンであるため治療中にワイヤー交換やワイヤーのシェーピング変更が可能であり，このことも血管誘導性の向上に寄与している．特にScepter XCはScepter Cよりやわらかく，分岐血管にバルーンが陥入することで安定性が増し，inflate時の移動はほとんど認めないとされている[9]．ワイヤールーメンはヘパリン灌流が可能であるため血栓が付着しにくく，さらに単独のバルーンルーメンを持っているためにinflation/deflation時の問題が少ない．一方で，欠点としてヘパリン灌流路が必要なため術野が煩雑になりやすく，エア抜きのための準備にやや時間がかかる．またdeflateする際に陰圧がかかった状態が持続すると，先端部のパージホールより血液がバルーンルーメンに流入して造影剤が希釈され，バルーンが視認不良になる危険性がある．先端部の加熱形成を行うことでパージホールの閉鎖も可能だが，確立された方法ではない．スーパー政宗はダブルルーメン構造の非常にやわらかいバルーンで先端チップが短く，2マーカーを有するのが特徴である．このため，特にterminal

349

Table 1 各種バルーンの特徴

	HyperGlide	HyperForm	Scepter C	Scepter XC	スーパー政宗	SHOURYU SR	SHOURYU HR	TransForm Compliant	TransForm Super Compliant
製造元	日本メドトロニック		テルモ		富士システムズ	カネカ		日本ストライカー	
管腔構造	シングル		ダブル		ダブル	シングル		シングル	
柔軟性	+	++	+	++	++	+	++	+	++
親水性コーティング（バルーン部）	−	+	+		−	−		+	
適合最大ワイヤー径(inch)	0.010		0.014		0.014	0.010		0.014	
先端部長(mm)	4.0	2.0	5.0		2.0	4.0		3.3	
2 マーカー		−			+				
バルーン径(mm)	4	4, 7	4		4	4	4, 7	3, 4, 5,	3, 4, 7
バルーン長(mm)	10, 15, 20, 30	7	10, 15, 20	11	7	10, 15	7	10, 15, 20, 30	5, 7, 10, 15

typeの動脈瘤においてネックをバルーンで形成しながらワイヤールーメンからコイルを挿入する手技が可能となる場合がある.

SHOURYUはシングルルーメン構造で先端の適合ワイヤー径は0.010 inchであるが，内腔が先端に向かって細くなるテーパー構造を有しているため，遠位部0.010 inch，近位部0.014 inchのTENROU（カネカ）を用いることで誘導性の向上が期待でき，またinflation/deflationが比較的速いとされている.

TransFormは同じシングルルーメンのHyperForm/HyperGlideが2孔性であるのに対し，多孔性ハイポチューブ構造をとっているためinflation/deflationが速く，また70％造影剤まで使用可能であり，視認性において利点がある[12, 13].0.014 inchワイヤーまで適合するため誘導性・安定性がよく，またダブルルーメン構造と比べ，カテーテルの柔軟性が期待できる.

脳血管内治療における重要性

バルーンは一般的にコイルの母血管への逸脱を防ぐために用いるが，一時的に頭蓋内動脈の血行を閉塞することができるため，脳動脈瘤破裂時の対応においても非常に有用である.そのため，破裂脳動脈瘤や術中破裂が心配な未破裂動脈瘤では，血栓形成の危険に留意したうえで，あえてバルーンを動脈瘤ネック部や近位に誘導しておくことや，体内に誘導しなくてもあらかじめいつでも使えるようにテーブル上に準備しておくことがある.バルーンはマイクロカテーテルを固定するためにも使用することができるが，その際にはバルーンの位置によって固定の程度が変わることがある.すなわち，バルーンの遠位部が動脈瘤の頚部にあればマイクロカテーテルの動きが制限されやすく，逆にバルーンの近位部が動脈瘤の頚部にあれば，マイクロカテーテルの動きは制限を受けにくい.バルーンが血管を完全に閉塞させるまで膨らませなくても，拡張したバルーンを壁の代わりに使ってコイルを動脈瘤内に挿入することも可能である.Balloon assisted techniqueでは，このようにバルーンの拡張の程度や位置によってコイルの動きが変わることを知っておく必要がある.

バルーンカテーテルを使用する際の最大の合併症は，血管破裂である.プライミング不良，誘導時や留置中の血液の逆流により，バルーンが透視下に視認できていない可能性があることを認識する必要がある.バルーンが拡張する際にはガイドワイヤーに少なからず動きがあるため，拡張時にはバルーンの形状だけでなくガイドワイヤーの動きにも注意することが重要である.シングルルーメンバルーンでは体内でワイヤーを引いた状態でカテーテル内を造影剤でフラッシュし，使用することも可能であるが，カテーテルの先端が血管壁に当たっていたり，血液によりカテーテル先端が閉塞したりすることで，フラッシュ時にバルーンが急に拡張するこ

VI 治療学

とがあるため注意を要する．ネックを塞ぐようにバルーンをinflationしたときは，マイクロカテーテルのキックバックが生じないため，マイクロカテーテルの位置が不安定でもコイル塞栓を継続できる利点がある一方で，コイルによる瘤壁穿孔やコンパートメント形成などに留意する必要がある．

また，inflation/deflation時にはバルーンが大きく動き，塞栓用マイクロカテーテルや離脱したコイルが動く危険がある．あらかじめバルーンの位置の安定性を確認しておき，inflationおよびdeflation時にバルーンが動きやすい症例では，あえてバルーンをdeflationせずに数本のコイルを挿入してしまうことも考慮する．バルーン移動時のワイヤーによる血管穿孔を防ぐため，ガイドワイヤーの先端は誘導に支障がない程度にJ型にすることが望ましい．

HyperFormは高い柔軟性からterminal typeの動脈瘤や，ネックから正常血管が分岐しているような動脈瘤に向いている．HyperGlideは長いサイズがあることからバルーンの位置を安定させたいときや，瘤のネック径が大きい場合

に使用することが多い．バルーン長が長いほうが拡張させたときに安定しやすい一方で，長いほうが誘導しにくくなるため，動脈瘤頚部の血管走行によってサイズを選択する．

Scepterは準備がやや煩雑ではあるが，その高い安定性と誘導性から屈曲の強い末梢部の動脈瘤や親血管の血流が多い内頚動脈瘤などで有利である可能性がある．またScepterはワイヤールーメンを用いてLVIS Jr.ステント（テルモ）が留置可能であることから，コイルが母血管に逸脱した際のrescue stentingなどに使用できる利点がある．

同じダブルカテーテルバルーンの特徴を持つスーパー政宗は1本のマイクロカテーテルでballoon assisted coil embolizationを行うことができる点で有用な状況が考えられる．

SHOURYUおよびTransFormはシングルルーメンバルーンではあるが，誘導性やinflation/deflationに要するスピードが改善されていることから有用性が高く，特にTransFormはサイズの種類も豊富で汎用性が高いと考えられる．

■文　献

1) Gallas S, et al. AJNR Am J Neuroradiol 30: 1986-92, 2009
2) Murayama Y, et al. J Neurosurg 98: 959-66, 2003
3) Moret J, et al. J Neuroradiol 24: 30-44, 1997
4) Henkes H, et al. Interv Neuroradiol 8: 107-19, 2002
5) Kwon OK, et al. AJNR Am J Neuroradiol 26: 894-900, 2005
6) Pierot L, et al. Radiology 251: 846-55, 2009
7) Pierot L, et al. Radiology 258: 546-53, 2011
8) Spiotta AM, et al. J Neurointerv Surg 5: 582-5, 2013
9) Heit JJ, et al. J Neurointerv Surg 7: 56-61, 2015
10) Clarencon F, et al. Neurosurgery 70(1 Suppl Operative)：170-3, 2012
11) Pukenas B, et al. Neurosurgery 69(1 Suppl Operative)：ons8-12, 2011
12) Bartolini B, et al. Interv Neuroradiol 21: 155-60, 2015
13) Trivelato FP, et al. Clin Neuroradiol, 28: 25-31, 2018

1 治療材料学
治療に必要なデバイスの特性

E. 血管内測定装置
①IVUS，OCT，血管内視鏡

源甲斐信行／阿部博史

血管内超音波法（IVUS）

歴史的経緯

IVUSの歴史は，1963年にKimotoら[1]が動物の下大静脈より肝臓と心房中隔の描出に成功したことに遡る．1970年代には，カテーテル表面に小型の超音波送受信機（transducer）を32個配置した電子走査式のカテーテルが動物実験で使用され，現在のIVUSの原型になった．1988年にヒト末梢血管の，1989年にヒト冠動脈のIVUS画像を得ることに成功し，1990年代に入ると冠動脈疾患の臨床で頻用されるようになった[2]．頚動脈病変に対して用いられるようになったのは，2000年代に入ってからである．

基礎知識

IVUSは，超音波探触子を血管内腔で回転させるか，多数の探触子を円形に並べ，血管の内側から超音波を反射させ情報を収集する方法である．1画像を得るために，transducerから64〜512本の超音波信号を発射し，構造物に反射する後方散乱波のエネルギー強度を加工して構成される．IVUSカテーテルは，機械走査式と電子走査式に大別される[3]．詳細はTable 1に示した．IVUSでは近年さらに，時系列超音波信号の周波数解析により組織性状の評価が可能となった．Virtual histology-IVUS（VH-IVUS，Volcano社）は，組織成分を線維性組織，脂質性組織，石灰化組織，壊死性組織に分類して表示するシステムである[4]．

冠動脈における有用性と頚動脈における役割

CAGは長い間冠動脈疾患の診断においてgolden standardであったが，CAGは内腔の狭窄度を評価する方法であり，冠動脈疾患の本体である動脈硬化を直接評価する方法ではなかった．IVUSの登場により，冠動脈病変の組織性状をはじめ正確な病態の把握，安全かつ確実な治療戦略の組み立て，さらには治療結果の客観的な検証が可能となった．

頚動脈病変においても①病変の性状（線維化，不安定プラーク，石灰化，壊死）の診断，②病変長や扁平度，最狭窄部計測，③粥腫の性状をもとにしたバルーンの種類および拡張圧の決定，④中膜間径や病変の長さによるステントサイズとバルーンサイズの決定，⑤ステント留置後のステント拡張不全，ステント内血栓，粥腫の突出の検出，⑥病変の性状による周術期徐脈や低血圧の予測，などの有用性が挙げられている[4]．しかし，頚動脈エコーの精度が良くなった現在では，術前に必要な情報（血管狭窄部位の内膜，内膜径等）は十分に入手可能であり，頚動脈ステント留置術におけるIVUSの最も有効な情報は⑤に関してであり，追加治療の必要性や手技の選択（PTAもしくは，ステントインステントなど）における重要な判断材料になる[5]．

光干渉断層法：OCT

歴史的経緯

近赤外線を用いて動脈を観察するOCTは，1990年に丹野ら[6]が世界に先駆けて考案した．その後，1991年にHuangら[7]が，網膜と冠動脈をin vitroで観察した例を報告し，眼底断層像を非侵襲的に得る検査方法として用いられている．血管の分野では2000年よりヒトに対して使用した臨床研究が報告され，2002年頃から臨床現場で使用されている．

基礎知識

OCTは，プローブから近赤外線光を生体に照射し，生体深層にある細胞や組織などの屈折率の変化する境界からの後方散乱光をプローブで補捉して検出し，測定物体の反射率の干渉度

〈abbreviations〉

IVUS: intravascular ultrasound, OCT: optical coherence tomography

VI 治療学

Table 1 IVUSカテーテルの比較

探触子		機械走査式	電子走査式
探触子	数	1個	64個
探触子	性能	毎分1,800回転	カテーテル表面に整列
探触子	周波数(MHz)	40〜60	20
画像構築		30フレーム／秒	1フレーム／360°
画像解像度		高い	低い
メリット		解像度高い	カテーテル先端短い
デメリット		蛇行血管では画像が歪む	解像度低い
主な使用目的		通常のPCI	慢性完全閉塞病変のPCI

Table 2 IVUSとOCTの比較

		IVUS	OCT
太さ(mm)		0.83〜1.07	0.41
分解能(μm)	axial	100〜150	10〜15
分解能(μm)	lateral	150〜300	25〜40
組織透過性(mm)		4〜8	1〜2
血流遮断，血液排除		不要	必要
血管表面の観察		不適	適
血管全体の観察		適	不適

合いを映像化する技術である[8]．OCTの画像分解能は，10〜15μmとIVUSの約10倍高く，病変の質的診断に優れているが，組織への深達距離は2mmとIVUSの1／4程度しかなく，血管全体の形状を把握するには不向きである[9]．また使用に当たっては，血流の遮断と血液の排除が必要である．両者の比較をTable 2に示した．

冠動脈における有用性と頚動脈における役割

OCTは冠動脈病変において表層付近の観察に非常に有用で，内膜・中膜・外膜の3層構造の観察が可能であるだけでなく，プラークの性状同定や線維性被膜の厚さ測定，ステント留置術後新生内膜の被覆状態も詳細に観察することができる[10]．

頚動脈病変におけるOCTの使用に関して，Yoshimuraら[11]は，IVUSと比べてintraluminal thrombusやneovascularizationの描出に優れていたと報告している．しかし，OCTを用いる際には，血流の遮断と血液の排除が必要であること，観察時間が限られること，深達距離の問題により血管壁全体の把握が困難なこと，また頚動脈への保険適用が認められていないことなど，臨床現場における普及にはいくつかの問題点がある．

血管内視鏡

歴史的経緯

血管内視鏡の血管への応用は，1990年代にようやく始まった[12]．現在の原型となる血管内視鏡は1984年に水野ら[13]により開発され，その後，細くて高画素数で解像力に優れたファイバーカテーテルが開発され，血液の排除法にも工夫が重ねられ，現在のような鮮明な血管内腔の観察が可能となった．日本では世界に先駆けて2000年に保険適用となった．

基礎知識

最新の血管内視鏡は，有効外部径0.75mmと非常に細い径で，観察深度15mm・照明40klux・6,000画素の画像が得られる．直接内膜表面を観察することで，術前後のプラークの安定性を評価することが可能である．1回の血管内腔の観察時間は50〜60秒である．

冠動脈における有用性と頚動脈における役割

血管内視鏡による色調，可動性，形態などの情報は，プラークや血栓，PCI後の新生内膜の肉眼的病理診断に重要な情報をもたらす．特に血栓の診断能力はIVUSやOCTに比べ高いとされ[14]，PCIの治療戦略の選択，治療結果の判定，

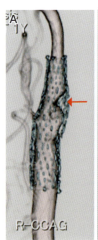 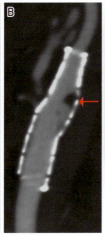 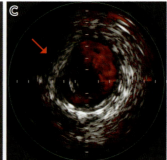 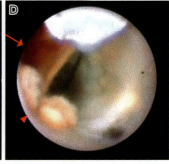

Fig.1 73歳男性，頸動脈ステント留置後再狭窄（→）
A: 3D-DSA，B: 3D-CT MIP，C: IVUS，D: 血管内視鏡では再狭窄部の近位に2こぶ状のプラーク（▶）の突出が観察された．

さらには予知の指標にも役立つ．
　頸動脈病変においては，OCTと同様に血流を遮断する必要があり，詳細な観察には病変部の通過が必要となることも合わせ，術前検査として限界がある．日本では頸動脈に対しても保険適応であり，必要に応じて頸動脈ステント留置術後の内膜状態やプラークprotorusion，ステントの密着などの評価に使用される（**Fig. 1**）．

文　献

1) Kimoto S, et al. Ultrasonics 2: 82-6, 1964
2) Lee Y, et al. IVUSの歴史, IVUSマニュアル. 7-8, 2006
3) 日比 潔，他. 日内会誌 102: 344-53, 2013
4) Stary HC, et al. Circulation 92: 1355-74, 1995
5) 鶴見有史，他. 脳外速報 17: 446-54, 2007
6) 丹野直弘，他. 光学 28: 116-25, 1999
7) Huang D, et al. Science 254: 1178-81, 1991
8) Brezubski ME, et al. Circulation 93: 1206-13, 1996
9) 財田滋穂，他. 冠疾患誌 13: 38-43, 2007
10) Kume T, et al. Circ J 69: 903-7, 2005
11) Yoshimura S, et al. AJNR Am J Neuroradiol 33: 308-13, 2012
12) Nakamura F, et al. 生体医工学 43: 8-11, 2005
13) 岡松健太郎，他. 日医大医会誌 5: 6-8, 2009
14) MacNeill BD, et al. Arterioscler Thromb Vasc Biol 23: 1333-42, 2003

Historical Review ❹
離脱式バルーンの歴史と展望

寺田 友昭

離脱式バルーンの歴史

1974年にSerbinenkoが離脱式バルーンを用いて，CCF，脳動脈瘤，AVMの治療に成功したシリーズを報告した後[1-4]，各種の離脱式バルーンが開発されてきた．Serbienkoの用いた離脱式バルーンは，ラテックスのバルーンで，離脱機構はマイクロカテーテルのチップの先端にバルーンを装着し，ラテックスの糸でカテーテル先端に固定する．この糸の巻き具合で離脱の力を調整するシステムである．その後のDebrun typeのバルーン[5, 6]も同様のシステムであり，国内でも使用された．筆者もDebrun typeのものを使用した経験があるが，ラテックスの糸の巻き方にコツがあり，弱いとpremature detachが起こり得るし，強すぎると離脱できないという問題が生じる．

国内ではTakiらは，まったく異なる離脱システムを開発した[7]．シリコンバルーンのネックの部分をPVAを介してチューブに接続し，PVAの部分に細い銅線を巻き，通電することにより熱を発生させ，その熱でPVAを溶解させ離脱させる方法を開発した．ただ，バルーンにバルブ機構はないため，バルーン内を硬化物質で充填させる必要があった．その素材として用いられたのがHEMAであった．

その後，Hieshimaら[8]はシリコンバルーンを作成した．その離脱機構としてバルブ機構を採用し，引き抜き時の離脱の強さが異なるlow, medium, highの3タイプを作成し，用途により使い分けた(Fig. 1)．また，バルーンの充填にもHEMAを使用した．その理由は，CCFなどのシャントを閉塞する場合は，バルーンを充填するのに造影剤で問題ないが，動脈瘤を塞栓する場合にはバルーンが退縮しない硬化剤が必要であったためである．HEMAは，恒久的な充填物質として理想的ではあったが，若干の容積の縮小が認められていた．これらのバルーンを用いて，direct CCFを中心とする動静脈間のdirectシャント疾患は完治させることが可能であったが，動脈瘤に対しては，バルーンの形状が必ずしも動脈瘤の形状に一致しない場合が多く，必ずしも根治には至らなかった．特に複数個のバルーンが必要な場合には瘤全体を閉塞できないことが多く，瘤内の流れの変化により破裂を助長したり，再発，再増大をきたすことが多々あった．

その後，離脱式コイルが開発されてからは，動脈瘤の治療に離脱式バルーンが用いられることはなくなった．ただし，その後もCCFなどのdirectシャント疾患や親動脈閉塞に用いられていた．離脱式コイルの普及とともに離脱式バルーンは使用されなくなり，一部のメーカーを除き生産もストップしてしまった．

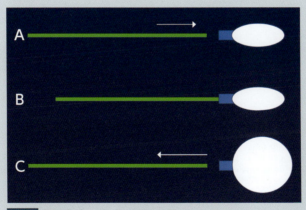

Fig.1 離脱式バルーン(Hieshima式)
A：カテーテル先端をバルーンのバルブに差し込む．
B：バルーンが装着された状態を示す．
C：バルーンを拡張させ，カテーテルを引き抜くと離脱する．

⟨abbreviations⟩

AVM: arteriovenous malformation, CCF: carotid vavernous fistula, HEMA: hydroxy ethyl metacrylate, PVA: polyvinyl alcohol

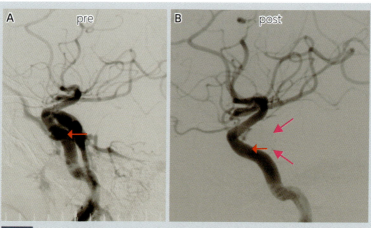

Fig.2 direct CCF症例
A：内頚動脈C3部後方に瘻孔を認める．
B：Gold valve balloonを瘻孔を越えて海綿静脈洞に挿入し，バルーンを拡張させ瘻孔を閉鎖し，離脱した．CCFは消失している．

しかし，その後もしばらくはBALT社のgold valve balloonは使用可能であった．国内では，gold valve balloonの供給が止まるまで，direct CCFに対しては，治療の第一選択としてgold valve balloonが使用されていた．

症例呈示

本バルーンを用いて治療したCCFの症例を示す．頭部外傷で数日後より右眼球突出，結膜充血が出現．血管撮影で右内頚動脈にtraumatic CCFを認めた．まず，右内頚動脈から非離脱式バルーンを用いて，瘻孔を通して海綿静脈洞内で拡張させシャントが閉鎖できるのを確認した後，2 Frのカテーテルの先端にgold valve balloonを装着し，内頚動脈の瘻孔を通して離脱式バルーンを海綿静脈洞内に誘導し，海綿静脈洞内で拡張させ瘻孔が閉鎖されているのを確認した後バルーンを離脱し，根治した（**Fig. 2**）．

今後の展望

今後，flow diverter，種々の閉塞用デバイス，コイルによりdirect シャントの治療が行われるようになってくるであろうが，個人的にはdirect CCFの治療に関しては，今も離脱式バルーンによる治療が最も良いと考えている．

離脱式バルーンは，国内では使われていないのが現状であるが，脳神経血管内治療の歴史を開いたデバイスでもある．Serbinenkoや先人たちが離脱式バルーンを開発した経緯の詳細については，小生のUCSF時代の同僚であるTeitelbaumの論文[9]を参考にされたい．

文　献

1) Serbinenko FA. Vopr Neirokhir 35: 17-27, 1971
2) Serbinenko FA. Vopr Neirokhir Jul-Aug(4): 8-15, 1974
3) Serbinenko FA. J Neurosurg 41: 125-45, 1974
4) Zozulia IuA, et al. Vopr Neirokhir Jan-Feb(1): 7-12, 1976
5) Debrun GM, et al. J Neurosurg 55: 678-92, 1981
6) Debrun GM, et al. AJNR Am J Neuroradiol 3: 407-14, 1982
7) Taki W, et al. Neurol Med Chir (Tokyo) 21: 709-19, 1981
8) Hieshima GB, et al. Radiology 138: 227-8, 1981
9) Teitelbaum GP, et al. Neuorsurgery 46: 462-70, 2000

VI 治療学

1 治療材料学
治療に必要な材料の特性

A. コイル
①各コイルの特性（やわらかさ，太さを決めるコンセプト，離脱方法）

佐藤 徹

はじめに

本稿では現在市販されている動脈瘤塞栓用コイルの一般的な構造と各種コイルの特徴につき概説する．

プラチナコイルの基本的構造（Fig, 1）

脳動脈瘤塞栓術用コイルの構造はプラチナの素線（filament, stock wire）がらせん状に巻かれ（一次コイル，primary wind），それを一定の直径で巻くことによりできており，この形状を二次コイル（secondary wind）と呼ぶ[1, 2]．通常「何 mm，何 cmのコイル」というのは二次コイルの直径（最大径）および全長を示している．

1990年代はらせん状に二次コイルの形状が付いたヘリカル（helical）コイルがほとんどであったが，現在ではさまざまなループ，ターンを組み合わせたcomplex shape（3D）のコイルの方が主流となっている[3]．

プラチナコイル本体にはこれを押すためのデリバリーワイヤーが接続されている．ステンレスコアワイヤータイプと中空のハイポチューブタイプの２種類があり，近年は段階的に太さ，材質を変えることによりコイルのpushabilityを改良したワイヤーが多数登場している．

コイルとデリバリーワイヤーの接続部分はdetachment zoneと呼ばれ，機械式，電気式などの各離脱方式に応じた構造が付与されており，機械式であれば保持リングとワイヤーの位置にずれを生じさせることで，電気式であれば通電により離脱部位が分解されることにより，コイルとデリバリーワイヤーが離脱される．

また，ほとんどのコイルには一次コイルが伸長しすぎて二次コイルの形状が保てなくなる（いわゆるアンラベル）を防止するため，二次コイルの内部にポリプロピレン，ポリグリコール酸（PGA）の糸もしくはプラチナ線が装着されており，この構造はSR機構と名付けられている．

コイルの挿入しやすさを決める因子[4, 5]

コイルのやわらかさ（softness）

これはコイルの巻き方によって基本的に定義されk factorと呼ばれている[1]．K factorは素線径の４乗に比例し，一次コイル径の３乗に反比例し，大きいほどコイルは硬くなる．

$$k = (D1)^4 G / 8 (D2)^3 n$$

D1：素線径，G：金属の剛性率，D2：一次コイル径，n：コイルピッチ（一次コイル形成時の素線間の間隙）

上の式をもとに考えると，k factorを小さく（コイルをやわらかく）するためには素線を細く（D1を小さく），一次コイル径（D2）を大きくすればよい．またコイルピッチの間隔を大きくするのもある程度は有効である．

ただし，実際の治療においてはk factorの小さいコイルがやわらかく挿入しやすい，という原則は必ずしもあてはまらない．その理由は治療中に術者が感じる手と目の感覚には以下の因子も関与することが考えられるからである．

二次コイルにつけられたコイル形状

Helical coilに比べると3D complex形状のついたコイルの方が瘤内に収まりやすい，という報告が相次いでなされたこともあり[6, 7]，3D complexコイルの導入以降，コイルの形状もコイルの挿入のしやすさに寄与している，と考えられている．また，complex shape coilには大まかに分けて，(a)三次元的に折り畳まれた形状を保とうとするもの（内向き）と(b)折り畳まれた形状を保つのではなく，外向きに広がろうとするタイプ（外向き）があり，(b)の亜型とし

〈abbreviations〉
MC: micro catheter , PGA: polyglycolic acid, POD: penumbra occlusion device, PVA: polyvinyl alcohol, SR: stretch resistance, VER: volume embolization ratio, VFC: versatile filling coil

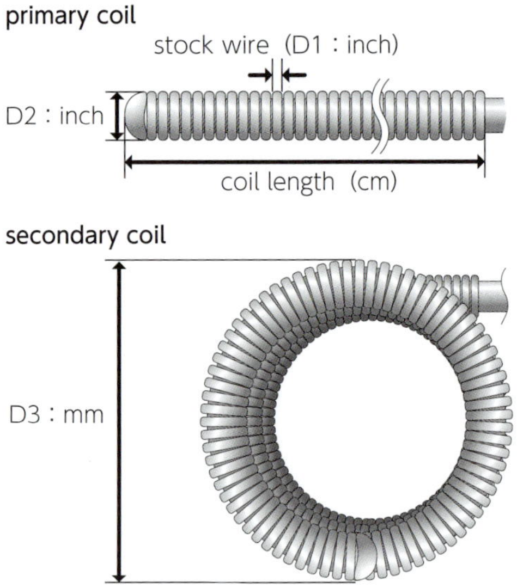

Fig.1 動脈瘤塞栓術用プラチナコイルの基本構造

primary coil: 一次コイル，secondary coil：二次コイル
stock wire: 素線，coil length: コイル長
D1: 素線径，D2: 一次（プライマリー）コイル径，D3:二次コイル径

（文献2をもとに作成）

て，(c)形状がほとんど付けられていないもの，に分けられる[8]．(a)はx, y, zの各方向に1:1:1に広がろうとするため，aspect ratio（動脈瘤の高さ/ネック径）の小さい動脈瘤，すなわち底浅の瘤での使用に関しては注意を要する，ということ，(b)ではMCの位置を微妙に変えながら早めに瘤壁に密着させてコイルの動きをコントロールしてしまうこと，は覚えておいてほしい．

ただし，コイル形状に比べると上述のやわらかさの方が寄与する部分が大きいことは明らかであり，また複雑な形状のコイルの挿入しやすさは瘤もしくは瘤内の間隙の形状によっても異なるため，どの形状が畳み込みやすいか，という特徴が実際の臨床現場においてデータどおりに反映されるとは限らない．

マイクロカテーテルのキックバック（kickback）

Kickbackとはコイルを瘤内に挿入していく際にMCが反跳作用で押し戻される現象である．この現象は硬いコイルを巻いているときと，コイルを挿入し終わる直前に起こることが多く，前者は硬いコイル自身が瘤内でうまく畳み込めないことで生じると考えられ，後者はコイル離脱部位近傍の剛性が関与していることが推察される[9]．

SR機構

SRの中にある糸もしくはナイロンの硬さだけではなく，その長さに一定の余裕（たわみ）がないとコイルが折り畳まれる際にSRの長さが相対的に足りなくなることによりロックされることがあるので注意が必要である[10]．

デリバリーワイヤー

デリバリーワイヤーの材質のみならずその重心バランスもコイルのpushabilityに関与するため，コイル挿入しやすさに関連すると考えられる．近年ではpushabilityを上げるべく，デリバリーワイヤーの太さ，材質などを段階的に変化させるなどの工夫が施されたシステムも多数登場している．

上述のとおり，「コイルの挿入しやすさ」という術者が最も術中に気を配る点においては多くの因子が関与しており，単純な方程式は成立しない．ただし，コイルの構造，各部位の材質およびサイズ，各コイルの差異について把握したうえで使用することはコイルを"適材適所で使用すること"につながると考えられる．

各社コイルの特長（Fig. 2）[4, 5]

以下に各社の代表的なコイルにつき概説する．また，筆者の経験に基づく主観的な判断ではあるがframing, filling, finishingのどの場面での使用に適しているか，については各コイル名の後ろにFR，FILL，FINISHと記す．また，各

Ⅵ 治療学

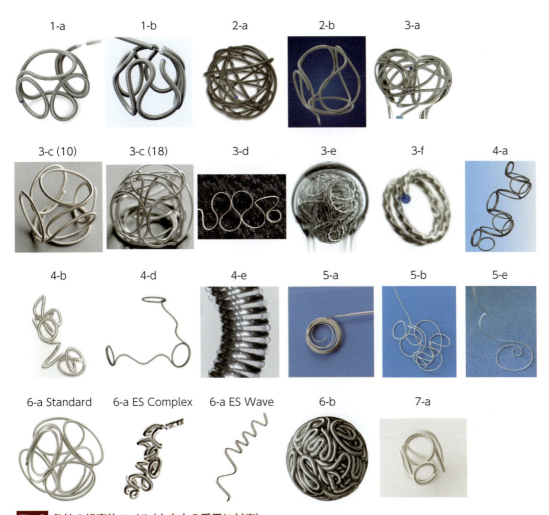

Fig.2 各社の代表的コイル（本文中の番号に対応）

1-a: Target 360, 1-b: Target 3D, 2-a: Axium 3D, 2-b: AXIUM PRIME FRAME, 3-a: Orbit Galaxy, 3-c (10)：MICRUSFRAME 10, 3-c (18)：MICRUSFRAME 18, 3-d: MICRUSFRAME C, 3-e: DELTAFILL 18, 3-f: DELTAXSFT, 4-a: Hydroframe, 4-b: Hypersoft 3D, 4-d: VFC, 4-e: Hydrofill (hydrogel coil), 5-a: ED 14, 5-b: ED complex, 5-c: ED ∞, 5-d: ED extrasoft Type R, 6-a Standard: SMART coil standard, 6-a ES Complex: SMART coil Complex Extra Soft, 6-a ES Wave: SMART coil Wave Extra Soft, 6-b: PC400, 7-a: Barricade complex framing coil

コイルの詳細データについては紙数の都合上割愛する．

✚ Stryker

InZoneというバイポーラ電気式離脱システムで離脱の速さと信頼性を担保している．

✚ Target 360: FR，FILL，FINISH（1-a）

同社の主力商品である3D complexタイプ．最初のloopは表示径の75％となっており，その後は90°，180°のターンの組み合わせで瘤壁にfitするような外向きデザインとなっている．この形状はさまざまな形の動脈瘤のframingに適しており，universalな印象がある．また，サイズも豊富で一次コイル径が0.0135インチと最も大きいXLがあり，続いて0.010インチではstandard, soft, Ultra, そしてfinishingを意識して作成されたNano, と硬さのラインアップも豊富である．

✚ Target 3D: FR（1-b）

GDC 3Dの後継と位置付けられるコイルで，360とは違いshape memoryが内向きとなっており，しっかりとしたframe作成に有用である．

✚ Target Helical: FR，FILL，FINISH（1-c）

ヘリカルコイルのラインアップについては各社とも以前に比べ激減してきているが，Stryk-

359

er社はXL soft, Ultra, Nanoと３種類の硬さの
ラインアップを有している.

❖ Medtronic

AXIUMという単一ブランドで名称が統一さ
れているが, その中には３DとHelixの２種類
の形状がある. ３D(**Fig. 2**, **2-a**)はあまり形
状が付いておらず, 比較的大きい一次コイル径
(0.0125〜0.0145インチ)を持つこともあり, 大
型瘤のframing〜fillingに適している. 一方, ６
mm以下のサイズはPRIMEというブランド(SS
とESの２つのサイズあり)があり, 素線径と一
次コイル径を小さくしてコイルをやわらかくす
ることでVERをかせげるようにしている. 小
型〜中型瘤のfillingに適したコイルである. 特
にESはfinishing coilの中では最も大きい一次コ
イル径(0.0108インチ)を持つ.

2018年になり, framingに関してAXIUM
PRIME Frame(3〜25 mm, **Fig. 2**, **2-b**)が
登場した. PRIME Frameは最初と最後のルー
プが75％サイズ径のclosed loopでその中間がΩ
loopとなっており, しっかりとしたcagingが可
能である.

また機械式(ワイヤー式)離脱方式は最も短時
間でコイル離脱が可能であり, 信頼性も高い.
デリバリーワイヤーのやや近位側を折ることに
より強制離脱も可能である.

❖ Cerenovus (J&J)
(前社名 Codman Neurovascular)

もともとは水圧離脱式の単一のcomplex
shape coilを取り扱っていたが, Micrus社の
コイルを加えラインナップが大幅に増加した.
Orbit Galaxyは水圧離脱方式であるが, その後
継であるG3を含め今後同社のコイルはbipolar
電気離脱方式(EnPower)に統一される.

✚ Orbit Galaxy: FR, FILL (3-a)

同社を長らく代表してきたコイル. Complex
typeは特徴的なrandom loopを有しており, 巻
き直すたびに違った動きをする. 一次コイル
径が0.012インチと太目であるにもかかわらず
やわらかく隙間を埋める動きを見せるため,
VERをかせぎたいときのfilling coilとして非常
に有用である.

✚ Galaxy G3: FR, FILL (3-b)

Galaxyの後継として2018年に登場した. コ
イルに関してはGalaxyとほぼ同一であるため,
上記Galaxyの特性はそのままだが, デリバリー
ワイヤーおよび離脱システムが変更となった.
特に離脱システムの変更でEnPowerシステム
独特のダブルリング構造により, 以前よりも
MCのキックバックが軽減された. 今後, fin-

ishing coilとして小径サイズのG3 miniも登場
予定である.

✚ MICRUSFRAME S (10 & 18) : FR (3-c)

10と18はそれぞれ旧Micrus社のMicrus-
phere, Presidio(Microsphereが二重に巻かれ
た構造)の後継である. このコイルの特長は
Box-like(内向き)のshape memoryであり, 動
脈瘤でのframingはもとより, 母血管閉塞時の
anchoring coilとして有用である.

✚ MICRUSFRAME C : FR, FILL (3-d)

旧Micrus社のCASHMEREの後継. Ω形状の
infinity loopが平面上に付けられており, 典型
的な外向きコイルである. 強固なcageがほし
いとき, あるいは不整形の瘤のframingに適し
ている.

✚ DELTAFILL: FILL (3-e)

DELTAMAXXの後継である.0. 015インチ
と太いが, DELTAWIND(デルタワインド)と
いう三角形の一次コイルがねじられたような
形により壁にぶつかると畳み込んで方向転換し
やすく, 瘤壁に沿った動きをする. 大きい動脈
瘤のfillingにおいて瘤の間隙をしっかりと埋め,
VERを上げやすい. また, 母血管閉塞におい
ても非常に有用である.

✚ DELTAXSFT: FINISH (3-f)

Deltaplushの後継である. DELTAWIND構
造を有し, 畳み込んで方向転換しやすいという
特徴を持つ. カテーテルの出し入れによりこの
特徴が活かされやすいので特に分岐部型の瘤の
finishingにおいて効果を発揮しやすい.

❖ Terumo

2006年にMicroVention社を買収し, コイル
販売をスタート. この会社には特徴的なコイル
が多く, 中でも膨潤により体積が増加するHy-
drogelを内蔵したHydrocoilは画期的なコンセ
プトであった. 現在では挿入しやすさとパッ
キングボリュームのバランスを取ったhydrogel
coilのラインナップに変化している. V-Trakと
いうbipolar電気離脱方式を採用している.

✚ Hydroframe: FR, FILL (4-a)

独特の３次元構造を持つコイルで外向き, 内
向きの両方の性質を持つCosmosをplatformと
しているhydrogel coil. 最初のループ, ２番
目のループはそれぞれ表示径より２ mm, １
mm小さく, その後のループも微妙に径の変化
がつけてある. ある程度の不整形の瘤にも対応
可能で, frame in frameで連続して使うと非常
に強固なcageを作成できる. Hydrogelがコイ
ルの外形よりもほとんど出っ張らないように(完
全膨潤時に0.0013インチ)含有したコイル. 名

VI 治療学

称からはframingでの使用に限定されるように思われるが，filling coilとしても有用である.

⊕ Hypersoft 3D: FINISH（4-b）

独特の３D形状とコイルのやわらかさが相まって隙間を埋め，充填率を上げやすいfinishing coilである．キックバックも小さい．一方デリバリーワイヤーの先端がコイルワイヤーで作成されているため，無理な力をかけるとコイル，デリバリーワイヤー先端ともにアンラベルしやすいため注意が必要である.

⊕ Hydrosoft 3D: FILL，FINISH（4-c）

Hypersoft ３Dに類似した構造を持つ．素線径を細く，一次コイル径を太くすることによりコイル挿入時のやわらかさを担保し，留置後はhydrogelによりpacking volumeをかせぐ，というコンセプトで作成されている．Fillingからfinishingにかけての集中的使用が効果的である.

⊕ VFC: FILL（4-d）

数あるcomplex coilの中でも最も特徴的なwave & loop構造を有する．特に塞栓術中のコンパートメントを探して埋める性能に優れており，挿入速度を変えることよりコイルの挙動，分布をある程度制御できる．SR機構は有するが，途中での方向転換が大きいため，引き戻し操作はアンラベリングにつながりやすい.

⊕ Hydrofill: FILL（4-e）

第２世代のhydrogel coilであるが，大型瘤でのfillingを想定してhydrogelの含有量を増やしてあり，完全膨潤時には0.015～0.018インチと太くなる．形状はヘリカルタイプのみ.

⊹ Kaneka

離脱機構はmonopolar電気式であり，対極板を体表に貼りつける必要がある．通常コイル離脱部位はコイルマーカーとMCのセカンドマーカーの位置を透視上合わせることで確認するが，同社のコイルはクリップ装着後に鳴る機械音が鳴りやんだ時点で離脱部位に到達しており，離脱部位への到達が聴覚的にも確認できる．また，ジェネレータのボタンを２秒以上長押しすることにより，強制離脱も可能である.

また，離脱部位はPVA（ポリビニルアルコール）でできており，この部位を生理食塩水で膨潤することにより，通電による瞬時の離脱を可能にしている.

⊕ ED 14：FR（5-a）

独特のαスパイラル形状がついており，Helicalと3-Dの良さを組み合わせたコンセプトの一次コイル径0.014インチと太目のコイルである．やや硬めでMCのキックバックも大きめであるが，しっかりとしたcageが作成できる.

⊕ ED complex：FR，FILL（5-b）

独特のループ構造をしており，後半ループが前半ループ（これが呼称径である）よりも1.5mm大きくなっている．Frameが決まれば安定感は強い．外向きの形状が強いためfillingにおいてはcompartmentを消すような動きが期待できる.

⊕ ED ∞:（5-c）

形状のないコイルの代表格である．Soft（10，20，30 cm）とextrasoft（10，15 cm）の２種類の硬さがある．挿入速度を早くすれば広がる動きを，遅くすれば畳み込む動きを取る．ネックが狭い不整形の瘤，あるいはstent assistでのframingおよびfillingでの使用に適している.

⊕ ED extrasoft Type R: FINISH（5-d）

Finishing coilの草分けでありコイル自体のやわらかさは後発の他社コイルほどではないが，MCのキックバックの小ささでは依然トップレベルである[9]．ヘリカルコイルであるがピッチとSR機構に余裕を持たせたType Rでは畳み込みやすくなった.

⊹ Penumbra

PC 400というVERを飛躍的に上げるコイルの導入で脚光を浴びた．現在はSMART coilとの２本立てとなっている．SR機構はPC400がナイチノールであるのに対し，SMARTではHD Ultrafiberというやわらかい素材を用いている．離脱方式は機械式（ワイヤー式）離脱であり，Axiumと同様に強制離脱が可能である.

⊕ SMART coil: FR，FILL，FINISH（6-a）

通常サイズのMCに対応したコイルであり，framingからfinishingにも対応するラインナップである．StandardとSoftは一次コイル径が0.0125インチと大きいが，他のコイルよりも挿入時の抵抗が少なくなるように設計されている．Framingからfillingにかけての挿入しやすさ，cage形成能力のバランスが良い．またfilling終盤からfinishingにかけて用いられるExtra Softも0.0105インチと太目である．Extrasoftにはcomplexとそれよりも形状を弱めにしたwaveの２種類の形状がある.

⊕ PC 400：FR，FILL，FINISH（6-b）

素線を細めに設定しながら一次コイル径は0.020インチと各社コイルの中で最大である．Framingのみならず，fillingからfinishingにかけてもExtra Softのラインナップがあり，またComplex，Curve（ヘリカルに近い形状），Jと形状も豊富である．PX Slimという0.025インチ内腔のMCが推奨である．また，母血管閉塞用に先端部分のコイルに特殊形状を付けたPOD

361

というタイプもある.

▫▫▫ Blockade (7-a)

Barricadeというブランドで2017年に発売開始. Framing (complex), Filling (helical), Finishing (complex & helical) の4種類があり, ComplexはBox shapeの内向き形状である. Finishing coilは特にやわらかく, 細径の母血管閉塞にも使いやすい. SR機構にはPODとポリオレフィンが用いられている. 離脱方式はmonopolar電気式である. デリバリーワイヤーのバランスもよく, キックバックも小さい.

最後に

脳動脈瘤塞栓術に用いられるコイルの特性および各コイルの特長を概説した. 技術が卓越していればコイルについて詳細に知らなくても塞栓術はほとんどの症例で可能ではあるが, 逆に使用する機器(特にコイル)の特性, 長所と短所を理解することにより, 卓越した技術がなくとも安全かつ有効な治療が達成できる, と筆者は考えている.

文 献

1) White JB, et al. AJNR Am J Neuroradiol 29: 1242-46, 2008
2) 大橋経昭, 他. JNET 81-7, 2013
3) Hui FK, et al. J NeuroIntervent Surg 6: 134-8, 2014
4) 石井 暁. 「超」入門 脳血管内治療. メディカ出版, 2012, pp49-56.
5) 佐藤 徹, "プラチナコイル(各種コイルの構造と特性)", 10-23(大石英則編. 脳動脈瘤に対する血管内治療 知行合一. メジカルビュー社, 2017)

6) Matsubara N, et al. Neuroradiology 53: 169-75, 2011
7) Slob MJ, et al. AJNR Am J Neuroradiol 26: 901-3, 2005
8) 佐藤 徹, "不整形動脈瘤に対するコイル塞栓術", 37-44(脳血管内治療の進歩 2013. 診断と治療社, 2012)
9) Kanenaka N, et al. JNET 10: 88-92, 2016
10) Miyachi S, et al. Interv Neuroradiol 16: 353-60, 2010

Ⅵ治療学

1 治療材料学
治療に必要な材料の特性

A. コイル
②コイルの挙動，壁への圧負荷

面髙 俊介／松本 康史

歴史的経緯

　脳動脈瘤塞栓術に用いられる離脱式コイルは，1997年に本邦で初めて薬事承認されて以来さまざまな改良が加えられ，現在では多種のコイルが使用可能となっている．その改良の対象は，コイルそのものの形状や柔軟性，離脱方式，離脱部分の特徴，stretch resistant機能，surface modified coilなど多岐にわたる．瘤内におけるコイルの挙動や瘤壁への圧負荷にはこれらのすべてが関与する可能性があるが，この中でもコイル形状や柔軟性の与える影響は大きいと考えられ，安全で有効な塞栓を行ううえで認識する必要がある．各社で特徴的形状を有するコイルが開発されており，最近では2012年よりTarget Nano（日本ストライカー），Penumbra PC400（メディコスヒラタ），2016年よりAxium Prime（日本メドトロニック），SMART（メディコスヒラタ），Barricade（センチュリーメディカル）といった柔軟なコイルが使用可能となっている．

基礎知識と相違点

　コイルは素線を巻いた一次コイルにさまざまな形状記憶（二次コイル）を付けることによって作られている．素線の径や巻き方によって一次コイルの径や性状が異なり，さらにこれを元に多くのバリエーションの二次コイルが作られている．瘤内におけるコイルの挙動と瘤壁への圧負荷には，これら一次・二次コイルがともに大きく関与する．

　瘤内の挙動においては二次コイルが主な役割を担っており，その形状はヘリカル，コンプレックス，内向きや外向き展開などと表現される．同径の螺旋で平面的ループに構成されるのがヘリカルコイルである．ヘリカルコイルは，瘤壁や先に留置したコイルによって，受動的に向きを変え立体的に留置される．あらかじめ立体的な形状が記憶されているものは3Dコイルあるいはコンプレックスコイルと呼ばれている．形状は各コイルによってさまざまなものがある．三次元形態を保ち瘤内にまとまる傾向のあるものは内向き展開，瘤壁に密着するものは外向き展開，と言われることもある．直線とカーブを組み合わせるなど特殊な形状を付けることで，先に留置したコイルの隙間を塞栓していくようなコンセプトのコイル〔ED∞（カネカ），VFC（テルモ）など〕もある．

　瘤壁への圧負荷は，術中破裂といった重大な合併症につながる可能性があり，重要である．瘤壁への圧負荷にはコイルの柔軟性，マイクロカテーテルの瘤内における位置，コイルの挿入速度などが関与すると言われている[1]．他にもマイクロカテーテルとコイル間の摩擦やコイルの二次形状，マイクロカテーテルの蛇行なども瘤壁への圧負荷に関与する可能性がある．また瘤壁へかかる圧力は，術者が手元で抵抗として感じる圧力とは必ずしも相関しないとも言われており[1]，合併症の回避にはこれら瘤壁への圧負荷に関与する因子を認識する必要がある．

　このなかでも，コイルの柔軟性は圧負荷の軽減に大きく寄与すると考えられるが，柔軟性を規定するものとしては素線径，一次コイル径，一次コイルのピッチなどがある．コイルの硬さは（素線径）^{4}／（一次コイル径）^{3} に相関するとされ，柔軟性は素線径の影響を受けやすい[2,3]．現在使用可能な代表的なやわらかいコイルの素線径および一次コイル径をTable 1にまとめた．コイル塞栓術が行われるようになった当初は素線径0.003 inchであったものが，現在0.001 inchのコイルが使われるようになっている．Penumbra PC400は細い素線径を保ちながら太い一次径を実現した理論的には最も柔軟なコイルで，太い一次径であることからも高い充填率が期待できる[4]．ただし，Penumbra PC400は太い一次径のため，大径のカテーテルを要することに留意する必要がある．SMARTコイルは現

363

Table 1 各メーカーの柔軟なコイルの素線径および一次径

	メーカー	素線径 (inch)	一次径 (inch)
Target Nano	日本ストライカー	0.00125	0.01
Axium Prime ES	日本メドトロニック	0.0013	0.0108
Galaxy xtrasoft	J&J	0.0015	0.012
HyperSoft	テルモ	0.00125	0.01
ED Type R/∞ extrasoft	カネカ	0.0014	0.01
SMART extrasoft	メディコスヒラタ	0.001	0.0105
Penumbra PC400 extrasoft		0.00125	0.02
Barricade finishing (1〜2.5 mm)	センチュリーメディカル	0.00125	0.01

在使用可能なコイルのなかで最も素線径の小さい柔軟なコイルで，特殊な一次コイル構造を有することでコイルの位置によって柔軟性を変化させており，コイル遠位端と近位部がさらに柔軟に作られている．その高い柔軟性やカテーテルキックバックの抑止効果から，有用性が期待されている[5]．

脳血管内治療における重要性

コイル塞栓術には動脈瘤の形態や塞栓の段階によって適切なコイルの形状，柔軟性，二次径，長さの選択が求められる．塞栓の段階には最初に瘤内で枠組みを作るframing，その後内部を詰めていくfilling，最終段階でさらにネック近傍を密に閉塞するfinishingがある．コイルの選択は動脈瘤径に合わせ，最初は大きな径で長いコイルを選択し，その後サイズダウンしていくのが原則である．塞栓の段階が進むにつれてよりやわらかいコイルを選択することが多い．硬めのコイルは大径の動脈瘤や未破裂動脈瘤に向いており，特にframingやfillingに使用され，長期的に形態が安定しておりコイル充填率の向上にも寄与する可能性がある．柔軟なものは小径の動脈瘤やfinishingに適している．

コイル塞栓術は，開頭クリッピング術に比べ術後再開通あるいは再出血を来す頻度が高く，再発防止には高いコイル充填率が重要とされる[6, 7]．再発防止には全体の充填率よりもframingコイルの充填率が重要とも報告されており，framingには十分な長さが必要となる[8]．長いコイルは小径の動脈瘤における高い充填率達成のために重要で，医療費削減の観点から有用とされる[9]．

一方で，瘤径が小さいものほどframingに失敗することが多く，コイル長が長いことに起因することが多いというジレンマが存在する[10]．Fillingコイルはframingコイルよりやわらかく，徐々にコイルサイズを小さくしながらコンパートメントを作らないよう，動脈瘤のなかにできるだけコイルを詰めていく．やわらかいコイルほど塞栓率を向上させるが，コイルによってはアンラベリングなどのトラブルが起こりやすくなることに注意を要する．Finishingコイルは，残存する隙間を探して閉塞しながらフレーム内でネック近傍を密に詰める機能が求められ，二次コイル径の小さい柔軟なコイルを選択することが多い．

近年各社で販売されている柔軟なコイルは，これらfillingおよびfinishingにおける安全性や充填率の向上に寄与する可能性があり，有用と考えられる．

文　献

1) Lamano JB, et al. Neurosurgery 75: 707-16, 2014
2) White JB, et al. AJNR Am J Neuroradiol 29: 1242-6, 2008
3) 大橋経昭, 他. JNET 7: 81-7, 2013
4) Milburn J, et al. J Neurointerv Surg 6: 121-4, 2014
5) Spiotta AM, et al. World Neurosurg 97: 80-5, 2017
6) Li H, et al. Stroke 44: 29-37, 2013
7) Slob MJ, et al. Neuroradiology 47: 942-5, 2005
8) Ishida W, et al. J Neurosurg 125: 705-12, 2016
9) Sadato A, et al. Interv Neuroradiol 21: 161-6, 2015
10) Khatri R, et al. Neurosurgery 72: 452-8, 2013

Ⅵ治療学

1 治療材料学
治療に必要な材料の特性

A. コイル
③ Surface modified coil

児玉 智信／村山 雄一

はじめに

治療手技として確立されてきたコイル塞栓術であるが，問題点もある．その大きな問題点の一つは，コイル塞栓術後の再治療率の高さである．2002年，ISATにて開頭クリッピング術に比してコイル塞栓術の優位性が報告された．しかし，再治療率を比較するとコイル塞栓術は開頭クリッピング術よりも約2.5倍も高い[1]．特に直径が15 mmを超えるlarge aneurysmにおいては，一度で治療が終わるのは42％に過ぎず，残りの58％は再度のコイル塞栓術や外科治療，親血管閉塞などが必要となっている[2]．この原因は，動脈瘤開口部が血管内皮細胞に被覆されず，かつ動脈瘤内部の不十分な器質化のためと考えられている[3]．

東京慈恵会医科大学脳神経外科では，この問題を解決すべく，表面修飾の技術を用いてコイル塞栓術による動脈瘤内の器質化促進を試みてきた．今までさまざまな生理活性物質などをコイル表面に修飾してきたが，いずれも動物実験止まりであった．1991年GDCコイルが上市されて以降，10年近くそのような状態が続いていたが，2001年米FDAはMurayamaらが開発した世界初のsurface modified coilであるMatrixコイルを承認した．現在までに世界で7万例以上の症例で使用されている．本稿ではsurface modified coilに関するわが国の現状および今後の展望と課題について述べる．

Surface modified coilの作用機序

従来のプラチナ製コイルの作用機序は，瘤内で密に詰められたコイルによる血行力学的作用機序で血液が停滞し，続いて停滞した血液が血栓化することにより最終的に動脈瘤を閉塞しようとするものである．しかし，生物学的に不活性であるプラチナが瘤内の血栓化を待つ間にも，留置されたコイルは血行力学的ストレスにさらされることになり，そのため閉塞された部位の再開通による再治療を余儀なくされるケースも少なくない．そこで，これらの問題点を改善すべくさまざまな生理活性物質等によるコイル表面への修飾が試みられた[4-8]．しかし，いずれも動物実験では良好な成績が得られているものの，いまだ実用化に至っていない．

欠損している組織の細胞と，増殖のための足場となる高分子を組み合わせたところに，外部から成長因子などのシグナルを与えて細胞を効果的に増殖させ，増殖した細胞が組織として機能する段階に至った時点で，足場の高分子は吸収される．このような考え方を応用して，動脈瘤を生体反応性の低い金属の塞栓物質で埋めるのではなく，高分子（BPM）を留置することにより動脈瘤の治療を期待するものが生体反応性コイル（bioactive coil）である．生体反応性コイルには生分解性ポリマーが用いられている．これらは2種類のポリマーを共重合させており，その比率を変えることにより分解速度をコントロールできる．高分子の分解の際に生じる弱い炎症反応によってもたらされる線維芽細胞の増殖により瘤内の血栓の瘢痕化を促進し，正常な動脈壁の再構築を期待するものである[4, 5]．生体反応性コイルはsurface modified coilの一形態と言える．

生分解性ポリマーの分解を利用した生体反応性コイル以外に，動脈瘤内の塞栓率を高めることを目的にしたものもある．多孔性のハイドロゲルをコーティングしたHydroCoilなどは，生体反応を期待しないsurface modified coilである．

〈abbreviations〉

BF: body filling, BPM: bioabsorbable polymeric materials, CO/NR: complete occlusion/neck remnant, DES: drug eluting stent, FDA: food and drug administration, ISAT: international subarachnoid aneurysm trial, PGA: polyglycolic acid, PGLA: poly d-l-lactic glycolic acid

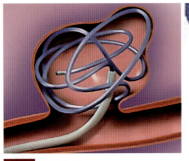

Fig. 1 Matrix2
(日本ストライカー)

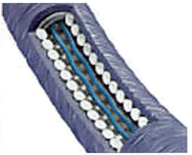

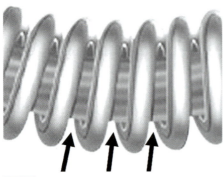

Fig. 2 Cerecyte
(J&J)

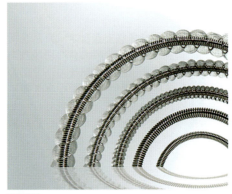

Fig. 3 HydroCoil/HydroSoft
(テルモ)

国内で使用されているsurface modified coil

Matrix2（日本ストライカー，Fig. 1）

　Platinum coilの表面に生分解性ポリマーをコーティングしたコイルである．最大の特徴として，動脈瘤内に留置後に生分解性ポリマーが血管内皮と反応して創傷治癒機転を惹起することにより，内皮増性反応が惹起され，動脈瘤開口部にあらたな血管内皮が増性されることが報告されている．このコイルに使用されているBPMsにはPGLAが用いられている[4]．

Cerecyte（J&J，Fig. 2）

　通常のplatinum coilの二次コイルと，コア・ワイヤーの間にコイルのアンラベル防止のため挿入されていた非吸収糸（ポリプロピレン）を，吸収性のPGAの縫合糸を6本の往復で通した構造のコイルである[9]．

HydroCoil/HydroSoft（テルモ，Fig. 3）

　瘤内の塞栓率を上昇させるために，従来のplatinum coilの周囲に多孔性のハイドロゲルをコーティングしている．約0.2 mmのplatinum coilの表面にあるハイドロゲルは，血液と接触した後約2倍から最大11倍まで増大し，瘤内の閉塞率を上昇させる[10]．HydroCoilはbare platinum coil表面にハイドロゲルがコーティングされているが，HydroSoftはplatinum coilのコア・ワイヤーの間にハイドロゲルが挿入されている．これは，いわゆるbioactive coilと一線を画すコイルであり，単純に動脈瘤内の体積塞栓率を増加させることに主眼を置いている．

最近の知見，文献的考察

　Whiteら[11]は，2nd generationコイルを用いた動脈瘤塞栓術の治療成績に関するsystematic reviewを報告している．PGLA coated coilの報告は，14の研究報告，1,215動脈瘤に及んでいる．このreviewではCO/NRが80％で，平均7.6か月の経過観察ではCO/NRが75％，BFが25％という結果で再治療率は13％に認めた．
　このように，現在までのsurface modified coilの再開通率は従来のbare platinum coilによる成績を凌駕するものではない，という報告が散見される．しかし，これらの報告の多くはPGLA coated coilでも第一世代であるMatrix 1を使用したものである．初期のMatrix 1はコ

イル表面のデザインの問題から，カテーテルもしくは動脈瘤内でのfrictionが多く，tight packingが困難であった.

2005年以降導入されたMatrix 2はこれらの問題を改良し，通常のplatinum coilに近い操作性になっている．これら初期のMatrix 1とMatrix 2を比較したIshii らの報告[12]では，Matrix 1に比べてより閉塞率が上昇している．さらに，GDCと比較した中期follow upも閉塞率が43％から64％に上がっており，自然血栓化が促されているとも考えられた．2014年，Matrix 2とGDCの治療成績を比較する他施設共同ランダム化非劣性試験であるMAPS Trialが米国で行われ，その初期成績が報告された．全米で626人の患者が登録され，1年後の再発率はGDCコイル群で14.6％，それに比してMatrix 2コイル群は13.3％であり，これによりMatrix 2コイルの非劣性が示された[13]．MAPS Trialは5年間のフォローを予定しており，今後の長期成績の報告が待たれるところである.

今後の展望

現在までにbFGF，VEGFなどのさまざまな生理活性物質をコイル表面へ修飾することにより，動脈瘤内の器質化促進が試みられてきた．しかし，いずれも動物実験では良好な成績が得られているものの，いまだ実用化に至っていない．これは以下の3つの条件を満たしていないことにあると考えている[14].

①コイルのfriction，柔軟性等の機械的特性を失わない.
②滅菌可能であり，長期保存が可能である.
③生体安全性を証明できる.

上記3つの条件を満たすことを考えると，growth factor等の生理活性物質で表面修飾されたsurface modified coilを実用化するのが非常に難しいことがわかる.

しかし，新たなsurface modified coilの開発も進行中である．生体安全性が証明されたさまざまなpolymerの組成を変更したin vitro studyの報告から，より詳細な動脈瘤内の血栓化のmechanismが解明されてきている[15]．また循環器領域で普及したDESのように，コイル表面に薬剤を担持させたコンビネーション製品も開発中である[14].

一方で，臨床現場での現在までのsurface modified coilの治療成績結果が示唆することは，mechanicalなtight packingが従来同様，必要であるということと，脳動脈瘤塞栓術の再開通に関しては生物学的因子による動脈瘤の創傷治癒を促すのみならず，同時に血行力学的因子の解決も試みる必要があるということを忘れてはならない.

文 献

1) Molyneux A, et al. Lancet 360: 1267-74, 2002
2) Sluzewski M, et al. AJNR Am J Neuroradiol 24: 257-62, 2003
3) Bavinzski G, et al. J Neurosurg 91: 284-93, 1999
4) Murayama Y, et al. J Neurosurg 94: 454-63, 2001
5) Murayama Y, et al. Stroke 34: 2031-7, 2003
6) Matsumoto H, et al. Neurosurgery 53: 402-8, 2003
7) Abrahams JM, et al. AJNR Am J Neuroradiol 22: 1410-7, 2001
8) Ohyama T, et al. Neurol Med Chir (Tokyo) 44: 279-85, 2004
9) Bendszus M, et al. AJNR Am J Neuroradiol 27: 2053-7, 2006
10) Kallmes DF, et al. AJNR Am J Neuroradiol 23: 1580-8, 2002
11) White PM, et al. AJNR Am J Neuroradiol 30: 219-26, 2009
12) Ishii A, et al. Neurosurgery 63: 1071-7, 2008
13) McDougall CG, et al. AJNR Am J Neuroradiol 35: 935-42, 2014
14) Kodama T, et al. J Biomed Mater Res B Appl Biomater 101: 656-62, 2013
15) Yuki I, et al. J Neurosurg 107: 109-20, 2007

Historical Review ⑤
コイル開発の歴史と展望

宮地 茂

❚ コイルの元祖"GDC"の開発の歴史

　1980年代後半の米国の脳動脈瘤入院患者はおよそ4万人いたと考えられており，その半数以上の患者が全身状態不良や高齢のため保存的に経過観察されていた．初回破裂による死亡率も高く，この保存療法よりも優れた臨床結果を生み出すために，新たな治療方法が模索されていた．また，当時の脳動脈瘤の治療は開頭手術が主な治療法であり，全身状態不良で開頭手術が困難な患者のためにも，より低侵襲な治療が求められていた．

　イタリアの脳神経外科医であったGuido Guglielmiはウサギに動脈瘤を作成し，それらの動脈瘤に血管内からのアプローチで電極を挿入し，電流により血栓形成を促すことで動脈瘤を治療する実験を行っていた．ある日の実験中，動脈瘤中に血栓形成を引き起こすためステンレススチール電極に通電したところ，電極の先端部がワイヤーから離脱していることに気がついた．彼は電気分解によるワイヤー離脱が起きたと判断し，その写真を添付して論文にまとめた．しかし，この電気分解離脱現象の重要性に気付いたのは，6年もたってからのことであった．

　1980年後半に，GuglielmiはフランスのJacques Dionが行った頚動脈へのバルーン血管形成術を見学した．彼はそこで，トラッカー18マイクロカテーテルと出会い，動脈瘤へのアプローチの問題を解決する糸口を得た．当初，UCLAで超小型マグネットにマイクロスフィアを付着させ，トラッカー18マイクロカテーテルを通して，動脈瘤内へそれをデリバリーし，電気分解により瘤内へ離脱させる実験を行っていたが，磁力がマイクロスフェアを集めるには小さすぎて断念せざるを得なかった．

　1989年5月，UCLAのFernando Vinuelaの要望に応じて，当時非常に小さな会社であったTarget Therapeutics社（現Stryker社，USA）のエンジニア，Ivan SepetkaがGuglielmiの研究に協力するためにUCLAを訪れることとなった．この2人の出会いにより，新たな脳血管内塞栓物質の開発は具体性を持ちはじめることになった．当初は血栓形成用の単純なガイドワイヤーにすぎなかったものが，ステンレススチール製デリバリーワイヤーの先端部に螺旋状のプラチナコイルを取り付けた装置に発展した．こうして，Guglielmiが実験を行ってきた動脈瘤への血管内アクセスおよび電気分解離脱についてのさまざまな概念が，そのシステムを利用し，プラチナコイルで脳動脈瘤を充填することにより治療する画期的な方法として製品が開発された（**Fig. 1**）．それが当時のTarget Therapeutics社のGDC（Guglielmi detachable coil）である．このGDCは1990年3月6日にUCLAにおいて最初の臨床症例を迎えた．この症例はdirect CCF（carotid covernous fistula）で，最初にバルーンによる治療を試みたが成功しなかった．そこで，GuglielmiとVinuelaらはこの治療にGDCを使用することを決心した．トラッカーカテーテル（**Fig. 2**）から2本のGDC（40 cm長と15 cm長）を瘤内に挿入したが，CCFは残存していたためいったん治療を中止し，翌日再度治療を行うこととした．しかし，翌日フォローアップ造影を行ったところfistulaは消失していた．この画期的な症例の画像はJournal of Neurosurgery のカバーページを飾ることになった．そして1995年9月にGDCはFDAの認可を受けた．本邦では，1992年に滝 和郎（当時京都大学），高橋 明（当時広南病院），根来 眞（当時名古屋大学），後藤勝弥（当時麻生飯塚病院）というパイオニアの先生方により国内治験が開始され，1997年3月に保険収載とともに国内で臨床使用ができる状況となった．

　しかしながら，当時は現在のように優れたマイクロカテーテルやガイドワイヤーはなく，動脈瘤へのアプローチも一筋縄でいかないことが多かった．また，今では数秒以内にコイルが離脱されることが一般的だが，導入当時のGDC（タイプⅢ）では1本のコイルの離脱を行うのに2，3分の時間を要し，時には30分以上要するようなこともあった（**Fig. 3**）．2002年のGDC Syner Gシステムの登

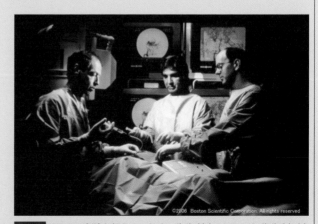

Fig.1 GDCの実験を行うGuglielmi先生（左）とVinuela先生（中央）

VI 治療学

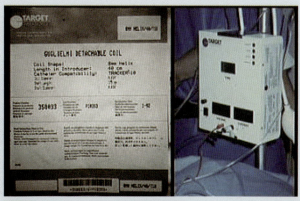

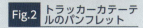

Fig.2 トラッカーカテーテルのパンフレット

Fig.3 プロトタイプのGDC電気離脱装置

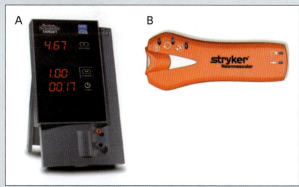

Fig.4 コイル離脱装置
A：GDC Syner Gシステムの離脱装置，B：現在のコイル離脱装置（Inzone）

場により，1分を切る早期離脱が可能となった（Fig. 4）．
　初期GDCのコイルには伸張防止（SR）機能はなく，非常に繊細なコイルの扱いが求められたうえ，ヘリカル形状のコイルのみであったため，フレームをうまく作るにはマイクロカテーテルを微妙にコントロールする必要があった．その後，SR機能の追加（1999年），安定したフレーム作成を容易にする三次元形状（3D形状：2000年，360形状：2007年）のコイルが追加された．さらにより安全に塞栓率を上げるための超ソフトコイルの追加（2002年）や，生体反応を利用して長期成績の向上を目指したsurface modified coil（Matrix，2008年）などさまざまな改良が施されてきた（Fig. 5）．一方，デタッチシステムやデリバリーシステムにも大きな改良が行われ，多くのメーカーがさまざまなコイルを次々と登場させており，現在はその豊富なバリエーションの中から最も適切なコイルを選択できる恵まれた環境となっている．しかしながら，コイルの構造そのものはGDCと基本的に変わりなく，記憶形状，ピッチの感覚，素線の太さなどを変えて特徴を出しているにすぎない．血管内治療のなかで最も頻度の高い現在のコイル塞栓術の基礎を作った意味で，すべてのコイルの元祖であるGDCの開発は，脳血管内治療史上，最大のepoch-makingな革命であったことは間違いない．

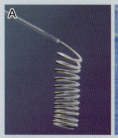 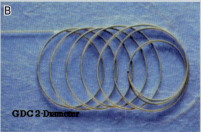 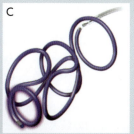

Fig.5 コイルの変遷
A：初期の1-dimensional coil，B：2D-コイル，C：3D（360形状）のMatrixコイル．

1 治療材料学
治療に必要な材料の特性

B. ステント（PTA）
①頚動脈ステント，頭蓋内ステント，stent retrieverのデザイン

今村 博敏

頚動脈ステント

　頚動脈ステント留置術（CAS）は，2007年に頚動脈ステントと遠位塞栓防止機器が薬事承認され，2008年に健康保険収載された．当初は末梢血管用のバルーン拡張型ステントであるPalmaz（カーディナル ヘルス ジャパン）が用いられ，その後蛇行する頚動脈への密着性が重要視され，自己拡張型ステントであるSMART（カーディナル ヘルス ジャパン）などの胆管用ステント，Easy Wallstent（ボストン・サイエンティフィック ジャパン）などの末梢血管用ステントが主に使われるようになった．そして2007年にはPrecise（カーディナル ヘルス ジャパン）が薬事承認を受け，その後2008年にCarotid Wallstent（ボストン・サイエンティフィック ジャパン），2010年にProtégé（日本メドトロニック）が薬事承認され，現在この3つのステントが使用可能である．

　この3つのステントの大きな違いは，PreciseとProtégéにセル構造による細かな特性に多少差があるものの，ともにナイチノールの細径チューブをレーザーカットしたオープンセル型ステントであるのに対して，Carotid Wallstentはエルジロイ製ワイヤーを編んだブレーデッドステントのクローズドセル型ステントであることである．ストラットの厚みはPreciseとProtégéは0.186，0.203 mmであるのに対して，Carotid Wallstentは0.102 mmと薄い．セルサイズは，9/30 mmのPrecise，7-10/30 mmのProtégé，10/24 mmのCarotid Wallstentの中央部分で比較すると，それぞれ9.00，9.60，1.36 mm^{2}であり，クローズドセル型ステントであるCarotid Wallstentはセル面積がオープンセル型のステントに比べて極端に小さい．またセルに入る円の最大直径とその数をみても，

Preciseが1.20 mm×6，Protégéが1.60 mm×3，Carotid Wallstentが1.06 mm×1であり，PreciseとProtégéの間でもセル構造の違いが反映された結果が垣間見えるが，Carotid Wallstentのステントメッシュの密度の違いは明らかである．そのため血管壁に対するストラットの被覆率は，Carotid Wallstentが最も高く21.4%，次いでProtégé 19.4%，Precise 17.6%と続く[1, 2]．

　また，拡張時のラディアルフォースはProtégéが最も強く，オープンセル型ステントのほうがCarotid Wallstentよりも強い傾向にあるが，一度展開してしまったステントを変形させる力はこれとは異なる．ステントに対して全周性にかかる外力に対しては，やはりProtégé，Preciseが順に強くCarotid Wallstentは2つのステントに対して著明に耐久性が弱いが，展開後に外力が加わる場合はCarotid Wallstent，Precise，Protégéの順に耐久性が強いと報告されている．

　ステントの屈曲に対する抵抗はどのステントであっても，デリバリーシステムにマウントされている状態が最も強く，展開されるにつれ容易に屈曲するようになっていく．ステント間で比較すると，Protégé，Precise，Carotid Wallstentの順に弱い力でも屈曲する傾向がある．この結果からもわかるように2カ所の屈曲がある病変に展開した場合，Carotid Wallstentは他のステントに比べて壁への密着が不良になりやすい．また血管径に著しい差がある場合も血管壁に密着しない．ステントの長軸方向の圧縮に対する耐久性は，オープンセル型ステントの中では比較されていて，これに関してはProtégéのほうがPreciseよりも耐久性に優れているという結果であった．

　ストラットのプラークへの埋没度を評価するための実験も報告されている．これによると，ストラット間をプラークが通過するために必要

⟨abbreviations⟩

CAS：carotid artery stenting, ICAD: intracranial atherosclerotic disease

な力はCarotid Wallstent, Protégé, Preciseの順に大きく，すなわちプラークに埋没しやすいステントはPreciseであり，埋没しにくいステントがCarotid Wallstentであることがわかる．

Carotid WallstentによりCAS後のステント内へのプラーク突出の予防が期待されているが，血管径に比較して太い径のCarotid Wallstentを選択するほど，そのセルの形状は菱形形状になり，セルの面積が大きくなることが報告されている[3]．従ってセルサイズが小さいことを重視してCarotid Wallstentを使用する際には，血管径に近い径のステントを選択する必要がある．

現在，CASPER〔別称Roadsaver（テルモ）〕，GORE stent（W. L. Gore & Associates, Inc., Arizona, USA），C-Guard（InspireMD, Boston, USA）というμメッシュを組み込んだ二重構造のCAS用ステントが開発されており，これらは現在使われているステントと比べてセル面積が非常に小さく，物性も異なる．詳細情報はまだ入手できていないが，次世代ステントに大きな期待がかけられている．

頭蓋内ステント（動脈硬化症用）

頭蓋内動脈硬化症（ICAD）に対するステントとして日本で薬事承認をうけているステントはWingspan（日本ストライカー）のみで，2013年に薬事承認された．Wingspanはナイチノールの細径チューブをレーザーカットした自己拡張型オープンセルタイプのステントで，ストラットの厚さと幅はそれぞれ76, 71μmと非常に薄く，円周上に配置されたセグメントを3カ所だけ連結することで，頭蓋内血管に密着する柔軟性を作り出している．両端にそれぞれ4個のプラチナマーカーを配置して，X線透視で視認することが可能である．

ICADに対する頭蓋内ステント留置術では，ステントを展開，拡張した時に穿通枝梗塞が生じることがあることが知られている．ステントに対する血栓形成，snow plow effectとよばれるプラークの移動に伴う穿通枝起始部の閉塞の他に，拡張により生じる動脈壁へのストレスで穿通枝起始部の構造変形が生じることも一因となっており[4]，血管の変形を生じることで穿通枝起始部の血流が悪くなったり，血栓形成をきたしたりすることが示唆されている．この点では，バルーン拡張型ステントである冠動脈ステントよりも，ラディアルフォースが弱い自己拡張型ステントであるWingspanは頭蓋内動脈狭窄症に適しているのかもしれない．

また，細い血管に対してステントを留置する頭蓋内ステント留置術では，遅発性再狭窄の発生が危惧される．ステント留置による半径応力はストラットに沿って高くなり，特に両端のステントマーカー部分で強くなる傾向がある．また周応力は高い半径応力に取り囲まれたストラット間で強くなり，軸応力はカーブの内側で高くなる．そしてこれらの結果として，再狭窄はステント近位端から3mm程度遠位部，さらにカーブの外側に起こりやすいと考えられている[5]．

Stent retriever

2017年現在，わが国で使用可能なstent retrieverは3つで，2013年12月に薬事承認，2014年7月に保険償還されたSolitaire FR（日本メドトロニック），2014年3月に薬事承認，同7月に保険償還されたTrevo ProVue（日本ストライカー），2016年1月に薬事承認，同2月に保険償還されたReVive SE（J&J）である．すべてナイチノール製のレーザーカットステントであるが，ステント部分の構造は大きく2つに分けられる．Solitaireはオープンスリット構造といって，シート状に作られたステントメッシュを筒状に巻いた構造になっているが，TrevoとReViveはクローズセル型である．Trevoの最大の特徴は，ストラットにX線不透過のタンタルワイヤーを混在させて，透視下に全体が視認できることである．ReViveはクローズドバスケット構造になっていて，3つのstent retrieverの中で唯一ステント遠位部がオープン構造になっていない．遠位部は近位部よりもセル面積が小さくなっていて，捕捉した血栓を回収中に取りこぼして生じる新たな脳梗塞を予防することを目的としている．また，先端中央部にワイヤーを付けることにより，ステントが屈曲血管でも同心円状に展開しやすくなるように作られている．

動物実験によって，SolitaireとTrevo抜去後に多少の内膜損傷はあるものの，中膜や外膜などの血管壁内の出血がないことや，平滑筋細胞の損傷は最小限で，新生内膜新生による狭窄の合併がないこと，それまでに使われていたMerciリトリーバーよりもはるかに血管壁のダメージが小さいことが証明されている[6, 7]．

また3者の違いとして，展開方法が挙げられる．Solitaireはマイクロカテーテルを単純に引いてくるunsheathingという手技が使われるが，Trevo, ReViveではpush and fluffといって，

ステントのデリバリーシステムを押すことによりステントを展開させる方法が勧められている．Trevoではこのpush and fluff法で展開するほうがステントの血管壁への密着が良好で，硬い血栓に対しては血栓のステント内への埋没が多いことが示されている[8, 9]．

Trevo 4/20mm，3/20mm，Solitaire FR 4/20mm，6/30mm，ReVive 4.5/22mmの力学的比較を示す．拡張したステントを一定方向から半分の径まで押しつぶすために必要な力は，それぞれ0.015，0.006，0.004，0.004，0.013（MPa）であり，SolitaireとTrevo 3mmのラディアルフォースが弱く，Trevo 4mmとReViveが強かった[8]．次に，蛇行血管においてstent retrieverを抜去する際に必要な力の比較だが，1.5mm径血管では920，300，1110，1060，1360（N）とTrevo 3mmだけが容易に抜去可能で，3.5mm径血管では50，60，530，580，850（N）とどれも低下傾向にあるが，特にTrevoでの数値の低下が大きく，血管径が太くなるにつれ外向きへの力が弱くなることを示唆する．また，抜去時の視覚的評価を行ってもSolitaireの血管

密着性が良好であるのに対して，Trevo，Re-Viveではステントが伸びてしまったり，密着不良が起こりやすいようで，これらはおそらくクローズドセル型ステントとオープンスリット構造の違いによるもとと考えられている．そして実際の擬似血栓回収実験では，全体の傾向として硬い血栓，大きな血栓はstent retrieverで回収しにくい結果であった．

頭蓋内動脈硬化症に対するステントの未来は？

ICADに対するステント留置術は，その治療数がなかなか増加しない領域ではあるが，急性閉塞も含めれば対象疾患は決して少なくはない．しかし積極的内科治療に勝てなかったSAMM-PRIS試験の結果が影響し，ICADをターゲットにする新たなデバイスの開発は停滞している．デバイスの進歩により，この手技の治療成績が改善し，内科的治療に優るものになり抗血栓性を確保し，再狭窄をきたしにくい新たなデバイスの出現で，大きなブレイクスルーがあることが期待される．

Side Memo　頚部ステントの構造は治療成績に影響を与えるのか？

CASに使用するオープンセル型とクローズドセル型の頚動脈用ステントの治療成績を比較した研究が，2008年に報告されている．1,010例の無症候性，674例の症候性病変に対するCAS全例において，何らかのプロテクションデバイスが使用されており，大腿動脈アプローチで治療が行われている．治療24時間以内，30日以内，どちらにおいてもTIA，脳卒中および死亡率には有意な差を認めず，ステントの構造はCASの治療成績に影響を与えていなかった．また2015年にもオープンセル型4,018例，クローズドセル型4,010例を集めた9つの研究のメタアナリシスが報告された．症候性病変はいずれも同等（$p=0.93$）含まれており，30日以内の死亡（$p=0.21$），脳卒中（$p=0.37$），TIA（$p=0.74$）に関して両者に差はなかった[11]．

これまでのステントの弱点であるプラークの飛散を防ぐ目的で，セルサイズが小さい次世代型頚動脈用ステントが開発されている．そのうちの一つであるCASPER/Roadsaver（テルモ，MicroVention）は，2016年から日本で臨床試験が行われている．新しいデザインの頚動脈用ステントはCASの治療成績の向上に寄与するのか，CASの治療成績の向上によりCEAとの比較試験が再び行われるのか，また飛躍的に進歩している内科治療との住み分けはどうなるのかなどが，今後の動向で注目される．

文献

1) Muller-Hulsbeck S, et al. J Endovasc Ther 16: 168-77, 2009
2) Wissgott C, et al. Rofo 186: 157-65, 2014
3) 坂本繁幸, 他. JNET 5: 32-5, 2011
4) Fujimoto M, et al. Interv Neuroradiol 19: 271-5, 2013
5) Fujimoto M, et al. Neurol Res 35: 631-5, 2013
6) Nogueira RG, et al. J Neurointerv Surg 4: 295-300, 2012
7) Wainwright JM, et al. J Neurointerv Surg 8: 710-3, 2016
8) Haussen DC, et al. Stroke 46: 2838-42, 2015
9) van der Marel K, et al. J Neurointerv Surg 8: 1278-82, 2016
10) Machi P, et al. J Neurointerv Surg 9: 257-63, 2017
11) Kouvelos GN, et al. J Endovasc Ther 22: 789-97, 2015
12) Chimowitz MI, et al. N Engl J Med 365: 993-1003, 2011

Ⅵ 治療学

1 治療材料学
治療に必要な材料の特性

C. ステント（動脈瘤）
①Enterprise VRD, Neuroform, LVIS, Pipeline

石井 暁

はじめに

本稿では，動脈瘤用ステントの材質について概説する．ステント用金属に必要な特性は，剛性・弾性・生体内不活性，放射線不透過性，耐腐食性，非磁性およびMRI低アーチファクト性などである．冠動脈ステントでは高い放射支持力すなわち剛性が要求されるが，動脈瘤用ステントでは柔軟性や放射線不透過性が重要である．したがって，使用される金属も自ずと異なる．本稿では，脳動脈瘤用ステントに用いられる金属の特性と，現在発売されている脳動脈瘤ステント各種の金属組成に注目してその特性を解説する．

動脈瘤用ステントで用いられる金属

ステンレス鋼

ステンレス鋼（stainless steel）は医療用金属材料として多用されている．特に，バルーン拡張型冠動脈ステントでは高剛性と塑性（変形のしやすさ）を両立させた316Lステンレス鋼が多用される．一方，脳動脈瘤領域では高剛性よりも柔軟性が要求されるため，ステンレス鋼はほとんど使用されない．

ニッケルチタン（Ni-Ti）合金（nitinol）

形状記憶効果（shape memory）を有するため，脳動脈瘤領域で多用されている．形状記憶効果とは，変形しても加熱により形状が戻る現象である．超弾性（superelasticity）とは，弾性限を大きく超える歪みが除荷のみで戻る現象である．ニッケル（Ni）とチタン（Ti）がほぼ1：1で配合されたnitinol合金は，最も多用される生体用形状記憶・超弾性合金である．生体内で極めて安定しており耐腐食性・生体内不活性が高い．一般的にNiは金属アレルギーを起こす頻度が比較的高く[1]，生体用金属には敬遠される傾向にあるが，nitinolは表面に堅固な不動態酸化被膜が形成されるため，金属アレルギーは極めて少ないとされる[2]．脳血管領域でもニッケルアレル

ギーを疑う症例報告は散見されるが[3]，一般的には頻度は極めて低いとされる．

コバルトクロムモリブデン（Co-Cr-Mo）合金

Co-Cr-Mo合金は強度・耐腐食性・耐摩耗性に優れている．含有炭素量を減らして加工熱処理を行うことで，高弾性率を実現したCo-Cr-Mo合金加工材がワイヤー材料として用いられる．過去にYasargilクリップに用いられたElgiloy合金はCo-Cr-Ni-Mo-Fe系の合金であり，ステントで使用されるCo-Cr-Mo合金とは若干組成が異なる．

放射線不透過性マーカーに用いられる金属

タンタル（Ta），プラチナ（Pt），タングステン（W）などがデバイスの放射線不透過性のために用いられる．一般的に，元素番号が高い金属ほど放射線不透過性が高い．貴金属と呼ばれるプラチナや金を含む8種類の金属は，いずれも化学的安定性に優れ，極めて高い耐腐食性を有する．なかでも，プラチナは塞栓用コイルの主要材料としても脳血管領域では多用されており，ステントの放射線不透過性マーカーとしても優れている材料である．タンタル粉末はOnyx（日本メドトロニック）の放射線不透過性材料として使われている．100％NBCAの放射線不透過材料としても使用される．また，タンタルは延性・展性にも優れるため，ワイヤー状にしてbraided-stentの材料としても用いられる．

各種ステントの金属組成と機械的特性（Table 1）

Enterprise VRD（J&J, Fig. 1）

ステントの主要部分はnitinol合金製で，微量の銀（Ag）とスズ（Sn）を含有する．潤滑性を上げるためにTable面をパリレンCという高分子材料でコーティングされている．加熱による形状記憶性能が強く，一定の剛性を有する反面，柔軟性にも優れている．通常のX線透視では視

373

| Table 1 | 各種ステントの金属組成と機械的特性 |

	Neuroform EZ (日本ストライカー)	Neuroform Atlas (日本ストライカー)	Enterprise VRD 2 (J&J)	LVIS Jr. (テルモ)	LVIS (Blue) (テルモ)	Pipeline Flex (日本メドトロニック)
材質	Ni-Ti合金 (nitinol)	nitinol	nitinol	nitinol	nitinol	Co-Cr
放射線不透過性マーカー材質	プラチナイリジウム合金	プラチナイリジウム合金	プラチナタングステン合金	タンタル合金ワイヤー	タンタル合金ワイヤー	プラチナタングステン合金ワイヤー
製法	Laser cut tube	Laser cut tube	Laser cut tube	Braided	Braided	Braided
セル	Open	Open	Closed	Closed	Closed	Closed
Microcatheter (ID: インチ)	XT27 (0.027)	Excelsior SL-10 (0.0165) XT17 (0.017)	Prowler Select Plus (0.02)	Headway 17 (0.017)	Headway 21 (0.021)	Marksman (0.027)
セルサイズ(mm)	0.66〜1.55	0.60〜1.14	非公表	非公表	非公表	非公表
被覆率(%)	非公表	非公表(約10)	非公表(約10)	15〜22	18〜29	30〜35
短縮率(%)	1.8〜5.4	2.9〜6.3	7.3〜9.9	13〜28	40〜57	50〜70
再回収	不可	不可	可	可	可	可

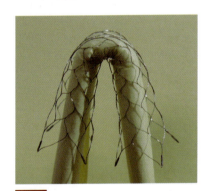

Fig.1 Enterprise VRDステント
現在はすべてVRD2に置き換わった.

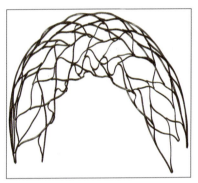

Fig.2 Enterprise VRD2 ステント
おもに小弯側の密着性が向上した.

認できないため,両端にタンタルマーカーを4個ずつ接着しており,両端のみの放射線視認性を有する.nitinol製のステント主要部分はCT撮影により描出可能である[4].

金属チューブよりレーザーカットで切り出されるいわゆるlaser-cut stentであり,セルはすべて結合されたclosed-cell stentである.留置途中からの回収も可能であり,留置は容易であるが,若干(10%以下)の短縮(foreshortening)がみられる.屈曲血管における血管密着性不良が遠隔期の塞栓症の原因となる可能性があり[5],現在はセルデザインが変更されたEnterprise VRD 2に置き換わっている.内頚動脈サイホン部などの屈曲部では,いわゆるpush and pullテクニックと呼ばれる操作により血管密着性を積極的に得るための努力が必要であった[6].末梢血管における血管直線化効果が強く,ステント留置による再開通抑制効果の大部分は血管直線化による血行動態の変化によるものとする報告が複数ある[7].この母血管直線化効果は後述するopen-cell stentのNeuroform EZ(日本ストライカー)よりもEnterprise VRDのほうが強く[8],再開通抑制効果も強い[9].

✦ Enterprise VRD2(J&J,Fig. 2)

Nitinol製であるが,マーカーはより放射線視認性に優れるプラチナタングステン製に変更された.セルデザインの変更が最も大きな改良点であり,屈曲血管の小弯側カーブにおける密着性が大きく向上しており,耐キンク性能に優れている.大弯側カーブを意識した留置テクニックにより[10],サイホン部での血管密着性も大きく改良された.一方でデバイスのプロファイルはVRDおよびVRD2ともに,内腔0.021inchのマイクロカテーテルが必要であり,後述するLVIS Jr.(テルモ)やNeuroform Atlas(日本ストライカー)に劣る.

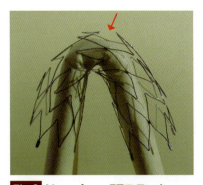

Fig.3 Neuroform EZステント

大弯側でセルが過剰に開いた部分（矢印）を認める．

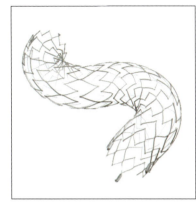

Fig.4 Neuroform Atlasステント

ハイブリッドオープンセル構造により，高い密着性を維持しつつセルの飛び出しが減少した．

Neuroform EZ（日本ストライカー, Fig. 3）

本邦では2番目に発売されたネックブリッジングステントであるが，欧米では最初のステントであり，Enterprise VRD発売まで長い間，市場をほぼ独占していた．ステント主要部分はnitinol製であり，両端マーカーはプラチナイリジウム合金製である．Enterpriseと同様にlaser-cut stentの一種であるが，セルが結合されていない点を残しており，open-cell stentに分類される．短縮は非常に少なく，5.4％以下とされる．放射状拡張力は測定系や環境により異なるが，50％ flat panel test（平板で圧迫して50％径に圧縮するのに要する力を測定）では，NeuroformのほうがEnterpriseよりも拡張力は小さい．Open-cell構造により屈曲血管での密着性は優れるが[11]，一方で，大弯側ではセルが過剰に開いて期待されるほどの親血管保護能力を発揮できないことや，小弯側でのセルの突出が問題になることがあった．また，プロファイルは最も大きく，内腔0.027inchのマイクロカテーテル誘導が必要である．現在はこの2点を改良したNeuroform Atlasに置き換わっている．

Neuroform Atlas（日本ストライカー, Fig. 4）

現在のネックブリッジングステントでは最もプロファイルが小さく，内腔0.0165inchのマイクロカテーテルで誘導可能である．すなわち，動脈瘤内に誘導するマイクロカテーテルと同じマイクロカテーテルでステントが留置可能となった．主要部分はnitinol製で，マーカーはプラチナイリジウム合金製で，EZと同じである．短縮は6.3％以下である．Open-cell構造である点は同じであるが，12クラウンと8クラウンを交互に配置し，近位端のクラウンはclosed-cellのフレア構造としており，ハイブリッドopen-cell構造と呼んでいる．EZよりも密着性が大きく向上しており，大弯側セルの開大や小弯側セルの突出が極めて少なくなっている．EZと同様に留置途中の回収はできない．

LVIS Jr./LVIS（テルモ, Fig. 5）

EnterpriseやNeuroformがlaser-cut stentであるのに対して，LVIS Jr./LVISは複数本のワイヤーを編み込んで筒状にしたbraided stentである．LVIS Jr.は12本のnitinolワイヤーと3本のタンタルワイヤー（合計15本）が編み込まれており，両端に血管へのアンカー性を高めるフレアエンドが付いている．LVIS（LVIS Jr.と区別して，通称LVIS Blueと呼ばれる）はnitinolワイヤー16本とタンタルワイヤー2本（合計18本）で編み込まれている．適合マイクロカテーテルはそれぞれ0.017inchと0.021inchである．留置方法により留置形態が大きく変わることが最大の特徴である．通常は主にプッシュ操作により展開するが，さらに強くプッシュ操作を加えることで瘤内や分岐部で大きくステントを膨らませることができる[12]．血管への密着性は最も優れている可能性があるが，技術的には前述のlaser-cut stentよりもやや難しく，アンシース手技で展開すると容易に展開不良が発生しうる．ベンチテストでは，これまでのtube stentより放射性拡張力は大きく，被覆率は高い[13]．表面被覆率はLVIS Jr.で15〜22％，LVISで18〜29％程度とされ，後述するflow diverterに近い被覆率が得られる反面，短縮率はそれぞれ13〜28％，40〜57％と大きく，近位端の位置決めは非常に難しい．

Pipeline Flex（日本メドトロニック, Fig. 6）

前述のステントとは使用方法が大きく異な

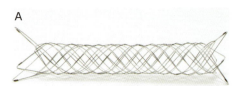
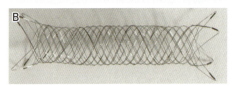

Fig.5
A：LVIS Jr.ステント．0.017 inchカテーテルで留置可能である．
B：LVIS (Blue) ステント．ネックブリッジングステントのなかでは最も表面被覆率が高い．

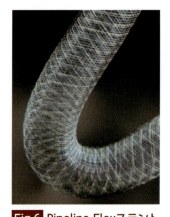

Fig.6 Pipeline Flexステント
表面被覆率は30％を超え，動脈瘤閉塞にコイル挿入を必要としないflow-diverterステントである．

り，flow diverter stentに分類される．すなわち，コイルを動脈瘤内に挿入しなくてもステントのみで動脈瘤を血栓化させることを目的としている．LVISステントと同じく，braidedステントに分類される．36本のコバルトクロム（Co-Cr）合金製ワイヤーと12本のプラチナタングステン（Pt-Ta）合金ワイヤーの合計48本で編み込まれている．表面被覆率は30～35％程度とされる．前述のLVISと同様に，プッシュ操作にて展開を行う．最大径が10mm以上かつ後交通動脈より近位の（後交通動脈分岐部を含まない）内頚動脈瘤のコイルを併用しないPipelineの長期成績が報告されている[14]．対象動脈瘤の完全閉塞は1年時で86.8％，3年時で93.4％，5年時で95.2％と経時的に増加する．完全閉塞後の対象動脈瘤の再開通は0％であった．6カ月以内のmajor stroke/deathは5.6％で，内訳は脳実質内出血2例，親血管の50％以上の狭窄を伴う脳梗塞1例，脳塞栓症2例，動脈瘤破裂を疑う突然死1例であった．6カ月以降のmajor stroke/deathは0％であった．

文　献

1) Nielsen NH, et al. Acta dermato-venereologica 72: 456-60, 1992
2) 塙 隆夫. 医療用金属材料概論. 日本金属学会, 2010
3) Ulus S, et al. Neuroradiology 54: 897-9, 2012
4) Tsuruta W, et al. Neurol Med Chir (Tokyo) 53: 403-8, 2013
5) Heller RS, et al. J Neurosurg 115: 624-32, 2011
6) Heller RS, et al. J Neurointerv Surg 3: 340-3, 2011
7) Ishii A, et al. J Neurosurg 127: 1063-9, 2017
8) Gao B, et al. AJNR Am J Neuroradiol 33: 649-54, 2012
9) King B, et al. J Neurointerv Surg 7: 905-9, 2015
10) Chihara H, et al, J Neurointerv Surg 9: 969-73, 2017
11) Krischek O, et al. Minim Invasive Neurosurg 54: 21-8, 2011
12) Darflinger RJ, et al. J Vasc Interv Neurol 8: 25-7, 2015
13) Cho SH, et al. Neurointervention 12: 31-9, 2017
14) Becske T, et al. Neurosurgery 80: 40-8, 2017

1 治療材料学
治療に必要な材料の特性

D. 固体塞栓物質
①マイクロスフィア

堤 正則／風川 清

固体塞栓物質の開発と歴史

固体塞栓物質はこれまで歴史的に，縫合糸，ゼラチンスポンジ，polyvinyl alcohol（PVA）などの粒子塞栓物質，detachable balloon，coilなど，多種多様のものが使用されてきた．固体塞栓物質は，その塞栓子の大きさにより規定されたサイズの血管を閉塞することとなる．脳動静脈奇形や硬膜動静脈瘻，腫瘍性病変等どのような病変に使用するにしても，近位側閉塞となってしまえば十分な治療効果は得られない．また病変部への側副血行路が発達すれば，今後の治療が困難となる可能性がある．

また造影性がないものも多く，造影剤と混ぜ合わせ注入する必要があり，さらに縫合糸，ゼラチンスポンジは自らの手で裁断する必要があり，手技としては煩雑であった．粒子塞栓物質であるPVAは造影剤と混ぜ合わせる必要性があったが，腫瘍性病変に関しては比較的良好な塞栓結果が得られていた．しかし，粒子サイズが不均一で，塞栓物質の拡散もまだら状になりがちで，また本邦での販売もされておらず，入手は困難であった．Detachable balloonもすでに販売は中止となっている．このため，上記の固体塞栓物質はあまり使用されることはなくなってきた．

われわれは腫瘍塞栓術の際には，固体塞栓物質として熊本大学脳神経外科より提供していただいていた粒子塞栓物質であるcellulose porous beads[1]を主に使用してきた．しかし，製造中止となったため，液体塞栓物質であるn-butyl cyanoacrylate（NBCA）を使用する機会が増えていた．

2014年にマイクロスフィアであるエンボスフィアが本邦でも認可され，現在は主にエンボスフィアを使用している．

Table 1に，主に本邦で使用されてきた固体塞栓物質の一覧と特徴を示す．

本稿では固体塞栓物質のなかでも粒子塞栓物質マイクロスフィア，特にエンボスフィアについて，その構造，歴史，性質，一般的な注意点について解説する．

マイクロスフィア

マイクロスフィアの構造，歴史，製剤

マイクロスフィアは，ポリマーを素材とする表面平滑で適度な弾力を有する球形粒子である．現在市販のマイクロスフィアはいずれも非吸収性のため，永久塞栓物質と位置付けられる．

現在国内では，エンボスフィア，ヘパスフィア，およびディーシービーズの3種類が市販されている．ヘパスフィアは，1990年代に本邦で開発された高吸水性ポリマー粒子であったが，2004年に欧州で製品化された[2]．ディーシービーズは，ポリビニルアルコールにスルホン酸基を

Table 1	主に本邦で使用されてきた固体塞栓物質の特徴				
	造影性	再開通	近位部閉塞	末梢到達性	入手
縫合糸	なし	多い	多い	不良	簡便
ゼラチンスポンジ	なし	多い	少ない	良好	簡便
PVA	なし	少ない	少ない	良好	困難
Balloon	あり	少ない	多い	不良	困難
Coil	あり	少ない	多い	不良	簡便
マイクロスフィア	あり	少ない	少ない	良好	簡便

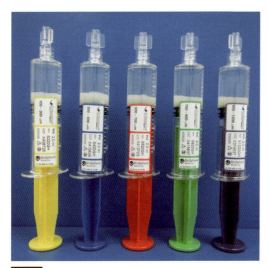

Fig.1 エンボスフィア

(提供：日本化薬)

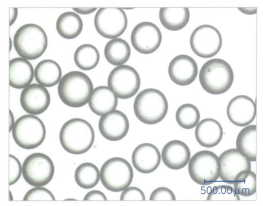

Fig.2 エンボスフィア(300〜500 μm)

(提供：日本化薬)

付加したビーズで，2005年に英国で製品化された．ともにイオン交換性を持ち，主に肝癌に対する薬剤溶出性ビーズとして用いられている[3, 4]．

エンボスフィアは，最も歴史の古いマイクロスフィアで，1997年に欧州で製品化されたトリスアクリルゼラチン製のマイクロスフィアで[4-6]，頭頸部領域における塞栓術にあたっては，2014年11月に脳神経領域の使用に関する添付文書が改訂され，日本脳神経血管内治療学会，日本脳神経外科学会，日本インターベンションラジオロジー学会が定める「脳神経領域におけるエンボスフィアの適正使用に係る体制等の要件」を満たすことが必須とされた．術者要件として，企業の行う講習会を受講した日本脳神経血管内治療学会認定医またはそれに準じる知識と経験を有する医師，日本インターベンションラジオロジー学会認定専門医が行うこと，施設要件として脳神経外科手術を実施できる環境で脳神経外科専門医と連携して行うことが義務付けられている．

エンボスフィアの性質

弾性・高度とも最も高く変形しにくいため，粒子径と塞栓血管径に明瞭な相関関係を示すとされている[6, 8]．粒子径100〜300 μm，300〜500 μm，500〜700 μm，700〜900 μm，900〜1200 μmの5規格があるが(**Fig. 1**)，脳神経領域，特に腫瘍血管の塞栓に使用する場合は，通常300〜500 μmもしくは500〜700 μmの規格が使用されることが多い(**Fig. 2**)．300〜500 μmを使用する場合は内腔0.018inch以上，500〜700 μmを使用する場合は内腔0.021inch以上のマイクロカテーテルを使用する必要がある．

> **Side Memo　エンボスフィアの使用時の注意**
>
> 内頸動脈，椎骨動脈，その他脳内血管に対する塞栓は禁忌である．外頸動脈系でも脳神経に直接つながる分枝やdangerous anastomosisが存在する場合には塞栓できない．注入における最も重要な点は，エンボスフィアが固まって近位塞栓を生じないようにすることである．このためには，十分に希釈した溶液を使用すること，血流に乗せて流し込むように緩徐に注入することがコツである．添付文書には生理食塩水と等量(9 mL)の造影剤と混ぜて希釈すると記載されているが，われわれは栄養血管が細く血流が遅い病変では必要に応じ希釈率を上げることがある．またシリンジ内でのエンボスフィアは，浮遊したり沈殿したりするなど挙動が異なるため，常にシリンジ内を拡販し，溶液内でのエンボスフィアの混和状態を均一に保つことが必要である．

文　献

1) Kai Y, et al. AJNR Am J Neuroradiol 27: 1146-50, 2006
2) Osuga K, et al. Cardiovasc Intervent Radiol 31: 1108-16, 2008
3) Grosso M, et al. Cardiovasc Intervent Radiol 31: 1141-9, 2008
4) Richardson AJ, et al. J Vasc Interv Radiol 24: 1209-17, 2013
5) Laurent A, et al. J Vasc Interv Radiol 16: 507-13, 2005
6) Pelage JP, et al. J Vasc Interv Radiol 14: 15-20, 2003
7) Maluccio MA, et al. J Vasc Interv Radiol 19: 862-9, 2008
8) Pelage JP, et al. Radiographics 25(suppl 1) : S99-117, 2005

1 治療材料学
治療に必要な材料の特性

E. 液体塞栓物質
①NBCA，Onyx，その他

定藤 章代

歴史的経緯

液体塞栓物質は，主として脳動静脈奇形，硬膜動静脈瘻といった血管障害や脳腫瘍の塞栓に用いられ，これまでに種々のものが開発され臨床応用されてきたが，現在，商品として入手可能で臨床で主に用いられているものはNBCAとOnyxである．これらは硬化の様式や接着性の有無，マイクロカテーテルの素材とのcompatibilityなど物質として大きく異なっており，したがって臨床での用いられ方も異なっている．この2種の塞栓物質を中心に述べる．

基礎知識と相違点

NBCA（商品名：ヒストアクリル，ビー・ブラウンエースクラップ）

シアノアクリレート系モノマーは瞬間接着剤として用いられているもので，粘性の低い水様液体である．アルキル基がisobuthyl，n-butylのものは医療用接着剤として開発され，かつては前者のIBCAが用いられていたことがあるが，現在はNBCAが一般的である．また，接着性のないものとしてISCAが開発・報告されたこともある[1]が，一般使用には至っていない．

塞栓時に油性造影剤（リピオドールなど）やタンタルム粉末を混合して造影性を付与して用いる．油性造影剤との混合比，注入速度，マイクロカテーテルがwedgeしているか否かなどの条件によって血管内での到達度が変化するため，病変に応じた調整が可能である一方，その適切な調整には経験が必要である．一般にNBCA濃度が10〜50％で用いられることが多い．

血管閉塞機序は硬化物や血栓形成による塞栓，血管壁への接着，血管内皮障害による．なお，NBCAは薬事法上血管内での使用は禁忌であり，医師の裁量の下での適応外使用にあたるが，頭頚部領域以外でも塞栓材料として用いられており，臨床的需要は大きい．

構造式

$$CH_2=C{\overset{CN}{\underset{COOR}{}}} \longrightarrow \left[CH_2-C{\overset{CN}{\underset{COOR}{}}} \right]$$

左はモノマー，右は重合したもの．Rはアルキル基で，NBCAではn-butyl，IBCSではisobutyl．

preinjection（カテーテル内で先行させる液体）

5％ブドウ糖液．

硬化の様式

重合による．微量の水分や陰イオンとの接触によりモノマーの重合が起こる．重合したものは濃度が高いほど硬い．Microscissorsでは切断が困難なことがある．

Handling property

接着性があるため，マイクロカテーテルの先端部を血管内に固着するリスクがある．注入後，即座にマイクロカテーテルを抜去する必要があるが，低濃度にしたものでは接着性が低いため，slow injectionも可能である．油性造影剤で13％の低濃度に希釈したNBCAを加温して粘性を低めることで，髄膜腫の栄養血管に極めて緩徐な注入で接着もなく到達度も高く塞栓できるとする報告もある[2]．粘性を低める方法としては加温のほかに油性造影剤と氷酢酸での希釈（油性造影剤の量を少なくできる）する方法も報告されている[3]．

組織反応に関する知見

急性期は，急性壊死性血管炎を，慢性期には血管壁およびNBCA塊の線維化を生じ，慢性肉芽腫性所見を呈する[4, 5]．またNBCAで塞

〈abbreviations〉
DMSO: dimethyl sulfoxide, EVOH: ethylene vinyl alcohol copolymer, IBCA: isobutyl-2-cyanoacrylate, ISCA: isostearyl 2-cyanoacrylate, NBCA: n-butyl cyanoacrylate, PHIL: polylactide-co-glycolide and polyhydroxyethylmethacrylate

栓後の摘出したAVM nidusの病理組織では，NBCA塊の中に新生血管が生じて本来の血管腔と交通する所見も50％に認められるという[5]．動物実験において，NBCAと油性造影剤の1:4〜1:1の混合比では，組織の炎症反応の程度や再開通の有無に関して濃度の違いによる差は認めない[6]．

Onyx（EVOH, 日本メドトロニック）

Ethylene vinyl alcohol copolymerは1972年にクラレで開発工業化された樹脂である．食品容器（マヨネーズのチューブなど）や血液透析膜として利用されている（EVAL，クラレ）．エチレンとビニルアルコールがランダムに共重合したもので，それぞれの組成比により物性が異なる．

塞栓物質としては，DMSOに溶解しメトリザマイド粉末を混合して放射線造影性を付与されたもの（EVAL）[7]が1980年代に本邦で最初に開発，臨床応用された．その後，同様にDMSOに溶解しタンタルム粉末で放射線造影性を加えた形で，米国でOnyxとして商品化され，現在のところ本邦では保険償還され得る唯一の液体塞栓物質である．なお，エチレンとビニルアルコールの組成比はEVALとOnyxとでは異なっている．

組成

EVOH（48 mol/L ポリエチレン，52 mol/L ポリビニルアルコール），DMSO，タンタルム粉末35％w/v，EVOHの濃度としては6％（Onyx 18），8％（Onyx 34）がある．前者のほうが粘性が低く，遠位に達する．

構造式

$$\left(CH_2-CH_2\right)_m\left(CH_2-\underset{OH}{CH}\right)_n$$

preinjection

DMSO．

硬化の様式

析出による．溶媒であるDMSOが血中へ拡散することにより，溶解していたポリマーが析出する．析出物はスポンジ様でやわらかい．

組織反応や毒性に関する知見

DMSOの急速注入は組織障害性があり，動物実験で血管閉塞や出血などが報告されているため，緩徐に注入する．塞栓後のナイダス周辺に浮腫が生じることがあり，術後の痙攣発作も45％で発生したという報告[9]や，無症候ながら酸素飽和度の低下[10]や一過性のARDS[11]が報告されており，DMSOによる局所および呼吸器への影響が示唆される．塞栓されたAVMの病理組織所見では，Onyxと血栓が混じり合って血管を閉塞しており，NBCAの場合と同様にvascular and perivascular inflammation, chronic foreign body giant cells, angionecrosisが同等の頻度で認められ，血管撮影上再開通はないものの，18％で組織学的にはOnyx塊に再開通を認めたと報告されている[12]．

Handling property

接着性がないため，緩徐な注入が可能である．ただし，析出物でマイクロカテーテル先端部が覆われると摩擦抵抗によって抜去困難が起こる．

DMSOで溶解されうる物質（ポリウレタンなど）からなるマイクロカテーテルでは注入できない．またタンタルムによる放射線造影性は永続的で，MRIでは金属artifactが生じ，その後の透視画面でも妨げになり得る．

PHIL

Polylactide-co-glycolide and polyhydroxy-ethylmethacrylateを溶質とし，triiodophenolを溶質の高分子に結合させている．DMSOを溶媒としているが，Onyxのようなタンタルム粉末を使用するものに比較して，使用前に混合液を撹拌する必要がない．現在，欧州で臨床治験中である．

エタノール

Absolute ethanolの直接の組織傷害性による内皮障害，血栓形成により血管内腔を閉塞させる．体表のvascular malformationなどでmassを残さない利点がある．

頭頚部領域では，頭蓋外の腫瘍や血管腫などで直接穿刺やカテーテル経由で注入して用いられる[13, 14]．頭蓋内AVMでも稀ながら用いられたことはある[15, 16]．1回の使用量は一般に無水エタノールで1 mL/kgまで，とされているが，それ以下の安全域の量（0.52 mL/kg）を下肢の血管腫に用いて致死的なcardiovascular collapseが起こったという報告があり[17]，ターニケットによる血行遮断を解除した瞬間にbolusに潅流したため，心毒性が強く現れたと推察されている．また組織傷害性が強いため，表皮や塞栓予定の血管以外には極力接触させないよう注意が必要である．

主な塞栓物質の相違点をtable 1にまとめた．

その他の液体塞栓物質

現在は使用されていないが，この他に以下のような塞栓物質が用いられていた（「塞栓物質開発の歴史」の項（p.383）参照）．

Ⅵ治療学

Table 1 NBCAとOnyxの比較

		NBCA	Onyx
認可		非認可	認可
可視性		○	○
到達予測		ある程度可能	コントロール可能
fistulous feederへの適用		有用	不適
硬膜枝への適用		ICA，VAの硬膜枝にも有用	主として外頸動脈枝のみ
適合カテーテル		Magic, Marathon (W-G type)	Marathon
カテ内リンス		5％グルコース	DMSO
溶媒		リピオドール	DMSO
濃度調整		可能（16〜80％程度）	2種類のみ（18, 34）
注入量		0.2〜1 mL未満	0.5〜数mL
AVMへの適用		準根治的（摘出術，RS前処置）	摘出術前処置（根治的）
複数feederの同時閉塞		困難	時に可能
DAVFへの適用		戦略的，根治的TAE	同左
腫瘍への適用		きわめて有用（necrosis惹起）	適用不可
合併症	正常枝への迷入	低	中
	神経栄養枝の閉塞	あり	あり
	神経毒性	あり?（chemical?）	あり（特にCS）
	到達性	20μの血管	5μの血管
	血管周囲の炎症反応	＋	＋＋
	血管壁のnecrosis	＋	＋
注入方法		1) カテーテルwedgeにて順行性に充填 2) 接着性を利用して，到達部位を起点に逆行性に充填	1) Plug & push〔plug（逆流による防波堤）を作り，血行遮断した状態で順行性に充填〕 2) Simple push（粘度を利用して溶岩流のように順行性に充填）
注入スピード		ゆっくり	きわめてゆっくり
カテーテル内閉塞		あり（recovery不能）	あり（recovery不能）
カテーテル抜去のタイミング		カテーテル近位部への逆流時	前進不可能となったとき
抜去時トラブル		gluing	entrapment

EVAL

Onyxの前身の塞栓物質である（前出）[7]．3.3％（L），5％（M），6.7％（H）の３種の濃度のものが作られた．EVALの組成は67 mol/Lポリエチレン，33 mol/Lポリビニルアルコール，作成の原法は，５％濃度のEVAL 10g ＝ 5g EVAL ＋ 35g Metrizamide粉末 ＋ 60g DMSO．

Ethibloc

泌尿器科領域や頭頸部腫瘍などの塞栓に使用されていた，タンパクを基剤とするゲル状塞栓物質である[18, 19]．

トウモロコシのタンパクの一種であるzeinを主成分とし，amidotrizoic acid, oleum papaverisを含む38.3％のethanol溶液である．37℃で200 cpsと高粘度．血中ではethanolの拡散によってzeinが析出する．接着性はなく，析出したmassはゴム様軟である．炎症の惹起により，術後の発熱・頭痛が１〜２週間継続する[20]．

CAP

Cellulose acetate polymerをDMSOに溶解し，bismuth trioxideを加えて放射線造影性を付与された．

脳動脈瘤の塞栓を目的として本邦で開発された．生食中へゆっくり注入すると，DMSOの拡散によってCAPが析出するが，CAPのdropletの表面は瞬間的に固化し，注入継続によってバルーンのようにexpandする．５分以上かけて求心性に固化する．動脈瘤塞栓中は，distal migrationを防ぐために頸部頸動脈圧迫やバルーンによる血流遮断を併用する[21, 22]．

Eudragit-E 100（copolymer of methyl and butyl methacrylate and dimethylaminoethyl methacrylate）

経口薬剤の被覆材として用いられる物質で，これを無水エタノールと等量のiopamidol 370の混合液に溶解したものである[23]．エタノー

ルの濃度は50％となる．接着性はない．前出のEVALがDMSOを溶媒としているため，使用できるカテーテルに制限がある．そのため，DMSOを用いないものとして開発された．最近の臨床使用の報告では，Onyxと同様の浸透効果があること，タンタル粉末を使用しないために塞栓後の造影性が経時的に低下する利点などが述べられている[24]．

組成

10% Eudragit-E mixture = 10 g Eudragit-E 100, 50 mL absolute ethanol, 50 mL iopamidol（iopamiron 370）．

preinjection

50% ethanol. 無水エタノールを用いてはならない．

硬化の様式

エタノールの拡散によって析出する．

PVac（polyvinyl acetate）

Ethanolに溶解，メトリザマイドやリピオドールで造影性を付与して用いられた．Ethanolの拡散によって析出する．接着性はない[25]．

Polyvinyl acetate emulsion

粒子表面に正の荷電を与えられており，これを水に浮遊させた分散液である．ヨード造影剤の混合により濃度や放射線造影性が調整される．10～15％の濃度のものが用いられた．血中では負イオンと接触することで粒子が凝集し硬化する．この物質は，モノマーを含まず，不活性のポリマーと水からなるという点で生体への影響を極力なくしたものである．粘度は0.9 cp，造影剤の混合量に応じて軽度上昇する．接着性はなく，Mass はチーズ様でやわらかい．炎症は軽微である[26]．

脳血管内治療における重要性

一般にポリマーは生体内で不活性であるが，ポリマーを溶解する溶媒はさまざまであり，それぞれの特徴を知ったうえでの使用が求められる．また，ポリマーの溶液一般に共通することとして，溶媒が拡散しない限りは安定した溶液で析出したものも接着性がないため，注入操作を持続的に行わなくとも（間欠的注入でも）カテーテル閉塞が起こりにくく，扱いやすい．

コイルなどの固体塞栓物質や粒子状物質に比べてDSAでも描出されていないような小径の血管まで流入する可能性がある．したがって，誘発テストを直前に行って陰性であるのを確認してから注入するか，全身麻酔下ではDSAで正常血管へ流入する可能性がないか，十分に確認しながら行う．

NBCAもOnyxも物質自体は永続性があるが，塞栓時に混じた血栓部分は再開通する可能性があることや，器質化の過程で新生血管ができ得ることを念頭に置く必要がある．

文　献

1) Oowaki H, et al. Biomaterial 2: 1039-46, 2000
2) Ohnishi H, et al. Neurol Med Chir (Tokyo) 57: 44-50, 2017
3) Lieber BB, et al. AJNR Am J Neuroradiol 26: 1707-14, 2005
4) Brothers MF, et al. AJNR Am J Neuroradiol 10: 777-86, 1989
5) Gruber A, et al. AJNR Am J Neuroradiol 17:1323-31, 1996
6) Sadato A, et al. Neurosurgery 47: 1197-203, 2000
7) Taki W, et al. AJNR Am J Neuroradiol 11:163-8, 1990
8) Chaloupka JC. AJNR Am J Neuroradiol 15:1107-15, 1994
9) Reyes K, et al. Interv Neuroradiol 17: 331-8, 2011
10) Pamuk AG, et al. Neuroradiology 47: 380?6, 2005
11) Murugesan C, et al. Neuroradiology 50: 439-42, 2008
12) Natarajan SK, et al. J Neurosurg 111: 105-13, 2009
13) Yakes WF, et al. Radiology 170: 1059?66, 1989
14) Pekkola J, et al. AJNR Am J Neuroradiol 34: 198?204, 2013
15) Yakes WF, et al. Neurosurgery 40: 1145-54, 1997
16) Settecase F, et al. AJNR Am J Neuroradiol 37: 692-7, 2016
17) Chapot R, et al. Interv Neuroradiol 8: 321-4,2002
18) Kauffmann GW, et al. AJR Am J Roentgenol 137: 1163-8, 1981
19) Kuhne D, et al. Neuroradiology 23: 253-8, 1982
20) 宮地 茂, 他. 第7回日本脳神経血管内手術研究会講演集. 1991, pp21-8
21) Mandai S, et al. J Neurosurg 77: 497-500, 1992
22) Kinugasa K, et al. J Neurosurg 77: 501-7, 1992
23) Yamashita K, et al. Neuroradiology 38 supple: s151-6, 1996
24) Tamura G, et al. Neurol Med Chir (Tokyo) 55: 253-60, 2015
25) 高橋 明, 他. 第4回日本脳神経血管内手術研究会講演集. 1987, pp15-23
26) Sadato A, et al. Neuroradiology 36: 634-41, 1994

VI 治療学

Historical Review ❻

塞栓物質開発の歴史

滝 和郎

■ はじめに

　脳血管内治療が本格的に発展してくる以前，脳動静脈奇形の塞栓には粒子状のシリコン球などが使用されていたが，意図しない血管への迷入や，塞栓子サイズの自由な選択などが困難であった．マイクロカテーテルを頚動脈サイフォンより末梢の頭蓋内血管に比較的簡単に誘導できるようになった頃から，より効率的な塞栓が期待できる液体塞栓物質の臨床応用が始まった．液体塞栓物質は，その血管閉塞機序により重合型，溶媒型，凝集型，その他（組織硬化型を含む）の4つに大別される．また，液体塞栓物質は一部の硬膜動静脈瘻や脳動脈瘤にも使用されるようになっている．

■ 重合型：Cyanoacrylate

　液体塞栓物質のうち，エタノールのような組織硬化型はずいぶん古くから使われているが，これら以外で最初に血管内治療に使用されるようになったものはCyanoacrylateである．モノマーが水分子と重合して高分子を形成し，閉塞塊が生じる．この際，重合熱を発生することは，後述の溶媒型と異なっている．多量，高濃度で使用すると高熱を発する．Cyanoacrylateは，もともと外科用接着剤であるが，塞栓物質としても使用されるようになった．脳動静脈奇形の流入動脈からの選択的な注入を始めたのはC. Kerberである[1]．彼らのグループは1976年11月から脳動静脈奇形の治療にIBCAを使用し，46例の臨床報告を行っている．また，その注入にシリコン製のcalibrated leak balloon catheter を使用している．その頃の超選択的なマイクロカテーテルは，先端にバルーンの付いたものが主体であった．バルーンは血流に乗せて頚動脈サイフォンの屈曲を越え，頭蓋内の末梢血管にまでカテーテルを誘導するために使用された．現在のような柔軟なマイクロカテーテルとガイドワイヤーが市販される以前の話である．

　Cyanoacrylateはアルキル側鎖を変更することで，重合時間と硬度を調節することができる．また，それ以外にも添加物を工夫することで，同様の調整が可能である．今までにisobutyl, n-butyl, ethoxyethyl[2], isostearyl[3]の側鎖を持つものが臨床で使用されている．

■ 溶媒型

　溶媒と高分子である溶質の混合液を血中に入れることで溶媒が希釈され，溶質が析出してくることで塞栓塊が形成される．溶媒で今までに臨床に用いられたものはエチルアルコール，DMSOである．溶質にはいろいろな高分子が使用されている．溶媒の種類，濃度ならびに溶質の材料，添加物を変化させることで，混合液の粘性，析出塊の硬度，造影性などを広く変化させることができる．これからもいろいろなものが開発されると予想される．

アルコール溶媒型

Ethibloc

　1982年のKühneらの報告によると，Ethiblocはzein（コーングルテンから抽出した水溶性のprolamine），アルコール，ケシの実，propylene glycol oil と造影剤の混合物である[4]．計7例の頭頚部病変に使用されている．

ポリ酢酸ビニル

　1984年，Peregrinらによって実験的閉塞物質として報告された．エチルアルコールが溶媒，ポリ酢酸ビニルが溶質の混合液である．臨床には高橋らが1986年から使用している．36例のAVMへの臨床応用が報告されている[5, 6]．高橋らの使用方法は，後述する液体塞栓物質のエストロゲン（プレマリン，東洋醸造）とアルコール混合液を注入後に，このアルコール，ポリ酢酸ビニル混合液を流入動脈から注入する．Su, 高橋らは組織硬化型の塞栓材料であるエストロゲンアルコール単独では内膜障害の起こった太い動脈レベルで血管閉塞にまで時間がかかり浮腫や点状出血を起こすことがあるため，近位部の血管閉塞を起こす塞栓物質が必要でこのアルコールを溶媒としたポリ酢酸ビニルを使用している[7]．

Eudragit

　Eudragit（Evonik Röhm GmbH, Germany）は，医薬品添加物であるコーティング剤に使用され

〈abbreviations〉

AVM: arteriovenous malformation, DMSO: dimethyl-sulfoxide, EVAL: ethylene vinyl alcohol copolymer, IBCA: isobutyl 2-cyanoacrylate, PHIL: polylactide-co-glycolide and polyhydroxyethylmethacrylate

ており，いろいろなタイプのEudragitがあり，主としてメタクリル酸コポリマーから作られている．1996年，Yamashitaら[8]によって，その中の一種であるEudragit-Eとエチルアルコールの混合物が塞栓物質として報告された．造影性を持たせるためにiopamidolが添加されている．

DMSO溶媒型

EVAL，Onyx（日本メドトロニック），Squid（Emboflu, Switzerland）

Cyanoacrylateではカテーテルと血管の接着性合併症を解決するため，滝らはEthylene vinyl alcohol copolymerとDMSOの混合液を開発し，1987年から臨床応用した．造影にMetrizamideを溶解してあるので，Onyxのようにtantalum粉末を混ぜなくても混合液自体に造影性がある[9]．脳動静脈奇形閉塞用に開発されたが，条件が整えば動脈瘤の塞栓術にも有効で，動脈瘤への応用も行われている（Fig. 1）[10]．後年，ほぼ同成分で造影性をもたせるためにtantalum粉末を使用したOnyxが市販されている．SquidはOnyxと同様にEVALとDMSOの混合液であるが，造影用のtantalumの粉末をより細かくしてあるのでOnyxと比較してtantalumがより長時間，拡散した状態に保たれるため，造影が均一であることが利点とされている．2013年頃よりヨーロッパで臨床応用されている[11]．溶媒，溶質混合型の液体塞栓物質はプラグ＆プッシュ法が行いやすいため，脳動静脈奇形の塞栓術に広く用いられるようになった．最近では硬膜動静脈瘻の経動脈的塞栓術にも使用されている．

Cellulose acetate

衣笠，万代らが開発したDMSO, cellulose acetate polymer, bismuth trioxide（造影剤）の混合物である[12, 13]．これは脳動脈瘤の塞栓を主眼に開発され，1992年に7個の脳動脈瘤の塞栓成績が報告されている．動脈瘤の液体塞栓物質による閉塞はたいへん注目された．条件の整った動脈瘤では，液体塞栓物質での閉塞は可能である．

HEMA-MMA

Kazekawaらより報告されている[14]．2-hydroxyethyl methacrylate-co-methyl methacrylate, Iopamiron, エチルアルコールの混合液で，エチルアルコールの濃度が低いのが特徴である．37例の臨床例に使用されている．

PHIL

DMSOを溶媒としているが，溶質はEVALではなく上記高分子PHILである．造影性をもたせるためにヨード系のtriiodophenolを溶質の高分子に結合させている．2014年頃よりヨーロッパで臨床に使用されている[15]．

凝集型（溶媒なし）：ポリ酢酸ビニル微粒子懸濁液

溶媒であるDMSOやエチルアルコールは，その濃度によって作用強度に程度差はあるものの，生物学的な作用をもたらす．特に血管内に注入した場合には血液，内皮細胞，周囲組織，遠隔部位に何らかの作用を起こすので，なるべく生体親和性の高い溶媒が理想である．むしろ溶媒がなくなれば，より安全とも言える．1994年に報告されているが，定藤らが開発した，polyvinyl acetate 微細粒子と純水の懸濁液には溶媒がまったく含まれていない[16]．Polyvinyl acetateは0.3～0.7μmの細かい粒子となっており，その表面は陽性に帯電している．Polyvinyl acetate粒子が純水中で拡散した懸濁液を血液のように陰イオンが豊富な状況におくと，粒子同士が急速に電子結合し，大きな塊を作るようになり，血管の中では塞栓子となる．脳動静脈奇形に臨床応用された．

その他

リピオドール，エチルアルコールなどが使用されている．リピオドールのように，それ自体で血管を閉塞するものや，エチルアルコールのように血液，血管ならびに周囲組織を傷害させ閉塞させるものなど，いろいろな液体が使われてきた．エチルアルコールの血管奇形への直接注入にも使用されている．これにエストロゲンを混合したものがエストロゲンアルコールである．東北大学で開発され，chemical embolizationと呼ばれ，硬膜動静脈瘻，髄膜腫に用いられた．高橋らによると，エストロゲンの血管閉塞機序は内膜特異的な障害による微小循環閉塞作用，血液成分の障害による凝固促進作用が主なものとしている[6]．

VI 治療学

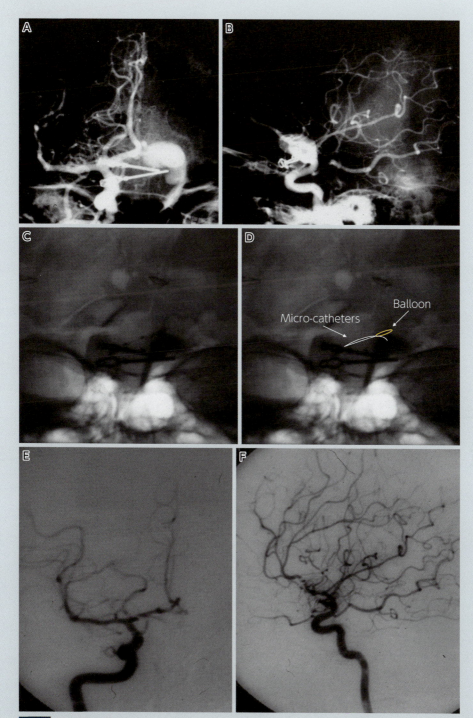

Fig.1 前交通動脈瘤

A, B：前医でクリッピングが行われたが，フォローアップでボディクリッピングとなっていたため紹介入院となる．

C, D：瘤内にマイクロカテーテルを入れ，さらに前交通動脈に閉塞用のバルーンを留置し，ネック部をバルーンで閉塞しながら，マイクロカテーテルからEVALを緩徐に注入した．

E, F：EVALにより動脈瘤は閉塞した．

文 献

1) Kerber C. Radiology 120: 547-50, 1976
2) Tseng TC, et al. J Biomed Mater Res 24: 65-77, 1990
3) Oowaki H, et al. Biomaterials 21: 1039-46, 2000
4) Kühne D, et al. Neuroradiology 23: 253-8, 1982
5) Peregrin JH, Cardiovasc Intervent Radiol 7: 97-101, 1984
6) 高橋 明, 他. 脳卒中の外科 18: 453-7, 1990
7) Su CC, et al. Surg Neurol 36: 4-11, 1991
8) Yamashita K, et al. Neuroradiology 38: S151-6, 1996
9) Taki W, et al. AJNR Am J Neuroradiol 11: 163-8, 1990
10) Nishi S, et al. Acta Neurochir (Wien) 138: 294-300, 1996
11) Akmangit I, et al. Turk Neurosurg 24: 565-70, 2014
12) Mandai S, et al. J Neurosurg 77: 497-500, 1992
13) Kinugasa K, J Neurosurg 77: 501-7, 1992
14) Kazekawa K, et al. Interv Neuroradiol 30: 25-7, 1997
15) Leyon JJ, et al. J Neurointerv Surg 8: 596-602, 2016
16) Sadato A, et al. Neuroradiology 36: 634-41, 1994

1 治療材料学
治療に必要な材料の特性

F. その他の材料
①吸収性ポリマーなど

結城 一郎

コイル塞栓術による動脈瘤治療の限界

　脳血管内治療によって脳動脈瘤の治療が施行された後，その治療の有効性が否定される事象は，言うまでもなく，治療が行われた後の動脈瘤が破裂することである．"治療後の破裂"，もしくは破裂動脈瘤に対しての治療であった場合，"治療後の再破裂"と定義される．日常臨床において，治療が施される脳動脈瘤のほとんどは大きさにして7〜10mm以下であり，それらの年間破裂率は0.5〜2.0%ときわめて低い確率である．したがって，治療後の再破裂を検討した論文やデータは極めて限られている．CARAT studyは破裂脳動脈瘤術後の再破裂のリスクを検証した数少ない多施設共同臨床研究であるが，"再出血に最も関係する因子は，血管撮影上の完全閉塞率である"と結論付けている[1]．それらの知見から，経過中に完全閉塞を認めていない動脈瘤については，再治療が強く勧められているのが臨床現場の実状である．

　一方，コイル塞栓術の限界は，瘤の大きさが大きくなるに従い体積塞栓率が低下し，再開通の可能性が増大することにある．Murayamaらは，初代のコイルデバイスであるGDCによる初期の治療成績（818人）を後方視的に解析し，大型・巨大動脈瘤においては，初回治療で完全閉塞が達成できたのは僅か39%であり，また35.3%に経過中再開通を認めたとしている[2]．この現象についてはGDCの臨床使用が開始された比較的早期から指摘されており，コイル塞栓術後の再開通を防ぎ，再治療率を低下させるための新たなデバイスの開発が求められてきた．

高分子ポリマー性血管内治療デバイスの歴史

　高分子ポリマーを使用した血管内治療デバイスの開発は1980年代の初期から行われており，特に心臓血管に使用される"ステントデバイス"としての開発が注目された[3]．それまでにも生体内で吸収される高分子ポリマーは，さまざまなかたちで臨床応用がなされており，代表的なものでは生体吸収糸が広く普及していた．当時のポリマー性脳血管内治療デバイスの開発目標は，治療後完全に吸収され，体内に異物を残さない生体吸収型のポリマーでステントを作成することにより，その後に問題となる持続性の生体反応（異物反応）と血管内に留置された金属により生じる血栓性のリスクを低下させることであった[4]．複数の研究グループにより，さまざまなポリマーの組成を組み合わせた純ポリマーステントのプロトタイプが開発され，大型動物を利用した前臨床試験が行われた．しかし，それらの実験結果で多く認められた問題点は，留置された血管内における非特異的な炎症反応と血管の狭窄（もしくは閉塞）であった．狭窄の度合いには個体差があり，またポリマーの成分によって異なる結果を示した[5]．

　今日に至るまで，100%生体吸収性ポリマーによる冠動脈ステントの製品化が成功していない理由の一つは，ポリマーの分解に伴うステントの断片化のリスクに対しての解決策が得られていないことに加えて，上記のように，ポリマーによって引き起こされる非特異的血管閉塞が懸念されることが理由として挙げられる．しかし一方では，bare metal stentの周囲にポリマーのコーティングを施すことにより，drug eluting stentとしての開発が進み，現在もポリマーの素材，コーティングする薬剤の選択に関してはさらなる改善と研究開発が進んでいる[3]．

〈abbreviations〉

BPC: bare platinum coil, CARAT: cerebral aneurysm rerupture after treatment, GDC: Guglielmi detachable coil, MAPS: matrix and platinum science, PGLA: polyglycolic-polylactic acid

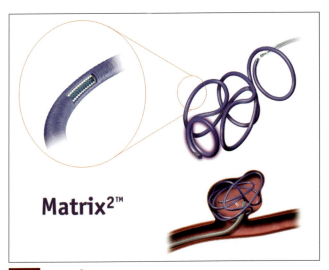

Fig.1 Matrix²
(画像提供：日本ストライカー)

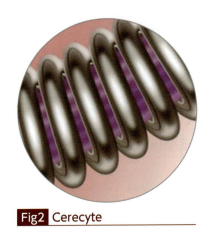

Fig2 Cerecyte
(画像提供：J&J)

動脈瘤塞栓物質としての開発

　ポリマーステントによって引き起こされた血管の狭窄・閉塞は，ステントデバイスとしては完全な欠点であった．しかしながら，内腔を閉塞することが目的である"動脈瘤の治療"については，むしろ利点として生かされる可能性があった．Murayamaらは生体吸収性ポリマーを実験的動脈瘤内に留置し，瘤の完全閉塞を認めた．また瘤内血栓が器質化する過程は，BPCに比較して加速していることが確認された．以上の知見より，生体吸収性ポリマー利用したコイルデバイスの開発が開始された[6]．第一世代の生体吸収性ポリマーを利用したbioactive coilはMatrix detachable coilとして2002年にFDAの認可を取得し，臨床使用が開始された．Matrix coilは従来のGDC-10 systemの外側にco-polymerであるPGLAをコーティングしたものである(**Fig. 1**)．PGAとPLAの配合比はpolymerの分解速度に関連することが，先行研究の結果より示唆されており，特に配合比が50％に近づくと分解速度が速まり，また炎症惹起作用が増強することも示唆されていた．瘤内に留置されたコイルが，母血管の狭窄や高度の炎症を惹起することを避けるために，前述の知見を踏まえて，Matrix coilに使用されるポリマーはPGA：PLA＝90％：10％の比較的分解速度が遅く，炎症惹起作用が少ない混合比が選択された．

臨床試験の結果とその解釈

　多施設共同臨床試験The MAPS trialは，Matrix coilとBPCの治療効果を比較した非劣性試験である[7]．合計626人の患者が無作為に2群に分けられ，それぞれの再開通率が比較された．平均観察期間455日において，治療された動脈瘤の再開通率はBPC群で14.6％，Matrix群では13.3％であった．MatrixのBPCに対する非劣性は証明されたが，優位性に関して統計学的な有意差は示されなかった(p=0.76, log-rank test)．同様に，Cerecyte Coil TrialはCerecyte coilとBPCの治療効果を比較した非劣性試験である(**Fig. 2**)．Cerecyte coilはMatrix coilと同じく生分解性ポリマー（PGA）を含むコイルであるが，Matrix coilと異なる点は，PGAをコイルにコーティングするのではなく，コイルのprimary loopの中を走行するstretch resistance sutureをPGAのポリマー糸に置換したものである．合計481人の患者が登録され，2群に分けられた．そのうち227人は出血発症であり，254人は未破裂脳動脈瘤であった．Core labにて治療効果の判定が行われ，その結果cerecyte群では215人中127人（59％）にcore labの定義する完全閉塞が認められ，BPC群では218人中118人（54％）に完全閉塞を認めた．しかしながら両群間に統計学的な有意差は認めなかった(p=0.17)．また，再治療率に関してもcerecyte群では17人（7.8％）に再治療が施行されたのに対し，BPC群では8人（3.7％）に再治療が施行された．同じく両群間に統計学的有意差を認めなかった（p=0.064, range 4〜34 months）．

　上記のように，第一世代のbioactive coilに関しては，ともにBPCに対する非劣性は示されたものの，優位性が示されなかったことには，い

388

くつかの理由が考えられた．一つはポリマーの惹起する生体反応の限界である．Cerecyte coilに充填されているPGAの量はMatrixに比較して相対的に少なく，周囲の血栓との生体反応を促すために不十分で合った可能性が考えられる．一方Matrix coilについては，コイルそのものの充填率がBPCに比較して低かったことが指摘されている．Matrix coilの表面にはPGLA繊維の編みこまれた糸が，中心部のBPCを包み込むようにコーティングされているが，その繊維構造はコイルとコイルが接触する際に生じる摩擦係数を上げることとなり，コイルの密な充填を妨げる可能性がある．結果的にMatrix coil単独では十分な充填率が達成できず，BPCを併用する必要性がしばしば生じる．現にMAPS trialのステント併用群におけるサブ解析を施行すると，同様の塞栓率（充填率）で治療を終了した際に，Matrix coil群はBPC群に比べて有意に再治療率が低下しているという結果であった．これは，同様の体積充填率が達成された場合にMatrix coilのbioactivityがより発揮される可能性を示唆している[7]．

Bioactive coilの今後の展望

上記のように，複数の臨床試験を経て，生分解性ポリマーは，90：10 PGLAの組成で使用した場合，体内で過剰な生体反応を起こさないことが示された．

治療効果を上げるためには，2つの方向性が考えられる．1つはポリマーの組成を変化させることにより，ポリマーによって引き起こされる組織反応（器質化）を促進させる方法である．動物実験モデルを使用した研究では，ポリマーの分子量を低下させ，分解速度を促進することで組織反応が増強されることが示されている[9-12]．コーティングされるポリマーの組成を変化させることで，治療効果の改善につなげることができる可能性がある．もう1つの可能性は，心血管の領域ではdrug eluting stentとしてすでに利用されている技術であるが，コーティングポリマーをdrug delivery systemとして利用することである．血栓の器質化を促進するgrowth factorやcytokineをポリマーに充填させることで，さらなる臨床効果が改善されたコイルの開発が可能となる．また，そのためには治療効果の再現性に優れた動物モデルの使用が不可欠であり，モデルの開発についてもさらなる改善が求められている．

Flow diverter stentの出現とともに，新型コイルの開発は減速している印象を払拭できないが，"母血管内"に異物を留置せず，抗血小板薬の長期利用を必要としないコイル塞栓術は，依然として嚢状動脈瘤に対する大切な治療戦略の一つであり，さらなる治療効果の改善は，脳血管内治療における次の変革をもたらす可能性を秘めている．

文 献

1) Johnston SC, et al. Stroke 39: 120-5, 2008
2) Murayama Y, et al. J Neurosurg 98: 959-66, 2003
3) Dehghani P. Curr Treat Options Cardiovasc Med 19: 12, 2017
4) Tamai H, et al. Circulation 102: 399-404, 2000
5) van der Giessen WJ, et al. Circulation 94: 1690-7, 1996
6) Murayama Y, et al. Stroke 33: 1120-8, 2002
7) McDougall CG, et al. AJNR Am J Neuroradiol 35: 935-42, 2014
8) Molyneux AJ, et al. Stroke 43: 2544-50, 2012
9) Yuki I, et al. J Neurosurg 107: 109-120, 2007
10) Yuki I, et al. Neuroradiology 52: 1017-24, 2010
11) Ebara M, et al. Surg Neurol 72: 620-7, 2009
12) Lee D, et al. J Neurosurg 107: 94-108, 2007

2 治療技術学
治療に必要な技術革新と新知見：embolization

A. 動脈瘤
①Assist technique, FD

寺西 功輔／大石 英則

歴史的経緯

脳動脈瘤に対する脳血管内治療は，Guglielmiらによる GDCの開発によって一気に広がったが，その論文タイトルには"Electrothrombosis of saccular aneurysms"とあり，通電による瘤内凝固が当初のコンセプトであった[1]．その後，コイルを密に塞栓することで脳動脈瘤の破裂と同時に再開通を防ぐことがわかり，現在までその考え方が続いている[2]．

シンプルからバルーンやステントを併用するアジャンクティブへとテクニックが変化したのも，母血管と分枝を確実に温存しつつ密にコイル塞栓するための工夫である．しかし，これらテクニックを用いてもコイル塞栓術は小型動脈瘤で一定の有効性が認められるが，大型巨大動脈瘤では再開通・再治療率が著しく高く，また圧排効果を軽減できないことが問題であった．そこで，近年は血管再建と血流改変という考えからフローダイバーター（flow diverter：FD）が開発されている．

基本知識と相違点

術前検査は胸部X線，心電図，血液検査などの一般検査で基礎疾患について評価し，必要に応じて3D-CTAやMRAを行い，大動脈弓石灰化や瘤内血栓，虚血性脳病変の有無を確認する．抗凝固療法はカテーテル内血栓形成による塞栓症のリスクに留意しながら持続的なヘパリン加生食による灌流を行い，さらに活性凝固時間（ACT）がコントロール値の2〜2.5倍程度に延長するよう，全身ヘパリン化を維持する．

抗血小板薬の内服に関して，アジャンクティブテクニックを行う場合には血栓塞栓症のリスクが高く，特にステントアシストやFD治療を行う場合は，治療の少なくとも10日程度前から抗血小板薬（2剤）の内服をさせる必要がある．

手技を全身麻酔，局所麻酔のいずれで行うかは施設によって異なるが，緊急時処置が行いやすい，無動化による鮮明な画像が得られるなどの利点からも全身麻酔が好ましい．

通常，6Frのガイディングカテーテルを経大腿動脈アプローチで内頚動脈ないし椎骨動脈へ挿入する．可能な限り遠位へ留置したほうがマイクロカテーテル操作を行いやすくなるが，屈曲蛇行した血管へのガイディングカテーテル挿入時には，血管解離や攣縮のリスクがあるので慎重な操作を心がける．椎骨動脈（特に右側）への経大腿動脈アプローチでの挿入が困難な場合には，右肘動脈アプローチを検討する．

脳動脈瘤コイル塞栓術の基本手技はマイクロカテーテル1本を用いるシンプルテクニックであり，ワイドネック型動脈瘤や大型動脈瘤ではダブルカテーテル，バルーンアシスト，ステントアシストといったアジャンクティブテクニックを行う．

シンプルテクニックは，1本のマイクロカテーテルを用いて行う手技で全ての脳血管内治療医が修得すべき基本技術である．まず3D-DSA画像を基に適切なワーキングアングルを決定するが，ネック，ドーム（最大径），ブレブ，マイクロカテーテルのアクセスルート，コイルのデタッチマーカーを確実に視認できることが条件で，状況によっては複数のワーキングアングルを必要とする場合もある．マイクロカテーテルのシェーピングはガイドワイヤー先行でもマイクロカテーテル先行でも動脈瘤内に無理なく挿入でき，なおかつ瘤内中央からややネック寄りに安定して位置する形状にする必要がある．プリシェイプドマイクロカテーテルを用いても構わないが，筆者らは原則スチームシェーピングを行っている．

ダブルカテーテルテクニックは2本のマイクロカテーテルからコイルを挿入して塞栓を行う方法である（**Fig. 1**）．一方のマイクロカテーテルからフレーミングコイルを挿入してフレーム形成後に離脱せず安定化させ，残りのマイク

VI 治療学

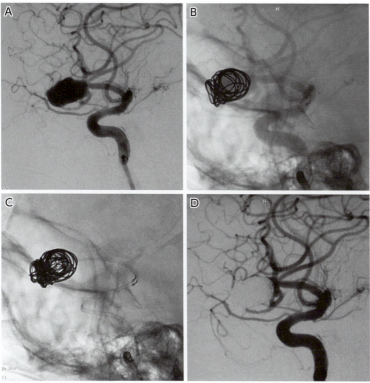

Fig.1 破裂右中大脳動脈瘤に対するダブルカテーテルテクニック

A：治療前ワーキングアングル
B：フレームを作成
C：別のマイクロカテーテルからフレーム内にフィリングコイルを挿入
D：治療後ワーキングアングル．

ロカテーテルからフィリングコイルを挿入する方法や，2本のマイクロカテーテルから同時にコイルを挿入して絡め合わせることでフレーム形成し，その後フィリングコイルを挿入する方法などがある[3,4]．同一のマイクロカテーテルを用いた場合，マーカーの見分けがつきにくいのでカテーテルの種類を異なるものにする工夫が有用である．

バルーンアシストテクニックにおけるバルーンカテーテルの役割は，マイクロカテーテルの安定性を高め，コイルの瘤外逸脱を防ぎ，術中破裂時のタンポナーデを行うなどである[5-7]．通常，サイドウォール型動脈瘤にはコンプライアントバルーン，ターミナル型動脈瘤にはスーパーコンプライアントバルーンを用いる場合が多い[8]．バルーンの一部を意図的に瘤内にハーニエートさせ分枝温存を図る場合には，スーパーコンプライアントバルーンを用いる（**Fig. 2**）．バルーンアシストテクニックでは，コイル挿入用マイクロカテーテル先端がバルーンによって固定されてしまうため，コイル挿入中にpaint blush movementを起こしにくく術中破裂を起こすリスクが高まることに留意する．

ステントアシストテクニックを行うにあたり，現在本邦で使用可能なステントは，Enterprise（ジョンソン・エンド・ジョンソン）／Neuro-Form Atlas（日本ストライカー）／LVIS：Stent & Junior（テルモ）があり，各々の特性（リシースの可否，ショートニングなど）を熟知しておく必要がある．

Trans-cell法は，コイル挿入用マイクロカテーテルをステント展開留置後にステントセルを通じて瘤内に挿入するもの，Jailing法はコイル挿入用マイクロカテーテルをあらかじめ瘤内に挿入しておいてステントを展開留置するものである（**Fig. 3**）．前者の利点はマイクロカテーテルのコントロール性が残されること，欠点は密な塞栓が行いにくいこと，瘤内へのマイクロカテーテル挿入が困難な場合があることである．後者の利点はマイクロカテーテル先端が確実にステント外にあり密な塞栓が行えること，欠点はマイクロカテーテルがステントと血管壁に挟まれてコントロールしにくいことである[9]．各々の欠点を解決するためにsemi-jailing法を行う場合もある[10]．

現在，本邦で薬事承認されているFDは，Pipeline Flex（日本メドトロニック）のみである．手技は全身麻酔下に行われるべきで，原則，経大腿動脈アプローチ，ガイディングカテーテル，ディスタルサポートカテーテル（Navien，日本メドトロニック），専用マイクロカテーテル（Marksman，日本メドトロニック）のtriple

391

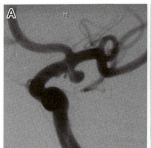 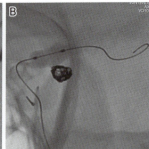 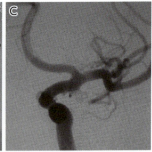

Fig.2 内頚動脈前脈絡叢動脈瘤に対するバルーンハーニエートテクニック

A: 治療前ワーキングアングル，B: バルーンの一部が前脈絡叢動脈起始部をカバー，C: 治療後ワーキングアングル．

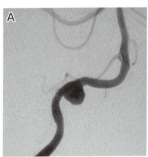 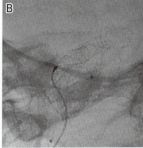 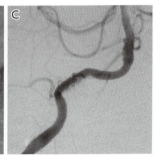

Fig.3 椎骨動脈瘤に対するLVISを用いたコイル塞栓術

A: 治療前ワーキングアングル，B: Jailing 法でステント展開，C: 治療後ワーキングアングル．

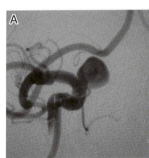 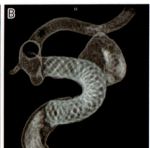 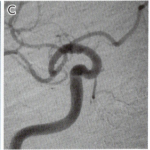

Fig.4 未破裂大型内頚眼動脈瘤に対するフローダイバーター治療

A: 治療前ワーキングアングル，B: Pipeine展開留置後cone beam CT，C: 治療6カ月後，右内頚動脈写真．

coaxial systemを用いる．専用マイクロカテーテルをネックより末梢側に誘導後，デバイスを展開留置するが，この際必要なマイクロカテーテルとデリバリーワイヤーの操作法が5種類ある．アンシース（マイクロカテーテルのみを引く），ワイヤープッシュ・プル（デリバリーワイヤーのみを押す・引く），システムプッシュ・プル（マイクロカテーテルとデリバリーワイヤーを一緒に押す・引く）を適宜行う必要がある．頻度は少ないがFD治療後の遅発性脳動脈瘤破裂があり，その回避のためにjailingしたマイクロカテーテルからフローダイバーター展開留置後にコイル挿入する場合もある[11, 12]．長いデバイス（25mm長以上など）を用いるときはtwisting/flatteningなどの展開不良にも注意する[13]．展開終了後にはcone beam CTを行ってデバイスの血管壁への密着を確認し，不十分であればバルーンカテーテルを用いてデバイス内でインフレートして圧着させる**（Fig. 4）**．

脳血管内治療における重要性

脳動脈瘤コイル塞栓術が直達術と比較して明らかに劣る点は，大型巨大脳動脈瘤に対する治療成績であった．すなわち，高い再開通率・再治療率と圧排効果を解除できないことが大きな問題であり，これらに脳血管内治療で対処する場合internal trappingを行うか，虚血耐性に乏しい場合はバイパス手術に委ねる必要があった．しかし，FDの導入は大きなブレークスルーで

あり，既存のアジャンクティブテクニックと比較してもその治療成績は良好である[14, 15]．現在，FDは未破裂ないし破裂慢性期の内頚動脈錐体骨部から上垂体動脈部までの大型巨大脳動脈瘤に対してのみ適応となっているため，その拡大が期待される．また，圧排効果を有する後方循環系（血栓化）大型巨大脳動脈瘤は"vasa vasorum"によりその増大を続けるため，FDのみでその進展を抑えることは困難である[16]．

文　献

1) Guglielmi G, et al. J Neurosurg 75: 8-14, 1991
2) Sluzewski M, et al. Radiology 231: 653-8, 2004
3) Baxter BW, et al. AJNR Am J Neuroradiol 19: 1176-8, 1998
4) Nakahara T, et al. Neurol Res 21: 324-6, 1999
5) Ryu CW, et al. Neurointervention 6: 17-22, 2011
6) Sluzewski M, et al. J Neurosurg 105: 396-9, 2006
7) Aletich VA, et al. J Neurosurg 93: 388-96, 2000
8) Cekirge HS, et al. J Neurosurg 114: 944-53, 2011
9) Spiotta AM, et al. J Neurointerv Surg 4: 339-44, 2012
10) Hong B, et al. Neurosurgery 65 1131-8, 2009
11) Lin N, et al. Neurosurgery 76: 142-9, 2015
12) Rouchaud A, et al. Neuroradiology 58: 171-7, 2016
13) Martínez-Galdámez M, et al. J Neurointerv Surg 7: 748-51, 2015
14) Chalouhi N, et al. AJNR Am J Neuroradiol 35: 546-52, 2014
15) Kallmes DF, et al. J Neurosurg 127: 775-80, 2016
16) Iihara K, et al. J Neurosurg 98: 407-13, 2003

Historical Review ❼
ダブルカテーテル法の開発

盛岡 潤／村尾 健一

■ダブルカテーテル法

　ダブルカテーテル法は，三次元（3D）コイルや高性能のバルーンカテーテルがなかった1990年代に滝らにより考案された方法で[1-3]，当初は2本のヘリカルコイルを絡み合わせて，広頸動脈瘤に安定したフレームを作成する手技であった．種々の3Dコイルやステントが使用できるようになった現在でも広頸動脈瘤の塞栓に応用され[4,5]，根治性と安全性が高い治療法として評価されている．
　現在，以下の場面で使用されることが多い．
　手技①：1本のコイルで作成したフレームが不安定な場合に，その内側にもう1本のカテーテルを挿入し，内部からコイルを追加することでフレームの安定化を図る方法で[6,7]，小径の広頸動脈瘤にも適応される[8,9]（Fig. 1）．万一，術中に穿孔した場合にはカテーテルやコイルはそのままにしておき，

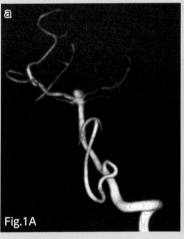
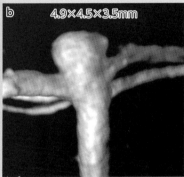

2本目のコイルでフレームの安定化を図る

1) GDC 10 3D 3mm/6cm
2) GDC 10 soft SR 3mm/6cm

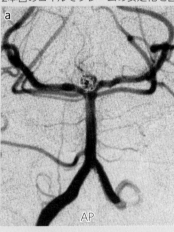
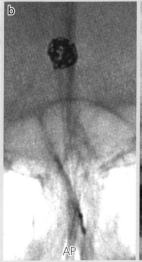
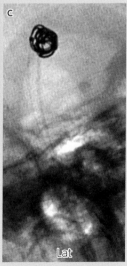

Fig.1 60歳女性．脳底動脈先端部未破裂瘤
A：4.9×4.5×高さ3.5 mm.
B：GDC 10 3D 3 mm/6 cmを巻いたが，動脈瘤壁への支持が弱く不安定なため，フレームの中にもう1本のカテーテルを挿入し，内部からGDC 10 soft SR（日本ストライカー）3 mm/6 cmを巻くことで，安定したフレームが作成できた．

3) GDC 10 soft SR 2mm/6cm 5) GDC 10 soft SR 2mm/3cm
4) GDC 10 ultrasoft 2mm/4cm 6) GDC 10 ultrasoft 2mm/2cm

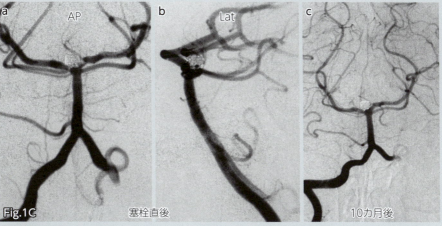

Fig.1 60歳女性（続き）
a, b：塞栓直後, c：VER 35%.

　もう1本のカテーテルから塞栓を継続できるため，迅速な止血が可能である．
　手技②Scaffolding（足場）technique[10, 11]：1本目のコイルを母血管あるいは分岐血管近傍に一時的に逸脱させ，これを足場にして2本目のコイルで瘤内にフレームを作成する．その後に1本目のコイルをフレーム内へ巻き戻す（Fig. 2）．
　ダブルカテーテル法の利点は，2本のコイルを組み合わせるため，動脈瘤の最大径よりも小さめのコイルで安定したフレームを作成できることにあり，広頚動脈瘤のネックから逸脱せず，分岐血管を温存した塞栓が可能となる．また，母血管の血流を遮断することなく，先端の位置が異なるカテーテルからコイルを追加するためcompartmentができにくく，tight packingが可能となる．

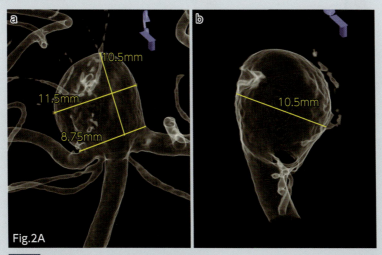

Fig.2 71歳女性．脳底動脈先端部未破裂瘤
A：11.5×10.5×高さ10.5 mm, neck 8.75mm.

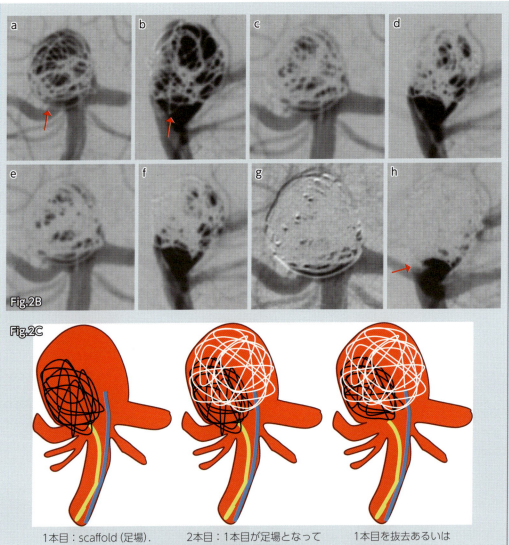

1本目：scaffold（足場）． 2本目：1本目が足場となって 1本目を抜去あるいは
 瘤内にとどまりやすい． 巻き直し．

Fig.2 71歳女性（続き）

B：右VAからExcelsior SL-10 straightとXT17（double angle状にsteam shape）を瘤内へ誘導．右P1側へ向いた
XT17から①Microplex18 10 mm×26 cmをneckから逸脱するように巻いた（a，b，矢印）．この状態でSL-10から
②Microplex18 12 mm×31 cmを挿入すると，①が足場となって母血管に逸脱することなく巻くことができた（c, d）．
①の逸脱部分を引き，カテーテルも瘤外まで引いてから巻き直すと瘤内に収まり，安定したフレームを作成すること
ができた（e, f）．さらにinflow zone（h，矢印）付近が密になるようコイルを追加し，終了した（最終像 g, h）．

C：Scaffolding techniqueのschema．

文 献

1) Murao K, et al. Techniques in Neurosurgery 6: 234-7, 2000
2) 林 克彦, 他. 脳外速報 14: 138-43, 2004
3) 滝 和郎. 脳動脈瘤コイル塞栓術ハンドブック. 診断と治療社, 2010, pp95-102
4) Kwon OK, et al. AJNR Am J Neuroradiol 26: 894-900, 2005
5) Xu X, et al. Cell Biochem Biophys 71: 1281-6, 2015
6) Baxter BW, et al. AJNR Am J Neuroradiol 19: 1176-8, 1998
7) 滝 和郎, 他. 症例から学ぶ脳血管内手術 改訂2版. メディカ出版, 2004, pp146-50
8) Kim DJ, et al. Acta Neurochir (Wien) 156: 839-46, 2014
9) Yin L, et al. Interv Neuroradiol 22: 158-64, 2016
10) 宮地 茂. 脳血管内治療兵法書. メディカ出版, 2015, pp160-3
11) Morioka, et al. (submitted to JNET)

2 治療技術学
治療に必要な技術革新と新知見：embolization

B. 動静脈奇形
①AVM塞栓術

佐藤 慎祐／新見 康成

歴史的経緯

脳動静脈奇形（AVM）に対する塞栓術は，単独治療，外科的切除の補助[1]，放射線治療[2]の前処置として使用されてきた．本邦において塞栓物質として以前より使用されているNBCAは，接着性があることと注入中に進行性に硬化するため，high flow lesionの塞栓に適する[3]．一方，その扱いには十分な経験と技術を必要とする．その後2008年にAVMの開頭摘出術の術前塞栓術の塞栓物質材料としてOnyx（日本メドトロニック）が薬事法承認を受け，保険償還が開始された．この塞栓物質はNBCAと異なり接着性を持たないため，塞栓術の際に長時間にわたって注入，注入停止，再開を繰り返すことが可能である．

Onyxの承認以後，AVMに対する塞栓治療は，対象血管によって2つの塞栓物質を使い分け塞栓術を行うことが可能となった．しかし，脳血管内治療単独での治療は，過去の文献や経験から治療成績は好ましいものではない[4-8]．脳血管内治療では，出血性合併症を避けるため安全な範囲で行う必要があり，複数の脳血管内治療専門医のもとで行うことが望ましい．

基本手技
塞栓術前評価

実際に塞栓術を行う前にAVMの血管構築を血管撮影で十分評価する必要がある．そのためには，撮影のフレームレートを通常の撮影よりも多めにして（例えば6 f/s），撮影の際の造影剤の注入速度，注入量，造影剤濃度も病変への血流速度によって調整する必要がある．さらに3D-RAも撮影し，feederの血管径，アクセスのしやすさ，fistulous feederの有無，nidusが

compactかdiffuseであるのか，drainerがdeepであるのか，singleまたはmultipleか，狭窄や瘤形成の有無，動脈瘤（flow-related, intranidal）の有無などを評価する．実際の塞栓術の前には，塞栓術の目的が開頭術前なのか放射線治療前なのか，あるいは塞栓術単独なのかを決定する必要がある．開頭術前であれば，術野において最も深部のfeederとfistulous feederの処理が必要であり，放射線治療前であればmeningeal feederとfistulous feederの処理が重要である．以下，それぞれの塞栓物質を用いての使用方法を解説する．いずれの塞栓物質を用いる場合でも，AVMの塞栓術は全身麻酔下で行うことが推奨される．

それぞれの塞栓物質を用いての治療方法
NBCA

治療対象血管によってNBCAの濃度は異なるが，25〜33％を標準濃度として考える．Nidusまでの距離が短い，血管径が大きい，血流速度が速い，屈曲部がないなどの場合は，比較的高濃度のNBCAを使用する．非常に血流速度が早い場合は，高濃度NBCAにコイルを併用する場合もある．また，nidusまでの距離が長い，血管径が小さい，血流速度が遅い，強い屈曲部，マイクロカテーテルがwedgeして血流停止になっているなどの場合は低濃度のNBCAを用いる．低濃度NBCAは粘度の高い油性造影剤の量が多くなるため，混合液の粘調度が高くなる．このことは，低濃度NBCAにして重合時間を遅らせても，高い粘調度のために混合液の病変末梢への浸透を妨げる原因となる．これを防ぐには，NBCA混合液を加温すればよいが，その場合，カテーテル内での冷却を防ぐためにカテーテル洗浄用の非イオン性の5％グルコースなど

〈abbreviations〉

3D-RA: 3-dimentional rotation angiography, AVM: arteriovenous malformation, NBCA: n-butyl cyanoacrylate

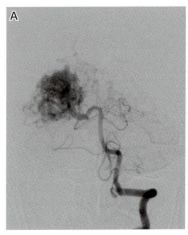 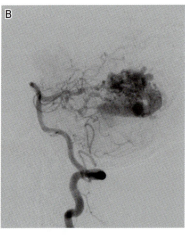

Fig.1 右後頭葉脳動静脈奇形
Rt PCAからfeederを認める．
A: 正面像，B: 側面像．

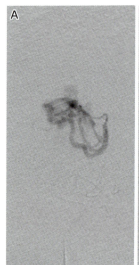 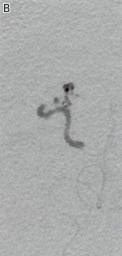 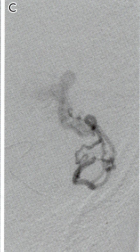 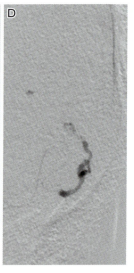

Fig.2 Magic 1.2FM（1本目）から撮影
NBCA注入前（A：正面像，C：側面像），NBCA注入（25%：0.15mL）（B：正面像，D：側面像）．

も加温する．

　使用するマイクロカテーテルは主にフローガイドカテーテルであるが，当院ではMagic 1.2FM（スーガン）を頻用している．このカテーテルに使用できるガイドワイヤーは，ASAHI CHIKAI 08（朝日インテック）とMirage（日本メドトロニック）である．フローガイドカテーテルは血流にのせて対象血管まで誘導するが，目標血管の選択が困難な場合にはガイドワイヤーを使用してできるかぎりnidus近くまで誘導する．マイクロカテーテルからの撮影はカテーテルがwedgeしていないかどうか確認した後に行う．マイクロカテーテルからの撮影により，その先に正常脳への栄養血管がないことを確認するとともに，NBCAの濃度の選択および注入速度の決定を行う．注入はDSA撮影下ないしブランクロードマップ下で行う．低濃度のNBCAを用いる場合には，注入を複数回に分けることも可能である．NBCAのcastが血流にのって遠位に到達し，閉塞が徐々に進むことで血流速度が低下するため，それに合わせてNBCAの注入速度も徐々に下げる必要がある．マイクロカテーテル先端からNBCAが逆流するようになったら，カテーテルを抜去する．マイクロカテーテル抜去の際は，マイクロカテーテル先端から逆流していた部分のcastが飛散することがあるため，マイクロカテーテルに陰圧をかけて抜去したり，ガイデイングカテーテルごと抜去したりすることにより予防する．実際の症例を紹介する（**Fig. 1〜5**）

Onyx

　フローガイドカテーテルであるMarathon（日

Ⅵ 治療学

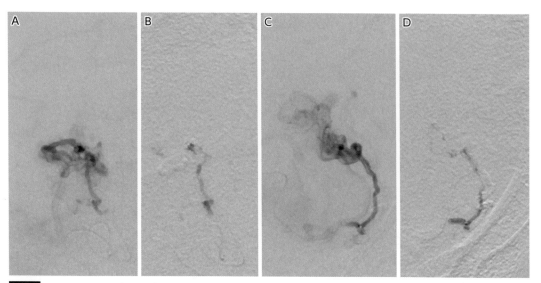

Fig.3 Magic 1.2FM（2本目）から撮影

NBCA注入前（A：正面像，C：側面像），NBCA注入（25%：0.15mL）（B：正面像，D：側面像）．

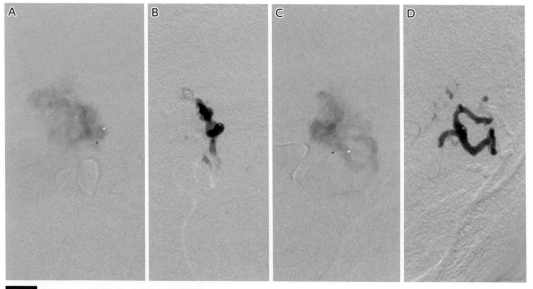

Fig.4 Magic 1.2FM（3本目）から撮影

NBCA注入前（A：正面像，C：側面像），NBCA注入（25%：0.4mL）（B：正面像，D：側面像）．

本メドトロニック）を使用するが血流に乗って進む性質が弱いため，より頻繁にガイドワイヤーを用いた操作を必要とする．OnyxにはOnyx 18とOnyx 34の2種類があるが，閉塞血管の血流速度でどちらかを選択する．

　Onyxの注入の際は，まず生理食塩水10mLでマイクロカテーテル内腔を洗浄後，マイクロカテーテルの死腔をDMSOで置換する（Marathonの場合は0.23mL）．この後，直前まで撹拌して

いたOnyxを1mLのシリンジでゆっくり注入する．急速注入はDMSO局所濃度が上昇するため，血管毒性が高くなる．Onyx注入はBlank road-map下で行うが，投与開始時はマイクロカテーテル死腔内のDMSOでOnyxが希釈されて視認性が悪いため，注意が必要である．

　Onyxの注入方法にはsimple pushとplug and pushの2つの方法がある．Simple pushは，NBCA注入の項で説明したように，マイクロカ

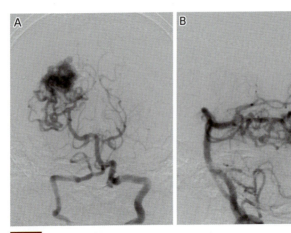

Fig.5 NBCA塞栓後
A：正面像，B：側面像.

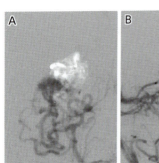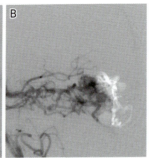

Fig.6 Marathonから(白)と親カテーテルからの撮影(黒)

A：正面像，B：側面像.

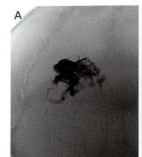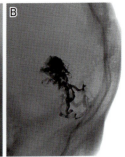

Fig.7 Onyx 18 (total 3.5mL) 投与後
A：正面像，B：側面像.

テーテルの先端から塞栓物質が逆流したら注入を中止する方法である．Plug and pushは，カテーテルの先端部分に短いOnyxのplugを形成してこの部分の血管を閉塞し，血流を停止するとともにOnyxの逆流抵抗を高めてOnyxの前方への浸透を助長する方法である．Plugの形成は，Onyx注入によりカテーテル先端から逆流した際に，30秒〜2分程度の注入停止後に再度注入を行い，再度逆流した際には再度注入を停止する．これを繰り返すことによって最終的にplugが形成されて前方へのOnyxの浸透が始まる．この方法を用いることにより，1本の栄養血管から長時間にわたり大量のOnyxを注入し，広範なnidus閉塞を行うことが可能である．この方法を用いる際は，working angleの決定が極めて重要である．これにより，Onyxの逆流，還流静脈への浸透，nidusを介しての他の栄養血管への逆流，nidusの外側の正常血管への浸透をモニターする必要がある．Working angleの決定には3D-RAが有用であり，上記の複数のパラメータを正確にモニターするためには，バイプレーンの血管撮影装置を用いて複数の経験のあるオペレーターにより，治療手技を行うことが推奨される．

Onyxが持続的に栄養血管に逆流したり，メインの静脈側に浸透したりする場合，Onyxの注入が極端に長時間になった場合(通常1時間以上)，目的の領域が完全に塞栓された場合には，塞栓術を終了してマイクロカテーテルを抜去する．Onyxに接着性はないが，マイクロカテーテル先端がトラップされるために，透視下で徐々に牽引することにより抜去する．マイクロカテーテルの抜去が困難になる因子としては，長時間の注入，細い血管径，血管の強い蛇行(PICAやACAなど)，末梢動脈での塞栓などが上げられる．欧米では先端が離脱できるマイクロカテーテル(Apollo Medical Extrusion, Sandy, UT, USA)が使用可能なために，抜去困難のリスクが軽減されており，本邦への早期導入が期待される[9]．実際の症例を紹介する(**Fig.6〜10**)．

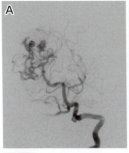
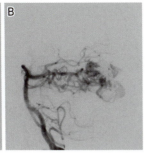

Fig.8 1回目治療後
A：正面像，B：側面像．

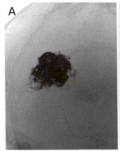
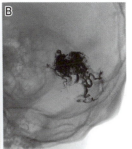

Fig.9 2回目Onyx 18（total 3.5mL）投与後
A：正面像，B：側面像．

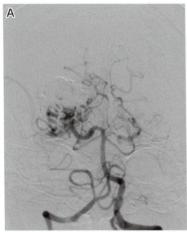
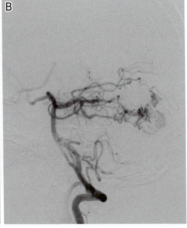

Fig.10 2回目Onyx塞栓後
今後ガンマナイフ予定．A：正面像，B：側面像．

脳血管内治療の安全性と有効性

未破裂脳AVMに対する治療について，2014年に発表された多施設臨床試験であるARUBA研究では，primary endpoint（全死亡，症候性脳卒中）が内科治療群で10.1％，外科的治療群で30.7％と有意に外科療群で多かった〔HR：0.27（0.14-0.54）〕．外科治療群における介入方法は外科的治療，脳血管内治療，放射線治療等さまざまであり，脳血管内治療単独における治療成績は明らかではなかった[10]．NBCAまたはOnyxのそれぞれの治療成績として，103の研究をまとめたmeta-analysisが報告された．NBCAおよびOnyxの神経学的転帰はそれぞれ5.2％，6.8％であった（OR：1.4；p=0.56），AVM完全閉塞率は，NBCA群では13.7％，Onyx群では24％（OR：1.9）であった[11]．徐々に閉塞率の向上は認めているが，本邦ではOnyxを用いた脳血管内治療単独治療は認可されておらず，NBCAも含めそれぞれの塞栓物質の特性を理解し，開頭術の補助（術中の出血量低減，術中のメルクマールなど）として安全に塞栓術を行うことが求められる．

文　献

1) Spetzler RF, et al. J Neurosurg 67: 17-28, 1987
2) Henkes H, et al. Neurol Res 20: 479-92, 1988
3) Yuki I, et al. J Neurosurg 113: 715-22, 2010
4) Kondo R, et al. Neurol Med Chir (Tokyo) 54: 54-62, 2014
5) Weber W, et al. AJNR Am J Neuroradiol 28: 371-7, 2007
6) Katsaridis V, et al. Neuroradiology 50: 589-97, 2008
7) Van Rooij WJ, et al. AJNR Am J Neuroradiol 28: 172-7, 2007
8) Panagiotopoulos V, et al. AJNR Am J Neuroradiol 30: 99-106, 2009
9) Herial NA, et al. J Vasc Interv Neurol 7: 64-8, 2014
10) Mohr JP, et al. Lancet 383: 614-21, 2014
11) Elsenousi A, et al. J Neurointerv Surg 8: 265-72, 2016

Special Topics ❺

新生児脳血管内治療の進歩

佐藤 慎祐／新見 康成

❶ 新生児脳血管内治療

はじめに

　小児脳血管障害のなかで，ガレン大静脈瘤，脳硬膜動静脈瘻，脳動静脈奇形，脳動静脈瘻は動静脈シャント量が多いものが多く，新生児期には心不全，乳児期には静脈圧亢進による髄液吸収障害をきたしやすい．新生児期に重度の心不全で発症し，内科的治療によるコントロールが困難な場合は，緊急脳血管内治療で動静脈シャントを閉塞させる方法が有効である．

動静脈シャントの閉塞

　Lasjauniasらは，新生児期における治療適応についてneonatal evaluation scoreを提唱し，7点以下を適応なし，8〜12点は緊急の脳血管内治療，13点以上は経過観察とした（**Table 1**）[1]．新生児期の治療は合併症のリスクが高く，低体重により使用できる造影剤の量も限られるため，この時期の脳血管内治療の目的を完全閉塞でなく，心不全からの脱却においてまずは50％のflow reductionを目指して治療を行うことが推奨される．新生児期に心不全が内科治療によりコントロールされ，患児が自宅退院して経口摂取により体重増加が望める場合は，脳血管内治療を数カ月遅らせることで治療の安全性が飛躍的に向上する．

アクセスルート

　新生児のシャント疾患のアクセスルートは，通常4Frのカテーテルを用いて大腿動脈経由で動静脈シャントへアクセスを行うが，低体重児においては大腿動脈経由が困難であるとされる．患児の体重が2,200g未満では大腿動脈経由は困難であるとされ，その際の他のアクセス経路として，臍帯動脈，頚動脈などの経動脈経路，大腿静脈，臍帯静脈，頚静脈などの経静脈経由が挙げられる[2]．

　臍帯動脈アクセスは，1997年にBerensteinによってはじめて報告された[3]．臍帯動脈は出生後数日以内であれば使用は可能であり，出生直後に3Frのシースで血管確保を行うことが勧められる．血管穿孔，下肢動脈閉塞，膀胱破裂，腸管穿孔などの合併症が報告されている[4,5]．小宮山らは1,538gの新生児の脳硬膜動静脈瘻に対して，臍帯静脈からのアプローチにより右心房から左心房へ心房中隔を貫通して，経動脈的塞栓術を行う方法を報告している[2]．

　頚動脈への直接穿刺は，エコーガイド下で18G穿刺針にて直接頚動脈へ穿刺を行うか，カットダウンによって頚動脈を露出して穿刺する．合併症として止血時またはその後の局所出血，動脈硬化性変

Table 1　Neonatal evaluation score

Points	Cardiac function	Cerebral function	Respiratory function	Hepatic function	Renal function
5	Normal	Normal	Normal	—	—
4	Overload, no medical treatment	Subclinical, isolated EEG abnormalities	Tachypnea, finishes bottle	—	—
3	Failure; stable with medical treatment	Nonconvulsive intermittent neurologic signs	Tachypnea, does not finish bottle	No hepatomegaly, normal hepatic function	Normal
2	Failure; not stable with medical treatment	Isolated convulsion	Assisted ventilation, normal saturation $FIO_2 < 25\%$	Hepatomegaly, normal hepatic function	Transient anuria
1	Ventilation necessary	Seizures	Assisted ventilation, normal saturation $FIO_2 > 25\%$	Moderate or transient hepatic insufficiency	Unstable diuresis with treatment
0	Resistant to medical therapy	Permanent neurological signs	Assisted ventilation, desaturation	Abnormal coagulation, elevated enzymes	Anuria

[a] EEG, electroencephalogram; FIO_2, fractional inspired oxygen. Maximal score = 5 (cardiac) + 5 (cerebral) + 5 (respiratory) + 3 (hepatic) + 3 (renal) = 21.

〈abbreviations〉

AVM: arteriovenous malformation, CM: capillary malformation, ISSVA: The International Society for the Study of Vascular Anomalies, LM: lymphatic malformation, VM: venous malformation

VI 治療学

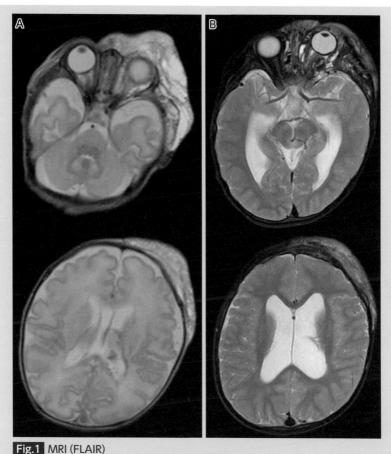

Fig.1 MRI (FLAIR)
A：治療前，B：術後3年．

化の進行や頚静脈の穿孔が挙げられる[2]．

経静脈アプローチには，大腿静脈，頚静脈，臍静脈の経路がある[6,7]．静脈経路からガレン大静脈瘤をコイルを用いて塞栓するが，術後出血のリスクが高く，動脈からのアクセスが得られない症例に限定すべきである．

乳幼児血管腫瘍に対する硬化療法

はじめに

脈管異常は2014年にメルボルンでのワークショップで18年ぶりに改訂され，新ISSVA分類では脈管性腫瘍は良性群・境界群・悪性群の3つに分類され，脈管奇形は単純型・混合型・主幹型・関連症候群の4つの枠組みに分類された．単純型は，主たる脈管成分によって毛細血管奇形（CM），静脈奇形（VM），リンパ管奇形（LM）および動静脈奇形（AVM）が含まれる．脈管奇形の診断フローチャートでは，病変部の血流がないものはリンパ管奇形やその他の囊胞性疾患となる．病変部の血流があり動脈性であればfast-flow vascular malformation（動静脈奇形など）になる．病変部の血流を認めるが動脈性ではなく静脈石を認めれば静脈奇形となり，静脈石を認めなければslow-flow vascular malformation（静脈石が出現する前の静脈奇形）やその他の軟部病変となる．

静脈奇形の治療

静脈奇形は先天性病変であるため，出生時から存在するものの小児期から発症することが多い．侵襲的治療方法として硬化療法があるが，内腔に血液が貯留するタイプでの有効率が高く，flowを認める病変ではそのコントロールが重要となる．硬化剤には，モノエタノールアミンオレイン酸塩（商品名：オルダミン），無水エタノール，ポリドカノール，ブレオマイシンなどがある．合併症には，肺塞栓症，ヘモグロビン尿，薬剤アレルギー，神経麻痺，皮膚壊死などが挙げられる．使用薬剤や使用部位によっ

403

て発生頻度は異なるため，各々の症例で薬剤選択，注入量や投与方法の検討は十分に行わなければならない．

リンパ管奇形の治療

　リンパ管奇形は多くは先天性であり，小児で発症する大小のリンパ嚢胞を主体とした腫瘍性病変である．部位は頭頸部や縦隔，腋窩，腹腔・後腹膜内，四肢に好発する．わが国では治療選択としてまず硬化療法を選択することが一般的である．硬化剤としてOK-432（ピシバニール），ブレオマイシン，無水エタノール，アルコール性硬化剤，抗癌薬，高濃度糖水，フィブリン糊などの薬剤が挙げられる．一般的に，ミクロシステイック（海綿状）の場合には効果が得られにくい．硬化療法と外科的切除を組み合わせて治療を行うことが多く，全摘出ができれば完治を目指せるが，病変部内の血管・神経・筋肉などの正常組織も同時に切除せざるを得ず，機能的・整容的問題を残すことがある．

症例提示

　症例を1例提示する（**Fig. 1**）．9カ月男児．在胎19週の時点で左顔面の腫瘤を指摘されていた．眼窩内含む顔面のリンパ管奇形の診断に対して11カ月目から2歳9カ月目までに計4回の硬化療法（ブレオマイシンを1mg/mLの濃度で使用）と4回の外科的切除を施行した．

文 献

1) Lasjaunias PL, et al. Neurosurgery 59(Suppl 3)：S184-94, 2006
2) Komiyama M, et al. Neurol Med Chir (Tokyo) 56: 132-40, 2016
3) Berenstein A, et al. Neurosurgery 41: 846-50, 1997
4) Gupta JM, et al. Arch Dis Child 43: 382-7, 1968
5) Kitterman JA, et al. Pediatr Clin North Am 17: 895-912, 1970
6) Komiyama M, et al. J Neurosurg 90: 964-9, 1999
7) Komiyama M, et al. Neurol Med Chir (Tokyo) 44: 655-9, 2004

2 治療技術学
治療に必要な技術革新と新知見：embolization

C. 硬膜動静脈瘻
①Onyx, TVE

桑山 直也

Onyx

Onyx（日本メドトロニック）は脳動静脈奇形塞栓術において認可された析出型の硬化剤である．Onyxに含まれるDMSOが徐々に析出することで硬化していく．硬膜動静脈瘻には適応がないが，本邦では2013年にOnyxに関する医師主導治験が行われ，将来，硬膜動静脈瘻への適応拡大が期待されている（2018年4月に承認された）．

Onyxに含まれるDMSOは血管痛を生ずるため，治療の際には全身麻酔が必要である．脳動静脈奇形に用いる場合と同様にplug and pushで注入していく．本剤はNBCAとは異なりカテーテルとの接着性がないため，途中で血管撮影を行いながら長時間をかけて注入することができる．あらゆる吻合枝を介して縦横無尽に進入していくため，1回の注入ですべての流入枝を閉塞することも可能である．さらに最終的には動静脈瘻を越えて還流静脈に入り，シャントを完全に閉塞する．したがって脳神経栄養枝（vasa nervosum）への迷入，頭蓋内外吻合枝（dangerous anastomosis）への迷入が容易に生じるため，これらの点に最大の注意が必要である．全身麻酔で注入するため，provocative testはできない．よって合併症を防ぐためには詳細なmicro-angioanatomyの知識が欠かせない．また注入の際，マイクロカテーテルの先端があまりにも深くOnyxのplugに埋没すると，カテーテルがトラップされて回収できなくなり，途中でカテーテルが断裂したり，血管損傷を生じたりする危険がある．

Onyx治験にかかわったわずかな経験と文献レビューからは以下のような評価を得た．

- 特にOnyxが効果を発揮する病変はテント部[1]などnon-sinus type[2]（**Fig. 1**），および静脈洞交会部の硬膜動静脈瘻である（**Fig. 2**）．
- isolated sinusを呈する横・S状静脈洞や上矢状静脈洞部硬膜動静脈瘻では罹患静脈洞内に経動脈的にOnyxを充填することにより[3]，

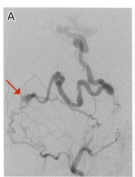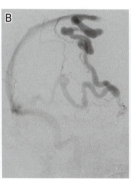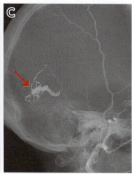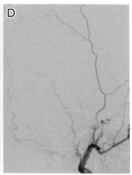

Fig.1 右vein of Labbeに直接流入するBorden type 3の硬膜動静脈瘻
中硬膜動脈から注入したOnyxはvein of Labbeまで到達し，シャントは完全に閉塞した．
A: 術前の右外頚動脈撮影（動脈相，側面像）．矢印がシャント部位，B: Aの静脈相，C: 術後のOnyxキャスト（矢印），D: 術後の外頚動脈撮影（側面像）．

〈abbreviations〉
DAC: distal access catheter, DMSO: dimethyl sulfoxide, NBCA: N-butyl-2-cyanoacrylate, TAE: transarterial embolization, TVE: transvenous embolization

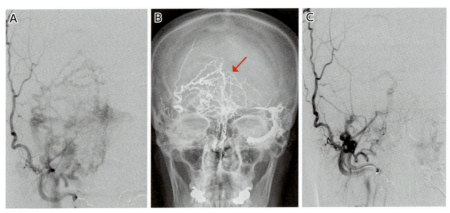

Fig.2 左横・S状静脈洞から静脈洞交会におよぶ硬膜動静脈瘻症例

左横・S状静脈洞は経静脈的塞栓術で閉塞し，静脈洞交会のシャントは後頭動脈からOnyx（矢印）による経動脈的塞栓術で完全閉塞した．
A: 術前の右外頚動脈撮影（正面像），B: 術後の頭蓋単純写．矢印はOnyxのキャスト，C: 術後の外頚動脈撮影（正面像）．

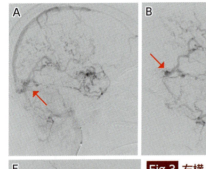
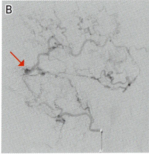
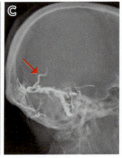
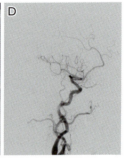
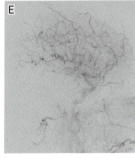

Fig.3 右横・S状静脈洞に発生した硬膜動静脈瘻症例

不完全な経静脈的塞栓術によりコイル塊の間隙にシャントが残存しており，逆行性皮質静脈還流を呈している．後頭動脈からOnyxを注入し，完全閉塞を得た．
A: 術前の右外頚動脈撮影（側面像）．矢印はコイル塊の間隙に入るシャント．
B: 術前の後頭動脈撮影（側面像）．矢印はシャント部位．
C: 治療後の頭蓋単純写真．矢印はOnyxのキャスト．
D: 術後の右総頚動脈撮影（早期動脈相，側面像）．
E: 術後の右総頚動脈撮影（晩期動脈相，側面像）．

静脈洞を閉塞することが可能である（**Fig. 3**）．
- Borden type 1の横・S状静脈洞部硬膜動静脈瘻を完全閉塞することは困難である．これは頚静脈球付近の危険な流入動脈を閉塞できないためである．
- 海綿静脈洞部硬膜動静脈瘻のTAEに使用すると危険である．
- 使用には十分な解剖学的知識と技術の習得が必須である．
- 脊髄硬膜動静脈瘻の脳血管内治療はNBCAがゴールドスタンダードであり，Onyxの効果は未知である[4]．

経静脈的塞栓術（TVE）

TVEの種類

Sinus typeの硬膜動静脈瘻では，流入動脈から入った血流は微小動静脈吻合を介して硬膜静脈に抜け，そこから大きな硬膜静脈洞に流出する．経静脈アプローチで動静脈吻合そのもの，あるいは直接の出口である硬膜静脈を小径のコイルで丹念に閉塞する方法はsuperselective TVEと，硬膜静脈が収束しているpouchを閉塞するのはselective TVEと呼ばれることが多く，両者とも硬膜静脈洞の静脈還流を温存すること

VI 治療学

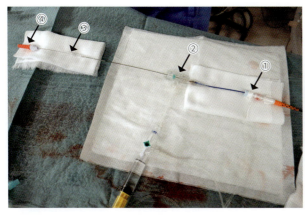

Fig.4 経静脈的塞栓術におけるカテーテルの組み合わせとセッティング

止血弁，Tコネクターを使うことでマイクロカテーテルの有効長が延長される．5 Frの中間カテーテルから造影が可能である．
①: 止血弁を着けた7 Frのガイディングカテーテル
②: Tコネクターを着けた5Frの中間カテーテル
③: 14サイズのマイクロカテーテル
④: ローテーターを着けたマイクロガイドワイヤー

が可能である．これに対し，シャントが流出する硬膜静脈洞全体を閉塞する，あるいは静脈洞のすべての出口を閉塞する方法はout flow occlusionと呼ぶことができる．従来から行われている方法であるが，罹患静脈洞に正常な脳静脈還流が入る場合，この方法は脳静脈うっ滞をまねき，危険である．

Selective TVEを行う意義は次の2点である．1つはコイルの数が少なく経済的であると同時に罹患静脈洞の生理的な血流を維持できるという点，もう1点は，正常脳静脈還流を受ける罹患静脈洞ではその温存が必須であるという点である．例えば，海綿静脈洞部硬膜動静脈瘻があるにもかかわらず，浅中大脳静脈が順行性に同部に還流する場合，海綿静脈洞を閉塞することはできない．丁寧なselective TVEで浅中大脳静脈からの静脈還流を維持しなければならない．逆に逆行性脳静脈還流がある場合は，まずその出口を閉塞して逆行性還流を止める．これによりその脳静脈の血流は止まるが，逆行性還流があるよりはbetterであろうという考え方である．

最近はマイクロカテーテルによるmicroangiogramや3 D-DSAの解析によりシャントの局在を診断することが可能となり，選択的なTVEを行える機会が増えた．特に海綿静脈洞部病変ではシャントが収束する例が多い[5]とされ，同部の静脈血流を温存しつつシャントを閉塞できる機会が増えている．横・S状静脈洞部病変ではシャントがびまん性に存在する例が多く，out flow occlusionをすることが多いが，最近ではシャントの収束する部位を丁寧に探しながらselective occlusionができるという報告[6]もある．

カテーテルの工夫

閉塞したsinus routeを経由して病変に進入する場合など，カテーテルバックアップが必要なときはcoaxialまたはtriaxial guiding catheter systemが有利である．カテーテルの組み合わせとしては6 Fr + 4 Fr，7 Fr + 5 Fr，8 Fr + 6 Fr + 4 Fr，9 Fr + 7 Fr + 5 Frなどがある．最近はDACという概念で作成された専用のinner catheter（4～5 Fr）が販売されており，有用である．2段階，3段階のカテーテルを使用する場合，中間カテーテルが長いためにマイクロカテーテルが病変に届かないことがある．このような距離のロスを防ぐため，ガイディングカテーテルにはYコネクターではなく，止血弁やTコネクターをつなぐとよい（**Fig. 4**）．

閉塞した横・S状静脈洞や下錐体静脈洞にマイクロカテーテルを進める際にはさまざまなコツが必要である．sinusの位置解剖を熟知したうえで，0.035インチのガイドワイヤーあるいは0.014インチのマイクロガイドワイヤーを回転しながら進める．前者はsinusの穿孔という危険を伴うため，筆者は後者を好んで使用している．ワイヤーが罹患静脈洞に到達したら，次はマイクロカテーテルをワイヤーに沿って追随させる．カテーテルは特にトルク性，追随性の高い製品を選ぶ．いわゆる14サイズのカテーテルが進まないときは，ガイドワイヤーにエクステンションをつないで，10サイズのカテーテルに交換する工夫も有用である．

マイクロカテーテルの操作

海綿静脈洞部硬膜動静脈瘻で選択的TVEをねらう場合，複雑な静脈洞の中でいかにマイクロカテーテルを安定した位置に固定するかが鍵となる．シャントは後方に局在することが多いため，下錐体静脈洞からアプローチした場合，海綿静脈洞への入口部付近にコイルを充填することになる．このような場合は，海綿静脈洞内でカテーテルを前方から後方に大きく回し，最終的にシャント部位に誘導することによってカ

407

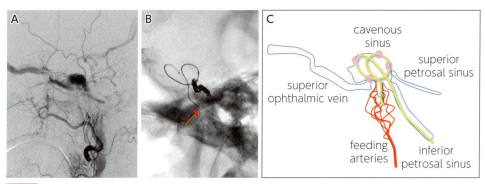

Fig.5 海綿静脈洞部硬膜動静脈瘻の経静脈的塞栓術におけるカテーテル操作

A：左外頸動脈撮影（側面像）．海綿静脈洞に入ったシャントは上眼静脈，下錐体静脈洞，および後頭蓋（脳幹周囲）の静脈に還流している．

B：下錐体静脈洞から入り，まず後頭蓋に流出する危険な静脈をコイルで閉塞した．次いでマイクロカテーテルを海綿静脈洞部の中で大きく2回まわした後，先端を静脈洞底部のシャント部位に選択的に誘導した．矢印はマイクロワイヤーの先端．

C：Bのシェーマ．マイクロカテーテルは海綿静脈洞部の前方，底部，後方，上方の4点で固定されることで安定し，コイルを入れても先端部が逸脱しない．

（脳外誌 26：125-33, 2017 より改変）

テーテルの安定を得ることができる（**Fig. 5**）．またこの方法をとれば，後方の充填後に，前方にシャントが残存していると判明した場合も対処可能である．

文 献

1) Wu Q, et al. World Neurosurg 92: 58-64, 2016
2) Bim K, et al.World Neurosurg 88: 609-18, 2016
3) Torok CM, et al. Interv Neuroradiol 22: 711-6, 2016
4) Blackburn SL, et al. J Neurointerv Surg 6: 536-40, 2014
5) Kiyoue H, et al. Neuroradiology 57: 283-90, 2015
6) Kiyoue H, et al. AJNR Am J Neuroradiol 34: 1612-20, 2013

Ⅵ治療学

❷ 治療技術学
治療に必要な技術革新と新知見：embolization

D. 血管外傷

豊田 真吾

はじめに

外傷性頭頚部血管障害は多種多様であり，血管断裂，血管閉塞，動脈瘤，動静脈瘻，脳血管攣縮などさまざまな病態が挙げられる[1]．本稿では，上記の中でも脳血管内治療が選択されることが多い外傷性脳動脈瘤，外傷性頚動脈海綿静脈洞瘻の治療について述べる．

外傷性脳動脈瘤の治療技術学

歴史的経緯

外傷性脳動脈瘤はさまざまな部位に発生し得るが，その治療においては従来から確実に処置ができる直達手術が原則とされてきた[1]．外傷性脳動脈瘤の約80%は仮性動脈瘤であるとされており[2]，一見正常に見える動脈瘤のネック近傍の血管も損傷している可能性が高い．直達手術では，動脈瘤壁が薄く，動脈瘤のネックも明瞭でないことが多いため，ネッククリッピングは困難であり，動脈瘤を含めた親動脈トラッピング術が行われることが多い[1]．親動脈トラッピング術により，虚血合併症の発生が予想される場合には，あらかじめバイパス術が必要になるため，その適応を決定するために親動脈のバルーン閉塞試験が有用とされる[3]．しかしながら，頭部外傷により意識障害を伴っているケースも多く，その施行や評価には十分な留意を要する．また，直達手術は，高齢者や全身状態が不良な症例に対しては侵襲性が高く，頭頚部外表に大きな損傷がある症例には適さない場合も多い．上記の短所を補うために，近年，外傷性脳動脈瘤の治療に脳血管内治療が行われることが増加している．

基本知識

外傷性脳動脈瘤の脳血管内治療

外傷性脳動脈瘤に対して脳血管内治療を検討する場合，直達手術と同様，動脈瘤を含めた親動脈塞栓術が，最も根治性が高い[4]．親動脈塞栓術の治療手技は，解離性脳動脈瘤に対する治療と同様に，瘤内と親動脈に脳動脈瘤塞栓コイルを挿入することで行われる．外傷性動脈瘤は仮性動脈瘤であることが多いため，瘤内を密に塞栓するよりも，損傷した親動脈をできるだけショートセグメントで密に塞栓することが求められる[5]（**Fig. 1A**）．

親動脈塞栓術により，虚血合併症の発生が想定される場合には，あらかじめバイパス術が必要となるが[1]，バイパス術直後にコイル塞栓を行う場合は，術中・術後の抗血栓療法による頭蓋内血腫の発生に十分留意する必要がある．また，前述したように，頭頚部外表に大きな損傷がある場合には，直達手術によるバイパス術が適さない場合が多い．

脳血管内治療の課題

上述した親動脈塞栓術は根治性には優れるが，現実的にはバルーン閉塞試験で虚血耐性のない症例や，バイパス術が適さない症例が占める割合は高く，結果として親動脈塞栓術を行うことができないケースも多い．

近年，親動脈を閉塞せずに，瘤内コイル塞栓術のみを行う治療報告もあり，比較的良好な治療成績を収めている[6]．ただし，仮性動脈瘤内に密にコイル塞栓を行うことが求められるため，術中破裂への十分な留意が必要である（**Fig. 1B**）．また，仮性動脈瘤に対する瘤内塞栓術の長期安全性は確立されていないため，留置コイルの安定を確認するために，術後の綿密なフォローアップが必須である[7]．

最近，ステント併用コイル塞栓術[8]，covered stent留置術[9]やflow diverter留置術[10]を行うことで，親動脈の温存を図る治療も報告されている（**Fig. 1C**）．これらの治療は，損傷を受けた親動脈の内腔を確実に保持できるメリットがあるが，術後に強力な抗血栓療法を必要とするため，出血性合併症のリスクに十分な配慮が必要である．

409

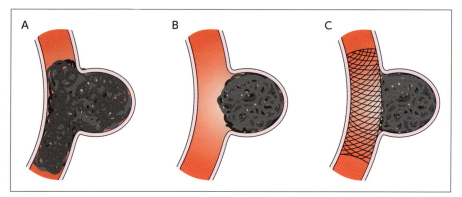

Fig.1 外傷性脳動脈瘤の脳血管内治療のシェーマ
A：親動脈塞栓術，B：瘤内塞栓術，C：ステント併用塞栓術．

外傷性頚動脈海綿静脈洞瘻（CCF）の治療技術学
歴史的経緯

外傷性CCF（carotid-cavernous sinus fistula）の治療には歴史的変遷があり，頚部頚動脈結紮後に内頚動脈に筋肉片を充填する直達手術が行われていた時代もあった[11]．その後，離脱型バルーンを応用した脳血管内手術法が報告され[12]，近年は脳血管内治療が行われることが主流となった．

基本知識
外傷性CCFの脳血管内治療

非外傷性CCFと異なり，外傷性CCFの脳血管内治療にはいくつかの特徴がある．1つは，主な瘻孔の近傍の血管壁に損傷や解離が複数あることが多いため，主な瘻孔を塞栓しただけでは複数個ある瘻孔を塞ぐことができず，結果的に親動脈塞栓を必要とすることがあることである[13]．親動脈塞栓による虚血合併症の発生を予見するためには，内頚動脈バルーン閉塞試験が必要である[3]が，頭部外傷により意識障害を伴っているケースも多く，その施行や評価には十分な留意を要する．

また，high flow shuntの症例が多いため，術中に瘻孔の位置の同定が困難であることもこの疾患の特徴である．内頚動脈をバルーンで閉塞させた状態で椎骨動脈造影や反対側頚動脈造影を行うと，瘻孔の局在が明らかになることがあるため有用である[13]．

脳血管内治療に用いられる塞栓デバイスは，離脱型バルーンと，脳動脈瘤塞栓コイルが主となる．

離脱型バルーンによる経動脈的塞栓術

いくつかの離脱型バルーンが日本国内で使用されてきたが，残念ながら，製造中止などにより現在，日本国内で離脱型バルーンは入手困難である．

経動脈的塞栓術は，内頚動脈側より瘻孔内へ離脱型バルーンを誘導して瘻孔を閉鎖することを目的とする[14]．内頚動脈にガイディングカテーテルを留置．マイクロカテーテル先端に離脱型バルーンをマウントし，瘻孔部でわずかに拡張し，瘻孔にバルーンが吸い込まれるように誘導する．その後，海綿静脈洞内でバルーンをシャント血流が消失するまで拡張する．この時点で，マイクロカテーテルを引き抜いて，バルーンを離脱する[12]．バルーンの経時的な縮小を想定して，離脱前に十分に拡張する必要がある（**Fig. 2A**）．

コイルによる治療

現在，わが国におけるCCFに対する脳血管内治療は，内頚動脈側より瘻孔内へマイクロカテーテルを留置して瘻孔閉鎖を行う経動脈的コイル塞栓術[15]が主流であるが，内頚動脈側から瘻孔部へマイクロカテーテルを挿入できない場合には，経静脈的塞栓術が選択される[16]．

経動脈的塞栓術

内頚動脈に留置したガイディングカテーテルを介して，塞栓用マイクロカテーテルとバルーンアシストテクニックを行うためのマイクロバルーンカテーテルを誘導する．塞栓用マイクロカテーテルを瘻孔部に誘導・挿入し，海綿静脈洞内にコイルを充填する[15]．塞栓が進むにつれ，瘻孔部から内頚動脈側にコイルが逸脱する可能性が高まるため，内頚動脈（瘻孔部）に留置したマイクロバルーンカテーテルのバルーンを拡張して，内頚動脈側にコイルが逸脱しないように留意する[17]．海綿静脈洞内にコイルが充填さ

VI 治療学

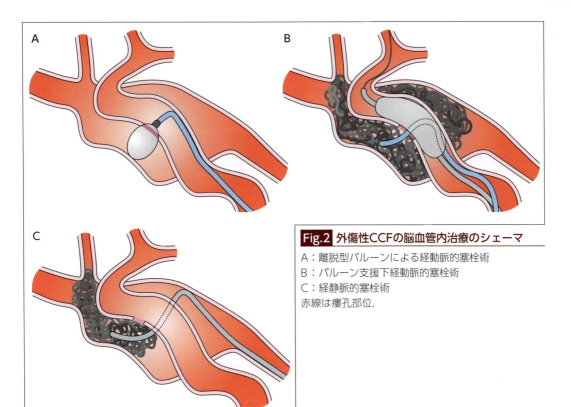

Fig.2 外傷性CCFの脳血管内治療のシェーマ
A：離脱型バルーンによる経動脈的塞栓術
B：バルーン支援下経動脈的塞栓術
C：経静脈的塞栓術
赤線は瘻孔部位．

るにつれ，内頚動脈の観察が困難になるため，バルーンによる内頚動脈の内腔確保が重要となる（Fig. 2B）．

経静脈的塞栓術

内頚静脈にガイディングカテーテルを留置し，マイクロカテーテルを下錐体静脈洞経由で海綿静脈洞内に誘導し，流出路を順次コイル塞栓していく[16]．治療戦略は，海綿静脈洞部硬膜動静脈瘻の治療に準じるが，原則として皮質静脈への流出をまず遮断し，次に眼窩内への流出を遮断する[18]（Fig. 2C）．

脳血管内治療の課題

前述したように，本疾患に有用であった離脱型バルーンが現在日本国内で使用困難である状況は遺憾である．使用頻度の少ないデバイスではあるが，国内での再供給が行われることが強く望まれる．

近年，外傷性CCFの治療にcovered stent[19]やflow diverter[20]の活用が報告されているが，術後に強力な抗血栓療法を必要とし，現時点では適応は限定的であると考えられる．

Side Memo　その他の外傷性血管障害に対する脳血管内治療

緊急治療としては，開放性の頚部頚動脈および椎骨動脈の血管損傷（医原性を含む）に対するバルーンカテーテルを用いた緊急止血，コイルによる塞栓のほか，硬膜外出血，止血困難な鼻出血に対する外頚動脈系の損傷血管の閉塞などがある．また，最近は難治性の再発慢性硬膜下血腫例に対して，中硬膜動脈などからの異常血管を液体塞栓物質を用いた塞栓を行うことで再発が防止されるという報告が出ている．

文　献

1) 重症頭部外傷治療・管理のガイドライン作成委員会編. 重症頭部外傷治療・管理のガイドライン（第3版）. 医学書院, 2013, pp96-106

2) Asari S, et al. J Neurosurg 46: 795-803, 1977

3) American Society of Interventional Therapeutic, Neuroradiology. AJNR Am J Neuroradiol 22(8 suppl) : S8-9, 2001

4) Sylvester PT, et al. J Neurosurg 125: 1256-76, 2016

5) Sim SY, et al. Surg Neurol 69: 418-22, 2008

6) Lempert TE, et al. AJNR Am J Neuroradiol 19: 907-11, 1998

7) Lee DH, et al. Interv Neuroradiol 8: 61-5. 2002

8) Kadyrov NA, et al. J Neurosurg 96: 624-7, 2002

9) Hoit DA, et al. Neurosurgery. 62(5 Suppl 2) ONS380-8, 2008

10) Trivelato FP, et al. Childs Nerv Syst 33: 869-72, 2017

11) Hamby WB. J Neurosurg 21: 859-66, 1964

12) Debrun G, et al. J Neurosurg 55: 678-92, 1981

13) 田中美千裕. "外傷性疾患と頭頚部病変", 348-59（中原一郎編. パーフェクトマスター脳血管内治療. メジカルビュー社, 2010）

14) Lewis AI, et al. Neurosurgery 36: 239-44, 1995

15) Halbach VV, et al. AJNR Am J Neuroradiol 12: 429-33, 1991

16) Halbach VV, et al. AJNR Am J Neuroradiol 9: 741-7, 1988

17) Andrade G, et al. Interv Neuroradiol. 19: 445-54, 2013

18) Nishizawa T, et al. Interv Neuroradiol 6(Suppl 1) : 117-24, 2000

19) Gomez F, et al. AJNR Am J Neuroradiol 28: 1762-8, 2007

20) Mustafa W, et al. Interv Neuroradiol 16: 447-50, 2010

Ⅵ治療学

2 治療技術学
治療に必要な技術革新と新知見：embolization

E. 脳腫瘍，頭頚部腫瘍
①栄養動脈塞栓，動注療法

大西 宏之

歴史的経緯

　脳腫瘍，頭頚部腫瘍に対する栄養動脈塞栓術は，髄膜腫（meningioma）などに代表される血流が豊富な腫瘍に対し，術中の出血量を減少させ，周術期合併症を減らすことを目的として行われる治療である．古くは1973年，摘出術前のadjunctive therapyとして初めて報告されているが[1]，その後，塞栓物質の開発や画像診断機器の進歩に伴い，さまざまな脳腫瘍に対し行われるようになり，安全性も向上するようになった．現在では，meningiomaの他に血管外皮腫（hemangiopericytoma），血管芽細胞腫（hemangioblastoma），ケモデクトーマ（chemodectoma），転移性脳腫瘍（metastatic brain tumor），若年性血管線維腫（juvenile angiofibroma）などが適応となる[2]．

　塞栓物質に関しては，古くはゼルフォームを診断用カテーテルから水圧で注入した時代から始まり，ゼルフォームパウダーや，PVA particleが使用されるようになった．マイクロカテーテルが使用できるようになってからはPVA particleが主な塞栓物質となったが，本邦では塞栓物質としては認可されていなかった．その後，ゼラチンでクロスリンクされたアクリルポリマー共重合体の粒子であるEmbosphere（Trisacryl gelatin microsphere）が，2014年，Embosphere（日本化薬）として保険収載された．

　PVA particleに比べカテーテルが閉塞しにくく，血管到達性も高いため現在広く使用されるようになっている．一方でNBCAに代表される液体塞栓物質も塞栓材料として使用されるようになり，固形塞栓物質より良好な塞栓が得られ，術後出血がsmall particleに比べ少ないといった報告もなされている[3]．Chemodectoma，グロムス腫瘍（glomus tumor），脊椎血管腫などの

頭頚部腫瘍についても，同様の治療が行われる．一方，乳幼児に対する血管性腫瘍に対する硬化療法は，劇的な硬化と良好な生命予後が得られることから，欧米では多く行われてきた（p.403参照）．

基本知識

　摘出術前の経動脈的塞栓術は術中の出血を抑え，周術期合併症を減らすことを目的として従来から行われてきたが，近年では腫瘍内部まで浸潤性の富んだ塞栓が可能となったことで，壊死性変化をきたし，腫瘍を軟化させることで直接的に摘出術を容易にすることも可能になっている[3]．また一方で，摘出術の補助手段ではなく，塞栓術のみで腫瘍の発育を抑制させる試みもなされている[4]．

　塞栓術を行うにあたっては，その治療によって求められるもの，目的，ゴールを明確にしなければ，治療戦略は全く異なってくると言える．単に術中の出血量を抑えるためだけであれば，プラチナコイルなどで栄養血管の近位側を遮断するだけで目的が達せられることもある．ただ往々にして単一の硬膜血管からだけでなく，parenchymal arteryや頭蓋底腫瘍であれば内頚動脈や椎骨脳底動脈系の硬膜血管からも栄養されることがあり，そのような場合は単一硬膜血管の近位側遮断は逆効果となる[5]．本稿では腫瘍内塞栓を目的としたparticle embolizationおよびliquid embolizationについて解説する．

Particle embolization
　局所麻酔下に5～6Frのガイディングカテーテルを目的とする親動脈に留置する．外頚動脈内では容易にspasmをきたしやすいため愛護的操作を心がける．Spasmが発生した場合は10倍に希釈したニカルジピンやニトロールなど

〈abbreviations〉

MRS: MR spectroscopy, NBCA: N-butyl-2- cyanoacrylate, PVA: polyvinyl alcohol, PWI: perfusion-weighted imaging, SW-PRESTO: susceptibility-weighted principles of echo shifting with a train of observations

413

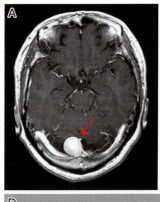
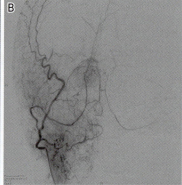
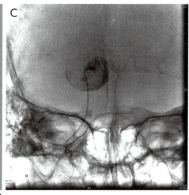
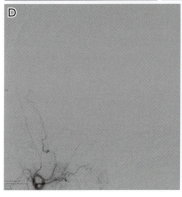
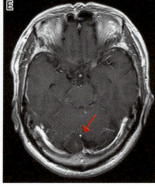

Fig.1 症例：61歳女性，後頭蓋窩髄膜腫

A：T1Gd塞栓術前．後硬膜動脈からの腫瘍濃染像を認め(B：右外頸動脈撮影正面像塞栓術前)，同部位から13％NBCAを用いて塞栓を行った(C：NBCA cast)．後硬膜動脈は閉塞し(D：右外頸動脈撮影正面像塞栓術後)，術後MRIでも造影効果は完全に消失した(E：T1Gd塞栓術後)．

の薬剤を注入すると改善しやすい．一般的に18タイプのマイクロカテーテルを使用することになるが，中硬膜動脈では棘孔のところで屈曲蛇行が強いことがあり，またpetrosquamosal branchでも挿入困難な場合などは10タイプのマイクロカテーテルを選択せざるを得ない．その場合は100～300μmの小径の粒子を用いることになる．マイクロカテーテルが目的の部位に誘導できれば，まず超選択的造影を行い，眼動脈や内頸動脈などへのdangerous anastomosisがないことを確認する必要がある．また脳神経への栄養が関与されるような場合はprovocation testを行う．通常2％lidocaineを1～2mL(20～40mg)閉塞部位から注入し，神経学的観察を行う．

粒子サイズに関しては，小径になればなるほど腫瘍内部に到達し壊死性変化をきたしやすいが，逆に腫瘍内出血もきたしやすいため注意が必要である．これは脳動静脈奇形のような静脈閉塞に伴う出血ではなく，組織学的には塞栓粒子は静脈内にはなく動脈内にとどまっていることから，細径粒子による動脈閉塞に伴う出血である．つまり，腫瘍内の細動脈のみ閉塞された状態では，腫瘍付着部の脆弱な栄養血管の血行力学的ストレスによる血管破綻と推測される．したがって，細径粒子を使用する際は，栄養血管の閉塞を確認後，プラチナコイルによる近位側閉塞を追加することが望ましい．

◆ **Liquid embolization**

まずNBCAやOnyxといった液体塞栓物質は，現時点では腫瘍に対する使用は認められておらず，保険未承認使用であることを認識しておく必要がある．

NBCA塞栓を行う際，視認性の問題や，有機溶媒による血管痛の観点から全身麻酔下での治療が理想である．6Frのガイディングカテーテルに，4Frの中間カテーテルを併用すると支持性が上がり，マイクロカテーテルの末梢到達性がよい．マイクロカテーテルに関しては，Marathon(日本メドトロニック)のような非常に先端が柔軟かつ細径のカテーテルが使用できるため，末梢到達性がよく，腫瘍直近からの塞栓が可能であるため安全性が高い．これはLiquid embolizationの一つの利点である．

NBCAの濃度については状況に応じて使い分けることになるが，hemangioblastomaのようなhigh flowな状況では比較的高濃度で使用するが，髄膜腫のような一般的な状況であれば20％以下の低濃度NBCAが浸潤性がよくコントロールしやすい(**Fig. 1**)．その際，NBCAを加温し粘性を下げておくと良好な塞栓が得られやすい．近年，このようなhandlingの良い塞栓を

得るためにOnyx（日本メドトロニック）を用いた報告もなされている[6]．

NBCAの欠点としては，重合反応に伴う炎症が惹起されるため，術後に頭痛，発熱などの症状が出現することがあり，また脳浮腫対策としてステロイドの投与が必要になることがある．

脳血管内治療における課題

塞栓術から開頭術までの期間について

塞栓術から開頭術までの至適な期間についてはさまざまな議論がなされている[7]．過去の報告では，開頭術までの期間は0日から30日間とさまざまで，平均1.9日から6.3日の範囲であった[8]．

PVAで塞栓した症例を異なる期間で組織学的検討を行った報告では，摘出術までの間隔と予後の相関はなく，逆にあまりにも長く待つと腫瘍の出血のリスクが高まり，閉塞部位への側枝が再形成される可能性もあると報告されている[9]．一方でNaniaらは28例の髄膜腫の症例を分析したところ，塞栓術後7日間はあけるほうがよいと報告しており，間隔が短ければ，輸血量が多く手術時間も長く塞栓術の効果が得られにくいが，少なくとも7日間あけることで腫瘍壊死を最大にし，他の要因からの出血，合併症を最小限に抑えると主張している[10]．

このように塞栓方法，塞栓術の到達度もさまざまであるため一定の見解は得られていないが，今後も更なる塞栓技術の進歩に伴いさまざまな議論がなされることが予想される．

塞栓効果の画像診断

MRIは塞栓効果を評価するために非常に有用な方法であるが，塞栓効果が均一でないためその効果を正確に評価することは難しい．Dynamic susceptibility 灌流画像（PWI），拡散強調画像（DWI）やMRSといった撮像方法があるが，いずれも空間分解能が低いとされている．

新たな可能性としてはT2強調画像が塞栓術後の腫瘍組成および血流変化に関連する腫瘍低酸素状態を示す可能性が報告されている[11]．さらにはGradient recalled echo MRIが塞栓術後の低酸素化状態および血液灌流状態に敏感であると

いった報告もあり，noncontrast-enhanced SW-PRESTOを用いて，塞栓術後の壊死状態および虚血状態の定量分析なども試みられている[11]．

合併症

塞栓術は摘出術を安全に行うための補助的治療であるため，周術期合併症率が高ければ治療自体が成り立たなくなってくるため，安全性を配慮した治療ゴールの設定が必要である．塞栓術の合併症としては，虚血性合併症と出血性合併症がある．虚血性合併症には，dangerous anastomosisやpial networkを介した脳梗塞，神経栄養血管の血流障害による脳神経麻痺が挙げられる．また出血性合併症としては，マイクロカテーテル誘導時の血管損傷に伴う出血や塞栓後の腫瘍内出血などがある．一般的には0〜9％の周術期合併症があり，虚血性合併症が多いと報告されている[3]．

術後出血に関する機序はさまざまな仮説があるが，側副血行路の血行力学的ストレスや塞栓物質の静脈側への迷入，塞栓物質の強制的な注入による血管破綻，カテーテルの直接的血管損傷，強制的な造影剤注入などが報告されている．このような合併症が生じた際は，緊急で摘出術に踏み切るなど適切な対応が必要である．

将来性

マイクロカテーテルの進歩に伴い経皮的な経動脈的塞栓術が可能となり，現在ではparticle embolizationが主流となっているが，Onyxを用いたliquid embolizationの報告も増えている．NBCAは接着性の点から術者の慣れ，経験も必要であるが，Onyxは経験的な側面にかかわらず，長時間の間欠的な注入が可能であることから安全かつ効果的な塞栓が可能である．

また新しいアプローチとして，Onyxを腫瘍内直接穿刺により注入する方法も開発されている[12]．この方法では，平均87％の腫瘍内血管床の閉塞が可能となり，正常血管などの非標的血管に及ぼす影響が低減できるため安全性も高いと報告されている．しかし，静脈塞栓の危険性があることから，今後も十分な症例の蓄積が必要である．

文献

1) Manelfe C, et al. Rev Neurol (Paris) 128: 339-51, 1973
2) Gupta R, et al. Neurosurgery 59: 251-60, 2006
3) Shah A, et al. Neurosurg Focus 38: E7, 2015
4) Ohnishi H, et al. Neurol Med Chir 57: 44-50, 2017
5) 宮地 茂．脳血管内治療兵法書．メディカ出版，2015, pp272-5
6) Shi ZS, et al. Surg Neurol 70: 478-81, 2008
7) Kai Y, et al. AJNR Am J Neuroradiol 23: 139-42, 2002
8) Singla A, et al. J Neurosurg 119: 364-72, 2013
9) Ng H, et al. Am J Surg Pathol 20: 1224-30, 1996
10) Nania A, et al. Clin Neuroradiol 24: 29-36, 2014
11) Nishiguchi T, et al. Eur Radiol 23: 551-61, 2013
12) Elhammady MS, et al. World Neurosurg 77: 725-30, 2012

② 治療技術学

治療に必要な技術革新と新知見：embolization

F. 頚動脈狭窄
①Protection

足立 明彦／小林 英一

はじめに

頚部頚動脈狭窄に対するステント留置術（CAS）の進歩は末梢塞栓保護デバイス（EPD）の進化とともにあると言っても過言ではない．特に本邦では，保険適用の関連から全国的に完成度の低い傘状の膜型フィルターデバイスが広く使われた時期（2008～2010年）の塞栓性合併症が有意に高かった歴史的教訓もあり[1, 2]，EPDの重要性が広く認識されている．その後，遠位型EPDに関しては2010年に，塞栓回収能に優れる膜型フィルターのFilterWire（ボストン・サイエンティフィック ジャパン）が，さらに長年off-labelで使用されてきたバルーン型プロテクションデバイスであるPercuSurge Guard-Wire（日本メドトロニック）が，また，2012年には本邦初の編込み型フィルターであるSpider（日本メドトロニック）が相次いで保険認可され，治療選択肢が拡大した．近位型EPDに関しては，プラスチック製シングルバルーンのOptimo（東海メディカルプロダクツ）に加え，2013年にはflow stasis／flow reversal用の一体型ダブルバルーンカテーテルであるMOMAウルトラ（日本メドトロニック）が導入され，さらに2017年にはシリコーン製シングルバルーン

のFlowGate[2]（日本ストライカー）も上市され，病態に応じた使い分けが可能となった．各種デバイスの特性をTable 1, 2に，外観をFig. 1, 2に提示する．

本稿では，EPDの特性とエビデンスを整理し，最近の話題も加えて概説する．

EPDの有用性

EPDの使用は本邦の「脳血管内治療診療指針」でも推奨されている[3]．欧州・北米・アジアの11,234例のCAS患者を対象としたglobal carotid artery stent registryにおいて，術後30日以内のstroke/deathは，EPDを使用した場合は2.23％，使用しない場合は5.29％と報告されており，その有用性は明らかであった[4]．23,000例を超えるシステマティック・レビューにおいても，EPD使用群の術後30日以内のstrokeの相対リスクは，症候性で0.67（95％CI：0.52～0.56），無症候性で0.61（95％CI：0.41～0.90）とEPD使用群で有意に良好であった[5]．CASと頚動脈内膜剥離術（CEA）の術後拡散強調画像（DWI）を比較したシステマティック・レビューにおいては，CAS群でDWI陽性率が高いものの，EPDの使用によりその頻度が低下することが

Table 1 遠位フィルター型EPD

デバイス名称	推奨ACT	全長	送達シースプロファイル	回収シースプロファイル	留置部位	フィルターサイズ	標的血管径	フィルター素材	pore size
FilterWire EZ	> 275s	190 or 300cm	3.2Fr	4.2Fr	狭窄部～≧ 3cm	1種類	3.5～5.5mm	ポリウレタン	110 μm
Spider RX	> 250s	190cm	2.9Fr	4.2Fr	病変部～≧ 2.0cm	4種類	3.1～7.0mm	ヘパリンコートナイチノールワイヤー	< 200 μm

---

〈abbreviations〉

BRASS: Buffalo Risk Assessment Scale, CAS: carotid artery stenting, CCA: common carotid artery, CEA: carotid endarterectomy, DWI: diffusion-weighted image, ECA: external carotid artery, EPD: embolic protection device, ICA: internal carotid artery, NIHSS: National Institutes of Health Stroke Scale, PAES: Parodi Anti-Emboli System, TCD: transcranial Doppler ultrasonography

Table 2 バルーン型EPD

デバイス名称	分類(バルーン留置部位)	全長・有効長	プロファイル	カテーテル構造	バルーンサイズ(バルーン容量)	バルーン素材
PercuSurge GuardWire	遠位single (ICA)	全長 200 or 300cm	0.014" = 0.36mm	ハイポチューブ	3〜6mm (〜0.17mL)	SEBS
MOMA ウルトラ	近位double (ECA+CCA)	有効長 95cm	9Fr	トリプルルーメン	ECA:3〜6mm (〜0.3mL) CCA:5〜13mm (〜1.5mL)	熱可塑性エラストマー
Optimo	近位single (CCA)	有効長 90cm	8Fr or 9Fr	ダブルルーメン	8Fr:〜10mm (〜0.5mL) 9Fr:〜12mL (〜0.8mL)	熱可塑性エラストマー
CELLO	近位single (CCA)	有効長 100cm (8Fr) 90cm, 100cm (8Fr-L) 92cm (9Fr)	8Fr (内腔 2.67mm), 8Fr-LB (2.70mm), or 9Fr (3.00mm)	ダブルコアキシャル	8Fr/8Fr-LB: 〜13mm (〜1.5mL) 9Fr:〜14mm (〜2.0mL)	シリコーン
FlowGate[2]	近位single (CCA)	有効長 85 or 95cm	8Fr		〜10mm (〜0.6mL)	

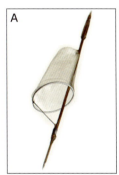
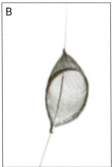
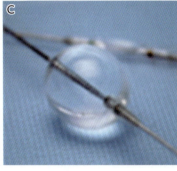

Fig.1 遠位EPD外観
A:FilterWire EZ,
B:Spider RX,
C:PercuSurge Guard-Wire.
(画像はいずれもメーカー提供)

示されている(33% vs 45%〔p<0.01〕)[6].

過去の大規模RCTにおいてもCAS周術期の塞栓性合併症は常に問題となっているが、単純な比較はできないものの、時代を経るにつれ塞栓性合併症は改善傾向であり、EPDの進化を伺い知ることができる。症候性1,321名および無症候性1,181名を含む患者群でCASのCEAに対する非劣性を証明したCREST試験ではEPDが義務化された。実際に96%の患者でEPDが使用された結果、30日以内の死亡または脳卒中の発生率が4.4%(症候性CAS群で6.0%、無症候性CAS群で2.5%)で、それ以前のトライアルに比し低率であった[7]. 70%以上の無症候性高度狭窄患者1,453名をEPD併用CAS群とCEA群に割り付けたACT-1試験でも30日以内の死亡または脳卒中の発生率はCAS群2.9%と低率であった[8].

現在使用可能なEPDの特性

遠位フィルター型EPD

フィルター型EPDは、対側頸動脈閉塞/高度狭窄などのため一時血流遮断が不耐性である場合や術前脳血流が不安定な場合、血行動態性に症候を呈している場合、過灌流症候群が危惧される場合、などで有用である。ただし、フィルター型EPDに共通する弱点の一つにfilter poreからの塞栓子すり抜けと動脈壁との間隙からの脇漏れが指摘されている。

前述の傘型フィルターであるAngioguardは、血管との隙間から塞栓が遠位に零れる傾向にあった[1,2]が、FilterWire以降のフィルター型デバイスは、捕虫網型／魚取り網型であり、血管壁と密着するかたちとなり、欠点が補われた. FilterWireではフィルターの遠位チップにて病変通過していたが、Spiderでは、デリバリーエンドのモノレールルーメンをガイドワイヤーに沿わせシステムを進めることができるので、通常の各種ガイドワイヤーを使用することができ、病変の通過性が向上した。さらに、フィルターは膜型ではなく編込み型であり、操作性も向上している。

フィルター型EPDでは、ステント留置・拡張後、必ず回収前に造影を行い、no flowや極

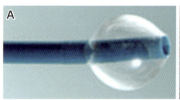
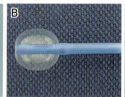
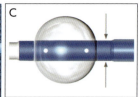
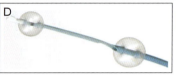

Fig.2 近位EPD外観
A：Optimo, B：CELLO, C：Flowgate2,
D：MOMAウルトラ.
（画像はいずれもメーカー提供）

端なslow flowがないことを確認し，これらを認めた際は吸引カテーテルを誘導し，吸引血から血栓やデブリが認められなくなるまで継続してからフィルターを回収する．フィルターを引き込む際に抵抗を感じたら無理せず一部フィルターバックを出したまま，ゆっくり回収する．

No flowやslow flowが生じると虚血性合併症率が高くなることが，本邦のJ-CASES PMS 2年次報告でも示されていた[1, 2]が，フィルターの目詰まりに関してもデバイス間で差を認める[9]．血流遅延は，Angioguard症例の約3割で認め，FilterWire症例とSpider症例では各1割弱と低い傾向で，またno flowはAngioguard使用例のみで約2割に生じていた[10]．構造的には，AngioguardやFilterWireに代表されるperforated membrane型フィルターは，Spiderに代表されるmesh型フィルターに比し，フィルター前後の圧較差が生じやすく（約7 mmHg vs 2 mmHg），圧較差に応じて血流速度が低下することが報告されている[11]．連続175症例においてFilterWireとSpiderを比較した報告でも，手技中の血流遅延と血管攣縮は有意にFilterWireで多かったことが報告されている〔約10％対2％，30％対15％（共にp＝0.03）〕．ただし，有意ではないものの新規DWI陽性所見はFilterWire群約30％に対し，Spider群では約40％の患者でみられており，これらの結果はSpiderのより大きいpore sizeが反映している可能性がある[12]．

最後に，フィルターを使用する際のチェックポイント3点を以下に挙げる．
①フィルターの通過は可能か：Stringタイプ以外のnear occlusionや不整な狭窄では困難なことがある．
②フィルターの留置は可能か：狭窄遠位端からある程度離れた直線的な部分にlanding zoneがとれるか．
③フィルターの回収は可能か：全周性に近い石灰化病変では回収困難になり得る．

FilterWire EZ（ボストン・サイエンティフィック ジャパン）

捕虫網状の袋を持つ容量の大きい膜型フィルターで，1種類のサイズで3.5〜5.5mmの血管径に対応する．開封時，プロテクションワイヤーはデリバリーシース内にあらかじめ装着されている．内頚動脈の選択はプロテクションワイヤーのスプリングコイルチップ部を用いて行う．フィルターループはプロテクションワイヤーに直接固定されておらず，サスペンションアームで支えられており，病変から3 cm以上遠位に展開する．回収はリトリーバルシースによって行う．

Spider RX（日本メドトロニック）

編込み型の金属フィルター．4種類のサイズで3.1〜7.0mmの血管径に対応する．フィルターをデュアルエンドカテーテルのガイドワイヤー出口ポート（P2）とキャプチャーワイヤー出口ポート（P3）の間に納め，デリバリーエンド先端からP2に通したマイクロガイドワイヤーを用いて内頚動脈を選択し，デュアルエンドカテーテルを遠位に進め，フィルターを病変から4〜5 cm遠位側に展開する．回収にはデュアルエンドカテーテル反対端のリカバリーエンドを用いる．

遠位バルーン型EPD

プラークの不安定性が予想される場合やフィルターでは通過・留置・回収困難が予想される場面で，特に有用であると考えられている．ACTは250秒以上となるようヘパリン化を行う．内頚動脈遠位に留置するEPDとして，バルーンとフィルターの優劣を比較検討した論文が散見されるが，術後DWI陽性率および周術期合併症率に有意差は認めなかった[13]．バルーンのほうが，理論的には塞栓回収効率が高く，安定した塞栓予防効果が期待できるとの意見も根強いが，それでも塞栓症が生じる原因として，

①最初の病変通過での塞栓
②拡張したバルーンを移動させてしまったときに血管壁との間に生じるリーク
③ステント留置後の血流正常化によりバルーン留置部血管にflow-related dilationが生じ，壁密着性が低下する
④血流再開時に血管壁に付着していたdebrisが飛散する
⑤そもそも選択バルーン拡張サイズが不十分
⑥術後ステント部のlate thrombosis
⑦術後ステントの自己拡張力でプラークの破綻が生じる

などが考えられる．

とはいえ，後2者の術後の塞栓症発生に関しては，いかなるEPDでも防ぎきれない問題で，術後抗血栓療法やステント素材／デザインが重要である．

✚ PercuSurge GuardWire（日本メドトロニック）

最も完成された遠位バルーン型EPD．液状デブリにも対応できる．中空のワイヤー（オクルージョンバルーンカテーテル／Guard Wire Plus）の後端付近のインフレーションポート栓のシャフトをマイクロシールアダプタ（EZアダプタ）の上側アンビルと下側ジョウでシャフト（インフレーションポート栓）を引くことで開き，EZフレータにて希釈造影剤を押し入れることで先端付近のバルーンを拡張させる．

バルーンを拡張させた後に栓を閉じ，アダプタを外すことでワイヤーに沿わせ拡張バルーン・ステント・吸引カテーテルなどの器具を出し入れできる．

ステント留置・拡張後は吸引カテーテルから血液を吸引し，吸引血内にデブリが認められなくなってからdeflateし回収する．

◈ 近位ダブルバルーン型EPD

CCAとECAをダブルバルーンで閉塞させる手法は，元々Parodiにより2000年に考案され，PAESにより定常的なICA逆流を発生させるflow reversal法が原法である[14]．術後DWIでの虚血巣出現率を検討したAsakuraらの報告では，PAESを使用したCASでは同側のみに病変が認められ（18.2％），診断造影検査との有意差は認めなかった[15]．病変通過時の塞栓症リスクをなくし，塞栓回収効率を高める画期的な方法であったが，PAESはGore社に販売権が移行してから，現在本邦での流通は停止している．このため，8-9 Fr OptimoとPercu Surge Guard Wireを併用しECAとCCAの閉塞を行うParodi変法やMOMAウルトラを用いたflow blockade法が行われてきた．ただし，いずれにせよ上甲状腺動脈の閉塞具合によっては，ステントシステムがガイディングカテーテルを通過している最中に順行流が生じてしまうことがあるので，あらかじめガイディングカテーテルを遮断してみてからゆっくり造影し，流れを確認しておく必要がある．

✚ MOMAウルトラ（日本メドトロニック）

CCAおよびECAのバルーンが一体になったデバイス．ECAへ留置したstiff wireに沿わせて内筒付きデバイスを上げる．国内ではPercu Surge Guard Wireを併用し，triple balloon protectionとするのが一般的である．

◈ 近位シングルバルーン型EPD

✚ Optimo（東海メディカルプロダクツ）

熱可塑性プラスチック製のバルーン．先端部もバルーンで覆われ，また，その材質ゆえ位置が安定しやすい．バルーンルーメンがカテーテルシャフトに一体化しているので，kinkしやすいが，内腔は広く確保できる．

✚ CELLO（日本メドトロニック）

シリコーン製のシングルバルーンカテーテル．シリコーンバルーンの特性として総頚動脈でバルーンが非対称性に偏心性で膨らみやすい．バルーン，シャフトとも，下記FlowGate^{2}よりやわらかい印象．

✚ FlowGate^2（日本ストライカー）

シリコーン製のバルーン．バルーンルーメンが内腔周囲に全周性のコアキシャル構造のためシャフトはOptimoに比し柔軟性に富み，上腕アプローチやA弁ターン法の際もkinkしにくい．われわれは上腕アプローチの際にはアクセルガイドStiff-Jシースの止血弁および内筒を組み合わせて用いている．

最近のEPDに関する話題

バッファロー州立大学のグループは症候性患者に対する遠位単独フィルター型EPDを用いたCASにおけるリスク計算を目的とし，221名の患者から後方視的に高リスク因子を抽出し（**Table 3**），スコアリングシステムBRASSを作成した（**Table 4**）[17]．それによると，複数の解剖学的リスク因子や来院時NIHSS高値・腎機能障害ではCASを避けたほうがよいと結論付けている[16]．ただし，あくまで後ろ向き調査であり，同程度の患者におけるCEAや保存的加療との優劣は不明なため，この結論は過剰とのコメントもあり，またスコアリング自体も確立されたリスク因子であるtype III大動脈弓や石

Table 3 Buffalo Risk Assessment Scale

変数	点数
（何らかの）頚動脈tortuosity	2
EPD留置困難な遠位landing zone	2
同心性の石灰化	1
頚動脈偽閉塞	1
大腿動脈アクセス困難	1
NIHSS score≧ 10	1
腎機能障害	1
最高点	9

（文献 16 をもとに作成）

Table 4 BRASSによる合併症率（30日間）

カテゴリー（点数）	卒中	心筋梗塞	死亡	合計
BRASS I （0～2）	0.6%	0%	0%	0.6%
BRASS II （3～4）	4%	4%	0%	8%
BRASS III （5～9）	13%	16%	8%	34%

（文献 16 をもとに作成）

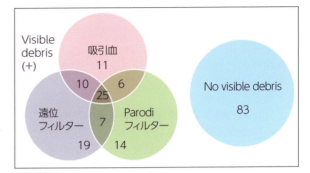

Fig.3 Debrisが補足された箇所

（文献 17 をもとに作成）

灰化大動脈弓が含まれていないことに対する批判もなされている．

　吸引カテーテルからの吸引と，flow reversalおよび遠位フィルターを併用したdual protectionの有用性を報告した広島大からの報告では，debrisが補足された箇所はFig. 3のごとくであり，大量の脆弱プラークが存在している場合は近位EPDだけでは不十分である可能性を示唆している[17]．

結　語

　遠位EPDに関して虚血不耐患者であっても，短時間の手技であれば虚血症状は術後早期に改善することが知られている[18]ため，液状化プラークにも対応できる点も含め，筆者らはバルーンプロテクションが現在でも安全性が高いと考えているが，フィルター型デバイスも，Spider RXに代表されるように進化を遂げてきた．また，近位型EPDに関しては，flow stasisが得られ，粥腫が内頚動脈に限局する患者においては，MOMAウルトラが特に有用なEPDと考えられている．他の遠位型EPDとの組み合わせも可能であることから，大量debrisが予想され，かつ一時遮断不耐性のケースでは，近位バルーンとフィルターとの組み合わせで，後拡張解除の瞬間にガイディングカテーテルに陰圧をかけ，10秒以内の内頚動脈逆流を生じさせる方法も有用な方法とされている．このように，患者とプラークに対応したEPD選択が重要である．

文　献

1) Miyachi S, et al. Acta Neurochir (Wien) 154: 2127-37, 2012
2) http://jcases.wbt.ne.jp/images/Newsletter_No 3 _Final.pdf （2018 年 7 月 2 日閲覧）
3) Yoshimura S, et al. JNET 3(suppl 1) : 56-65, 2009
4) Wholey MH, et al. Catheter Cardiovasc Interv 60: 259-66, 2003
5) Garg N, et al. J Endovasc Ther 16: 412-27, 2009
6) Schnaudigel S, et al. Stroke 39: 1911-9, 2008
7) Brott TG, et al. N Engl J Med 363: 11-23, 2010
8) Rosenfield K, et al. N Engl J Med 374: 1011-20, 2016
9) Schmidt A, et al. J Am Coll Cardiol 44: 1966-9, 2004
10) Roffi M, et al. J Endovasc Ther 15: 103-9, 2008
11) Hendriks JM, et al. J Endovasc Ther 13: 47-50, 2006
12) Nii K, et al. Neurol Med Chir (Tokyo) 56: 759-65, 2016
13) Zahn R, et al. J Am Coll Cardiol 45: 1769-74, 2005
14) Parodi JC, et al. J Vasc Surg 32: 1127-36, 2000
15) Asakura F, et al. AJNR Am J Neuroradiol 27: 753-8, 2006
16) Fanous AA, et al. Neurosurgery 77: 531-43, 2015
17) Sakamoto S, et al. Acta Neurochir (Wien) 157: 371-7, 2015
18) Adachi A, et al. JNET 8: 336, 2014
19) El-Koussy M, et al. J Endovasc Ther 14: 293-303, 2007
20) Reimers B, et al. J Endovasc Ther 12: 156-65, 2005

VI 治療学

Historical Review ⑧

脳腫瘍動注療法の歴史と展望

鈴木 謙介／兵頭 明夫

■ 歴史的経緯

悪性腫瘍に対する抗がん剤は，第二次世界大戦中に化学兵器として研究・開発されたナイトロジェンマスタードをもととした化合物として登場している．その後，悪性脳腫瘍に対する抗がん剤の動注療法は1950年に報告がされている[1]．当初，頚部腫瘍などに対して外頚動脈の上甲状腺動脈などを剥離・切断してチューブを挿入し，古典的抗がん剤のメクロレタミンを注入する方法が採用され，10例の頭頚部悪性腫瘍に対する結果が報告された．この最初の報告での対象は扁平上皮癌，線維肉腫や悪性神経膠腫などと均一ではなく，治療後数カ月で全例が死亡している．しかも手技により4例で内頚動脈閉塞が確認されている．当初から抗がん剤の動注療法は，薬物の投与量を抑えて血球減少などの副作用を軽減させることを目的としており，副作用の程度が重視されている．1960年代に頭蓋内の悪性腫瘍に対象を絞った動注療法の報告があり，26例中14例に効果があったとされた[2]．1970年代には分子量の大きい抗がん剤がより腫瘍に取り込まれるように，グリセオールや尿素などにより一時的に血液脳関門（BBB）を広げることが可能か，という動物実験が報告されている[3]．しかし1990年代になると当時使用されていたカルムスチン（BCNU）や塩酸ニムスチン（ACNU）の効果や副作用[4]が疑問視され，gliomaに対する抗がん剤の動注療法は一気に下火となった．そして2002年にACNUの静脈内投与と動脈内投与を比較する前向き第3相試験の結果により，動注療法の効果は否定された[5]．

■ 動注療法の基本知識

悪性腫瘍に対する抗がん剤の動注療法のメリットは，いかに病巣のみに薬剤濃度を集中できるか，というドラッグデリバリーシステム（DDS）の発想に他ならない．1980年代に動注療法に重要な薬物動態的知見が報告された[6]．抗がん剤の動脈内投与において効果が期待できるのは，病巣の血流量が低く，1 passで薬剤が病巣内へ多く取り込まれ，体循環での排出が早いという条件だという理論である．

現在，本邦にて抗がん剤の動注療法が一般的に施行されているのは肝がん，網膜芽細胞腫などごく一部である．しかしながら，新規抗がん剤の開発，脳血管内治療や画像診断の進歩により，その状況は大きく変化している．具体的にはテモゾロミドや，それに引き続くベバシズマブの登場は悪性脳腫瘍の治療を大きく前進させた．同時に，マイクロカテーテルやバルーンカテーテルの進歩，MRIの解析能力の向上などにより動注療法は新時代へと突入している．前述したように，病巣の血流は低いほうが動注療法に適しているため，バルーンカテーテルで一時的に血流を遮断しつつ抗がん剤を動脈内投与する方法が報告され[7]，また新規抗がん剤を使用した動注療法の見直しが，動物実験，臨床データともに報告され始めている[8,9]．これらの報告では，マンニトールによりBBBを崩壊させてから抗がん剤の動注療法を行っており，病巣内への高い集積を確認している．いくつもの前向き試験が現在施行されており，今後の展開に期待したい課題である．

■ 脳血管内治療における重要性と展望

現時点で腫瘍抗原や新生血管などを標的にしたナノパーティクルやミセルなどによるDDSの開発が盛んに行われており，さらに期待が持てる[10]．その一方，薬剤自体のターゲッティングデリバリー能力が高度であれば，動脈内投与より静脈内投与，さらに経口投与のほうが患者への侵襲性は低い．ゆえに悪性脳腫瘍に対する抗がん剤動注療法の対象は，今後も摘出不能例や再発例などに限られるであろう．

■ 文 献

1) Klopp CT, et al. Ann Surg 132: 811-32, 1950
2) Wilson CB. Surgery 55: 640-53, 1964
3) Rapoport SI, et al. Science 173: 1026-8, 1971
4) Tsuboi K, et al. J Neurooncol 23: 223-31, 1995
5) Imbesi F, et al. Anticancer Res 26: 553-8, 2006
6) Dedrick RL. J Natl Cancer Inst 80: 84-9, 1988
7) Riina HA, et al. Interv Neuroradiol 16: 71-6, 2010
8) Chakraborty S, et al. J Exp Ther Oncol: 261-7, 2016
9) Muldoon LL, et al. J Neurooncol 126: 447-54, 2016
10) Schneider CS, et al. Biomaterials 42: 42-51, 2015

〈abbreviations〉

ACNU: 1-［（4-Amino-2-methyl-5-pyrimidinyl）methyl］-3-（2-chloroethyl）-3-nitrosourea Hydrochloride, BBB: blood-brain barrier, BCNU: bis-chloroethylnitrosourea, DDS: drug delivery system

② 治療技術学
治療に必要な技術革新と新知見：reconstruction

A. 頭蓋内動脈狭窄
①Wingspan

泉 孝嗣

歴史的経緯

動脈硬化性頭蓋内動脈狭窄はアジア系住民で頻度が高いことが知られ，虚血性脳血管障害の原因として重要な病態の一つである．本邦ではアテローム血栓性脳梗塞の28％に頭蓋内動脈高度狭窄あるいは閉塞が認められている[1]．症候性の脳主幹動脈における50〜99％狭窄を有する患者を対象としたWASID trialでは，薬物治療では脳梗塞＋脳出血＋脳卒中以外の血管死の複合エンドポイントが22％で発生することが明らかになり，血管形成術への期待が高まっていた．国内でも本症に対する血管形成術は古くから行われており，主に薬物治療抵抗性の症例に行われてきた．

当初は頭蓋内動脈用のステントがなかったために，バルーン血管形成術（PTA）のみで治療を終えることが多く，解離が生じた場合や再狭窄例など限られた状況で冠動脈用ステントを用いてステント留置術を行っていた．後ろ向き調査（JR-NET/JR-NET2）研究では，PTAを行った場合の術後30日以内の虚血性と出血性の合併症率は，それぞれ6.6％と2.4％であったが，ステント留置術を追加した場合には，9.7％と3.2％と合併症率が上昇していた[2]．

その原因としては柔軟性の欠ける冠動脈ステントを用いていたために，アクセス時やステント展開時の血管損傷をきたしやすかったことが考察されている．一方，術後50％以上の残存狭窄をきたした割合はステント使用群で有意に低く，脳動脈の安定した開存を得るうえでステントは有用であり，柔軟な頭蓋内ステントの早期認可が待ち望まれていた（**Table 1**）．

そのようななか，頭蓋内動脈向けに開発されたWingspanステントに対してHDE trialが米国で組まれ，単一群研究ながら有効性が証明されたため，2005年に米国で承認となった．2011年に発表された無作為化試験のSAMMPRIS studyでは，ステント治療群が積極的内科治療群よりも明らかに劣る結果であったために試験は中止となった[3]（**Table 2**）．本studyの問題点がいくつか指摘されたが，Wingspanを用いたステント留置術の脳卒中再発防止効果の有効性は否定される結果となってしまった．

以上の経緯があったため，2013年に本邦で認可されるに際して，使用目的はPTA時に生じた血管解離や急性閉塞，切迫閉塞などに対する緊急処置とPTA後の再治療と設定された．本邦の『脳卒中治療ガイドライン2015』においても，PTAとステント留置術には十分な科学的根拠がない，として推奨グレードはC1とされている[4]．

頭蓋内動脈狭窄に対する血管形成術の概要と注意点

Wingspanが使用可能となっていても，バルーンカテーテルによる血管形成術は本病変の治療において重要な手技であることに変わりはない．バルーンは正常血管径よりも小さめのサイズを選択し，解離や致命的な合併症となる血管破裂のリスクを減少させる．拡張時にはゆっくりとしたinflationが推奨されるのも，血管損傷のリスクを低減させるためである．

Wingspanの留置方法

Wingspanは自己拡張ステントであるが，radial forceは動脈硬化性狭窄を押し広げるほど

〈abbreviations〉

AHA: American Heart Association, ASA: American Stroke Association, BA: basilar artery, COSS: Carotid Occlusion Surgery Study, DAPT: dual antiplatelet therapy, DSA: digital subtraction angiography, EC-IC: extracranial-intercranial, HDE: Humanitarian Device Exemption, IVR: interventional radiology, JR-NET: Japanese Registry of Neuroendovascular Therapy, MCA: middle cerebral artery, PTA: percutaneous transluminal angioplasty, SAMMPRIS: Stenting and Aggressive Medical Management for Preventing Recurrent Stroke in Intracranial Stenosis, TIA: transient ischemic attack, VISSIT: Vitesse Intracranial Stent Study for Ischemic Stroke Therapy, WASID: Warfarin Aspirin Symptomatic Intracranial Disease

VI 治療学

Table 1　血管形成術とステント留置術の長所と短所

	周術期合併症	穿通枝梗塞	再狭窄	抗血小板薬の早期中止の危険性
血管形成術	低い	少ない？	多い	低い
ステント留置術	高い	多い	少ない	高い

Table 2　ステント留置術の主な文献

	研究デザイン	年	使用ステント		30日以内のイベント発生率	1年以内のイベント発生率
SAMMPRIS	無作為化比較対照試験，多施設	2014	Wingspan, self-expandable	症候性，頭蓋内動脈70%以上狭窄	IVR:14.7% vs 内科治療:5.8%（全脳卒中+死亡）	IVR:19.7% vs 内科治療:12.6%
VISSIT	無作為化比較対照試験，多施設	2015	PHAROS Vitesse stent, balloon-expandable	症候性，頭蓋内動脈70%以上狭窄	IVR:24.1% vs 内科治療:9.4%（全脳卒中+TIA+死亡）	IVR:36.2% vs 内科治療:15.1%
Miao, et al	前向き単一群登録研究，多施設	2015	Wingspan, self-expandable	症候性，頭蓋内動脈70%以上狭窄	IVR:4.3%（全脳卒中+TIA+死亡）	

強くはないので，バルーンカテーテルによる前拡張が必須である．前拡張を行った時点で，拡張が十分得られているか，血管解離が生じていないか，をチェックしWingspanの追加が必要かどうかを検討することが，本デバイスを扱ううえで基本姿勢となる．Wingspanの留置様式として，ステントを格納したデリバリーシステム自体を病変部まで誘導し，アウターボディを下げることでステントを展開する方式を採用している．

この方法は頭蓋内ステントとしては特殊で，頚部頚動脈狭窄で用いるステントと同様である．しかし，デリバリーシステムのガイドワイヤールーメンが，モノレール式ではなくオーバーザワイヤー式である点が頚部頚動脈狭窄用ステントとも異なる．したがってWingspanステントを留置するためには300 cmのガイドワイヤーを用いてカテーテル交換の要領で，ステントが格納されたデリバリーシステム自体を誘導する必要がある．この際にガイドワイヤーが先進してしまい，血管を穿通してしまうリスクがあり，SAMMPRIS studyでWingspanの成績を悪化させた原因の一つであるので慎重な操作が求められる．ステントを留置した後は残存狭窄の程度を確認して，必要に応じて後拡張を追加して手技を終了する．

国内でのJR-NET/JR-NET 2では，頭蓋内動脈狭窄に対するステントを用いない血管形成術単独での虚血性合併症率と出血性合併症率は6.6%と2.4%と比較的良好な結果であった[2]．しかし，ステントを併用しない場合にはプラークの位置が元に戻ることがあり，結果として再狭窄に至る可能性が高く，血管形成術の最大の欠点である．

Wingspanを併用した場合には，SAMMPRISの報告からはステント留置時の穿通による出血性合併症とステント留置に伴う穿通枝梗塞が問題となる．SAMMPRIS studyには経験の少ない術者が少なからず含まれていたために，出血性合併症が過剰に発生した可能性があることが留意すべき点である[3]．穿通枝梗塞はメカニズムとしてプラークが押し出されて穿通枝の起始部を潰してしまうsnow-plowing effectが推察されている．穿通枝が豊富な中大脳動脈（MCA）や脳底動脈（BA）に対する治療へのWingspanの適用は慎重に選択すべきと考えられる．血管撮影装置の性能にも依存するが，拡大でのデジタル減算造影（DSA）や3 D-DSAを行って穿通枝の描出に努め，病変部の近傍での穿通枝の有無を確認することも穿通枝梗塞を避けるうえで重要なポイントとなる．

本邦で使用が承認されているのはWingspanのみであるが，適応外ながら冠動脈ステントを使用する医師もいる．長所としてはWingspanよりも形状保持力が強く，病変が硬い場合でもしっかり拡張させることが可能な点である．短所としてはステントが硬くサイフォンよりも遠位に留置することがしばしば困難であること，屈曲している部位への留置は不可能であることが挙げられる．

頭蓋内動脈狭窄症の治療における脳血管内治療の役割

SAMMPRIS studyでWingspanの有用性が認

められなかった原因の一つとして，内科的治療群の成績が良好であったことが挙げられる．しかし，実臨床において必ずしも同等の治療成績が得られないことが指摘されている．米国で2012年から3年間実施された内科的治療の前向き登録試験では，抗血小板薬2剤併用療法（DAPT）と高容量スタチンを用いた積極的内科治療群でも30日間の梗塞再発率が20.4％と，SAMMPRISの内科治療群の4.4％と比べてかなり高値であった[5]．原因としては，頻回の受診と密なモニタリングに基づいた生活習慣指導が多くの患者で実施が困難であること，SAMM-PRISでは脳梗塞の再発リスクが高いと想定される24時間以内に症状が変動した患者を除外していたこと，などが考察されている．この報告からは必ずしもSAMMPRISと同等の成績が内科治療により得られる訳ではないことを示唆しており，血管内治療の有用性にかかわる問題であり，さらなる調査が期待される．

米国心臓協会（AHA）／米国脳卒中協会（ASA）のガイドラインではSAMMPRISの結果を受けて内科治療が推奨されている．しかし，内科治療にもかかわらず症状が出現する高度狭窄に対してはPTAないしステント留置を許容しており[6]，血管形成術の適応を決めるうえで内科治療抵抗性の有無が重要なポイントであることを，脳血管内治療医は認識すべきである．

一方，動脈硬化性脳動脈狭窄の有病率の高いアジアからは，Wingspanを中心としたステント留置術の良好な成績がMiroらにより報告されている．2013年から2015年にかけて中国でステント留置術を実施された300例の症候性頭蓋内動脈狭窄を対象とした多施設登録研究では，30日以内のstroke／一過性脳虚血発作（TIA）／死亡の割合が4.3％と低い合併症率が示された[7]（**Table 2**）．また，high-volume centerからの報告でも，Wingspanを用いた中大脳動脈の30日以内のstroke／死亡の発生率は4.3～7.1％と良好な成績が報告されている[8, 9]．

虚血性合併症の責任病巣としてはshower-embolismによる皮質梗塞よりも，プラーク近傍から分岐する穿通枝梗塞の重要性が指摘されている[9, 10]．椎骨・脳底動脈においても穿通枝梗塞がWingspanの周術期合併症の多くを占め，30日以内の合併症率は7.1～14.3％と報告されている[11, 12]．

頭蓋内動脈狭窄に対する観血的治療は外頚動脈-内頚動脈の吻合術（EC-ICバイパス術）が主として実施されている．内頚動脈ないし中大脳動脈の高度狭窄ないし閉塞を対象として本邦で実施されたJET studyでは，EC-ICバイパス術群が薬物療法群に対して有意に同側の脳梗塞再発率を下げる結果であったが，内頚動脈閉塞を対象としたCOSSではEC-ICバイパス術の有効性を示せなかった[13, 14]．両者のstudyの中で外科手術の合併症率に大きな差があるという問題はあるが，本手術の有益性は明らかとは言えない状況である．さらに中大脳動脈の高度狭窄例に対するEC-ICバイパス術の問題点としては，遅発性の中大脳動脈閉塞がある．2017年に中国からのケースシリーズでは，バイパスを実施した中大脳動脈高度狭窄11例の内2例で中大脳動脈閉塞が認められ，吻合血管からの強い逆行性血流との相関が指摘されている[15]．脳血管内治療は生理的な順行性血流を温存できるという点でバイパス術に対して強みがあり，治療成績の向上が期待されるゆえんでもある．

脳血管内治療を続けていくうえで考えるべき事項

現在頭蓋内動脈狭窄に対するPTAもステント留置術もエビデンスはない状態であり，他の治療よりも治療成績の向上や症例の選択について強く意識していく必要がある．既存の無作為化比較対照試験で問題視された点の一つとして術者経験がある．High volume centerからの報告では10～20例の経験が安定した成績を出すために必要と指摘されている[9, 16]．自分の経験や環境を検討し，大規模施設への紹介もためらうべきではないと考えられる．治療合併症の危険性を予測するうえで，プラークの質的診断や穿通枝の同定が有効である可能性がある．治療方法としてもPTAの有効性を見直す必要があるのかもしれない．内科的治療が進化している現状では，PTAで血流を担保し長期的には側副血行の発達を待つという治療戦略が妥当なのかもしれない．AHAガイドラインによりWingspanの使用が困難となっている米国ではPTAのみでの治療を目指す動きもある[17]．治療を行ううえで症例の選択も非常に重要である．内科的治療の成績が向上していることは疑いのない事実であり，薬物療法抵抗性の頭蓋内動脈狭窄患者が脳血管内治療の適応の基本であることを忘れてはならない．

文　献

1) 小林祥泰. 脳卒中データバンク. 中山書店, 2015, pp1-224
2) Izumi T, et al. Neurol Med Chir (Tokyo) 54: 46-53, 2014
3) Derdeyn CP, et al. Lancet 383: 333-41, 2014
4) 日本脳卒中学会 脳卒中ガイドライン委員会. 脳卒中治療ガイドライン 2015, 協和企画, 2015, pp1-317
5) Sangha RS, et al. Stroke 48: 2158-63, 2017
6) Kernan WN, et al. Stroke 45: 2160-236, 2014
7) Miao Z, et al. Stroke 46: 2822-9, 2015
8) Zhao T, et al. J Stroke Cerebrovasc Dis 25: 2368-72, 2016
9) Wang ZL, et al. Neuroradiology 58: 161-9, 2016
10) Park KY, et al. Stroke 45: 3298-303, 2014
11) Lie L, et al. Clin Neurol Neurosurg: 132-8, 2016
12) Bai WX, et al. Interv Neuroradiol 22: 318-24, 2016
13) 小笠原邦昭. 日本臨床 524-47, 2006
14) Powers WJ, et al. JAMA 306: 1983-92, 2011
15) Ma Y, et al. World Neurosurg 104: 74-81, 2017
16) Yu H, et al. PLoS ONE 10: e0135279, 2015
17) Dumont TM, et al. J Neurosurg: 964-71, 2016

Special Topics ❻
頭蓋内動脈狭窄の血管造影形態分類

森 貴久

はじめに

　動脈硬化性頭蓋内動脈狭窄に対するバルーン・カテーテルを用いた拡張術（脳血管形成術）の最初の報告は1980年に始まり[1]，経皮的な拡張術は1990年頃から冠動脈用バルーンを頭蓋内に挿入する試みから始まった[2]．頭蓋内動脈硬化性狭窄に対する拡張用として世界ではじめてStealthバルーン（Target Therapeutics）が商品化され本邦でも使用できるようになり[3]，保険手技料は請求できなかったが，経皮的脳血管形成術を行いやすくなった．しかし，Stealthバルーンはコンプライアンスが非常に不正確なバルーンであることが分かり，安全性が問題となった．その頃，非常に優れたtrackabilityを有する冠動脈バルーンが頭蓋内に挿入できるようになり，保険適用外であったが，安全性を優先し冠動脈バルーンを用いて経皮的脳血管形成術を行うようになった．その系譜がRanger（SciMedからBoston Scientific），Maverick（Boston Scientific）そして本邦から世界へ発信した頭蓋内用Gateway（Boston ScientificからStryker）の登場につながる．Gatewayはカテーテル長までMaverick（冠動脈用バルーン）と同じである．GatewayはWingspan以前に本邦で開発した経緯があるので，Wingspan（Stryker）と独立してGatewayを用いることができるのは本邦だけである．

経皮的脳血管形成術の問題

　このように冠動脈バルーンを用いて安定的に経皮的脳血管形成術を行うことができるようになると，冠動脈形成術と同じ問題に直面することになった．拡張直後の急性閉塞と遠隔期再狭窄である．冠動脈と比べて頭蓋内動脈は血管系が少し小さく中膜筋層が薄いという解剖学的な違いはあるが，血管形成術後に起きる問題は冠動脈と同様であった．それゆえ経皮的脳血管形成術を行う前に，手技の成功率と合併症率と再狭窄の起きやすさを予見することが必要となり，冠動脈形成術の血管造影形態分類を参考に頭蓋内動脈用の血管造影形態分類を作成した（**Fig. 1**）（**Table 1**）[4-6]．
　典型的なtype A病変は病変長5 mm未満で求心性病変，type Bは5 mm以上10 mm未満で偏在性病変，type Cは10 mm以上の病変である．
　Type A病変ならバルーン・カテーテルだけで経皮的脳血管形成術を行ってよいし，ステントは留置しないほうがよい．Type B病変はステント留置も考えたほうがよい．Type C病変はステント留置すべきである．Type Bやtype C病変に血管形成術を検討するとき，特にtype C病変では近位部動脈がステントを挿入できる血管形態であるのか否かが，非常に重要であり，ステントを誘導できそうにないtype C病変には血管形成術を行ってはいけない[7]．
　このStrategyはWingspan時代の今日も同じである．血管造影上の病変形態を評価し，急性閉塞と再狭窄のリスクを予測し，ステントを用いる必要がない病変はバルーンだけで拡張し，ステントを用いるべき病変に適切に用いることで，急性閉塞も再狭窄も減る[8-10]．

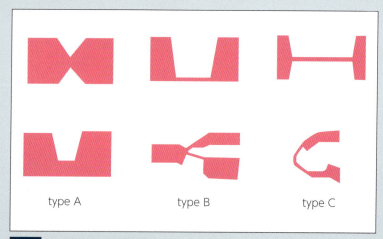

Fig.1 type A, B, Cの模式図

VI 治療学

Table 1 頭蓋内動脈狭窄の特徴分類

type A

病変長＜5 mm	求心性	病変部位の角度は大きくない（＜45°）
	あるいは	壁は円滑
	偏在性（＞70% かつ ＜90%）	側枝を巻き込んでいない

type B

病変長 5〜10 mm	偏在性（90%以上）	大きく角度がついた病変（45°以上，90°未満）
		完全閉塞して3カ月未満の病変
		側枝を巻き込んでいる

type C

病変長 ≧ 10 mm	大きく角度がついている（90°以上）
	完全閉塞して3カ月以上の病変
	保護できない側枝を巻き込んでいる

文 献

1) Sundt TM Jr, et al. Mayo Clin Proc 55: 673-80, 1980
2) Mori T, et al. No Shinkei Geka 21: 141-6, 1993
3) Honda S, et al. Neurol Med Chir (Tokyo) 34: 551-4, 1994
4) Mori T, et al. Neuroradiology 39: 111-6, 1997
5) Mori T, et al. Eur Radiol 8: 403-8, 1998
6) Mori T, et al. AJNR Am J Neuroradiol 19: 1525-33, 1998
7) Mori T, et al. AJNR Am J Neuroradiol 20: 787-9, 1999
8) Mori T, et al. AJNR Am J Neuroradiol 21: 249-54, 2000
9) Derdeyn CP,et al. Lancet 383: 333-41, 2014
10) Miao Z, et al. J Neurointerv Surg 7: 331-5, 2015

2 治療技術学
治療に必要な技術革新と新知見：reconstruction

B. 脳血管攣縮
①パパベリン，ファスジル，PTA

奥村 浩隆

はじめに

脳血管攣縮は，脳動脈瘤破裂によるくも膜下出血に続発する病態で，予後を大きく左右する．血管撮影上，70％の症例に認められ，虚血症状を呈するのは20～30％程度とされている．脳血管攣縮に対する内科的治療としてファスジルの経静脈投与やtriple H療法などの有用性が報告されているが，しばしば内科的治療抵抗性のものを認める．脳血管攣縮に対する脳血管内治療としてファスジルやパパベリンなどの選択的動注療法や経皮的血管形成術（PTA）が行われる（Table 1）．

治療適応

一般的に，内科的治療抵抗性の脳血管攣縮に対して脳血管内治療が行われる．脳血管内治療の適応基準には，①血管撮影上，血管攣縮が認められること，②血管病変の支配領域が脳神経脱落症状と矛盾しないこと，③同部位の脳梗塞が完成していないこと，④内科的治療に抵抗性であることなどが挙げられる[1-3]．PTAは，バルーンカテーテルを用いた治療であるため，誘導の可否や対象血管の血管径に限界がある．そのため，PTAは末梢血管には対象となりにくく，主に内頚動脈や中大脳動脈近位部，脳底動脈など主幹動脈近位部の病変が適応となる．一方，パパベリンやファスジルなどの血管拡張薬動注療法は，末梢部の血管攣縮に対しても有効であるため，近位部病変のみならず末梢病変も良い適応となる．

PTA

1984年，くも膜下出血に続発する脳血管攣縮に対する治療としてPTAが初めて報告された[4]．本邦においても1980年代よりPTAの報告がみ

られ，以後，多くの治療報告がなされている．

脳血管攣縮には，PTAバルーンだけでなく，動脈瘤ネックリモデリング用のオクリュージョンバルーンも用いられる．オクリュージョンバルーンは，誘導性に優れているが，造影剤注入量に応じてバルーン径が大きく変化するため注意が必要である．いずれにしても，正常時の血管径がわからないことも多いため，過拡張による血管破裂に注意しなければならない．

治療効果と合併症

PTAの文献レビューにて，臨床症状の改善は530例中328例（62％），脳血流量（CBF）の改善は108例中92例（85％）と報告されている[5]．臨床症状出現後2～24時間以内の治療にて良好な成績が得られるとの報告があるため[1, 6-8]，可及的速やかに治療開始されるべきである．パパベリン動注療法と比較してPTAのほうが，治療効果が維持され，治療回数も少ないとされている[8]．

合併症は，脳塞栓症，動脈解離，動脈破裂，頭蓋内出血，後腹膜下血腫などで，文献レビューにて合併症の発生率は5.0％で，動脈破裂は1.1％に認められると報告されている[5]．また，PTA後の遅発性狭窄の発生も報告されている[9, 10]．一般的ではないものの，治療後に脳血管攣縮が再発するという報告もある[11]．

パパベリン塩酸塩動注療法

脳血管攣縮に対するパパベリン動注療法は，1992年に最初の報告がなされた[12, 13]．血管拡張薬動注療法は，近位部だけでなく遠位部にも効果が期待できるため，びまん性脳血管攣縮およびバルーンカテーテルが到達困難な遠位部病変に有効である．パパベリン動注療法は効果が一時的であるため，脳血管攣縮の再発をきたし再治療が必要となることがある．

パパベリンは，0.2～0.4％溶液が動注に使用

〈abbreviations〉

CBF: cerebral blood flow, CBV: cerebral blood volume, ICP: intracranial pressure, PTA: percutaneous transluminal angioplasty, RCT: randomized controlled trial

Ⅵ 治療学

Table 1 脳血管攣縮に対する主な脳血管内治療

	PTA	選択的動注療法	
		パパベリン塩酸塩	ファスジル塩酸塩
対象血管	主幹動脈近位部（ICA，M1-2，A1，BAなど）	動脈全般（眼動脈起始部より遠位）	動脈全般
効果の持続	持続的（再攣縮の報告あり）	一時的	一時的
難易度	やや難	やさしい	やさしい
主な合併症	血管損傷，血管破裂	頭蓋内圧亢進，血圧変動，眼症状	低血圧，痙攣

される[12, 14]．高濃度のパパベリンにて神経脱落症状をきたすことがあるため[14]，注意が必要である．また，再結晶化による沈殿をきたすため，造影剤やヘパリンと混合するべきではなく[15]，注入に用いられるマイクロカテーテルは，蒸留水でフラッシュしなければならない．

パパベリン動注療法による臨床効果についての報告はさまざまである．文献レビューにてパパベリン動注療法を施行した346例中148例（43％）で臨床的な改善を認めたと報告されている[5]．

パパベリン動注療法の合併症は9.9％と報告されている[5]．重篤な合併症の一つに頭蓋内圧の急激な上昇があり[16]，血管拡張によるCBFおよび脳血液量（CBV）の上昇が原因と考えられている．脳室ドレーンなどによる頭蓋内圧（ICP）モニタリングが勧められる．血圧変動をきたすこともあるため，血圧やICP，神経学的所見などをモニタリングしながら注入するべきである．血圧低下，ICP上昇，神経学的所見の悪化を認めた場合，ただちに注入を中止するべきである．これらの変化は，パパベリンの中止により回復することが多い．緩徐な注入にて，合併症のリスクを減らせる可能性がある[17]．他の合併症として，血小板減少症，痙攣，一過性神経脱落症状，片側の視力低下，注入中のパパベリンの析出，脳血管攣縮のparadoxical worseningによる脳梗塞などが報告されている[2, 3, 16, 17]．

ファスジル動注療法

1992年，くも膜下出血後の脳血管攣縮に対するファスジル静注療法の有用性がdouble blind studyにて示された．その後，1999年にファスジル動注療法の治療成績が報告され，10例中9例でアンギオ上の血管拡張がみられたとしている[18]．他の研究では，23例に対して34回の治療が行われ，アンギオ上の血管攣縮は，全例で改善したと報告されている[19]．そのうち15例で

治療直後の神経症状の改善を認め，3カ月後のfollowではグラスゴー転帰尺度（Glasgow Outcome Scale）にて15例（65.2％）でgood recoveryかmoderate disabilityが得られた．

ファスジルは，15～30 mgを10～30分で対象となる動脈に注入する[3]．用量依存性に血管を拡張させる．パパベリンとは異なり頚部から造影カテーテルを用いて注入することができる．ファスジル動注療法の主要な合併症は血圧低下と痙攣であり，過量投与には注意が必要である．ファスジルによる血管拡張作用は一時的であるため，脳血管攣縮の再発を認めることがある．

その他薬剤の動注療法

パパベリンやファスジル以外にも，さまざまな血管拡張薬が動注療法に用いられている．ミルリノン，ニカルジピン，ベラパミル，nimodipine（本邦未承認）などについて動注療法の有用性を示す報告があり，欧米では，ベラパミルやnimodipineがよく使用されている[20]．

今後の展望

脳血管攣縮に対する脳血管内治療は，多数の臨床研究がなされており，その有用性が報告されている．メタアナリシスでも難治性脳血管攣縮に対する脳血管内治療の治療効果が示されている[21]．一方，Fisher Grade Ⅲのくも膜下出血患者に対する予防的なPTAの有用性を示すための無作為試験であるthe BPAV studyが行われたが，予後改善は認められなかった[22]．『脳卒中治療ガイドライン2015』において，脳血管攣縮に対する脳血管内治療のエビデンスレベルはグレードC1にとどまっている．今後，血管の拡張やCBF増加，臨床症状改善のみならず予後改善についてランダム化比較試験（RCT）などで治療効果の実証が求められる．

文　献

1) Eskridge JM, et al. Neurosurgery 42: 510-6, 1998
2) 小西善史. 脳神経外科医のための血管内治療. 先端医療技術研究所, 2001, pp181-7
3) 瓢子敏夫. 脳外誌 11: 777-82, 2002
4) Zubkov YN, et al. Acta Neurochir (Wien) 70: 65-79, 1984
5) Hoh BL, et al. Neurosurg Clin N Am 16: 501-16, 2005
6) Rosenwasser RH, et al. Neurosurgery 44: 975-9, 1999
7) Bejjani GK, et al. Neurosurgery 42: 979-86, 1998
8) Elliott JP, et al. J Neurosurg 88: 277-84, 1998
9) Merchant A, et al. Neurosurg Focus 26: E23, 2009
10) Sedat J, et al. Cardiovasc Intervent Radiol 32: 337-40, 2009
11) Terry A, et al. Neurosurg Focus 21: E14, 2006
12) Kaku Y, et al. J Neurosurg 77: 842-7, 1992
13) Kassell NF, et al. J Neurosurg 77: 848-52, 1992
14) Sawada M, et al. Acta Neurochir (Wien) 139: 706-11, 1997
15) Oskouian RJ Jr, et al. Neurosurgery 51: 30-41, 2002
16) McAuliffe W, et al. J Neurosurg 83: 430-4, 1995
17) Sayama CM, et al. Neurosurg Focus 21: E12, 2006
18) Tachibana E, et al. Acta Neurochir (Wien) 141: 13-9, 1999
19) Tanaka K, et al. Neurosurgery 56: 214-23, 2005
20) Hollingworth M, et al. World Neurosurg 83: 1120-6, 2015
21) Boulouis G, et al. Eur Radiol 27: 3333-42, 2017
22) Zwienenberg-Lee M, et al. Stroke 39: 1759-65, 2008

2 治療技術学
治療に必要な技術革新と新知見：reconstruction

C. 脳塞栓
①ADAPT，stent retriever

三浦 正智／吉村 紳一

歴史的経緯

2013年2月に発表された3つのランダム化比較試験（RCT）：IMS Ⅲ[1]，SYNTHESIS Expansion[2]，MR RESCUE[3]では，いずれも急性期脳梗塞に対して脳血管内治療の有効性を示すことはできなかった．この要因の一つとして，第2世代型デバイス（ステントリトリーバーなど）の使用率が低く，再開通率が低かったことが挙げられた．

この3つのRCTの問題点を受けて，2014年12月から2015年にかけて発表され，第2世代型血栓回収デバイスを用いるようにデザインされた5つのRCT：MR CLEAN[4]，ESCAPE[5]，EXTEND-IA[6]，SWIFT-PRIME[7]，REVASCAT[8]の結果により，急性期脳梗塞に対する脳血管内治療の有効性が示された（**Table 1**）．これら5つのRCTのメタアナリシスであるHERMES研究[9]では，従来のt-PA静注療法を含む内科治療に比べ，社会復帰（mRS 0-1）が約14%，自宅復帰率（mRS 0-2）が約20%増加することが示された．

さらにその後も，本治療を支持するRCTは相次いで発表された．加えて2018年に入り，最終健常確認から6時間以上経過した急性期脳梗塞に対する2つのRCT（DAWN trial[10]，DEFUSE 3 trial[11]）が発表され，発症から一定時間経過した急性期脳梗塞に対しても，選択された症例〔虚血コアと神経症状（灌流遅延領域）とのミスマッチが存在する症例〕において本治療の有効性，安全性が示された（**Table 2**）[12]．

本項では，血栓回収療法のエビデンスと，血栓回収デバイスの手技について概説する．

血栓回収デバイス

血栓回収デバイスには主に，ステントリトリーバー（Solitaire 2，Trevo XP ProVue Retriever，REVIVE SE）と，再灌流カテーテル（Penumbraシステム）に大別される．いずれも，原則として発症8時間以内の急性期脳梗塞に対して再開通を図るために使用する目的に承認されている．薬事承認の条件は臨床研究で示される科学的根拠とは必ずしも一致しないことがあるため，添付文書記載範囲外（最終健常確認時刻から8時間以上）については，症例ごとに機器の使用を慎重に検討する必要がある．

■ ステントリトリーバー

前述した5つのRCTでは，治療デバイスとしてステントリトリーバーが86～100%と高率で使用され，TICI 2b以上の再開通を得た症例が58.7～88%という結果だった（**Table 1**）．以上から，「AHA/ASAガイドライン2018改訂版」ではステントリトリーバーを用いて脳血管内治療を行うことが推奨されている（Class Ⅰ；Level of Evidence A）[12]．

■ 基本使用方法

＜誘導＞

①9 Frバルーン・ガイディングカテーテルを標的血管まで誘導する．

②マイクロカテーテルとマイクロガイドワイヤーを用いて閉塞部位をlesion crossし，マイクロカテーテルを血栓の遠位に誘導する．

（マイクロカテーテルは使用するステントサイズに応じて適切に選択する必要があり，適合するカテーテルをあらかじめ把握しておく必要がある）

（マイクロガイドワイヤーは小さなJ型にシェイピングし，穿通枝への迷入，穿孔を防ぐ工

〈abbreviations〉

ADAPT: a direct aspiration first pass technique, ENT: embolic new territory, ICA: internal carotid artery, MCA: middle cerebral artery, mRS: modified Rankin scale, RCT: randomized controlled trial, RHV: rotating hemostatic valve, t-PA: tissue plasminogen activator, TICI: thrombolysis in cerebral infarction

Table 1 第2世代型血栓回収デバイスを用いたRCT

	MR CLEAN		ESCAPE		EXTEND-IA		SWIFT PRIME		REVASCAT	
	血管内	CONTROL	血管内	CONTROL	血管内	CONTROL	血管内	CONTROL	血管内	CONTROL
閉塞血管	ICA, MCA (M1, M2), ACA (A1, A2)		ICA, MCA		ICA, MCA (M1, M2)		ICA, MCA (M1)		ICA, MCA (M1)	
使用デバイス	規定なし		ステントリトリーバー 血栓回収型		Solitaire FR		Solitaire FR		Solitaire FR	
ステントリトリーバー使用	96.9%	–	86.1%	–	93.1%	–	96.7%	–	100%	–
再開通率 (TICI 2b/3)	58.7%	–	72.4%	–	86.2%	–	88.0%	–	65.7%	–
90 日後										
シフト解析オッズ比 (95% CI)	1.67 (1.21 - 2.30)		3.1 (2.0 - 4.7)		2 (1.2 - 3.8)		2.63 (1.57 - 4.40)		1.7 (1.05 - 2.80)	
mRS 0-2	32.6%	19.1%	53.0%	29.3%	71.4%	40.0%	60.2%	35.5%	43.7%	28.2%
mRS 0-2 補正オッズ比 (95% CI)	2.16 (1.39 - 3.38)		1.7 (1.3 - 2.2)		4.2 (1.4 - 12)		1.7 (1.23 - 2.33)		2.1 (1.1 - 4.0)	
90 日後死亡	21.0%	22.1%	10.4%	19.0%	8.6%	20.0%	9.2%	12.4%	18.4%	15.5%
症候性頭蓋内出血	7.7%	6.4%	3.6%	2.7%	0.0%	5.7%	0.0%	3.1%	1.9%	1.9%

ICA = internal carotid artery, MCA = middle cerebral artery, ACA =anterior cerebral artery, TICI = Thrombolysis In Cerebral Infraction, mRS = modified Rankin Scale

Table 2 血管内治療の適応

1. 血管内治療を考慮する場合も，rt-PA静注療法の適応があれば施行すべき (グレードA)

2. 発症早期 (〜6 時間) の急性期脳梗塞
   以下の適応条件を満たす場合，血管内治療を行うことが強く勧められる (グレードA)
   　a. 発症前のADLが自立 (mRS 0 - 1)．
   　b. 発症から4.5 時間以内にrt-PA静注療法が施行されている．
   　c. 内頚動脈または中大脳動脈近位部 (M1) 閉塞
   　d. 18 歳以上
   　e. NIHSS ≧ 6 (中等度以上の神経症状を有する)
   　f. ASPECTS ≧ 6 (広範囲病変ではない)
   　g. 6 時間以内に治療開始可能

3. 最終健常確認時刻から6 時間を超えた急性期脳梗塞
   1) 最終健常確認時間から16 時間以内の急性期脳梗塞に対して，以下の適応条件を満たす場合，血管内治療を行うことが強く勧められる (グレードA)
   　a. 内頚動脈または中大脳動脈近位部 (M1) 閉塞
   　b. 発症前のADLが自立 (mRS 0 - 1)
   　c. NIHSS ≧ 10
   　d. ASPECTS ≧ 7

   2) また，虚血コア体積 (頭部CT灌流画像またはMRI拡散強調画像) と神経症状または灌流画像での灌流遅延領域にミスマッチがあると判断される場合，最終健常確認時間から24 時間以内の急性期脳梗塞に対して，血管内治療を行うことが勧められる (グレードB)

4. 以下の症例に対して発症6 時間以内に血管内治療を行うことは，十分な科学的根拠は示されていないが，症例ごとに適応を慎重に検討し，有効性が安全性を上回ると判断した場合には，血管内治療を行うことを考慮しても良い (グレードC1)
   　a. 発症前mRSスコアが2 以上
   　b. 中大脳動脈 (M2 部) や脳底動脈の急性閉塞
   　c. NIHSS < 6
   　d. ASPECTS < 6

夫を行う)
③マイクロガイドワイヤーをマイクロカテーテルから抜去し，ガイディングカテーテルとマイクロカテーテルからの同時造影 (dual injection) を行い，血栓の位置を確認する．

<展開>
④マイクロカテーテルに回転式止血バルブ (RHV) を接続し，ヘパリン加生理食塩液でカテーテル内を満たす．
⑤ステントリトリーバーの収納されたイントロ

デューサーシースをRHVの半分まで挿入し，シリンジまたは灌流ラインを用いてイントロデューサーシースの手元からヘパリン加生理食塩液が出るまでフラッシュする．

⑥血栓位置に対してステントの有効長部分が血栓を完全に覆うように展開する．展開時はステントが動かないようにデリバリーワイヤーを保持してマイクロカテーテルを手元側に引いて展開するが，Trevo XPとRevive SEについてはデリバリーワイヤーを押しながら展開することで血栓内にステントを切り込ませること（push and fluff法）を意識する．

⑦ステントリトリーバー展開後にimmediate flow restorationを確認する．十分な時間（5分）待機後に再度撮影し，ステント内に血栓が十分に補足されていれば血流の遅延または再閉塞した所見が確認できる．

＜回収＞

⑧バルーン・ガイディングカテーテルのバルーンを拡張させて，ステント回収時の遠位飛散やENTを予防する．

⑨ステントリトリーバーの近位マーカーにマイクロカテーテルをかぶせ，ガイディングカテーテルに50mLまたは60mLのシリンジを取り付け，シリンジで吸引をかけながら，ステントリトリーバーとマイクロカテーテルを一緒にガイディングカテーテル内へ回収する．

※血管の蛇行が強い中大脳動脈（MCA）部分にステントリトリーバーを展開した場合，回収時にステントが直線化し，MCA自体が引っ張られているような状態になる．このような場合は出血性合併症の可能性が上がることが報告されており，注意が必要である[13]．

⑩ステントリトリーバーを体外へ出した後に血栓の有無を確認する．またガイディングカテーテルからも十分に血液を吸引して血栓がないかを確認する．ガイディングカテーテルから血液が吸引できない場合はカテーテル内に血栓が存在することが強く疑われるため吸引をかけた状態でガイディングカテーテル自体も抜去する．

再灌流カテーテル

再灌流カテーテル（Penumbraシステム）は，わが国では当初から大口径のPenumbra 054が導入され，後にさらに大口径化され5 MAX，5 MAX ACEが導入された．Penumbraシステムは，本来はセパレーターで血栓を破砕して吸引する方法が原法だが，カテーテル先端に血栓が詰まった状態で陰圧をかけながらカテーテルごと抜去するADAPTによって高い再開通率が得られることが報告され，現在はADAPT

が主流となっている[14]．また，ADAPTとステントリトリーバーとの再開通率を比較したRCTであるASTER trial[15]では，ADAPTでのTICI 2b/3の再開通率は85％とステントリトリーバーと同等の高率な再開通率を示した．

基本使用方法

①9Frバルーン・ガイディングカテーテル（またはガイディングカテーテル）を標的血管まで誘導する．

②閉塞血管に合わせて使用する再灌流カテーテルを選択する．この際に再灌流カテーテルをスムーズに誘導するため（ledgeを最小限にする）に段差の少ないインナーカテーテル＋マイクロガイドワイヤーを選択してCoaxial systemとする．

③Coaxial systemにて再灌流カテーテルを閉塞近位部位まで誘導する．この際に，可能な限り血栓閉塞部位をマイクロカテーテルやマイクロガイドワイヤーによりlesion crossせずに誘導することが望ましい（lesion crossによる血栓の破砕や遠位への血栓の移動を防ぐため）．

④再灌流カテーテルにアスピレーションポンプを接続する．

⑤血栓を吸引できていればチューブおよびポンプ内の血流は止まっている．この状態で90秒待機する．（ポンプを作動させ血液がチューブ内の勢いよく引けてくる場合は，血栓が捕捉できていないため再灌流カテーテルの位置を微調整し，血流が止まることを確認する）

⑥90秒間に血栓が吸引されポンプ内へ回収された場合は，チューブ内に血液の逆流を認める．

⑦90秒待機してもチューブ内の血流が止まっている場合は，アスピレーションポンプで吸引をかけた状態で，バルーン・ガイディングカテーテルを拡張し，一定の速度で回収する．

⑧再灌流カテーテルを体外へ出した後に血栓の有無を確認する．またガイディングカテーテルからも十分に血液を吸引して血栓がないかを確認する．ガイディングカテーテルから血液が吸引できない場合は血栓が存在することが強く疑われるため，吸引をかけた状態でガイディングカテーテル自体も抜去する．

ステントリトリーバーと再灌流カテーテル併用

近年，再灌流カテーテルとステントリトリーバーの組み合わせを用いて血栓回収療法が行われることが増えてきている．デバイスを組み合わせるため，やや複雑になるが，状況に応じて応用が利くという利点がある．デバイスを組み合わせて使用する際，再灌流カテーテルは中間

Table 3	ステントリトリーバーと再灌流カテーテルの長所・短所	
	ステントリトリーバー	再灌流カテーテル
長所 得意な場面	＜手技＞ • エビデンスが豊富 • 手技が単一 • Flow restorationによる再開通 • 時間経過による血栓の捕捉の確認 ＜血栓＞ • やわらかい血栓	＜手技＞ • 血栓近位側からの吸引 • 血管内膜への損傷が少ない • 中間カテーテルとしての使用 ＜血栓＞ • 硬い血栓
短所 不得意な場面	＜手技＞ • lesion crossを必要とする（遠位飛散の可能性） • 回収時のENTの発生 • 蛇行血管に対して出血合併症	＜手技＞ • 近位側血管の蛇行による誘導困難（Ledge effect） • 大口径のガイディングカテーテルが必要 • 末梢側への誘導には不向き

カテーテルとしての役割やステントリトリーバー回収時に吸引をかけて補助する役割を担う．代表的な方法として，CAPTIVE technique，Solumbra techniqueなどがある．

✛ CAPTIVE technique[16]

Penumbraカテーテルを血栓近位部まで誘導し，Penumbraカテーテルから吸引を開始してからステントリトリーバーを展開する．ステントリトリーバーを展開後に，マイクロカテーテルを抜去してPenumbraカテーテルを血栓近位部まで進める．ステントリトリーバーとPenumbraカテーテルで血栓を捕捉すると血液の逆血が止まるため，そのままステントリトリーバーとPenumbraカテーテルを同時にガイディングカテーテル内に回収する．

✛ Solumbra technique[17]

Penumbraカテーテルを血栓近位部まで誘導し，血栓閉塞部位をマイクロカテーテルでlesion crossし，ステントリトリーバーを展開する．マイクロカテーテルを抜去して，Penumbraカテーテルから吸引した状態でステントリトリーバーをPenumbraカテーテル内へ回収する．

❖ 血栓回収デバイスの使い分け

ステントリトリーバーと再灌流カテーテルの長所・短所についてTable 3にまとめた．それぞれに得意とする場面と不得意な場面が存在し，単一手技にこだわらず，双方の特性を理解し，両者の切り替えや併用などをスムーズに行うように柔軟性を備えておく必要がある．

われわれの施設では，再灌流カテーテルとステントリトリーバーを併用する方法を選択することが多い．Penumbra 5 MAX ACEを中大脳動脈（M1）（ledge effectで誘導できない場合は内頚動動脈）へ誘導し，近位血管閉塞（ICA/M1）では5 MAX ACEによるADAPTを行い，M1よりdistal側であれば，5 MAX ACEを中間カテーテルとしてと，ステント回収時のバックアップ（アスピレーション）として使用している．

おわりに

ステントリトリーバーに加えて血栓回収デバイスのエビデンスも確立し，急性期脳梗塞に対する脳血管内治療の再開通率は劇的に上昇した．再開通率をより良好な転帰向上へつなげるためには，迅速かつ確実な再開通を実現する必要がある．このためには手技とシステムを十分に理解し，限られた時間のなかで適切な治療戦略を立てられるように努めることである．

Side Memo　どのstent retrieverを選ぶか？

急性脳梗塞に対する機械的血栓回収療法は，有用性を示す多くのエビデンスが報告され，さかんに行われるようになった．治療の最大の目的は，短時間で閉塞血管を再開通させることである．ただし閉塞血管の部位，血栓の性状や量，患者背景は各患者で異なるうえに，血栓の性状や量を術前の画像診断で判断することは難しい．現在3つのステントリトリーバーと1つの吸引システムが使用可能であるが，各デバイスの特性をはじめに理解してデバイスを選択し，臨床の場でそれを確認していくことが必要であろう．

文　献

1) Broderick JP, et al. N Engl J Med 368: 893-903, 2013
2) Ciccone A, et al. N Engl J Med 368: 904-13, 2013
3) Kidwell CS, et al. N Engl J Med 368: 914-23, 2013
4) Berkhemer OA, et al. N Engl J Med 372: 11-20, 2015
5) Goyal M, et al. N Engl J Med 372: 1019-30, 2015
6) Campbell BC, et al. N Engl J Med 372: 1009-18, 2015
7) Saver JL, et al. N Engl J Med 372: 2285-95, 2015
8) Jovin TG, et al. N Engl J Med 372: 2296-306, 2015
9) Goyal M, et al. Lancet 387: 1723-31, 2016
10) Nogueira RG, et al. N Engl J Med 378: 11-21, 2018
11) Albers GW, et al. N Engl J Med 378: 708-18, 2018
12) Powers WJ, et al. Stroke 49: e46-e110, 2018
13) Shirakawa M, et al. J Stroke Cerebrovasc Dis 26: 1732-8, 2017
14) Turk AS, et al. J Neurointerv Surg 6: 260-4, 2014
15) Lapergue B. Interest of Direct Aspiration First Pass Technique (ADAPT) for Thrombectomy Revascularisation of Large Vessel Occlusion in Acute Ischaemic Stroke (ASTER). International Stroke Conference, 2017
16) McTaggart RA, et al. J Neurointerv Surg 9: 1154-9, 2017
17) Maus V, et al. Clin Neuroradiol; 2017 Feb 13 [Epub ahead of print]

Historical Review ❾

血管内救急の歴史

小林 繁樹

▍血管内救急の歴史

出血性病変に対する塞栓術

　頭頚部領域の出血性病変に対する血管内救急の代表は，頚部の穿通性外傷による血管損傷と難治性鼻出血に対する塞栓術である．

　血管撮影およびIVRの発展に革命的変革をもたらしたセルジンガー法がSeldinger, SI（1921～1998年）によって発表されたのが1953年であるが，1970年以後にこのセルジンガー法を用いた選択的血管造影による塞栓術式が定着し，全身のあらゆる部位における出血性病変に塞栓術が行われるようになった[1-3]．現在広く使われている塞栓物質の多くもこの頃開発され，Serbinenko, FAによる離脱式バルーンは1974年に，NBCAやIvaron（Polyvinyl alcohol foam），金属コイルは1975年に登場した．

虚血性病変に対する血行再建術の歴史

　虚血脳の可逆性と虚血の程度・時間との関連については1980年以降に多くの研究がなされ，"ischemic core"，"ischemic penumbra"，残存血流量などの概念が確立され[4, 5]，また血行再建における"therapeutic time window"の重要性が認識されるようになった．

　わが国でも，冠動脈への線溶剤動注の成功に刺激されたこともあり，1980年代前半から診断用カテーテルからUrokinaseを動注する試みが行われるようになったが[6]，マイクロカテーテルが導入された1980年代後半からはこの局所線溶療法が広く行われるようになり，その有効性は数多く発表された[7, 8]．ただし，本治療に関するRCTが行われたのはかなり後のことで，発症6時間以内の中大脳動脈閉塞を対象にprourokinaseの局所動注と保存的治療とを比較したPROACT Ⅱ[9]が発表されたのは1999年である．さらに，ほぼ同様のprotocolでurokinaseを使用して2001年からわが国で行われたのがMELT-Japan[10]であるが，t-PA静注が認可された2005年に中止された．

　NINDS study[11]にて発症3時間以内の脳梗塞に対するt-PA静注療法の有効性が証明されたのは1995年であるが，これにより脳梗塞急性期治療の標準的治療はiv t-PAとなった．すなわち，これ以後は現在に至るまで，脳血管内治療はiv t-PA療法無効例あるいは適応外症例に対する救済的治療と位置づけられている．

　局所線溶療法についても，併用の有効性を評価する目的でEMS trial（1999年）[12]，IMS Ⅰ-Ⅲ study（2004年，2007年，2013年）が行われた[13-15]．

　その後は局所線溶療法から血栓回収療法へと変遷し現在に至っているが，基本的にはiv t-PA療法の補助的治療との位置付けは変わっていない．

　Table 1に，上記の各治療における治療成績の概要を示す．

Table 1　急性期血行再建療法の成績

	発表年	方法	再開通率	mRS 0-2	症候性脳内出血
Mori, 他	1988	UK i.a. from IC	45%	55%	18%
Zoppo, 他	1988	UK i.a. (microcathe.)	75%	>30%	<20%
PROACT II	1999	proUK	66%	40%	10%
MELT-Japan	2007	UK	73%	49%	9%
J-Mars[16]	2010	t-PA i.v.		33-54%	4.4%
EMS	1999	t-PA + t-PA (i.v.) (i.a.)	55%	45%	12%
IMS-I	2004	t-PA + t-PA (i.v.) (i.a.)	56%	43%	6%
MERCI[17]	2005	t-PA 非適応例	60%	28%	8%
MR-CLEAN[18]	2015	t-PA i.v.+EVT	59%	32%	8%
SWIFT-PRIME[19]	2015	t-PA+Solitaire	88%	60%	1%

〈abbreviations〉

NBCA: N-butyl-2-cyanoacrylate, RCT: randomized controlled trial, t-PA: tissue plasminogen activator

局所線溶療法については，エビデンスレベルの低い報告が多いが，少なくとも中大脳動脈閉塞に対しては1980年代から良好な治療成績を挙げていたことがわかる.

文　献

1) Baum S, et al. Radiology 98: 497-505, 1971
2) Rösch J, et al. Radiology 102: 303-6, 1972
3) Margolies MN, et al. N Engl J Med 17: 317-21, 1972
4) Astrup J, et al. Stroke 12: 723-5, 1981
5) Jones TH, et al. J Neurosurg 54: 773-82, 1981
6) Mori E, et al. Stroke 19: 802-12, 1988
7) Del Zoppo G, et al. Stroke 19: 307-13, 1988
8) Hacke W, et al. Stroke 19: 1216-22, 1988
9) Furlan A, et al. JAMA 282: 2003-11, 1999
10) Ogawa A, et al. Stroke 38: 2633-9, 2007
11) NINDS Study Group. N Engl J Med 333: 1581-7, 1995
12) Lewandowski CA, et al. Stroke 30: 2598-605, 1999
13) The IMS Study Investigators. Stroke 35: 904-11, 2004
14) The IMS II Trial Investigators. Stroke 38: 2127-35, 2007
15) Broderick JP, et al. N Engl J Med 368: 893-903, 2013
16) Nakagawara J, et al. Stroke 41: 1984-9, 2010
17) Smith WS, et al. Stroke 36: 1432-8, 2005
18) Berkhemer OA, et al. N Engl J Med 372: 11-20, 2015
19) Saver JL, et al. N Engl J Med 372: 2285-95, 2015

2 治療技術学
治療に必要な技術革新と新知見:reconstruction

D. 止血
①Angioseal，その他

菱川 朋人

はじめに

　従来，脳血管撮影および脳血管内治療に伴う穿刺部の止血には用手圧迫法が用いられてきたが，近年の医療機器の発展により穿刺部止血デバイスが開発され，臨床現場においても複数のデバイスが頻用されている．止血デバイスの使用により止血時間，安静時間の短縮や圧迫止血による末梢循環障害の回避が期待できる．一方で穿刺部の合併症には皮下血腫，後腹膜腔血腫，出血，動静脈瘻，仮性動脈瘤，感染，血管狭窄などがあり，一般的に1.5～9%の発生率が報告されている[1]．本稿では本邦における穿刺部合併症の現状，用手圧迫と止血デバイスを比較したメタ解析の結果，各デバイスの特性，合併症への対応，用手圧迫と止血デバイスの使い分けについて解説する．

Table 1 疾患別の穿刺部合併症の発生頻度

疾患	頻度
脳動脈瘤コイル塞栓術	34.36%
脳動静脈奇形	0.51%
脊髄病変	0%
硬膜動静脈奇形	2.56%
腫瘍塞栓術	0.51%
頚動脈ステント留置術	41.54%
頭蓋外経皮的血管形成術	7.69%
頭蓋内経皮的血管形成術	5.13%
急性期再開通療法	4.62%
脳血管攣縮	0.51%
その他	2.56%

（文献 2 から改変）

本邦における穿刺部合併症の現状

　日本国内における脳神経血管内治療に関する登録研究（JR-NET〔2005-2006年〕，JR-NET 2〔2007-2009年〕）に登録された31,836名の報告によれば穿刺部合併症の発生頻度は0.63%であった[2]．疾患別の穿刺部合併症の発生頻度をTable 1に示す．頚動脈ステント留置術，頭蓋外・内経皮的の血管形成術で有意に発生頻度が高く，腫瘍塞栓術で有意に低い結果であった．また抗血小板薬の使用と術中ヘパリン化が合併症発生に有意に関与していた．予後は合併症をきたした症例の中で無症候性もしくは一過性に症候化したものが83.59%，永続する症候性合併症が9.23%，致死的合併症が1.03%であった．

用手圧迫と止血デバイスを比較したメタ解析

　Korenyらは心臓カテーテル検査もしくは治療における用手圧迫と止血デバイスを比較した30研究のメタ解析を行っている[1]．止血時間は止血デバイスで短かったものの，血腫，出血，動静脈瘻，仮性動脈瘤における用手圧迫に対する止血デバイスの相対リスクは各々1.14（p＝0.35），1.48（p＝0.14），0.83（p＝0.77），1.19（p＝0.46）であり止血デバイスの有効性は明らかではなく，更に報告によっては止血デバイスで血腫や仮性動脈瘤のリスクが高まることが報告されている[1]．Dasらは心臓と冠動脈を除いた全身のカテーテル治療もしく検査に伴う止血デバイスの有用性をメタ解析で検討している[3]．止血デバイスの圧迫止血に対する合併症発生の相対リスクは0.87（p＝0.13）であり止血デバイスの有効性は明らかではなかった[3]．

〈abbreviations〉

ACT: activating clotting time, JR-NET: Japanese Registry of Neuroendovascular Therapy

用手圧迫

止血の原理はシース挿入で空いた動脈壁の穴を用手的に圧迫することで出血する流速を低下させ、血液中の止血、凝固に関与する因子により止血作用を促進させ、穿刺部に血栓、血餅を形成させ止血を得ることである[4]。ヘパリンを使用した場合は活性化凝固時間（ACT）が100台まで低下するのを待ってから用手圧迫を行う。上腕動脈穿刺、大腿動脈穿刺いずれの場合も左手指で穿刺部中枢側の血管の拍動を感じながら右手でシースを抜去し、シース抜去と同時に瞬間的に皮膚外に血液を逆流させ、左手指で圧迫止血を開始する。左第2、3、4指の3本の指で圧迫するが、第3指が穿刺部直上、第4指が中枢側、第2指が末梢側を圧迫する[4]。圧迫時間のうち最初の1/3は動脈が50％ほど狭窄する程度に圧迫し、次の1/3は軽度狭窄する程度に、最後の1/3は手を添えて拍動を感じる程度にして徐々に圧迫の程度を減じることが重要である。大腿動脈穿刺の場合、拍動が消失するほど圧迫すると大腿静脈も同時に圧迫され肺塞栓をきたす可能性があり注意が必要である。止血後は枕子による圧迫固定を行い、約4時間後に圧迫解除を行う。

止血デバイス

大腿動脈穿刺の際の止血に止血デバイスを使用する。止血機序により①穿刺部の血管壁外側を生体吸収性材料（コラーゲンやポリグリコール酸）で塞ぐことにより止血する製品（吸収性局所止血材）と②非吸収性縫合糸により穿刺部の血管壁を直接縫合する製品（非吸収性縫合糸セット）の2種類に大別される[5]。吸収性局所止血材としてアンジオシール（Angioseal）、エクソシールがあり、非吸収性縫合糸セットにパークローズがある。

アンジオシール

大腿動脈穿刺部血管壁の内側にアンカーを留置し、このアンカーと血管壁の外側のコラーゲンスポンジをスーチャーで挟み込むことで穿刺部の止血を得るデバイスである[6]。180名に対する220個のアンジオシールの使用例においては2例にのみ合併症を認めており（1例は仮性動脈瘤の形成で1例は血管閉塞）、高い安全性が報告されている[7]。二重穿刺、大腿動脈内径が4mm未満、浅大腿動脈と深大腿動脈の分岐部の穿刺、鼠径靱帯より近位での穿刺、シースのサイズが適応外（4Fr以下または9Fr以上）

などは禁忌となっている[6]。

エクソシール

ポリグリコール酸でできたプラグを血管壁外側に留置し、血液の流出経路を塞ぐことで止血を得るデバイスで、プラグは90日以内に吸収される[8]。用手圧迫とエクソシールの無作為化比較対照試験ではエクソシールにおいて再出血5.3％、穿刺部の血腫1.9％、後腹膜腔血腫0.8％を認めた[8]。穿刺部の石灰化病変や動脈硬化病変、大腿動脈の50％以上の狭窄などは禁忌となっている[8]。

パークローズ

デバイスを大腿動脈内に挿入し血管内でフットを展開させ、ニードルで血管壁を貫通しフット内のカフと結合させる[9]。カフの下部には縫合糸が接合されておりプランジャーを引き抜くことで穿刺部血管壁の両端に糸がかかり、デバイスの抜去と同時にノットを血管壁へ進めて止血することができる[9]。穿刺部が下腹壁動脈の最下方縁の上方、鼠径靱帯の上方に位置する場合、血管後壁穿刺または複数回の穿刺、穿刺部が浅大腿動脈、深大腿動脈またはそれらの分岐部に位置する場合は禁忌となっている[9]。

本邦での止血デバイスの不具合発生状況

2004年4月～2013年9月末までに独立行政法人医薬品医療機器総合機構（PMDA）へ計305件の上記3つの止血デバイスに関する不具合が報告されており、アンジオシール、エクソシールでは仮性動脈瘤、後腹膜腔血腫、出血、血管狭窄が多く、パークローズでは構成品の破損による不具合が多く報告されている[5]。

合併症への対応

仮性動脈瘤

仮性動脈瘤は穿刺部位の皮下組織に血液が貯留し、穿刺部から持続的に血液が流入している状態である。超音波Dopplerで診断を確定する。超音波プローブで仮性動脈瘤に流入する血流を確認しながら、そこを閉鎖するようにプローブで圧迫止血する超音波ガイド下プローブ圧迫法が有用であるが[10]、圧迫止血が困難な場合は速やかに外科的な修復術を依頼する。

後腹膜腔血腫

後腹膜血腫の原因としては高位での大腿動脈穿刺、不十分な圧迫止血、細い枝へのガイドワイヤーの迷入などが挙げられる。検査後に原因不明の貧血、血圧低下、臀部痛や側腹部痛を認

めた場合は後腹膜腔血腫を疑い速やかに精査を行う.

用手圧迫と止血デバイスの使い分け

用手圧迫と止血デバイスの有効性において明らかな差が証明されていない中で，止血デバイスを漫然と使用するのではなく，脳血管内治療を行った症例で止血時間，安静時間を短縮する目的で使用すべきである[11].　使用の際には患者の体型や穿刺部位の高さ，大腿動脈の径や性状（動脈硬化や石灰化），シースのサイズ，患者の全身状態などリスクを勘案すべきである.

文　献

1) Koreny M, et al. JAMA 291: 350-7, 2004
2) Sato M, et al. Neurol Med Chir (Tokyo) 52 (Suppl 2) : 17-22, 2014
3) Das R, et al. Cardiovasc Intervent Radiol 34: 723-38, 2011
4) 春間　純, 43-47 (杉生憲志編. 脳脊髄血管撮影 超実践マニュアル. メディカ出版, 2015)
5) 医薬品・医療機器等安全性情報　No.309, 2014, pp3-6
 http://www.pmda.go.jp/files/000144020.pdf#page=3 (2018 年 7 月 2 日閲覧)
6) アンジオシール添付文書.
 http://www.info.pmda.go.jp/downfiles/md/PDF/470034/470034_21900BZY00056000_A_09_02.pdf (2018 年 7 月 2 日閲覧)
7) Abando A, et al. J Vasc Surg 40: 287-90, 2004
8) エクソシール添付文書.
 http://www.info.pmda.go.jp/downfiles/md/PDF/202348/202348_22400BZX00050000_A_03_02.pdf (2018 年 7 月 2 日閲覧)
9) パークローズ添付文書.
 http://www.info.pmda.go.jp/downfiles/md/PDF/340733/340733_21900BZY00065000_A_01_05.pdf (2018 年 7 月 2 日閲覧)
10) Fellmeth BD, et al. Radiology 178: 671-5, 1991
11) Patel MR, et al. Circulation 122: 1882-93, 2010

2 治療技術学
治療に必要な技術革新と新知見：reconstruction

E. 医原性血管損傷
①断裂，穿孔，穿通，解離，攣縮

中原 一郎

はじめに

医原性血管損傷による血管障害は医療のさまざまな現場で起こり得る．このうち脳血管内治療の対象となる頭蓋内および頭頚部領域に限っても多様な原因が挙げられる．脳血管内治療はその手技によって医原性血管損傷をきたしてしまうことがある一方，損傷の修復，治療を依頼されることもある．医原性血管損傷に対する脳血管内治療は比較的稀であり，個々の脳血管内治療医は多くの経験を持たない．このため症例報告は多いものの，まとまった報告，総説はほとんど見当たらなかったが，2016年に『Treatment-Related Stroke Including Iatrogenic and In-Hospital Strokes』が出版された[1]．同書は医原性血管損傷にとどまらず，院内発症脳卒中もその対象となっている．本稿ではその対象を頭頚部血管の医原性血管損傷に限り，筆者の経験および最近の文献引用をもとに概説するが，興味のある方は同書を参照されることをおすすめしたい．

医原性血管損傷の原因と病態

医原性血管損傷の機転として，断裂，穿孔，穿通，解離，攣縮などが挙げられる．また，これらがもたらす病態として，出血性障害として，出血および血腫，偽性動脈瘤，動静脈瘻などがあり，虚血性障害として，狭窄ないし閉塞，遠位塞栓が挙げられる．これらは動脈にも静脈にも起こり得る．血管損傷の原因は，血管外あるいは血管内からの血管壁への異常な外力であり，また，その原因となる医療行為には，頭頚部血管そのものの処置・治療のほか，血管周囲の疾患の処置・治療も含まれる．頭頚部の外科的治療として，脳神経外科領域の手術手技，脳血管

内治療手技のほか，頚部を含めた耳鼻咽喉科領域，歯科・口腔外科領域，眼科領域，歯科領域，脊椎脊髄外科領域などの手術，治療手技が挙げられる．また，診療科を問わず，頭頚部血管に侵襲的操作をおよぼすカテーテル留置手技も原因となる．また，損傷血管として，頭蓋内の動脈，静脈，静脈洞，頚部の動静脈および大動脈弓から頚部までの領域も脳血管内治療の対象となり得る．

本稿ではこれらのうち，脳血管内治療そのものによる医原性障害は，それぞれの治療の合併症に含まれるため，原則として除外し，主に他領域の治療に伴う医原性血管損傷のなかで，脳血管内治療の適応となるものを対象とする．

出血性障害

医原性出血性血管損傷の原因として，頭蓋内動脈ではさまざまな脳神経外科手術[4, 6, 8, 10]，頭蓋底部内頚動脈では，脳神経外科における下垂体近傍手術[2, 7]，耳鼻咽喉科や口腔外科領域における副鼻腔，口腔疾患の手術，処置[14]が挙げられる．頭蓋底部椎骨動脈では，後方からのアプローチによる頚椎手術[3, 5, 12]がその主要原因である．また，頚部の内頚動脈，椎骨動脈では，耳鼻咽喉科領域における甲状腺疾患，頚部悪性腫瘍の手術，診療科にかかわらず頚部動静脈の穿刺を行う治療，処置も主要な原因の一つである．

動脈断裂

動脈の断裂が起こると血管内からの操作で止血や血行再建を行うことは多くの場合，困難と考えられる．圧迫止血や血腫による止血後の再出血や血腫増大に際して経動脈的な母血管閉塞を行うことはあり得る．母血管閉塞に際しては待機的治療であればバルーン閉塞試験，必要であれば血行再建術の併用があり得るが，ただちに止血を行わなければならない場合にはまず救

⟨abbreviations⟩

DAPT: dual antiplatelet therapy, NBCA: N-butyl-2-cyanoacrylate, PTFE: polytetrafluoroethylene

命を優先せざるを得ない.

動脈穿孔・穿通

動脈穿孔・穿通では,出血,偽性動脈瘤,動静脈瘻などが起こり得る.動脈穿孔・穿通は,出血をきたすが,術野あるいは局所での縫合,止血が困難な場合は,動脈内腔からの止血が必要となり,動脈断裂と同様,緊急での経動脈的な母血管閉塞を要することになる.一方,圧迫などの外力により,あるいは局所の血腫形成による圧迫による止血が得られた場合,そのまま穿孔・穿通部位が治癒すれば問題となることはないが,穿孔・穿通部位の血管壁が修復されなければ,その後,周囲血腫の吸収に伴って偽性動脈瘤を生じる.また穿通により近接する動脈と静脈の間に交通を生じると動静脈瘻をきたす.

偽性動脈瘤

偽性動脈瘤の瘤壁には血管壁を構成する組織が欠如しており,内腔は血腫と接している.このため動脈瘤の治療として,瘤内塞栓術が行われた場合,良好な閉塞が得られる場合もあるが[2],充填したコイルは経時的に血腫内に埋没,迷入していき,動脈瘤の再発,増大を起こす可能性が極めて高い.もし血腫が体表や副鼻腔などのフリーのスペースと連続しており,血腫の吸収によって瘤内腔との交通を形成すると,突然の大出血を招き,致命的となることもあり得る.また,出血を起こさなくとも鼻腔や口腔からコイルが逸脱してくることもあるし,周囲からの感染をきたす可能性もある[9].したがって,偽性動脈瘤治療の要点はネック部分の血流の確実な遮断ということになる.ステント併用コイル塞栓術によって,十分な塞栓が得られ,一定期間の瘤内腔の閉塞が維持されており,この間にステントを足場とした内皮形成が得られれば根治の可能性がでてくる.ステント併用コイル塞栓術の手技自体は,通常の動脈瘤治療と大きくかわらないが,血腫が軟らかい場合,初回治療時にもコイルが血腫内にsinkingするのでどの程度まで血腫内に押し込むか,その際に遠位塞栓を生じないかなどの配慮を要することがある.また頸部血管などで母血管が直線状に走行していると治療中にステントが遠位に移動してしまうリスクもあり,やや長めのステントを選択するなどの注意を要することもある.また最近ではフローダイバーターによる治療成功例の報告が増えており今後の症例の蓄積が注目される[3,5,6,8,10].

瘤内塞栓術よりも確実な方法として,一つには母血管閉塞があり,そのほか,頭頸部ではoff-labelであるが,瘤のネック部分を覆うカバー

ドステント留置が行われることもある[10].

待機的な母血管閉塞ではバルーン閉塞試験を行うことが多く,必要に応じて遠位側の血行再建を行うこともあり得る.残存血流の多少によって血行再建のmodalityが選択されるが,これは母血管閉塞を要する通常の脳動脈瘤や頭頸部動脈瘤と同様であり,ここでは言及しない.

脳血管内治療による経動脈的な母血管閉塞はinternal trappingと称されることがあるが,多くの場合,穿孔・穿通部位を含めてネックの遠位から近位にかけての動脈そのもののsegmentの閉塞が行われる.ただし,穿孔・穿通部位が感染リスク部位と接しているなど何らかの理由で,同部位での異物による閉塞が望ましくない場合には,穿孔・穿通部位よりも遠位側および近位側のみを閉塞する,真のinternal trappingを試みることもある.この場合には穿孔・穿通部位の遠位と近位の2カ所にカテーテルを留置しておくダブルカテーテル法を用いることとなり,またコイルの遠位へのmigrationを防いだり,塞栓中の遠位への血栓塞栓を回避するために,ガイディングカテーテルにバルーン付きのものを用いてflow controlを行うこともある.

母血管閉塞を行う塞栓物質としては,離脱型バルーンが確実性が高く,安価であるが[14],近年,本邦では離脱型バルーンは供給されなくなっており,使用できない.このため,コイルが主体となるが,その使用は通常の動脈瘤における塞栓方法と同様であり,詳細は割愛する.なお,頭蓋内血管では使用不可であるが,頭蓋底および頸部血管ではAmplatzerバスキュラープラグを用いることもできる[15].

カバードステント留置については,後述の動静脈瘻の項で記載する.

症例1(Fig. 1)

71歳女性.頸椎椎弓形成および固定術施行後.

第3頸椎と第4頸椎の左右の椎弓根部に後方からスクリューが入っておりロッドで後方固定されている(**Fig. 1A**:頸椎X線撮影側面像).左側では途中,最終的な2本のスクリューの間でもねじ込みが行われており,術中出血を認めた.左椎骨動脈撮影(**Fig. 1B**:左椎骨動脈撮影,3D-DSA側面像)でねじ込み部に一致して偽性動脈瘤を認め,経過とともに増大したため脳血管内治療を施行.瘤径3.35mm,同部位の椎骨動脈径2.57mmであった.

先端を90°にmanual shapeしたHeadway-17を瘤内に留置してコイル塞栓を行ったがtight packingが困難なため,Headway-17を瘤遠位に誘導したうえで,LVIS Jrを留置(**Fig. 1C**:

Ⅵ 治療学

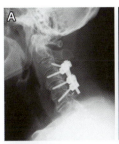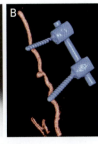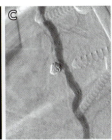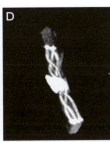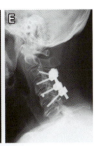

Fig.1 症例1：71歳女性(画像提供：宮地 茂先生)

左椎骨動脈撮影側面像，**Fig. 1D**：H- resolution cone bean CT画像，**Fig. 1E**：頚椎X線撮影側面像)，良好な瘤閉塞が得られ，その後再発なく経過している．

動静脈瘻

動脈穿通により動脈と静脈の間に交通を生じると動静脈瘻をきたす．①動脈と近接する静脈の間に形成される場合と，②動脈とこの周囲の静脈洞の間に形成される場合がある．前者については頭蓋内，頭蓋底では稀と考えられる一方，頚部においては総頚動脈・内頚動脈と内頚静脈・外頚静脈の間の動静脈瘻の報告がある．後者のほうがその頻度が高いことが容易に推測されるが，その部位として，頭蓋内では，中硬膜動脈−中硬膜静脈，内頚動脈−海綿静脈洞，椎骨動脈−後方海綿静脈洞，椎骨動脈−傍椎骨静脈叢などが挙げられる．症候は，拍動性耳鳴，局所の腫脹のほか，高流量になるとstealによる遠位虚血があり得るがその頻度は低い．静脈側に拡張を生じるとこれによる周囲組織の圧排があり得，例えば椎骨動脈−傍椎骨静脈叢の場合，神経根症状を呈することがある．

治療は部位や上記の2つのタイプによって異なる．経動脈的な母血管閉塞は偽性動脈瘤と大きく変わるところはない．瘻孔部のみの閉塞は，上記の①の場合で，静脈側に局所的な拡張がある場合に可能である[12]．拡張部分へのカテーテル誘導は経動脈的，経静脈的のいずれもあり得る．コイルを用いる場合とこれに液体塞栓物質(NBCA, Onyx)を併用する場合がある．塞栓物質のmigration防止のために，バルーン付きガイディングカテーテルによるflow controlや瘻孔部にバルーンを留置することがある．②の場合には基本的にはこのような局所的な瘻孔のみの閉塞はできないことが多く，罹患部静脈洞，静脈叢の閉塞が行われる．内頚動脈−海綿静脈洞間については，外傷性ないし特発性内頚動脈海綿静脈洞瘻の治療と基本的に変わらず，経動脈的，経静脈的のいずれのアプローチもあり得る．椎骨動脈−後方海綿静脈洞，椎骨動脈−傍椎骨静脈叢でも同様であるが，これらの部位の経静脈的アプローチを行うことは稀であるため，症例ごとに，治療前の十分な血管解剖，血行動態の評価が必要となる．

動脈，静脈のいずれの母血管を温存しつつ瘻孔部を閉塞する方法としてカバードステント留置術がある[11]．本法は偽性動脈瘤でも行われることがある手技である．Off-label治療ではあるものの，成功すれば最もシンプルかつ効果的な治療と言える．現在本邦で使用可能なカバードステントには冠動脈用，末梢動脈用，胆管用などがある．ベースとなるステントはバルーン拡張型のものと自己拡張型のものがある．ステントを被覆するカバー部分は，人工血管の素材であるPTFEのものが多い．カバー部分はステントの内側のみ，外側のみ，あるいはステントをはさむように2葉になっているものがある．頚部に用いる胆管用のものではデリバリーがたいへん太いため，大径のガイディングカテーテルを要したり，ガイディングカテーテルなしでベアで誘導しなければならないことがある．根治性を得るためにはカバードステントを母血管に密着させる必要があり，近位側あるいは遠位側からのステントと血管壁間のすき間からの静脈側への血液のリーク(endoleak)を残さないようにする必要がある．このため留置後の後拡張が必要なことが多く，時には内側から追加の通常のステントの追加を要することもある．抗血小板療法は必須で2剤投与(DAPT)が必須であるが，頭頚部領域における継続の基準は確立されていない．

症例2(Fig. 2)

49歳男性．発作性心房細動に対するアブレーション治療の際に右内頚静脈穿刺が行われた．治療後から右頚部に血管雑音が聴取されるため紹介受診．

MRAで右椎骨動脈周囲に異常血管陰影を認め(**Fig. 2A**)，右鎖骨下動脈撮影(**Fig. 2B**)で右

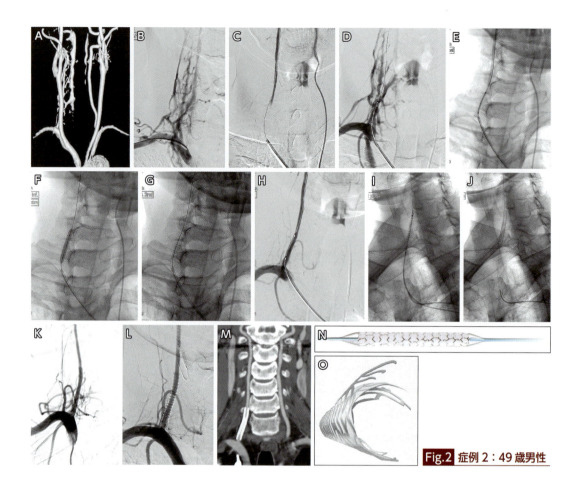

Fig.2 症例2：49歳男性

椎骨動脈に動静脈瘻がみられるため，脳血管内治療を施行．

左椎骨動脈撮影(Fig. 2C)からの逆行性造影でシャント部位を同定．カバードステント(JOSTENT GraftMaster 3.5mm×19mm)を位置決めし(Fig. 2D, E)，14気圧(拡張径3.5mm)で拡張(Fig. 2F)，留置(Fig. 2G)．さらにQuantum Marverick 4.5mm×15mmで後拡張したがわずかにleakが残存するため(Fig. 2H)，Precise 6.0mm×30mmをGraftMasterの内側に誘導(Fig. 2I)，GraftMasterを圧着させるように留置し(Fig. 2J)，動静脈瘻の消失が得られた(Fig. 2K：右椎骨動脈撮影)．

治療直後から血管雑音は消失し，3カ月後のフォローアップで閉塞の維持を確認(Fig. 2L：左椎骨動脈撮影, Fig. 2M：3D-CTA)．

JOSTENT GraftMasterの外観(Fig. 2N)．2本のステントの間にPTFEの超薄層がサンドイッチされている(Fig. 2O)．なお，本デバイスは脳血管には保険適用外である．

虚血性障害

医原性虚血性血管損傷の原因も，出血性血管損傷と同様，血管部位によって，さまざまなものが挙げられる．虚血性障害の機序としては，狭窄・閉塞，遠位塞栓症，高流量動静脈シャントを伴う盗血現象による虚血などが挙げられる．出血性損傷と同様，血管への直接損傷はいずれも原因となり得る．スクリュー，ボルトなどの留置物が血管内腔に突出，遺残した状態であれば血栓塞栓源になり得るし，これらによる外側からの血管圧迫は狭窄や閉塞を起こし得る．より広義には空気塞栓，脂肪塞栓も医原性虚血障害に含まれ，中心静脈カテーテルや各種の脳血管内治療カテーテルやデバイスの断裂，遺残による血管内異物の回収も脳血管内治療が担う手技の一つとなる．

動脈解離は血管への直接損傷以外に，鈍的圧迫や過伸展，過屈曲以外によっても起こり得，狭窄，閉塞，遠位塞栓のいずれも起こり得る．頭蓋内ではくも膜下出血をきたし得る．頚部では稀ではあるが，皮下血腫，軟部組織血腫による気道狭窄・閉塞によって呼吸障害，窒息を起こすことがある．

Ⅵ 治療学

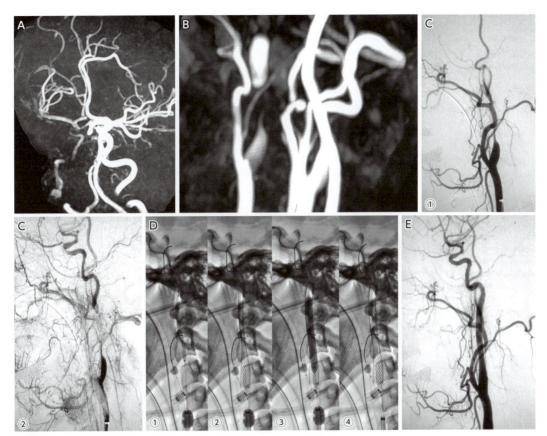

Fig.3 症例3：45歳女性

狭窄・閉塞

異物の血管内突出による狭窄の場合，これを除去し血行再建を行う必要があり，その対処の基本は出血性障害と同様である．脳血管内治療が主治療となることは少ないと考えられるが，元来の血管の血行再建が不可能な場合には，むしろ出血回避の処置を施したうえでバイパスを設けることとなり，脳血管内治療の出番があるかもしれない．その処置は出血性障害における動脈断裂と同様である．この場合問題となるのは抗血栓療法の適応と使用時期になる．ステントを用いる手技の場合には抗血小板薬の2剤投与が必要となるが，手技中の出血は致死的となる可能性もあることから，そのリスクも勘案しながら必要最小限とし，ステント併用を余儀なくされた時点でloadingを行うことも考慮する．これらは通常の脳血管内治療とかわるところはない．

動脈解離

外傷に起因する動脈解離は時に経験され，椎骨動脈領域だけでなく，内頚動脈領域にもしばしばみられる点で，特発性動脈解離と異なる．医原性については内頚動脈，まれに椎骨動脈の誤穿刺に起因するものがみられる．このほか鈍的外力による動脈解離もときにみられる．頚部における処置としては純粋な医療に伴うとは言い難い面もあるが，カイロプラクティックに伴う内頚動脈解離はときに経験される[16]．その処置は外傷に起因するものや特発性のものと大きく異なることはないが，偽腔内血腫の遠位塞栓のリスクがあり，厳重なembolic protectionを必要とする．急性発症，遠位塞栓症を併発するものの場合には，急性期再開通療法を併用したステント留置術を行うこともある．

症例3（Fig. 3）

45歳女性．カイロプラクティックを受けている．動脈硬化のリスク因子や本施療以外の外傷歴はない．3週間前からの右眼のかすみを主訴に近医から紹介受診．来院時，局所神経徴候を認めず，MRIで急性期脳梗塞はみられなかったがCT perfusionで右内頚動脈領域の著明な血流遅延がみられた．

MRAで右頭蓋内内頚動脈の描出が不良（Fig. 3A）で，右頚部内頚動脈に高度狭窄を認

め，狭窄部に偽腔内血腫を示唆する高信号影がみられる（**Fig. 3B**）．右内頚動脈撮影側面像（**Fig. 3C**：①動脈相，②晩期動脈相）で，右頚部内頚動脈は起始部から約2 cmの部位で高度狭窄を呈し，そこから頭蓋底部までstring状の長区域狭窄を認める．頭蓋底部以遠の描出遅延がみられる．

脳血管内治療を施行．総頚動脈にバルーン付きガイディングカテーテル（Optimo 9 Fr）を誘導し，外頚動脈および内頚動脈の狭窄遠位部にPerceSurge GuardWireを留置して，それぞれのバルーンを拡張し，3点止め（完全血流遮断）として，前拡張（**Fig. 3D①**），ステント留置（**Fig. 3D②**：Carotid Wallstent Monorail 10mm×31mm：full open時サイズ），後拡張（**Fig. 3D③**）を行い，十分なdebrisの吸引を行った（**Fig. 3D④**）．

治療後の右内頚動脈撮影（**Fig. 3E**：側面像）で良好な拡張が得られ，右内頚動脈の血流遅延は消失した．神経学的に異常なく退院した．

文　献

1) Tsiskaridze A, et al (eds). Treatment-Related Stroke Including Iatrogenic and In-Hospital Strokes. Cambridge University Press, 2016
2) Wewel J, et al. J Clin Neurosci 21: 2072-6, 2014
3) Ambekar S, et al. Case Rep Vasc Med 2014; 341748, 2014
4) Esquenazi Y, et al. Am J Clin Neurl Neurosurg 1: 133-6, 2015
5) Dolati P, et al. Cureus 7: e356, 2015
6) Griauzde J, et al. Neurosurg Focus: 42: E9, 2017
7) Lee CH, et al. World Neursurg 84: 1493. e1-3, 2015
8) Nerva JD, et al. J NeuroIntervent Surg 7: 210-6, 2015
9) Shi L, et al. World Neurosurg 101: 816. e5-817. e9, 2017
10) Sylvester PT, et al. J Neurosurg 125: 1256-76, 2016
11) Okata T, et al. JNET 12: 2-37, 2018
12) Zhang CW, et al. J Vasc Med Surg 5: 342, 2017
13) Saaverdra-Pozo F, et al. J Craniovertebr Junction Spine 8: 268-70, 2017
14) Sharma A, et al. Vasc Endovasc Surg 51: 506-8, 2017
15) Manjila S, et al. J Neurosurg Pediatr 20: 239-46, 2017
16) Lau KT, et al. Clin Pract Cases Emerg Med 1: 225-8, 2017

2 治療技術学
治療に必要な技術革新と新知見：reconstruction

F. 観血的治療とのcollaboration
①ハイブリッド手術室の意義と適用

宮地 茂

はじめに

　脳血管内治療は主として観血的外科手術を補完する低侵襲医療として発達してきたが，共同作業で治療したり，治療をサポートまたは安全で効率的に行うために双方を同時に行ったりする場合がある[1,2]．そのためには血管撮影室で，開頭したり，手術室にポータブルX線透視・撮影装置を持ち込んだりして行っていたが，現在は手術室に高精細の血管撮影装置を備えたハイブリッド手術室があり，ここでほとんどの治療が機能的に行えるようになっている(**Fig. 1**)．ハイブリッド手術室は主として心臓血管外科において大動脈のTEVAR，EVARなどのステントグラフトやTAVIを行う際に，超大径のカテーテルをカットダウンなど観血的操作で挿入するために使用されることが多い．本稿ではハイブリッド手術における脳血管内治療の役割と応用について述べる．

観血的治療支援のための血管内手技

術中塞栓術

　血管に富む腫瘍の摘出に際し，術中血管撮影下にその栄養血管を塞栓したり，バルーンカテーテルにより一時的に血流遮断を行ったりする[3]．術中の出血の減少により手術を容易にする目的で行われるが，術中止血困難な場合のレスキューとして緊急に行われることもある．また脳動静脈奇形などにおいても，アクセス困難な栄養動脈には直接術野の血管から塞栓物質を注入することもある．

Suction decompression

　頭蓋内巨大内頸動脈瘤に対するクリッピングを容易にする目的で行われる[4]．頭蓋内で動脈瘤遠位にtemporary clipをかけた後，頸部内頸動脈に留置したバルーンカテーテルをinflateし，そこから血液を吸引することにより動脈瘤をshrinkさせるとともに，血栓化動脈瘤に対して内容物の摘出なども行うことができる．

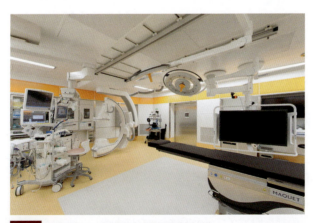

Fig.1 ハイブリッド手術室（愛知医科大学）

〈abbreviations〉
CAS: carotid artery stenting, dAVF: dural arteriovenous fistula, EVAR: Endovascular Aneurysm Repair, TAVI: Transcatheter Aortic-Valve Implantation, TEVAR: Thoracic Endovascular Aortic Repair

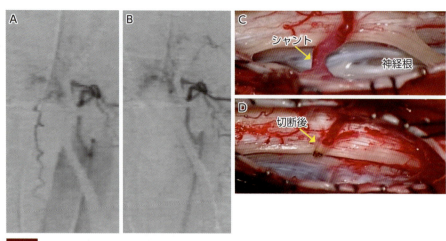

Fig.2 術中血管撮影（脊髄硬膜動静脈瘻〔dAVF〕）
A：責任血管同定後の術中血管撮影，B：シャントの切断後の再撮影．

母血管閉塞

母血管のtrappingを行うときに病変遠位への血管内からのアクセスが不能な場合，近位部の血流コントロール下での開頭による遠位部のクリップを行い，引き続いて近位部をコイルなどにより閉塞する．またhigh flow bypassを置いた後に，その血流を確認後ただちに母血管閉塞を行うこともある．母血管血流が開存していることによる過灌流や，頭蓋内外バイパスからの血流が機能せず閉塞してしまうリスクを減ずる意図がある．

術中血管撮影

脳，脊髄動静脈シャント疾患，および脳動脈瘤の手術に対し，病変範囲や戦略をナビゲーションするとともに，治療後の病変遺残の確認に用いられる[5,6]（**Fig. 2**）．目的血管であることを確認するために当該動脈から選択的に色素を注入する場合もある．またバイパス手術における開存と灌流範囲の確認のために行われることもある．カテーテルは必要時のみ目的血管に挿入して撮影する．通常用いられるICG撮影ではとらえきれない組織の裏や深部の情報を確認するのに有用である．

脳血管内治療支援のための観血的手技

ガイドシースの留置

脳血管内治療が通常の経皮的アプローチでは困難な場合に，カットダウンなどの観血的方法によりシースを血管内に留置する方法である．大動脈病変や弓部置換術後などのために，頚動脈の直接穿刺が必要な頚動脈狭窄に対するステント留置術（CAS）などに適用される[7]（**Fig. 3**）．細いカテーテルの経皮的頚部直接穿刺は診断造影などでも用いられるが，CASでは挿入距離が短いうえ，大径カテーテルで止血困難であるため，直視下に行われることが多い．また，硬膜動静脈瘻（dAVF）に対し経静脈的塞栓術を行うときに，アプローチルートが閉塞しているため病変部へのカテーテル挿入が困難な場合にも適用される．海綿静脈洞部のDAVFでは，眼瞼内側から上眼静脈を露出して穿刺したり，開頭により浅中大脳静脈に直接穿刺することもある（**Fig. 4**）．上矢状静脈洞や横静脈洞のdAVFでは，罹患静脈洞直上を穿頭して直接シースを静脈洞へ刺入する[8]（**Fig. 5**）．

脳血管内治療困難または術中不具合に対する支援

脳動脈瘤塞栓術においてネックが非常に広く，対処困難な場合に，血管撮影室から手術室に移動することなく，その場で開頭治療に切り替えることができる[2]．また，開頭により動脈瘤ネックにクリップを意図的に不完全にかけ，ネックを小さく形成したうえで，コイル塞栓術を容易にする目的でも行われることがある[9]．逆にクリッピングを意図していたが，穿通枝などの瘤体への癒着のために完全クリップが困難な場合のレスキューとして，塞栓術がサルベージすることもある．一方，脳血管内治療手技の際中または直後に，血栓やコイルなどの塞栓物質の一部，またはカテーテルなどの機器の一部が破損して正常動脈にmigrationし不慮の血管閉塞が生じた場合には血管内からの回収が不能であったときには開頭による除去がすぐに可能となる．

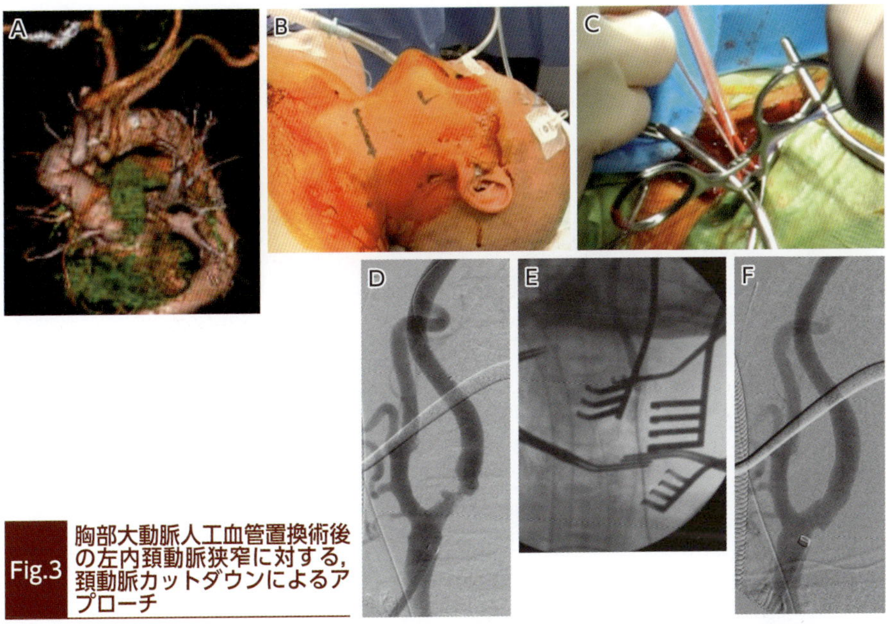

VI 治療学

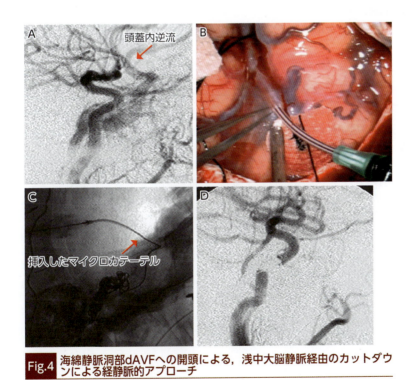

Fig.3 胸部大動脈人工血管置換術後の左内頸動脈狭窄に対する，頸動脈カットダウンによるアプローチ

Fig.4 海綿静脈洞部dAVFへの開頭による，浅中大脳静脈経由のカットダウンによる経静脈的アプローチ

また血管損傷が生じた場合にも，血管内からバルーンなどで一時的止血をしたうえで，開頭による迅速な修復および血腫除去が行われる．

観血的治療と脳血管内治療とのcollaborationにおける問題点

　術中の血管撮影を行うためにはX線透過性の特別な頭部支持・固定機器が必要である．また，血管内にカテーテルを長期留置することがあるため，ある程度のヘパリン化を要することが，観血的治療における止血に影響することもある．逆に脳血管内治療を意図していて観血的治療に急にスイッチした場合には，抗血小板薬の服用により，観血的治療のリスクが高くなるため，

449

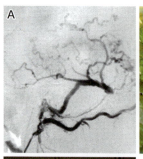
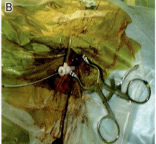
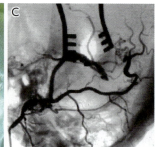
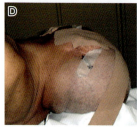

Fig.5 横静脈洞部dAVFへの穿頭による，罹患静脈洞への直接穿刺による経静脈的アプローチ

血小板輸血などの緊急対応が必要となる．一方，観血的治療において手術体位が仰臥位以外の場合には，カテーテル操作が困難であることが問題である．

その他のハイブリッド手術室の使い方

近年のハイブリッド手術室の撮影装置には高性能の三次元撮影機能が付いているため，これを応用したcone beam CTを撮ることにより，術後出血などの直後の合併症を検出することが可能である．術後にCT室へ患者を移動することなく，頭蓋内の情報が得られる．さらに脳血管再建手術において，perfusion CTをすぐに撮って脳灌流の改善を評価することも可能である．また術中に生じた異常の検索のほか，腫瘍摘出術などにおける進捗状況や手術部位の確認，定位脳手術や脊髄手術における治療効果の確認などにも応用できる．

また複数病変の同時治療が必要な場合，特に開放性多発外傷例の緊急止血，全身麻酔のリスクがあり他科治療との同時手術が必要な場合にも，ハイブリッド手術室は有用である[10]．今後，脳循環のコントロールを必要とする脳血管内治療，特に一時的循環停止や低血圧などによる経静脈的脳動静脈奇形塞栓術などでは循環器科，心臓外科などとの連携が必要となることも考えられる[11]．

文献

1) Iihara K, et al. J Stroke Cerebrovasc Dis 22: e277-85, 2013
2) Murayama Y, et al. J Neurointerv Surg 5: 489-93, 2014
3) Almefty OR, et al. World Neurosurg 102: 157-66, 2017
4) Matano F, et al. Neurosurg Rev 40: 351-5, 2017
5) Fong YW, et al. World Neurosurg 114: e573-80, 2018
6) Murayama Y, et al. Neurosurgery 68: 1427-32, 2011
7) Sfyroeras GS, et al. J Vasc Surg 58: 1402-7, 2013
8) 宮地 茂．硬膜動静脈瘻，230-61(宮地 茂：脳血管内治療兵法書，メディカ出版，2015)
9) 牛越 聰，他．脳神経外科 29: 1215-20, 2001
10) Kataoka Y, et al. Injury 47: 59-63, 2016
11) Kulcsár Z, et al. J Neuroradiol 45: 202-5, 2018

2 治療技術学
治療を有効にするための診断治療システム

A. 虚血急性期治療体制
①搬送システム，地域連携，集中管理（SCU）

植田 敏浩

急性期脳卒中搬送システムの現状と課題

急性期脳卒中の搬送システムは，本邦では2005年に発症3時間以内の急性期脳梗塞に対するt-PA静注療法が認可されて以来，大きく変わってきた．すなわち急性期脳卒中患者を専門的治療が可能な医療機関にいかに早く搬送できるかが重要となってきた．各地域の救急隊は，脳卒中を疑った患者を直近の医療機関ではなく，t-PA静注療法のできる脳卒中専門病院へ搬送する"stroke bypass"を行うことが求められている．また米国ではCPSS，倉敷ではKPSS，川崎・横浜ではMPSSなどの脳卒中病院前スケールを救急隊が使用してトリアージ搬送に役立てている．

しかし，t-PA静注療法を想定した脳卒中のバイパス搬送システムは，地域によってその差は極めて大きい．実際には，脳梗塞の発症2時間以内に医療機関を受診するのは，脳梗塞全体の30％程度とされ，t-PA静注療法の施行率は脳梗塞全体の2〜3％であり，地域格差も大きいのが本邦の現状である[1]．

米国ではt-PA静注療法の施行施設として一次脳卒中センター（Primary Stroke Center）が，JCAHOという第3者機関によって，既に900施設以上が認証されている[2]．これは，多職種の脳卒中チームとストロークユニットの構築，また急性期リハビリテーション，教育プログラム，患者データベースなどの整備も必要とされた（**Table 1**）．これはt-PA静注療法が常時施行可能な施設としての認定基準とも言える．その後，脳血管内治療や脳神経外科手術などのより高度な脳卒中治療を常時提供できる施設として，包括的脳卒中センター（Comprehensive Stroke Center）の認証が2012年より開始された[3]．特に急性期脳梗塞に対応する条件としては，**Table 2**に示す要件が必要とされる[4]．

本邦においても包括的脳卒中センターの整備に向けた取り組み（J-ASPECT study）が進んでいる．この研究では，包括的脳卒中センターの推奨条件を専門的人員，診断機器，専門的治療，インフラ，教育研究の5つに分類して調査した．その結果，欧米と比べて脳神経外科医の充足率

Table 1　Primary Stroke Centerの要件（米国Brain attack協会）

1	脳卒中チーム	脳卒中に精通した医師1人，看護師1人，24時間体制，15分以内に診療開始
2	ケアの手順書	特にt-PA静注療法では必須
3	神経放射線	指示から撮影まで25分以内，20分以内の撮影
4	検査室	24時間体制で，一般血液検査と凝固系検査，心電図
5	脳神経外科	必要時2時間以内に脳神経外科医へのアクセス可能
6	Stroke Unit	初期救命治療後の脳卒中に特化した治療とリハビリを行う
7	救急隊との連携	ホットラインを持って，遅滞なく受け入れる
8	教育プログラム	一般住民に脳卒中の予防，診断，救急医療の受け方を教育
9	医療の質	患者データベースを有し，常に治療と患者転帰の統計をモニターできる

（文献2をもとに作成）

〈abbreviations〉
CPSS: Cincinnati Prehospital Stroke Scale, JCAHO: Joint Commission on Accreditation of Healthcare Organization, KPSS: Kurashiki Prehospital Stroke Scale, MPSS: Maria Prehospital Stroke Scale, SCU: Stroke Care Unit, SU: Stroke Unit, t-PA: tissue-plasminogen activator

Table 2	Comprehensive Stroke Centerの要件（急性期脳梗塞対応）
1	脳卒中内科医が24時間対応で，15分以内に到着（telemedicine可）
2	脳血管内治療医が24時間対応で，30分以内に到着
3	高度な診断機器であるCT, CTA, MRI, MRA, cranial & carotid US, Angiography等が24時間稼動
4	脳神経外科医が24時間対応で30分以内に到着
5	Neuro-ICUとその担当医が24時間体制で，30分以内に利用可能
6	急性脳主幹動脈患者に対して2チームが対応可能：2つの脳血管撮影室とチームおよび2名の治療医
7	脳血管内治療による血栓回収療法：30件／年以上（1人の術者当たり10件以上）
8	t-PA静注療法：25件／年以上

（文献4をもとに作成）

は高いが神経内科は少ない，MRIが常時撮影できる施設が多い，脳卒中ケアユニット（SCU）の充足率（20.8％）が低い，そして地域格差が大きいなどの結果が報告されている[5]．

さらに2015年，脳主幹動脈閉塞に対する血栓回収療法の有用性のエビデンスが確立し，欧米のガイドラインではclass Iで推奨される治療となってきた．そこで脳卒中の救急搬送システムもさらなる見直しが必要となってきた．本治療を担う脳血管内治療専門医はいまだ少なく，地域によって大きな偏在がある．また専門医が1名勤務していても24時間365日体制で治療を行うのは困難である．そこで各地域の実情を鑑みて，新たな脳卒中救急医療の連携システムを構築することが重要である．

Drip and shipとmother ship

脳主幹動脈閉塞に対する血栓回収療法を施行できる専門医と設備を備えた施設は限られている．各地域で適応患者をすべてその施設へ搬送すると，すぐに満床となってしまう恐れがある．そこで，脳卒中患者はまず直近のt-PA静注療法が可能な施設へ搬送し，脳主幹動脈閉塞病変による脳梗塞と診断し，t-PA静注を受けた後に，血栓回収療法施行可能な施設へ転送する"drip and ship"システムが行われている．欧米では直近のPrimary Stroke Centerに搬送するこのシステムが標準的なスタイルであるが，最近では少しでも早く治療を開始するため，Comprehensive Stroke Centerに直接搬送する"mother ship"が見直されている．以前はdrip and shipのほうが成績は良好であったという報告もあったが[6]，最近では両者に差はないとの報告が散見される[7, 8]．一方脳卒中専門医がいない一般病院でも，遠隔医療（telemedicine）のシステムを用いてt-PA静注療法を施行したり，drip and shipを行うことも可能である．

本邦でも，病院間の連携によってdrip and shipを行う地域は増えている．また，ヘリコプター搬送やtelemedicineも徐々に利用されるようになっている．救急搬送システムについては，人口，医師数，病院数やその医療圏の広さなどによって，地域ごとに最も効率のよい方法を構築する必要がある（**Fig. 1**）．

急性期再開通療法を想定した院内体制の整備

救急隊より脳卒中疑い患者の搬送依頼の連絡が入ったら，治療開始までの時間短縮には以下のような点が重要である．

①患者到着前に行うべきことはできる限り済ませ，到着後に行うことは最小限にする．

②患者到着時から医師および看護師を含む複数のスタッフがかかわる．

③患者の診察と搬送，採血・ルート確保・心電図検査，薬剤・検査のオーダー，家族への説明と同意書の取得など各々の役割分担を決めておく．

④各自が時間短縮の意識を持って，できる限り早く治療開始ができるように努力する．

一方，脳血管造影室内の重要事項は以下のとおりである．

①必要なカテーテル類を一箇所にまとめたカートを準備し，医師やスタッフのなかでいつ誰が担当しても準備が最短時間でできるようにする．

②治療担当医は当初よりカテーテル類の準備を行い，患者の準備は別のスタッフに任せる．

③動脈穿刺とガイディングカテーテルの留置は，そのときの担当医の中で最も経験豊富な医師が担当する．

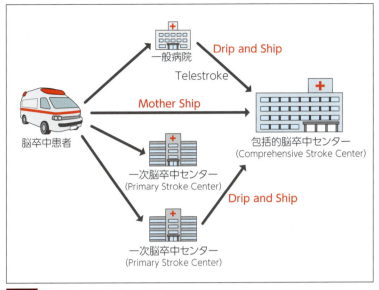

Fig.1 脳卒中の緊急医療システム

Table 3 急性期再開通療法における推奨される所要時間

来院〜画像	10分以内
来院〜t-PA静注開始	60分以内
来院〜大腿動脈穿刺	90分以内
大腿動脈穿刺〜血栓回収器材による初回アプローチ	30分以内
大腿動脈穿刺〜再開通(TICI 2B)	60分以内

(文献4をもとに作成)

④閉塞血管ごとに最初に用いる血栓回収デバイスは決めておく．
⑤治療後は時間経過を見直して問題点を整理し，フィードバックを行うことで改善点を検討し修正していく．

2015年に米国で発表された急性期再開通療法における推奨時間(**Table 3**)は，来院から画像まで10分以内，来院から大腿動脈穿刺まで90分以内，穿刺から再開通まで60分以内である[4]．しかし最近では，来院から穿刺まで60分以内，来院から再開通まで90分以内，さらに画像から穿刺まで30分以内を推奨されるようになってきた．

一方，本治療を成功させるための"key performance indicators"として，以下の点が報告されている[9]．
①発症から再開通までの時間
②来院から画像までの時間
③画像から大腿動脈穿刺までの時間
④動脈穿刺から血栓回収器材の初回アプローチまでの時間
⑤再開通の程度
⑥90日後の転帰
⑦症候性頭蓋内出血などの手技に関連する合併症

SCU

SCUとは，脳卒中急性期の病態が不安定な時期に，高度な集中治療を行う病棟，脳卒中専用のICUを意味することが多い．一方SUとは，主に欧州で普及しているもので，医師，看護師，リハビリテーション療法士などの多職種で構成する脳卒中専門チームが連携して治療を行う病棟のことである．脳卒中治療ガイドラインでは，SUで治療することにより，t-PA静注療法の施行率の上昇，死亡率および再発率の低下，在院期間の短縮，自宅退院率の増加，長期的な日常生活活動動作とquality of lifeの改善を図ることができる(グレードA)とされている[10]．

本邦の保険診療における脳卒中ケアユニット入院医療管理料（1日5,804点）の主な施設基準は以下のようなものである.

①神経内科または脳神経外科の経験5年以上の専任の医師が常時1名以上いること（ただし，夜間休日は経験5年以上の医師が常時連絡可能で，画像情報をただちに送受信できることが可能なら，経験3年以上の医師が常時いればよい）

②看護体制は3対1であること
③常勤の理学療養士または作業療法士が1名以上は位置されていること
④脳梗塞，脳出血，くも膜下出血の患者をおおむね8割以上入院させていること

しかし，これらの基準を満たしてSCUを標榜する施設はいまだ限られている.

文　献

1) 秋山久尚. medicina 53: 216-21, 2016
2) Alberts MJ, et al. JAMA 283: 3102-9, 2000
3) Alberts MJ, et al. Stroke 36: 1597-616, 2005
4) English JD, et al. Interv Neurol 4: 138-50, 2016
5) Iihara K, et al. J Stroke Cerebrovasc Dis 23: 1001-18, 2014
6) Tekle GW, et al. Stroke 43: 1971-4, 2012
7) Abilleira S, et al. Stroke 48: 375-8, 2017
8) Gerschenfeld G, et al. JAMA Neurol 74: 549-56, 2017
9) Fiehler AJ, et al. Int J Stroke 11: 701-16, 2016
10) 日本脳卒中学会 脳卒中ガイドライン委員会. 脳卒中治療ガイドライン 2015. 協和企画, 2015

VII 予測診断学

1 予測診断
治療転帰に関連したその他の研究

2 付随系統診断学
治療が影響する認知・精神機能

1 予測診断
治療転帰に関連したその他の研究

A. 未破裂瘤の増大破裂予測
①CFD

髙尾 洋之

CFDの基礎知識

　数値流体力学(CFD)とは液体や気体といった流体の流れを数値的に計算し，解析する技術である．医療のなかでも血流シミュレーションを扱うのに用いられている技術であり，臨床への応用が期待されている分野でもある．流体の運動を扱う学問である流体力学において，基礎となる方程式が以下に示す連続の式とナビエ・ストークス方程式である．

$$\frac{\partial \rho}{\partial t} + \nabla \cdot \rho v = 0$$

$$\rho \frac{\partial v}{\partial t} = -\rho(v \cdot \nabla)v + \rho g - \nabla p + \mu \nabla^2 v$$

　ここで，ρは流体の密度，vは速度，gは重力加速度，pは圧力，μは粘性係数である．これらを連立方程式としてコンピュータで数学的に解くことにより流体のシミュレーションを行うのがCFDである．2003年にSteinmanら[1]が臨床症例の脳動脈瘤についてのCFD解析を発表してから脳血管障害分野(脳動脈瘤分野)における歴史が始まった．特に，脳血管障害においては血流との関連が深い脳動脈瘤の分野が注目されている．この脳動脈瘤分野においては，発生，増大，破裂，治療（クリッピング，コイル塞栓術，フローダイバーターなど）に対するCFDの臨床応用が期待されているところである．

　CFD解析を正確に行い，結果を正しく理解するには工学的な知識が必要不可欠であり，これまで医師自身が解析することはあまりなかった．近年，Stroke誌でのShojimaら[2]の発表により，医師自身もCFD解析を行うようになり，さらにこの分野が発展するようになった．

　Fig. 1に未破裂症例と破裂症例の破裂直前の画像を用いて行ったCFD解析による流線を示す．同じような脳動脈瘤ではあるが，流れのパターンが微妙に異なっている．流線のみでこの微妙な違いを識別することは非常に難しく，主観的な評価にならざるを得ない．そこで，CFDの解析結果を客観的に判断するための数値的指標，すなわち流体力学的パラメータの値

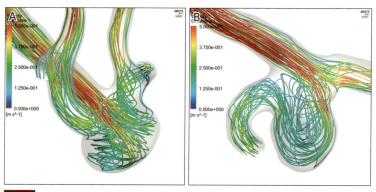

Fig.1 破裂脳動脈瘤と未破裂脳動脈瘤の流線
A：未破裂脳動脈瘤，B：破裂脳動脈瘤．

〈abbreviations〉

CFD: computational fluid dynamics, EL: energy loss, GON: gradient oscillatory number, OSI: oscillatory shear index, PLc: pressure loss coefficient, WSS: wall shear stress

VII 予測診断学

Table 1 脳動脈瘤の破裂に関連する流体力学的パラメータ

文献		破裂に関連する因子		症例数
		WSS	WSS以外	
Castro [3]	2009	high	small impaction zone	42
Xiang [4]	2010	low	OSI, size ratio	119
Cebral [5]	2011	—	complex flow, stable flow, concentrated inflow	210
Qian [6]	2011	—	EL	30
Xiang [7]	2011	low	OSI, number of vortices	119
Takao [8]	2012	low	PLc	100
Miura [9]	2013	low	—	106
Jing [10]	2015	low	—	155
Schneiders [11]	2015	—	unstable inflow jet, unstable complex flow	117
Zhang [12]	2016	low	OSI	173
Xiang [13]	2016	low	OSI	204

を用いて複数の症例間を比較, 評価することが必要になってくる.

流体の運動では, 速度(方向と大きさを持ったベクトル量)と圧力(大きさのみのスカラー量)の2つが経時的に変化していく. これらを位置や経時的な観点から定義式に入れることにより, さまざまなパラメータを作ることができる. 代表的なものが壁面せん断応力(WSS)である. このパラメータはどのソフトでも標準的に算出できることから, この分野では特に有名になったパラメータの一つと言っても過言ではない.

正しい知識をもってパラメータを理解することは重要である. 以下にWSSも含めた, 脳動脈瘤とCFDにおける代表的な流体力学的パラメータを複数挙げる.

WSS

WSSは流体が流れることによって単位面積当たりの壁面に作用する接線方向の力を表したもので, 2次元で考えたとき, 以下の式によって示される.

$$WSS = \mu \frac{du}{dy}$$

ここで, μは壁に接線方向の速度, yは壁に垂直方向の座標である. さらにわかりやすく説明すると, 血液が血管壁をこする摩擦力がWSSの正体である. 脳血管におけるWSSの生理的な数値範囲は十数Pa程度までとされている. 血圧が75 mmHg程度であると考えると, 血管壁にかかる力は血圧の約1,000分の1と非常に小さなものであるが, この微小な力が血管内皮細胞の機能と密接に関わりがあると考えられている.

WSSと脳動脈瘤の発生, 成長, 破裂などとの関連についてはこれまでさまざまな研究がなされてきた. 特に破裂に関する研究では破裂脳動脈瘤と未破裂脳動脈瘤のWSSを比較しているものが多いが, 高いWSSが破裂に関与すると述べているものと, 低いWSSが破裂に関与すると述べているものがあり, 一律した見解が得られているわけではない(**Table 1**). 破裂脳動脈瘤において高いWSSであったとの報告を行っている研究では, 脳動脈瘤へと直接流れ込む血流が脳動脈瘤壁に衝突して破裂すると考えられている. 一方, 低いWSSが脳動脈瘤の破裂に関与しているとの報告では, 低WSSにより脳動脈瘤壁の変性と菲薄化が進行して破裂することが考えられている.

ただし, これら破裂脳動脈瘤と血行力学に関する研究では, そのほとんどで破裂後の脳動脈瘤データが用いられていることに注意したい. 一部, 破裂前の画像を用いて, 破裂脳動脈瘤と未破裂脳動脈瘤の血行力学的な比較を行っている研究があるが, この研究では破裂・未破裂間にWSSについての一定の傾向は認めなかった. また, 大きい動脈瘤であれば, 当然のことではあるが, 流速が遅くなるのでWSSは小さくなる傾向にある. パラメータの知識を正しく持って使用することが重要であることは言うまでもない.

振動せん断指数(OSI) [4]

OSIは1拍動内におけるWSSの揺らぎを表したパラメータである. 拍動周期中でWSSが同じような方向に作用していればOSIは小さくな

457

り，逆にさまざまな方向に揺れていればOSIは大きくなる．OSIは破裂脳動脈瘤において未破裂脳動脈瘤のものと比較して有意に高い，あるいは破裂点において高いとの報告がある．OSIは一拍動の時間をTとすると以下の式によって表される．

$$OSI = \frac{1}{2}\left\{1 - \frac{\left|\int_0^T wss_i\, dt\right|}{\int_0^T |wss_i|\, dt}\right\}$$

GON [14)]

GONはWSSの変化率であるWSSGの一拍動における変動を表したものである．WSSGベクトルをGwとすると，GONは以下の式によって表される．

$$GON = 1 - \frac{\left|\int_0^T Gw\, dt\right|}{\int_0^T |Gw|\, dt}$$

GONが1に近いほど，血管壁に作用する引っ張り・圧縮の変動が大きいことを示している．

エネルギー損失（EL）[6)]

ELは血液が脳動脈瘤部分を通過することで損失するエネルギーを表したもので，破裂脳動脈瘤においてELが有意に高いとの報告がある．脳動脈瘤の発生個所より近位側および遠位側の母血管に流入面，流出面を定義し，それぞれin，outと定義すると，ELは以下の式によって表される．なお，下記に示す式を脳動脈瘤の体積で除したものが用いられることもある[8)]．

$$EL = v_{in}A\left\{\left(\frac{1}{2}\rho v_{in}^2 + P_{in}\right) - \left(\frac{1}{2}\rho v_{out}^2 + P_{out}\right)\right\}$$

圧力損失係数（PLc）[8)]

PLcは血液が脳動脈瘤を通過する際に生じる圧力損失を脳動脈瘤流入口における動圧で除した無次元パラメータである．無次元化により，CFDを行う際の境界条件による影響を少なくして他症例間での比較を行うことが可能である．破裂脳動脈瘤ではPLcが有意に低いとの報告がある．PLcが低いということは，母血管や脳動脈瘤内部を血液が抵抗なく流れていることを示している．

$$PLc = \frac{\left(\frac{1}{2}\rho v_{in}^2 + P_{in}\right) - \left(\frac{1}{2}\rho v_{out}^2 + P_{out}\right)}{\frac{1}{2}\rho v_{in}^2}$$

PD [15)]

PDは脳動脈瘤壁面に作用する圧力を表したパラメータで，任意地点におけるPDの値は以下の式によって求められる．

$$PD = \frac{P - P_{ave}}{\frac{1}{2}\rho v_{in}^2}$$

CFDでは境界条件の与え方によって圧力の絶対値が変化するため，圧力をみるパラメータであるPDでは，任意地点の圧力Pと脳動脈瘤部分における平均圧力Paveとの差圧を入り口面での動圧で除すことで無次元化を行っている．PDは脳動脈瘤壁面の菲薄部との関連が指摘されており，開頭手術において菲薄部を認めた位置はPDが有意に高いことが示されている．

CFDの課題

CFDの大きな課題の一つに精度検証がある．しかし，実際の血流状態を可視化することは非常に難しい．近年では，phase contrast法を用いたMRI技術[16)]やエコーなどで，脳血流の流速が計測可能であるが，CFDの精度検証として利用するには，測定位置の問題などで困難な状況にある．精度検証の問題はCFDにおけるlimitationではあるが，それを踏まえたうえで，どのように使用するかを考えていく必要がある．また，未破裂・破裂脳動脈瘤の画像の定義も課題である．破裂直前の画像と破裂後の画像は違うとも言われており[17)]，どの時点の画像を解析しているデータかを判断していく必要がある．

脳血管内治療への臨床応用

放射線領域において，X線，CT，MRIと診断機器が開発されてきたが，いまだに新しい診断機器は生まれていない．2000年代から，ワークステーションでの3次元画像が始まり，細かい画像を重ね合わせる加工によってさまざまなことがわかるようになり，その有用性も評価されている．近年では，さらにその3次元画像を用いてシミュレートすることにより，今までわからなかった知見を得ようとしている．CFDはまさに，その一つであり，今後，未破裂脳動脈瘤の破裂予測をはじめ，成長や発生などに関してもメカニズムを解明する一助になる可能性がある（**Fig. 2**）．たくさんの有用なデータが出てくれば，保険適用も含めた医療機器ソフトウエアに成長する可能性は十分あると言える．

Ⅶ 予測診断学

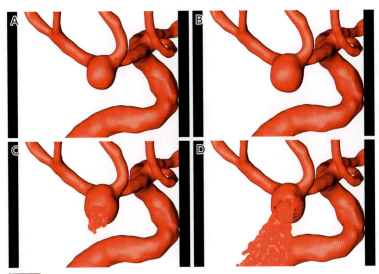

Fig.2 脳動脈瘤が成長して破裂するまでのシミュレーション
A：未破裂脳動脈瘤，B：成長，C：破裂直後，D：破裂後．

文　献

1) Steinman DA, et al. AJNR Am J Neuroradiol 24: 559-66, 2003
2) Shojima M, et al. Stroke 35: 2500-5, 2004
3) Castro MA, et al. AJNR Am J Neuroradiol 30: 297-302, 2009
4) Xiang J, et al. Stroke 42: 144-52, 2011
5) Cebral JR, et al. AJNR Am J Neuroradiol 32: 264-70, 2011
6) Qian Y, et al. AJNR Am J Neuroradiol 32: 1948-55, 2011
7) Xiang J, et al. Stroke 42: 144-52, 2011
8) Takao H, et al. Stroke 43: 1436-9, 2012
9) Miura Y, et al. Stroke 44: 519-21, 2013
10) Jing L, et al. PLoS One 10: e0132494, 2015
11) Schneiders JJ, et al. AJNR Am J Neuroradiol 36: 1920-6, 2015
12) Zhang Y, et al. J Neurointerv Surg 8: 808-12, 2016
13) Xiang J, et al. J Neurointerv Surg 8: 104-10, 2016
14) Shimogonya Y, et al. J Biomech 42: 550-4, 2009
15) Suzuki T, et al. Neurosurgery 79: 589-95, 2016
16) Isoda H, et al. Neuroradiology 52: 913-20, 2010
17) Wiebers DO, et al. J Neurosurg 66: 23-9, 1987

1 予測診断
治療転帰に関連したその他の研究

A. 未破裂瘤の増大破裂予測
②脳動脈瘤におけるエストロゲンの影響

多田 恵曜／北里 慶子／橋本 友紀／永廣 信治

はじめに

　脳動脈瘤破裂によるくも膜下出血は，診断法や治療法の進展にもかかわらず，脳血管障害のなかでも最も死亡率・後遺症をきたす率が高い疾患である．現在，脳動脈瘤の破裂あるいは再破裂を予防するためには外科的治療法しかなく，外科的治療の対象とならない症例に対しては治療の選択肢がないため，薬物治療法のような新たな治療法の開発が切望されている．

　脳血管障害において，くも膜下出血は男性より女性に多く発症し，特に55歳以降，つまり閉経後に発生頻度の性差が大きくなる[1]．また，女性は男性に比べ多発性脳動脈瘤を保有する割合が多いと報告されている[2]．閉経後女性に対するホルモン補充療法（HRT）により，くも膜下出血の発症が減少したとの報告がある[3]．以上から，閉経後におけるエストロゲンの低下は，脳動脈瘤の形成・破裂に関与すると推察される．

　脳動脈瘤の危険因子として高血圧，喫煙，過量飲酒なども挙げられるが，これらの危険因子は男性において特に重要であるとされている．われわれは疫学的事実に基づき，エストロゲン欠乏状態を誘導するため，卵巣を摘出することで脳動脈瘤の発生頻度を再現性良く増加させた脳動脈瘤モデルを独自に開発した．本モデルにおいて脳動脈瘤の病態を検討し，多くの知見を報告している[4-11]．近年，このモデルを改変することによって，脳動脈瘤破裂をきたす脳動脈破裂モデルを確立した[12]．本稿では，モデル動物を用いて得られた知見をもとに，脳動脈瘤の形成および破裂の機序とエストロゲンおよびその受容体の役割を中心に概説し，薬物治療の臨床応用の可能性を示す．

エストロゲン減少による血管作用とエストロゲン受容体

　Framingham studyでは，女性の心血管系疾患による死亡率は，50歳までは男性に比較して有意に低いが，閉経以降には男性との差が縮まり，70歳代では男女差がなくなっている[13]．この結果はエストロゲン減少が心血管系疾患のリスクになることを示唆している．しかし，WHIは閉経後女性にエストロゲンおよび黄体ホルモンであるプロゲスチンを併用投与（HRT）すると，逆に心血管疾患を増加させると報告している[14]．ただし，本研究に参加した閉経後女性は平均63歳であり，HRTを開始するには遅いことが指摘された．WHIのサブ解析では，閉経後まもない年齢からHRTを開始すれば心血管疾患の発生頻度が低下する傾向が認められている[15]．

　エストロゲンは女性ホルモンとして成長・発達・女性生殖器の発達機能維持に必要であるが，性別に関係なく重要なステロイドホルモンであることが認識されている．血管壁にエストロゲン受容体（ER）が存在することが分かっており，エストロゲンの血管への作用は，核内に局在するERを介した標的遺伝子の発現を制御する長期作用（genomic action）と，内皮細胞で数分以内に生じる早期作用（non-genomic action）がある．エストロゲンはGenomic actionとしてERと結合して2量体を形成し，標的遺伝子のプロモーターにあるエストロゲン応答領域に結合して，転写促進に作用するコ・アクチベーター（co-activator）あるいは転写抑制に作用するコ・リプレッサー（co-repressor）として機能する．ERにはERαとERβの2つのサブタイプと，急激なNon-genomic actionに関与す

〈abbreviations〉

ACA: anterior cerebral artery, Acom: anterior communicating artery, DPN: diaryl-propionitrile, ER: estrogen receptor, GPER: G protein-coupled estrogen receptor, HRT: hormone replacement therapy, ICAM-1: P-selectin or intercellular adhesion molecule-1, MCP-1: monocyte chemoattractant protein-1, MMP-9: matrix metalloproteinase-9, OA: olfactory artery, PPT: propyl-pyrazole triol, SERM: selective estrogen receptor modulators, TIMP-2: tissue inhibitor of metalloproteinase-2, VCAM-1: vascular adhesion molecue-1, WHI: Women's Health Initiative

るG蛋白共役型エストロゲン受容体(GPER)が存在する．一方，ERは細胞膜や細胞質にも存在しており，数分以内で生じる早期作用に関与し，Non-genomic actionではPI3-kinase/AktおよびMAP kinase経路が活性化され，一酸化窒素合成酵素(eNOS)活性化を介したNO産生を促し，血管保護的な作用を示すとされている．

脳動脈瘤ラットモデルおよびマウスモデル

脳動脈瘤の病態解明と薬物治療法確立に向けて検討を行うために，閉経後の女性に脳動脈瘤およびくも膜下出血が多いとする疫学的調査に基づき，エストロゲン欠乏状態で高頻度に再現性よく脳動脈瘤が生じるモデルを確立した[4]．10～13週齢雌性ラットにエストロゲン欠乏を誘導するために両側の卵巣を摘出する．一側の総頸動脈結紮を行い，対側の脳血管に血行力学的負荷を加え，高食塩食を負荷する．その2週間後に両側の後腎動脈を結紮することによって高血圧を誘導する．12週後に血管の鋳型を作製し走査型顕微鏡で観察すると，ラットにおける脳動脈瘤の好発部位であるACA/OA分岐部に，約80％の割合で脳動脈瘤が生じる．この部位において脳動脈瘤形成に至る病態の検討を行い，多くの知見を報告している．さらに脳動脈瘤破裂をきたすモデル作製を試みた．一側の総頸動脈結紮に加え，対側の翼口蓋動脈および外頸動脈の結紮を加えることによって，12週までに50％のラットが前交通動脈(Acom)あるいはWillis動脈輪後半部で脳動脈瘤破裂によるくも膜下出血をきたすモデルを確立した[12] (**Fig. 1**)．

一方，10～12週齢雌性マウスにおいて両側卵巣摘出を行い，Deoxycorticosterone acetateと食塩負荷による高血圧の誘導と，エラスターゼの右基底層への局所投与の併用により，7日目までに高率に脳動脈瘤を形成するマウスモデルを確立した[16, 17]．本モデルでは脳動脈瘤誘導後7日目から21日目にかけて，脳動脈瘤破裂によるくも膜下出血が約80％に観察される．

モデル動物におけるエストロゲン欠乏と脳動脈瘤形成・破裂の関連性

雌性ラットにおいて一側総頸動脈結紮を行い，①高血圧を誘導した群(HT)，②両側卵巣を摘出した群(OVX)，③その両方を行った群(HT＋OVX)および④HT＋OVXに17β-estradiolによるホルモン補充療法を行った群(HRT)に分けて脳動脈瘤の形態学的評価や発生頻度を検討した[5]．HT＋OVX群では再現性良く高頻度で脳動脈瘤が形成されるが，これにHRTを行うと血圧に影響なく，脳動脈瘤形成が抑制され，脳動脈瘤形成にエストロゲン欠乏が影響することを実証した．閉経期に脳動脈瘤の発生頻度が高いとする疫学的事実と一致する．また，卵巣摘出によるエストロゲン欠乏状態では，血管壁のeNOS遺伝子の発現が低下し，さらに高血圧を組み合わせると，この発現低下が増強された[5]．脳動脈瘤形成の初期変化と内皮障害との関連を検討するために脳動脈瘤が形成される前の脳血管を直接，走査型および透過型電子顕微鏡で観察すると，血管内皮細胞に間隙の形成が認められた[8]．血管内皮の障害は脳動脈瘤形成の初期変化であることが示唆された．

脳動脈瘤形成・破裂にかかわる分子メカニズム

動脈瘤形成ラットモデルの脳動脈瘤壁ではeNOS発現低下に伴い，NADPHオキシダーゼ4 (NOX4)やp22^{phox}が発現していた．さらに，接着分子であるICAM-1, VCAM-1，マクロファージの走化性因子であるMCP-1が発現しており，マクロファージの浸潤が確認された[7, 8]．エストロゲン欠乏状態においては，血管内皮障害をきたし，酸化ストレスおよび炎症反応が増加し，脳動脈瘤形成に至る可能性が示唆された．さらにこのラットモデルを改変することにより，脳動脈瘤誘導後12週までに，AcomあるいはWillis動脈輪後半部の血管壁で約50％が脳動脈瘤破裂によるくも膜下出血をきたす脳動脈瘤破裂モデルを確立した[12]．この破裂モデルにおいて，Il-1βおよびMMP-9の上昇とTIMP-2の低下によるMMP-9/TIMP-2比の上昇が脳動脈瘤破裂に関与していることを示唆した．これらの分子の破裂予防に対する治療標的としての可能性について，今後検討する必要がある．

脳動脈破裂予防におけるエストロゲン受容体の役割

ERの活性化が脳動脈瘤破裂抑制に寄与するかを検討するために，10～12週齢雌性マウスに両側卵巣摘出を行い，Deoxycorticosterone acetateと食塩負荷による高血圧の誘導と，エラスターゼを右基底層に局所投与することによって，脳動脈瘤を誘導した[16, 17]．6日後から15日間，17β-estradiol(E2)，ER阻害薬(ICI 182780)，ERα作動薬(PPT)，ERβ作動薬(DPN)を投与し，未治療対照群と比較した．さらに一酸化窒素合成酵素(NOS)の役割を検討するために，NOS阻害薬であるL-NAMEを

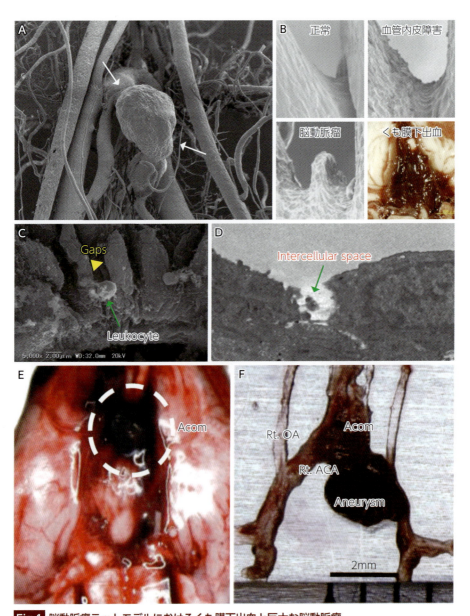

Fig.1 脳動脈瘤ラットモデルにおけるくも膜下出血と巨大な脳動脈瘤

(文献12より改変引用)

使用した．経過中に対照群では63％に脳動脈瘤破裂によるくも膜下出血をきたした．E2では18％まで抑制したが，ER阻害薬によりE2の破裂抑制作用が消失した．このことから，E2はERを介して脳動脈瘤破裂を抑制することが示された．ERβ作動薬は脳動脈瘤破裂を抑制したが，ERα作動薬は破裂率に影響を与えなかった．L-NAMEはERβ作動薬の保護作用を消失させた．以上から，エストロゲンはERβ活性化により脳動脈瘤破裂を抑制することが示唆された．さらにERβ活性化による脳動脈瘤破裂抑制作用にはNOSが重要であることが示された．

また，ヒト脳動脈瘤壁におけるERαおよびERβの発現を免疫染色で確認したところ，高齢女性においてERαの発現は認められなかったが，ERβの発現は認められ，ERβが治療のターゲットであると考えられた．

本研究では比較的若い週齢のマウスを使用しており，卵巣摘出によるエストロゲン欠乏状態を急激に誘導し，早期に薬物治療を開始していることがLimitationと言える．脳動脈瘤形成および破裂におけるエストロゲン欠乏の役割についてシェーマで示す(**Fig. 2**)．

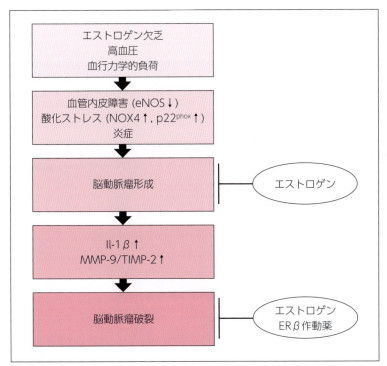

Fig.2 脳動脈瘤形成・破裂におけるエストロゲン欠乏の関与

ホルモン補充療法および選択的エストロゲン受容体調整薬(SERM)について

　マウスモデルを用いた研究では，エストロゲンおよびERβ作動薬は脳動脈瘤破裂を抑制する可能性が示唆された．しかし，エストロゲン補充療法は子宮体癌や乳癌発生などの副作用から臨床応用は困難である．これはエストロゲンが子宮や乳房組織においてもERアゴニストとして働くために生じる．

　エストロゲン受容体に対する作用を改変したSERMが開発されている．SERMであるラロキシフェンとバゼドキシフェンは，子宮や乳房組織に対する親和性は低いため副作用は少ないが，骨格に対して高い親和性を示すERアゴニストとして働くため，閉経後の骨粗鬆症の治療薬として有用と考えられている．血管壁に対してもERアゴニストとして働き，動脈硬化に対しても同様に保護的作用が示されている．脳動脈瘤の動物モデルにおいて，SERMによる破裂抑制効果が示されれば，今後臨床応用が期待できる薬剤となる可能性がある．

文献

1) de Rooij NK, et al. J Neurol Neurosurg Psychiatry 78: 1365-72, 2007
2) Ostergaard JR, et al. J Neurosurg 63: 49-55, 1985
3) Longstreth WT, et al. Ann Intern Med 121: 168-73, 1994
4) Jamous MA, et al. J Neurosurg 103: 1046-51, 2005
5) Tamura T, et al. J Hypertens 27: 1284-92, 2009
6) Tada Y, et al. Hypertension 54: 552-7, 2009
7) Yagi K, et al. Neurosurgery 66: 551-9, 2010
8) Tada Y, et al. J Hypertens 28: 1883-91, 2010
9) Tada Y, et al. Stroke 42: 2286-93, 2011
10) Matsushita N, et al. Hypertension 60: 1309-15, 2012
11) Korai M, et al. J Neuroinflammation 13: 165, 2106
12) Miyamoto T, et al. J Cereb Blood Flow Metabolism 37: 2795-805, 2017
13) Kannel WB, et al. Ann Intern Med 85, 447-52, 1976
14) Rossouw JE, et al. JAMA 288: 321-33, 2002
15) Rossouw JE, et al. JAMA 297: 1465-77, 2007
16) Tada Y, et al. Neurosurgery 75: 690-5, 2014
17) Tada Y, et al. Hypertension 63: 1339-44, 2014

Special Topics ❼

PHASES score

大島 共貴

■背景と基礎知識

　脳動脈瘤は増大する可能性のある疾患である．偶然にみつかった未破裂脳動脈瘤を治療すべきかどうかの決定は，未破裂動脈瘤の自然歴を考慮しても非常に難しい．そこで，世界の6つの脳動脈瘤データをもととして，5年間の動脈瘤破裂予測因子を調べたPHASES scoreという指標が示された[1]．

■原理と結果

　文献をくまなく調査して，オランダ，日本，フィンランドなどからの6つの前向きコホート試験を検証した．8,382症例の個々の患者データを解析したところ，1年破裂率は1.4％，5年破裂率は3.4％であった．破裂した220例と非破裂例を比較して，破裂に関する危険因子を評価した．例えば，日本人ならば3点，高血圧があれば1点というように加算して個々の動脈瘤に点数をつけるようにした（Table 1）．

Table 1 PHASES score	
動脈瘤のリスク因子	点数
人種	
北アメリカ or ヨーロッパ（フィンランド以外）	0
日本	3
フィンランド	5
高血圧の有無	
なし	0
あり	1
年齢	
70歳未満	0
70歳以上	1
動脈瘤の大きさ	
7 mm未満	0
7〜9.9 mm	3
10〜19.9 mm	6
20 mm以上	10
くも膜下出血の既往	
なし	0
あり	1
動脈瘤の部位	
内頚動脈瘤	0
中大脳動脈瘤	2
前大脳動脈，後大脳動脈，後交通動脈瘤	4
合計	☐

Ⅶ 予測診断学

破裂率のグレード (PHASES score)	動脈瘤の拡大率予測
Ⅰ (0〜1)	7%（3〜12%）
Ⅱ (2〜3)	8%（5〜13%）
Ⅲ (4)	14%（8〜21%）
Ⅳ (5〜14)	18%（13〜23%）

Table 2 動脈瘤の拡大を予測した指標

＊（ ）内は95％信頼区間

このPHASES scoreを使用して，動脈瘤の未来の拡大率を予測した指標が発表された（**Table 2**）[2]．
この結果，高PHASES scoreは動脈瘤増大と相関したため，PHASES scoreの破裂予測因子としての有用性が示された．

脳血管内治療における意義と将来の展望

日本では脳ドックの普及やMRIの普及によって，多くの未破裂脳動脈瘤が発見されている．未破裂動脈瘤の対応は，個々の患者の状況，日常生活動作（ADL），動脈瘤の自然歴と患者の自然歴，治療リスクのバランスのもとで決定されるべきである．PHASES scoreは，動脈瘤の破裂予測を可能とした．これを参考に，担当医と深く話し合って治療方針を決めるべきであるが，細かな患者背景や不安感などを含めた評価には限界がある．一部の動脈瘤には極めて破裂の危険性が高いものもあるし，また同時に治療の合併症リスクの高いものもある．さらなるエビデンスの構築が期待される．

文　献

1) Greving JP, et al. Lancet Neurol 13: 59-66, 2014

2) Backes D, et al. Stroke 46: 1221-6, 2015

1 予測診断
治療転帰に関連したその他の研究

B. 再狭窄の病理

酒井 秀樹

はじめに

脳主幹動脈に対する経皮的血管形成術（PTA）やステント留置術は，冠動脈など他の領域に比べて歴史が浅く，いまだ解決すべき問題も多い．そのなかでも，再狭窄は予後を左右する決して無視できない問題の一つになっている．本稿では，わが国で最も普及している頸動脈ステント留置術（CAS）の再狭窄について，その発生機序と予測，治療と予防の概要を述べたい．

再狭窄の発生頻度

頸動脈内膜剥離術（CEA）とCASを比較した大規模臨床試験のメタ解析によると，CASとCEAの再狭窄発生率は最初の1年で7.4％と3.6％，次の1年で6.6％と5.0％であり，2年以内ではCASのほうが発生率は高いと報告されている[1]．また，これら大規模試験の長期成績（2～10年）でも，CASの再狭窄発生率はCEAより高い，もしくはCEAと同等という結果であった（Table 1）[2-7]．

再狭窄発生の危険因子

再狭窄の危険因子は後ろ向き研究で多数報告されている．主なものを以下に示す[4, 5, 8-11]．

- 患者背景因子：女性，喫煙，糖尿病，心血管疾患，若年者
- 病変因子：CEA再狭窄，放射線治療後，対側閉塞，長い狭窄病変
- 手技的因子：拡張不十分（特に術直後のエコー検査で120 cm/sec < PSV），小径のステント，複数ステント，ステント形状

CEA再狭窄と放射線治療後の狭窄については多くの報告があるが，他の危険因子については断定的なものはない．ステントのcell-design（open-cell，closed-cell）と再狭窄の関係についても結論に至っていない．

再狭窄のメカニズムと発生予測

早期再狭窄・閉塞

CAS術後1～2週間以内に，拡張不十分・血管解離・弾性反跳（elastic recoil）・血栓形成・ステント内プラーク突出などが原因で起こる再狭窄や閉塞である．これは周術期合併症の範疇であり別の病態と考え，本稿では割愛した．

中期～後期再狭窄

術後数カ月以降に起こる中期～後期再狭窄が一般的に言われるCASの再狭窄に相当する．術後6～12カ月頃，ステント中央部から遠位

Table 1 CEAとCASを比較した大規模臨床試験の長期成績における再狭窄発生率

study		f/u	incidence of restenosis(%) CAS vs CEA	criteria of restenosis
SAPPHIRE	2008	3y	3.0 vs 7.1	symptomatic >50% or asymptomatic >70%
SPACE	2008	2y	10.7 vs 4.6	>70%
CAVATAS	2009	5y	30.7 vs 10.5	>70%
EVA-3S	2014	10y	5.0 vs 8.3	>70%
ICSS	2015	5y	10.8 vs 8.6	>70%
CREST	2016	10y	12.2 vs 9.7	>70%

〈abbreviations〉

CAS: carotid artery stenting, CEA: carotid endarterectomy, DEB: drug-eluting balloon, DES: drug-eluting stent, FGF: fibroblast growth factor, IMT: intima-media complex thickness, PDGF: platelet-derived growth factor, PTA: percutaneous transluminal angioplasty

Ⅶ 予測診断学

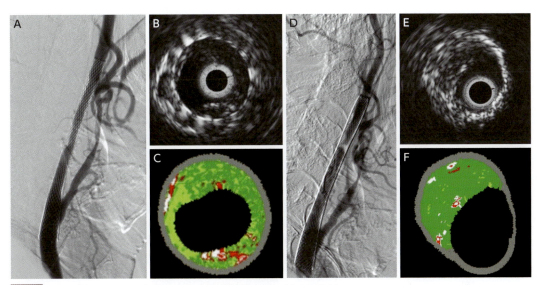

Fig.1 76歳男性：放射線治療後の右内頚動脈狭窄症に対するCAS

術後27カ月のフォローアップ時の血管撮影（A），IVUS（B），VH-IVUS（C）では，ステント中央部にneointimal hyperplasiaを認めたが有意狭窄ではなかった．VH-IVUS（緑：fibrous，黄緑：fibro-fatty，白：calcified，赤：necrotic）では内膜のfibro-fatty componentの比率が15%と比較的高かった．術後37カ月の血管撮影（D），IVUS（E），VH-IVUS（F）では90%の有意狭窄に進行していたが，VH-IVUSでは内膜のfibro-fatty componentは7%に低下し87%がfibrous componentに変化していた．再狭窄の進行を認めたためre-PTAを行ったが，これ以降の再狭窄は起こらなかった．

側に発生することが多い．

　血管形成術後の再狭窄の発生機序については，冠動脈で詳細に報告されている[12]．新生内膜（neointima）増生のtriggerとなるのは，バルーン拡張やステント留置による機械的内膜損傷である．内膜損傷は血小板凝集のみならず好中球や単核球の接着を惹起する．留置されたステントに対しても異物反応が起こる．もともとプラーク自体に炎症があるところに新たに炎症反応が加わった状態となり，血小板や白血球からPDGFやFGFなどのサイトカインが分泌される．分泌されたサイトカインは平滑筋細胞を収縮型から増殖型に形質転換させ内膜側への遊走を促す．血栓形成を伴う場合には，フィブリノーゲンやトロンビンもまた平滑筋細胞を刺激する．遊走し集簇した平滑筋細胞は数週間にわたり増殖を続け，neointimaを形成する．続いて平滑筋細胞や線維芽細胞からプロテオグリカンなどの細胞外マトリックスが分泌され蓄積しneointimaの肥厚はさらに数カ月間継続する．これらは内膜修復の生理現象とも言えるが，過剰になるとneointimal hyperplasiaとなり内腔狭窄を来たす．CAS後の組織学的検討の報告によると，狭窄度の低い部位のneointimaはfibrous tissueが主であったが，狭窄の強かった部位ではマクロファージ浸潤や微小血管の新生を認め

過剰な修復反応が起こっていたと推測された[13]．内膜の修復過程はゆっくり進行するため再狭窄の顕在化には数カ月以上を要する．さらに時間が経過すると炎症反応が徐々に鎮静化し，細胞外マトリックスが線維化され，neointimaは安定した状態になる．

　内膜増生が過剰になり再狭窄に至るかどうかの予測は容易ではない．CASの再狭窄については前述のように多くの危険因子が推定されているが確定したものはない．炎症の観点から，CAS周術期の白血球数やCRP値の上昇など炎症マーカーと再狭窄の発生率に相関関係があったとの報告がある[14]．また，われわれはVirtual Histology（Philips Volcano）によるIVUS（VH-IVUS）の画像解析により，術後6〜8カ月時点でのneointimaにfibro-fatty componentが多い場合はその後再狭窄に至りやすい傾向にあることを報告した（Fig. 1）[15]．Fibro-fatty componentが多いプラークはいまだ修復過程の途中で炎症反応も強く，内膜肥厚がさらに継続する可能性を示唆していると考えられた．患者背景，病変の状態，治療手技や使用デバイスは個々の症例で異なっており術前の状況から正確な再狭窄の予測は難しいが，術後再狭窄の起こり始める前の追跡期間に，炎症反応の程度やneointimaの性状を評価し内膜肥厚の勢いをモニタ

467

リングできれば，再狭窄の予測に有用と考えられる．このためには，繰り返して施行できる低侵襲な評価法の確立が期待される．

再狭窄の治療

再狭窄の治療は，2/3はバルーンのみのPTAで，1/3はステント追加(stent in stent)で行われている．

再治療の適応基準については，症候性50％狭窄もしくは無症候性70％狭窄以上とする報告が多いが，数カ月で内膜肥厚が鎮静化してくる可能性もあるため再治療の要否は慎重に検討する必要がある．この時期のneointimaは線維性プラークであることが多く，遠位塞栓は比較的起こりにくいと言われているが，内膜が硬いこととすでに留置してあるステントの影響もあり，強めの拡張を行わないとelastic recoilが起こりやすい．PTAのみで拡張不十分な場合はstent in stentを行う．内膜に亀裂を入れるcutting balloonが有用であるという報告もある．再再狭窄の防止のため，冠動脈の薬剤溶出性ステント(DES)で使われている抗悪性腫瘍薬・パクリタキセルをコーティングしたバルーン(DEB)による治療の試みがあり，長期成績が良好であったと報告されている[16]．この際のDEBは，血管拡張と同時に内膜にdrug-deliveryすることを目的として使用されている．

再狭窄の予防と今後の展望

現時点では，再狭窄発生率においてCASはCEAを凌駕するには至っていない．再狭窄予防には血栓形成の抑制と内膜増生のコントロールが重要であり，この観点から対策を考えていく必要がある．

CASでは抗血小板薬投与は必須であるが，わが国ではアスピリン，クロピドグレル，シロスタゾールのうち2剤を投与することが多い[17]．これら抗血小板薬のなかでも，シロスタゾールには血管内皮保護作用や内膜肥厚抑制効果があると言われ，CASの再狭窄率を減少させたとの報告がある[17, 18]．スタチンはCAS術前から投与することで周術期合併症を低減する効果が報告されているが[19]，プラーク安定化や抗炎症作用などがあるため使い方によっては中期以降の再狭窄防止に有効かもしれない．

頚動脈エコーで観察される内膜中膜複合体厚(IMT)の退縮効果のある薬剤が，再狭窄の予防に有効かもしれない．前述のシロスタゾール以外にも，他の抗血小板薬，ピオグリタゾンなどの経口糖尿病治療薬，脂質改善薬であるスタチンやエイコサペンタエン酸など多くの薬剤でIMTの退縮効果が報告されている．しかし，血管形成術後の再狭窄予防効果が報告されているのはシロスタゾールやピオグリタゾンなど限られた薬剤のみであり，同じ内膜肥厚でも動脈硬化によるものとPTAやステント留置に惹起されたものでは，メカニズムに若干の相違があるのかもしれない．今後，再狭窄予防に有効な薬剤の組み合わせや投与法，新薬の導入などの検討が必要である．

再狭窄抑制のために理想的なステントには，高い生体親和性により異物反応性が少なくかつ内膜肥厚を抑制するような機能が求められる[20]．現在，CASで最も使われているbare-metal stentは，再狭窄防止の点では限界があり新しいステントが模索されている．なかでもDESは頚動脈にも導入され始めており再狭窄防止効果が期待できそうであるが，late thrombosisなどの問題が残っている[20, 21]．Biodegradable stentは，数カ月で分解されてしまうことで異物による炎症反応や内膜増生の期間を短くできると期待されるが，まだ研究段階である．DESとbiodegradable stentのhybrid stentの試みもあり，もし開発されれば理想的なステント機能を持つ可能性がある[20]．このように新しいステントの開発は再狭窄防止のbreakthroughになる可能性があり，今後の研究に期待したい．

文 献

1) Zhang L, et al. Medicine 94: e1060, 2015
2) Gurm HS, et al. N Eng J Med 358: 1572-9, 2008
3) Eckstein HH, et al. Lancet Neurol 7: 893-902, 2008
4) Bonati LH, et al. Lancet Neurol 8: 908-17, 2009
5) Mas JL, et al. Stroke 45: 2750-6, 2014
6) Bonati LH, et al. Lancet Neurol 7: 529-38, 2015
7) Brott TG, et al. N Eng J Med 374: 1021-31, 2016
8) Wasser K, et al. Perspectives in Medicine 1: 122-8, 2012
9) Wasser K, et al. J Neurol 259: 1896-902, 2012
10) Moon K, et al. J Neurointerv Surg 8: 1006-10, 2016
11) Daou B, et al. J Neurointerv Surg 8: 677-9, 2016
12) Grewe PH, et al. J Am Coll Cardiol 35: 157-63, 2000
13) Toma N, et al. J Neurosurg 98: 199-04, 2003
14) Wasser K, et al. PLoS ONE 6: e22683, 2011
15) 玉川紀之, 他. JNET 2: 193-200, 2008
16) Gandini R, et al. J Endovasc Ther 21: 671-7, 2014
17) Enomoto Y, et al. Intervent Neurol 1: 151-63, 2012
18) Yamagami H, et al. J Stroke Cerebrovasc Dis 21: 193-9, 2012
19) Verzini F, et al. J Vasc Surg 53: 71-9, 2011
20) He D, et al. Intervent Neurol 3: 67-77, 2014
21) Schwarmaier-D'Assie A, et al. J Endovasc Ther 18: 547-58, 2011

1 予測診断
治療転帰に関連したその他の研究
C. 血管硬度と動脈硬化の進展

佐藤 允之

はじめに

動脈硬化はアテローム性動脈硬化，細小動脈硬化，中膜石灰化硬化の3種に分類され，頸動脈や冠動脈等の動脈硬化性変化はアテローム性動脈硬化を主体とする．アテローム性動脈硬化は，時間経過とともに動脈の血管壁内で徐々にプラークが増大する病態である．プラーク増大による狭窄進展とプラークの破綻（あるいはびらん）による血小板成分主体の血栓形成が重なり，またプラーク内容物自体も塞栓子となり，アテローム血栓症を発症する．全世界的に2020年までに死亡原因のトップになると予想されている．アテローム血栓症にはさまざまな危険因子があり，是正可能なものと不可能なものに分類される．是正可能なものは，脂質沈着（肥満，糖尿病，高血圧，HDL低下，LDL高値，TGL高値），炎症（食事，喫煙，運動，アルコール）であるのに対し，是正不可能なものにずり速度に関連する血行動態因子（年齢，性別，遺伝/家族歴）がある．

アテローム血栓症の形成過程では血管内皮の機能不全が含まれ，これは脂質異常症，高血圧，たばこの曝露，糖尿病などにより惹起される．内皮細胞レベルや平滑筋細胞レベルにおいて，血液凝固系における血小板や炎症細胞に関連した変化が起こる．内皮機能不全を起こしたプラークは破綻しやすく，脂質にとんだプラーク内容物は血小板に曝露され，血栓性イベントにつながる．これが急性冠症候群，アテローム血栓性脳梗塞，末梢血管疾患として発現する．

動脈硬化の進展様式（Fig. 1）

①正常な血管
②細胞外脂質の内膜下への沈着により損傷が開始される．活性化された内皮細胞は，粘着，そしてChemoattractant Moleculesを発現し，白血球の炎症を発現する．
③脂質を線維性被膜が覆う．マクロファージはリポ蛋白とサイトカインを取り込むことにより泡沫細胞となり，分泌される成長因子により平滑筋細胞が遊走して増殖する．
④脂質コアを有し，線維性被膜に覆われたプラークが形成される
⑤炎症メディエーターとマトリックスを分解するプロテアーゼで線維性被膜が破綻し，凝固系が活性化される．
⑥血種の吸収，内皮下組織へのコラーゲン蓄積，平滑筋細胞の増殖亢進に伴う治癒過程プラークが増大して線維化，石灰化する．
⑦血種による血管閉塞が，内皮細胞層のびらんにより発生する．

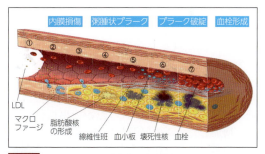

Fig.1 アテロームの形成と合併症

アテローム血栓症の理解には炎症と血栓の関与が重要である．すなわち，炎症を誘発する物質の多くは血栓誘発性である．活性化血小板はトロンビンや血小板由来成長因子（PDGF）などの各種メディエーターを分泌し，他の細胞にIL6などを分泌させる．このような炎症物質は組織因子（TF）といった血栓誘発物質の放出を促す．抗血小板療法は血栓予防と結果として引き起こされる炎症の予防にも重要である．

〈abbreviations〉
ACS: acute coronary syndrome, IVUS: intravascular ultrasound, LDL: low density lipoprotein, PDGF: platelet-derived growth factor, TF: tissue factor

血小板機能の亢進は，急性冠症候群（ACS）の発症とイベントの繰り返しが多く，基準値内に戻ることで虚血イベントを低下し，死亡率を下げることにつながる．TIMI 12試験では，CRP高値が冠動脈プラークを示唆することがわかっている[1]．

活性型血小板はいくつかの炎症メディエーターを産生してプラーク破綻と血栓形成をもたらすが，その中で最も重要なものはCD40リガンドと考えられている．CD40はさまざまな細胞種間の交叉反応を仲介する粘着因子でCD40-CD40リガンドの複合体は，内皮細胞，血小板，マクロファージ，平滑筋細胞，外膜細胞間の相互作用を担う[2]．

スタチンの効果と限界（Fig. 2）

スタチン系の薬剤は血管壁に対して，プラークの安定化作用があり，血管内超音波（IVUS）を用いることで，動脈壁内のプラークは退縮するが，血管内腔は保たれていることが報告されている．冠動脈プラークに関しては，LDL-C70以下にすることで退縮が確認されている[3-5]．

また，頸動脈プラークに対するスタチンの効果としては，超音波評価に対するレビューでは，エコー輝度の29％上昇（95％CI：22-36％，p＜0.001）がみられ，その効果はスタチン開始後1カ月で最も輝度変化をきたし，12カ月まで継続していた[6]．

多くの臨床試験により，スタチンによる脳梗塞の一次・二次予防効果が示されている．SPARCL試験では，アトルバスタチン（80 mg）投与による虚血性脳卒中に対する相対的リスク低下16％（p＜0.03）であったが，出血性脳卒中が増加した．この原因として，高血圧の管理不足や脳出血の既往が多く含まれていたことが挙げられている[7]．一次・二次予防全体のスタチン使用と脳出血の関連を見たメタ解析では，脳出血との関連は認めなかった[8]．

急性期スタチンの有用性については，IMPROVE-IT試験で，心筋梗塞発症後10日以内の急性期に積極的脂質降下療法（シンバスタチン＋エゼチミブ）を行うことにより，1年間のイベント（心血管死亡，心筋梗塞，脳卒中，不安定狭心症）を減少し（RR：0.91，95％CI：0.85-0.97，p＝0.007），致命的でない脳卒中も減少させていた（RR：0.77，95％CI：0.65-0.93，p＝0.005）[9]．

一方で，FASTER試験では，TIAもしくはminor stroke患者に発症24時間以内にASAとCLPの併用もしくはASA，シンバスタチンもしくはプラセボの比較を行った2×2デザインの試験であるが，90日後の脳卒中再発予防におけるスタチンの効果は確認できなかった[10]．

虚血性脳卒中に対するスタチンのメタ解析の結果では，観察研究では発症前スタチン内服は90日後の転帰良好（pooled OR 1.41，95％CI：1.29-1.56，p＜0.001）に関与したが，1年後には差異はなかった．また，死亡は90日後，1年後ともに減少していた．3つのランダム化試験のメタ解析では，90日後の死亡は減少しなかった（p＝0.9）．血栓溶解を行った患者に関しては，スタチン内服は90日後の死亡を増加していた（pooled OR 1.25，95％CI：1.02-1.52，p＝0.03）が，年齢を調整することにより差異はなくなっていた[11]．

日本で行われた多施設ランダム化比較試験のASSORT試験では，24時間以内のスタチン内服による転帰改善効果が検討されたが，有意差は見られなかった[12]．これらを受けて，AHA/ASAの急性期脳梗塞に対するガイドライン2018では，脂質代謝異常へ高容量スタチンは推奨されていない（Level Ⅲ）[13]．

カテーテルインターベンションの領域では，PCI前のスタチン療法がプラークの安定化や抗炎症作用，内皮機能改善，抗血栓形成作用などの多面的作用（pleiotropic effect）を介して[14]，有意にPCI時の心筋梗塞を減少させることが報告されている[15-17]．頸動脈ステント留置術においてもスタチン服用例は周術期合併症が少ないと報告がされ[18, 19]，ARMYDA9-CAROTID試験[20]ではアトルバスタチンの術前大量ローディングにより，維持投与療法（40 mg／日）に比して有意に虚血性合併症が低減された（18.4％ vs 35％，p＝0.031）．

日本の「動脈硬化性疾患予防ガイドライン

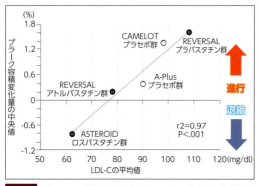

Fig.2 プラーク退縮に関するスタチンを用いた試験

（文献4をもとに作成）

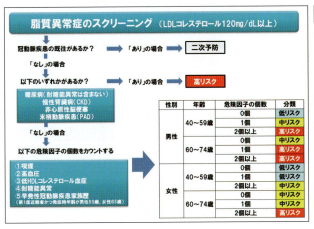

Fig.3 吹田研究のリスク評価チャート
(文献 21 をもとに改変して作成)

「2017」の改訂ポイントは，システマティックレビューで2015年度末までの論文を対象とし，絶対的リスクは冠動脈疾患がアウトカムになっている吹田研究から各リスクを算出している点である[21,22]．動脈硬化のリスクに関しては高尿酸血症，睡眠時無呼吸症候群なども包括的管理の観点から追加されている．家族性高コレステロール血症や急性冠症候群の2次予防にLDL-C 70 mg/dL未満という厳格な基準が設けられた（Fig. 3）．

PCSK9 への期待

PCSK9は，2003年に家族性高コレステロール血症の新たな原因遺伝子（機能獲得型変異）として発見され，その後，LDL代謝に重要な役割を担うことが発見された．さらにPCSK9機能喪失型遺伝子変異を持つ人はLDL-Cが低値で，冠動脈疾患の発生率が低値であることが発見された．これにより，高コレステロール血症の新たな治療ターゲットとして注目された．PSCK9阻害薬は，肝臓でのLDL受容体のリサイクリングを促進して，LDL取り込みが促進され，血中LDL-Cが低下する．ODYSSEY OUTCOMES試験では，PCSK9阻害薬を使用してLDL-Cを25-50 mg/dLまで降下することで冠動脈疾患・虚血性脳卒中・不安定狭心症の発症を低下させ，観察期間中の全死亡率も低下した[23]．FOURIER試験では，スタチン併用でPCSK9阻害薬追加による2重盲検無作為プラセボ対象試験を行い，併用群ではプラセボ群と比較してLDL-C 59%の有意な低下があり，主要評価項目の心血管イベントもHR0.85（95% CI：0.79-0.92，$p < 0.001$）と有意に減少していた[24]．GLAGOV試験では，PCSK9阻害薬投与により76週間後にIVUSによる冠動脈プラークの退縮を確認した[25]．

一方で，日本動脈硬化学会からは，PCSK9治療薬はスタチン最大量とエゼミチブ併用で目標LDL-Cに到達しない高リスク患者に推奨すべきであり，今後長期投与のリスクに関しても明らかにする必要があると声明文が発表されている[26]．

今後は，頚動脈ステント留置前のプラーク安定化，進行性頚動脈狭窄／頭蓋内血管狭窄の進行予防，頚動脈ステント留置困難が予想される症例に対して，PCSK9阻害薬での積極的介入が可能かどうかの前向き検討が待たれる．

文 献

1) Ault K, et al. J Am Coll Cardiol 33: 634-9, 1999
2) Bhatt DL, et al. Nat Rev Drug Discov 2: 15-28, 2003
3) Corti R, et al. Circulation 106: 2884-7, 2002
4) Nissen, et al. JAMA 295: 1556-65, 2006
5) Williams, et al. Nat Clin Pract Cardiovasc Med 5: 91-102, 2008
6) Ibrahimi P, et al. Int J Mol Sci 16: 10734-47, 2015
7) Amarenco, et al. N Engl J Med 355: 549-59, 2006
8) Ebrahim, et al. BMJ 348: g280, 2014
9) Murphy SA, et al. J Am Coll Cardiol 67: 353-61, 2016
10) Kennedy, et al. Lancet Neurol 6: 961-9, 2007
11) Ni Chroinin, et al. Stroke 44: 448-56, 2013
12) Yoshimura, et al. Stroke 48: 3057-63, 2017
13) Powers, et al. Stroke 49: e46-e110, 2018
14) Pasceri, et al. Circulation 110: 674-8, 2004
15) Herrmann J, et al. Circulation 106: 2180-3, 2002
16) Chan AW, et al. Circulation 105: 691-6, 2002
17) Ellis SG, et al. Circulation 106: 1205-10, 2002
18) Gr[o]schel K, et al. Radiology 240: 145-151, 2006
19) Takayama K, et al. Cardiovasc Intervent Radiol 37: 1436-43, 2014
20) Patti G, et al. J Am Coll Cardiol 61: 1379-87, 2013
21) 一般社団法人日本動脈硬化学会．動脈硬化性疾患予防ガイドライン 2017年版，2017
22) Nishimura K, et al. J Atheroscler Thromb 21: 784-98, 2014
23) Schwartz GG, et al. Am Heart J 168: 682-9, 2014
24) Giugliano RP, et al. Lancet 390: 1962-71, 2017
25) Nicholls SJ, et al. The GLAGOV Randomized Clinical Trial. JAMA 316: 2373-84, 2016
26) http://www.j-athero.org/topics/pdf/seimei_20180302.pdf （2018年7月2日閲覧）

② 付随系統診断学
治療が影響する認知・精神機能

A. 高次脳機能検査
①治療後の変化：無症候性頚動脈狭窄症における軽度認知機能障害の検出方法とステント留置術前後の認知機能の変化

髙岩 亜輝子

はじめに

高齢者の生活において，認知機能の低下は活動的生活や自立をおびやかし，健康上にも大きな問題となる．本稿では，主に無症候性頚動脈狭窄症における認知機能障害の検出方法と，血行再建術前後の認知機能の変化について，著者らのデータをもとに解説する．

頚動脈狭窄症における認知機能

頚動脈狭窄症の臨床症状は，無症候のもの，多種多様な神経心理学的症状を呈するもの，さらには高度の意識障害と完全麻痺を呈し，死に至るものまでさまざまである．頚動脈狭窄症に起因する脳梗塞の代表的な認知機能障害は，左半球では失語症と失行症，右半球では半側空間無視を呈することが多い[1]．一方，無症候性狭窄症においては，近年，軽度の認知機能障害が報告されている．障害される認知領域は，研究により相違があるが，記憶[2-5]，注意[2, 4, 5]，精神運動速度[2]，視空間構成[4]，視空間遂行機能[3]，抽象化[3]，流暢性[6]で低下が認められている．無症候性狭窄症の認知機能障害は非常に軽微であり，多くの症例で日常生活が保たれているため，認知機能障害の検出は患者の学歴や生活背景を考慮した評価が重要となる．

個々の症例における軽度の認知機能障害を検出する方法

多くの高齢者は昔のことはよく覚えているが，新しいことは覚えられないと異口同音に言う．前者は結晶性知能，後者は流動性知能と呼ばれる．結晶性知能とは，これまでの経験や昔の記憶などで，加齢や軽度の脳損傷に対して影響を受けにくい認知機能である．一方，流動性知能は新しいことを学習する能力や情報を処理する能力などで，加齢や脳損傷に対して影響を受けやすく，低下しやすい認知機能である[7]．

軽度の認知機能障害を検出するには，この流動性知能が年齢相応で，その個人の学歴や持ち前の能力の範囲内なのか否かを判定する必要がある．そのためには昔，学習した知識から持ち前の能力を結晶性知能検査で推定し，検査時の学習能力や情報処理能力を流動性知能検査で測定し，その後，結晶性知能検査と流動性知能検査の結果を比較すると障害が明確になる．

認知機能の評価[8]は，個々の年齢に対応する検査で，かつ健常平均が100，標準偏差が15になるように標準化された検査を選ぶ．われわれは結晶性知能検査としてWAIS-R-2下位検査[9, 10]とJART100[11]を，流動性知能検査としてRBANS[12, 13]を用いている．これら検査はWAIS-R-2下位検査の得点が120の人はJART100やRBANSも120に近い得点を，WAIS-R-2下位検査の得点が80の人はJART100やRBANSも80に近い得点を示すようにできている．この検査特性を活かし，2つの検査間の得点差で検討する「ディスクレパンシー分析」を行っている．方法は結晶性知能検査の得点から流動性知能検査の得点を差し引き，その得点差が統計学的に5％信頼水準を超えたものを低下と定義し，障害の有無を判定している．

流動性知能検査のみでは知的水準が高い人の軽度低下を検出できないし（偽陰性），知的水準が低い人を認知機能低下（疑陽性）と判定しかねない．Table 1は知的に高いため低下を見逃しやすい偽陰性症例と，低下と誤診しやすい疑陽性症例について述べ，持ち前の能力に応じた評価とディスクレパンシー分析の実際について示

〈abbreviations〉
JART:Japanese Adult Reading Test, RBANS: Repeatable Battery for the Assessment of Neuropsychological Status, WAIS: Wechsler Adult Intelligence Scale

Ⅶ予測診断学

Table 1	ディスクレパンシー分析の実例

	流動性知能検査						結晶性知能検査	
	RBANS						WAIS-R-2 下位検査	JART100
	即時記憶	視空間/構成	言語	注意	遅延記憶	総指標		
Case 1（大卒 会社役員）評価結果	100	112	96	90	110	101	119	122
WAIS-R-2 下位検査 − RBANS =	19(14)	7(16)	23(15)	29(16)	9(16)	18(13)		
Case 2（中卒 作業員）評価結果	76	93	82	80	78	77	89	81
WAIS-R-2 下位検査 − RBANS =	13(14)	-4(16)	7(15)	9(16)	11(16)	12(13)		

上段の数字はCase 1とCase 2の認知機能評価で得られた得点を示している．下段左の数字はWAIS-R-2下位検査（結晶性知能検査）の得点からRBANS（流動性知能検査）の得点を差し引いた数字である．下段右のカッコ内の数字はディスクレパンシー分析のカットオフ値（5％信頼水準）である．
　Case 1は，大卒，会社役員．RBANSの得点はすべて平均レベル以上の得点であり，RBANSのみの評価では低下なしと判定される．しかし，結晶性知能検査のWAIS-R-2 下位検査やJART100は高得点であり，Case 1は知的に高い能力であったことが明らかとなる．そこで，WAIS-R-2下位検査の得点からRBANSの得点を差し引き，ディスクレパンシー分析で評価すると，即時記憶，言語，注意，総指標でカッコ内のカットオフ値を超え，低下していることがわかる．
　Case 2は，中卒，作業員．RBANSの得点は境界線レベルや平均の下レベルがあり，視空間構成以外はすべて-1SDを下回っていることからRBANSのみでは低下と判定してしまう．しかし，結晶性知能検査の結果と比較するとRBANSの得点は低下ではなく，持ち前の能力の範囲内であることが明らかとなる．
　流動性知能検査のRBANSのみで評価するとCase 1は低下を見逃し，Case 2は認知機能低下と誤って判定する．偽陰性，偽陽性を避けるためには，患者の持ち前の能力を推定する結晶性知能検査を用いて，流動性知能検査と比較するディスクレパンシー分析が有用であり，この方法は個々の症例の認知機能障害を的確に診断する手段として実用的である．

Table 2	無症候性頚動脈狭窄症における認知機能とステント留置術後の平均

	治療前　n= 105 mean ± SD	治療後 3 カ月 n= 60 mean ± SD
結晶性知能検査		
WAIS-R-2 下位検査	101.9 ± 12.0	104.8 ± 12.2
JART100	99.2 ± 13.7	99.3 ± 14.4
流動性知能検査		
RBANS		
即時記憶	82.5 ± 14.8	98.0 ± 13.1
視空間構成	96.3 ± 14.3	102.5 ± 12.8
言語	87.8 ± 10.7	92.8 ± 6.9
注意	82.4 ± 15.4	89.3 ± 14.8
遅延記憶	85.1 ± 18.3	98.5 ± 16.6
総指標	82.9 ± 13.2	94.7 ± 12.7

した．

無症候性頚動脈狭窄症と認知機能障害

　Table 2は自験例の無症候性頚動脈狭窄症105例の平均値を示している．結晶性知能検査は健常平均100と有意差はなかったが，流動性知能検査のRBANSはすべての領域で健常平均100を有意に下回り，低下を認めた．ディスクレパンシー分析による解析では，即時記憶69例（66％），視空間構成26例（25％），言語54例（51％），注意64例（61％），遅延記憶54例（51％），総指標78例（74％）で低下を認めた[8]．無症候性頚動脈狭窄症における認知機能は，記憶や視空間構成，言語（流暢性），注意で障害されているということができる．無症候性狭窄症の患者には何らかの認知機能低下をきたす症例が存在し，

このような結果から「無症候」とは必ずしも言いきれないと考えている．

頚動脈ステント留置術前後の認知機能

　無症候105例中60例にステント留置術を施行し，治療後 3 カ月の認知機能の変化について検討を行った．3 カ月後の認知機能は，治療前に比してRBANSのすべての認知領域で有意な改善を示した．特に記憶と視空間構成は健常平均レベルまで回復を認めた（**Table 2**）．治療前に低下と判定された症例のうち回復が認められた症例は，即時記憶 33例中28例（84.8％），視空間構成12例中10例（83.3％），言語27例中13例（48.1％），注意38中17例（44.7％），遅延記憶31例中24例（77.4％），総指標43例中29例（67.4％）であり，低下していた認知機能はステント留置

術後に改善することが示唆された.

さらに，ステント留置術と認知機能改善の要因について検討するために，術前にMRIを施行できた60例中49例に対してFazekas[14]による深部虚血病変の分類を行った．側脳室周囲病変については分類0または1の軽度虚血群は40例，2または3の重度虚血群は9例，深部白質病変では軽度虚血例は22例，重度虚血例は27例であった．RBANS総指標の改善の有無とFazekas分類の虚血重症度の関連についてカイ二乗検定を行ったところ，RBANS総指標が改善し

ない群では，深部白質の重度虚血群が有意に多かった（p＝0.013）．深部白質病変が軽度であることが，ステント留置術後に認知機能機能が改善する条件であると示唆された.

最後に，代表症例の治療前後の成績を**Table 3**に示した．高齢者が年々増加するなかで，脳卒中の予防や治療には認知機能を含めた広い視野で診察をしていく時代となっている．無症候性頚動脈狭窄症に対するステント留置術は，患者の生活の質を保ち，健康な生活を維持することに貢献できる可能性がある.

Table 3 ステント留置術前後の認知機能の変化								
74歳男性 右側85%狭窄	流動性知能検査						結晶性知能検査	
	RBANS						WAIS-R-2 下位検査	JART100
	即時記憶	視空間構成	言語	注意	遅延記憶	総指標		
治療前	81	100	96	88	81	85	108	109
治療後3カ月	105	100	100	103	107	103	112	108

治療前はRBANSの即時記憶，注意，遅延記憶，総指標で低下を示していたが，治療3カ月後の認知機能は改善を認めた.

文　献

1) 平山惠造, 他. 脳血管障害と神経心理学 第2版. 医学書院, 2013
2) Mathiesen EB, et al. Neurology 62: 695-701, 2004
3) Balucani C, et al. Neurology 79: 1788-95, 2012
4) Landgraff NC, et al. J Neurol 257: 982-91, 2010
5) Takaiwa A, et al. Acta Neurochir 155: 627-33, 2013
6) Silvestrini M, et al. Neurology 72: 1062-8, 2009
7) Cattell RB. J Educ Psychol 54: 1-22, 1963
8) Takaiwa A, et al. EurJ Neuro 25: 313, 2018
9) 品川不二郎, 他. 日本版WAIS-R成人知能検査法. 日本文化科学社, 1990

10) 三澤義一, 他. 日本版WAIS-R簡易検査法. 日本文化科学社, 1993
11) 松岡恵子, 他. 精神医学 44: 503-11, 2002
12) Randolph C. Repeatable Battery for the Assessment of Neuropsychological Status Manual. Texas. The Psychological Corporation, 1998
13) 山嶋哲盛, 他. 脳神経 54: 463-71, 2002
14) Fazekas F, et al. AJNR Am J Neuroradiol 12: 915-21, 1991

2 付随系統診断学
治療が影響する認知・精神機能

B. 精神的要素
①不安

松原 功明／宮地 茂

背 景

一般的に手術を受ける患者は術前に不安を感じており，特に脳神経領域の手術においては，脳という重要臓器への侵襲や，万一の時の合併症の重篤さからより強い不安を伴う[1]．脳血管内治療はその低侵襲性により直達手術の代替治療として患者が選択する機会が増えてきているが，患者の手術に対する不安もその選択に影響している[2]．

本稿では，脳血管内治療に関する患者の不安について述べるとともに，局所麻酔下での脳血管内治療における患者の不安と未破裂脳動脈瘤患者が感じる不安について述べる．

脳血管内治療における患者の不安

手術を受ける患者は，外科的治療に伴う体表上の侵襲（脳神経外科では「頭を切られる」こと）に不安を感じやすい．また，手術合併症について不安を感じている．そしてそれらの不安は外科的治療か血管内治療かの治療方法の選択にも影響していると考えられる．

脳血管内治療の低侵襲性と，低侵襲性が低リスクと考えられがちなこともあり，患者の手術侵襲に対する不安が脳血管内治療を選択する要因の一つともなっている．脳血管内治療を受ける患者の不安に関するこれまでの報告によると，術前の不安の原因は治療の合併症に関連するものがほとんどであった．脳血管内治療を選択することで身体侵襲に関する術前の不安は軽減されたものの，開頭手術と同様に一度合併症が起これば重篤な後遺症を引き起こしかねないこともあり，合併症に対する不安が大きい．また，術後に患者の不安の程度は軽減されるが，術後早期には術後合併症についての不安が依然残っている[2]．

局所麻酔下での脳血管内治療における患者の不安

脳血管内治療の利点として，局所麻酔下に施行可能なこともその一つであるが，局所麻酔下での治療は治療中に意識が保たれることから，患者の術中不安への対応が必要である．

局所麻酔下で手術を受ける患者は治療環境についての不安を感じるが，脳血管内治療でも同様である．患者が脳血管内治療の術中に感じる不安としては，治療環境・進行状況・侵襲的処置・術者の会話に関するものがある．治療環境に関しては，血管造影室という慣れない空間で医療スタッフに囲まれているという環境に対して不安を感じる．進行状況に関しては，治療時間の見通しが分からないことが主な原因であり，治療時間が長くなるほど感じやすい．患者の不安の原因となる処置としては，点滴確保・尿道カテーテル留置・局所麻酔注射・シース挿入といった直接体表への侵襲を伴う手技である．一般的な処置ではあるが，患者側は脳血管内治療としての処置と認識しており，不安を伴う．会話に関しては，神経症状の有無を確認するために繰り返し症状をきかれることや，術者の会話内容について不安を感じることがある[2,3]．

これらの術中不安への対応として，術前のパンフレットやDVDによる情報提供，看護師の術前訪問が有効である．事前に提供する情報としては，血管造影室の雰囲気や脳血管内治療中の様子，侵襲的処置についての説明が患者からは望まれている．術中の対応としては，進行状況について適宜術者から説明することや，侵襲的処置時の呼びかけが有効である[3]．

未破裂脳動脈瘤患者の不安と脳血管内治療

脳血管内治療の主な対象疾患として未破裂脳動脈瘤がある．頭痛やめまい等の非特異的な症状に対し，患者が不安を感じ画像検査を希望することがきっかけとなって，未破裂脳動脈瘤が

見つかることがある．未破裂脳動脈瘤患者は，診断された時点で不安や精神的ストレスによりQOLが低下する[4]．術前から低下しているQOLが治療後にも改善しないという報告がある[5-7]．また，無症候性未破裂脳動脈瘤の脳血管内治療についての治療適応を考える際に「いつか破裂するかもしれない」という患者の不安の有無も大きな判断基準となる．もともとこのように未破裂脳動脈瘤患者は不安を感じやすい精神的背景をもっている[6]．局所麻酔下の治療において，他の疾患に比べて未破裂脳動脈瘤に対するコイル塞栓術を受ける患者は，不安を感じやすい[2]．未破裂脳動脈瘤に対するコイル塞栓術において，術中に強く不安を感じると予想される患者では，局所麻酔下ではなく全身麻酔による治療が考慮される．

以上のように，未破裂脳動脈瘤患者では，診断されてから治療を選択する過程においてすでに不安を感じており，脳血管内治療周術期の不安も大きい．不安を感じやすい未破裂脳動脈瘤患者には，精神的ストレスにも配慮した対応が望ましい．

▌文 献

1) Perks A, et al. J Neurosurg Anesthesiol 21: 127-30, 2009
2) 松原功明, 他. No Shinkei Geka 36: 513-20, 2008
3) 松原功明, 他. JNET 6: 157-63, 2012
4) Towgood K, et al. Neurosurgery 57: 858-65, 2005
5) Brilstra EH, et al. Cerebrovasc Dis 17: 44-52, 2004
6) Fontana J, et al. World Neurosurg 84: 1215-22, 2015
7) Solheim O, et al. Acta Neurochir (Wien) 148: 821-30, 2006

VIII 工学

1 操作制御学

治療を補助する工学技術

1 操作制御学
治療を補助する工学技術

A． 非接触による操作環境
①操作パネルのコントロール，バーチャルリアリティ

平松 亮

背景と基礎知識

　3D立体視画像は近年広く外科手術に用いられるようになってきている．特に腹腔鏡下手術領域ではその有用性が多く報告されており[1-3]，最近では手術支援ロボット「ダヴィンチ」にも用いられ，本邦でも多くの施設で採用されている[4-6]．また脳神経外科手術領域でも神経内視鏡手術[7]や顕微鏡下手術での手術支援ナビゲーションシステムと組み合わせた3D立体視画像が取り入れられ，その有用性の報告を散見する[8-11]．

　立体視画像の歴史は古く，2枚のフィルムで立体視することは単純撮影が可能になった前世紀初頭から一般的に行われていた[12-14]．また連続撮影でない1枚撮りの立体血管撮影は，1930年に齋藤らにより報告された．これは管球の角度をずらした2回の単発撮影で立体画像にすることは可能であったが，造影剤を2回注入する必要があった．1回の連続撮影で立体撮影を可能にするため，1管球を短時間に2つの位置の間を何度も行き来させたり[15-17]，2管球を交互に用いたり[18, 19]，1管球内に2焦点を持つ管球（dual-focus x-ray tube）を用いたりされた[20]．解像度などの問題から，1焦点を持つ1管球（single-focus x-ray tube）を用い一定の角度（convergent angle：6〜12°）をずらして同じ連続撮影を2回する方法が再び普及したが，やはり造影剤を2回注入するという問題点は解決されなかった．角度をずらした2方向の画像を並べて表示して，交差法または平行法により，近位または遠位に注視点を調節することにより裸眼による立体視を行うのが一般的であった．

　脳血管内治療を行ううえで3D RAは必須の診断ツールである．しかし，この撮影より作成された3D再構成画像（以下3D画像）は濃淡や影のつけ方により奥行きや丸みを表現しているが，あくまでもこれらはモニター上に投影された平面画像にすぎない．近年では3D立体視画像が脳血管内治療にも応用され，その有用性が報告されるようになってきている．

　本稿では，脳血管内治療前に術者が3D立体視画像を自ら触り，術前シミュレーションを行ってから通常どおりの治療を行い，術後に3D立体視画像が治療上有用であった点について，フリーコメントで評価を行った．

原理と結果

　対象は脳動脈瘤6例（未破裂：5例，破裂：1例）と複雑な血管構造を有する動静脈シャント疾患8例（AVM：2例，dAVF：3例，脊髄AVF：3例）の計14例である（**Table 1**）．3D立体視画像はパナソニック メディカルソリューションズ（現・コニカミノルタメディカルソリューションズ）が開発した手術支援画像システム（Plissimo XV）を用い作成した．3D立体視画像の作成手順は，まず脳血管内治療前に施行した3D RAのraw dataをDICOM形式でCD-Rに出力し，そのデーターをPlissimo XV上で展開する．3D立体視画像は数秒で完成し，それを同じくパナソニック メディカルソリューションズ株式会社が開発した3D立体視画像対応LCDモニターに投影する．術者は3D専用偏向眼鏡をかけて立体視画像をモニター上で自在にマウスを動かし病変までのアクセスや病変の奥行きなどを術前にシミュレーションした後，従来どおりの治療を開始した．治療後に第1術者が3D立体視画像を用いた術前シミュレーションが治療上有用であった点についてフリー

〈abbreviations〉

3D: 3 dimensional, AVF: arteriovenous fistula, AVM: arteriovenous malformation, dAVF: dural arteriovenous fistula, DICOM: digital imaging and communication in medicine, GC: guiding catheter, LCD: liquid crystal display, MC: micro catheter, NBCA: n-butyl 2-cyanoacrylate, RA: rotational angiography

Ⅷ 工学

Table 1　List of patients and comments of first surgeon

Case	Age	Sex	Diagnosis	Treatment	Years of operator of first Surgeon	Benefits to First Surgeon
1	62	M	Unruptured ICA anterior wall AN	Coil embolization using balloon assist technique	Over two decades	Not available
2	65	M	spinal dAVF	TAE using 13% NBCA and coil embolization	Over two decades	Much improved spatial understanding of feeder
3	77	F	Unruptured ICA large AN	Coil embolization using double catheter technique	Over two decades	Not available
4	55	M	spinal dAVF	TAE using 13% NBCA and coil embolization	Over two decades	Much improved spatial understanding of feeder
5	76	M	Transver-sigmoid sinus dAVF	TVE using coil embolization and TAE using 13% NBCA	Over two decades	Spatially recognition of the depth of parasinus and the configuration of shunt point
6	60	M	ICA-paraclinoid AN	Coil embolization using balloon assist technique	2 years	Spatially easy recognition of tortuous carotid siphon
7	58	M	AVM (feeder aneurysm)	Coil embolization	Over two decades	Spatially easy recognition of complicate feeder structure
8	64	M	spinal dAVF	TAE using 13% NBCA and coil embolization	Over two decades	Much improved spatial understanding of feeder
9	37	M	AVM	TAE using Onyx 18	Over two decades	Spatially easy recognition of complicate feeder structure
10	72	M	Transver-sigmoid sinus dAVF	TVE using coil embolization and TAE using 13% NBCA	Over two decades	Spatially recognition of the depth of parasinus and the configuration of shunt point
11	73	F	Transver-sigmoid sinus dAVF	TAE using coil embolization and 13% NBCA	Over two decades	Identification of shunt point
12	66	F	Unruptured IC-ophthalmic AN	Stent assisted coil embolization using double catheter technique	2 years	Spatially easy recognition of tortuous carotid siphon and accurate micro catheter shaping
13	75	F	Ruptured BA-SCA AN	Coil embolization	Over two decades	Not available
14	69	F	Unruptured carotid cave AN	Coil embolization using balloon assist technique and double catheter technique	Over two decades	Not available

ICA：internal carotid artery，AN：aneurysm，dAVF：dural arteriovenous fistula，AVM：arteriovenous malformation，BA：basilar artery，
SCA：superior cerebellar artery，TAE：transarterial embolization，TVE：transvenous embolization，NBCA：n-butyl 2-cyanoacrylate

コメントで評価を行った.

　Plissimo XVを用いた3D立体視画像の作成は，14例すべての治療において容易に作成できた．脳血管内治療における3D立体視画像の有用性について，術者の評価として奥行き方向の血管構築やワーキングアングルに重なりを持つ分枝の把握等，空間的オリエンテーションがつけやすい点があげられた．具体的にはAVMにおいて平面画像では見誤りやすい屈曲した血管のねじれや，近接する2血管の距離の把握が可能であった．横静脈洞部dAVFでは，複数のparasinusの奥行きやその接合部の形状が立体的に描出され，アプローチする角度や方向の決定に有用であった．また脳動脈瘤においては術者が術者経験の豊富な脳血管内治療指導医の場合では通常の治療と比較して3D立体視画像の格段な有用性は示せなかった．しかし術者が手術経験の浅い脳血管内治療専門医であった場合には脳動脈瘤のアクセスルートの奥行き（サイフォン部のtortuousな形状など）やMCのshaping形状をより正確に知ることができた．しかし3D立体視画像対応LCDモニター上での立体視画像の動きにストレスを感じるという評価も認められた．

代表症例

◆ Case 6
◆ 患者
60歳男性
◆ 現病歴
　ふらつきを主訴に近医で頭部MRI/MRAを施行され左内頚動脈瘤を指摘されて当院へ紹介となった．当科にて脳血管撮影検査を行ったところ最大径は5mmを超えていた．年齢・大きさより治療対象で，本人の治療希望もありコイル塞栓術を行うこととなった．
◆ 治療
　局在は内頚動脈傍前床突起部動脈瘤であり(**Fig. 1A**)，最大径が5.30mmで，ネック径は3.95mmと比較的broadネック(Dome/Neck比＝1.35)であった．内頚動脈傍前床突起部動脈瘤でサイフォン部からの距離が非常に短くMCを動脈瘤内に留置する(engagement)際に難渋すること，またコイル塞栓術中にMCが安定しないことが予想されたため，バルーンアシスト下でのコイル塞栓術を行う方針とした．治療は全身麻酔下で行い，6FrのGCを左頚部内頚動脈(C1レベル)に留置した．その後，術前3D-RAのraw dataをDICOM形式でCD-Rに出力し，このdataをPlissimo XV上で展開すると約10秒で3D立体視画像が完成した(**Fig. 1B**)．これを術者(脳神経血管内治療専門医)がマウスを用いて3D立体視画像対応LCDモニター上で自由に動かし，術前シミュレーションを行ってからMCのshapingおよびengagementを行った．計5本のコイルを用い，最終造影にて動脈瘤はcomplete obliterationを得た．
◆ 評価
　サイフォン部の奥行きが通常の3D画像で認識していた感覚より非常に深くそのサイズに合わせてカテーテルをshapingしたため，通常は2次元的にpreshapeしたマイクロカテーテルをガイドワイヤーで方向転換して誘導するところだが，無理なwire操作をせずengagementすることができた．

◆ Case 8
◆ 患者
64歳男性
◆ 現病歴
　4カ月前より両下肢脱力と膀胱直腸障害を認めたため椎間板ヘルニア手術目的で当院整形外科に入院となった．術前腰椎MRIにてflow voidおよび拡張した異常血管を胸腰椎レベルに認めたため当科紹介となった．当科で脊髄血管撮影を行うと，右胸椎7，8レベルの肋間動脈から栄養される脊髄dAVFを認めた(**Fig. 2A**)ため，血管内治療を行うこととした．
◆ 治療
　Case 6同様，治療前に行った脊髄血管撮影の3D RAのraw dataをDICOM形式でCD-Rに出力し，このdataをPlissimo XV上で展開すると約10秒で3D立体視画像が完成した(**Fig. 2B**)．本症例は脊髄dAVFであり，drainerとfeeder(T7，T8 radiculomedullary artery)をそれぞれ個別の立体視画像を作成し重ねた．これを術者(脳血管内治療指導医)が3D立体視画像対応LCDモニター上で術前シミュレーションを行った後，治療を開始した．治療は全身麻酔下に6Frと4Frのcoaxial systemでGCを右第7胸椎肋間動脈に留置した．そこからfeederであるradiculomedullary arteryにMCの挿入を試みたが，術前3D立体視画像より肋間動脈からの分岐角度が鋭角であることが事前にわかっていたため，無理なwire操

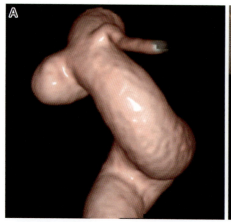

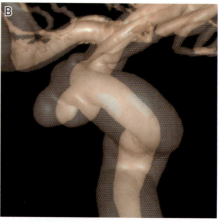

Fig.1 Case 6
アナグリフメガネを通して見ることで，立体感が感じられる．

480

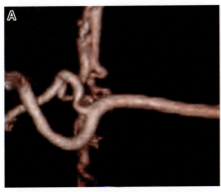
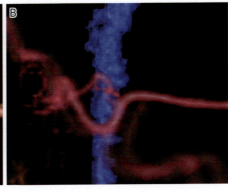

Fig.2 Case 8
アナグリフメガネを通して見ることで，立体感が感じられる．

作を行わず，血管分岐後の肋間動脈にコイルを留置して閉塞をした．その後血管分岐手前よりNBCAの注入を行い，feederのみのへ塞栓物質注入が可能であった．T8 radiculomedullary arteryからもNBCAの注入を行い，最終造影にて脊髄dAVFは完全消失した．

評価

T7 radiculomedullary arteryの分岐は厳しい角度であり，これは3D画像でも確認できていた．しかしfeederである側の血管分岐が鋭角でさらに水平方向にヘアピンターンしている3次元情報を正確にとらえることが可能であった．これにより無理なwire操作を行わず適切な治療戦略を立てることができた．

脳血管内治療における意義と将来展望

今回用いた3D立体視画像システムは，脳血管内治療を行う際に必ず撮影する3D RAのraw dataから簡便に立体視画像を作成でき，また3D偏向眼鏡をかければ誰でもその立体視画像を確認することが可能である．そのため3D立体視画像作成のために2回の撮影を行う必要がなく，立体視画像を見るための慣れも不要である．また，今回の検討ではすべての症例において数秒で3D立体視画像が容易に作成でき，さらに術前の血管構築の把握や治療戦略の決定にこの3D立体視画像はたいへん有用であった．特に，シャント疾患では血管解剖やfeeder, drainerの前後関係や距離感の把握に有用で，血管走行を不十分な，または過小評価したために操作に無理が加わることで合併症が生じたり，治療時間の延長による放射線曝露量の増加を防ぐ効果もあると思われた．

この空間的オリエンテーションは，脳血管内治療において非常に重要な要素であり，3D立体視画像を術前に確認することで術者経験の浅い脳血管内治療医のトレーニングや学生教育にも利用できると思われた．

文献

1) Kong SH, et al. Surg Endosc 24: 1132-43, 2010
2) Silvestri M, et al. Surg innov 18: 223-30, 2011
3) LaGrange CA, et al. J Endourol 22: 511-6, 2008
4) Ito M, et al. Hepatogastroenterology 61: 493-6, 2014
5) Yoshida S, et al. Int J Urol 22: 520-1, 2015
6) Fujiwara K, et al. J Robot Surg 9: 315-9, 2015
7) Inoue D, et al. J Neurol Surg A Cent Eur Neurosurg 74: 357-65, 2013
8) Rohde V, et al. Neurosurg Rev 30: 209-16, 2007
9) Unsgaard G, et al. Neurosurgery 56: 281-90, 2005
10) Mathiesen T, et al. Neurosurgery 60: 345-50, 2007
11) Kockro RA, et al. Neurosurgery 72: 78-88, 2013
12) 太田富雄, 他. 頭蓋骨・脳・血管の三次元画像アトラス. 金芳堂, 1995
13) Washburn MF. Proc Natl Acad Sci 19: 773-7, 1993
14) Fray WW, et al. Ann Surg 95: 425-32, 1932
15) Takahashi M, et al. AJR Am J Roentgenol 126: 1211-8, 1976
16) Vogelsang H, et al. AJNR Am J Neuroradiol 4: 588-9, 1983
17) Mokrohisky JF, et al. Acta radiol 46: 262-72, 1956
18) Fernstrom I, et al. Acta radiol 44: 230-2, 1955
19) Tobe T, et al. Gunma J Med Sci 15: 23-31, 1966
20) Doi K, et al. Radiology 124: 395-401, 1977

1 操作制御学
治療を補助する工学技術

B. 自動制御
①自動挿入装置，ロボット

松原 功明

背景と基礎知識

　近年，ロボット技術の発展により，医療分野においてもロボットが使用されるようになってきた．ロボットによる機械的な操作は細かく精密な作業に適しており，外科手術においてもロボット技術が導入されている．今後もさまざまな領域での応用が期待されているが，血管内治療領域もその一つである．本稿ではカテーテル治療におけるロボット手術システムについて述べる．

原理と結果

　血管内治療は近年急速に発展してきた治療方法であり，その低侵襲性により直達手術の代替治療として選択される機会が増えている．カテーテル治療手技は，カテーテルやガイドワイヤーの押し引きの動作とねじる操作（トルク操作）により行われ，3次元的な動きはほとんどない．そのため，近年冠動脈インターベンション（PCI）を中心にロボット手術システムについて開発が進んでいる．

　PCI領域では，欧米ではすでにロボット手術システムが導入されており臨床応用も行われている[1, 2]．CorPath Vascular Robotic System（Corindus，**Fig. 1**）は，FDAの承認を受けたはじめてのPCIロボット手術システムである[3]．前身のCorPath 200 robotic PCI systemは，PRECISEと呼ばれる多施設前向き研究で安全性と有効性が確認された[4]．また，Robocath社もPCIロボット手術システムを開発しており，同社ホームページによると臨床試験が計画されている[5]．Corindus社，Robocath社のいずれも，術者が操作室内の放射線防護板に囲まれたコクピットで操作するシステムである（**Fig. 2, 3**）．

コクピット内のタッチスクリーンや操作盤上のジョイスティックで，カテーテルやワイヤーを操作し手技を行う．冠動脈に対するインターベンションの基本手技であるカテーテル誘導・バルーン拡張とステント留置のすべてをベッド上のロボット部分による動作で行うことができる（**Fig. 4, 5**）．

　このように，機械的な操作によりカテーテル治療が可能となったことは画期的であり，今後の発展が期待されている．PCIロボット手術システムの有効性については，機械によるデバイスの操作や正確な計測によってステントサイズの選択やポジショニングを適切に行うことができること，それにより造影剤使用量やステントの使用本数を減らすことができることが挙げられる[3]．一方，現状でのシステムの最も大きな利点は，術者の被曝低減である．術者はコクピット内で操作することにより9割以上の放射線被曝の低減が得られる．また，防護プロテクターや清潔ガウンを装着する必要がなくなることも利点である．ただ，システムのセッティングや使い勝手・ディスポーザブル部分（主に患者と接する部分）の取り扱い・コスト・操作性等の面で，まだまだ改善されるべき点は残っている．

　将来的には遠隔手術への応用が期待されており，ロボット手術システムを用いて，血管撮影室外にあるコクピットからロボットを操作して遠隔治療を行ったという臨床研究が報告されている[6]．

脳血管内治療における意義と将来展望

　PCIと違い，ロボット手術システムの脳血管内治療への応用はまだ進んでいない．脳血管内治療の領域では，2013年にHaraguchiらがマイクロカテーテルを術者がコントロールしフットス

⟨abbreviations⟩

CAS: carotid artery stenting, PCI: percutaneous coronary intervention, PRECISE: the percutaneous robotic-enhanced coronary intervention study

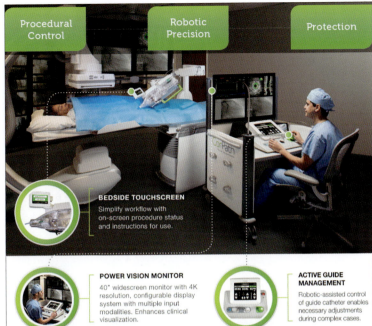

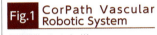
Fig.1 CorPath Vascular Robotic System
（画像提供：Corindus社）

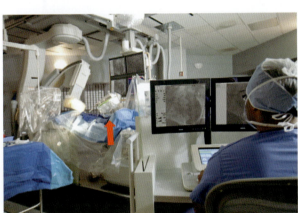

Fig.2 操作システム（Corindus社）
（文献4より）

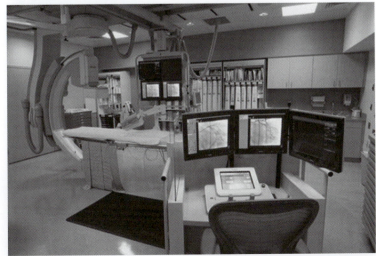

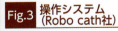
Fig.3 操作システム（Robo cath社）
（文献2より）

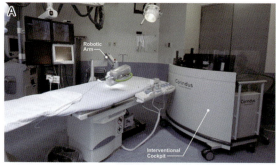
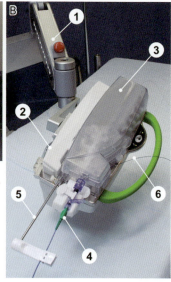

Fig.4 手術室(Corindus社)

(文献1より)

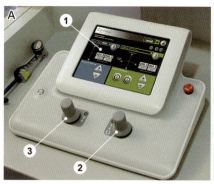
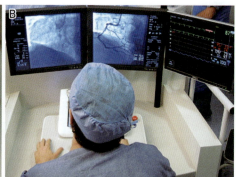

Fig.5 手術時の操作(Corindus社)

(文献1より)

イッチでコイルを機械的に挿入する装置を開発している(**Fig.6**)が,その他の報告は乏しい[7].以下に脳血管内治療におけるロボットシステムの開発についての今後の展望について述べる.

脳血管内治療の主な治療の一つに,頸動脈狭窄症に対するステント留置術(CAS)がある.CASではフィルターやオクルージョンバルーンといったプロテクションデバイスを使用する点はPCIと異なる部分であるが,カテーテルやワイヤー誘導・バルーン拡張・ステント留置といった部分の手技はPCIに類似しており,PCIロボット手術システムからの応用が可能であろう.

一方,脳血管内治療のもう一つの主な治療に,脳動脈瘤コイル塞栓術がある.脳動脈瘤コイル塞栓術は,マイクロカテーテル内からコイルデリバリーワイヤーを前進させることによってコイルを瘤内に順に挿入し充填していく手技である.コイルを挿入する操作はカテーテルやワイヤーをひねる操作(トルク操作)を必要とせず,操作自体は単純な押し(時に引き)の動きである.しかし,術者はコイルの挙動や手元の感覚からコイル挿入とカテーテル操作を適切に行っている.カテーテルとワイヤーの操作はインターベンションに共通の操作であるものの,コイル塞栓術は手技的にPCIとは異なっている.脳動脈瘤コイル塞栓術におけるロボット手術システムの開発には,コイル挿入とカテーテル操作に伴う抵抗のフィードバックを伝えつつ,コイルとカテーテルを適切に制御できるようなシステムが必要である.脳動脈瘤コイル塞栓術へのロボット手術システムの開発・導入が期待されるが,現状ではまだ課題が多い.

まとめ

ロボット技術によるカテーテル手術システム

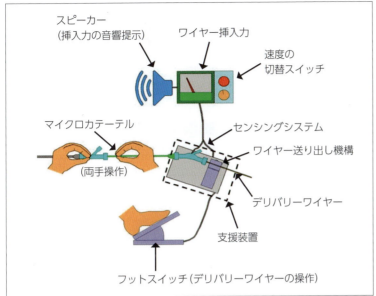

Fig.6 Haraguchiらの開発したフットスイッチシステム

の開発が進んできており，PCIロボット手術システムは臨床応用に至っている．脳血管内治療領域におけるロボット手術システムは進んでおらず今後の課題であるが，他領域で培われたロボット手術システムの技術を踏まえて将来的に進んでいくものと考えられる．

文献

1) Granada JF, et al. JACC Cardiovasc Interv 4: 460-5, 2011
2) Smilowitz NR, et al. Curr Cardiol Rep 14: 642-6, 2012
3) http://www.corindus.com/home
4) Weisz G, et al. J Am Coll Cardiol 61: 1596-600, 2013
5) http://www.robocath.com/en/
6) Madder RD, et al. EuroIntervention 20: 1569-76, 2017
7) Haraguchi K, et al. Interv Neuroradiol 19: 159-66, 2013

1 操作制御学
治療を補助する工学技術

C. 画像伝送
①脳卒中領域におけるTelemedicine（遠隔医療）

髙尾 洋之

背景

遠隔医療（Telemedicine）

遠隔医療（Telemedicine）には，2つの活用の方向性がある．1つは，医師と患者が距離を隔てたところでインターネット等の通信技術を用いて診療（診断・治療）を行うD to Pである．もう1つは，医師と医師や医師と医療従事者（看護師等）が同様に，インターネット等の通信技術を用いた診察・助言をするD to Dである．

実際に遠隔医療を行うに当たっては，診断に不可欠な医療データ（放射線画像データや採血情報等）が，いつでもどこでも遠隔地で見えるシステムの構築に加え，診断・読影・治療の判断等が可能な医師の確保等をすることが必要不可欠である．離島，僻地などにおいて，場所に限らず等しく医療を受けることができれば，どの場所に住んでいても安心して，生活や仕事が行うことができる．また，遠隔医療の導入が進めば，対面が必要なときのみ医者への直接的なアクセスが確保されればよいことから，超高齢化社会の日本における新しい医療の形や医師不足解消の方策としても期待される．

海外における遠隔医療の実例としては，僻地や郊外と都会のとの間で存在した脳卒中の治療判断格差について，LevineらがTelemedicineとして脳卒中専門医の供給問題を電話によって解消する試みを実施し，それをTelestrokeと呼んで報告したことが知られている[1]．脳卒中領域においてはこのようにTelemedicineの科学的根拠となるような論文がいくつか報告されており，その有用性の報告[2-4]や血栓溶解薬であるrt-PAの投与判断におけるTelemedicineの有用性の報告[5-7]などがある．

さらに，近年，脳卒中領域のTelemedicineを用いた費用対効果有用性の報告[8-10]がされており，われわれのデータを含め本報告で検討していきたい．

脳梗塞医療において時間は重要

脳梗塞患者に対するrt-PAの静脈療法は発症4.5時間に以内に行われることとなっている．さらに，rt-PAの静脈内投与で効果が得られなかったあるいは，rt-PAの適応にならなかった場合には，発症8時間以内であれば，虚血性脳血管障害に対して，脳血栓回収用機器の使用が認められており，近年，国際的に有名な論文が4つ発表されている[11-14]．その4つの報告では，いずれも，発症6時間以内の血管内治療の有用性が証明された．日本では8時間以内なら血管内治療という方針が一般的となっているが，再開通は早ければ早いほど良いという報告を受け，日本でもより早い診断と治療に対する重要性が再認識された．

遠隔医療（Telemedicine）の現状

急性期虚血性脳血管障害の早期治療についてのAHAガイドラインにおいて，TelemedicineやTeleradiologyについて推奨されている[15, 16]．Telemedicineを用いることで地方の脳卒中専門家が少ない状況下でも，適切な治療を可能にしたとするエビデンスの報告が増えてきており，神経内科医や神経放射線科医不足を解決する方法である可能性が記載されている．TeleradiologyはCTやMRIの画像撮影をした後に，診断もしくは治療方針の相談目的に他の場所へ情報を転送するシステムのことであり，Telemedicineの中でも中心的なものの一つである．そし

〈abbreviations〉

AHA: American Heart Association, CT: computed tomography, D to D: Doctor to Doctor, D to P: Doctor to Patient, IAT: intraarterial therapy, ICT: information communication technology, MRI: magnetic resonance imaging, rt-PA: recombinant tissue plasminogen activator, SPECT: single photon emission computed tomography

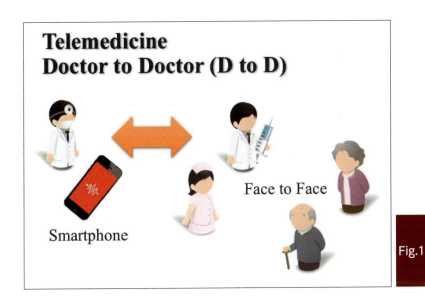

Fig.1 Doctor to Doctor (D to D)：医師同士のもしくは医師と医療従事者との会話に使い，専門性の高い医療をサポートするシステム

て，画像読影で診断する専門家が存在しない場合は，Teleradiologyシステムを用いて，脳卒中が疑われた症例に画像撮影を施行して転送し，遠隔地にいる専門家が読影することが進められている．日本においても，いくつかの論文にて，その有用性が報告されている．また，日本脳卒中ガイドライン2015においては，「遠隔医療システム（Teleradiology or TelesStroke, Teleradiology）」という項目が追加され，日本国民全体がrt-PA静脈療法の恩恵を受けるために，各医療圏で米国のブレインアタック連合が提唱するような一次脳卒中センターの整備，あるいは，Telestroke, Teleradiologyといった遠隔医療の整備が必要であると提唱している．

海外の遠隔医療はビデオチャットやソーシャルネットワークサービスを使っているものがほとんどであり，医師と患者が直接やり取りを行うD to Pも積極的に行われているが，日本においてはD to Pが医師法第20条の無診察治療等の禁止に抵触する可能性があるとの議論があり，普及には至っていない．国内の遠隔医療に関する動向としては，平成9年に厚生労働省の医政局長通知で直接の対面診療と同等ではないにしてもこれに代替し得る程度の患者の心身の状況に関する有用な情報が得られる場合には，遠隔診療を行うことは直ちに医師法第20条等に抵触するものではない旨を通知している．また，平成29年には，当事者が医師および患者本人であることが確認できる限り，テレビ電話や，電子メール，ソーシャルネットワーキングサービス等の情報通信機器を組み合わせた遠隔診療についても，直接の対面診療に代替し得る程度の患者の心身の状況に関する有用な情報が得られる場合には，直ちに医師法第20条等に抵触するものではないことと解釈範囲を拡大する方向性である．しかし，保険収載の診療を遠隔医療で行えるかどうかなどの議論は行われておらず，今後の展開が待たれる．

D to Pに対して，この医師法第20条（無診察治療等の禁止）に全く抵触しないのが，D to D（**Fig. 1**）と言われているもので，現場の医師と遠隔地にいる専門医の連携をすることにより，より医療を向上させようとするものである．保険収載に対しては，D to P同様に課題ではあるが，日本においては，D to Dをまず進めて行くのも今後の考え方の一つである．

Telemedicineの可能性が医療機器認可制度の改正で変わる

2013年11月に国会で成立した改正薬事法は「医薬品，医療機器等の品質，有効性及び安全性の確保等に関する法律（医薬品医療機器等法）」（通称：薬機法）と名称が変更され施行された．これにより，日本の医療の中でもソフトウエアが医療機器の一部として認められるようになった．Telemedicineに用いるソフトウエアについても承認されることにより，医療の中にさまざまな医療機器ソフトウエアが開発されることが予想され，発展していくと考えられる．そして，2015年に日本において遠隔医療を将来的な目的としている医療従事者間コミュニケーションアプリケーション「Join」というアプリケーションが医療機器として認可されて，2016年4月に保険収載された．

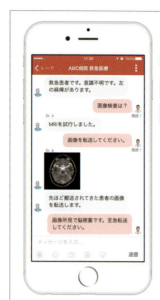 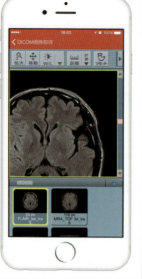

Fig.2 遠隔コミュニケーションアプリケーション「Join」を用いた実際のやりとり．左図は，実際のコミュニケーション．右は実際のMRI画像

医療従事者間コミュニケーションアプリケーション「Join」

　いつでも，どこでも，医療従事者が，医療情報を確認でき，医療画像が読影できることが医療の質の向上や医師不足の解消につながることをコンセプトに，2008年から「Join」の前身となる遠隔画像診断アプリケーション「i-Stroke」の開発が始まった．Apple社のスティーブ・ジョブズ氏が発表したiPhone 3Gなどのスマートフォンが世の中に登場してきたときであり，画像解像度や診断に十分なものであるのか等さまざまな議論をしながら開発された．スマートフォン用の画像サーバーの開発，更にはタイムラインでの医療情報の可視化などが開発され，臨床に導入された．そして，その10カ月間の脳神経外科領域における使用経験について，Takaoらは有用性の報告を行っている[17]．

　近年，4G回線などの通信速度の向上やスマートフォン自体の処理能力の向上により大きなサイズのデータがモバイル端末で扱えるようになり，サーバー型からクラウド型にシステムが変わったことで低コストの開発ができるようになった．また，紛失などのセキュリティーの面の対策としては，スマートフォンの中に医療情報や画像が残らないThin clientシステムを採用し，インターフェイスとしては，Lineやメッセージと言われるソーシャルネットワークサービスのコンセプトであるコミュニケーションを重要視して，日常的に使用するソフトに似せることにより，使うこと自体に対する抵抗感を低下させた．こうして新しく開発したものが，医療従事者コミュニケーションアプリケーション「Join」である[18]．医療情報も医療画像も簡単に確認でき，数人の医師，看護師，コメディカルスタッフと情報が共有できるアプリケーションである．放射線画像（CT，MRI，SPECT等）からエコーや心電図，脳波のような生理検査情報，採血情報なども共有できる(Fig. 2)．また，Webカメラ等を設置することにより，ほぼリアルタイムで手術の様子や病室などの映像も共有できる．場所を選ばなくても携帯電波もしくはWi-Fi電波を受けられる環境下でいつでも，どこでも情報を共有できる．

医療従事者間コミュニケーションアプリケーションの有用性

　医療従事者間コミュニケーションアプリケーション「Join」の導入によるメリットとして，総額の医療費削減につながることが期待される．実際，東京慈恵会医科大学附属病院において，2014年8月に「Join」導入を行い，総医療費として全体の約8％の医療費削減効果が得られている．すでに発表されている3つの論文では，ICT導入によって医療費の費用対効果の有用性に関して報告がされている[8-10]．日本と同じ医療保険制度ではないため直接の比較は困難であるが，診断・治療の迅速な判断が総合的医療費の削減につながると言える．

遠隔コミュニケーションアプリ「Join」による費用対効果

　遠隔コミュニケーションアプリ「Join」の使用により得られるメリットとしては，モバイル端

Table 1	医療費および介護費用の脳血栓溶解療法と脳血管内治療の費用対効果モデル	
	減額分（医療）	減額分（介護）
血栓溶解療法	5.3 億円	20.1 億円
血管内治療	2.1 億円	7.9 億円
計	7.4 億円	28.0 億円

末による医用画像の早期確認，および医療チームによるディスカッションがある．チーム内コミュニケーションにより，より正確な診断が可能となり，これが患者予後につながる可能性はあるが，現時点では定量的に測定困難であるため，ここでは診断時間の短縮を主な指標とし，「Join」の費用対効果について，日本全体での治療における費用対効果モデルを用いて予測して検討を行った（**Table 1**）．

前述のとおり，脳梗塞は時間依存的に症状が進行し，その治療法であるrt-PA血栓溶解療法および血管内血栓回収術はその適応となる時間が限定されている．そのため，時間的・地理的制約により，現在では限られた患者のみが当該治療の対象となっており，治療開始までの時間を更に短縮するべく，さまざまな試みがされている．今回，「Join」を用いた場合の時間短縮を考えるにあたっては，Cerejoら[19]の報告におけるCT to IAT timeの短縮時間とモバイル端末の進歩の速さ・普及を考慮し，1時間を目安とした．

【血栓溶解療法について】

想定予後：Leesら[20]の報告データを用いて計算すると，発症から270分以内に血栓溶解療法を実施した場合，mRSが0-1となる患者は43.6％である．治療までの時間が1時間短縮された場合には，mRSが0-1となる患者が1.3倍

へ増加する．

推定患者数：平成26年社会医療診療行為別調査によると，アルテプラーゼ血栓溶解療法実施数は7,704回/年と推定される．

影響コスト：篠原らの報告[21]によると，mRS 0～1と2～5で，かかる急性期医療費の総額での平均値は以下のようになっており，その差額は526,430円である．

mRS 0～1：785,330円
mRS 2～5：1,311,760円

したがって，これまで血栓溶解療法の対象となっている患者のうち「Join」を用いることにより約35.4億円の経済効果が期待される．

「Join」を用いることにより，脳梗塞の診断から治療までの時間短縮が期待される．また，それにより患者の予後改善が期待される．したがって，シミュレーション結果として上記の示したような，差額分の経済効果をもたらす可能性のあるツールであるといえる．

Telemedicine（遠隔医療）は日常の診療に

患者間コミュニケーションシステムにおいては，治療までの時間の短縮や医療の費用対効果において削減が認められるデータが出てきている．脳卒中領域における遠隔システムTelestrokeにおける費用対効果の有用性が海外から報告もされ，AHAや日本の脳卒中ガイドラインに明記されている実情から考えて，ICTを用いた脳卒中医療は今後ますますの発展を遂げ，更なる医療の質の向上や医療費の削減，最終的には患者の予後の改善につながっていくと考えられる．また，脳卒中医療には必要不可欠なものになってきていると言える．

文 献

1) Levine SR, et al. Stroke 30: 464-9. 1999
2) Demaerschalk BM, et al. Stroke 43: 3271-7, 2012
3) Shafqat S, et al. Stroke 30: 2141-5, 1999
4) Wang S, et al. Stroke 34: e188-91, 2003
5) Demaerschalk BM, et al. Stroke 41: 1251-8, 2010
6) Demaerschalk BM, et al. Telemed J E Health 18: 230-7, 2012
7) Meyer BC, et al. The Lancet Neurology 7: 787-95, 2008
8) Demaerschalk BM, et al. The American journal of managed care 19: 976-85, 2013
9) Nelson RE, et al. Neurology 77: 1590-8, 2011
10) Switzer JA, et al. Circ Cardiovasc Qual Outcomes 6: 18-26, 2013
11) Berkhemer OA, et al. N Engl J Med 372: 11-20, 2015
12) Campbell BC, et al. N Engl J Med 372: 1009-18, 2015
13) Goyal M, et al. N Engl J Med 372: 1019-30, 2015
14) Saver JL, et al. N Engl J Med 372: 2285-95, 2015
15) Jauch EC, et al. Stroke 44: 870-947, 2013
16) Schwamm LH, et al. Stroke 40: 2635-60, 2009
17) Takao H, et al. Stroke 43: 236-9, 2012
18) Tsao JW, et al. Teleneurology in Practice: A Comprehensive Clinical Guide. Springer, 2015
19) Cerejo R, et al. Journal of Neuroimaging 25: 940-5, 2015
20) Lees KR, et al. The Lancet 375: 1695-703, 2010
21) 篠原幸人, 他. 脳卒中 29: 22-8, 2007

① 操作制御学
治療を補助する工学技術

D. 擬似体験
①トレーニングマシン

中居 康展

背景と基礎知識

　医療技術の高度化と安全に対する要求レベルの向上によって，初心者が侵襲的検査・治療手技を現場で習得することは困難となってきた．そこで擬似体験を基にしたトレーニングの目的で，専ら救急医療や内視鏡手術の領域ではさまざまなシミュレータが開発され普及するに至った[1, 2]．脳神経血管内治療の領域では，これまで画像診断の一つである脳血管造影が手技的に近似していることから良いトレーニングとなっていたが，これも侵襲的検査であり合併症のリスクも少なくない[3]．そこでより安全なトレーニングマシンとして，血管内治療シミュレータの開発が行われてきた．

　血管内治療シミュレータは，大きくアナログシミュレータとバーチャルシミュレータに分けられる．実際の治療機材を血管に模したチューブなどに通して手技をシミュレーションするものがアナログシミュレータで，カテーテル・ガイドワイヤーに模した機材を機器内のセンサーが検知して画像化し手技をシミュレーションするものがバーチャルシミュレータである．特に近年はコンピューター処理能力の向上により，バーチャルシミュレータの進歩が著しい．

シミュレータの特徴と最近の状況

　脳血管内治療にはカテーテル・ガイドワイヤー・塞栓材料といった機材が必須で，トレーニングにあたってはそれらの機材の操作法と手順を理解することが重要である．操作法の基本は「押し」「引き」「捻り」で，これにカテーテル・ガイドワイヤーを組み合わせることで様々なバリエーションに対応することが可能となる．アナログシミュレータもバーチャルシ

ミュレータも，これらの操作感をいかにリアルに再現できるかが開発の課題となっている．

　アナログシミュレータには，単純にアクリル板に血管構造が刻まれたのみのフラット（2D）モデル，3次元的に形成された人工血管を用いた立体（3D）モデル，血管拍動を再現した拍動モデルなどがある．簡便なモデルでも直視下に機材のパフォーマンスを確認できるので，新規機材のトレーニングなどには十分に有用である．最新のアナログシミュレータとしては，EVE: EndoVascular Evaluator（ファインバイオメディカル）（**Fig. 1**），サーキットトリニティ（ジャストメディカルコーポレーション）などがある[4, 5]．これらにはCTデータを基にした生体の血管構築を精密に再現したシリコン製の血管モデルが内挿されており，人体の血液循環（血圧，血液量，血液温度）を再現できるように還流ポンプが組み込まれている．先述のように実臨床と同じ機材を用いるので，機材の操作性と手技を重視したトレーニングに有用である．

　バーチャルシミュレータには高度なコンピューター機器の搭載が不可欠で，その結果機器が高価になるのが難点である．その代わりにコンピューター上の設定変更のみで，異なる解剖（大動脈弓タイプ1〜3, bovine），動脈瘤や頸動脈狭窄などの異なる病変，および先端形状やサイズが異なる機材を設定したトレーニングが可能である．最新のバーチャルシミュレータとしては，Mentice VIST: Vascular Intervention Simulation Trainer（Mentice）（**Fig. 2**），ANGIO Mentor Endovascular simulator（Simbionix），Cath Lab VR（CAE Healthcare）などがある[6-8]．いずれの機器も，術中透視画像・DSA・ロードマップなど現場に近い画像を得ることが可能で，手技の手順や術中画像を重視したトレーニングに有用である．最近では

〈abbreviations〉

CAS: carotid artery stenting, DSA: digital subtraction angiography

Ⅷ 工学

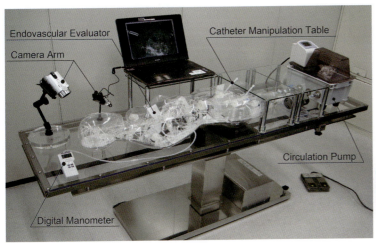

Fig.1 EVE: EndoVascular Evaluator (FAIN-biomedical)

画像提供：FAIN-biomedical, Nagoya, Japan

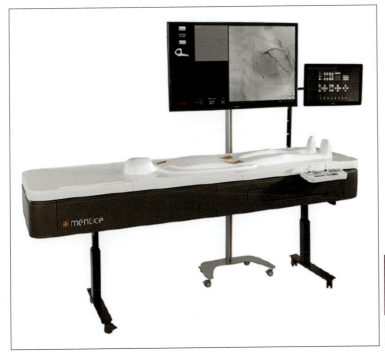

Fig.2 Mentice VIST: Vascular Intervention Simulation Trainer VIST-Lab (including VIST G5 simulator)

画像提供：Mentice, Gothenburg, Sweden

患者個々のCT・MRIデータを基にしたシミュレーションや，放射線被曝のシミュレーションも可能となっており，将来的にコンピューター性能の向上によって更なる進歩が期待できる．アナログシミュレータとバーチャルシミュレータについて，それぞれの利点・欠点を示す（**Table 1**）．

脳血管内治療の領域でも，シミュレートレーニングの有用性について術者の経験がシミュレータでのパフォーマンスと相関があるとの報告や，シミュレーショントレーニングを行うことによって，知識・技能の向上，手技・透視時間の短縮，造影剤使用量の減少などが得られるとした多くの報告がある[9-14]．本邦でも，CAS手技の導入にあたりJ-CASEトレーニングでシミュレーショントレーニングが行われ，それ以降学会のハンズオンコースなどでも活発にシミュレータが用いられていることから，既にシミュレータは脳血管内治療の教育において欠くことの出来ないものとなっている[15]．

491

Table 1 アナログシミュレータとバーチャルシミュレータの利点と欠点

	利点	欠点
アナログシミュレータ	• 簡便で安価なものなどのバリエーションが多い • 通常の機材を使用可能 • 応用手技が可能 • ウェットコンディションでの手技が可能	• 安価なものから高価なものまで機種による差が大きい • 使用機材が高価 • さまざまな病変については対応困難（モデルの交換で対応） • 手技の定量化には工夫が必要
バーチャルシミュレータ	• 設定によりさまざまな病変のトレーニングが可能 • さまざまな機材の設定が可能 • 手技の定量化は比較的容易 • 放射線被曝がない	• 比較的高価 • 操作感が比較的単調 • 通常の機材は使用できない • 応用手技は不可能 • ドライコンディションでの手技のみに限られる

脳血管内治療における意義と将来展望

　技術的にはより実臨床に近いリアルなシミュレータを開発する方向に進んでいくものと思われる．アナログシミュレータでは，患者個々の画像データを基にして，より簡便に血管モデルを作成できるシステムの導入が，バーチャルシミュレータでは，カテーテルやコイル挿入の抵抗について，実臨床のデータをフィードバックしたよりリアルな操作感を再現したシステムなどがあげられる[16,17]．将来的にはアナログとバーチャルの利点を融合したハイブリッドシミュレータなど，将来的にロボット医療・遠隔医療への応用が期待される分野である．

　その一方で，シミュレーショントレーニングにはリスクを負わずにハイリスクの手技を擬似体験できるというメリットがあるが，医療行為ではなくゲーム感覚のトレーニングに陥ってしまう危険性を常に認識しておく必要がある[18]．すなわち，シミュレーショントレーニングの必要性と意義を良く理解した指導医の存在が重要で，今後はシミュレータを通して「何を教えるか」，トレーニングの方向性と評価法の標準化が重要な課題になると思われる．

　また臨床の場では，医師以外で患者に対してカテーテル操作を行うことは出来ないが，シミュレータであれば特別なライセンスも不要で，かつ医師目線でのトレーニングが可能になる．医学生や医療スタッフに対しても，シミュレータを用いることでより深い実践的なトレーニングを行うことができるため，医学部卒前教育や医療チーム教育への応用が期待できる[19]．

文 献

1) Wayne DB, et al. Chest 133: 56-61, 2008
2) Iwata N, et al. Surg Endosc 25: 423-8, 2011
3) Sato M, et al. Neurol Med Chir（Tokyo）53: 381-7, 2013
4) EVE EndoVascular Evaluator.
　http://fain-biomedical.com/（2018年7月2日閲覧）
5) Circuit Trinity.
　http://www.justmedical.jp/（2018年7月2日閲覧）
6) Mentice VIST.
　http://www.mentice.com/（2018年7月2日閲覧）
7) ANGIO Mentor.
　http://www.simbionix.com/（2018年7月2日閲覧）
8) Cath Lab VR.
　http://www.caehealthcare.com/（2018年7月2日閲覧）
9) Aggarwal R, et al. Eur J Vasc Endovasc Surg 31: 588-93, 2006
10) Ahmed K, et al. J Vasc Interv Radiol 21: 55-66, 2010
11) Fargen KM, et al. J NeuroIntervent Surg 4: 438-41, 2012
12) Hsu JH, et al. J Vasc Surg 40: 1118-25, 2004
13) Patel AD, et al. J Am Coll Cardiol 47: 1796-802, 2006
14) 入江恵子, 他. JNET 6: 252-7, 2012
15) 中居康展, pp312-4（永田 泉監修. パーフェクトマスター頚動脈狭窄症. メジカルビュー社, 2017）
16) Kaneko N, et al. Sci Rep 6: 39168, 2016
17) 松原功明, 他. JNET 2: 113-8, 2008
18) Gould DA, et al. Clinical Radiology 67: 556-61, 2006
19) Markovic J, et al. J Vasc Surg 55: 1515-21, 2012

Ⅷ 工学

Historical Review ⑩

脳血管内治療における超音波，レーザーの応用：血栓破砕を中心に

平野 孝幸／上之原 広司／江面 正幸

▋はじめに

　2004年，Alexandrovらにより脳塞栓症のt-PA（tissue plasminogen activator）静注療法に経頭蓋的超音波照射を併用してその効果を増強させる技術が提案されたが[1]，これが超音波技術の脳卒中治療へのはじめて本格的に臨床応用された1例である．その後，本手法に超音波造影剤を併用した方法等も加わり，これまでにいくつかの臨床試験が行われた．それらの結果を総括した報告では，症候性頭蓋内出血の危険性が多少なりとも見られたものの，t-PA静注単独による塞栓血管の完全再開通率（17.2%，95%CI 9.5～24.9%）は，超音波に造影剤を併用することで大きく上昇することが示された（pooled OR 2.99, 95%CI 1.70～5.25, p=0.0001）[2]．

　一方，頭蓋内血管は細く複雑に蛇行しているため，病変部まで到達可能なデバイスには細径かつ十分な柔軟性が要求される．このような技術的な制限に阻まれ，高出力の超音波やレーザーの発振機構を搭載し，脳血管内で直接操作が可能となるデバイスを実現することは非常に困難となる．しかし，基礎的研究も含めて，これまでにさまざまな技術が考案されており，以下にその概要を述べる．

▋超音波技術の血管内治療への応用

　超音波技術については，先端に微小超音波発振装置を搭載したEKOSカテーテル（EKOS）が挙げられる．出力の制限のため本デバイスから発振する超音波自体による血栓の直接破砕は不可能であるが，超音波により発生するマイクロバブルによるキャビテーション効果を利用した一種のドラッグデリバリー効果にて血栓溶解剤の作用を増強させ，その効果を向上しようというものである．本デバイスはIMSⅡstudyにてその臨床効果が試された．本治験では，発症3時間以内の超急性期脳梗塞例を対象としてt-PA静注療法を行い，その直後に施行された脳血管撮影にて再開通が得られなかった症例に対し，本デバイスを用いたt-PAの経動脈的局所動注療法を追加した．その結果，統計的有意差はないものの，本デバイスの使用により再開通率が高くなり，臨床予後も良くなる傾向が認められた[3]．

▋レーザー技術の血管内治療への応用（Fig. 1）

　レーザー技術の脳血管内治療への応用例として，Nakaiらが波長442 nmの紫外レーザーを血管内から照射することで遅発性脳血管攣縮の予防効果が得られることを*in vitro/vivo*の実験にて示したが[4]，現在までに本技術の臨床治験についての報告はない．

　続いて，脳塞栓症治療への応用技術についてであるが，われわれ東北大学のグループは，マイクロバブルと衝撃波の干渉にて発生する液体ジェットによる血栓破砕技術や[5]，水分子への吸収特性を持つ波長2,100 nmのパルスホルミウム・ヤグレーザ（Ho：YAGレーザー）にてマイクロカテーテル内に気泡を発生させることでマイクロジェット流を駆動し血栓を破砕する技術を開発した[6, 7]．しかし，いずれも内頚動脈サイフォン部を越えて頭蓋内に到達可能な安全性の高いシステムの構築は不可能であり，臨床治験までは至らなかった．一方，浜松フォトニクスと浜松医科大学のグループは，*in vitro*にてヘモグロビンへの高い吸収特性を持つ波長532 nmの半導体励起パルスNd：YAGレーザーを用いた選択的な血栓除去（機械的破砕）が可能なことを示し[8]，この基礎技術を基に脳血管内に到達可能なマイクロカテーテル内に細径の光ファイバーを導入した血栓溶解システムを開発した．そして2016年12月1日より，浜松医療センターにて脳塞栓症に対する同システムを用いたレーザー血栓溶解治療法の安全性および有効性を確認する医師主導型の臨床治験が進行中であり[9]，その結果が期待される．

▋おわりに

　以上，超音波とレーザー技術の脳血管内治療への臨床応用について述べてきたが，脳塞栓症治療について言えば，現段階ではこれらの技術がステントリトリーバーの効果を凌駕するものではなく，今後の技術革新に期待するところである．

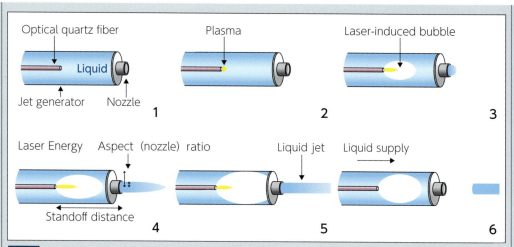

Fig.1 Ho: YAGレーザー誘起液体ジェットの発生機構

　細管内で照射されたパルスレーザーのエネルギーは管内の液体に効率良く吸収され，急速に成長する気泡を形成する(1～3)．光ファイバーの先端と細管出口の間の距離は十分に長いため，気泡は細管から射出することなく前方の液体を強く前方へ押し出し，細管出口から液体ジェット流を発生させる(4～5)．その後，気泡は急速に消退するため，陰圧となった管内には後方から新たな液体が供給される(6)．以降，これらの繰り返しである． (文献7をもとに作成)

文　献

1) Alexandrov AV, et al. N Engl J Med 351: 2170-8, 2004
2) Tsivgoulis G, et al. Stroke 41: 280-7, 2010
3) The IMS II trial investigators. Stroke 38: 2127-35, 2007
4) Nakai N, et al. Am J Neuroradiol 23: 1725-31, 2002
5) Kodama T, et al. Ultrasound Med Biol 25: 977-83, 1999
6) Hirano T, et al. Lasers Surg Med 29: 360-8, 2001
7) Nakagawa A, et al. Shock Waves 27: 1-14, 2017
8) 山下大輔, 他. 日本レーザー医学会誌 32: 103-7, 2011
9) http://www.hamamatsu.com/resources/pdf/news/2016_11_28.pdf#search (2018年7月2日閲覧)

IX 経済学

1 医療経済・レギュラトリーサイエンス

治療に関連する医療行政

1 医療経済・レギュラトリーサイエンス
治療に関連する医療行政

A. 医療経済・医療機器審査の問題

神山 信也

背景

脳血管内治療医が医療経済および薬事を知ることは，脳血管内治療を取り巻く医療行政の現状を把握し，国内で脳血管内治療を発展させるために重要である．どのようにしてわれわれのかかわる治療あるいは医療機器の価格が決まるのか，新しい医療機器はどのようなプロセスを経てわれわれ血管内治療医の手元に届くのか，その仕組みについて解説する．

診療報酬改定の仕組み；医療現場の声がどのように反映されるか(Fig. 1)

脳血管内治療や血管撮影を行った際の診療報酬は，厚生労働大臣の諮問機関である中央社会保険医療協議会(中医協)の答申に基づき，厚生労働省により通常2年に1度改定される．この中医協および厚生労働省での協議の際に，外科系学会社会保険委員会連合(外保連)が作成する「外保連試案」が提出され重要な資料として使用される．「外保連試案」の作成にあたっては，技術の難易度，所要時間，必要な人員数等に基づいた適正な診療報酬額が試算され，外保連の各委員会で検討されて取り入れられる．この委員会は外保連に加盟する各学会からの委員により構成されており，日本脳神経血管内治療学会も外保連に加盟し，日本脳神経外科学会および日本脳卒中学会と協力して脳血管内治療に関連する検査・手術等に適正な診療報酬が定められるよう働きかけている．2010年，2012年に脳血管内手術を含む脳神経外科手術の診療報酬が大きく引き上げられたことは，当時大きな話題となった．内科的治療等に関しては，内科系学会社会保険委員会連合が同様の働きをしている．

医療機器について
医療機器の分類(Table 1)

医療機器は臨床使用時のリスクに応じた国際基準(クラスⅠ～Ⅳ)に基づき分類される．国内では「医薬品，医療機器等の品質，有効性および安全性の確保等に関する法律」(薬機法)に基づいた「一般医療機器」「管理医療機器」「高度管理医療機器」の3つの分類も使用される．脳血管内治療に用いられるマイクロカテーテル，プラチナコイル，ステント等，ほとんどのものはクラスⅣ，高度管理医療機器に分類されているため，薬事承認のための審査を要する．

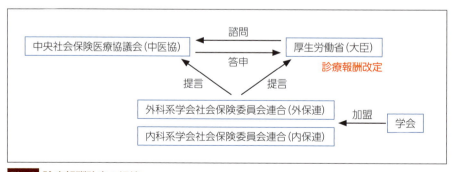

Fig.1 診療報酬改定の経緯

〈abbreviations〉
FDA: food and drug administration, HDE: humanitarian device exemption, HUD: humanitarian use device, PMDA: pharmaceuticals and medical devices agency

Ⅸ経済学

Table 1	医療機器の分類と申請			
	小 ◀────────── リスク ──────────▶ 大			
クラス分類	Ⅰ	Ⅱ	Ⅲ	Ⅳ
具体例	不具合が生じた場合でも，人体へのリスクが極めて低いと考えられるもの 体温計，メス，ハサミ，X線フィルム	不具合が生じた場合でも，人体へのリスクが比較的低いと考えられるもの MRI装置，血管撮影用カテーテル	不具合が生じた場合，人体へのリスクが比較的高いと考えられるもの 人工呼吸器，人工骨	患者への侵襲性が高く，不具合が生じた場合，生命の危険に直結する恐れがあるもの 脳血管内治療用機器のほとんどはこのクラス
薬機法の分類	一般医療機器	管理医療機器	高度管理医療機器	
規制	届出	第3者認証	大臣承認（PMDA審査）	

✿医療機器が国内で使えるようになるまで
✚薬事承認と保険適用

脳血管内治療に用いられる新たな医療機器が国内で使えるようになるためには，医療機器として薬事承認され，保険適用を受けるという2つの段階を経る必要がある．

薬事承認を受けるための審査は，厚生労働省の外郭団体であるPMDAが行う．企業からの申請によりPMDAが有効性と安全性の医学的根拠（治験データ等）に基づいた審査を行い，厚生労働大臣が承認する．米国ではFDAが医療機器審査を行っており日本とほぼ同等の厳しい審査が行われるが，ヨーロッパでは安全性主体の基準に適合すると得られるCEマークにより医療機器として認められる．ハードルが低いため，まずヨーロッパで認められたのちに米国・日本へという開発手順をとる医療機器が多い．デバイス・ラグという言葉が使われ始めて久しいが，これは海外で使用されている医療機器が国内ではいまだ使用できない状態を言う．この「ラグ」の中身には，企業がPMDAに対して申請をするのが遅いための「申請ラグ（開発ラグ）」と，PMDAでの審査が遅いための「審査ラグ」がある．米国との比較においては，PMDAが審査の合理化を進めた結果，平成24年度以降審査ラグはほぼ0（米国における審査期間〔12～14カ月〕と等しい）となったものの，申請ラグ（米国での申請日との差）は1.2年と報告されている．申請ラグの中身としては，民族性や医療システムが海外治験データと異なるため国内での追加治験が要請されたり，申請手続きに時間を要したり，あるいは企業の事情により申請されない等，様々な要因がある．ヨーロッパとの比較では米国でもデバイス・ラグの指摘があるが，審査システムの差に基づくものであり，医療安全に対する価値観や医療保険制度の差が影響しているため，その差を埋めることは難しい．

保険適用については，薬事承認を受けたのちに企業が厚生労働省に保険適用希望書を提出し，審議ののち決定される．承認されたが保険適用がまだなので販売されないという状況が数カ月あるのはこのためである．医療機器の保険適用についてはいくつかの区分があるが，脳血管内治療に使用されるほとんどの機器は，手術や入院の診療報酬と別に算定される特定保険医療材料として保険償還価格が定められる．原価，類似品の価格，海外価格（アメリカ合衆国，連合王国，ドイツ，フランスおよびオーストラリアに限る）が参考にされる他，画期性，有用性，市場性も考慮されて保険償還価格が決定される．保険適用は薬事承認を受けた範囲において認められることになるが，症例毎の個別の判断は健康保険事業の運営主体である保険者の判断になる．「適応外使用」は，添付文書に記載のある薬事承認を受けた条件以外で使用された場合に用いられ，原則として保険適用されないが保険適用と直接は関係ない用語である．

✚特殊な薬事承認ルート

①「医療ニーズの高い医療機器等の早期導入に関する検討会」（ニーズ検討会）について

ニーズ検討会は，国内で未承認または適応外の医療機器のうち，医療ニーズの高いものについて企業に対して開発要請を行い，迅速に医療現場へ導入することを目的としている．学会や患者団体からの要望に基づきニーズ検討会で選定されると，企業・学会・PMDA/厚生労働省が協力して開発を進めることとなる．治験の計画や申請手続き等が速やかになるだけでなく，優先審査という枠組みで審査機関を短縮することが可能となる．血栓除去術に用いられる頚動脈ステント（プリサイス〔Cardinal Health Japan〕），Merciリトリーバー（センチュリーメディカル），Penumbraシステム（メディコスヒラタ），ウィングスパンステント（日本ストライカー），

497

塞栓物質(エンボスフィア〔日本化薬〕, Onyx〔日本メドトロニック〕), フローダイバーター(Pipeline〔日本メドトロニック〕)等は, このニーズ検討会で選定された.

②「希少疾病用医療機器の指定制度」について

治療対象となる患者数が少ない場合, 医療機器開発が困難になるため, 希少疾病用医療機器として指定し, 税制や審査において優遇措置をとる制度もある. 企業が厚生労働省に申請し, 薬事・食品衛生審議会で指定される. 優先審査の枠組みで審査機関の短縮が得られるが, 承認様式・内容は通常と同じである. 米国FDAにも類似の制度があり, 希少疾病に使用する医療機器(HUD)に指定されると, 安全性の証明のみで有効性の科学的証明が不要(HDE)という様式で承認される. コッドマンエンタープライズVRD(J&J)は米国と日本でこの指定を受け承認された.

今後の方向性

近年の医療機器審査の傾向として, 規格を満たせば性能と安全性が確保できると考えられるカテーテル類などについては, 承認基準を定めて通知し審査期間の短縮を図ったり, クラス分類を下げる, 高度医療機器でも第3者認証機関での認証とする(承認審査を要しない)等の合理化を進めている. これは新しい性能を有する新医療機器が次々と登場している現在, そちらに審査員を多く配置して迅速・適正な審査を行うためにも有用である.

海外で使用され有用と評価されているが国内

Table 2	薬事法から薬機法への改正：医師の義務の追加

第一条の五
医師, 歯科医師, 薬剤師, 獣医師その他の医薬関係者は, 医薬品等の有効性及び安全性その他これらの適正な使用に関する知識と理解を深めるとともに, これらの使用の対象者及びこれらを購入し, 又は譲り受けようとする者に対し, これらの適正な使用に関する事項に関する正確かつ適切な情報の提供に努めなければならない.

医薬品, 医療機器等の品質, 有効性及び安全性の確保等に関する法律(薬機法)からの抜粋

ではいまだ申請もされていない医療機器については, 医療現場・学会等から企業へ要望して申請を促す必要がある. 脳血管内治療領域は比較的それがうまくいっているが, 今後も企業・行政・学会等が協力し合って, ニーズ検討会や希少疾病用医療機器の指定制度等も利用しつつ, 良い医療機器をより早く適正な価格で医療現場に届けるよう努めることが必要である.

薬事に関する大きな出来事として, 2013(平成25)年11月24日に薬事法が「医薬品, 医療機器等の品質, 有効性及び安全性の確保等に関する法律」(薬機法)に改定された. これまで医師は薬事についてほとんど学ぶことがなかったが, それは薬事法が企業を規制する法律であって, 医療関係者への規制がなかったためと思われる. 今回薬機法への改定にあたり, 第一条の五に医薬品・医療機器の適正な使用が医師にも義務付ける項目が追加された(**Table 2**). 今後は医師も薬機法を知っておかねばならず, 医学教育においても薬事が取り上げられることになるであろう.

文　献

1) 医療機器の保険適用に係る通知等について
   http://www.mhlw.go.jp/topics/bukyoku/hoken/iryokiki/
   (2018年7月2日閲覧)
2) デバイス・ラグの試算について
   https://www.pmda.go.jp/review-services/drug-reviews/about-reviews/devices/0041.html
   (2018年7月2日閲覧)
3) 希少疾病用医薬品・希少疾病用医療機器・希少疾病用再生医療等製品の指定制度の概要

   http://www.mhlw.go.jp/stf/seisakunitsuite/bunya/0000068484.html
   (2018年7月2日閲覧)
4) 薬事法等の一部を改正する法律について
   http://www.mhlw.go.jp/stf/seisakunitsuite/bunya/0000045726.html
   (2018年7月2日閲覧)

Historical Review ⑪

わが国のデバイス認可の変遷

坂井 千秋／坂井 信幸

2013年に旧薬事法が改正され「医薬品医療機器等の品質，有効性及び安全性の確保等に関する法律（薬機法）」[1] が施行されたが，高度管理機器の承認申請に臨床試験（治験）が必要な場合は，2005年に定められた「医療機器の臨床試験実施の基準に関する省令（医療機器GCP省令）」[2] に基づいて実施することが求められてきた．脳血管内治療に使用する医療機器のうち，Guglielmi Detachable Coil（日本ストライカー）やTrufill-DCS（J&J）などを除く大半の製品が，医療機器GCPが施行されてから審査を受け承認されたものである．

2006年に始まった「医療ニーズの高い医療機器等の早期導入に関する検討会」[3] の運用は，多くの脳血管内治療関連の医療機器の導入に役立ってきた．まず初めに指定された頚動脈ステント留置術に用いる頚動脈ステント Precise（Cardinal Health Japan）は，遠位塞栓防止機器（EPD）のAngioguard XP（J&J）とともに2007年に承認された．国内臨床試験は行われていない．適応は申請に用いられた海外臨床試験SAPPHIRE study [4] に基づき，外科手術（頚動脈内膜剥離術）の高危険群とされた．保険償還は2008年4月からであったが，承認に際しては関連12学会（当時）が定めた実施基準 [5] とそれに基づく医師の教育プログラム（J-CASES）[6] が厳密に運用され，800例規模の市販後調査（PMS）が実施された．また同時に指定されたCarotid WALLSTENT（ボストン・サイエンティフィック ジャパン）は，海外臨床試験BEACH study [7] に基づき，EPDのFilter Wire EZ（ボストン・サイエンティフィック ジャパン）とともに2010年に承認され，同様の導入手順を踏襲した．その他に同時に液体塞栓物質が指定されており，脳動静脈奇形の術前塞栓術に用いるOnyx 液体塞栓システム LD（日本メドトロニック）は，米国での臨床試験のみで承認され，厳密な実施医の教育プログラム [8] の運用とPMSが実施された．「ニーズの高い医療機器」の枠組みは，脳動脈瘤コイル塞栓術支援用ステントであるEnterprise VRD（J&J），Neuroform（日本ストライカー），頭蓋内動脈硬化症治療用ステントであるWingspan Stent System（日本ストライカー），急性脳主幹動脈閉塞治療用の機械的血栓回収機器Merciリトリーバー（センチュリーメディカル），Penumbraシステム（メディコスヒラタ）の承認取得にも活用された．Enterprise VRDとNeuroformは少数例の国内治験が実施され，Wingspan Stent Systemは医師主導治験によってやはり少数例の国内治験が実施された．一方，MerciリトリーバーとPenumbraシステムは海外データのみで承認を受けたため，市販後3年間全例のPMSが求められた．これらの機器に関しても関連3学会が実施基準を定め，Wingspan Stent Systemでは適正使用指針 [9] も定められている．さらにflow diverterのPipeline（日本メドトロニック），Surpass（日本ストライカー）も指定を受け，いずれも少数例の国内治験が実施された．Pipeline Flex（日本メドトロニック）は2015年に承認され，実施基準 [10] と適正使用指針 [11] が策定され，厳密な実施医教育と学会主導のレジストリを活用するPMSが行われている．

「ニーズの高い医療機器」の指定を受けずに承認された機器も多数あり，頚動脈ステント留置術では2010年のCarotid Guardwire（日本メドトロニック），2011年のProtégéおよびSpider FX（日本メドトロニック），2012年のMOMA Ultra（日本メドトロニック），血栓回収機器では2013年のSolitaire FR（日本メドトロニック），2014年のTrevo（日本ストライカー），2016年のREVIVE SE（J&J），2015年の脳動脈瘤コイル塞栓術支援ステントLVIS（テルモ）が承認された．

また，2011年から医療機器の新規性の程度に基づく専門の審査チームが編成され（3トラック審査制），改良医療機器の一部や後発医療機器が速やかに承認されるようになった．離脱型コイル，アクセスデバイスは，この取り組みによりこれまで以上にスムーズに導入されるようになった．2010年以降の脳血管内治療機器の承認ラッシュは，上述のような多くの取り組みにより，迅速な申請と審査が行われるようになって実現した．いわゆるデバイスラグの解消に大きく貢献したといって差し支えない．今後は，治験や市販後調査をこれまで以上に適切に実施することに加え，疾患レジストリの整備と活用がスムーズな医療機器の導入と評価につながることが期待されている．

〈abbreviations〉

BEACH: Boston scientific, EPD: embolic protection device, EPI: a carotid stenting trial for high-risk surgical patients, GCP: good clinical practice, J-CASES: Japan carotid artery stenting education system, PMS: post marketing surveillance, SAPPHIRE: stenting and angioplasty with protection in patients at high risk for endarterectomy

文　献

1) http://law.e-gov.go.jp/htmldata/S35/S35HO145.html
   (2018年7月2日閲覧)
2) http://law.e-gov.go.jp/htmldata/H17/H17F19001000036.html
   (2018年7月2日閲覧)
3) http://www.mhlw.go.jp/shingi/2006/10/s1026-1.html
   (2018年7月2日閲覧)
4) Yadav JS, et al: N Engl J Med 351: 1493-501, 2004
   (2018年7月2日閲覧)
5) http://www.jsts.gr.jp/img/cas.pdf
   (2018年7月2日閲覧)
6) http://jcases.wbt.ne.jp
   (2018年7月2日閲覧)
7) Iyer SS, et al: J Am Coll Cardiol 51: 427-34, 2008
8) http://www.jsnet.umin.jp/4annai2/401-09-04Onyx.html
   (2018年7月2日閲覧)
9) http://www.jsts.gr.jp/img/zugainai.pdf
   (2018年7月2日閲覧)
10) http://www.jsts.gr.jp/img/fd01.pdf
   (2018年7月2日閲覧)
11) http://www.jsts.gr.jp/img/fd02.pdf
   (2018年7月2日閲覧)

X 倫理学

1 医療倫理学

治療に際して必要な倫理学

1 医療倫理学
治療に際して必要な倫理学

A. インフォームド・コンセント

長島 久

背 景

医療倫理学(medical ethics)は，生命現象にかかわるさまざまな倫理的課題を扱う生命倫理学(bioethics)のなかで医療者の倫理に焦点を当てたものであり，診療における患者・家族に主な焦点を当てる臨床倫理学(clinical ethics)とともに重要な概念である．第2次世界大戦後に開催されたニュルンベルグ裁判において明らかにされた医師たちによる非人道的行為に端を発し，安楽死に対して否定的であった米国において，娘の尊厳死を求めたカレン・クインラン事件[1]を契機に患者のプライバシー権や死ぬ権利などが議論され，医療倫理の四原則[2]などの浸透に伴い，生命倫理学の領域でインフォームド・コンセントや自己決定といった概念が作られていった．一方で，医師の職業倫理に関する視点は，紀元前4世紀に作られた「ヒポクラティスの誓い」に端を発し，ニュルンベルグ裁判において提示されたニュルンベルグ綱領[3]を契機に世界医師会(world medical association：WMA)が設立され，ジュネーブ宣言[4]として1948年に再確認された．WMAはその後，人間を対象とする医学研究の倫理的原則に関するヘルシンキ宣言[5]を1964年に提言し，1981年にはインフォームド・コンセントを含む患者の権利に関するリスボン宣言[6]を提唱した．

インフォームド・コンセントは，これらの倫理学的な背景から形成された概念である一方，医師に課せられた法律上の義務としての側面もあり，医療事故に関連して説明義務違反に基づく損害賠償責任が認定された判決も少なくない．診療にあたっては，インフォームド・コンセントの倫理学的な意義とともに，法律学的な側面も理解することが重要である．

基礎知識

医師が行う説明やインフォームド・コンセントには，法律的に**Table 1**に示す5つの側面がある．

医療法[7]においては，医療は「医療の担い手と医療を受ける者との信頼関係に基づき」行われるものであるという理念のもとで，「医師，歯科医師，薬剤師，看護師その他の医療の担い手は，医療を提供するにあたり，適切な説明を行い，医療を受ける者の理解を得るよう努めなければならない」と定めている．ここでは，インフォームド・コンセントの実施は努力義務であるが，医師のみでなく，すべての医療者に求められている．さらに，平成28年に行われた医療法施行規則[8]（医療法施行上の詳細を定めた省令）の改定の結果，特定機能病院には説明に関する責任者の設置が義務付けられ，特定機能病院では実質的に義務付けられた．

刑法[9]においては，医療の中で行われるすべての侵襲的行為が刑法に抵触する傷害行為であり，これらの行為が違法性を問われない理由は，医療行為が刑法に定める違法性を退ける条件（違法性阻却事由）である正当行為や法令行為などに該当するからである．一方で，医療行為が正当行為として違法性を棄却されるためには，①治療を目的，②患者の承諾の存在，③医学的に妥当な方法で実施の3条件を満たしている事が必要である．すなわち，明らかな同意の存在が推認できる場合や，緊急避難などの他の違法性阻却事由が成立する状況にない限り，患者の同意を欠く医療行為は違法であり，患者の同意の取得は医療者が違法性を問われないために必須である．

民法[10]では，医療は医療機関の設置者と患者との間に結ばれた医療契約に従って提供され，受任者は委任者の請求に応じていつでも状況を報告し，終了後は遅れることなく報告する義務がある．すなわち，患者の求めに応じて経過について説明し，手術後や退院時に説明を行う事は，契約上の履行補助者である医療者の法的義務である．

わが国の憲法[11]の大きな柱の一つである基本的人権の尊重には，平等，自由，社会，請求，

X 倫理学

Table 1 インフォームド・コンセントに関連する法的側面

1) 医療法(第1条の4)：医療の提供にあたっての説明と同意取得の義務
　　医療法施行規則(第9条の23)：特定機能病院における説明の責任者の設置
2) 刑法(第35条)：医療行為に伴う傷害の違法性阻却に必要な同意取得の義務
3) 民法(第645条)：準委任契約(医療契約)に伴う報告の義務
4) 憲法(第13条)：基本的人権である自己決定権の行使に必要な説明の義務
5) 判例法：過去の裁判において行われた，上記1-4)に関する判断

参政の5つの権利が憲法に明記されるとともに，知る権利やプライバシー権などのさまざまな権利が，社会の変化に応じた「新しい人権」として認められている．人が，自己の生き方や人生を自由に決定する権利である自己決定権もその一つで，人生におけるさまざまな選択の場面においては，自己決定権が発揮されるために必要な配慮が求められる．インフォームド・コンセントの過程においても，患者が自己の人生を自己の意志で決定するために必要な情報が提供されたうえで，患者自身の意思で決定を行うことが必要であり，情報提供などが不適切な場合は患者の自己決定の機会を奪ったと判断され，その結果に対する責任が発生する．

法律は，対象行為に対する罰則の枠組みを示すものであり，個別の判断基準は示されていない．そこで，類似的事案での過去の判断，特に上級審における判断を判例法として扱う．わが国のインフォームド・コンセントに関する判例は，同意を欠く手術の違法性を指摘した昭和46年の東京地裁判決[12]から始まり，平成13年の最高裁判所判例[13]では，医師は手術の実施に当たって，診断(病名と病状)，手術の内容，付随する危険性，選択可能な他の治療方法の内容と利害得失，予後について説明し，未確立の治療法に付いても，知識の範囲で説明を行う義務があるとしている．また，手術に伴う危険性は，その施設における実績についても判断の資料として説明する義務がある[14]とされている．

適切なインフォームド・コンセントがあれば，医療従事者にその医療行為を行う許可が与えられるとともに，その医療行為に伴う危険に対して患者が責任を負い(危険の引受)，医療者の違法性は阻却される．このためには患者の同意の有効性が重要であり，①患者の同意能力，②医療者の適切な説明，③患者の説明の理解，④患者自身の任意の意思決定による同意が条件となる．このため，説明内容のみでなく，患者の同意能力の有無と理解の確認および患者自身が自由意志で同意を行った事実を含めて，診療録に記録を残すことが重要である．

脳血管内治療における重要性

米国では脳神経外科関連の損害賠償請求は多く，脳動脈瘤治療における賠償額が大きい傾向がある[15]．一方，わが国における診療科ごとの賠償請求発生件数等は不明だが，脳神経外科を含む外科関連が医療訴訟全体の約16%を占めている[16]．脳血管内治療にかかわる代表的な判例をもとに，脳血管内治療医に求められる説明の水準に付いて概説する．

治療の前日に同意を取得したコイル塞栓術の事例に対して下された最高裁判所判決[17]では，予防的な治療を実施する場合にはより高い水準の説明義務が医師に課され，保存的に経過を見るという選択肢を含めた熟慮の機会を与える必要があるとしている．

薬事承認以前に発生した頚動脈ステント留置術に関連する裁判[18]では，未承認治療であることおよび治療施設における治療成績が説明されていなかったことに関して，説明義務違反が認められている．

一方で，説明書や診療録への記載から十分な説明の実施が認定され，責任を否定した判決が複数存在[19, 20]し，書類整備や診療録への記載の重要性を示している．

文 献

1) 香川知晶. 死ぬ権利 カレン・クインラン事件と生命倫理の展開. 勁草書房, 2006
2) Beauchamp TL, et al. 生命医学倫理 第5版(立木教夫ら訳), 大学出版部協会, 2009
3) Nuremberg Code(ニュルンベルク綱領, 1947年)(笹栗俊之訳) (https://history.nih.gov/research/downloads/nuremberg.pdf) (2018年7月2日閲覧)
4) Declaration of Geneva(ジュネーブ宣言, 1948年):(http://www.wma.net/en/30publications/10policies/g1/index.html) (2018年7月2日閲覧)
5) Declaration of Helsinki - Ethical Principles for Medical Research Involving Human Subjects(人間を対象とする医学研究の倫理的原則に関するヘルシンキ宣言, 1964年):(http://www.wma.net/en/30publications/10policies/b3/index.html) (2018年7月2日閲覧)
6) Declaration of Lisbon on the Rights of the Patient(患者の権利に関するリスボン宣言, 1981年):(http://www.wma.net/en/30publications/10policies/l4/index.html) (2018年7月2日閲覧)
7) 医 療 法:(http://law.e-gov.go.jp/htmldata/S23/S23HO205.html) (2018年7月2日閲覧)
8) 医療法施行規則:(http://law.e-gov.go.jp/htmldata/S23/S23F03601000050.html) (2018年7月2日閲覧)
9) 刑法:(http://law.e-gov.go.jp/htmldata/M40/M40HO045.html) (2018年7月2日閲覧)

10) 民法:(http://law.e-gov.go.jp/htmldata/M29/M29HO089.html) (2018年7月2日閲覧)
11) 日本国憲法:(http://law.e-gov.go.jp/htmldata/S21/S21KE000.html) (2018年7月2日閲覧)
12) 伊澤 純:医療過誤訴訟における医師の説明義務違反. 成城法学 62: 41-123, 2000
13) 平成13年11月27日 最高裁判所第三小法廷 判決:(http://www.courts.go.jp/app/files/hanrei_jp/226/052226_hanrei.pdf) (2018年7月2日閲覧)
14) 熊本地裁昭和52年5月11日判決. 判例時報 863, 62, 1977
15) Gupta R, et al: J Neurosurg 23: 1-7, 2016
16) 医事関係訴訟事件(地裁)の診療科目別既済件数:(http://www.courts.go.jp/saikosai/vcms_lf/20160603ijikankei4.pdf) (2018年7月2日閲覧)
17) 平成18年10月27日 最高裁判所第二小法廷 判決:(http://www.courts.go.jp/app/files/hanrei_jp/715/033715_hanrei.pdf) (2018年7月2日閲覧)
18) 平成18年12月11日 東京地方裁判所 判決:(http://www.courts.go.jp/app/files/hanrei_jp/273/080273_hanrei.pdf) (2018年7月2日閲覧)
19) 平成19年3月29日 東京地方裁判所 判決:(http://www.courts.go.jp/app/files/hanrei_jp/236/080236_hanrei.pdf) (2018年7月2日閲覧)
20) 平成16年3月26日 青森地方裁判所:(http://www.courts.go.jp/app/files/hanrei_jp/510/008510_hanrei.pdf) (2018年7月2日閲覧)

索 引

数字

3D image ■ 169, 170
3D roadmap ■ 177
3D-DSA ■ 169
3D-RA ■ 169
4D image ■ 172

A

A1の走行異常 ■ 33
abberant ■ 22, 26
—— ICA ■ 27, 28
Absense of common carotid artery ■ 29
ACA (anterior cerebral artery) ■ 36, 79, 91
——MCA ■ 80
——PCA ■ 91
ACC (anterior condylar confluence) ■ 57, 170
AChA (anterior choroidal artery) ■ 118, 120
Acom (anterior communicating artery) ■ 78
ADAPT (a direct aspiration first pass technique) ■ 431
AICA (anterior inferior cerebellar artery) ■ 122
AMA (accessory meningeal artery) ■ 67
anaplastic oligodendroglioma ■ 184
Angioseal ■ 438, 439
APA (anterior pericallosal artery) ■ 67, 91
APhA (ascending pharyngeal artery) ■ 129, 131, 132
ARSA (aberrant right subclavian artery) ■ 22, 23
ASL (arterial spin labeling) ■ 153, 164
assist technique ■ 390
AVM (arteriovenous malformation) ■ 114, 397

B

BA (basilar artery) ■ 41

bAVM (brain arteriovenous malformation) ■ 202
blank roadmap ■ 177
BP (basilar plexus) ■ 55
BPAS (basi-parallel anatomical scanning) ■ 145

C

CAS (carotid artery stenting) ■ 161, 162, 200, 418, 466
CEA (carotid endarterectomy) ■ 200, 466
cerebral proliferative angiopathy ■ 100
Cerecyte ■ 366, 388
Cerenovus ■ 360
CFD (computational fluid dynamics) ■ 217, 221, 224, 227, 456
cerebral hyperperfusion syndrome ■ 201
CM (capillary malformation) ■ 98
Cobb症候群 ■ 99
cone beam CT ■ 165
CS (cavernous sinus) ■ 54, 56
CT (computed tomography) ■ 292
CTA (CT angiography) ■ 47
CVST (cerebral venous sinus thrombosis) ■ 292, 293, 294, 295

D

DAC (distal access catheter) ■ 340, 341
deflation法 ■ 349
direct CCF (carotid-cavernous fistula) ■ 356
DMSO (dimethyl sulfoxide) ■ 384
DOAC (direct oral anticoagulants) ■ 247, 248, 254

E

EA (ethmoidal artery) ■ 115
EDコイル ■ 361
Ehlers-Danlos症候群 ■ 109, 111
Embosphere ■ 377

Enterprise VRD ■ 373, 374
EPD (embolic protection device) ■ 417, 419
EV (emissary vein) ■ 60
EVAL ■ 381, 384

F

FD (flow diverter) ■ 174, 202, 222, 223, 310
FMD (fibromuscular dysplasia) ■ 106
FPD (flat panel detector) ■ 165, 174

G

GDC ■ 308, 345, 368
GON (gradient oscillatory number) ■ 219, 458
Guglielmi ■ 368

H

HHT (hereditary hemorrhagic telangiectasia) ■ 96, 113, 318
high resolution cone beam CT ■ 179, 180
HIT (heparin-induced thrombocytopenia) ■ 246, 250, 254, 255, 256
hyperperfusion ■ 200, 210
—— phenomenon ■ 201
—— syndrome ■ 210

I

IC/ICA (internal carotid artery) ■ 30, 33
IIH (idiopathic intracranial hypertension) ■ 297
ILT (inferolateral trunk) ■ 30, 70, 71, 72, 73, 125
inflation法 ■ 349
IOV (inferior ophthalmic vein) ■ 54
IPCV (inferior petroclival vein) ■ 55

505

IPS (inferior petrosal sinus) ■ 54
ischemic penumbra ■ 80, 197, 436
IVUS (intravascular ultrasound) ■ 352, 353

K

Kommerell ■ 22

L

Lasjaunias ■ 94
lateral spinal artery ■ 46
lixuary perfusion ■ 197
LMA (leptomeningeal anastomosis) ■ 80, 82, 83, 91, 206
LVIS ■ 373, 375, 499

M

Marfan症候群 ■ 109, 110
MCA (middle cerebral artery) ■ 34, 35
——塞栓モデル ■ 325
Metameric症候群 ■ 96, 98
MGW (micro guide wire) ■ 346
MHT (meningohypophyseal trunk) ■ 71, 73, 125
misery perfusion ■ 195, 197
MMA (middle meningeal artery) ■ 71, 125, 128
MRA (magnetic resonance angiography) ■ 93, 104, 145
MRFD (magnetic resonance fluid dynamics) ■ 227
MRI (magnetic resonance imaging) ■ 100, 142, 143, 144, 145, 148, 150, 155, 156, 209, 227, 293, 298, 403
MRV (magnetic resonance venography) ■ 293, 298

N

Navien ■ 340
NBCA (N-butyl-2-cyanoacrylate) ■ 379, 381, 397
——塞栓後 ■ 400
Neuroform ■ 373
NF1 (neurofibromatosis 1) ■ 106

NPPB (normal perfusion pressure breakthrough) ■ 200, 208, 210

O

OA (occipital artery) ■ 75, 76
OCT (optical coherence tomography) ■ 353
odontoid A ■ 131
Onyx ■ 379, 380, 381, 384, 398, 400, 401, 405
OphA (ophthalmic artery) ■ 30, 126
Osler-Weber-Rendu病 ■ 96

P

Particle ■ 377, 413
PC/Pcom (posterior communicating artery) ■ 87, 90
PCA (posterior cerebral artery) ■ 91
——MCA ■ 80
Penumbra ■ 361, 431, 499
PET (positron emission tomography) ■ 159, 197
PHASES score ■ 464
PICA (posterior inferior cerebellar artery) ■ 122, 123
Pipeline (Flex) ■ 373, 375, 376
PKD (polycystic kidney disease) ■ 106
plaque imaging ■ 142
PMA (posterior meningeal artery) ■ 75, 76, 122, 131
——PICA ■ 85
post auricular artery ■ 75, 76
Powers分類 ■ 198
PP (pterygoid plexus) ■ 55
PPA (posterior pericallosal artery) ■ 91
PPTA (persistent primitive proatlantal artery) ■ 88, 89
preinjection ■ 379, 380, 382
protection ■ 417
Protein C ■ 254
——欠損症 ■ 256
Protein S ■ 254
PTA (percutaneous transluminal angioplasty) ■ 174, 274, 428

PVA (polyvinyl alcohol) ■ 355, 377
PT-INR (prothrombin time-international normalized ratio) ■ 246

R

roadmap ■ 176

S

SCA (superior cerebellar artery) ■ 122
SCU (Stroke Care Unit) ■ 453
sinus血栓 ■ 292
SMCV (superficial middle cerebral vein) ■ 54
Solumbra technique ■ 434
SOV (superior ophthalmic vein) ■ 54
SPECT (single photon emission computed tomography) ■ 159, 160, 197, 198
sphenoparietal sinus ■ 54
SPS (superior petrosal sinus) ■ 54
SR (stretch resistance)機構 ■ 358
SS (sigmoid sinus) ■ 50
SSS (superior sagittal sinus) ■ 51
steal phenomenon ■ 208
stent retriever ■ 328, 371, 434
Sturge-Weber症候群 ■ 99
suction decompression ■ 447
S状静脈洞移行部 ■ 301

T

T2強調画像 ■ 148
TAE (transarterial embolization) ■ 381, 479
thrombomodulin ■ 254
TOF (time-of-flight) ■ 148
TS (transverse sinus) ■ 50
TVE (transvenous embolization) ■ 405, 406

U

UV (uncal vein) ■ 54

V

VA（vertebral artery）■38, 39, 40, 76
　　──起始部■39
　　──との吻合■76
variant ■22, 26, 30, 33, 36, 38, 46, 50, 54, 57, 60
VasoCT ■180
VBA（vertebrobasilar artery）■38, 39
venous hypertension ■208
vidian artery ■74
Vinuela ■368
von Hippel-Lindau症候群 ■106
von Willebrand因子 ■234

W

Wingspan ■422
wrapping ■308
WSS（wall shear stress）■218, 457
Wyburn-Mason症候群 ■98

Y

Your Inner Fish（ヒトのなかのサカナ）■63

あ

アクセスルート ■402
アスピリン ■240, 241
アセタゾラミド ■160
アテローム硬化 ■225
アポトーシス ■203, 204
アルガトロバン ■246, 250, 251, 254
アングルの決定 ■170
アンチトロンビンⅢ（ATⅢ）■254

い

医原性 ■277
　　──解離 ■279
　　──血管損傷 ■441
遺伝子診断 ■109
遺伝子変異 ■97
遺伝性出血性末梢血管拡張症 ■96, 97

う

ウィリス動脈輪 ■206

え

液体塞栓物質 ■379, 380
エクソシール ■439
エストロゲン減少 ■460
エタノール ■380
エダラボン ■258, 259
エンボスフィア ■377, 378

お

横静脈洞 ■301
横静脈洞部dAVF ■450
大型血管炎 ■290
オザグレルナトリウム ■250
オスラー病 ■97

か

外頸−椎骨動脈吻合 ■75
外頸−内頸動脈吻合 ■66, 71
回収血栓 ■268, 269, 270, 271
外傷性 ■277
　　──CCFの脳血管内治療 ■410, 411
　　──解離 ■278
　　──血管障害 ■411
　　──脳動脈瘤 ■409, 410
ガイディング システム ■334, 335
　　──の留置方法 ■335
ガイディング作成手順 ■335
ガイドシースの留置 ■448
ガイドワイヤー ■340
　　──の構造と特徴 ■346
海綿静脈洞 ■54
　　──部dAVF ■408, 449
　　──部起始眼動脈 ■31
解離 ■277, 281, 283, 315
　　──後の経過 ■280, 281
　　──のメカニズム ■277
　　──部の作成方法 ■315
過灌流 ■200
過灌流現象と過灌流症候群 ■200
拡散強調画像 ■150, 151
拡散テンソル画像 ■152
仮性動脈瘤 ■439

画像 ■174, 181
ガレン大静脈瘤 ■92
簡易的脳内血流評価 ■213, 215
眼窩 ■67, 72, 115
観血的治療 ■447
　　──と脳血管内治療 ■449
眼症状 ■109
感染性動脈瘤 ■289
冠動脈 ■352, 353
眼動脈 ■30, 31, 32, 71, 115
　　──の起始 ■30, 31
顔面神経 ■128

き

機器開発 ■188
偽性動脈瘤 ■442
機能的相違 ■266
吸収性ポリマー ■387
急性期虚血性脳卒中 ■82
急性期血行再建（再開通）療法 ■436, 452, 453
急性期脳梗塞治療 ■149
急性期脳卒中搬送システム ■451
急性脳虚血 ■190
急性脳主幹動脈閉塞 ■198
急性脳底動脈閉塞 ■146
凝固因子 ■245
凝固系 ■255
凝固抑制（阻害）因子 ■254, 255
狭窄 ■224
虚血イメージ ■150
虚血急性期治療体制 ■451
虚血性（脳）障害 ■258, 444
虚血性病変に対する血行再建術 ■436
虚血耐性現象 ■192
虚血による脳代謝の変化 ■203

く

くも膜下出血 ■147, 166
グルタミン酸 ■203
グレイ（Gy）■187

け

経静脈的塞栓術 ■406, 407, 411
頸動脈解離モデル ■314
頸動脈狭窄 ■321, 417

507

——症における認知機能 ■ 472
頚動脈ステント ■ 177, 354, 370, 473
　　——留置後再狭窄 ■ 354
　　——留置術 ■ 177, 473
経動脈的塞栓術 ■ 410
茎乳突動脈 ■ 75
経皮的脳血管形成術 ■ 426
頚部ステント ■ 372
外科的手術 ■ 308
血液粘性 ■ 231
血液脳関門 ■ 204
血液の粘度 ■ 231, 232
血管炎 ■ 289, 290
血管外傷 ■ 409
血管拡張術 ■ 330
血管型EDS ■ 111
血管奇形 ■ 262
血管狭窄 ■ 224
血管形成術 ■ 423
血管撮影 ■ 103, 106, 173, 185, 211
　　——装置 ■ 173, 185
血管腫 ■ 103, 106, 206
血管性病変 ■ 103, 106
血管内救急の歴史 ■ 436
血管内視鏡 ■ 352, 353
血管内測定装置 ■ 352
血管内超音波法 ■ 352
血管攣縮 ■ 273
結合組織疾患 ■ 109
血行力学的血流不全 ■ 193, 194
血漿と粘度 ■ 232
血小板 ■ 245
　　——凝集 ■ 231
血栓 ■ 156, 236, 268
　　——回収術 ■ 327
　　——回収デバイス ■ 431, 434
　　——回収モデル ■ 327
　　——塞栓 ■ 236
　　——塞栓性合併症 ■ 222
血流測定ワイヤー ■ 352

こ

コイル ■ 357, 363, 365, 359, 368, 369, 410
　　——開発の歴史と展望 ■ 368
　　——塞栓術による動脈瘤治療の限界 ■ 387
　　——離脱装置 ■ 369

抗凝固因子の薬理学的特徴 ■ 247
抗凝固薬 ■ 244, 245
抗凝固療法 ■ 247
抗血管新生療法 ■ 114
抗血小板薬 ■ 240, 243, 252
抗血栓療法薬 ■ 252
光顕所見 ■ 283
後硬膜動脈 ■ 77
後耳介動脈 ■ 75
高次脳機能検査 ■ 472
後脊髄動脈 ■ 135, 136
後頭動脈 ■ 75
後腹膜腔血腫 ■ 439
硬膜動静脈瘻 ■ 155, 177, 262, 300, 318, 405
　　——の病理 ■ 300
硬膜内動脈 ■ 48
固体塞栓物質 ■ 377
骨格系 ■ 109

さ

再開通率 ■ 221
再灌流カテーテル ■ 433
鰓弓動脈 ■ 71
再狭窄 ■ 466, 468
細菌性動脈瘤 ■ 289
鎖骨下動脈 ■ 46
酸化ストレス ■ 204

し

シーベルト(Sv) ■ 187
磁気共鳴流体力学 ■ 227
止血 ■ 438, 439
　　——デバイス ■ 438, 439, 440
脂質 ■ 231
実験動脈瘤 ■ 308
若年性鼻血管腫 ■ 184
粥状硬化症 ■ 264, 265
出血性障害 ■ 441
出血性病変に対する塞栓術 ■ 436
術後の過灌流 ■ 213, 216
術中塞栓術 ■ 447
術中の血流変化 ■ 215
術中のステントの評価 ■ 165
上行咽頭動脈 ■ 66
静脈還流 ■ 155
静脈奇形 ■ 403
静脈系 ■ 50, 54, 57

静脈血栓症 ■ 236, 237
静脈洞 ■ 155, 301
　　——血栓症 ■ 155, 156
静脈洞交会 ■ 50
静脈閉塞 ■ 292
静脈壁肥厚 ■ 208
シロスタゾール ■ 241, 242
神経細胞死 ■ 203, 259
　　——のメカニズム ■ 203
神経線維腫症1型 ■ 106
心原性塞栓症 ■ 237
　　——予防 ■ 248
新生児脳血管内治療 ■ 402
診断治療システム ■ 451
振動せん断指数 ■ 218, 457
振動速度指数 ■ 220

す

頭蓋外動脈 ■ 278
頭蓋頚椎移行部VA ■ 40
頭蓋内外吻合 ■ 70
頭蓋内ステント ■ 370, 371
頭蓋内動脈狭窄 ■ 422, 423, 426, 427, 246
　　——症の治療 ■ 423
頭蓋内動脈硬化症 ■ 372
ステロイド ■ 261
　　——薬の種類 ■ 261
ステント ■ 221, 298, 370, 373, 374, 423, 431, 433, 434, 474
　　——リトリーバー ■ 431, 433, 434
　　——留置術 ■ 221, 423, 474

せ

生理的動静脈吻合 ■ 300
脊髄 ■ 46, 134, 135, 136, 137
　　——dAVF ■ 448
　　——外の動脈吻合 ■ 137
　　——血管 ■ 134
　　——・脊椎血管 ■ 46
　　——・脊椎動脈系 ■ 46
　　——静脈 ■ 137
　　——動脈 ■ 46, 134
　　——内部の動脈 ■ 136
　　——の動脈吻合 ■ 136
　　——分節 ■ 134
赤血球と粘度 ■ 232
線維筋性異形成 ■ 107

前交通動脈瘤 ■ 166, 385
穿刺部合併症 ■ 438
前脊髄動脈 ■ 48, 134, 135, 136
選択的エストロゲン受容体調整薬 ■ 463
選択動注療法 ■ 275
前脈絡叢動脈 ■ 118
せん妄 ■ 475

そ

早期再狭窄・閉塞 ■ 466
窓形成 ■ 38
塞栓 ■ 127, 211, 268, 325, 383, 415
　　——効果 ■ 415
　　——術 ■ 127
　　——物質開発 ■ 383
塞栓子 ■ 325
側頭動脈炎 ■ 291
側副血行路 ■ 78, 206

た

大動脈 ■ 65, 265
　　——解離モデル ■ 314
　　——転位 ■ 22, 25
多発性嚢胞腎 ■ 107
ダブルカテーテル法 ■ 394

ち

チエノピリジン化合物 ■ 240
チカグレロール ■ 240
中硬膜動脈 ■ 31, 66, 128
　　——起始眼動脈 ■ 31

つ

椎骨動脈内吻合 ■ 84
椎骨脳底動脈のvariant ■ 38

て

ディスクレパンシー分析 ■ 473
デリバリーワイヤー ■ 358

と

頭頚部腫瘍 ■ 262

動静脈奇形 ■ 397
動静脈シャント ■ 208, 402
動静脈瘻 ■ 208, 443
動注療法 ■ 421, 429
動物モデルからの考察 ■ 319
動脈解離 ■ 445
動脈血栓症 ■ 236, 237
動脈硬化 ■ 264, 321
　　——症 ■ 265
動脈穿孔・穿通 ■ 442
動脈断裂 ■ 441
動脈瘤 ■ 221, 288, 305, 308, 312, 314, 316, 317, 358, 373, 388, 390, 465
　　——疑似形態モデル ■ 308
　　——形成例 ■ 316
　　——増大 ■ 287, 288, 465
　　——塞栓物質 ■ 388
　　——モデルの歴史 ■ 308
　　——用ステント ■ 373
動眼神経 ■ 125, 126
特発性解離 ■ 280
特発性頭蓋内圧亢進症 ■ 297
トラッカーカテーテル ■ 369

な

内科的治療 ■ 195, 273
内頚動脈 ■ 30, 33
　　——内吻合 ■ 78, 80
　　——の分枝 ■ 72
　　——閉塞 ■ 69
　　——瘤 ■ 167
内包 ■ 118
軟膜動脈叢 ■ 136

に

乳幼児血管腫瘍 ■ 403

の

脳幹 ■ 122
脳灌流圧低下 ■ 197
脳灌流画像 ■ 101, 167
脳灌流の評価 ■ 213
脳虚血 ■ 190, 193
　　——超急性期の拡散画像 ■ 150, 151, 153
　　——予防 ■ 258

脳血管奇形 ■ 96, 97
脳血管撮影 ■ 100
脳血管疾患 ■ 82
脳血管障害 ■ 112
脳血管性病変 ■ 266
脳血管内治療 ■ 137, 247, 262, 275, 281, 303, 308, 350, 401, 409, 424, 448, 458, 465, 475
脳血管モデル ■ 325
脳血管攣縮 ■ 428, 429
　　——に対する脳血管内治療 ■ 429
脳血流の自動調節能 ■ 193
脳梗塞 ■ 152, 205
脳腫瘍 ■ 262, 413
　　——動注療法 ■ 421
脳循環代謝の生理 ■ 190, 197, 199
脳循環予備能(血管性代償) ■ 193
脳塞栓 ■ 325, 328, 327, 431
　　——モデル ■ 327, 328
脳卒中の緊急医療システム ■ 453
脳代謝予備能 ■ 193
脳底動脈先端部未破裂瘤 ■ 394, 395
脳底動脈瘤 ■ 166, 286
脳動静脈奇形 ■ 96, 97, 262
　　——塞栓術 ■ 177, 262
脳動脈の解剖生理学的特徴 ■ 266
脳動脈破裂予防 ■ 461
脳動脈瘤 ■ 176, 217, 461, 463
　　——新生モデル ■ 305, 306
　　——塞栓術 ■ 176, 329
　　——治療におけるステントの流体的影響 ■ 221
　　——におけるエストロゲンの影響 ■ 460
　　——破裂 ■ 459
　　——ラットモデルおよびマウスモデル ■ 306, 461
脳の血管奇形分類 ■ 96
脳保護 ■ 258
　　——薬 ■ 204

は

ハイブリッド手術室 ■ 447, 450
橋本モデル ■ 305
パパベリン塩酸塩 ■ 275
　　——動注療法 ■ 428
バルーン擦過モデル ■ 322
バルーンの特徴 ■ 350

509

バルーンハーニエートテクニック■392
バルーン閉塞試験■206
破裂脳動脈瘤の止血パターン■219

ひ

光干渉断層法■352
被曝線量管理■188
病理解剖（所見）■268, 285
病理組織学■303
貧困灌流■197

ふ

ファスジル塩酸塩■428
ファスジル動注療法■429
不安■475
フォンヒッペル・リンドウ症候群■106
副硬膜動脈■66
プラーク■264
プラチナコイル■358
　　——の基本的構造■357
吻合■120
分枝のパターン■115
分節動脈の解剖■47, 48

へ

ヘパリン■251, 254
　　——起因性血小板減少症■254

ほ

放射線被曝低減の工夫■186
放射線不透過性マーカー■373
北大モデル■312
母血管閉塞■448
哺乳類の大動脈系■64
ポリ酢酸ビニル■383
ポリマージャケット■347
ホルモン補充療法■463

ま

マイクロガイドワイヤー■345
マイクロカテーテル■342
　　——のキックバック■358
マイクロスフィア■377
マウスモデル■321
慢性解離性脳動脈瘤■287

慢性脳虚血■193
慢性脳主幹動脈閉塞■199

み

未破裂瘤の増大破裂予測■456, 460
未分画ヘパリン■245

む

無症候性頚動脈狭窄症■473
無動化■170

も

毛細血管拡張症■98
毛細血管奇形■98
網膜■115
網膜動脈とethmoidal artery■115
もやもや病■81, 92, 103

や

薬物治療■273

ゆ

誘発テスト法■138

よ

用手圧迫■438, 439, 440

り

離脱型（式）バルーン■355, 410
流体力学■223
リンパ管奇形■404

れ

霊長類モデル■307
レオロジー■233

わ

ワルファリン■246, 248, 254

監修者紹介

滝 和郎（たき わろう）

康生会武田病院 理事・脳卒中センター長／三重大学名誉教授

1974年	京都大学医学部医学科卒業
1974年	京都大学医学部附属病院脳神経外科
1975年	北野病院脳神経外科
1981年	京都大学大学院博士課程修了
1981年	京都大学医学部附属病院脳神経外科助手
1987年	国立循環器病センター脳血管障害研究室室長
1989年	京都大学医学部附属病院脳神経外科助手
1989年	京都大学医学部附属病院脳神経外科講師
1997年	三重大学医学部脳神経外科教授
2006年	日本脳神経血管内治療学会理事長
2011年	三重大学理事／副学長
2013年	三重大学名誉教授／客員教授
2013年	医療法人財団康生会武田病院 理事
2013年	医療法人財団康生会武田病院脳卒中センター長（兼任）

編者紹介

宮地 茂（みやち しげる）

愛知医科大学 脳血管内治療センター 教授

1983年	名古屋大学医学部卒業
1983年	名古屋掖済会病院脳神経外科
1988年	名古屋大学医学部附属病院脳神経外科
1991年	豊橋市民病院脳神経外科医長
1993年	ナンシー大学（フランス）神経放射線科留学
1994年	名古屋掖済会病院脳神経外科医長
1997年	名古屋大学医学部脳神経外科助手
1999年	名古屋大学大学院医学系研究科脳神経病態制御学助教授
2007年	名古屋大学大学院医学系研究科脳神経病態制御学准教授
2014年	大阪医科大学脳神経外科准教授／脳血管内治療科長
2017年	愛知医科大学脳血管内治療センター教授

松丸祐司（まつまる ゆうじ）

筑波大学 脳神経外科 脳卒中予防治療学講座 教授

1987年	筑波大学医学専門学群卒業
1987年	筑波大学脳神経外科入局
1996年	パリXI大学ビセットル病院神経放射線科留学
1997年	国立水戸病院脳神経外科
2000年	筑波大学脳神経外科講師
2005年	虎の門病院脳神経血管内治療科部長
2005年	筑波大学附属病院臨床教授
2016年	筑波大学脳神経外科 脳卒中予防治療学講座教授

田中 美千裕（たなか みちひろ）

亀田総合病院 脳神経外科 部長

1991年	山梨大学医学部卒業
1991年	横浜市立大学病院臨床研修／横浜市立大学脳神経外科入局
1994年	国立循環器病センター脳血管外科レジデント
1996年	小田原市立病院脳神経外科
1998年	スイス連邦チューリッヒ大学医学部脳血管内治療部臨床フェロー
1999年	チューリッヒ大学医学部助手
2002年	チューリッヒ大学医学部講師，脳血管内治療部主任
2004年	亀田総合病院脳血管内治療部長
2005年	亀田総合病院脳神経外科部長

完全版 脳血管内治療学
—病態・治療法の本質的理解と臨床・研究発展のために

2018年10月5日発行　第1版第1刷
2021年3月10日発行　第1版第3刷

監　修　滝 和郎

編　集　宮地 茂・松丸 祐司・田中 美千裕

発行者　長谷川 素美

発行所　株式会社メディカ出版
　　　　〒532-8588
　　　　大阪市淀川区宮原3−4−30
　　　　ニッセイ新大阪ビル16F
　　　　https://www.medica.co.jp/

編集担当　岡 哲也

編集協力　白石あゆみ・近藤敦子

装　幀　谷村圭吾

本文イラスト　谷村圭吾

組　版　イボルブデザインワーク

印刷・製本　株式会社シナノ パブリッシング プレス

© Shigeru MIYACHI, 2018

本書の複製権・翻訳権・翻案権・上映権・譲渡権・公衆送信権（送信可能化権を含む）は、（株）メディカ出版が
保有します。

ISBN978-4-8404-6489-5　　　　　　　　　　　　　　　Printed and bound in Japan

当社出版物に関する各種お問い合わせ先（受付時間：平日9：00〜17：00）
●編集内容については、編集局 06-6398-5048
●ご注文・不良品（乱丁・落丁）については、お客様センター 0120-276-591
●付属のCD-ROM、DVD、ダウンロードの動作不具合などについては、デジタル助っ人サービス 0120-276-592